T0280676

FRITZ HEEPE   MARIA WIGAND

Lexikon **Diätetische Indikationen**

Springer-Verlag Berlin Heidelberg GmbH

Fritz Heepe   Maria Wigand

Lexikon
Diätetische
Indikationen

Spezielle Ernährungstherapie
und Ernährungsprävention

4., vollständig überarbeitete
und erweiterte Auflage

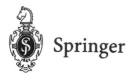 Springer

Dr. FRITZ HEEPE, apl. Prof. für innere Medizin,
Universität Münster

Facharzt für innere Medizin

Facharzt für Kinderheilkunde

Chefarzt a. D. der Medizinischen Klinik
des Städtischen Krankenhauses Stade

MARIA WIGAND, Diätassistentin,
Ernährungsmedizinische Beraterin DGE,
Leitende Lehrassistentin der Lehranstalt für Diätassistentinnen
am Universitätsklinikum Essen 1974–1999

ISBN 978-3-642-62699-9

ISBN 978-3-642-62699-9

Die Deutsche Bibliothek – CIP-Einheitsaufnahme
Heepe, Fritz: Diätetische Indikationen : Basisdaten für die interdisziplinäre Ernährungstherapie /
Fritz Heepe. – 3. Aufl. – Berlin ; Heidelberg ; New York ; Barcelona ; Budapest ; Hongkong ; London ;
Mailand ; Paris ; Santa Clara ; Singapur ; Tokio : Springer, 1998
  ISBN 978-3-642-62699-9   ISBN 978-3-642-56243-3 (eBook)
  DOI 10.1007/978-3-642-56243-3

http://www.springer.de
© Springer-Verlag Berlin Heidelberg 1990, 1994, 1998,2002
Ursprünglich erschienen bei Springer-Verlag Berlin Heidelberg New York 2002
Softcover reprint of the hardcover 4th edition 2002

Herstellung: PRO EDIT GmbH, 69126 Heidelberg
Umschlaggestaltung: design & production, 69121 Heidelberg
Satz: Mitterweger & Partner, 68723 Plankstadt
Gedruckt auf säurefreiem Papier   SPIN: 10841872   14/3130-5 4 3 2 1 0

Vorwort zur 4. Auflage

We can never wait for final proof when making recommendations in the public interest. In science no proof is ever final ... Inevitably public health recommendations are made over the protests of special interest groups and honest dissenters. Nevertheless, they must be made in the interest of promoting good health for the public.

LOT PAGE z.n. T.A. KOTCHEN 1991

Im hektischen Routinebetrieb von Sprechstunde, Krankenstation, Diätküche, Ernährungsberatung und überall dort, wo Sofort-Entscheidungen zur praktischen Kostgestaltung zu treffen sind, bleibt nicht viel Zeit für umfangreichere Literaturrecherchen, insbesondere bei nicht ganz alltäglichen diätetischen Fragen wie etwa

– Welche speziellen Nährstoffe, z. B. einzelne Aminosäuren, Zucker, Fettsäuren, Mineralstoffe oder Spurenelemente bedürfen im konkreten Fall genauerer Berechnung?
– Welche vorprogrammierten Standardkostformen stehen zur Auswahl, gegebenenfalls in welcher Abwandlung?
– Welche diätetischen Maßnahmen sind bei gleichzeitiger Arzneimitteltherapie indiziert oder kontraindiziert?

Seit über einem Jahrzehnt bieten sich zu diesen, zu ähnlichen wie auch zu vielen alltäglichen Fragen die Diätetischen Indikationen als eine griffige „Datenbank" an. Sie steht dem Arzt, der Diätassistentin, der Ökotrophologin und anderen Helfern des Arztes, ebenso dem Pharmazeuten, als zuverlässige Informationsquelle und praxisorientierte Soforthilfe für ein rationelles diätetisches Vorgehen zur Verfügung. Ohne eine solche Hilfe lassen sich die großen therapeutischen und präventiven Möglichkeiten des vielschichtigen, umfangreichen und rasch wachsenden Wissensschatzes der Diätetik kaum nutzen. Der Handlungsbedarf ist jedoch meist zwingend und kann jedes Fachgebiet der Medizin betreffen.

Die vorliegende 4. Auflage enthält auf neuestem Stand in kompakter lexikalischer Anordnung eine systematische Aufarbeitung des Datenmaterials der gesamten Diätetik. Der Zuwachs an Kenntnis und Erfahrung findet seinen Niederschlag unter anderem in zahlreichen

– erweiterten Stichwörtern, z. B. bei Diabetes mellitus, Hypertonie, Jodmangelstruma, Osteoporose, Thromboseprävention, Dünndarmtransplantation,
– neu aufgenommenen Stichwörtern, wie z. B. chronisch-obstruktive Lungenerkrankung COPD, Rinderwahnsinn BSE, Maul- und Klauenseuche MKS, Immundefizienz, Erkältungskrankheiten, vielerlei exotische Wurminfektionen.

Die benutzerfreundliche Konzeption der vorangegangenen Auflagen blieb unverändert. Die formale Präsentation vieler Fakten wurde verbessert. Den medizinischen Krankheitsbegriffen wurden, wo immer es möglich war, erklärende deutsche Bezeichnungen zugeordnet. Für die Nährstoff- und Energiezufuhr wurden bei allen Indikationen wiederum nur jüngst datierte Empfehlungen kompetenter Gremien (meist D-A-CH-Referenzwerte) zugrunde gelegt.

So gibt dieses Lexikon dem Leser differenzierte Auskunft zur Kostgestaltung bei ca. 700 Erkrankungen, die (ggf. ergänzend zu sonstiger Therapie) auf diätetischem Weg effektiv zu behandeln oder die präventiv zu vermeiden sind.

MARIA WIGAND, die Koautorin dieser Auflage, praxiserfahrene Diätassistentin aus der Schule des Universitätsklinikums Münster, 25 Jahre lang Leitende Lehrassistentin der renommierten Lehranstalt für Diätassistentinnen am Universitätsklinikum Essen, ist beste Kennerin des speziellen Informationsbedarfs nicht nur der Diätassistentinnen und Diätassistenten, sondern auch der in Facharztweiterbildung stehenden jungen Ärztinnen und Ärzte. Viele Seiten dieses Buches tragen ihre Handschrift.

Unser Dank gilt den vielen Fachkolleginnen und Fachkollegen, die durch wertvolle Informationen dazu beigetragen haben, dass dieses vielgefragte Buch dem Leser aufs Neue präsentiert werden kann. Besonders danken wir Herrn Univ.-Prof. Dr. WALTER RITTER/Münster für seinen uns wiederum gewährten vielfältigen fachlichen Rat, Frau ALEXANDRA WURM/Münster und Herrn Dr. JOCHEN HEEPE/Berlin für ihre engagierte Hilfe bei der Literaturbeschaffung. Sehr hilfreich war uns zudem die Mitarbeit der Damen der „Bremer Runde".

Den Mitarbeitern des Springer-Verlags, vor allem Herrn Dr. TH. MAGER und Herrn B. REICHENTHALER (Pro Edit GmbH), danke ich für eine lange vertrauensvolle Zusammenarbeit.

Münster und Stade, im März 2002   FRITZ HEEPE

Vorwort zur 1. Auflage

Die Fortschritte der pathobiochemischen und epidemiologischen Forschung in jüngster Zeit haben der Vorstellung der alten Kliniker vom Primat der Ernährung in Pathogenese und Therapie wieder Geltung verschafft. Dem entspricht die zunehmende Ausweitung anerkannter Indikationen der Ernährungstherapie und ihr wachsender Anteil an den großen Erfolgen der präventiven und kurativen Medizin unserer Zeit. Keineswegs ist die Diätetik nur ein Reservat der Internisten und Kinderärzte. Bei vielen Patienten der operativen Fachgebiete sind flankierende diätetische Maßnahmen unerläßlich. Auch in der Allgemeinpraxis ist die große Mehrzahl der modernen diätetischen Behandlungsverfahren heute unverzichtbar und problemlos praktikabel, sehr zum Vorteil nicht nur der Patienten, sondern auch ihrer Kostenträger. Das allgemein steigende Interesse des Publikums an Fragen der Ernährung und der in der Sprechstunde immer häufiger zu hörende Wunsch auch nach diätetischem Rat kommen dieser Entwicklung entgegen.

Unter den Bedingungen der Praxis, im ambulanten wie im stationären Bereich, beruhen diätetische Empfehlungen ähnlich wie Arzneiverordnungen meist auf sofort zu treffenden Augenblicksentscheidungen. Sie sind nur möglich auf der Grundlage präziser Information. Hilfreich ist dabei oftmals – auch für den Erfahrenen – die Bestätigung durch einen Blick in das Buch. Für das Rezeptieren von Medikamenten steht dem Arzt eine größere Auswahl praktischer Nachschlagebücher zur Verfügung. Für die Diätverordnung dagegen gibt es bisher keine in ihrer Praxisbezogenheit diesen vergleichbare Orientierungshilfe, die über den engen spezialistischen Rahmen einzelner Subdisziplinen hinausgeht. Dieses Problem stellt sich für den jungen Assistenzarzt und den diätetisch nicht speziell geschulten Allgemeinarzt und Gebietsarzt in gleicher Weise wie für die in fachübergreifender Funktion am allgemeinen Krankenhaus oder in freier Praxis tätige Diätassistentin und ernährungsmedizinische Beraterin.

Es ist das Anliegen des vorliegenden Kompendiums, unter weitgehendem Verzicht auf theoretischen „Ballast" dem mit speziellen Ernährungsfragen konfrontierten Arzt, gleich welcher Fachrichtung, ebenso der Diätassistentin und ernährungsmedizinischen Beraterin, als erste Informationsquelle und Wegweiser für das einzuschlagende diätetische Vorgehen im konkreten Fall zu dienen. Es enthält kurz und prägnant das Minimum an ernährungsphysiologischen, lebensmittelchemischen und klinisch-diätetischen Daten, die für die Diätverordnung, die Kostplanung und die Diätberatung aktuell zur Hand sein müssen. Der lexikalische Aufbau in Form alphabetisch angeordneter Stichwörter ermöglicht in Verbindung mit telegrammstilartig gedrängter Textfassung den raschen Zugriff zur gesuchten Information. Die Darstellung umfaßt die diätetischen Indikationen des ganzen Spektrums der medizinischen Fachgebiete einschliesslich der Pädiatrie und berücksichtigt alle Erkrankungen sowie die wichtigsten Einzelsymptome, Arzneimittelanwendungen und diagnostischen Verfahren, bei denen nach heutigem Wissensstand Ernährungsmaßnahmen indiziert oder zu erwägen sind. Das Buch bietet ein Konzentrat des im Schrifttum weit verstreuten und für den Einzelnen kaum noch übersehbaren speziellen Ernährungswissens in Form klarer Richtlinien für das jeweils angezeigte praktische Vorgehen unter Einbeziehung auch der selteneren, im gegebenen Fall aber nicht minder dringlichen Indikationen. Gesichertes und Bewährtes wird nach bester Möglichkeit von Hypothetischem und Spekulativem abgegrenzt. Bisher kontrovers beurteilte diätetische Praktiken werden als solche gekennzeichnet.

In Stoffauswahl und Gliederung entspricht die Konzeption des Buches den Bedürfnissen der Praxis, wie sie sich aufgrund jahrzehntelanger Erfahrung des Verfassers und seiner Ernährungsteams im Routinebetrieb großer Kliniken, in der diätetischen Betreuung auch der nichtinternistischen Fachabteilungen und in der ambulanten Beratungstätigkeit für Arzt und Diätassistentin darstellen. Ein ausführlicheres Eingehen auf das ernährungsphysiologische und pathobiochemische Grundlagenwissen, die Aufnahme von Tageskostplänen, speziellen Küchentechniken u.ä. hätte den Rahmen eines handlichen Kompendiums gesprengt. Dieserhalb kann auf eine Reihe guter systematischer Lehrbücher der Ernährungsmedizin verwiesen werden.

Stade und Münster, im Herbst 1989   F. Heepe

Inhaltsverzeichnis

Teil 2

Teil 4

Erläuterungen zum Gebrauch des Buches

Im Text verwendete Symbole

→ = Hinweis auf ein ergänzendes weiteres Stichwort

* = Kennungszeichen für an anderer Stelle des Buches enthaltenes sachverwandtes Stichwort, bezeichnet bei mehrere Worte umfassenden Begriffen zugleich das für dessen alphabetische Einordnung maßgebende Substantiv oder Adjektiv. Beispiel: *Arterielle *Hypertonie* zu finden unter „Hypertonie", **multiple Sklerose* zu finden unter „multiple".

▲ = zusätzliche Markierung für alle im Abschnitt 1 (Nährstoffe, Nährstoffbedarf, Nährstoffquellen) zu findenden alphabetischen Stichwörter.

● = zusätzliche Markierung für alle im Abschnitt 4 (Standardkostformen) zu findenden alphabetischen Stichwörter.

[51] = Hinweis auf weiterführendes Schrifttum (laufende Nummer im Literaturverzeichnis).

Körpergewichtsbezogene Mengenangaben von Nährstoffen (mg/kg, g/kg, ml/kg usw.) gelten, falls im Einzelfall nicht anders angegeben (z.B. kg/„aktuelles" Körpergewicht), für das altersstufen- bzw. körperlängenentsprechende wünschenswerte Normal-(Soll-)gewicht. Die **Nährstoffempfehlungen** gelten, wenn ohne Angabe einer Altersstufe (Säuglinge, Kleinkinder, Schulkinder usw.) oder einer sonstigen pädiatrischen Eingruppierung, für Erwachsene.

Stoffmengen- und Gewichtseinheiten

Mol (mol)	= Molekulargewicht	
	(Summe der Atomgewichte)	in g
Millimol (mmol)	= Molekulargewicht	in mg
Mikromol (μmol)	= Molekulargewicht	in μg
Nanomol (nmol)	= Molekulargewicht	in ng

Fettdruck innerhalb von Tabellen
Hervorhebung besonderer Qualitäten eines Lebensmittels bei diätetischer Verwendung

C-Schreibung
Es wird durchgehend die *C-Schreibung des Springer-Verlags* benutzt, z.B. Coeliakie statt Zöliakie, Calcium statt Kalzium usw.

Nährstoffe, Nährstoffbedarf, Nährstoffquellen ▲

1

Nährstoffe, Nährstoffbedarf[1], Nährstoffquellen[2] ▲

1

Eine optimale Ernährung, Vorbedingung uneingeschränkter Verfügbarkeit sämtlicher vom Körper für den physiologischen Ablauf der Lebensvorgänge benötigten Stoffe und zugleich eine Voraussetzung zum vollen Funktionieren aller am Heilungsvorgang beteiligten Organe und Organsysteme, gehört zu den elementaren Bestandteilen jeder Therapie. Hauptfaktor der Ernährungsbehandlung ist die gezielte Variation der Zufuhr selektiver Nährstoffe bzw. der diese in geeigneter Form enthaltenden Lebensmittel. *Die Kenntnis der therapeutisch relevanten Nährstoffe und ihres Vorkommens, des Nahrungsbedarfs und der Ernährungsweise des Menschen in gesunden Tagen bildet die Grundlage für die Kalkulation einer individuell maßgerechten Nährstoff- und Energieversorgung beim Kranken.*

Aminosäuren, essentielle ▲

Klassifikation nach dem Grad ihrer Unentbehrlichkeit:
1. Total, d. h. *im Gesamtmolekül unentbehrliche* Aminosäuren: Lysin, Threonin.
2. Nur *hinsichtlich des Kohlenstoffskeletts unentbehrliche,* durch Keto- oder Hydroxyanaloga zu ersetzende Aminosäuren: Histidin, Isoleucin, Leucin, Methionin, Phenylalanin, Tryptophan, Valin.
3. Aufgrund Fehlens ihrer Präkursoren *bedingt unentbehrliche* Aminosäuren: Tyrosin, Cystein, Cystin, möglicherweise auch Ornithin und Citrullin; aufgrund metabolischer Unreife (Frühgeborene, Neugeborene), hereditärer Enzymopathien oder erworbener Krankheitszustände bedingt unentbehrliche Aminosäuren: Cystein, Cystin, Tyrosin, Arginin, Citrullin, Prolin, Glutamin, Taurin.

---

[1] Alle Angaben zur wünschenswerten Nährstoffzufuhr, sofern keine andere Quelle genannt (z. B. RDA [62]), in enger Anlehnung an die diesbezüglichen Referenzwerte für die NährstoffzufuhrD-A-CH [26].

[2] Alle Angaben zum Nährstoffgehalt von Lebensmitteln überprüft an Hand der 6. Auflage des Tabellenwerks von SOUCI-FACHMANN-KRAUT [77], soweit dort vertreten. In Einzelfällen abweichende Werte beim Vorliegen neuerer Daten aus sonstiger aktueller Literatur.

4. Als Einzelsubstanzen *normalerweise entbehrliche* („nicht essentielle")
Aminosäuren, die in ihrer Gesamtheit jedoch einen sparsameren Um-
satz der unentbehrlichen (essentiellen) Aminosäuren und damit einen
ökonomischeren Proteinstoffwechsel ermöglichen: Alanin, Asparagin-
säure, Cystein, Cystin, Glutaminsäure, Glycin (Glykokoll), Hydroxy-
prolin, Prolin, Serin, Tyrosin.

Bedarfswerte für einzelne essentielle Aminosäuren lassen sich nur größenordnungsmäßig abschätzen:

**Geschätzter Bedarf des gesunden Erwachsenen an essentiellen Amino-
säuren** (mg/kg/Tag [94, 95])

Histidin (His)	?
Isoleucin (Ile)	23
Leucin (Leu)	39
Lysin (Lys)	30
Methionin (Met) + *Cyst(e)in* (Cys)	15
Phenylalanin (Phe) + *Tyrosin* (Tyr)	39
Threonin (Thr)	15
Tryptophan (Trp)	6
Valin (Val)	20

Unter bestimmten Umständen bestehender Bedarf für weitere „bedingt
unentbehrliche" Aminosäuren (S. 3.) ist zu berücksichtigen. Der Mangel
an nur einer einzelnen essentiellen Aminosäure (z. B. Lysin im Weizen-
mehl, Methionin in der Kartoffel oder Tryptophan im Mais) limitiert die
biologische Wertigkeit des Gesamtspektrums aller anderen Aminosäuren
und des aus ihnen aufgebauten Proteins. *Bedarfsdeckung:* Nahrungseiweiß je nach biologischer Wertigkeit (→ *Eiweiß* ▲), isolierte Proteine
aus Nahrungsmitteln, Proteinhydrolysate, spezielle Aminosäurengemische (essentielle Aminosäuren, verzweigtkettige Aminosäuren usw.),
Ketoanalogagemische, einzelne Aminosäuren (z. B. zur Supplementierung bei angeborenen Stoffwechselkrankheiten) aus kommerziellem
Angebot.

Im übrigen ist nach derzeitigem Erfahrungsstand die *Aminosäurenver-
sorgung* in den meisten Fällen *nur summarisch in Form einer qualifizier-
ten Proteinzufuhr* mit der wünschenswerten Sicherheit kalkulierbar (0,8 g
Protein pro kg Körpergewicht/Tag, Erwachsene; → *Eiweiß* ▲).

Arachidonsäure ▲
(C 20 : 4 n-6; 1 g = 3,28 mmol, 1 mmol = 304,5 mg).

Metabolit der *Linolsäure*▲ und *γ-Linolensäure*▲. Essentiell wahrscheinlich für jüngere Säuglinge (vgl. *essentielle Fettsäuren*▲). *Nahrungsquellen:* Rindfleisch (ca. 15–40 mg), Rinderleber (140 mg), fettes Schweinefleisch (100–250 mg), Schweinehirn (330 mg), Schweineschmalz (ca. 1700 mg), Huhn (200–300 mg), Eidotter (ca. 200 mg), Fisch (50–300 mg) Arachidonsäure/100 g. Enthalten auch in der Frauenmilch (4,2 mg/100 g). Kein Vorkommen in Produkten pflanzlicher Herkunft. Mittlere tägliche Aufnahme bei hierzulande üblicher fleischreicher Ernährungsweise ca. 200–400 mg, bei lactovegetabiler Kost 50–80 mg Arachidonsäure.

Ballaststoffe (dietary fiber, Nahrungsfaser) ▲
(Verwertbarer Energiegehalt ca. 2 kcal = 8,4 kJ/g)

Sammelbezeichnung für eine Vielzahl chemisch heterogener organischer Nahrungsbestandteile zumeist pflanzlicher Herkunft[1], überwiegend Nichtstärke-Polysaccharide, die von den Enzymen des menschlichen Dünndarms nicht abgebaut werden können, im Dickdarm jedoch z. T. einem begrenzten bakteriellen Abbau unterliegen. Wichtigste Ballaststoffarten die *wasserunlöslichen* Cellulosen, Lignine und viele Hemicellulosen (Vorkommen hauptsächlich in Vollkornprodukten, Kleie, Citrusfrüchten, Blattgemüsen), die *wasserlöslichen* Pectine (Äpfel, Citrusfrüchte, Bananen, Karotten, Zuckerrüben), β-Glucane, einige Hemicellulosen, ferner Gummi- und Schleimstoffe (Hülsenfrüchte, Hafer, Gerste, Roggen, Reis, Flohsamen = Psyllium u. a.), pflanzliche Bindemittel (Agar-Agar, Johannisbrotkernmehl, Guarkernmehl, Konjacmehl u. a.), bestimmte Oligosaccharide sowie einem gewissen Anteil im Dünndarm nicht spaltbarer „resistenter" Stärke.

Kein einzelner Ballaststoff hat den Charakter eines essentiellen Nährstoffs; bestimmtes Quantum an Ballaststoffen jedoch spätestens ab 2. Lebenshalbjahr für geordneten Ablauf der Magendarmfunktion auf Dauer unentbehrlich („semiessentiell"). Mittlere tägliche Aufnahme ca. 30 (♂) bzw. 23 g (♀), Erwachsene [52]. *Empfehlenswerte Zufuhr* (Richtwerte) mindestens 0,5 g/kg aktuelles Körpergewicht/Tag oder 15g/1000 kcal (Erwachsene: 30–40 g/Tag; Kinder über 2 Jahre: Lebensalter in Jahren plus 5–10 g/Tag oder 12,5 g/1000 kcal), je etwa zur Hälfte in Form von Getreideerzeugnissen sowie von Obst und Gemüse (WHO-Empfehlung für Er-

---

[1] Der Anteil von Ballaststoffen tierischer Herkunft (Fascien, Sehnen, Schwarten u. ä.) ist dagegen nur gering und meist vernachlässigbar.

wachsene: Pro Tag mindestens 400 g Obst und Gemüse einschliesslich 30 g Hülsenfrüchte, Nüsse und Samen; DGE-Empfehlung: 650 g Obst und Gemüse pro Tag). Die Erfahrung lehrt, dass unter bestimmten exogenen Bedingungen (z.B. mangelnden Nahrungsalternativen) wesentlich größere Ballaststoffmengen (etwa 60–80 g/Tag und mehr) auch auf Dauer ohne weiteres toleriert werden. Ballaststoffbedarf variiert individuell in weiten Grenzen, abhängig zum Teil auch von Zusammensetzung und Zubereitungsweise der zum Verzehr kommenden Nahrungsmittel und einer eventuellen *Arzneimitteltherapie*. Bedarfsdeckung in der Praxis durch empirische Steuerung des Konsums ballaststoffreicher Produkte sowie bei gewissen Getreideerzeugnissen (Schrote, Flocken, Keime), bei Obst und Gemüse zudem durch Variation des Rohverzehranteils. *Kriterium ausreichender Versorgung:* Problemlose regelmäßige Darmentleerung mindestens 3–4mal wöchentlich. „Überdosierung" von Ballaststoffen mit klinisch relevanten Konsequenzen ist beim Gesunden nicht zu befürchten, solange Zufuhr nur in Form verzehrsüblicher natürlicher Lebensmittel erfolgt. Bei ersatzweiser Verwendung von Ballaststoffkonzentraten (Kleie, pharmazeutische Präparate) besonders zu beachten: Einnahme mit *reichlich Flüssigkeit* (z.B. 150–200 ml pro 1 Esslöffel = 5 g trockener Kleie).

Ballaststoffgehalt von Lebensmitteln (g wasserlösliche/wasserunlösliche Ballaststoffe in 100 g essbarem Anteil, Mittelwerte; weitere Details: [57]). In der Mehrzahl der Verordnungen genügt die summarische Bewertung des *Gesamt*ballaststoffgehalts ohne Differenzierung in löslichen und unlöslichen Teil.

Weißbrot	1,44/1,75	*Weizengriess*	2,17/4,95
Brötchen	1,68/1,35	*Haferflocken*	4,95/5,08
Zwieback	2,0/1,5	*Gerstengraupen*	1,94/2,69
Roggenmischbrot	2,43/3,63	**Weizenkeime**	**4,11/13,6**
Weizenvollkornbrot	**1,55/5,86**	**Weizenkleie**	**5,55/39,5**
Roggenvollkornbrot	**2,82/5,30**	*Haferkleie*	9,2/10,8
Knäckebrot	4,6/10,0		
		Blumenkohl	0,49/2,43
Weizenmehl Type 405	1,7/2,3	*Broccoli*	1,3/1,7
Weizenmehl Type 1700	3,50/8,19	*Chinakohl*	0,99/0,91
Weizen, ganzes Korn	2,89/10,4	*Gurke*	0,15/0,39
Roggenmehl Type 815	2,6/3,9	*Kartoffel*	0,92/1,15
Roggenmehl Type 1800	4,49/9,39	*Kohlrabi*	0,48/0,96
Quinoa	1,26/5,38	*Kopfsalat*	0,2/1,24
		Möhre	1,74/1,89
Eierteigwaren	2,4/0,98	*Paprikafrüchte*	0,97/2,62
Cornflakes	1,2/2,8	*Radieschen*	0,84/0,79
unpolierter Reis	1,3/0,92		

Rettich	0,15/2,35	*Kiwi*	0,59/1,53
Rhabarber (gesamt)	3,2	*Orange*	0,6/1,00
Rote Bete	0,48/2,05	*Pfirsich*	0,78/1,14
Sauerkraut	0,84/1,3	*Pflaume*	0,67/0,91
Spargel	0,4/0,91	*Weintrauben*	0,21/1,29
Speisepilze (gesamt)	ca. 2–5		
Spinat	1,36/1,22	**Aprikose, getrocknet** (gesamt) **17,7**	
Tomate	0,22/0,73	**Dattel, getrocknet** (gesamt) **17,8**	
Weißkohl	1,33/1,62	**Feige, getrocknet**	**1,9/11,0**
Wirsing	0,31/2,26	**Pflaume, getrocknet**	**4,9/4,1**
Zucchini	0,26/0,82		
		Cocosnuss	2,1/6,9
Linsen, trocken	**1,62/15,4**	*Erdnuss*	1,21/10,5
Erbsen, trocken	**5,1/11,6**	*Haselnuss*	0,42/7,80
weiße Bohnen, trocken	**5,24/18,0**	*Leinsamen*	19,9/18,7
		Mandel	1,14/12,4
Ananas	0,15/0,84	*Sonnenblumenkerne*	2,5/3,8
Apfel	0,48/1,54	*Walnuss*	0,84/5,30
Aprikose	0,71/0,83		
Avocado	2,52/3,81	Kommerzielle Ballaststoff-	
Banane	0,62/1,20	konzentrate	
Birne	0,61/2,66	(Gesamtballaststoffe in g/100 g):	
Brombeeren	0,96/2,2	*Crispolac®*	30,3
Erdbeeren	0,58/1,05	*Linkur®*	45,0
Heidelbeeren	1,4/3,5	*Bonusit®*	45,0
Himbeeren	0,98/3,7	*Sanform®*	59,0
Johannisbeeren, rot	0,5/3,0	*Apfelfaser HT®*	60,0
Johannisbeeren, schwarz	0,38/6,4	*NutriVital®*	77,0
Kirsche, sauer	0,57/0,47	*Resource Benefiber®*	78,0
Kirsche, süß	0,5/0,81	*Guarmehl*	80,0

Biotin ▲

(1 µg = 4,09 nmol; 1 nmol = 0,244 µg)

Exogener Bedarf bisher nur größenordnungsmäßig zu definieren.

Schätzwerte für eine angemessene Zufuhr (µg Biotin/Tag; D-A-CH [26])

Säuglinge:	0 bis unter 4 Monate	5
	4 bis unter 12 Monate	5–10
Kinder:	1 bis unter 4 Jahre	10–15
	4 bis unter 7 Jahre	10–15

	7 bis unter 10 Jahre	15–20
	10 bis unter 13 Jahre	20–30
	13 bis unter 15 Jahre	25–35
Jugendliche und Erwachsene:		30–60
Schwangere, Stillende:		30–60

Biotin in geringer Menge in zahlreichen Lebensmitteln pflanzlicher und tierischer Herkunft enthalten.

Biotingehalt von Lebensmitteln (µg Biotin in 100 g essbarem Anteil, Mittelwerte; bei Lagerung und küchenmäßiger Verarbeitung der Lebensmittel eintretende Verluste bis zu 50 % sind zu berücksichtigen)

Vollmilch	3,5	**Weizenkleie**	**44**
Vollmilchpulver	24	*Haferflocken*	20
Molkenpulver	43	*Reis, unpoliert*	12
Käse, meiste Sorten	2–9		
Hühnerei	25	*Weißkohl*	3
Eidotter	53	*Tomate, Erdbeeren*	4
		Möhre, grüne Erbsen	5
Rindfleisch	3	*Spinat, grüne Bohnen*	7
Schweinefleisch	5	*Champignon*	16
Kalbsleber	75	*Linsen, trocken*	13
Rinderleber	100	*Erbsen, trocken*	19
		Sojabohnen, trocken	
Roggenschrot	5	**(Vollmehl)**	**60**
Weizenschrot, Maismehl	6	*Erdnuss*	34
Weizenkeime	17	**Bierhefe, getrocknet**	**115**

Bor (B) ▲
(1 mg = 16 µmol; 1 µmol = 61,8 µg)

In Form von *Borsäure* $B(OH)_3$ wahrscheinlich ein essentieller Nährstoff. Vorkommen in Blattgemüsen, Hülsenfrüchten, Äpfeln, Beerenobst, Hopfen, Apfelsaft, Traubensaft, Wein, Bier. Als akzeptabel eingeschätzter Bereich täglicher Zufuhr 1,0–10 mg.

Calcium (Ca) ▲
(1 g = 50 mval = 25 mmol; 1 mmol = 40 mg, 1 mval = 20 mg)

Alimentärer Bedarf kann je nach individueller Versorgungslage und Resorptionsquote in erheblichem Umfang variieren.

Empfohlene Zufuhr (mg Calcium/Tag; D-A-CH [26])

Säuglinge:	0 bis unter 4 Monate	220
	4 bis unter 12 Monate	400
Kinder:	1 bis unter 4 Jahre	600
	4 bis unter 7 Jahre	700
	7 bis unter 10 Jahre	900
	10 bis unter 13 Jahre	1100
	13 bis unter 15 Jahre	1200
Jugendliche und Erwachsene:	15 bis unter 19 Jahre	1200
	19 bis unter 25 Jahre	1000
	25 bis unter 51 Jahre	1000
	51 bis 65 Jahre und älter	1000
Schwangere:		1000
Stillende:		1000
Schwangere und Stillende unter 19 Jahre:		1200

Optimale Zufuhr nach NIH-Consensus Panel, USA, 1994 (mg Calcium/Tag [64])

Säuglinge:	0 – 6 Monate	400
	6 – 12 Monate	600
Kinder:	1 – 5 Jahre	800
	6 – 10 Jahre	800 – 1200
Jugendliche, junge Erwachsene (♂, ♀):	11 – 24 Jahre	1200 – 1500
Männer:	25 – 65 Jahre	1000
	> 65 Jahre	1500
Frauen:	25 – 50 Jahre	1000
	> 50 Jahre (postmenopausal)	
	Östrogensubstitution	1000
	keine Östrogensubstitution	1500
	> 65 Jahre	1500
	Schwangere, Stillende	1200 – 1500

Mittlere tägliche Calciumaufnahme in Deutschland ca. 800 (♂) bzw. 700 mg (♀) [52], in den USA ca. 740 mg (♂ + ♀, 1987/88). Resorptionsquote für Calcium schwankt in weiten Grenzen (5–60 %, je nach Art des Lebensmittels). Enterale Ausnutzung steigt mit der Qualität der D-Vitaminversorgung, dem Polyensäure-, dem Soja- und dem Fructoseoligosaccharidgehalt, nimmt ab mit zunehmendem (überhöhtem) Phosphat-, Cellulose-, Phytat- und Oxalatgehalt der Kost und höherem Alkoholkonsum. Prozentsatz des zur Resorption kommenden Nahrungscalciums liegt bei niedriger Zufuhr relativ hoch, fällt bei höherer Zufuhr (> 10 mg Ca/kg/Tag) beträchtlich ab. Bedarfsdeckung üblicherweise hauptsächlich (50–70 %iger Anteil) aus *Molkereiprodukten,* bei entsprechender Gewöhnung (Nutzung pflanzlicher und mikrobieller Phytasen) jedoch auch weitgehend aus pflanzlichen Lebensmitteln möglich (Blattgemüse, einige Leguminosenarten u.a.). Obergrenze tolerabler Calciumzufuhr 2500 mg/Tag (Jugendliche und Erwachsene), wenn Urinvolumen 2–2,5 l/24 Std.

Calciumgehalt von Lebensmitteln (mg Calcium in 100 g essbarem Anteil, Mittelwerte)

Milchen	120	*Molkenpulver*	890
Buttermilch	110		
Kondensmilch 10 % Fett	315	*Hühnerei (gesamt)*	55
		Hühnereidotter	140
Schichtkäse, Rahmfrischkäse,		*Ölsardine*	330
Cottagekäse, **Speisequark**		*Salzhering*	110
	ca. 75–95	*Mangold*	105
Mainzer, Harzer,		*Spinat*	115
Stangenkäse	ca. 125	**Grünkohl,** Gartenkresse	210
Romadur 30–50 %, Ricotta,		*Linsen, Trockenerbsen*	50–60
Münsterkäse, Brie 50 %,		**weiße Bohnen, trocken**	113
Schmelzkäse 60 %	ca. 250–400	*Goabohne, trocken*	530
Romadur 20 %, Limburger,		**Sojamehl,** Leinsamen	195
Camembert 30–60 %,		*Haferflocken*	50
Schmelzkäse 45 %, Gorgonzola,		*Weizenvollkorn*	30
Edelpilzkäse 50 %	ca. 450–600		
Roquefort, Butterkäse 50 %,		*Haselnuss*	225
Edamer, Chester, Gouda,		*Mandel*	250
Mozzarella, Tilsiter,		*Sonnenblumenkerne*	100
Gruyère	ca. 650–850	*Sesamsamen*	780
Emmentaler 45 %	ca. 1000	*Amaranthsamen*	215
		Milchschokolade	245
Vollmilchpulver	920	**calciumreiche**	
Magermilchpulver	1047	**Mineralwässer**	50–80

L-Carnitin ▲

(1 mg = 6,21 µmol; 1 µmol = 0,161 mg)

Lysin- und Methioninmetabolit. Unter normalen Bedingungen, abgesehen vom frühen Säuglingsalter, kein essentieller Nährstoff. Bei metabolischer Unreife (Frühgeborene, Neugeborene), exogenem Mangel (Veganer, Makrobiotiker, protein-calorische Unterernährung) sowie unter pathologischen Bedingungen (Synthesestörung, gesteigerter Katabolismus, erhöhte Verluste) kann diätetische oder medikamentöse Supplementierung erforderlich werden. *L-Carnitingehalt von Lebensmitteln:* Fleisch (20–200 mg/100 g), *Fleischextrakt (1500–1800 mg/100 g),* Milch (2–4 mg/ 100 ml; 125–250 nmol/ml), Magermilchpulver (15 mg/100 g). Enthalten auch in der Frauenmilch (ca. 50–100 nmol/ml).

Chlorid (Cl) ▲

(1 g = 28,2 mmol, 1 mmol = 1 mval = 35,5 mg Cl; 1 g NaCl entspricht 17 mmol = 600 mg Cl, 1 g Cl entspricht 1,67 g NaCl)

Geschätzter Mindestbedarf (mg Chlorid/Tag; D-A-CH [26])

Säuglinge:	0 bis unter 4 Monate	200
	4 bis unter 12 Monate	270
Kinder:	1 bis unter 4 Jahre	450
	4 bis unter 7 Jahre	620
	7 bis unter 10 Jahre	690
	10 bis unter 13 Jahre	770
	13 bis unter 15 Jahre	830
Jugendliche über 15 Jahre und Erwachsene:		830

Bedarfsdeckung hauptsächlich in Form des den Lebensmitteln zugesetzten *Natriumchlorids* (Resorptionsquote > 95 %). Chloridaufnahme bei üblicher Ernährungsweise 7000–8000 mg Cl/Tag. Selbst „kochsalzarme" Kost mit 50 mmol Na/Tag unter normalen mitteleuropäischen Lebensbedingungen für Deckung des Mindestbedarfs an Chlorid beim Gesunden ausreichend. Alternative für natriumfreie Chloridsupplementierung: Kaliumchlorid (KCl-haltige Kochsalzersatzpräparate, KCl in medikamentöser Form), Calciumchlorid (Grammdosen).

Cholesterin (Cholesterol) ▲

(1 g = 2,58 mmol; 1 mmol = 387 mg)

In Lebensmitteln tierischer Herkunft verbreiteter Fettbegleitstoff (Zoosterin). Kein essentieller Nährstoff. *Kein exogener Bedarf für Cholesterin.* Gefahr einer zu reichlichen Zufuhr bei überhöhtem Konsum von Fleisch und Fleischwaren, Eiern und Milchfett. Mittlere tägliche Aufnahme ca. 500 (♂) bzw. 400 mg (♀). *Cholesteringehalt der Kost sollte beim Gesunden 300 mg/Tag (100 mg/1000 kcal) nicht überschreiten,* insbesondere bei fettreicher Ernährung (d. h. Fettanteil über 30 % der Energiezufuhr) mit überwiegend gesättigten Fetten.

Cholesteringehalt von Lebensmitteln (mg Cholesterin in 100 g essbarem Anteil, Mittelwerte)

Vollmilch	12	Schweineschmalz	86
Magermilch	0,3	Standardmargarine	115
Buttermilch	4	Pflanzenmargarine	< 10
Kondensmilch 7,5 % Fett	25	Pflanzenöle, meiste Sorten	< 5
Kondensmilch 10 % Fett	33	Kalbfleisch, mager	70
Sahne 10 % Fett	34	**Kalbsleber, Schweineleber**	**360**
Sahne 30 % Fett	**109**	Rindfleisch, mager	60
Sauerrahm	59	Rinderleber	265
Vollmilchpulver	97	Schweinefleisch	65
Magermilchpulver	3	Schweinespeck	62
		Kochschinken	60
Magerquark	1	Hammelfleisch	70
Speisequark 20 % Fett i. Tr.	17	Wild	60–70
Speisequark 40 % Fett i. Tr.	37	Hammelleber	310
Sauermilchkäse (Harzer u. ä.)	3	**Niere (Kalb, Rind,**	
Kochkäse, Romadur, Schmelz-käse bis 30 % Fett i. Tr.	bis ca. 35	**Schwein, Hammel)**	**360 – 385**
Käse, meiste sonstige Sorten	40–115	**Hirn (Kalb, Rind,**	
		Schwein, Hammel)	**2000 – 2500!**
		Wurstwaren	85 – 150
Hühnerei	325 – 395	Truthahn	75
1 Ei (60 g)	**200 – 240**	meistes sonstiges Geflügel	75 – 100
Flüssigeigelb	1100 – 1260	Lachs	35 – 65
Trockeneigelb	2430	Dorsch, Heilbutt, Flunder	35 – 65
Eierteigwaren	86	Scholle, Forelle, Schellfisch	35 – 65
		Makrele, Flußbarsch	70 – 80
Butter	ca. 250	Hering	70 – 80
Butterschmalz	**286**	Auster, Miesmuschel,	
Rindertalg	95	Pilgermuschel, Krabbe	90 – 160

Aal,	90–160	*Dorschlebertran*	600–800
Hummer	90–160	(d.h. die Tagesdosis von	
echter Kaviar	300	1 Teelöffel zu 5 ml Dorschlebertran	
Fischkörperöle	500–750	enthält 30–40 mg Cholesterin)	

Cholin ▲
(1 g = 8,25 mmol; 1 mmol = 121,2 mg)

Präkursor des Betains. Beim Erwachsenen als Nährstoff wahrscheinlich nur konditional essentiell, solange Bedarf an Eiweiß (Methionin), möglicherweise auch an Vitamin B_{12} und Folsäure, nicht ausreichend gedeckt wird; *geschätzter Bedarf* dann 150–500 mg Cholin/Tag. Relativ hoher Bedarf anzunehmen für Säuglinge, Kinder, Schwangere und stillende Mütter. Empfohlene Zufuhr für den jungen Säugling: 7 mg/100 kcal oder 45 mg Cholin pro Liter Säuglingsmilchnahrung. Cholin in freier und (z. B. in Lecithinen) gebundener Form in pflanzlichen und tierischen Nahrungsmitteln weit verbreitet; Aufnahme bei üblicher Ernährungsweise 400–900 mg/Tag (USA: >7–10 mmol/Tag [97]). Obergrenze tolerabler Zufuhr 3 g (Jugendliche) bzw. 3,5 g/Tag (Erwachsene). *Wichtigste Nahrungsquellen:* Kaltgepresste polyensäurereiche Pflanzenöle, Sojaprodukte, sonstige Hülsenfrüchte, Getreidekeime, Wurzelgemüse, Kartoffeln sowie an Nahrungsmitteln tierischer Herkunft Eidotter, Fleisch, Innereien, Fisch, Milch und Milchprodukte. Enthalten auch in der Frauenmilch (ca. 60 mg/l).

Chrom (Cr) ▲
(1 µg = 19,23 nmol; 1 nmol = 0,052 µg Cr)

Nur in 3-wertiger Form als Nährstoff essentiell! **Schätzwerte für eine angemessene Chrom(III)zufuhr** (µg Chrom/Tag; D-A-CH [26])

Säuglinge:	0 bis unter 4 Monate		1– 10
	4 bis unter 12 Monate		20– 40
Kinder:	1 bis unter 4 Jahre		20– 60
	4 bis unter 7 Jahre		20– 80
	7 bis 15 Jahre		20–100
Jugendliche über 15 Jahre und Erwachsene:			30–100

Chrom(III)gehalt von Lebensmitteln (µg Chrom in 100 g essbarem Anteil, Mittelwerte; bisher verfügbare Analysenwerte lückenhaft)

Vollmilch	2	*Grünkohl, Spinat*	9
Edamerkäse, Gouda	95	*Champignon*	17
Flüssigeigelb	6,2	*Kopfsalat*	7
Rindfleisch	5	*Zwiebel*	14
Garnele	26	*weiße Bohnen, trocken*	20
Auster	55	*Banane*	7,5
Miesmuschel	128	*Dattel, getrocknet*	29
Roggenbrot	8	*Erdnuss*	8
Weißbrot	6	*Mandel*	5,9
Weizenvollkornbrot	49	*Haselnuss*	12
Roggen, ganzes Korn	6,6	*Paranuss*	100
Hafer, Gerste	13		
Mais, ganzes Korn	8,8	*Kakaopulver*	159
		schwarzer Tee (Blätter)	148
Kartoffel	2,5	*Bierhefe, getrocknet*	175
Möhre, Sauerkraut	5		
Tomate	19		

Resorptionsquote (0,5–3 %) steigt mit dem C-Vitamingehalt der Kost und variiert mit der unterschiedlichen chemischen Form des in den einzelnen Nahrungsmitteln enthaltenen Chroms. Kostanreicherung auch möglich durch Zulage reiner Chrom(III)-chlorid-Lösung: 200 mg $CrCl_3 \cdot 6\, H_2O$/ 1000 ml Aqu. dest. = 38 µg Chrom/ml [15].

Zu beachten. 6-wertiges Chrom für Nährstoffsupplementierung ungeeignet (toxisch).

Cobalt (Co) ▲
(1 µg = 16,98 nmol; 1 nmol = 0,0589 µg)

Nach bisherigem Wissensstand essentiell nur als Bestandteil des Cobalaminmoleküls (*Vitamin B$_{12}$▲*). Darüber hinausgehender Cobaltbedarf für den Menschen nicht definierbar. Cobaltaufnahme bei üblicher Ernährungsweise liegt weit über derjenigen in Form von Cobalamin. Hauptsächliche Nahrungsquellen für cobalaminunabhängige Cobaltzufuhr: Grüne Gemüse, Getreidevollkornerzeugnisse, Fleisch, Innereien.

Eikosapentaensäure; Dokosahexaensäure ▲

(C 20:5 n-3 = *EPA*; 1 g = 3,31 mmol, 1 mmol = 302,5 mg)
(C 22:6 n-3 = *DHA*; 1 g = 3,04 mmol, 1 mmol = 328,5 mg)

Teil 1 ▲

Eikosapentaensäure und *Dokosahexaensäure* Hauptvertreter der vornehmlich im Fett bestimmter Tiefseefische vorkommenden *langkettigen n-3-Polyensäuren* (long-chain-polyunsaturated fatty acids = LCP-Fettsäuren). Durch ihren Präkursor *α-*Linolensäure* ▲ (vgl. *essentielle Fettsäuren* ▲) nicht in vollem Umfang zu ersetzen. Geschätzter Bedarf für den Erwachsenen 400–600 mg EPA + DHA/Tag (0,4 % der Energiezufuhr). Für Frühgeborene, wahrscheinlich auch für termingeborene jüngere Säuglinge, ist DHA (enthalten auch in der Frauenmilch, bei Vollstillung ca. 50 mg/Tag) als Nährstoff essentiell; WHO-Empfehlung für Säuglinge 20 mg DHA/kg/Tag. EPA und DHA haben unterschiedliche Effekte auf Blutfette und Kohlenhydratstoffwechsel [59].

Wichtigste Nahrungsquellen für EPA/DHA
(mg in 100 g essbarem Anteil)[1)]

Kabeljau, Dorsch	71/194	*Sprotte*	1330/1900
Rotbarsch	258/156	*Lachs*	749/1859
Brachsen	458/866	**Hering**	**2040/677**
Sardine	580/810	*Thunfisch*	1385/2082
Makrele	**629/1120**	*Fisch(körper)öle*	ca. 18 g/12 g
Dornhai	550/1840	**Dorschlebertran**	**ca. 8 g/10 g**

Bei unzureichendem Seefischverzehr EPA und DHA auch in Form von Fischkörperölen oder *Dorsch*lebertran supplementierbar; gleichzeitige Vitamin E-Medikation (zum Schutz vor erhöhter Lipidperoxidation) dabei zweckmäßig. Bei Dorschlebertran ist dessen Gehalt an Vitamin A (ca. 250 µg/g) und Vitamin D (ca. 1,5–2,5 µg/g) zu berücksichtigen (maximal 5–10 g Lebertran/Tag; Erwachsene). Heilbutt- und Thunfischleberöl wegen ihres hohen Retinol- und Calciferolgehalts für die Supplementierung von EPA und DHA ungeeignet.

[1)] Gesamtfettgehalt und Fettsäurenspektrum der 41 wichtigsten Fischspecies des Nordatlantiks: [39].

Fettsäurenzusammensetzung des Dorsch-Lebertrans (g Fettsäure in 100 g Oleum Jecoris Aselli, Schwankungsbreite ; abgewandelt nach [73])

gesättigte Fettsäuren C14–C18	10–24
Ölsäure (C18 : 1 n-9)	12–21
sonstige Monoensäuren C16–C22	17,5–54,5
Linolsäure (C18 : 2 n-6)	0,5–3,0
α-Linolensäure (C18 : 3 n-3)	0–2,0
Stearidonsäure (C18 : 4 n-3)	0,5–4,5
Eikosapentaensäure (C20 : 5 n-3)	7,0–16,0
Dokosahexaensäure (C22 : 6 n-3)	6,0–18,0

Eisen (Fe) ▲
(1 mg = 17,91 µmol; 1 µmol = 0,0558 mg)

Bedarfsdeckung (ca. 6 mg Fe/1000 kcal) in Form von organisch gebundenem (Hämeisen, Enzymeisen) sowie von anorganischem Ferro(II)- und Ferri(III)-Eisen (Nicht-Hämeisen).

Empfohlene Zufuhr (mg Eisen/Tag; D-A-CH [26])

	♂	♀
Säuglinge:		
ab 4. Monat	0,5[1]	
4 bis unter 12 Monate	8	
Kinder:		
1 bis unter 7 Jahre	8	
7 bis unter 10 Jahre	10	
10 bis unter 15 Jahre	12	15
Jugendliche und Erwachsene:		
15 bis unter 19 Jahre	12	15[2]
19 bis unter 51 Jahre	10	15[2]
51 Jahre und älter	10	10
Schwangere:		30
Stillende:		20[3]

[1] Ein exogener Eisenbedarf besteht infolge der dem Neugeborenen von der Placenta als Hb-Eisen mitgegebenen Eisenmenge erst ab dem 4. Monat
[2] Nichtmenstruierende Frauen, die nicht schwanger sind und nicht stillen: 10 mg/Tag
[3] Gilt in den ersten Monaten nach der Entbindung auch für nicht stillende Frauen

Enterale Ausnutzung des Nahrungseisens steigt mit dem Eisenbedarf bzw. dem Grad eines Eisenmangels, variiert zudem in weiten Grenzen mit der chemischen Form des zugeführten Eisens, z. B. Fe(II) besser als Fe(III) und mit der Zusammensetzung der Kost. Eisenresorptionsrate bei pflanzlichen Produkten (Nicht-Hämeisen) 1–8 %, bei Fleisch und Fleischwaren (Hämeisen) 10–25 %, insgesamt bei in Westeuropa und den USA üblicher Ernährungsweise durchschnittlich ca. 10–16 %. Mittlere tägliche Zufuhr 15 (♂) bzw. 13 mg (♀) [52].

Bestimmte Nahrungsbestandteile können bei gleichzeitiger Aufnahme in größerer Menge die Resorption des Eisens herabsetzen: Phytate, Lignine, Hemicellulosen, Alginate, Tannine (schwarzer Tee, Bohnenkaffee), Phosphate, Oxalate, Mangan, möglicherweise auch Calcium (adaptive Gewöhnung bis zu einem gewissen Grad wahrscheinlich). Auch strenger Vegetarismus und sehr fettarme Ernährungsweise verringert die Eisenresorption. Fleisch, Fisch, Ascorbinsäure, Milchsäure, Zitronensäure andererseits verbessern die Ausnutzung insbesondere des Nicht-Hämeisens. Maximales enterales Nettoresorptionsvermögen 2–3 mg Fe/Tag (Erwachsene im Zustand der nichtanämischen Sideropenie).

Eisengehalt von Lebensmitteln (mg Eisen in 100 g essbarem Anteil, Mittelwerte)

Kuhmilchen, Milchpulver	<1	*Fische, meiste Arten*	<1
Käse, Quark	<1	*Weich- und Krustentiere*	<1–6
Hühnereidotter	7	*Weißbrot*	<1
Hühnereiklar	<1	*Weizen-, Roggenmischbrot*	1,5
		Weizen-, Roggenvollkornbrot	**2**
Fette, Öle	<1	*Knäckebrot*	5
		Cornflakes	2
Kalb-, Rind-, Hammel-,		*Stärkemehle, polierter Reis*	<1
Schweinefleisch	1–2	*Eierteigwaren, unpolierter Reis,*	
Pferdefleisch	5	*Weizen-, Roggenkorn*	ca. 3
Kalbs-, Rinder-, Schweine-		**Haferflocken**	**5**
zunge	3	*Amaranth, Hirse, Quinoa*	7–9
Kalbs-, Rinderleber	**7–8**		
Schweineleber	**15**	*Kartoffel*	0,5
Kalbs-, Schweineniere	10–12	*Gemüse, meiste Sorten*	<1
Wurst, meiste Sorten	1–3	*grüne Bohnen, Endivie, Feld-*	
Rotwurst, Blutwurst	**6**	*salat, Fenchel, Grünkohl, Kresse,*	
Geflügel, meiste Sorten	1,5–2,5	*Mangold, Petersilienblatt, Pilze,*	
Wild	2–3	*Schwarzwurzeln, Spinat*	1–4

Trockenhülsenfrüchte, meiste Arten	6–8	Nüsse, Mandeln, Leinsamen, Sonnenblumenkerne	3–8
Tofu	4		
Sojamehl, vollfett	12	Weizenkeime	9
Goabohne, trocken	15	*Weizenkleie*	16
		Kakaopulver, schwach entölt	13
Obst, meiste Sorten	<1,5	*Bierhefe, trocken*	18
Trockenobst, meiste Arten	2–4		

Eiweiß (Protein) ▲

(6,25 g Eiweiß = 1 g Stickstoff; 1 g Eiweiß = 0,16 g N = 4 kcal = 17 kJ)

Voraussetzung rationeller Bedarfsdeckung ist ausreichende Versorgung mit Energie (bei untercalorischer Ernährung steigt Proteinbedarf umgekehrt proportional zur Energieaufnahme).

Empfohlene Zufuhr (g Protein/kg Normgewicht/Tag bzw. g Protein/Tag; D-A-CH [26])

	g/kg/Tag		g/Tag	
	♂	♀	♂	♀
Säuglinge:				
0 bis unter 1 Monat	2,7		12	12
1 bis unter 2 Monate	2,0		10	10
2 bis unter 4 Monate	1,5		10	10
4 bis unter 6 Monate	1,3		10	10
6 bis unter 12 Monate	1,1		10	10
Kinder:				
1 bis unter 4 Jahre	1,0		14	13
4 bis unter 7 Jahre	0,9		18	17
7 bis unter 10 Jahre	0,9		24	24
10 bis unter 13 Jahre	0,9		34	35
13 bis unter 15 Jahre	0,9		46	45
Jugendliche und Erwachsene:				
15 bis unter 19 Jahre	0,9	0,8	60	46
19 bis unter 25 Jahre		0,8	59	48
25 bis unter 51 Jahre		0,8	59	47
51 bis unter 65 Jahre		0,8	58	46
65 Jahre und älter		0,8	54	44

Fortsetzung

	g/Tag ♀
Schwangere ab 4. Monat:	58
Stillende[1]:	63

[1] ca. 2 g Proteinzulage pro 100 g sezernierte Milch

Mittlere tägliche Aufnahme ca. 83 (♂) bzw. 65 g (♀) (Deutschland 1996).

Einzelne Proteinarten sind entsprechend ihrer verschiedenen Aminosäurenzusammensetzung von z. T. sehr unterschiedlicher *nutritiver Wertigkeit:*.

Spektrum der essentiellen *Aminosäuren ▲ im Eiweiß einiger Grundnahrungsmittel (mg Aminosäuren/g Eiweißstickstoff; nach H. SAKAI u. T. KAWAKITA 1991)

	Ile	Leu	Lys	Phe	Met	[1]	Thr	Trp	Val	Wertig-keit[2]
Kuhmilch	407	630	496	311	154	211[3]	292	90	440	78
Hühnerei	415	553	403	365	197	342	317	100	454	100
Rindfleisch	332	515	540	256	154	237	275	75[3]	345	83
Fisch	317	474	549	231	178	262	283	62[3]	327	70
Reis	322	535	236	307	142	222	241	65[3]	415	72
Mais	293	827	179	284	117	197	249	38[3]	327	42
Weizenmehl	262	442	126[3]	322	78	192	174	69	262	47
Sojamehl	333	484	395	309	86	197[3]	247	86	328	73
Kartoffel	260	304	326	285	87[3]	159[3]	237	72	339	59
(„*Idealprotein*"	270	306	270	180	144	270	180	90	270	100)

[1] Schwefelhaltige Aminosäuren, Gesamtmenge
[2] Nutritive Wertigkeit, bezogen auf ein fiktives „Idealprotein" = 100
[3] Primär limitierende essentielle Aminosäure im jeweiligen Produkt

Bedarfsdeckung erfolgt zweckmäßigerweise aus möglichst vielen verschiedenen Proteinträgern, davon unter in Mitteleuropa derzeitig üblicher Ernährungsweise etwa zur Hälfte aus Nahrungsmitteln tierischer Herkunft. Sind diese nicht genügend verfügbar, Nutzung der Möglichkeit einer Erhöhung relativ niedriger biologischer Wertigkeit pflanzlicher Eiweiße durch Zulage der limitierenden Aminosäuren in Form eines komplementären Proteins.

Beispiele für günstigste Mischung zweier Proteinträger (N-bezogenes prozentuales Mengenverhältnis und biologische Wertigkeit, bezogen auf Vollei = 100; H. Krauth et al. 1981)

		Resultierende Wertigkeit
36 % Vollei	plus 64 % Kartoffel	136
70 % Lactalbumin	plus 30 % Kartoffel	134
75 % Milch	plus 25 % Weizenmehl	125
60 % Vollei	plus 40 % Soja	124
68 % Vollei	plus 32 % Weizen	123
76 % Vollei	plus 24 % Milch	119
51 % Milch	plus 49 % Kartoffel	114
88 % Vollei	plus 12 % Mais	114
78 % Rindfleisch	plus 22 % Kartoffel	114
35 % Vollei	plus 65 % Bohnen	109
52 % Bohnen	plus 48 % Mais	99
84 % Rindfleisch	plus 16 % Gelatine	98

Kunstgerechte Zusammenstellung der proteinhaltigen Nahrungsmittel ermöglicht auf diese Weise Deckung des Eiweißbedarfs notfalls allein aus pflanzlichen Quellen (Grundlage der veganischen Ernährungsweise; S. 133 f.). Ausnutzung des Nahrungsproteins am besten, wenn Zufuhr im Rahmen einer gemischten Kost in häufigen kleinen Portionen über den Tag verteilt.

Eiweißgehalt von Lebensmitteln (g Protein in 100 g essbarem Anteil, Mittelwerte)

Fleisch *(Kalb, Rind, Schwein,*		**Magermilchpulver,**	
Pferd, Wild, Geflügel)	**18–22**	**Speisequark,** *Rahmfrischkäse,*	
Leber *(Kalb, Rind, Schwein)*	19,5	*Schichtkäse, Hüttenkäse*	
Wurst (meiste Sorten)	12–20	*(meiste Sorten)*	**12–14**
Fisch *(meiste Arten)*	14–20	*Weichkäse (meiste Sorten)*	20–25
		Hartkäse (meiste Sorten)	25–30
Milchen	**3,8**	**Sauermilchkäse**	
Magermilch, Buttermilch	3,5	*(Harzer, Mainzer u. ä.)*	30
Vollmilchjoghurt	3,8	*Tofu*	9
Magermilchjoghurt	3,5		
Kondensmilch 10 % Fett	8,8	**Hühnerei**	**12,8**
		1 Ei (60 g)	7,7
		Eidotter	16,1

Eiklar	11,1	Kartoffel	2
Trockenvollei	46	meiste Gemüsearten	1–4
		meiste Obstarten	0,4–1,5
Roggenmischbrot	6,9		
Weißbrot	8,2	Haselnuss	14,1
Zwieback, eifrei	9,9	Walnuss	17
Weizenmehl Type 405	10,6	Leinsamen	28,8
Weizenmehl Type 1700	12,1		
Haferflocken	13,5	Kommerzielle Proteinkonzentrate:	
Eierteigwaren	13,3	Protenplus® (flüssig)	9
Reis, unpoliert	7,8	Meritene®-Pulver	31
Maismehl	9,0	Hensel® Sportler-Eiweiß 60	60
Weizenkeime	28,7	Eiw.-Konzentrat Fresenius®	60
		Eiweiß-Konzentrat Braun®	83
weiße Bohnen, trocken	21	Dr. Ritters Eiweiß-Drink®	85
Trockenlinsen, Trockenerbsen	23	Protein 88®	88
Sojamehl, vollfett	**40,8**		
Sojamehl, fettarm	**50**		

Essentielle Fettsäuren ▲

Kategorie mehrfach ungesättigter Fettsäuren (cis-konfigurierte Polyensäuren) mit einer bestimmten Position der Doppelbindungen, gekennzeichnet durch die Präfixe n-6- (oder ω-6-) bzw. n-3- (oder ω-3-):
n-6-Polyensäuren → *Linolsäure* ▲, γ-*Linolensäure* ▲, *Arachidonsäure* ▲.
n-3-Polyensäuren → α-*Linolensäure* ▲, *Eikosapentaensäure* EPA ▲/
Dokosahexaensäure DHA ▲

Empfohlene Zufuhr (bei n-3-Polyensäuren Schätzwerte) in Prozent der
Gesamtenergieaufnahme (D-A-CH [26])

	Energie %	
	n-6	n-3
Säuglinge:		
0 bis unter 4 Monate	4,0	0,5
4 bis unter 12 Monate	3,5	0,5
Kinder:		
1 bis unter 4 Jahre	3,0	0,5
4 bis unter 15 Jahre	2,5	0,5

Fortsetzung

	Energie %	
	n-6	n-3
Jugendliche und Erwachsene:		
15 bis unter 19 Jahre	2,5	0,5
19 bis unter 65 Jahre	2,5	0,5
65 Jahre und älter	2,5	0,5
Schwangere:	2,5	0,5
Stillende:	2,5	0,5

Die Gesamtaufnahme an n-3- plus n-6-Polyensäuren soll nach bisherigem Wissensstand möglichst nicht über 10 % der Energiezufuhr liegen.

Empfohlene Gesamtzufuhr an n-3-Polyensäuren pflanzlicher (α-Linolensäure) und maritimer Herkunft (EPA, DHA) g/Tag, nach A. P. SIMOPOULOS 1991

	♂	♀
Säuglinge:		
0 bis unter 12 Monate		0,5
Kinder:		
1 Jahr		0,6
2–3 Jahre		0,7
4–6 Jahre		1,0
7–9 Jahre	1,2	1,0
10–12 Jahre	1,4	1,1
13–15 Jahre	1,4	1,2
Jugendliche und Erwachsene:		
16–18 Jahre	1,8	1,2
19–24 Jahre	1,6	1,2
25–49 Jahre	1,5	1,1
über 50 Jahre	1,3	1,1
Schwangere:		
ab 4. Monat (Mehrbedarf)		0,16
Stillende (Mehrbedarf)		0,25

Ethanol (Ethylalkohol) ▲

(1 g = 21,71 mmol; 1 mmol = 46,07 mg; 1 g = 7 kcal = 29 kJ)

Wird zu ca. 95 % energetisch ausgenutzt. Jährlicher Pro-Kopf-Verbrauch ca. 11 Liter (Bundesrepublik Deutschland 1998). Ethanol beim Erwachsenen mit etwa 10 % (Männer 11 %, Frauen 8 %) an der durchschnittlichen täglichen Energieaufnahme beteiligt. Individuelle Toleranz variiert in weitem Rahmen. Kritische Grenze zur gesundheitsgefährdenden Dosis wird bei täglicher Ethanolzufuhr von 10 g für Frauen und 20 g für Männer vermutet. 20 g Ethanol entsprechen etwa 0,5 l Bier **oder** 0,25 l Wein **oder** 60 ml Spirituosen. Zur Schädlichkeit geringeren Alkoholkonsums → S. 150.

Ungefährer Ethanolgehalt einiger alkoholischer Getränke (g Ethanol/ 100 ml)

Malzbier	0,6–1,5	mittlere Weine	7,5–9,0
Dünnbiere	1,5–2,0	schwere Weine	9,0–11,0
Vollbiere	3,5–4,5	Süßweine, Likörweine	11–13
Starkbiere	4,8–7,2	Wermut	12–14
Diabetikerbiere	3,9–4,9	Schaumwein, Sekt	7–10
sog. alkoholfreie Biere,		Liköre[1]	20–35
Weine, Schaumweine	0,3–0,5	Branntweine[1]	32–50
leichte Weine	5,5–7,5		

[1] Umrechnungsformel zur Definition des Ethanolgehalts:
g Ethanol/100 ml × 1,26 = Vol. % Ethanol; Vol. % Ethanol × 0,794 = g Ethanol/100 ml

Ungefährer Energiegehalt einiger alkoholischer Getränke (kcal/100 ml)

Bier	45–60	Portwein, Sherry	ca. 150
Diabetikerbier (D-Pils®)	32	Kornbranntwein 30 Vol. %	275
sog. alkoholfreies Bier	30	Cognac	490
leichter Wein	60–75	Liköre 30–40 Vol. %	330–460
Schaumwein, Sekt	80–100	Whisky, Arrak	350

Fett ▲

(1 g Fett = 9 kcal = 37 kJ)

Heterogene Substanzgruppe, bestehend aus durchschnittlich ca. 93 % Triglyceriden und einem variablen Anteil von Phospholipiden, Glykolipiden, *Cholesterin* ▲ bzw. Phytosterinen, Wachsen u. a. *Wichtig als Träger von*

essentiellen Fettsäuren (*Linolsäure ▲, a-*Linolensäure ▲ und ihren län-
gerkettigen Derivaten, z. B. **Eikosapentaensäure ▲), *Ölsäure ▲* und fettlöslichen Vitaminen sowie als konzentrierte Energiequelle. Minimalbedarf 15–25 g Fett/Tag oder 8–10 % der Energiezufuhr (Erwachsene). Problematisch der in den meisten westlichen Industrieländern weit überhöhte Fettkonsum (Bundesrepublik Deutschland im Durchschnitt
35–40 % der Energiezufuhr).[1]

Richtwerte für die Fettzufuhr (in % der Gesamtenergiezufuhr; D-A-CH
[26])

Säuglinge:
0 bis unter 4 Monate	45–50 (= ca. 49–54 g Fett/1000 kcal)
4 bis unter 12 Monate	35–45 (= ca. 38–49 g Fett/1000 kcal)

Kinder:
1 bis unter 4 Jahre	30–40 (= ca. 33–44 g Fett/1000 kcal)
4 bis unter 15 Jahre	30–35 (= ca. 33–38 g Fett/1000 kcal)

Jugendliche und Erwachsene:
15 bis unter 19 Jahre	30 (= ca. 33 g Fett/1000 kcal)
19 bis 65 Jahre und älter	30 (= ca. 33 g Fett/1000 kcal)[1]

Schwangere:
ab 4. Monat	30–35 (= ca. 33–38 g Fett/1000 kcal)

Stillende: 30–35 (= ca. 33–38 g Fett/1000 kcal)

Fettgehalt von Lebensmitteln (g Gesamtfett in 100 g essbarem Anteil,
Mittelwerte)

Kalbfleisch	1–6	*Hammel, Innereien*	2–15
Kalb, Innereien	3–8	*Wild*	3–9
Rindfleisch	2–15	*Sülzwurst*	5–15
Rind, Innereien	3–15	*Zungenwurst*	15–25
Schweinefleisch	2–35	*Blutwurst*	10–30
Schweineschnitzel, -filet,		*Mortadella, Fleischwurst,*	
-steak	ca. 2	*Jagdwurst, Bratwurst*	15–35
Schweinshaxe	11–12	*Salami, Cervelatwurst,*	
Schwein, Innereien	2–10	*Teewurst, Leberwurst,*	
Pferdefleisch	3	*Mettwurst*	30–40
Hammelfleisch	4–35	*Kochschinken*	5

[1] WHO-Empfehlung 1991: 15–30 Energie % (= ca. 16–33 g Fett/1000 kcal).

Räucherschinken	33		Eidotter	32
Schweinespeck, durchwachsen	65		Eiklar	0,2
„fetter Speck"	83			
Ente	17		Mayonnaise	ca. 80
Gans	31		Butter, Margarine,	
Suppenhuhn	20		„Mischfett"	80–90
Brathuhn, Truthahn	ca. 10		– desgl. Dreiviertelfett	60–62
Strauß, Emu	2,5		– desgl. Halbfett	39–41
			Butterschmalz, Schweine-	
Magerfische (Schellfisch, Kabel-			schmalz, Gänseschmalz	99,5–100
jau, Scholle, Forelle u.ä.)	<2		Rindertalg, Hammeltalg	99,5
mittelfette Fische			Pflanzenöle, Lebertran	ca. 99,5
(Karpfen, Rotbarsch u.ä.)	<5			
Fettfische (Hering, Makrele,			Kartoffelchips	39
Lachs, Thunfisch, Aal u.ä.)	10–25		Kartoffelsticks	32
			Pommes frites	15
Vollmilch	3,6		Erdnuss	48
Vollmilchpulver	26		Mandel	54
teilentrahmte („fettarme")			Haselnuss, Walnuss	62
Milch	1,5–1,8		Sonnenblumenkerne	49
entrahmte (Mager-)Milch	<1,0		Leinsamen	31
Schlagsahne	>30			
			Weizenkeime	9
			Sojamehl, vollfett	20
Magerkäse (Magerquark,			Schokolade, meiste Sorten	ca. 30
Harzer, Mainzer u.a.)	<1		Marzipan	25
übrige Käsesorten gemäß				
Fett i. Tr.-Stufe[1]			Olive	14
1 Hühnerei (60 g)	ca. 7		Avocado	23

---

[1] Fettgehaltsstufe	Fett i. Tr.	Fettgehalt des Produkts
Magerstufe	unter 10 %	
Viertelfettstufe	ab 10 %	
Halbfettstufe	ab 20 %	Der tatsächliche Fett-
Dreiviertelfettstufe	ab 30 %	gehalt eines Käses liegt
Fettstufe	ab 40 %	bei etwa der Hälfte
Vollfettstufe	ab 45 %	des Fettgehaltes in der
Rahmstufe	ab 50 %	Trockenmasse (Fett i. Tr.)
Doppelrahmstufe	60–85 %	

(Umrechnungsformel: Prozentanteil der Trockenmasse des Käses multipliziert mit Prozentwert Fett i. Tr., geteilt durch 100, ergibt den Grammwert der Fettmenge in 100 g Produkt).

Der Anteil *unsichtbaren und/oder versteckten Fetts* (bis 45 % und mehr, vor allem in fettem Fleisch, Wurst und Käse) ist bei der Kalkulation des Fettgehalts der Kost zu berücksichtigen. Empfohlene Zufuhr **essentieller Fettsäuren* ▲ ca. 3(–4) % der Energiezufuhr (→*Linolsäure▲, α-*Linolensäure▲, **Eikosapentaensäure*▲, **Dokosahexaensäure* ▲; n-6- und n-3-Fettsäuren im Verhältnis von ca. 5:1). *P/S-Quotient*[1] nicht unter 1,0, d. h. Zufuhr von Polyensäuren in etwa gleicher Menge wie gesättigte Fettsäuren (jedoch nicht über 10, besser nur je 7–8 Energie %). Der Anteil *gesättigter Fette* soll auch beim Schwerarbeiter 10 % der Energiezufuhr möglichst nicht überschreiten (keine gesättigte Fettsäure besitzt den Charakter eines essentiellen Nährstoffs!). Deckung des restlichen Fettbedarfs (Differenz zwischen empfohlener Gesamtfettzufuhr und der Summe aus berechneten hochungesättigten und gesättigten Fettsäuren) durch *einfach ungesättigte Fette* (mindestens 10–15 % der Energiezufuhr; vgl. Monoensäuren, s. u.).

Wichtige Nahrungsquellen für hochungesättigte Fettsäuren (g Polyensäuren in 100 g essbarem Anteil)

Baumwollsaatöl	50	*Leinöl*	68
Kürbiskernöl	52	*Walnussöl*	71
Maiskeimöl	53	*Distelöl (Safloröl)*	75
Sojaöl	62	*Rüböl, Rapsöl (Canolaöl)*	33
Weizenkeimöl	63	*Pflanzenmargarine*	25
Sonnenblumenöl	63	*Diätmargarine*	ca. 46–48
Traubenkernöl	66		

Monoensäuren (einfach ungesättigte Fettsäuren, Hauptvertreter **Ölsäure* ▲). Wichtigste Nahrungsquelle hierzulande *Olivenöl* (enthält ca. 70 g Ölsäure in 100 g), in den USA und Canada daneben auch fettsäuremodifiziertes („high-oleic") Sonnenblumenöl und Distelöl sowie erucasäurearmes Rüböl, Rapsöl (Canolaöl).

Spektrum ungesättigter Fettsäuren einiger wichtiger Pflanzenöle (g Fettsäure/100 g, Mittelwerte)

	Ölsäure	Linolsäure	α-Linolensäure
Baumwollsaatöl	18	49	0,7
Distelöl (Safloröl)	12	74	0,5

---

[1] Verhältnis der hochungesättigten (polyunsaturated) zu den gesättigten Fettsäuren (saturated fatty acids). Zur Charakterisierung optimaler Fettsäurenzusammensetzung eines Fettes ist der P/S-Quotient allein nur sehr begrenzt aussagefähig, da er den Polyensäureanteil nicht differenziert und den Monoensäureanteil gar nicht erfasst.

Fortsetzung

	Ölsäure	Linolsäure	α-Linolensäure
Erdnussöl	50	22	0,5
Leinöl	18	14	54,2
Maiskeimöl	30	52	0,9
Olivenöl	70	8	0,9
Palmöl	37	10	0,5
Rüböl, Rapsöl			
(Canolaöl)	60	20	9,2
Sojaöl	20	54	7,7
Sonnenblumenöl	21	63	0,5
Walnussöl	18	58	13,5
Weizenkeimöl	14	55	7,8

Prozentualer Anteil der cholesterinerhöhenden ("atherogenen") gesättigten C12-, C14- und C16-Fettsäuren (Laurinsäure, Myristinsäure, Palmitinsäure)[1] und prozentualer Gesamtanteil gesättigter Fettsäuren am Fettsäurespektrum der wichtigsten Fette und Öle (Mittelwerte)

Hühnerfett	20/27	*Walnussöl*	7/9
Heringsöl	25/27	*Leinöl, Traubenkernöl*	6/10
(Dorschlebertran	15/19)	*Sonnenblumenöl*	7/12
Gänsefett	22/28	*Sesamöl*	9/14
Hühnereifett	25/34	*Sojaöl*	10/14
Schweinefett	25/40	*Olivenöl, Maiskeimöl*	11/14
Rinderfett	30/50	*Avocadofett*	15/15
Hammelfett	26/55	*Macadamianussöl*	?/16
Kuhmilchfett	42/65	*Erdnussöl*	11/17
(Frauenmilchfett	35/42)	*Weizenkeimöl*	17/18
		Kürbiskernöl	16/21
Diätmargarine	12/24	*Baumwollsaatöl*	23/28
Pflanzenmargarine	21/29		
Standardmargarine	20/32	*Palmöl*	43/49
Rüböl, Rapsöl (Canolaöl)	4/6	*Kakaobutter*	26/63
Haselnussöl	5/8	*Babassuöl*	68/80
Mandelöl	6/8	*Palmkernöl*	71/84
Safloröl (Distelöl)	6/9	*Cocosnussöl*	75/91

---

[1] Vgl. Fußnote S. 298.

Pflanzensteringehalt einiger Öle (mg Phytosterin/100 g Öl; z. n. S. L. CONNOR)

Olivenöl	104	Baumwollsaatöl	421
Erdnussöl	210	Sesamöl	561
Distelöl	257	Rüböl, Rapsöl (Canolaöl)	572
Sonnenblumenöl	297	Reiskleieöl	1662
Sojaöl	335	Maisöl	1700

Zu beachten. In einigen tropischen Pflanzenölen (Palmöl, Palmkernöl, Babassuöl, Cocosnußöl) und damit hergestellten Erzeugnissen (z. B. Backwaren, Brotaufstriche, Milchersatzprodukte) finden sich unerwünscht hohe Anteile an gesättigten Fettsäuren! Fettgehalt dieser Art häufig nur mit dem wenig aussagefähigen Begriff „Pflanzenfett" deklariert.

Fluorid (F) ▲
(1 mg = 52,6 μmol; 1 μmol = 19,0 μg)

Als essentieller Nährstoff beteiligt u.a. an der Mineralisation von Knochen und Zähnen. Optimale Zufuhr für die Prävention der Zahncaries bisher nur in grober Annäherung zu schätzen. Höhe der mit der Nahrung zuzuführenden oder medikamentös zu supplementierenden Fluoridmenge (→*Zahncariesprävention)* abhängig vom Fluoridgehalt des örtlichen *Trinkwassers.*

Richtwerte für eine angemessene Fluoridgesamtzufuhr mit fester Nahrung, Trinkwasser und Supplementen (mg Fluorid/Tag; D-A-CH [26])

	♂	♀
Säuglinge:		
0 bis unter 4 Monate	0,25	
4 bis unter 12 Monate	0,5	
Kinder:		
1 bis unter 4 Jahre	0,7	
4 bis unter 10 Jahre	1,1	
10 bis unter 13 Jahre	2,0	
13 bis unter 15 Jahre	3,2	2,9
Jugendliche und Erwachsene:		
15 bis unter 19 Jahre	3,2	2,9
19 bis 65 Jahre und älter	3,8	3,1
Schwangere, Stillende:		3,1

Aufgrund zu geringen Vorkommens von Fluorid in Trinkwasser und verzehrsüblichen Nahrungsmitteln erreicht die Fluoridversorgung bei der Masse der deutschen Bevölkerung ohne Supplementierung kaum die Hälfte (ca. 0,5–0,7 mg/Tag) der für die Zahncariesprävention empfohlenen Zufuhr. Fluoridgehalt nahezu aller gängigen Lebensmittel pflanzlicher und tierischer Herkunft (einschliesslich Seefisch) liegt in der Größenordnung von nur 0,1–0,3 mg Fluorid/*kg* (Resorptionsquote 10–80 %).

Fluoridreichere Produkte (mg Fluorid/100 g bzw. 100 ml, Mittelwerte)

Schwarzer Tee, getrocknete Blätter (ca. 75 % des Fluoridgehalts im Aufguß löslich)	9,5
Teeaufguß (10 g schwarzer Tee/Liter)	0,03–0,35
fluoridhaltige Mineralwässer (im Durchschnitt)	0,06
fluoridiertes Trinkwasser	0,1
fluoridiertes Kochsalz	25
Krillmehl (als Rohprodukt für individuellen Gebrauch nicht geeignet)	30–38

Obergrenze tolerabler Fluoridzufuhr 10 mg/Tag (Jugendliche und Erwachsene). Bis zum Alter von 8 Jahren sollte die Fluoridzufuhr 0,1 mg/kg/Tag nicht übersteigen.

Folsäure (Folat) ▲

(Pteroylmonoglutaminsäure; 1 mg = 2,27 µmol; 1 µmol = 441,4 µg)

Natürliches Vorkommen in Form zahlreicher Pteroylpolyglutamate („gebundene Folsäure", vom menschlichen Körper erst nach der Spaltung ausnutzbar) sowie durch Hydrolyse der Polyglutamylseitenkette aus diesen entstehenden Pteroylmonoglutamates (*„freie Folsäure"*, nahezu vollständig ausnutzbar). Die Bioverfügbarkeit der synthetischen Folsäure (Pteroyl*mono*glutamat) als Fortefikant oder als Supplement beträgt annähernd das Doppelte der in Lebensmitteln natürlich vorkommenden Folsäure (Pteroyl*poly*glutamate): 1 µg „Nahrungsfolat" (= 1 µg *Folat-Äquivalent*) entspricht insofern ca. 0,5 µg synthetischer Folsäure. *Gesamtfolat* ist die Summe folatwirksamer Verbindungen unter Einbeziehung des aus den Polyglutamaten unter Enzymeinwirkung freisetzbaren Monoglutamats (d.h. = Monoglutamat + Polyglutamate; mittlere Bioverfügbarkeit ca. 50 %).

Empfohlene Zufuhr (µg Folsäure/Tag, berechnet als Summe folatwirksamer Verbindungen = „Nahrungsfolat"; D-A-CH [26], vgl. [13])

Säuglinge:

0 bis unter 4 Monate	60
4 bis unter 12 Monate	80

Kinder:

1 bis unter 4 Jahre	200
4 bis unter 7 Jahre	300
7 bis unter 10 Jahre	300
10 bis unter 13 Jahre	400
13 bis unter 15 Jahre	400

Jugendliche und Erwachsene:

15 bis 65 Jahre und älter	400

Schwangere:	600

Stillende:	600

Folsäuregehalt von Lebensmitteln (µg Gesamtfolat/100 g essbarer Anteil, Mittelwerte; bei Lagerung und küchenmäßiger Verarbeitung der Lebensmittel eintretende Verluste von 35–50 % sind zu berücksichtigen)

Kuhmilchen	5	**Weizenkleie**	**195**
Schmelzkäse	<4	*Weizenaleuronmehl,*	
Speisequark	15–30	*Weizenklebermehl*	500
Käse, sonstige Sorten	15–70	**Weizenkeime**	**520**
Hühnerei	65		
Hühnereiklar	ca. 10	*Kartoffel*	20
Hühnereidotter	160	*Tomate, Radieschen, Rettich*	20–25
		Kürbis, Steckrübe, Rotkohl	35–40
Fleisch (Kalb, Rind, Hammel,		*Kopfsalat*	60
Schwein), Geflügel (Huhn,		*grüne Bohnen*	70
Truthahn)	5–15	*Blumenkohl, Chinakohl,*	
Schweineleber	135	*Rote Bete*	ca. 80
Kalbsleber	**240**	*Wirsingkohl*	90
Rinderleber	**590**	*Rosenkohl*	100
		Broccoli, Spargel	110–115
Fisch, meiste Arten	1–15	*Spinat*	145
		grüne Erbsen	160
Weizenvollkornbrot	30	**Grünkohl**	**190**
Haferflocken, Weizenkorn	ca. 90		

Erbsen, trocken	150	*Erdbeere, Süßkirsche*	ca. 40
Linsen, trocken	170	*Weintraube*	45–50
weiße Bohnen, trocken	190	*Sauerkirsche*	75
Sojamehl, vollfett	190		
Kichererbsen, trocken	340	*Mandel*	45
		Nüsse, meiste Arten	30–70
Obst, meiste Arten	<15	**Erdnuss**	170
Avocado, Himbeere, Honig-		*Bäckerhefe, gepresst*	**700**
melone, Mango, Orange	30	*Bierhefe, trocken*	**ca. 3000**

Aufgrund begrenzter Bioverfügbarkeit der Folate sowie hoher Hitzelabilität und Kochwasserextraktion des Vitamins (Zubereitungsverluste ca. 35 %), verbreiteten unzureichenden Gemüseverzehrs und des Antifolateffekts überhöhten Alkoholkonsums ist häufiger mit defizitärer Folsäureversorgung zu rechnen (vgl. S. 104, 258). Mittlere tägliche Aufnahme 280 (♂) bzw. 250 μg Gesamtfolat (♀) [52], USA 200–250 μg (Erwachsene). Tolerable Obergrenze für Zufuhr synthetischer Folsäure (Supplemente, fortefizierte Lebensmittel) 800 μg/Tag (Jugendliche) bzw. 1000 μg/Tag (Erwachsene).

Fructose (Fruchtzucker, Laevulose) ▲
(1 g = 5,55 mmol; 1 mmol = 180,2 mg).

In freier Form sowie gebunden als Disaccharid (Saccharose), höheres Oligosaccharid (Raffinose, Stachyose, Verbascose u. a.) oder Polysaccharid (Polyfructosane, z. B. Inuline) in zahlreichen pflanzlichen Produkten und mit Saccharose gesüßten Lebensmitteln verbreitet. Kein essentieller Nährstoff. Durchschnittlicher Pro-Kopf-Verbrauch (Gesamtaufnahme) an Fructose bei hierzulande üblicher Ernährungsweise annähernd 50 g/Tag, entsprechend knapp 10 % der Energiezufuhr (Erwachsene).

Fructosegehalt von Lebensmitteln (originäre Fructose plus in Di-, Oligo- und Polysacchariden gebundene Fructose plus Fructosepräkursor Sorbit, g in 100 g essbarem Anteil, Mittelwerte)

Muttermilch, meiste Säuglingsanfangsnahrungen, sog. adaptierte Säuglingsmilchnahrungen nach früherer Definition (Präfix „Pre"), Frühgeborenennahrungen, Kuhmilch fructosefrei	*sog. teiladaptierte Säuglingsmilchnahrungen nach früherer Definition (Suffix „1"), Folgemilchen* z. T. fructosefrei, z. T. 1,0–1,5
	sog. Heilnahrungen auf Milchbasis, meiste Präparate 1,0–1,5

Weizenmehl Type 405, polierter		Goabohne	4,8
Reis	0,1	Batate (Süßkartoffel)	2,2
unpolierter Reis	0,3	Topinambur	
Haferflocken	0,35	(Erdartischocke)[1]	ca. 2,0
Roggen, ganzes Korn	0,4		
Weizen, ganzes Korn	0,5	Avocado	0,25
Gerste, ganzes Korn	0,7	Zitrone	1,6
Mais, ganzes Korn	0,8	Moosbeeren	2,0
Weizenkleie	1,4	Himbeeren	2,5
Weizenkeime	7,5	Erdbeeren	2,8
		rote Johannisbeeren	2,6
Weizenmischbrot, Brötchen	0,4	Preiselbeeren	3,0
Roggenmischbrot	0,5	Brombeeren	3,2
Grahambrot	0,8	weiße Johannisbeeren	3,3
Roggenvollkornbrot	1,2	Holunderbeeren	3,3
		schwarze Johannisbeeren	3,4
Spinat, Feldsalat, Endivie	0,2	Heidelbeeren	3,5
Kartoffel, Champignon	0,3	Grapefruit	3,6
Rhabarber	0,5	Quitte, Stachelbeeren	3,7
Kopfsalat, grüne Erbsen	0,6	Orange	4,3
Rettich	0,7	Kiwi	4,7
Radieschen	0,8	Aprikose	4,3
Gurke	0,9	Sauerkirsche	4,5
Sellerieknolle, Blumenkohl	1,0	Pfirsich, Mandarine	4,9
Zucchini, Bleichsellerie,		Pflaume	5,1
Spargel, Aubergine	1,1	Reineclaude	5,5
Broccoli, Rosenkohl,		Zuckermelone	6,1
Paprikaschote	1,3	Süßkirsche	6,2
Grünkohl, Chicorée, Tomate	1,4	Ananas	6,4
Rotkohl, Zuckermais	1,5	Mirabelle	6,6
Schwarzwurzel, Pastinake,		Mango	7,1
Kohlrabi, grüne Bohnen,		**Apfel**	7,5
weiße Rübe	1,8	**Weintraube**	7,9
Kürbis, Weißkohl, Porree	1,9	Hagebutte	8,1
weiße Bohnen, trocken	2,1	**Banane**	8,6
Mohrrübe, Zwiebel	2,3	**Birne**	9,8
Petersilienwurzel	3,2	**Trockenfeige**	26
Sojamehl, vollfett	3,6	**Trockenpflaume,**	
Rote Bete	4,2	**Trockenaprikose**	24

---

[1] Fructosegehalt in Form des Polyfructosans *Inulin* bleibt hier unberechnet, da für die meisten Menschen kaum ausnutzbar.

Rosinen	32	Haushaltszucker		ca. 50
Trockenapfel	38	Obstpresssäfte, meiste Sorten		3–7
		Limonaden, meiste Sorten		5–6
Speiseeis, meiste Sorten	ca. 7,5	Vollbiere		„Spuren"
Milchschokolade	19–25	Nährbier, Rotwein		0,3
Bitterschokolade	23–30	Ausleseweine, Schaumweine		bis 3
Invertzuckercreme		Dessertweine, meiste		
(„Kunsthonig")	39	Marken		4–10
Blütenhonig	40	Liköre		10–25

Teil 1 ▲

Galactose ▲
(1 g = 5,55 mmol; 1 mmol = 180,2 mg)

Vorkommen hauptsächlich als Baustein der Lactose in Milch und Milchprodukten. Enthalten auch in dem artefiziellen Disaccharid *Lactulose* ▲ und dem Disaccharidalkohol **Lactitol**. In geringer Menge vorkommend als Bestandteil pflanzlicher Oligosaccharide (Melibiose, Raffinose, Stachyose, Verbascose) z. B. in Linsen, Erbsen, Bohnen, Sojamehl, Chicorée, Spinat, Roter Bete, Zuckerrübe, Kakaobohnen, Eschen-Manna, in größerer Menge (ca. 30 %) als Baustein des Galactomannans im Guarmehl; in dieser Form jedoch für den Menschen vermutlich kaum ausnutzbar. Kein essentieller Nährstoff. Wichtigste Nahrungsquellen →*Lactose* ▲ (1 g Lactose liefert bei hydrolytischer Spaltung ca. 0,5 g Galactose).

(myo-)Inosit ▲
(1 g = 5,55 mmol; 1 mmol = 180,2 mg)

Frage der Bedeutung als essentieller Nährstoff für den Menschen noch nicht sicher geklärt. Exogener Bedarf bisher nicht definierbar. In Nahrungsmitteln weit verbreitet, insbesondere in Leber und vielen vegetabilen Produkten (Hülsenfrüchte, Gemüse, Kartoffeln, Vollkornerzeugnisse, Citrusfrüchte). Inositaufnahme bei in Mitteleuropa üblicher Ernährungsweise etwa 0,9–1 g/Tag. Enthalten auch in der Frauenmilch.

Jod (J) ▲
(1 mg = 7,88 μmol; 1 μmol = 126,9 μg)

Vorkommen hauptsächlich in anorganischer Form als Jodid.

Empfohlene Zufuhr (μg Jod/Tag für Deutschland/Österreich = D/A und für die Schweiz[1) = CH; D-A-CH [26])

		D/A	CH
Säuglinge:	0 bis unter 4 Monate	40	50
	4 bis unter 12 Monate	80	50
Kinder:	1 bis unter 4 Jahre	100	90
	4 bis unter 7 Jahre	120	90
	7 bis unter 10 Jahre	140	120
	10 bis unter 13 Jahre	180	120
	13 bis unter 15 Jahre	200	150
Jugendliche und Erwachsene:	15 bis unter 51 Jahre	200	150
	51 bis 65 Jahre und älter	180	150
Schwangere:		230	200
Stillende:		260	200

Jodgehalt der Nahrungsmittel, örtlich variierend mit dem Jodgehalt von Ackerboden, Grundwasser, Dünger und Viehfutter im jeweiligen Erzeugergebiet, ist in den meeresfernen Teilen Mitteleuropas vergleichsweise niedrig. *Selbst mit einer ausgewogenen, hinsichtlich aller übrigen Nährstoffe bedarfsgerechten Kost ist bei hierzulande vorherrschender Ernährungsweise der Jodbedarf kaum zu decken.* Große Teile der Bevölkerung Deutschlands leben infolgedessen im Jodmangel (Bedarfsdeckung nur zu etwa 50 %; →*Jodmangelstruma*). Relativ hoch und einigermaßen konstant ist der Jodgehalt lediglich von Seefisch und einigen anderen Nahrungsmitteln maritimer Herkunft.

[1) Empfehlungen für die Schweiz entsprechen dem WHO-Vorschlag von 1996.

Jodgehalt ausgewählter Lebensmittel (µg Jod in 100 g essbarem Anteil, Mittelwerte)

Heilbutt, weißer	52	*Thunfisch*	50
Hering	40	*meiste Süßwasserfische*	<4!
Kabeljau, Dorsch	170	*Garnele*	130
Lachs (Salm)	34	*Hummer*	100
Makrele	51	*Miesmuschel*	105
Meeräsche	330	*Steckmuschel*	120
Rotbarsch	99	*(Dorschlebertran*	335)
Schellfisch	243	**jodiertes Speisesalz**	
Scholle	53	**BRD** (Details → S. 334)	
Seelachs	200		**15–25 µg/g**
		Meeresalgen, getrocknet	
			0,5–500 µg/g!

Jodanreicherung der Kost sehr kostengünstig möglich durch tropfenweise Zulage 250fach verdünnter wäßriger Jodjodkalium-Lösung DAB 7 *(Lugol-Lösung)* zu Speisen oder Getränken: Rp. Solut. Lugolis DAB 7 0,2 g; Aqua dest. ad 50,0 g. Die so erhaltene Lösung enthält etwa 25 µg Jod pro Tropfen [49]. Höchster tolerabler Zufuhrwert für den Gesunden: 500 µg Jod/Tag.

Kalium (K) ▲

(1 g = 25,6 mmol, 1 mmol = 1 mval = 39,1 mg K; 1 g KCl = 13,4 mmol = 13,4 mval = 524 mg K; 1-molare KCl-Lösung = 7,45 % KCl, 1 ml = 1 mmol K)

Geschätzter Mindestbedarf (mg Kalium/Tag; D-A-CH [26])

Säuglinge:	0 bis unter 4 Monate	400
	4 bis unter 12 Monate	650
Kinder:	1 bis unter 4 Jahre	1000
	4 bis unter 7 Jahre	1400
	7 bis unter 10 Jahre	1600
	10 bis unter 13 Jahre	1700
	13 bis unter 15 Jahre	1900
Jugendliche über 15 Jahre und Erwachsene:		2000

Angemessene Versorgung: 1 mmol (= ca. 40 mg Kalium)/kg/Tag (gesunde Erwachsene) bzw. 1–3 mmol (= ca. 40–120 mg Kalium)/kg/Tag (gesunde Kinder). Bedarfsdeckung in erster Linie aus pflanzlichen Nahrungsmitteln. Durchschnittliche Kaliumaufnahme bei in Mitteleuropa üblicher Ernährungsweise ca. 3,0 g/Tag. Resorptionsquote 80–90 %.

Kaliumgehalt von Lebensmitteln (mg Kalium in 100 g essbarem Anteil, Mittelwerte; bei küchenmäßiger Verarbeitung der Lebensmittel eintretende Verluste sind zu berücksichtigen)

Kuhmilchen	ca. 150	*Petersilienblatt*	810
süße und saure Sahne	110–145	*Dosengemüse: ca. 50 % des*	
Kondensmilch	320–500	*K-Frischgehaltes (ohne Saft)*	
Käse, Quark	75–125	*Zuchtchampignons*	390
Hühnerei	145	*Champignons in Dosen*	120
1 Hühnerei (ca. 60 g)	90	*sonstige gängige Speisepilze*	200–400
Fleisch, meiste Arten	250–400	**Kartoffeln**	**420**
Wurst, meiste Sorten	120–300	**Pommes frites**	**595**
Fisch, meiste Arten	300–400	**Chips**	**1000**
Cornflakes	120	**Linsen, trocken**	**835**
Brötchen, Weißbrot	130	**Erbsen, trocken**	**940**
Toastbrot, Zwieback	160	**weiße Bohnen, trocken**	**1340**
Weizenmischbrot	175	**Sojamehl, vollfett**	**1870**
Roggenmischbrot	185	*Tofu*	95
Weizenvollkornbrot	220		
Roggenvollkornbrot	**290**	**Obst/Obstsaft:**	
Knäckebrot	435	*Ananas*	175/115
Stärkemehle	5–15	*Apfel*	120/115
Weizenmehl Type 405	145	*Apfelsine, Orange*	165/145
Eierteigwaren	220	*Grapefruit*	150/140
Haferflocken	**375**	*Himbeeren*	200/155
Weizenkeime	**995**	*Holunderbeeren*	305/290
Weizenkleie	**1350**	*Passionsfrucht*	265/215
Weizen-, Roggenkorn	380–500	*Sanddornbeeren*	135/210
		Sauerkirsche	115/200
Gemüse, meiste Arten	**150–300**	*Weintrauben*	195/150
Endivie, Fenchelknolle,		*Zitrone*	170/140
Kohlrabi, Mangold,			
Möhre, Schnittlauch,		*Olive*	45
Schwarzwurzel	300–400	*Heidelbeeren, Preiselbeeren*	ca. 80
Feldsalat, Grünkohl, Rettich, Rote Bete, Rosenkohl	400–500	*Aprikose, Honigmelone, Johannisbeeren, Kiwi, Reineclaude, Stachelbeeren*	200–315
Gartenkresse, Meerrettich, Spinat	500–630	**Banane**	**370**

Avocado	500	Bäckerhefe, gepresst	645
Obst, meiste sonstige		Bierhefe, getrocknet	1410
Arten	120–200	Fleischextrakt	ca. 7200
		Kakaopulver, schwach entölt	1920
Trockenapfel, -dattel	620–650	Schokolade	400–475
Rosinen	780	Kaffeebohnen, geröstet	1650
Trockenpflaume, -feige	825–850	Instantkaffee	4140
Trockenaprikose,		Bohnenkaffee (Aufguss)	bis 50
Trockenpfirsich	ca. 1350	schwarzer Tee, Blätter	1640
		schwarzer Tee (Aufguss)	bis 35
Bienenhonig	45	hochprozentige Spirituosen	<3
Obstaufstriche, meiste		Biere	40–55
Sorten	50–90	Wein, Sekt, meiste Sorten	70–90
Pflaumenmus	135		
Hagebuttenkonfitüre	165	kaliumreduzierte Diät-	
Kokosnuss	380	fruchtsäfte	<40
Nüsse, meiste Arten	540–780	Liquor Kalii acetici	
Mandel	840	DAB 6	140 mg/ml!
Leinsamen, Sonnen-		d.h. 1 Esslöffel zu 15 ml	
blumenkerne	725	enthält ca. 2100 mg Kalium	
Kokosraspeln	750	**Kochsalzersatzpräparate**	
Pistazien	1020		410–480 mg/g!

Kohlenhydrate ▲
(1 g KH = 4 kcal = 17 kJ)

Umfangreiche Gruppe heterogener Substanzen überwiegend pflanzlicher Herkunft, nach ihrem Polymerisationsgrad zu differenzieren in *Polysaccharide* (Stärke, Dextrine), höhere *Oligosaccharide* (Maltodextrine), *Disaccharide* (Saccharose = Rohrzucker oder Rübenzucker, Lactose = Milchzucker, Maltose = Malzzucker u. a.) und *Monosaccharide* (Glucose = Dextrose = Traubenzucker, Fructose = Laevulose = Fruchtzucker, Galactose u. v. a.); Disaccharide und Monosaccharide gemeinhin als „Zucker" zusammengefasst.

Für diätetische Zwecke Charakterisierung kohlenhydrathaltiger Lebensmittel durch den Grad ihrer Glucoseverfügbarkeit = *glykämischer Index* (Geschwindigkeit, Höhe und Dauer des bewirkten Blutzuckeranstiegs im Vergleich zu dem einer äquivalenten Menge Glucose oder Weißbrot = 100 %). KH-Quellen mit z. B. für die Diabeteskost wünschenswert niedrigem glykämischem Index: Hülsenfrüchte (meiste Arten), Reis, Gerstengraupen, rohe Vollkorngetreideerzeugnisse, zuckerärmere Obstarten, meiste Gemüse, meiste Molkereiprodukte (sofern ohne Saccharosezusatz), Fructose.

Kein einzelnes Kohlenhydrat hat den Charakter eines essentiellen Nährstoffs. Aus vielfältigen Gründen jedoch KH-freie oder sehr KH-arme Ernährung für keine Altersstufe praktikabel. Geschätzter Mindestbedarf für gesunde Kinder (jenseits des Säuglingsalters) und für Erwachsene: 25 % der Energiezufuhr. Zu stabiler Ketoseverhütung erforderliche Kohlenhydratmenge 1,5–2 g KH/kg/Tag. Zahlreiche kohlenhydrathaltige Vegetabilien zudem als Vitamin-, Mineralstoff- und Ballaststoffträger unentbehrlich. Säuglinge erhalten mit Muttermilch bzw. adäquater künstlicher Ernährung etwa 45 % der zugeführten Energie in Form von Kohlenhydraten. *Richtwert für die Gesamtzufuhr verdaulicher Kohlenhydrate* für Kinder (ab 2. Lebensjahr) und Erwachsene: 50–75 % der Energiezufuhr (= ca. 120–180 g KH/1000 kcal; WHO-Empfehlung 1991), davon mindestens ⁴/₅ in Form von Polysacchariden und maximal ¹/₅ (jedoch höchstens 10 % der Gesamtenergieaufnahme) in Form von Zucker. Derzeitiger Anteil von Zucker (ohne Milchzucker) an der Gesamtenergieaufnahme durchschnittlich ca. 15 % (EU) bis 20 % (Schüler, England 1993).

Kohlenhydratgehalt von Lebensmitteln (g verdauliche Gesamt-KH/davon g diverse Zucker in 100 g essbarem Anteil, Mittelwerte)

Weißbrot	49/1,8	*Kartoffeln*	15/0,7
Toastbrot	48/–	*Pommes frites*	36/–
Brötchen	56/0,4	*Kartoffelchips*	45/2,6
Grahambrot	40/1,9		
Weizenmischbrot	48/0,7	*weiße Bohnen, trocken*	35/6,3
Weizenvollkornbrot	41/–	*Linsen, trocken*	52/3,3
Roggenmischbrot	44/0,7	*Erbsen, trocken*	41/6,3
Roggenvollkornbrot	39/2	*Karotte*	4,8/**4,8**
Knäckebrot	66/–	*grüne Bohnen*	5,1/2,7
Zwieback, eifrei	73/–	*Steckrübe*	5,7/0,9
		Rote Bete	8,4/**8,4**
Stärkemehle	83–86/–	*grüne Erbsen*	12,3/1,3
Weizengriess	69/1,9	*Zuckermais*	15,7/3,6
Weizen, ganzes Korn	60/0,8	*sonstiges Gemüse,*	
Weizenkeime	31/15	*meiste Arten*	2–5/–
Weizenkleie	18/1,9		
Haferflocken	59/0,7	*Orange*	8,3/**8,2**
Haferkleie	39,5/1,5	*Pflaume*	10,2/**8,8**
Reis, poliert	78/0,15	*Sauerkirsche*	9,9/**9,9**
Eierteigwaren	70/3,7	*Süßkirsche*	11,3/**11,3**

Apfel	11,4/**10,3**	Cashewnuss	30,5/–
Zuckermelone	12,4/**12,4**		
Birne	12,4/**10,2**	Obstsäfte, Limonaden,	
Mango	12,5/**12,5**	meiste Arten	10–15/**10–15**
Ananas	12,4/**12,4**	Vollbiere	bis ca. 3,0/0,2
Reineclaude	12,3/**12,3**	sog. alkoholfreies Bier	ca. 5,5/3,0
Mirabelle	14,0/**14,0**	Diabetikerbier	0,6/–
Weintraube	15,2/**15,0**	Malzbier	10,9/6,3
Banane	20,0/**17,2**		
sonstiges Frischobst,		Vollmilch	4,7/4,7
meiste Arten	5–9/**4–8**	Magermilchpulver	51/**51**
		Speiseeis	20–30/**20–30**
Pflaume, getrocknet	47/**41**	Konfitüren, Gelees,	
Feige, getrocknet	55/**55**	Marmeladen	60–65/**45–60**
Aprikose, getrocknet	48/**43**	Rübenkraut (Rübensirup)	60–70/–
Apfel, getrocknet	55/**50**	Bienenhonig	75/**75**
Dattel, getrocknet	65/**64**	Invertzuckercreme	
Rosinen	68/**67**	(„Kunsthonig")	83/**83**
Mandel	5/–	Schokolade	45–55/**45–55**
Haselnuss	11/4,6	Johannisbrotmehl	ca. 80/**45**
Walnuss	11/–	Maltodextrin	ca. 95/8
Erdnuss	7/–	Malzextrakt	ca. 89/60

Kupfer (Cu) ▲
(1 mg = 15,74 μmol; 1 μmol = 63,5 μg)

Kupferbedarf des Menschen und Kupfergehalt vieler Lebensmittel nach bisherigem Wissensstand nur unsicher zu definieren.

Schätzwerte für eine angemessene Zufuhr (mg Kupfer/Tag; D-A-CH [26])

Säuglinge:	0 bis unter 4 Monate	0,2–0,6
	4 bis unter 12 Monate	0,6–0,7
Kinder:	1 bis unter 7 Jahre	0,5–1,0
	7 bis 15 Jahre	1,0–1,5
Jugendliche über 15 Jahre und Erwachsene [1]:		1,0–1,5

---

[1] Erwachsene mindestens 20 μg/kg Körpergewicht (Hohenheimer Konsensusgespräch 1999).

Mittlere Zufuhr mit der Nahrung liegt in Deutschland bei 1,2 mg (♂) bzw. 1,1 mg Cu (♀)/Tag, in den USA bei 1 mg Cu/Tag (♂ 1,2 mg, ♀ 0,9 mg; Erwachsene). Resorptionsquote ca. 25–70 %, für Cu (II) günstiger als für Cu (I). Überhöhte Zufuhr von Calcium, Eisen oder Zink, ebenso proteinunterwertige Kost, setzt Bioverfügbarkeit des Kupfers herab. *Nahrungsmittel mit mehr als 0,2 mg Cu/100 g gelten als gute Kupferquellen.* Bedarfsdeckung vor allem aus Getreideprodukten (ca. 25 %), Gemüse, Kartoffeln, Obst (zusammen ca. 20 %), Fleisch und Fleischwaren (ca. 18 %).

Kupfergehalt von Lebensmitteln (mg Kupfer in 100 g essbarem Anteil, Mittelwerte)

Kalbsherz	0,32	*Weißbrot*	0,22
Kalbsleber	**5,5**	*Brötchen*	0,26
Kalbsniere	0,37	*Roggenvollkornbrot*	0,24
Rinderleber	**3,2**	*Weizenvollkornbrot*	0,25
Rinderniere	0,43	*Knäckebrot*	0,4
Schweineherz	0,41	*Cornflakes*	0,2
Schweineleber	**1,3**	*polierter Reis*	0,2
Schweinezunge	0,23	*unpolierter Reis*	0,29
Hühnerleber	0,32	*Roggenmehle*	
Ente	0,24	*Type 815 bis 1800*	0,21–0,38
Gans	0,33	*Weizenmehle*	
		Type 630 bis 1700	0,22–0,46
Thunfisch in Öl	0,23	*Gerstengraupen*	0,4
Bückling	0,33	*Haferflocken*	0,53
Matjeshering	0,44	**Weizenkeime**	**1,1**
Krebsfleisch in Dosen	1,6	**Weizenkleie**	**1,3**
Hummer	0,7		
Auster	0,92	*grüne Bohnen, Sojasprossen*	0,23
Garnele/Krabbe	1,1	*grüne Erbsen*	0,25
Weinbergschnecke	3,0	*Rettich, Steinpilz*	0,28
		Schwarzwurzel	0,3
		Artischocke	0,32
Vollmilch	0,01	*Zuchtchampignon*	0,37
		milchsaure Salzgurken	8,4
Weizen	0,37		
Roggen	0,39	*Kichererbsen, trocken*	0,45
Buchweizen	0,58	*weiße Bohnen, trocken*	0,64
Hirse	0,61	**Erbsen, trocken**	**0,72**
Triticale	0,68	**Linsen, trocken**	**0,74**
Quinoa	0,79	*Sojabohnen, trocken*	
Amaranth	**1,6**	*(Sojavollmehl)*	**1,2**

Goabohne, trocken	3,5	*Marone*	0,23
Mohnsamen	1,0	Erdnuss	0,76
Leinsamen	**1,2**	**Mandel**	**0,85**
Sonnenblumenkerne	**1,7**	**Walnuss**	**0,88**
Litchi, Zitronensaft	0,2	**Haselnuss, Paranuss**	**1,3**
Avocado	0,23	**Cashewnuss**	**3,7**
Olive, mariniert	0,27	*Kokosmilch*	0,4
Hagebutte	1,8	*Milchschokolade*	0,45
		Bitterschokolade	**1,4**
Dattel, trocken	0,29	**Kakao, schwach entölt**	**3,8**
Rosinen	0,37		
Feige, trocken	0,38	*Kartoffelchips*	0,73
Pflaume, trocken	0,4	*Kartoffelsticks*	0,84
Aprikose, trocken	**0,8**	**Bierhefe, getrocknet**	**3,3**

Beitrag des Trinkwassers zur Kupferversorgung variiert mit der Art der Verrohrung (Kupferrohre?) und ggf. mit Härtegrad und pH des Wassers (höhere Kupferextraktion bei niedrigerem pH-Wert). Gesundheitlich unbedenklicher Mittelwert: 2 mg Cu/l Wasser. Kupferanreicherung der Kost auch möglich durch Zulage reiner Kupfer(II)-sulfat-Lösung: 3,26 g $CuSO_4 \cdot 5\ H_2O/1000$ ml Aqu. dest. = 0,83 mg Kupfer/ml [15]).

Lactose (Milchzucker) ▲
(4-β-D-Galactosido-D-glucose; 1 g = 2,92 mmol, 1 mmol = 342,3 mg)

Das „physiologische" Kohlenhydrat der ersten Lebensmonate, jedoch auch für den jungen Säugling kein essentieller Nährstoff im engeren Sinne. Vorkommen in der Milch aller Säugetiere.

Lactosegehalt von Lebensmitteln (g Lactose in 100 g verzehrbarem Anteil, Mittelwerte)

Vollmilch	4,7	*Sauerrahm*	3,5
Magermilch	4,8	*Vollmilchpulver*	35
Buttermilch	4	*Magermilchpulver*	50,5
Joghurt	3,2	*Buttermilchpulver*	42
Dickmilch, Kefir	< 4	*Molkenpulver*	66
Molke, süß	4,7	*Butter*	0,57
Kondensmilch 7,5 % Fett	9,3		
Kondensmilch 10 % Fett	12,5	*Frauenmilch*	ca. 7
Sahne 30 % Fett	3,3		

Säuglingsanfangsnahrungen,		*Schichtkäse, Hüttenkäse*	3,3
sog. adaptierte Säuglingsmilch-		*Schmelzkäse, meiste Sorten*	4–6
nahrungen nach früherer		*Kochkäse*	4,2–4,5
Definition (Präfix „Pre")	6,3–7,9	*Sauermilchkäse*	
sog. Heilnahrungen		*(Harzer, Mainzer u.ä.)*	0,6
auf Milchbasis,		*Schnittkäse, Weichkäse*	1–2
meiste Präparate	1,0–1,5	*Hartkäse, meiste Sorten*	1,0–3,0
semielementare			
Säuglingsnahrungen	< 0,15	*Speiseeis, meiste Sorten*	5–7
oder lactosefrei		*Milchschokolade*	ca. 10
lactosefreie Milch (Lactaid®),			
lactosefreie Sojamilch	0	*Ziegenmilch*	4,2
		Schafmilch	4,6
Magerquark	3,2	*Kamelmilch*	4,8
Speisequark 20 % Fett i. Tr.	2,7	*Büffelmilch*	4,9
Speisequark 40 % Fett i. Tr.	2,6	*Eselsmilch*	6,1
Sauermilchquark	0,3	*Stutenmilch*	6,2

Lactulose ▲
(4-O-β-D-Galactopyranosyl-D-fructose; 1 g = 2,92 mmol, 1 mmol = 342,3 mg)

Artefizielles Disaccharid, aufgebaut aus je einem Molekül Galactose und Fructose. Kein originärer natürlicher Nährstoff. 100 ml = 133 g Sirup enthalten 66,7 g Lactulose sowie herstellungsbedingt geringe Mengen Galactose (< 11 g) und Lactose (< 7,5 g). Lactulose durch Verdauungsenzyme des Dünndarms nicht spaltbar, deshalb nicht resorbierbar und calorisch nicht nennenswert ins Gewicht fallend. Metabolisierung nur durch die physiologische Gärungsflora des Colons unter Suppression der biochemischen Aktivität der antagonistischen Fäulnisflora. Dosisbereich 30–150 g Lactulose/Tag. Kriterium adäquater Dosierung: Entleerung von 1–3 weichen Stühlen pro 24 Std. *Zu beachten:* Ausreichende Flüssigkeitszufuhr (Gefahr der **hypertonen *Dehydratation*** und ***Hypernatriämie***)!

Ähnlich wie Lactulose wirkt der vom Sorbit abgeleitete Disaccharidalkohol *Lactitol* (4-O-β-D-Galactosyl-D-glucitol).

Lecithine (Phosphatidylcholine) ▲

Keine essentiellen Nährstoffe, jedoch eine der alimentären Quellen für die Zufuhr von Linolsäure, Cholin und Phosphat. Bei ausreichender Versorgung mit diesen drei Substanzen kein exogener Bedarf für Lecithine. Vorkommen in etwa den gleichen Produkten wie *Cholin ▲*, insbesondere in kaltgepressten polyensäurereichen Pflanzenölen, Sojaerzeugnissen, sonstigen Hülsenfrüchten usw. sowie in Eidotter, Fleisch, Innereien, Fisch und Molkereiprodukten (in den letztgenannten Lebensmitteln tierischer Herkunft zugleich mit mehr oder weniger reichlich Cholesterin).

α-Linolensäure ▲
(C 18:3 n-3; 1 g = 3,59 mmol, 1 mmol = 0,278 g)

Präkursor von *Eikosapentaensäure ▲* und *Dokosahexaensäure ▲*, als essentieller Nährstoff zum Teil durch diese ersetzbar. *Geschätzter Bedarf* des Erwachsenen an α-Linolensäure (bei Abwesenheit längerkettiger n-3-Polyensäuren in der Kost): 0,9–1,0 g/Tag (1,0–1,2 % der Energiezufuhr). Durchschnittliche Aufnahme bei üblicher Ernährungsweise (USA) ca. 1,7–2,2 g α-Linolensäure/Tag. Empfehlungen für die Gesamtzufuhr an n-3-Polyensäuren pflanzlicher (α-Linolensäure) und maritimer Herkunft (*Eikosapentaensäure/Dokosahexaensäure ▲*) → *essentielle Fettsäuren ▲*. α-Linolensäure und Eikosapentaensäure haben unterschiedliche physiologische Effekte und sind deshalb *nicht in vollem Umfang gegeneinander austauschbar*. Anzustrebendes Linolsäure/α-Linolensäureverhältnis (n-6-: n-3-Fettsäuren) ca. 5:1.

α-Linolensäuregehalt von Fetten und Ölen (g α-Linolensäure in 100 g essbarem Anteil, Mittelwerte)

Schweineschmalz	1,0	*Maiskeimöl*	0,93
Butter	0,4	*Olivenöl*	0,86
Standardmargarine	1,9	*Baumwollsamenöl*	0,74
Pflanzenmargarine	2,4	*Mohnöl*	1,0
Dorschlebertran	<2,0	**Sojaöl**	7,7
Distelöl (Safloröl)	0,47	**Weizenkeimöl**	7,8
Kürbiskernöl, Traubenkernöl	0,48	**Rüböl, Rapsöl (Canolaöl)**	9,15
Sonnenblumenöl, Palmöl	0,50	**Walnussöl**	12,9
		Leinöl	54,2

γ-Linolensäure ▲

(C 18:3 n-6; 1 g = 3,59 mmol, 1 mmol = 0,278 g)

Metabolit der *Linolsäure* ▲, Vorstufe der *Arachidonsäure* ▲ (vgl. *essentielle Fettsäuren* ▲). Unter normalen Bedingungen kein essentieller Nährstoff; beim Erwachsenen bei ausreichender Versorgung mit Linolsäure nach bisherigem Kenntnisstand kein exogener Bedarf für γ-Linolensäure. Frage eines unter bestimmten pathologischen Bedingungen (z. B. bei *endogenem *Ekzem)* eintretenden exogenen Bedarfs noch Gegenstand der Diskussion. *Wichtigste Vorkommen:* Nachtkerzenöl (8–9 % γ-Linolensäure), Samenöl der schwarzen Johannisbeere (15–17 % γ-Linolensäure), Borretschsamenöl (25 % γ-Linolensäure), Getreidekeimöle (Hafer, Gerste). Enthalten auch in der Frauenmilch.

Linolsäure ▲

(C 18:2 n-6; 1 g = 3,57 mmol, 1 mmol = 0,280 g)

Präkursor von γ-*Linolensäure* ▲ und *Arachidonsäure* ▲. Geschätzter Bedarf 2–3 % der Energiezufuhr oder 100 mg/kg Normalgewicht/Tag. Oberes Limit für Zufuhr (7 g/Tag?) noch Gegenstand der Diskussion. Mittlere tägliche Aufnahme ca. 12 (♂) bzw. 10 g (♀) [52]. Linolsäure als essentieller Nährstoff durch n-3-Polyensäuren (α-Linolensäure, Eikosapentaensäure, Dokosahexaensäure) nicht zu ersetzen.

Empfohlene Zufuhr (g Linolsäure/Tag; in Anlehnung an [23]).

Säuglinge:	0 bis unter 12 Monate	3
Kinder:	1 bis unter 4 Jahre	4
	4 bis unter 7 Jahre	6
	7 bis unter 10 Jahre	7
	10 bis unter 13 Jahre	8
	13 bis unter 15 Jahre	9
Jugendliche und Erwachsene:		10
Schwangere:	*ab 4. Monat*	11
Stillende:		12

Die Gesamtzufuhr an n-6- plus n-3-Polyensäuren soll nach bisherigem Wissensstand 10 % der Energiezufuhr nicht überschreiten (→ *essentielle Fettsäuren* ▲).

Linolsäuregehalt von Fetten und Ölen (g Linolsäure in 100 g, Mittelwerte)

Butter	1,2	*Rüböl, Rapsöl (Canolaöl)*	22,3
Butterschmalz	1,8	*Bucheckernöl*	35,0
		Okrasamenöl	42,0
Hammelfett	3,3	*Sesamöl*	42,7
Rindertalg	2,5	*Baumwollsamenöl*	48,8
Schweineschmalz	9,1	*Maiskeimöl*	52,3
Hühnerfett	26,3	*Kürbiskernöl*	49,4
Gänseschmalz	9,4	*Pinienkernöl*	52,7
		Sojaöl	**53,1**
Standardmargarine	17,6	**Weizenkeimöl**	**55,7**
Pflanzenmargarine	17,6	**Walnussöl**	**55,1**
Diätmargarine	33,1	**Sonnenblumenöl**	**63,0**
		Traubenkernöl	65,9
Olivenöl	8,3	*Melonensamenöl*	71,3
Palmöl	10,1	*Mohnöl*	72,8
Leinöl	13,9	**Distelöl (Safloröl)**	**75,1**
Pekannussöl	16,0		
Mandelöl	18,2	*Dorschlebertran*	0,5–3,0
Erdnussöl	21,6		

Als *konjugierte Linolsäure* wird ein Gemisch von Dien-Isomeren der Linolsäure bezeichnet, gekennzeichnet durch konjugierte Doppelbindungen an C9 und C11 oder C10 und C12, jeweils in cis- oder trans-Konfiguration. Biologisch aktive (im Experiment anticancerogen wirksame) Form wahrscheinlich das c-9, t-11-Isomere, vorkommend vor allem im Fett bestimmter Fleischarten (Lamm, Rind, Kalb) und Molkereiprodukten (Milch, Käse, Butter) in der Größenordnung von ca. 3–6 mg c-9, t-11-Isomer pro g Fett [20]. Nutzeffekt bisher fraglich. Verwertbare Erfahrungen beim Menschen stehen noch aus.

Magnesium (Mg) ▲

(1 g = 41,1 mmol = 82,2 mval; 1 mmol = 24,3 mg, 1 mval = 12,16 mg)

Empfohlene Zufuhr (mg Magnesium/Tag; D-A-CH [26])

	♂	♀
Säuglinge:		
0 bis unter 4 Monate	24	
4 bis unter 12 Monate	60	
Kinder:		
1 bis unter 4 Jahre	80	
4 bis unter 7 Jahre	120	
7 bis unter 10 Jahre	170	
10 bis unter 13 Jahre	230	250
13 bis unter 15 Jahre	310	310
Jugendliche und Erwachsene:		
15 bis unter 19 Jahre	400	350
19 bis unter 25 Jahre	400	310
25 bis 65 Jahre und älter	350	300
Schwangere:		310
(*Schwangere unter 19 Jahre:*		350)
Stillende:		390

Mittlere tägliche Aufnahme in Deutschland ca. 350 (♂) bzw. 280 mg (♀). Resorptionsquote je nach Magnesiumsättigungsgrad, -zufuhrmenge und Kostzusammensetzung (Ballaststoffe, Phytate und Oxalate hemmen) 15–60 %. Gefahr unterwertiger Magnesiumversorgung insbesondere bei unzureichendem Vollkorn-, Kartoffel-, Obst- und Gemüseverzehr in Verbindung mit überhöhtem Eiweiß-, Fett- und Alkoholkonsum. Obergrenze für tolerable zusätzlich medikamentöse Magnesiumzufuhr 350 mg/Tag (Jugendliche und Erwachsene).

Magnesiumgehalt von Lebensmitteln (mg Magnesium in 100 g essbarem Anteil, Mittelwerte; bei küchenmäßiger Verarbeitung der Lebensmittel eintretende Verluste sind zu berücksichtigen)

Kuhmilchen	10–15	*Eierteigwaren*	40
Molke	1	*Gerstengrütze*	65
Vollmilchpulver	90	**Reis, unpoliert**	**120**
Buttermilch-, Magermilch-		**Haferflocken**	**135**
pulver	110		
		Kartoffel	20
Quark u.a. Frischkäse	5–10	*grüne Erbsen, Grünkohl,*	
Sauermilchkäse, Camembert,		*Kohlrabi, Spinat,*	
Limburger	15–25	*Zuckermais*	30–45
Butterkäse	55	*sonstige Gemüse und Pilze,*	
Käse, meiste sonstige		*meiste Arten*	10–25
Sorten	30–40		
Hühnerei	ca. 10	**Erbsen, trocken**	**120**
		Linsen, trocken	**130**
Fette, Öle	Spur	**weiße Bohnen, trocken**	**140**
Butter	3	**Sojamehl, vollfett**	**245**
Halbfettbutter (Milchhalbfett)	14	*Tofu*	100
Fleisch, Innereien, Wild,		*Heidelbeeren, Preiselbeeren*	<5
Geflügel, meiste Arten	15–25	*Avocado, Banane, Brom-*	
Fisch, meiste Arten	20–50	*beeren, Himbeeren, Kiwi,*	
Hummer, Miesmuschel,		*Sanddornbeeren, Zitrone*	25–40
Tintenfisch	20–30	*sonstiges Obst, meiste Arten*	5–15
Garnele/Krabbe	65		
		Trockenobst, meiste Arten	25–50
Cornflakes	15	**Walnuss**	**130**
Brötchen, Weiß-, Toastbrot	25–30	**Haselnuss**	**155**
Weizen-, Roggenmischbrot	30–40	**Erdnuss**	**160**
Weizen-, Roggenvollkorn-		**Mandel**	**170**
brot	**55–60**	**Sonnenblumenkerne**	**420**
Knäckebrot	70		
Roggenkorn	90	*Bienenhonig*	2
Weizenkorn	**100**	*Milchschokolade*	70
Weizenkeime	**285**	**Bitterschokolade**	**100**
Weizenkleie	**490**	*Kakaopulver, schwach entölt*	415
		Bohnenkaffee, geröstet	200
Weizenmehl Type 405	1	*schwarzer Tee, Blätter*	185
Kartoffel-, Mais-, Weizen-		**Bierhefe, getrocknet**	**230**
stärkemehle	<5		
Reis, poliert	30	**Mg-reiche Mineralwässer**	**40–60**

Mangan (Mn) ▲

(1 mg = 18,2 μmol; 1 μmol = 54,9 μg)

Bedarf des Menschen bisher nur größenordnungsmäßig zu definieren (ca. 35–70 μg Mangan/kg/Tag). *Schätzwerte für eine angemessene Zufuhr* (mg Mangan/Tag; D-A-CH [26])

Säuglinge:	0 bis unter 4 Monate	?
	4 bis unter 12 Monate	0,6–1,0
Kinder:	1 bis unter 4 Jahre	1,0–1,5
	4 bis unter 7 Jahre	1,5–2,0
	7 bis unter 10 Jahre	2,0–3,0
	10 bis 15 Jahre	2,0–5,0
Jugendliche über 15 Jahre und Erwachsene:		2,0–5,0

Durchschnittliche tägliche Manganaufnahme 2,7 mg (♂) bzw. 2,4 mg (♀). Bedarfsdeckung hauptsächlich aus Vollkornerzeugnissen, Hülsenfrüchten und schwarzem Tee (Großbritannien: 48 % der Manganzufuhr aus dem Teekonsum, 34 % aus dem Getreideverzehr). Resorptionsquote 5–60 % je nach Art der zugeführten Nahrung und evtl. resorptionshemmenden Begleitstoffen (Phytate, Cellulosen, Lignine, Phosphate, Calcium, Eisen).

Mangangehalt von Lebensmitteln (mg Mangan in 100 g essbarem Anteil, Mittelwerte)

Mais	0,4	**Weizenmehle**	
Hirse	1,1	Type 550 bis 1700	**0,7–3,5**
Buchweizen, Gerste	1,5	**Dinkelvollkornmehl**	**3,3**
Quinoa	2,8	**Haferflocken**	**4,5**
Roggen	**2,9**		
Amaranth	3,0	*grüne Erbsen,*	
Hafer, Weizen	3,1	*grüne Bohnen*	0,2–0,4
Triticale	3,9	*Spinat*	0,64
Sorghum (Mohrenhirse)	4,3	*meiste sonstige Gemüse*	<0,3
		Erbsen, trocken	**1,2**
Cornflakes	0,1	**Linsen, trocken**	**1,5**
Eierteigwaren	0,6	**weiße Bohnen, trocken**	**1,6**
Reis, poliert	**0,98**	*Kichererbsen, trocken*	2,7
Maisstärkemehl	1,0	*Goabohnen, trocken*	3,9
Gerstengraupen, Gerstengrütze	**1,5**	**Sojamehl, vollfett**	**4,0**
Roggenmehle		*Tofu*	0,6
Type 815 bis 1800	**2,0–2,8**		

schwarzer Tee, Blätter	73!	*Kakaopulver*	2,5
schwarzer Tee (Aufguss)	**0,1–0,2**	**Sonnenblumenkerne**	**2,8**
		Pekannuss	3,5
Kokosnuss	1,3	*Heidelbeeren*	4,2
Aprikose, getrocknet	1,5	*meiste sonstige Obstarten*	0,02–0,4
Erdnuss	**1,6**	**Haselnuss**	**5,7**
Mandel	**1,9**	**Weizenkleie**	**13**
Walnuss	**2,0**	**Weizenkeime**	**16**

Kostanreicherung mit Mangan auch möglich durch Zulage reiner Mangan(II)-sulfat-Lösung: 1,20 g $MnSo_4 \cdot H_2O$/1000 ml Aqu. dest. = 0,38 mg Mangan/ml [15].

MCT-Fette (mittelkettige Triglyceride) ▲
(medium chain triglycerides; 8,3 kcal = 34,8 kJ/g; 7,7 kcal = 32,2 kJ/ml)

Triacylglyceride der aus Cocosfetthydrolyse fraktionierten mittelkettigen gesättigten Fettsäuren C6:0 (Capronsäure, 1–2 %), C8:0 (Caprylsäure, 65–75 %), C10:0 (Caprinsäure, 25–30 %) und C12:0 (Laurinsäure, 1–2 %). MCT-Fette von niedrigerem Schmelzpunkt, besserer Wasserlöslichkeit, besserer digestiver Verwertbarkeit (Spaltung, Resorption) und etwas geringerem Energiegehalt als langkettige (LCT-)Fette. Tolerable Tageszufuhr 50–100 g und mehr (Beginn mit 20 g/Tag, stufenweise Steigerung um 5–10 g/Tag). *Versorgung mit essentiellen Fettsäuren (*Linolsäure* ▲, α-**Linolensäure* ▲, **Eikosapentaensäure* ▲*) und fettlöslichen Vitaminen muss daneben gesichert bleiben.* MCT-Fette kontraindiziert bei Gefahr einer Ketoacidose. **Zu beachten:** MCT-Fette nicht stark erhitzen (maximal 100 °C), ungeeignet z. B. zum Braten, Schmoren u. ä. (vgl. **MCT-Kost* ●). Handelspräparate: Ceres MCT Diät-Margarine®, Ceres MCT Diät-Speiseöl® (Fa. Union Deutsche Lebensmittelwerke GmbH).

Methionin ▲
(1 g = 6,70 mmol; 1 mmol = 149,2 mg)

Einzige S(II)-schwefelhaltige essentielle Aminosäure. Geschätzter Tagesbedarf beim Erwachsenen 0,5–1,0 g (Minimalbedarf in den verschiedenen Altersstufen: S. 575; vgl. **Aminosäuren* ▲). Größerer Teil des Methioninbedarfs (nicht jedoch der Gesamtbedarf) kann wahrscheinlich durch Cyst(e)in gedeckt werden. Vorkommen von Methionin in praktisch allen Proteinen, prozentualer Anteil jedoch sehr unterschiedlich.

Methioningehalt des Eiweißes einiger Lebensmittel bzw. Lebensmittelgruppen

Milch, Milchprodukte	2,5–3 %	*Getreideerzeugnisse*	1–2 %
Fleisch, Fleischwaren	2,5–3 %	*Kartoffel*	1,5 %
Fisch, meiste Arten	3–3,8 %	*Linsen, Bohnen, Erbsen,*	
Hühnerei (Vollei)	3,5 %	*Nüsse, Mandeln*	1–1,5 %
Eidotter	2,9 %	*Sojamehl*	1,6 %
Eiklar	4,2 %	*Bierhefe, getrocknet*	1,9 %
Gelatine	0,9 %		

Methionin medikamentös: Präparat Acimethin®.

Molybdän (Mo) ▲
(1 µg = 10,43 nmol; 1 nmol = 95,9 ng)

Essentiell in den Wertigkeitsstufen Mo(III) bis Mo(VI)?

Schätzwerte für eine angemessene Zufuhr (µg Molybdän/Tag; D-A-CH [26])

Säuglinge:	0 bis unter 4 Monate	7
	4 bis unter 12 Monate	20– 40
Kinder:	1 bis unter 4 Jahre	25– 50
	4 bis unter 7 Jahre	30– 75
	7 bis unter 10 Jahre	40– 80
	10 bis 15 Jahre	50–100
Jugendliche über 15 Jahre und Erwachsene:		50–100

Tägliche Zufuhr bei üblicher Ernährungsweise 50–350 µg Mo, nach neuerer Studie (Deutschland, Mexiko) 89 µg (♀) bzw. 100 µg Mo (♂) pro Tag. Resorptionsquote 40–90 %. Manifeste Molybdänmangelsymptome beim Menschen bisher nur bei Mo-defizitärer parenteraler Ernährung beobachtet. Bedarfsdeckung überwiegend aus *Cerealien, Kohlgemüse, Fleisch* und *Molkereierzeugnissen.* Molybdängehalt der Lebensmittel kann je nach Mo-Gehalt von Ackerboden, Dünger und Viehfutter *in weiten Grenzen variieren.*

Molybdängehalt von Lebensmitteln (μg Molybdän in 100 g essbarem Anteil, Mittelwerte; bisher verfügbare Analysenwerte lückenhaft)

Vollmilch	4,2	*Roggenmehl (alle Typen)*	20–44
Trockenvollmilch	30	**Reis, poliert**	**80**
Hühnerei	14	*Sorghum (Mohrenhirse)*	170
Rindfleisch	28		
Schweineleber	**220**	*grüne Bohnen*	43
Rinderleber	**165**	**weiße Bohnen, trocken**	>40
		Erbsen, trocken	**70**
Roggenbrot	**50**	**Linsen, trocken**	**70–190**
Weißbrot	25	**Sojamehl, vollfett**	**182**
Weizenvollkornbrot	23	*Spinat*	53
Weizen, ganzes Korn	35	*Rotkohl*	127
Weizenkeime	39		
Hafer, ganzes Korn	70	*Kartoffel*	4

Natrium (Na) ▲

(1 g = 43,5 mmol, 1 mmol = 1mval = 23,0 mg Na; 1 g NaCl = 17 mmol = 0,4 g Na; 1-molare NaCl-Lösung = 5,85 % NaCl, 1 ml = 1 mmol Na)[1].

Mindestbedarf des Erwachsenen (ca. 0,5 g Na/Tag) liegt weit unter der allgemein üblichen Zufuhr. Alimentäre Unterversorgung mit Natrium

---

[1] Dem Natriumwert (mg, mmol) entsprechende Kochsalzmenge (g)

mg Natrium (Na)	mmol Natrium (Na)	g Kochsalz (NaCl)
250	11	0,65
400	17	1,00
460	20	1,20
500	22	1,30
1000	44	2,50
1150	50	2,90
1500	65	3,75
2000	87	5,00
2300	100	5,90
2500	109	6,30
3000	130	7,50
4000	174	10,00

kommt unter normalen mitteleuropäischen Lebensbedingungen deshalb beim Gesunden praktisch nicht vor; *physiologischer Bedarf selbst mit streng natriumarmer Kost (50 mmol Na/Tag) ausreichend gedeckt.* Problematisch dagegen die verbreitete überhöhte Natriumzufuhr infolge zu hohen Kochsalzkonsums (durchschnittliche Natriumaufnahme pro Person und Tag: Bundesrepublik Deutschland ca. 5,0 g, Schweiz 4,7 g, Großbritannien 4,4 g). Resorptionsquote > 95 %. *Akzeptabler Kompromissvorschlag* für einen maßvolleren Salzverbrauch beim (noch)gesunden Erwachsenen: Gesamtzufuhr pro Tag nicht mehr als *6,5 g Kochsalz*, entsprechend 2,5 g Natrium.

Geschätzter täglicher Mindestbedarf (mg Natrium/Tag; D-A-CH [26])

Säuglinge:	0 bis unter 4 Monate	100
	4 bis unter 12 Monate	180
Kinder:	1 bis unter 4 Jahre	300
	4 bis unter 7 Jahre	410
	7 bis unter 10 Jahre	460
	10 bis unter 13 Jahre	510[1]
	13 Jahre und älter	550[1]
Jugendliche über 15 Jahre und Erwachsene:		550[1]

Mehrbedarf für Schwangere ca. 70 mg Na/Tag, für Stillende ca. 20 mg pro 100 g sezernierte Milch. *Starkes Schwitzen kann den Natriumbedarf wesentlich erhöhen* (ca. 575 mg Natrium pro Liter Schweiß).

Natriumaufnahme erfolgt bei üblicher Ernährungsweise hauptsächlich aus den Lebensmitteln zugesetztem Kochsalz (dabei schätzungsweise 35 % der Salzzufuhr mit Brot und Backwaren, 30 % mit Fleischwaren, 10 % mit Molkereierzeugnissen, 10 % mit kochsalzhaltiger Konservenware). Auch zahlreiche Lebensmittelzusatzstoffe sind natriumhaltig (Na-bicarbonat, Na-phosphat, Na-citrat, Na-glutamat, Na-alginat, Na-benzoat, Na-proprionat, Na-sulfat, Na-nitrat bzw. -nitrit u. a.). Relativ geringer originärer Natriumgehalt der meisten natürlichen Lebensmittel (Ausnahme: Milch, bestimmte Innereien) fällt gegenüber dem Natrium aus zugesetztem Kochsalz (BRD: ca. 12 g NaCl/Tag pro Kopf, davon ca. 75 % über gewerbsmäßig hergestellte Lebensmittel) kaum ins Gewicht (insgesamt < 10 % der Gesamtnatriumzufuhr).

---

[1] RDA 1989: 500 mg [62].

Natriumgehalt von Lebensmitteln (mg Natrium in 100 g essbarem Anteil, Mittelwerte; auf Salzzusatz beruhende Natriumwerte in weiten Grenzen variierend)

Kuhmilch: Süß- und Sauermilch		*Tintenfisch*	385
– 3,5 % Fett	45–50	*Öle*	Spuren
– mager	50–55	*Butter, ungesalzen*	5
Vollmilchpulver	370	*Diätmargarine*	39
Magermilchpulver	555	*Milchhalbfett*	80
Molke	45	*Margarine*	100
		Halbfettmargarine	390
Quark, Schichtkäse,		*Butter, gesalzen*	bis 600
Cottage-, Rahmfrisch-,			
Emmentalerkäse	120–375	*Zwieback*	265
Münster-, Parmesan-,		*Feinbackwaren, Kuchen*	50–400
Roquefort-, Schmelzkäse	900–1500	**Brötchen, Weißbrot,**	
sonstige Käse,		**Toastbrot**	540–550
meiste Sorten	510–865	**Weizenmischbrot**	555
		Weizenvollkornbrot	450
1 Hühnerei (ca. 60 g)	ca. 80	**Roggenmischbrot**	535
Hühnereidotter	50	**Roggenvollkornbrot**	525
Hühnereiklar	170	**Knäckebrot**	465
Kalb-, Rind-, Hammel-,		**Cornflakes**	940
Schweinefleisch	70–95	*Mais-, Weizenstärkemehl*	2–3
Kalbsleber	85	*Weizenmehl Type 405*	2
Kalbs-, Rinder-,		*Haferflocken*	7
Schweinezunge	ca. 100	*Reis, poliert*	4
Kalbs-, Schweineniere	175–200	*Reis, unpoliert*	10
Ente	40	*Eierteigwaren*	15
Gans, Huhn, Truthahn	65–85	*Weizenkleie*	2
Hirsch, Reh, Wildschwein	60–95	*Weizenkeime*	5
Wurst, meiste Sorten	520–830	*Weizenkorn*	8
Brühwürstchen, Cervelat-		*Roggenkorn*	4
wurst, Mettwurst, Salami	940–2085		
Süßwasserfische,		*Gemüse und Pilze,*	
meiste Arten	20–75	*meiste Arten*	<50
Salzwasserfische,		*Bleichsellerie, Mangold,*	
meiste Arten	65–155	*Möhre/Karotte, Rote Bete,*	
Thunfisch	45	*Sellerieknolle, Spinat*	60–130
Sprotte	230	**Sauerkraut**	355
Fischkonserven	150–400	**Gemüsekonserven**	200–350
Krusten- und Weichtiere,		*Kartoffel*	3
meiste Arten	145–295		

Kartoffelchips, -frites, -sticks u.ä.	450–720	*Bierhefe, trocken*	75
		Alkoholika	<10
weiße Bohnen, trocken	4	**Na-reiche Mineralwasser**	**bis >100**
Linsen, trocken	7		
Erbsen, trocken	25		
Sojamehl, vollfett	4	*„streng Na-arme" Diät-erzeugnisse (BRD)*	bis 40
Tofu	4		
Obst und Obstsäfte, meiste Arten	<10	*„Na-arme" Lebensmittel (BRD)*	bis 120
Honigmelone	15	*„Na-reduzierte" oder „kochsalzverminderte" Fertiggerichte (BRD)*	bis 250
Obstkonserven	<10		
Trockenobst	10–40	**Mayonnaise, handelsüblich (80 % Fett)**	**480**
Nüsse, Mandeln	<14		
Kokosnuss	35	**Tomatenmark**	**590**
Sonnenblumenkerne	2	**Ketchups**	**>1000**
Leinsamen	60	**Fleischextrakt**	**1750**
Kakaopulver, schwach entölt	15	**Salzstangen**	**1800**
Bitterschokolade	20	**Olive, mariniert**	**2100**
Milchschokolade	60		
süße Brotaufstriche	2–20	**Natriumglutamat**	**12 g(!)**
Nuss-Nougat-Creme	45	**Kochsalz, Speisesalz**	**40 g(!)**

Höchstgehalte an Natrium bei *„natriumreduzierten" Lebensmitteln*[1] (mg Na/100 g verzehrfertiges Lebensmittel): Brot, Kleingebäck und sonstige Backwaren, Fertiggerichte und fertige Teilgerichte, Suppen, Brühen und Soßen, Erzeugnisse aus Fischen, Krusten-, Schalen- und Weichtieren *250 mg*. – Kartoffeltrockenerzeugnisse *300 mg*. – Kochwürste *400 mg*. – Käse und Erzeugnisse aus Käse *450 mg*. – Brühwürste und Kochpökelwaren *500 mg* (Verordnung zur Änderung der Nährwert-Kennzeichnungsverordnung etc. vom 30. Mai 1988, Bundesrepublik Deutschland).

Niacin (Nicotinsäureamid, Nicotinsäure) ▲

(Nicotinsäureamid: 1 mg = 8,20 µmol, 1 µmol = 0,122 mg; Nicotinsäure: 1 mg = 8,13 µmol, 1 µmol = 0,123 mg)

Bedarfsdeckung sowohl in Form präformierten Nicotinsäureamids und präformierter Nicotinsäure (mittlere tägliche Aufnahme: ♂ 14, ♀ 11 mg [52]) als auch in Form ihres mit dem Nahrungseiweiß zugeführten Prä-

[1] Nicht zu verwechseln mit **„natriumarmen"** Lebensmitteln (bis 120 mg Na/100 g) s. o.

kursors Tryptophan. *Tryptophangehalt des Eiweißes variiert mit der Art des Proteins* (Mais 0,6, Bohne 1,1, Huhn 1,2, Rindfleisch 1,3, Schweinefleisch 1,4, Kuhmilch 1,5, Hühnerei 1,8 g Tryptophan/100 g Protein). 60 mg Tryptophan normalerweise äquivalent mit 1 mg Niacin, d. h. aus je 60 mg Tryptophan entsteht bei Anwesenheit von ausreichend Vitamin B_6, Thiamin und Riboflavin 1 mg Nicotinsäureamid/Nicotinsäure *(= 1 Niacinäquivalent)*. Mit abnehmender Proteinzufuhr steigt exogener Bedarf für vorgebildetes Niacin. Auf den Energieumsatz bezogener Bedarfsrichtwert 6,7 mg Niacin/1000 kcal (1,6 mg/MJ); Mindestbedarf auch bei geringerem Energieumsatz 13 mg Niacin/Tag (Erwachsene).

Empfohlene Zufuhr (mg Niacin plus Niacinäquivalente pro Tag; D-A-CH [26])

	♂	♀
Säuglinge:		
0 bis unter 4 Monate	2	
4 bis unter 12 Monate	5	
Kinder:		
1 bis unter 4 Jahre	7	
4 bis unter 7 Jahre	10	
7 bis unter 10 Jahre	12	
10 bis unter 13 Jahre	15	13
13 bis unter 15 Jahre	18	15
Jugendliche und Erwachsene:		
15 bis unter 19 Jahre	17	13
19 bis unter 25 Jahre	17	13
25 bis unter 51 Jahre	16	13
51 bis unter 65 Jahre	15	13
65 Jahre und älter	13	13
Schwangere:		15
Stillende:		17

(ca. 0,6 mg Zulage pro 100 g sezernierter Milch bei voller Deckung des Eiweiß- bzw. Tryptophanbedarfs)

Hauptsächliche Niacinquellen der Kost die Träger biologisch hochwertiger Proteine (Fleisch, Fisch, Wild, Geflügel; enthalten neben Tryptophan auch reichlich vorgebildetes Niacin) sowie Getreideerzeugnisse, Hülsenfrüchte, Kartoffeln und Gemüse. In Cerealien, insbesondere in Mais und in Sorghumhirse, enthaltener Anteil komplex gebundenen Niacins wird vom Menschen jedoch nur unvollkommen ausgenutzt. Obergrenze tolerabler Zufuhr reinen Niacins (Supplemente, fortifizierte Lebensmittel) 30 mg/Tag (Jugendliche) bzw. 35 mg/Tag (Erwachsene).

Niacingehalt von Lebensmitteln (mg präformiertes Niacin in 100 g essbarem Anteil, Mittelwerte; bei küchenmäßiger Verarbeitung der Lebensmittel entstehende Verluste von ca. 10 % sind zu berücksichtigen)

Schweinefleisch, Pferdefleisch	5	**Weizenkleie**	18
Rindfleisch	7,5	*Haferflocken*	1,0
Kalbfleisch, Hammelfleisch	6–7	*Eierteigwaren*	1,9
Leber (Kalb, Schwein)	15		
Huhn	7	*Linsen, Bohnen, Erbsen,*	
Truthahn	11	*trocken*	2–3
Wurst, meiste Sorten	<4,5	*Sojamehl, vollfett*	2,2
		Kartoffel	1,0
Makrele, Lachs	7,5	*Spinat, Mangold, Rosenkohl,*	
Thunfisch	8,5	*weiße Rübe*	0,65
Sardine	9,7	*Sellerieknolle*	0,9
Heilbutt, weiß	6	*Broccoli, Spargel*	1,0
meiste sonstige Fischarten	2–4	*Kohlrabi*	1,8
		Grünkohl	2
Hühnerei (Vollei)	0,08	*grüne Erbsen*	2,4
		Champignon, Pfifferling,	
Vollmilch	0,09	*Steinpilz*	5–7
Magermilchpulver	1,1		
		Banane, Zuckermelone	0,6
Camembert		*Pflaume, getrocknet*	1,7
30–60 % Fett i. Tr.	1,0–1,2	*Dattel, getrocknet*	1,9
Edelpilzkäse, Roquefort	1,0	*Aprikose, getrocknet*	3,2
Briekäse	1,1	**Erdnuss**	15
sonstige Käse, meiste Sorten	<0,3	*Walnuss, Haselnuss*	1
		Mandel	4
Weißbrot, Roggenbrot	0,9	*Sonnenblumenkerne*	4
Grahambrot	2,5		
Weizenvollkornbrot	3,3	*Bäckerhefe, gepresst*	17
Weizenkeime	4,5	**Bierhefe, getrocknet**	45

Ölsäure ▲

(C18:1 n-9; 1 g = 3,54 mmol, 1 mmol = 0,282 g)

Hauptvertreter der *Monoensäuren* (Fettsäuren mit nur einer Doppelbindung). Am weitesten verbreitete ungesättigte Fettsäure, mit unterschiedlichem Anteil in praktisch allen pflanzlichen und tierischen Fetten vorkommend. Die mittlere tägliche Zufuhr an Ölsäure wird bei in Mitteleuropa üblicher Ernährungsweise auf knapp 25 % des Fettverzehrs geschätzt. Den Charakter eines essentiellen Nährstoffs besitzt Ölsäure trotz des hohen ernährungsphysiologischen Wertes vieler ölsäurereichen Produkte jedoch nicht.

Ölsäuregehalt von Lebensmitteln (g Ölsäure in 100 g essbarem Anteil, Mittelwerte)

Olive, Walnuss	10	*Erdnussöl*	50
Erdnuss, Paranuss	22	*Bucheckernöl*	55
Cashewnuss	24	*Rüböl, Rapsöl (Canolaöl)*	60
Mandel, Pistazie	35	*Avocadofett*	65
Pekannuss, Macadamianuss	43	**Olivenöl**	70
Haselnuss	47	*Mandelöl*	75
Sojaöl	20	*Haselnussöl*	85
Sonnenblumenöl	21	*Butter*	20
Maiskeimöl, Kürbisöl	30	*Standardmargarine*	27
Sesamöl	40	*Schweineschmalz*	40
Reisöl	45	*Gänseschmalz*	50

Pantothensäure ▲

(1 mg = 4,56 µmol; 1 µmol = 0,219 mg)

Schätzwerte für eine angemessene Zufuhr (mg Pantothensäure/Tag; D-A-CH [26])

Säuglinge:	0 bis unter 4 Monate	2
	4 bis unter 12 Monate	3
Kinder:	1 bis unter 7 Jahre	4
	7 bis unter 13 Jahre	5
	13 bis unter 15 Jahre	6
Jugendliche und Erwachsene:	15 bis 65 Jahre und älter	6
Schwangere, Stillende:		6

Pantothensäure in pflanzlichen und tierischen Nahrungsmitteln weit verbreitet. Alimentärer Mangel bei intakter in Mitteleuropa üblicher Ernährungsweise kaum zu erwarten.

Pantothensäuregehalt von Lebensmitteln (mg Pantothensäure in 100 g essbarem Anteil, Mittelwerte; bei küchenmäßiger Verarbeitung der Lebensmittel eintretende Verluste von ca. 30 % sind zu berücksichtigen)

Muskelfleisch (Rind, Kalb,		*Kartoffel*	0,4
Schwein)	0,3–0,9	*Blumenkohl, Broccoli,*	
Huhn, Truthahn	ca. 1	*Rosenkohl*	ca. 1
Leber (Schwein, Kalb, Huhn)	7–8	*Zuckermais*	0,9
		grüne Erbsen	0,7
Thunfisch, Lachs, Scholle,		*grüne Bohnen*	0,5
Hering	0,7–1,0	*Champignon, Steinpilz*	ca. 2
Forelle	1,7	*meiste sonstige*	
		Gemüsearten	0,1–0,3
Vollmilch	0,35		
Speisequark, Briekäse	0,7	*Olive*	0,6
Camembert, Limburger	1	*Avocado*	1
Edelpilzkäse	2	*Trockenaprikose,*	
Hühnerei	1,6	*Trockendattel*	0,8
		Trockenfeige, Trockenpflaume	0,4
Weißbrot	0,7	*meiste sonstige Obstarten*	0,1–0,4
Roggenbrot	**0,5**		
Weizenvollkorn, Weizenkeime,		*Mandel*	0,6
Haferflocken	1	*Walnuss*	0,8
Weizenkleie	**2,5**	*Haselnuss*	1,2
Reis, unpoliert	**1,7**	**Erdnuss**	**2,7**
		Kakaopulver	1,1
weiße Bohnen, trocken	0,9		
Linsen, trocken	**1,6**	*Bäckerhefe, gepresst*	3,5
Erbsen, trocken	**2**	**Bierhefe, getrocknet**	**7,2**
Mungobohnen	3,5		
Sojamehl, vollfett	1,8		

Phenylalanin ("Phe") ▲
(1 g = 6,05 mmol; 1 mmol = 165,2 mg)

Essentielle *Aminosäure* ▲. Begrenzte Toleranz bei *Phenylketonurie* (*PKU*). 50–70 % des Phenylalaninbedarfs können durch Tyrosin (4-Hydroxy-phenylalanin) gedeckt werden.

Annähernde Richtwerte für **Phenylalaninzufuhr bei bedarfsgerechter Tyrosinsubstitution** (mg Phenylalanin/kg/Tag)

Säuglinge:		60–30
Kinder:	1 bis 3 Jahre	30–20
	4 bis 6 Jahre	20–15
	7 bis 12 Jahre	15–10
Jugendliche, Erwachsene:		10– 5

Vorkommen von Phenylalanin praktisch in jedem tierischen und pflanzlichen Eiweiß. Jeweiliger Phenylalaningehalt eines Nahrungsmittels aus der Höhe der darin enthaltenen Eiweißmenge nur annähernd zu schätzen (Phenylalaninanteil des Gesamtproteins etwa 4,5–5,5 % bei Milch und Milchprodukten, Eiern, Fleisch, Fleischwaren, Fisch, Getreideerzeugnissen und Nüssen, etwa 4 % bei Gemüsen, etwa 3 % bei Obst). Durchschnittliche Phenylalaninzufuhr bei üblicher Ernährungsweise ca. 35 mg/kg/Tag (gesunde Erwachsene, USA).

Phenylalaningehalt einiger Lebensmittel (mg Phenylalanin in 100 g essbarem Anteil, Mittelwerte)[1]

Vollmilch	170	*Schweineleber*	1130
Vollmilchjoghurt	210	*Huhn (Brathuhn)*	910
Kondensmilch 10 % Fett	470	*Truthahn*	770
Sahne 30 % Fett	120	*Fisch, meiste Arten*	700–900
Magermilchpulver	1700		
Magerquark	700	*Roggenbrot*	350
Speisequark 20 % Fett i. Tr.	650	*Weizenvollkornbrot*	360
Speisequark 40 % Fett i. Tr.	580	**Spezialbrot, eiweißarm**	**28**
Käse, meiste Sorten	800–1600	*Reis, poliert*	390
Hühnerei	800	*Haferflocken*	780
		Weizenkeime	1180
Kalbfleisch	1020	*Eierteigwaren*	640
Kalbsleber	1100	**Spezialteigwaren, eiweißarm**	**14**
Kalbsniere	790		
Rindfleisch, Filet	1000	**Kartoffel**	**100**
Rinderleber	1170	*trockene Hülsenfrüchte,*	
Schweinefleisch	980	*meiste Arten*	ca. 1400

---

[1] Kunstgerechte Gestaltung der *PKU-Diät● nur möglich an Hand einer umfassenden Aufstellung des Phenylalaningehalts aller verzehrs- und handelsüblichen Nahrungsmittel (z. B. [11]).

Sojamehl, vollfett	1860	*Walnuss*	660
Gemüse,		*Mandel*	1160
meiste Arten	20–200	*Erdnuss*	1540
Obst, meiste Arten	10–50		
		Speisegelatine	ca. 2000
Haselnuss	510	*Bäckerhefe, gepresst*	770
Paranuss	580	*Bierhefe, getrocknet*	2170

Phosphat („Phosphor") ▲

(Orthophosphorsäure H_3PO_4 als anorganisches Salz, spaltbares konden-siertes Phosphat oder in organischer Bindung als Ester; 1 g = 32,3 mmol = 58,1 mval, 1 mmol = 1,8 mval = 31 mg, 1 mval = 0,56 mmol = 17,2 mg PO_4)[1)2)]

Empfohlene Zufuhr (Referenzwerte/mg Phosphat/Tag; D-A-CH [26])

Säuglinge:	0 bis unter 4 Monate	120
	4 bis unter 12 Monate	300
Kinder:	1 bis unter 4 Jahre	500
	4 bis unter 7 Jahre	600
	7 bis unter 10 Jahre	800
	10 bis unter 13 Jahre	1250
	13 bis unter 15 Jahre	1250
Jugendliche und		
Erwachsene:	15 bis unter 19 Jahre	1250
	19 bis unter 25 Jahre	700(?)[3)]
	25 bis unter 51 Jahre	700(?)[3)]
	51 bis 65 Jahre und älter	700(?)[3)]
Schwangere:		800(?)[3)]
Stillende:		900(?)[3)]
Schwangere und Stillende unter 19 Jahre:		>1250

[1)] mmol/mval-Umrechnung für pH 7,4 und 38 °C.

[2)] Den Charakter eines essentiellen Nährstoffs haben allein die o.g. verschiedenen Formen der Orthophosphorsäure (hier als *Phosphat* zusammengefasst), nicht jedoch der elementare Phosphor und seine zahlreichen Wasserstoff-, Schwefel-, Stickstoff-, Halogen- und Kohlenstoffverbindungen, wie es der meist benutzte verallgemeinernde Begriff „Phosphor" („Phosphorus") annehmen lassen könnte.

[3)] Anmerkung der Verfasser: Dieser nicht ganz unproblematische Referenzwert liegt weit unter der „obligaten" durchschnittlichen Phosphataufnahme bei der in Mitteleuropa üblichen Ernährungsweise!

Phosphat ist einer der im Spektrum der Lebensmittel am weitesten verbreiteten Nährstoffe. Verfügbarkeit aus Lebensmitteln tierischer Herkunft 60–80 %, aus Brot 30–70 %, aus Hülsenfrüchten 25–30 %. Die Phosphatzufuhr steigt mit dem Eiweißgehalt der Kost (Größenordnung: ca. 10–60 mg PO_4/g Protein).

In Phytatform gebundenes Phosphat (5–10 % der gesamten PO_4-Zufuhr) ist teilweise nutritiv verwertbar. *Durchschnittliche Phosphataufnahme bei in Mitteleuropa üblicher Ernährungsweise 1200–1500 mg/Tag,* davon ⅔ aus Fleisch und Fleischwaren, Molkereierzeugnissen, Eiern und Fisch. Exogen bedingter Phosphatmangel kommt beim Gesunden, abgesehen von extremen Ernährungsbedingungen, praktisch nicht vor. Eine der jeweiligen Altersstufe entsprechende Calciumzufuhr ist sicherzustellen. Ein unter bestimmten Umständen (z. B. *Hyperphosphatämie*) auch jenseits des Säuglingsalters wünschenswerter Ca/PO_4-Quotient von $> 0{,}8$ erfordert eine Beschränkung des Konsums phosphatüberschüssiger Nahrungsmittel (vor allem Fleisch und Fleischwaren aller Art, Schmelzkäse, Bier, Colagetränke) zugunsten calciumreicherer Produkte (Milchen, meiste Sorten Käse usw.). Andauernd stark überhöhte Phosphatzufuhr (> 3–4 g/Tag; Jugendliche und Erwachsene) und exzessive Calcium/Phosphat-Imbalancen (Ca/PO_4-Quotient $< 0{,}25$) sind, u.a. im Hinblick auf mögliches Osteoporoserisiko, zu vermeiden.

Phosphatgehalt von Lebensmitteln (mg Phosphat in 100 g essbarem Anteil; Mittelwerte)

Gruppe 1: < 100 mg PO_4/100 g

Vollmilch	90
Weizenfeinbrot	90
Cornflakes	60
Kartoffeln	50
Grünkohl, Rosenkohl,	
Broccoli, Schwarzwurzel,	
Sellerieknolle, Topinambur	65–80
sonstige Gemüse außer	
den in Gruppe 2 genannten	20–90
Frischobst, Obstkonserven	10–45
Cola-Getränke	6–16
Bier	15–35

Gruppe 2: 100–200 mg PO_4/100 g

Rahmfrischkäse,	
Speisequark, Schichtkäse	140–190
Briekäse	190
Rindfleisch, Kalbfleisch,	
Schweinefleisch	195–200
Hammelfleisch	160
Wild, Geflügel	165–200
meiste Wurstsorten	100–200
Schellfisch, Dorsch,	
Scholle, Rotbarsch,	
Flunder, weißer Heilbutt,	
Seezunge, Thunfisch	180–200
Weizenbrötchen	100
Roggenmischbrot	135
Roggenmehl Type 815	125
Weizenmehl Type 550	110
Reis, poliert	120

Eierteigwaren	150	Kalbsleber	305
grüne Erbsen	110	Ölsardine	430
Champignon	125	Knäckebrot	300
Artischocke, Knoblauch	130	Haferflocken	400
Trockenfeigen, Rosinen	110	Reis, unpoliert	300
Trockenaprikosen	115	Weizen, ganzes Korn	340
		Hülsenfrüchte, trocken	380–425

Gruppe 3:   200–300 mg PO$_4$/100 g

Walnuss, Haselnuss, Mandeln   340–450

Münsterkäse 40 % Fett i. Tr.	240	
Sauermilchkäse	265	

Gruppe 5: > 500 mg PO$_4$/100 g

Limburger Käse		
20 % Fett i. Tr.	285	
Pferdefleisch, Hühnerei	215	
Kalbfleisch	200	
Makrele, Hering, Sardine	ca. 250	
Vollkornbrot (Roggen,		
Weizen)	200	
Grahambrot	245	
Bitterschokolade	290	
Milchschokolade	260	

Schnittkäse,	
meiste Sorten	400–600
Schmelzkäse	800–950
Magermilchpulver	1020
Hühnereidotter	590
Weizenkeime	1020
Weizenkleie	1150
Sojamehl, vollfett	550
Leinsamen	660
Sonnenblumenkerne	620
Kakaopulver	655
Bäckerhefe, gepresst	475
Bierhefe, getrocknet	**1900**
Fleischextrakt	**2380**

Gruppe 4: 300–500 mg PO$_4$/100 g

Camembert, Roquefort,
Butterkäse, Gouda u. ä.   350–450

Kostanreicherung mit Phosphat ohne begleitende Proteine und sonstige Nährstoffe möglich durch Zugabe reiner Natriumphosphatlösung zu geeigneten Speisen und Getränken: 145,0 g $Na_2HPO_4 \cdot 7 H_2O$ + 18,2 g $NaH_2PO_4 \cdot H_2O$ + Aqua dest. ad 1000 g (enthält 22 mg Phosphat/ml). Verabreichung von Phosphat in dieser Form nicht gleichzeitig mit Calcium oder Magnesium!

Purine ▲

(Harnsäurebildner als Bestandteil von Nucleosiden, Nucleotiden, Oligo- und Polynucleotiden sowie als freie Purinbasen)

Für den gesunden Erwachsenen hat wahrscheinlich kein Purin den Charakter eines essentiellen Nährstoffs. Gefahr einer zu reichlichen Zufuhr insbesondere bei überhöhtem Konsum von Fleisch und Fleischwaren. Mittlere tägliche Aufnahme ca. 950 (♂) bzw. 750 mg (♀).

Puringehalt von Lebensmitteln (mg Purin in 100 g essbarem Anteil)

Muskelfleisch		Hühnerei, Milch praktisch purinfrei	
Rind	133		
Reh	138	Aal	80
Schwein	166	Auster, Miesmuschel	ca. 100
Kalb	172	Scholle	93
Lamm	182	Kabeljau	109
Pferd	200	Zander	110
Fleischextrakt, trocken	ca. 3300	Hummer	118
Wurst, meiste Sorten	50–100	Seezunge	131
		Schellfisch	139
Leber		Hecht	140
Kalb	460	Kaviar	144
Schwein	515	**Kaviar-Ersatz**	**18 !**
Rind	554	Makrele	145
		Garnele	147
Niere		Karpfen	160
Kalb	218	Seelachs	163
Rind	269	Lachs	170
Schwein	334	weißer Heilbutt	178
		Heringsrogen	190
Milz		Hering	210
Kalb	343	Sardelle	239
Rind	444	Rotbarsch	241
Schwein	516	Thunfisch	257
Hammel	773	Forelle	297
		Sardine	345
Herz		**geräucherte Sprotte**	**ca. 800**
Rind	256		
Schwein	530	Weißbrot	14
		Eierteigwaren	40
Lunge		Knäckebrot	60
Rind	399	Hirse	62
Schwein	434	Weizen, ganzes Korn	51
		Roggen, ganzes Korn	51
Bries (Thymusdrüse) Kalb	**1260**	**Hafer, ganzes Korn**	**94**
		Gerste, ganzes Korn	94
Hase	105	**Weizenkeime**	**ca. 500**
Kaninchen	130		
Ente	138	Kartoffel	16
Truthahn (Jungtier)	150		
Huhn	115		
Gans	165		

Chicoree	12	Banane	57
Rhabarber	12	Spinat	57
Radieschen, Kopfsalat	13	Champignon	58
Rettich	15	Pflaume, getrocknet	64
Sauerkraut	16	Feige, getrocknet	64
Endivie	17	Schnittlauch	67
Pfifferling	17	Rosenkohl	69
Karotte	17	Schwarzwurzel	71
Rote Bete	19	Kakaopulver	71
Chinakohl	21	Aprikose, getrocknet	73
Weißkohl	22	Porree	74
Spargel	23	Artischocke	78
Paranuss	23	Erdnuss	79
Zucchini	24	Sojasprossen	80
Kohlrabi	25	Broccoli	81
Walnuss	25	grüne Erbsen	84
Olive, mariniert	29	Steinpilz, frisch	92
meiste Frischobstarten	< 30	**Erbsen, trocken**	**95**
Sellerieknolle	30	Leinsamen	105
Rotkohl	32	Rosinen	107
Zuckermelone	33	**Linsen, trocken**	**127**
Dattel, getrocknet	35	**weiße Bohnen, trocken**	**128**
Wirsing	37	Sonnenblumenkerne	143
grüne Bohnen	37	**Sojabohnen, trocken**	**190**
Haselnuss	37	Tofu	68
Mandel	37	Mungobohnen, trocken	222
Feldsalat	38	Steinpilz, getrocknet	488
Kürbis	44		
Grünkohl	48	**Bäckerhefe, gepresst**	**680**
Blumenkohl	51	**Bierhefe, getrocknet**	**1810**
Zuckermais	52	Bier, sog. alkoholfreies	8
Paprikaschote	55	Vollbiere	14

Riboflavin (Vitamin B₂) ▲

(1 mg = 2,66 µmol; 1 µmol = 0,376 mg)

Auf den Energieumsatz bezogener Bedarfsrichtwert schätzungsweise 0,6 mg Riboflavin/1000 kcal (0,14 mg/MJ); Mindestbedarf auch bei geringerem Energieumsatz 1,2 mg Riboflavin/Tag (Erwachsene).

Empfohlene Zufuhr (mg Riboflavin/Tag; D-A-CH [26])

	♂	♀
Säuglinge:		
0 bis unter 4 Monate		0,3
4 bis unter 12 Monate		0,4
Kinder:		
1 bis unter 4 Jahre		0,7
4 bis unter 7 Jahre		0,9
7 bis unter 10 Jahre		1,1
10 bis unter 13 Jahre	1,4	1,2
13 bis unter 15 Jahre	1,6	1,3
Jugendliche und Erwachsene:		
15 bis unter 19 Jahre	1,5	1,2
19 bis unter 25 Jahre	1,5	1,2
25 bis unter 51 Jahre	1,4	1,2
51 bis unter 65 Jahre	1,3	1,2
65 Jahre und älter	1,2	1,2
Schwangere:		
ab 4. Monat		1,5
Stillende:		1,6

Mittlere tägliche Aufnahme ca. 1,6 (♂) bzw. 1,4 mg (♀) [52]. Bedarfsdekkung bei in Mitteleuropa üblicher Ernährungsweise zu annähernd 2/3 aus Nahrungsmitteln tierischer Herkunft. Gefahr der Unterversorgung am ehesten bei sehr niedrigem Konsum von Milch und Milchprodukten.

Riboflavingehalt von Lebensmitteln (mg Riboflavin in 100 g essbarem Anteil, Mittelwerte; bei Lagerung und küchenmäßiger Verarbeitung der Lebensmittel entstehende Verluste von ca. 20 % sind zu berücksichtigen)

Milchen, Joghurt, Kefir	0,18	*Kalbfleisch, Rindfleisch,*	
Speisequark	0,3	*Hammelfleisch*	0,26
Käse, meiste Sorten	0,3–0,6	**Kalbsleber**	2,6
Magermilchpulver	2,18	**Rindsleber**	2,9
Vollmilchpulver	1,4	**Schweineleber**	3,2
Hühnerei	0,41		
		Hering, Flunder, Scholle	0,2
Pferdefleisch	0,15	*Makrele, Seelachs*	0,4
Schweinefleisch	0,23	*Aal*	0,3

Vollkornbrot (Weizen,		*Petersilienblatt*	0,3
Roggen)	0,15	*Champignon*	0,44
Weizenkeime	**0,72**	*meiste sonstige Gemüse*	0,03–0,15
Weizenkleie	0,51		
Haferflocken	0,15	*Avocado*	0,15
Mais, ganzes Korn	0,2	*Sanddornbeeren*	0,21
Kartoffel	0,05	*meiste sonstige*	
grüne Bohnen, Endivie,		*Obstarten*	0,02–0,05
Spargel	0,1	*Trockenobst*	ca. 0,1
grüne Erbsen	0,16		
weiße Bohnen, trocken	0,18	*Haselnuss*	0,21
Broccoli, Gartenkresse	0,2	*Mandel*	0,62
Spinat	0,23		
Grünkohl	0,25	*Bäckerhefe, gepresst*	2,31
Sojamehl, vollfett	0,28	**Bierhefe, getrocknet**	**3,77**
Trockenlinsen, -erbsen	0,3		

Selen (Se) ▲
(1 mg = 12,66 μmol; 1 μmol = 79,0 μg)

Schätzwerte für eine angemessene Zufuhr (μg Selen/Tag; D-A-CH [26])

Säuglinge:	0 bis unter 4 Monate	5– 15
	4 bis unter 12 Monate	7– 30
Kinder:	1 bis unter 4 Jahre	10– 40
	4 bis unter 7 Jahre	15– 45
	7 bis unter 10 Jahre	20– 50
	10 bis unter 15 Jahre	25– 60
Jugendliche und Erwachsene:	15 bis 65 Jahre und älter	30– 70
Schwangere, Stillende:		30– 70

Empfehlung des National Research Council der USA: ca. 1 μgSe/kg/Tag.

Bedarfsdeckung vor allem mit Fisch, Fleisch (etwa 50 %), Hülsenfrüchten und Getreideerzeugnissen (25–35 %). Resorptionsquote ca. 70 %, aus organischer Bindung höher als aus anorganischer. Selengehalt variiert bei pflanzlichen Produkten je nach dem Selenvorkommen in Boden und Grundwasser wesentlich stärker als bei Nahrungsmitteln tierischer Herkunft. Gemüse überwiegend, Obst durchweg arm an Selen. *Gefahr einer Selenunterversorgung insbesondere bei streng vegetarischer Ernährungsweise* (Veganer), bei sehr eiweißarmen Diäten, bei längerdauernder parenteraler Ernährung ohne Selensubstitution, bei künstlich ernährten jungen Säuglingen und generell in Gebieten mit selenarmem Boden. Zusätzliche Ernährungsfaktoren können die Bioverfügbarkeit von Selen verbessern (Vitamine A, C, E) oder verschlechtern (Mangel an Riboflavin, Pyridoxin, Eiweiß oder Methionin). Behandlungsziel: Se-Plasmaspiegel > 50 µg/l. Bei langzeitig stark überhöhter Selenzufuhr (> 400 µg/Tag; rein alimentär unter normalen mitteleuropäischen Ernährungsbedingungen nicht vorkommend) ist Intoxikation (*Selenose*) möglich.

Selengehalt von Lebensmitteln (µg Selen in 100 g essbarem Anteil, Mittelwerte; mit Verlusten bei der küchenmäßigen Verarbeitung der Lebensmittel ist zu rechnen)

Vollmilch	1,4	**Thunfisch**	82
Speisequark, 20 Fett i. Tr.	5	**Hering**	43
Käse, meiste Sorten	4–10		
Hühnerei	10	*Weizenkeime*	3
Flüssigeigelb	19	*Weizenfeinbrot*	5
		Weizenvollkornbrot	2,4
Schweinefleisch	12	*Haferflocken*	10
Rindfleisch	5,4	*Reis, unpoliert*	10
Leber (Kalb, Rind)	21–24	**Eierteigwaren**	20
Leber (Schwein)	56		
Kalbsniere	40	*Kartoffeln*	1,53
Rinderniere	115	*Champignon*	7
Schweineniere	206	*Linsen, trocken*	9,9
		weiße Bohnen, trocken	14,4
Lachs, Dorsch, Seezunge	24–29	*Trockenerbsen*	3,0
Makrele	39	**Sojabohnen (Vollmehl)**	19,0
Rotbarsch	44	*meiste sonstige Gemüse*	< 3
Aal	31	*meiste Nüsse, Mandeln*	3–6
Scholle	33		
Sardine	60	*meiste Obstarten*	< 2
		Selenhefe	1170

Taurin ▲

(2-Aminoethansulfonsäure; 1 g = 7,99 mmol; 1 mmol = 125,15 mg)

Einzige Aminosäure des menschlichen Körpers, die an Stelle der Carboxylgruppe eine Sulfonsäuregruppe enthält. Begrenzt metabolisierbar aus Cystein oder Methionin. Frage eines daneben bestehenden exogenen Bedarfs noch nicht sicher geklärt; Taurin bedingt essentiell für junge Säuglinge, Frühgeborene und möglicherweise für Patienten unter langdauernder totaler parenteraler Ernährung. Natürliches Vorkommen praktisch nur in Lebensmitteln tierischer Herkunft (Fleisch, Milch, Meeresfrüchte). Enthalten auch in der Frauenmilch (25–35 µmol/100 ml).

Thiamin (Vitamin B$_1$) ▲

(1 mg = 3,32 µmol; 1 µmol = 0,301 mg)

Auf den Energieumsatz bezogener Bedarfsrichtwert 0,4–0,5 mg Thiamin/ 1000 kcal (0,10–0,12 mg/MJ); Mindestbedarf auch bei geringerem Energieumsatz 1 mg Thiamin/Tag (Erwachsene).

Empfohlene Zufuhr (mg Thiamin/Tag; D-A-CH [26])

	♂	♀
Säuglinge:		
0 bis unter 4 Monate	0,2	
4 bis unter 12 Monate	0,4	
Kinder:		
1 bis unter 4 Jahre	0,6	
4 bis unter 7 Jahre	0,8	
7 bis unter 10 Jahre	1,0	
10 bis unter 13 Jahre	1,2	1,0
13 bis unter 15 Jahre	1,4	1,1
Jugendliche und Erwachsene:		
15 bis unter 19 Jahre	1,3	1,0
19 bis unter 25 Jahre	1,3	1,0
25 bis unter 51 Jahre	1,2	1,0
51 bis unter 65 Jahre	1,1	1,0
65 Jahre und älter	1,0	1,0
Schwangere:		
ab 4. Monat		1,2
Stillende:		1,4

Mittlere tägliche Aufnahme ca. 1,4 (♂) bzw. 1,2 mg (♀) [52]. Bedarfsdeckung bei in Mitteleuropa üblicher Ernährungsweise zu etwa ⅓ aus Fleisch und Fleischwaren, ¼ aus Getreideerzeugnissen, ⅙ aus Kartoffeln, Gemüse und Hülsenfrüchten. Zustände marginaler Thiaminunterversorgung nicht ganz selten (S. 104, 478).

Thiamingehalt von Lebensmitteln (mg Thiamin in 100 g essbarem Anteil, Mittelwerte; bei Lagerung und küchenmäßiger Verarbeitung der Lebensmittel eintretende Verluste bis zu 50 % und mehr sind zu berücksichtigen)

Milchen, Joghurt	0,03–0,04	**Linsen, trocken**	**0,47**
Speisequark mager	0,04	**weiße Bohnen, trocken**	**0,50**
Käse, meiste Sorten	0,03–0,05	**Erbsen, trocken**	**0,76**
Magermilchpulver	0,34	**Sojamehl, vollfett**	**0,77**
Hühnerei	0,1		
		Blumenkohl, grüne Bohnen,	
Rindfleisch	0,06	*Möhre, Porree, Spinat*	0,07–0,09
Pferdefleisch	0,11	*Broccoli, Champignon,*	
Kalbfleisch	0,14	*Grünkohl, Mangold*	0,1
Schweinefleisch	**0,9**	*Schwarzwurzel, Spargel*	0,11
Leber (Kalb, Rind, Schwein)	0,3	*Artischocke, Petersilienblatt,*	
Schweineschinken, gekocht	0,6	*Rosenkohl, Schnittlauch,*	
Ente	0,3	*Zuckermais*	0,13–0,15
		Knoblauch, Topinambur,	
Makrele	0,13	*Zucchini*	0,2
Thunfisch, Lachs	0,17	**grüne Erbsen**	**0,3**
Flunder	0,22	*sonstige Gemüse, meiste*	
		Arten	0,03–0,06
Roggen, ganzes Korn	0,35	*Trockenfeige, Rosinen*	0,12
Weizen, ganzes Korn	0,46	*Trockenpflaume*	0,15
Weißbrot	0,09	*Frischobst, meiste Arten*	0,02–0,08
Weizenvollkornbrot	**0,25**		
Roggenvollkornbrot	**0,18**	*Walnuss*	0,34
Weizenkeime	**2,0**	*Mandel*	0,22
Weizenkleie	0,65	*Haselnuss*	0,39
Haferflocken	**0,59**	*Cashewnuss*	0,63
Haferkleie	1,20	*Pistazie*	0,69
		Pekannuss	0,86
		Erdnuss	**0,90**
Reis, unpoliert	0,41	*Paranuss*	1,0
Mais, ganzes Korn	0,36		
Eierteigwaren	0,17	**Sonnenblumenkerne**	**1,9**
Kartoffel	0,11	*Bäckerpresshefe*	1,43
		Bierhefe, getrocknet	**12,0**

Vitamin A (Retinol) ▲

Deckung des Bedarfs sowohl in Form präformierten *all-trans-Retinols* (1 mg = 3,49 µmol; 1 µmol = 0,286 mg) und diesem nahestehender natürlicher Analoga (Vorkommen in Lebensmitteln tierischer Herkunft) als auch in Form zahlreicher vom Körper zu aktivem Vitamin A metabolisierbarer Vorstufen (*A-Provitamine*) von carotinoider Struktur (Hauptvertreter: *β-Carotin*; Vorkommen überwiegend in pflanzlichen Nahrungsmitteln). Berechnung der unterschiedlichen Vitamin A-Aktivität von Retinol und Provitaminen meist in *Retinoläquivalenten*, häufig jedoch auch noch in den alten internationalen Einheiten (I.E.): 1 mg Retinoläquivalent = 1 mg Retinol = 6 mg β-Carotin = 12 mg sonstiger Provitamin-A-Carotinoide[1] = 3330 I.E. Retinol = 10 000 I.E. β-Carotin; 1 mg β-Carotin entspricht 0,167 mg Retinol; 1 mg anderer Provitamin-A-Carotinoide entspricht 0,084 mg Retinol; 1 I.E. aus Retinol = 0,3 µg Retinoläquivalent, 1 I.E. aus β-Carotin = 0,1 µg Retinoläquivalent.

Empfohlene Zufuhr (mg Retinoläquivalente/Tag, D-A-CH [26])

	♂	♀
Säuglinge:		
0 bis unter 4 Monate	0,5	
4 bis unter 12 Monate	0,6	
Kinder:		
1 bis unter 4 Jahre	0,6	
4 bis unter 7 Jahre	0,7	
7 bis unter 10 Jahre	0,8	
10 bis unter 13 Jahre	0,9	0,9
13 bis unter 15 Jahre	1,1	1,0
Jugendliche und Erwachsene:		
15 bis unter 19 Jahre	1,1	0,9
19 bis 65 Jahre und älter	1,0	0,8
Schwangere:		
ab 4. Monat		1,1
Stillende:		1,5

(ca. 70 µg Retinoläquivalente Zulage pro 100 g sezernierter Milch)

---

[1] **Gesamt-Vitamin A** = mg Retinol + $\dfrac{\text{mg Beta-Carotin}}{6}$ + $\dfrac{\text{mg sonstiger A-Provitamine}}{12}$

Versorgung mit Vitamin A bei in Mitteleuropa üblicher Ernährungsweise zu annähernd ⁴/₅ in Form von präformiertem Retinol, ¹/₅ in Form von Provitaminen (etwa 35 % der Gesamtzufuhr an Retinoläquivalenten aus Fleisch und Fleischerzeugnissen, 20 % aus Molkereierzeugnissen, je 10 % aus Margarine und aus Eiern). Mittlere tägliche Aufnahme von präformiertem Retinol ca. 0,89 (♂) bzw. 0,75 mg (♀), von Carotinen ca. 1,9 mg [52]. Wichtig für die Sicherstellung optimaler Bioverfügbarkeit von Retinol und Carotinen *genügende Fettzufuhr* (für den Erwachsenen mindestens 15–25 g Fett/Tag) sowie bei carotinreichen Gemüsen mechanische Zerkleinerung und vollständige Garung. Fettarme pflanzliche Rohkost für Versorgung mit Vitamin A wenig ergiebig. *Überhöhte Retinolzufuhr ist zu vermeiden*; ab etwa 0,1 mg präformiertem Retinol/kg/Tag, monate- bis jahrelang verabfolgt, beginnt potentiell toxischer Bereich. *Carotine* (1 mg β-Carotin = 1,86 μmol; 1 μmol = 0,537 mg) aus verzehrsüblichen natürlichen Lebensmitteln dagegen in jeder Menge unbedenklich. Über ihre Funktion als A-Provitamin hinaus spielen Carotine eine noch nicht in allem definierbare Rolle als möglicherweise *eigenständiger Nährstoff* und müssen deshalb neben präformiertem Retinol ausreichend mit der Nahrung angeboten werden; optimale Zufuhrmenge bisher nur größenordnungsmäßig zu schätzen (2–4 mg β-Carotin/Tag?).

Vitamin A-Gehalt von Lebensmitteln (Mittelwerte für 100 g essbaren Anteil; bei Lagerung und küchenmäßiger Verarbeitung der Lebensmittel eintretende Verluste bis zu 40 % sind zu berücksichtigen):

Präformiertes Retinol (mg/100 g)

Rindfleisch, Pferdefleisch	0,02	*Kaviar, echter*	0,56
Rindertalg	0,22		
Rinderniere	0,33	*Vollmilch, Joghurt 3,5 % Fett*	0,03
Schweineniere	0,06	*Vollmilchpulver*	0,23
Hammelleber	9,5	*Sahne 30 % Fett*	0,32
Hühnerleber	33	*Kondensmilch 10 % Fett*	0,06
Rinderleber	18	*Fettkäse, meiste Sorten*	0,2–0,4
Kalbsleber	28	*Hühnerei*	0,27
Schweineleber	36	*Flüssigeigelb*	0,88
Leberwurst	ca. 8	*Butter*	0,59
		Margarine, meiste Sorten	0,5
Makrele	0,1		
Sprotte, geräuchert	0,15	**Dorschlebertran** 25,0 = 250 *μg/g*	
Thunfisch	0,45	(d.h. Tagesdosis von	
Aal	0,98	1 Teelöffel zu 5 ml enthält	
sonstige Fischarten	< 0,44	ca. 1,25 mg präformiertes Retinol)	

Carotine (β-Carotin plus α-Carotin, mg/100 g; darüber hinaus enthaltene sonstige Carotinoide unberücksichtigt [54])

Orange	bis 0,5	*Aprikose, Raukenkohl*	3,5
Chinakohl, Rosenkohl,		*Mangold*	3,6
Tomate	**0,5**	*Kresseblatt,* **Spinat**	**4,1**
Broccoli, *grüne Bohnen*	**0,7**	*Fenchelblatt*	4,4
Schalotte (Kraut)	0,9	**Dill**	**4,5**
Porree	1,0	*Petersilienblatt*	5,3
Kopfsalat	1,2	**Kürbis**	**6,9**
Endivie, rote Grapefruit,		*Süßkartoffel*	8,9
Mango	1,3	*Trockenpfirsich*	9,2
Cassavablatt, Zuckermelone	3,0	**Karotte**	**11,5**
Chicorée	3,4	**Trockenaprikose**	**17,6**
		Rotes Palmöl	bis 50

Vitamin B₆ (Pyridoxin) ▲

(*Pyridoxin*-Gruppe, bestehend aus Pyridoxin = Pyridoxol, Pyridoxamin und Pyridoxal; 1 mg = ca. 5,9 μmol, 1 μmol = ca. 0,17 mg)

Bedarf korreliert mit der Höhe des Proteinumsatzes (0,016 mg Vitamin B₆ pro g Nahrungseiweiß).

Empfohlene Zufuhr (mg Vitamin B₆/Tag; D-A-CH [26])

	♂	♀
Säuglinge:		
0 bis unter 4 Monate	0,1	
4 bis unter 12 Monate	0,3	
Kinder:		
1 bis unter 4 Jahre	0,4	
4 bis unter 7 Jahre	0,5	
7 bis unter 10 Jahre	0,7	
10 bis unter 13 Jahre	1,0	
13 bis unter 15 Jahre	1,4	
Jugendliche und Erwachsene:		
15 bis unter 19 Jahre	1,6	1,2
19 bis unter 65 Jahre	1,5	1,2
65 Jahre und älter	1,4	1,2
Schwangere:		
ab 4. Monat		1,9
Stillende:		1,9

Mittlere tägliche B$_6$-Aufnahme 1,8 (♂) bzw. 1,4 mg (♀) [52]. Vorkommen von Vitamin B$_6$ in zahlreichen Lebensmitteln; Bedarfsdeckungslücken bei einzelnen Bevölkerungsgruppen dennoch nicht ganz selten. Resorption aus Lebensmitteln tierischer Herkunft wesentlich besser als aus ballaststoffreichen Vegetabilien. Bei hierzulande üblicher Ernährungsweise B$_6$-Versorgung je etwa zur Hälfte aus pflanzlichen und tierischen Produkten. Obergrenze tolerabler B$_6$-Zufuhr 80 mg (Jugendliche) bzw. 100 mg/Tag (Erwachsene).

Vitamin B$_6$-Gehalt von Lebensmitteln (mg Vitamin B$_6$ in 100 g essbarem Anteil, Mittelwerte; bei Lagerung und küchenmäßiger Verarbeitung der Lebensmittel eintretende Verluste bis zu 20 % und mehr sind zu berücksichtigen)

Vollmilch	0,036	**Hirse**	**0,52**
Magermilch, Joghurt	0,05	*Reis, unpoliert*	0,28
Magerquark	0,1	*Eierteigwaren*	0,06
Käse, meiste Sorten	0,06–0,3		
Magermilchpulver	0,28	**Kartoffel**	**0,31**
Molkenpulver	0,6	*Chinakohl, Kürbis,*	
Hühnerei	0,08	*Rote Bete,*	
		Tomate, Zucchini	>0,1
Kalbfleisch	0,4	*grüne Erbsen, Rotkohl,*	
Rindfleisch	0,2	*Weißkohl, Wirsing, Zwiebel*	>0,15
Schweinefleisch	**0,57**	*Blumenkohl, Paprikaschote,*	
Huhn, Pferdefleisch	0,5	*Sauerkraut, Spinat,*	
Schweineleber, Schweineniere	0,6	*Steckrübe, Zuckermais*	>0,2
Rinderleber	**0,9**	**grüne Bohnen, Broccoli,**	
Kalbsleber	0,17	**Feldsalat, Grünkohl, Möhre,**	
Dorsch, Scholle, Flunder,		**Porree**	>**0,25**
Aal	0,2–0,3	*Gartenkresse,* **Rosenkohl**	>**0,3**
Hering, Heilbutt, Thunfisch	0,45	*sonstige Gemüse,*	
Makrele	**0,6**	*meiste Arten*	<0,1
Sardine, Lachs	**1,0**		
		weiße Bohnen, trocken	**0,4**
Weißbrot	0,02	**Linsen, trocken**	**0,6**
Weizenvollkornbrot	0,08	*Sojabohnen, trocken*	1,0
Knäckebrot	0,3	*Sojamehl, vollfett*	0,5
Weizenkeime	**0,49**	*Tofu*	0,05
Weizenkleie	**0,73**		
Weizen, ganzes Korn	0,27	*Apfel*	0,1
Roggen, ganzes Korn	0,23	*Apfelsine, Sanddornbeere*	0,11
Haferflocken, Mandeln	0,16	*Holunderbeere*	0,25

Banane	**0,36**	*Haselnuss*	0,31
Avocado	**0,53**	**Erdnuss**	**0,44**
sonstiges Obst,		**Walnuss**	**0,87**
meiste Arten	0,02–0,08	**Sonnenblumenkerne**	**0,6**
Trockenobst (Apfel,		*Bäckerpresshefe*	0,7
Aprikose, Pfirsich, Pflaume,		**Bierhefe, getrocknet**	**4,4**
Rosine, Dattel, Feige)	0,11–0,17	*Bier, meiste Sorten*	ca. 0,05

Vitamin B$_{12}$ (Cobalamine) ▲

(*Cobalamin*-Gruppe: Cyanocobalamin = B$_{12}$, Hydroxocobalamin = B$_{12}$a, Aquocobalamin = B$_{12}$b, Nitritocobalamin = B$_{12}$c, B$_{12}$-Coenzyme 5-Desoxyadenosylcobalamin und Methylcobalamin; 1 µg Cyanocobalamin = 0,738 nmol, 1 nmol = 1,355 µg)

Empfohlene Zufuhr (µg Vitamin B$_{12}$/Tag; D-A-CH [26])

Säuglinge:	0 bis unter 4 Monate	0,4
	4 bis unter 12 Monate	0,8
Kinder:	1 bis unter 4 Jahre	1,0
	4 bis unter 7 Jahre	1,5
	7 bis unter 10 Jahre	1,8
	10 bis unter 13 Jahre	2,0
	13 bis unter 15 Jahre	3,0
Jugendliche und Erwachsene:	15 bis 65 Jahre und älter	3,0
Schwangere:		3,5
Stillende:		4,0
	(ca. 0,13 µg B$_{12}$-Zulage pro 100 g sezernierte Milch)	

Bedarfsdeckung fast ausschliesslich aus *Nahrungsmitteln tierischer Herkunft*. Mittlere tägliche Aufnahme 7,0 (♂) bzw. 5,3 µg (♀) [52]. Durchschnittliche Resorptionsquote ca. 50 %. Gefahr unzureichender alimentärer Versorgung bei allen Formen streng vegetarischer Ernährungsweise (Veganer).

Vitamin B$_{12}$-Gehalt von Lebensmitteln (µg Cobalamine in 100 g essbarem Anteil, Mittelwerte; Zubereitungsverluste bis etwa 30 % sind möglich)

Milchen	0,4	**Rinderniere**	33
Magerquark	0,9	**Kalbsniere**	25
Käse, meiste Sorten	0,5–2,8	**Rinderleber**	65
Magermilchpulver	2,2	**Kalbsleber**	60
Molkenpulver	2,4	**Schweineleber**	39
Hühnerei	1,9		
		Fisch, meiste Arten	< 1,5
Kalbfleisch, Schweinefleisch	2	*Lachs, Seelachs, Rotbarsch,*	
Pferdefleisch	3	*Thunfisch*	0,3–0,4
Rindfleisch	5	*Hering, Makrele*	9
Huhn, Truthahn	0,4–0,5	*Miesmuschel*	8
Schweineniere	15	*Auster*	15

Vitamin C (Ascorbinsäure) ▲
(1 g = ca. 5,71 mmol, 1 mmol = ca. 175 mg)

Frage optimaler Zufuhrhöhe noch nicht ausdiskutiert. Minimale scorbut-verhütende Dosis (10–15 mg Ascorbinsäure/Tag, Erwachsene) keine geeignete Basis für Definition ausreichender Versorgung. Mittlere tägliche Aufnahme ca. 95 mg (Deutschland [52]). Wünschenswert ein Ascorbinsäureplasmaspiegel von > 50 µmol/l.

Empfohlene Zufuhr (mg Vitamin C/Tag; D-A-CH [26])

Säuglinge:	0 bis unter 4 Monate	50
	4 bis unter 12 Monate	55
Kinder:	1 bis unter 4 Jahre	60
	4 bis unter 7 Jahre	70
	7 bis unter 10 Jahre	80
	10 bis unter 13 Jahre	90
	13 bis unter 15 Jahre	100
Jugendliche und Erwachsene:	15 bis 65 Jahre und älter	100
Schwangere:	ab 4. Monat	110
Stillende:		150

Bedarfsdeckung hauptsächlich aus *Obst, Gemüse, Obstsäften* (ca. 75 %) und *Kartoffeln* (20 %). Bioverfügbarkeit 80–90 %. Weitestmöglicher Rohkostverzehr empfehlenswert. Obergrenze tolerabler Zufuhr: 2000 mg Ascorbinsäure/Tag (Erwachsene).

C-Vitamingehalt von Lebensmitteln (mg Vitamin C in 100 g essbarem Anteil, Mittelwerte; bei Lagerung und küchenmäßiger Verarbeitung der Lebensmittel eintretende Verluste von ca. 30 % und darüber sind zu berücksichtigen)

Apfel, Pfirsich,		*Chinakohl, Porree*	26
Banane, Sauerkirsche	10–12	*Rettich*	27
Süßkirsche, Avocado	15	*Radieschen, Batate*	30
Ananas	19	**Kohlrübe (Steckrübe, Wruke)**	**33**
Heidelbeeren	22	*Feldsalat*	35
Himbeeren	25	*Mangold*	40
Mandarine, Zuckermelone	ca. 30	**Weißkohl,** *Schnittlauch,*	
rote Johannisbeeren,		**Spinat, Wirsing**	**44–49**
Stachelbeeren	ca. 35	*Brunnenkresse*	96
Mango	37	*Gartenkresse,* **Rotkohl**	**ca. 60**
Pampelmuse, Grapefruit	**44**	*Kohlrabi*	63
Orange, Zitrone	**50**	*Blumenkohl,*	
Erdbeeren	**63**	*Löwenzahnblatt*	ca. 67
Kiwi	46	**Grünkohl, Broccoli**	**100–105**
Papaya	80	**Rosenkohl,** *Meerrettich*	**ca. 115**
schwarze Johannisbeeren	**175**	*Paprikaschote*	121
Sanddornbeeren	**450**	*Petersilienblatt*	121
Hagebutten	1250	*meiste sonstige einheimische*	
meiste sonstige einheimische		*Gemüsearten und Pilze*	< 10
Obstarten	< 10	**Kartoffel**	**17**
Kopfsalat	13	*Frauenmilch*	6,5
Sauerkraut, weiße Rübe,		*Kuhmilch*	1,7
Spargel, Sojakeime,		*Schafmilch*	4,3
grüne Bohnen	20	*Stutenmilch*	15,0
Tomate	19		

Vitamin D (Calciferole) ▲

(*Calciferole*: Calciol = Cholecalciferol = Vitamin D_3 und Ercalciol = Ergocalciferol = Vitamin D_2; 1 µg Cholecalciferol = 2,599 nmol, 1 nmol = 0,385 µg; 1 µg Calciferol = 40 I.E., 1 I.E. = 0,025 µg Calciferol)

Alimentärer Calciferolbedarf variiert sehr weitgehend mit äußeren Lebensumständen (geographische Lage, Klima, Sonnenlichtexposition, Bekleidungssitten) und mit der Hautfarbe. Die endogene Calciferolbildung kann je nach Qualität (Intensität, Ausdehnung, Dauer) der Sonnenlichteinwirkung 20–50 µg (800–2000 I.E.)/Tag erreichen, bei Ganzkörperexposition ein Mehrfaches dieser Menge.

Empfohlene Zufuhr für in gemäßigten Klimazonen lebende Personen (µg Vitamin D/Tag; D-A-CH [26])

Säuglinge:	0 bis unter 4 Monate	10 (+ 10)[1]
	4 bis unter 12 Monate	10 (+ 10)[1]
Kinder:	1 bis unter 15 Jahre[2]	5
Jugendliche und Erwachsene:	15 bis unter 19 Jahre[2]	5
	19 bis unter 65 Jahre[2]	5
	65 Jahre und älter[2]	10
Schwangere:	ab 4. Monat	5
Stillende:		5

Im Fall unzureichender Sonnenlichtexposition (Wintermonate!) sind Nahrungsmittel allein bei in Mitteleuropa üblicher Ernährungsweise für Vitamin D-Bedarfsdeckung häufig nicht ausreichend; dann zusätzliche medikamentöse Supplementierung erforderlich (bei Säuglingen praktisch in jedem Fall). Sichere Obergrenze tolerabler Calciferolzufuhr: 50 µg = 2000 I.E./Tag (Kinder ab 2. Lebensjahr, Jugendliche und Erwachsene), in einzelnen Fällen 100 µg = 4000 I.E./Tag und darüber. Überhöhte Calciferolaufnahme kann zu Intoxikationserscheinungen führen. Zufuhrwerte ab der 5fachen Höhe der D-A-CH-Empfehlungen (s.o.) und alle Formen der medikamentösen Applikation, ganz besonders jede Medikation mit D-Metaboliten (Calcidiol = Calcifediol = Ercalcidiol, Calcitriol = Ercalcitriol u.a.), bedürfen deshalb der Überwachung des Calciumhaushalts.

---

[1] Zusätzlich medikamentös zwecks Rachitisprophylaxe.
[2] RDA-Empfehlung [62]: 10 µg Vitamin D/Tag. Empfehlung des U.S. National Research Council 1997 [82]: Für 51–70-jährige 10 µg, für über 70-jährige 15 µg Vitamin D/Tag.

Vitamin D-Gehalt von Lebensmitteln (µg Calciferole in 100 g essbarem Anteil, Mittelwerte)

Vollmilch	0,09	Makrele	4
Vollmilchpulver	1,2	Thunfisch	4,5
Sahne 30 % Fett	1,1	Heilbutt, weiß	5
Speisequark 40 % Fett i. Tr.	0,19	Baltischer (Ostsee-)Hering	8
Käse, meiste Sorten	0,2–1,2	Sardine	11
Schmelzkäse, 45 % Fett i. Tr.	3,1	Heilbutt, schwarz	15
		Aal	20
Hühnerei	2,9	Lachs	16
Trockenvollei	5	Hering, norwegisch-isländischer	27
Butter	1,24	Dorschlebertran	
Margarine, meiste Sorten	2,5	150–250 = 1,5–2,5 µg/g	
		(d.h. die Tagesmenge	
Kalbsleber	0,3	von 1 Teelöffel zu 5 ml enthält	
Rinderleber	1,7	ca. 7,5–12,5 µg Calciferole)	
Dorsch	1	(Heilbuttleberöl	1500–3000
Rotbarsch	2,3	Thunfischleberöl	bis 10 000)[1]

Vitamin E (Tocopherole) ▲
(1 mg α-Tocopherol = 2,32 µmol; 1 µmol = 0,431 mg)

Eine Gruppe von acht natürlich vorkommenden, chemisch nahe verwandten Verbindungen unterschiedlicher biologischer Aktivität (α-, β-, γ-, δ-Tocopherol, α-, β-, γ-, δ-Tocotrienol). Definition der Vitamin-E-Wirksamkeit in *mg RRR-α-Tocopheroläquivalenten*[2] (z. B. nach der Formel: Gesamt-Tocopherol = mg RRR-α-Tocopherol × 1,0 + mg β-Tocopherol × 0,5 + mg γ-Tocopherol × 0,25 + mg δ-Tocopherol × 0,01 + mg α-Tocotrienol × 0,33 + mg β-Tocotrienol × 0,04 + mg γ-Tocotrienol × 0,04) anstelle der früher meist gebräuchlich gewesenen internationalen Einheiten (1 I.E. = 0,67 mg RRR-α-Tocopheroläquivalent). *Der E-Vitaminbedarf steigt mit der Aufnahme mehrfach ungesättigter Fettsäuren.* Bedarfsgerecht die Zufuhr von RRR-α-Tocopheroläquivalenten (in mg) und Dienfettsäuren (in g) im Verhältnis von etwa 0,4:1,0 (z. B. 0,4 mg α-Tocopherol je 1 Gramm Linolsäure) zusätzlich zum „Grundbedarf" von schätzungsweise 4–6 mg/Tag. Höher ungesättigte Polyensäuren bedingen einen höheren Mehrbedarf an Tocopherol: Triensäuren (z. B. α-Linolensäure)

[1] Heilbutt- und Thunfischleberöl als Rohprodukt für diätetische Verwendung ungeeignet.
[2] RRR-α-Tocopherol = D-α-Tocopherol.

ca. 0,6 mg/g, Tetraensäuren ca. 0,8 mg/g, Pentaensäuren (z. B. Eikosapen-taensäure) ca. 1,0 mg/g, Hexaensäuren (z. B. Dokosahexaensäure) ca. 1,2 mg α-Tocopherol/g Fettsäure. Allgemein akzeptierte praktische Empfehlungen für eine individuelle Bemessung der Vitamin E-Zufuhr auf der Basis des jeweiligen Polyensäure-Konsums jedoch noch nicht verfügbar. *Kriterium ausreichender Versorgung*: Plasmaspiegel 0,8 mg RRR-α-Tocopheroläquivalente je 1 g Gesamtlipid im Blutplasma. Obergrenze tolerabler Zufuhr: 1000 mg RRR-α-Tocopherol/Tag (als Supplement; gesunde Erwachsene).

Schätzwerte für eine angemessene Zufuhr (mg RRR-α-Tocopheroläquivalente/Tag; D-A-CH [26])

		♂	♀
Säuglinge:	0 bis unter 4 Monate	3	3
	4 bis unter 12 Monate	4	4
Kinder:	1 bis unter 4 Jahre	6	5
	4 bis unter 7 Jahre	8	8
	7 bis unter 10 Jahre	10	9
	10 bis unter 13 Jahre	13	11
	13 bis unter 15 Jahre	14	12
Jugendliche und Erwachsene:	15 bis unter 19 Jahre	15	12
	19 bis unter 25 Jahre	15	12
	25 bis unter 51 Jahre	14	12
	51 bis unter 65 Jahre	13	12
	65 Jahre und älter	12	11
Schwangere:	ab 4. Monat		13
Stillende:			17
	(ca. 260 μg RRR-α-Tocopheroläquivalente Zulage pro 100 g sezernierte Milch)		

Tocopherole in sehr unterschiedlicher Komposition vor allem in Cerealien, Nüssen und Gemüsen weit verbreitet; ergiebigste Vorkommen in polyensäurereichen Pflanzenölen. Mittlere tägliche Aufnahme ca. 15 (♂) bzw. 12,5 mg (♀) [52]. Resorptionsquote ca. 40 %. *Vitamin E-Supplementierung der Kost* zwecks Herabsetzung der Lipidperoxidation *erwägenswert in jedem Fall stärker erhöhter Polyensäurezufuhr.*

Vitamin E-Gehalt von Lebensmitteln (Gesamtaktivität an Vitamin E, ausgedrückt als mg RRR-α-Tocopherol in 100 g essbarem Anteil, Mittelwerte[1]; bei längerer Lagerung sowie beim Braten, Rösten, Schmoren u. ä. eintretende Verluste bis zu 50 % und mehr sind zu berücksichtigen)

Walnussöl	3,3	**Diätmargarine**	67
Sesamöl	3,5	*Halbfettmargarine*	6,0
Leinöl	5,8	*Butter*	2,0
Palmöl	9,5		
Erdnussöl	10	*Weizen, ganzes Korn*	1,4
Olivenöl	12	*Roggen, ganzes Korn*	2
Sojaöl	17	*Weizenkleie*	2,7
Rüböl, Rapsöl (Canolaöl)	23	**Weizenkeime**	24,7
Traubenkernöl	32		
Maiskeimöl	34	*Blattgemüse, meiste Arten*	0,5–1,7
Baumwollsaatöl	38		
Safloröl (Distelöl)	44	*Walnuss*	6
Sonnenblumenöl	63	*Paranuss*	7,6
Weizenkeimöl	174	*Erdnuss*	11
		Haselnuss, Mandel	26
Standardmargarine	10	**Sonnenblumenkerne**	25
Pflanzenmargarine	16		

Vitamin K (Phyllochinon) ▲

(*Phyllochinon* = Phytomenadion = Vitamin K_1; 1 μg = 2,22 nmol, 1 nmol = 0,451 μg. Eine Reihe (Multi-)Polyisoprenylmenachinone von wahrscheinlich unterschiedlichem Grad biologischer Aktivität = Vitamin K_2). Geschätzter Bedarf ca. 1 μg/kg/Tag.

Schätzwerte für eine angemessene Zufuhr (μg Vitamin K/Tag; D-A-CH [26])

	♂	♀
Säuglinge:		
0 bis unter 4 Monate	4	
4 bis unter 12 Monate	10	

---

[1] Die bisher verfügbaren Analysen, insbesondere zur Differenzierung der Tocopherol- und Tocotrienolfraktionen, sind lückenhaft, alle darauf basierenden Äquivalentberechnungen deshalb vorerst nur als Annäherungswerte zu betrachten.

Fortsetzung

	♂	♀
Kinder:		
1 bis unter 4 Jahre	15	
4 bis unter 7 Jahre	20	
7 bis unter 10 Jahre	30	
10 bis unter 13 Jahre	40	
13 bis unter 15 Jahre	50	
Jugendliche und Erwachsene:		
15 bis unter 25 Jahre	70	60
25 bis unter 51 Jahre	70	60
51 bis 65 Jahre und älter	80	65
Schwangere, Stillende:		65

Vitamin K in Lebensmitteln pflanzlicher Herkunft weit verbreitet („Je grüner das Gemüse, um so höher der Phyllochinongehalt"); rein alimentär bedingter Mangel deshalb jenseits des Säuglingsalters sehr selten. Durchschnittliche Vitamin K_1-Zufuhr bei üblicher Ernährungsweise 60–200 µg/Tag. Resorptionsquote 30–70 %.

Vitamin K-Gehalt von Lebensmitteln (µg Vitamin K in 100 g essbarem Anteil, Mittelwerte[1])

Cashewnuss, grüne Erbsen, Kiwi, Rotkohl	25–30	*Brunnenkresse, Fenchelblatt*	ca. 250
grüne Bohnen, Sellerieknolle, Spargel	40–45	*Kichererbste, trocken*	265
Blumenkohl, Pistazie,		**Rübenblatt, Spinat**	**ca. 300**
Sauerkraut, Zwiebelgrün	ca. 60	*Portulak,* **Schnittlauch**	**ca. 380**
Weißkohl	70	*Petersilienblatt*	420
Chinakohl, Trockenerbse	ca. 80	**Grünkohl**	815
Hagebutte	90		
Kopfsalat	115	*Schweineleber*	55
Linsen, trocken	125	*Rinderleber*	75
Broccoli	155	*Kalbsleber*	90
Rosenkohl	235		
		Maiskeimöl	ca. 30
		Olivenöl, Baumwollsamenöl	55–60

[1] Analysenwerte der zahlreichen Untersucher z. T. noch sehr divergierend.

Rüböl, Rapsöl (Canolaöl),		*Weizenkleie*	80
Sojaöl	140–150	*Weizenkeime*	130
Traubenkernöl	280	**Sojamehl, vollfett**	**200**

Wasser (H$_2$O) ▲

Höhe des Flüssigkeitsbedarfs in besonderem Maße variierend mit den Lebensumständen: Klima, Umgebungstemperatur, Luftfeuchtigkeit, körperliche Aktivität usw. Im mitteleuropäischen Raum Basisbedarf (solange keine sichtbare Schweißbildung besteht) etwa 1 ml Wasser/kcal (240 ml/ MJ) oder pro Tag ca. 4 % des Körpergewichts für den Erwachsenen, ca. 1,5 ml Wasser/kcal (360 ml/MJ) für den Säugling. Gesamtbestand an Körperwasser beim gesunden Erwachsenen: ♂ ca. 60 (56–70), ♀ ca. 50 (45–60) % des Körpergewichts.

Richtwerte für die Zufuhr von Wasser durch flüssige und feste Nahrung (ml Wasser/kg Körpergewicht/Tag bei bedarfsgerechter Energiezufuhr und durchschnittlichen Lebensbedingungen; in Anlehnung an die Empfehlungen von DGE [23] und D-A-CH [26])

Säuglinge:	0 bis unter 4 Monate	130–150
	4 bis unter 12 Monate	110–140
Kinder:	1 bis unter 4 Jahre	100–125
	4 bis unter 7 Jahre	75–100
	7 bis unter 10 Jahre	60– 75
	10 bis unter 13 Jahre	50– 60
	13 bis unter 15 Jahre	40– 50
Jugendliche:	15 bis unter 19 Jahre	35– 45
Erwachsene:	19 bis 65 Jahre und älter	35– 40
Schwangere:		35– 40
Stillende:		45– 50

Belastungsbedingter Mehrbedarf (hohe Umgebungstemperatur, Hitzearbeit, Leistungssport u. ä., auch überhöhter Kochsalzkonsum und krankheitsbedingter Mehrbedarf durch Fieber, Erbrechen, Diarrhoe, Polyurie) kann das Mehrfache der vorstehend genannten Richtwerte erreichen (bis 400 % und darüber). In jedem derartigen Fall zu beachten: *Ersatz auch der mit Flüssigkeitsverlusten stets verbundenen Elektrolytverluste* (Natrium, Kalium, Magnesium usw.).

Elektrolytgehalt des Trinkwassers einer deutschen Großstadt (am Beispiel der Stadt Bremen, Mai 2001) in mg/l

Natrium	18–33	Ammonium	<0,01
Kalium	2,6–4,8	Chlorid	23–68
Calcium	42–87	Sulfat	16–75
Magnesium	4,6–7,1	anorg. Phosphat	<0,01

Deckung des Flüssigkeitsbedarfs erfolgt normalerweise etwa zur Hälfte bis zwei Dritteln durch *flüssige Nahrungsmittel* (Getränke, Suppen u. ä.), im übrigen durch das in nichtflüssigen Nahrungsmitteln enthaltene *„unsichtbare" Wasser*. Das bei der Verbrennung von Fett (1,1 ml H$_2$O/g), Kohlenhydraten (0,55 ml H$_2$O/g) und Eiweiß (0,4 ml H$_2$O/g) im intermediären Stoffwechsel anfallende Oxidationswasser bleibt in der Praxis meist unberechnet. Maximale längerfristig tolerable Flüssigkeitsmenge beim gesunden Erwachsenen etwa 10 Liter pro Tag.

Gehalt einiger Lebensmittel und Lebensmittelgruppen an „unsichtbarem" Wasser (g Wasser in 100 g essbarem Anteil)[1]

Speisequark u.ä.	75–80	gegarte Nährmittel, Breie,	
Weichkäse, meiste Sorten	45–60	Süßspeisen	50–70
Schnittkäse, meiste Sorten	35–45	Gelatinespeisen	80–90
Hühnerei	75		
		Kartoffel, roh	ca. 80
Fleisch, meiste Sorten	50–80	Kartoffel, gekocht	
Fleischwaren, meiste Sorten	40–60	ohne Schale	50–60
Fisch, meiste Arten	60–80	Pommes frites, verzehrfertig	ca. 45
Brot, Brötchen	30–45	Frischgemüse, meiste Arten,	
Knäckebrot	6	und Pilze	80–95
Zwieback	9	Frischobst, meiste Arten	75–90
Getreidemehle, -schrote,		Trockenobst, meiste Arten	15–25
-flocken, -stärke u. ä.	10–15	Nüsse, meiste Arten	ca. 5
Eierteigwaren	ca. 10		

Zink (Zn) ▲
(1 mg = 15,3 µmol, 1 µmol = 65,4 µg)

Zweithäufigstes Spurenelement des menschlichen Körpers, Bestandteil zahlreicher Zink-Metalloenzyme. Bedarfsdeckung sowohl in organischer (proteingebundener) als auch in anorganischer Form (ZnO, ZnCO$_3$, ZnSO$_4$).

[1] Zur *Flüssigkeitsberechnung* siehe S. 606.

Empfohlene Zufuhr (mg Zink/Tag; D-A-CH [26])

	♂	♀
Säuglinge:		
0 bis unter 4 Monate	1,0	
4 bis unter 12 Monate	2,0	
Kinder:		
1 bis unter 4 Jahre	3,0	
4 bis unter 7 Jahre	5,0	
7 bis unter 10 Jahre	7,0	
10 bis unter 13 Jahre	9,0	7,0
13 bis unter 15 Jahre	9,5	7,0
Jugendliche und Erwachsene:		
15 bis 65 Jahre und älter	10,0	7,0
Schwangere:		
ab 4. Monat		10,0
Stillende:		11,0

Mittlere tägliche Aufnahme ca. 12 (♂) bzw. 10 mg (♀) [52]. Zinkversorgung bei hierzulande üblicher Ernährungsweise zu etwa ¹/₃ aus Fleisch und Fleischwaren, ¹/₅ aus Milch, Käse, Eiern, ¹/₅ aus Cerealien. Resorptionsquote 10–40 %, bei proteinreichen Lebensmitteln tierischer Herkunft höher als bei ballaststoffreichen Vegetabilien. Aminosäuren (Alanin, Glycin, Cystein, Histidin), Zitronensäure, Milchsäure und Essigsäure verbessern, Phytate (Getreiderohbreie), überhöhte Calciumzufuhr, konzentrierte Eisenlösung und sehr fettarme Ernährung verschlechtern die Ausnutzung. *Gefahr eines Zinkmangels insbesondere bei sehr geringem Konsum von Fleisch und Molkereiprodukten* (Vegetarier, streng eiweißarme Diäten). Von einer Zinkzufuhr über 30 mg/Tag wird abgeraten.

Zinkgehalt von Lebensmitteln (mg Zink in 100 g essbarem Anteil, Mittelwerte)

Milchen, Joghurt	0,4	*Gefügel, meiste Arten*	1–2
Speisequark, Schichtkäse	0,5	*Schweinefleisch*	2
Käse, *meiste Sorten*	2–4	*Kalbfleisch, Hirschfleisch*	3
Vollmilchpulver	3	*Rindfleisch*	4
Magermilchpulver	4	*Rinderleber, Corned beef*	5
Hühnerei	1,35	**Schweineleber**	6,5

Kalbsleber	8,4	*Haselnuss, Mandel*	2
		weiße Bohnen, trocken, *Wal-*	
Dorsch, Flunder, Forelle	0,5	*nuss, Erdnuss,* **Trockenerbsen**	3
Lachs, Zander	0,8	**Linsen, trocken**	4
Karpfen, Ostseehering	0,9	**Leinsamen**	6
Rochen, Schlei	1	**Sojamehl, vollfett**	4,9
Aal	2	**Sonnenblumenkerne**	5,6
Nordseegarnelen	2,2		
Auster	22	*Rosenkohl, Broccoli,*	
		Petersilienblatt, Knoblauch,	
Roggenvollkornbrot	1,5	*Löwenzahnblatt*	1
Weizenvollkornbrot	1,5	*sonstige Gemüse, meiste*	
Weizen, ganzes Korn	2,6	*Arten*	0,2–0,6
Roggen, ganzes Korn	2,9	*Kartoffeln*	0,34
Haferflocken	4,4		
Weizenkeime	17	*Obst, meiste Arten*	0,10–0,25
Weizenkleie	9,4	*Kakaopulver*	8,2
Mais, ganzes Korn	1,7	*Bitterschokolade*	2
Reis, unpoliert	1,6		
Eierteigwaren	1,3	**Bierhefe, getrocknet**	8

Nahrungsenergie ▲

1 kcal (Kilokalorie) = 4,187 kJ
1 kJ (Kilojoule) = 0,239 kcal
1 MJ (Megajoule) = 1000 kJ = 239 kcal

		kcal	kJ
1 g	Eiweiß (E)	4	17
1 g	Fett (F)	9	37
1 g	MCT-Fett	8,3	34,8
1 ml	MCT-Fett	7,7	32,2
1 g	Kohlenhydrate (KH)	4	17
1 g	Ethanol	7	29
1 g	Polyole	2,4	10,4

Richtwerte für die Energiezufuhr normalgewichtiger Personen bei mittlerer körperlicher Aktivität (kcal bzw. kJ bzw. MJ/Tag; D-A-CH [26], gekürzt)

	kcal/Tag ♂	kcal/Tag ♀	MJ/Tag ♂	MJ/Tag ♀	kcal/kg/Tag ♂	kcal/kg/Tag ♀	kJ/kg/Tag ♂	kJ/kg/Tag ♀
Säuglinge:								
0 bis unter 4 Monate	500	450	2,0	1,9	94	91	390	380
4 bis unter 12 Monate	700	700	3,0	2,9	90	91	380	380
Kinder:								
1 bis unter 4 Jahre	1100	1000	4,7	4,4	91	88	380	370
4 bis unter 7 Jahre	1500	1400	6,4	5,8	82	78	340	330
7 bis unter 10 Jahre	1900	1700	7,9	7,1	75	68	310	280
10 bis unter 13 Jahre	2300	2000	9,4	8,5	64	55	270	230
13 bis unter 15 Jahre	2700	2200	11,2	9,4	56	47	230	200
Jugendliche und Erwachsene:								
15 bis unter 19 Jahre	3100	2500	13,0	10,5	46	43	195	180
19 bis unter 25 Jahre	3000	2400	12,5	10,0	41	40	170	165
25 bis unter 51 Jahre	2900	2300	12,0	9,5	39	39	165	165
51 bis unter 65 Jahre	2500	2000	10,5	8,5	35	35	145	145
65 Jahre und älter	2300	1800	9,5	7,5	34	33	140	135

Übersicht zur Abschätzung des Energiegehaltes einiger Lebensmittel und Lebensmittelzubereitungen

	kcal je 100 g essbarem Anteil
Milch, Dickmilch, Joghurt, Kefir (mager)	35
– mit Frucht (handelsüblich)	65
Milch, Dickmilch, Joghurt, Kefir (3,5 % Fett)	65
– mit Frucht (handelsüblich)	100
Buttermilch	35
Kakaogetränk (mit fettarmer Milch)	65
fettarmer Käse (< 30 % Fett i. Tr.)	100–250
fettreicher Käse (> 30 % Fett i. Tr.)	250–450
Magerquark	70
Sahnequark (40 % Fett i. Tr.)	160
Kondensmilch (4 % Fett)	130
Kaffeeweißer	315
Schlagsahne (30 % Fett)	310

Basaler (=Ruhe-)Energieumsatz (*Grundumsatz*) des gesunden Erwachsenen ca. 1 kcal/kg/Std. (±20 %). Kontrolle angemessener Energiezufuhr durch Überwachung des Körpergewichts an Hand von Somatogramm (Kinder, Jugendliche) bzw. der alten Broca-Formel[1] (Erwachsene, Ziel: Broca-Index[1] 0,85–1,0) oder zweckmäßiger vom Körpermassenindex[2] (Body mass index; Ziel: BMI 18,5–24,9 kg/m^2).

Anzustrebende Relation der energetisch relevanten Hauptnährstoffe (in % der Gesamtenergiezufuhr):

Kohlenhydrate 50–75 % (Säuglinge 40–50 %)
Fett nicht über 30 % (Kleinkinder bis 40 %, junge Säuglinge bis 50 %)
Eiweiß (7–)10–15 % (Kinder 9–12 %, Säuglinge 7-12 %) je nach biologischer Wertigkeit der aufgenommenen Proteine

[1] Faustregel zur überschlägigen Bestimmung des *Broca-Normalgewicht* in kg = Körpergröße (in cm) minus 100 ; *Broca-Index* ist der Quotient aus Ist-Gewicht und Broca-Normalgewicht.
[2] → Fußnote S. 152.

Übersicht. *Fortsetzung*

	kcal je üblicher Portionsmenge
150 g (1 Becher/1 Glas)	50
150 g (1 Becher)	100
150 g (1 Becher/1 Glas)	100
150 g (1 Becher)	150
150 g (1 Glas)	55
150 g (1 große Tasse)	100
30 g (Belag/Aufstrich für 1 Scheibe Brot/1 Brötchen)	30– 75
30 g (Belag/Aufstrich für 1 Scheibe Brot/1 Brötchen)	75–155
50 g (Aufstrich für 1 Scheibe Brot/1 Brötchen)	35
50 g (Aufstrich für 1 Scheibe Brot/1 Brötchen)	80
10 g (Zutat für 1 Tasse Kaffee/Tee)	ca. 15
8 g (Zutat für 1 Tasse Kaffee)	25
10 g (Zutat für 1 Tasse Kaffee/Tee)	30

Fortsetzung S. 88/89f.

Übersicht. *Fortsetzung*

	kcal je 100 g essbarem Anteil
Hühnerei	156
Schweinefilet	100
Kasseler	230
Schweinsbratwurst	300
magere Geflügelwurst, Thüringer Rotwurst	100–250
Cervelatwurst, Salami, Teewurst	ca. 400
Schellfischfilet	75
Fischstäbchen	180
Milchhalbfett, Halbfettmargarine	ca. 380
Butter, Margarine	ca. 740
Öl, Schmalz	ca. 900
Mayonnaise (80 % Fett)	730
fetter Speck (ausgelassen, mit Grieben)	760
Blattsalate	ca. 15
Gemüse, Pilze	15–40
Tomatenketchup	100
Trockenhülsenfrüchte	240–270
Sojamehl (vollfett)	360
Obst (meiste Arten)	30–60
Obst, kohlenhydratreich (z. B. Banane, Weintraube)	70–90
Trockenobst	ca. 250
Kartoffeln	70
Eierteigwaren („Nudeln"), Reis	360
Kartoffelchips, Kartoffelsticks	540
Pommes frites	290

Übersicht. *Fortsetzung*

	kcal je üblicher Portionsmenge
1 Stück (Gew. Kl. M, ca. 60 g)	90
150 g (1 Portion)	150
150 g (1 Portion)	345
150 g (1 Stück)	450
30 g (Belag für 1 Scheibe Brot/1 Brötchen)	30–75
30 g (Belag/Aufstrich für 1 Scheibe Brot/1 Brötchen)	ca. 120
150 g (1 Portion)	115
150 g (5 Stück)	270
10 g (Aufstrich für 1 Scheibe Brot/1 Brötchen)	ca. 40
10 g (Aufstrich für 1 Scheibe Brot/1 Brötchen)	ca. 75
10 g (1 Esslöffel)	ca. 90
10 g (1 schwach gehäufter Teelöffel)	ca. 75
10 g (1 Esslöffel)	ca. 75
50 g (1 Portion)	5–10
150 g (1 Portion)	20–60
20 g (1 Esslöffel)	20
100 g (1 Portion)	240–270
60 g (2 gehäufte Esslöffel)	215
150 g (1 Portion)	45–90
150 g (1 Portion)	95–145
60 g (1 Portion)	150
150 g (2$^1/_2$ hühnereigroße Kartoffeln)	100
50 g (für 1 Portion)	180
50 g (1 Portion)	270
150 g (1 Portion)	430

Fortsetzung S. 90/91

Übersicht. *Fortsetzung*

	kcal je 100 g essbarem Anteil
Weizenkleie	180
Weizenkeime	320
Knäckebrot	320
Zwieback	370
Leibnitz Butterkeks	450
Brot, Brötchen	200–270
Haferflocken	350
„Hamburger"	250
Pizza	siehe →
Berliner Pfannkuchen („Berliner")	320
belegter Tortenboden (Obstkuchen)	220
Schwarzwälder Kirschtorte	310
Zucker	400
Zuckeraustauschstoff (Polyole, z. B. Sorbit)	240
Konfitüre, Gelee, Marmelade, Honig	260–330
Brotaufstrich auf Nussbasis	530
Gummibärchen	330
Praline	460
Milchschokolade, Bitterschokolade	ca. 530
Leinsamen	390
Sonnenblumenkerne	600
Fleischbrühe, Gemüsebrühe (klar)	< 10
Gemüsesaft (z. B. Tomatensaft)	ca. 20
„light"-Limonaden	ca. 10
Fruchtsaft (ungesüßt)	30–60
Fruchtsaftgetränk, Limonaden	ca. 50
Fruchtnektar	60

Übersicht. *Fortsetzung*

	kcal je üblicher Portionsmenge
5 g (1 leicht gehäufter Esslöffel)	10
10 g (1 leicht gehäufter Esslöffel)	30
10 g (1 Scheibe)	30
10 g (1 Stück)	35
20 g (1 Stück)	90
50 g (1 Scheibe/1 Stück)	100–135
50 g (5 Esslöffel für 1 Portion Müsli)	175
100 g (1 Stück)	250
1 Stück (∅ 24 cm)	ca. 900
60 g (1 Stück)	190
130 g (1 Stück)	290
140 g (1 Stück)	450
10 g (3 Stück Würfelzucker)	40
10 g	24
20 g (1 Portionseinheit)	50–65
20 g (1 Portionseinheit)	105
15 g (10 Stück)	35
12 g (1 Stück)	55
6 g (1 Stück)	ca. 30
100 g (1 Tafel)	ca. 530
20 g (1 gehäufter Esslöffel)	80
25 g (1 gehäufter Esslöffel)	150
150 g (1 große Tasse)	< 15
150 g (1 Glas)	ca. 30
150 g (1 Glas)	ca. 15
150 g (1 Glas)	45–90
150 g (1 Glas)	ca. 75
150 g (1 Glas)	90

Teil 1

Teil 2

Ernährung des Gesunden

2

Ernährung des Gesunden

2

Wünschenswerte tägliche Nährstoff- und Energiezufuhr nach Alterstufen[1]

Säuglinge 0 bis unter 4 Monate

Wünschenswerte tägliche Zufuhr

Eiweiß (Protein)		*Jod*	40 (D, A), 50 μg (CH)
0 bis unter 1 Monat	12 g (2,7 g/kg)	*Fluorid*	0,25 mg
1 bis unter 2 Monate	10 g (2,0 g/kg)	*Zink*	1,0 mg
2 bis unter 4 Monate	10 g (1,5 g/kg)	*Kupfer*	0,2–0,6 mg
Fett	45–50 Energie%	*Mangan*	?
	(6–7,5 g/kg)	*Chrom*	1–10 μg
Linolsäure	4 Energie %	*Molybdän*	7 μg
n-3-Polyensäuren	0,5 Energie%	*Selen*	5–15 μg
Kohlenhydrate	ca. 45 Energie%		
	(12–15 g/kg)	*Thiamin* (Vit. B_1)	0,2 mg
		Riboflavin (Vit. B_2)	0,3 mg
Natrium	> 100 mg	*Niacin* (+Niacinäquivalente)	2 mg
Chlorid	> 200 mg	*Vitamin B_6*	0,1 mg
Kalium	> 400 mg	*Pantothensäure*	2 mg
Calcium	220 mg	*Folsäure*	60 μg
Phosphat	120 mg	*Vitamin B_{12}*	0,4 μg
Magnesium	24 mg	*Biotin*	5 μg
		Vitamin C	50 mg
Eisen	0,5 mg		
(exogener Bedarf erst ab 4. Monat)		*Vitamin A*	
		(Retinoläquivalente)	0,5 mg

---

[1] In Anlehnung an die D-A-CH-Referenzwerte [26] unter Berücksichtigung weiterer aktueller Expertenempfehlungen.

Vitamin D	10 μg (400 I. E.)	*Wasser*	130–150 ml/kg
Vitamin E (RRR-α-Tocopherol-			(¹/₅–¹/₆ des Körpergewichts)
äquivalente)	3 mg	*Energie*	90–95 kcal/kg
Vitamin K	4 μg		

Frühgeborene und hypotrophe Neugeborene

Wünschenswerte tägliche Zufuhr (Schätzwerte)

Eiweiß/Protein 2,25–3,1 g/100 kcal
     (2,9–4,0 g/kg)
Fett 4,4–6,0 g/100 kcal
     (40–55 Energie%)
Linolsäure 0,5–1,2 g/100 kcal
     (4,5–10,8 Energie%)
Linolsäure:α-Linolen- 5–15:1
säure n-6-LCP-Fettsäure
(Arachidonsäure) ca. 70–100 mg/kg
n-3-LCP-Fettsäure
(Dokosahexaen-
säure) ca. 30–50 mg/kg
Kohlenhydrate 7–14 g/100 kcal
   (davon mindestens 3,5 g/100 kcal
                   Lactose)

Natrium	23–53 mg/100 kcal
Chlorid	57–89 mg/100 kcal
Kalium	90–152 mg/100 kcal
Calcium	70–140 mg/100 kcal
Phosphat	30–90 mg/100 kcal
Ca/PO₄-Quotient	1,4–2,0
Magnesium	6–12 mg/100 kcal

Eisen	2–2,5 mg/kg
Jod	20 μg/100 kcal
Zink	0,5–1,1 mg/100 kcal
Kupfer	90 μg/100 kcal
Mangan	?
Molybdän	4–6 μg/ kcal
Vitamin B₆	35 μg/100 kcal
Folsäure	60 μg/100 kcal
Vitamin B₁₂	100 μg/Monat i.m.
Vitamin C	7–8 mg/100 kcal
	(mindestens 20 mg/Tag)
Vitamin D	20–40 μg
	(800–1600 I.E.)
Vitamin E	
(RRR-α-Tocopherol-	
äquivalente)	0,6 mg/100 kcal
	(0,9 mg/g Polyensäuren)
Vitamin K	4–15 μg/100 kcal
Wasser	150–200 ml/kg
Energie	ca. 130 kcal/kg

Säuglinge 4 bis unter 12 Monate

Wünschenswerte tägliche Zufuhr

Eiweiß (Protein)		*Chrom*	20–40 µg
4 bis unter 6 Monate		*Molybdän*	20–40 µg
	10 g (1,3 g/kg)	*Selen*	7–30 µg
6 bis unter 12 Monate			
	10 g (1,1 g/kg)	*Thiamin* (Vit. B_1)	0,4 mg
Fett 35–45 Energie%	(3–5 g/kg)	*Riboflavin* (Vit. B_2)	0,4 mg
Linolsäure	3,5 Energie%	*Niacin* (+Niacinäquivalente)	5 mg
n-3-Polyensäuren	0,5 Energie%	*Vitamin B_6*	0,3 mg
Kohlenhydrate	47 Energie%	*Pantothensäure*	3 mg
	(10–12 g/kg)	*Folsäure*	80 µg
		Vitamin B_{12}	0,8 µg
Natrium	> 180 mg	*Biotin*	5–10 µg
Chlorid	> 270 mg	*Vitamin C*	55 mg
Kalium	> 650 mg		
Calcium	400 mg	*Vitamin A*	
Phosphat	(300 mg)	(Retinoläquivalente)	0,6 mg
Magnesium	60 mg	*Vitamin D*	10 µg (400 I.E.)
		Vitamin E (RRR-α-Toco-	
Eisen	8 mg	peroläquivalente)	4 mg
Jod	80 (D, A), 50 µg (CH)	*Vitamin K*	10 µg
Fluorid	0,5 mg	*Wasser*	110–140 ml/kg
Zink	2,0 mg	(¹/₈ des Körpergewichts)	
Kupfer	0,6–0,7 mg	*Ballaststoffe (ab 7. Monat)*	0,5 g/kg
Mangan	0,6–1,0 mg	*Energie*	ca. 90 kcal/kg

(Teil 2)

Kinder 1 bis unter 4 Jahre

Wünschenswerte tägliche Zufuhr

Eiweiß (Protein)		*Chlorid*	> 450 mg
♂ 14 g, ♀ 13 g (1,0 g/kg)		*Kalium*	> 1000 mg
Fett	30–40 Energie%	*Calcium*	600 mg
Linolsäure	3,0 Energie%	*Phosphat*	(500 mg)
n-3-Polyensäuren	0,5 Energie%	*Magnesium*	80 mg
Kohlenhydrate	50–60 Energie%		
(10–12 g/kg; ca. 135–160 g)		*Eisen*	8 mg
		Jod	100 (D, A), 90 µg (CH)
Natrium	> 300 mg	*Fluorid*	0,7 mg

Zink	3,0 mg	Biotin	10–15 µg
Kupfer	0,5–1,0 mg	Vitamin C	60 mg
Mangan	1,0–1,5 mg		
Chrom	20–60 µg	Vitamin A (Retinoläquivalente)	
Molybdän	25–50 µg		0,6 mg
Selen	10–40 µg	Vitamin D	5 µg (200 I. E.)
		Vitamin E (RRR-α-Tocopherol-	
Thiamin (Vit. B$_1$)	0,6 mg	äquivalente)	♂ 6 mg, ♀ 5 mg
Riboflavin (Vit. B$_2$)	0,7 mg	Vitamin K	15 µg
Niacin (+Niacinäquivalente)	7 mg		
Vitamin B$_6$	0,4 mg	Wasser	ca. 100 ml/kg
Pantothensäure	4 mg	Ballaststoffe	> 0,5 g/kg
Folsäure	200 µg	oder Alter + 5 bis 10 g (vgl. S. 5)	
Vitamin B$_{12}$	1,0 µg	Energie	ca. 95 kcal/kg

Kinder 4 bis unter 7 Jahre

Wünschenswerte tägliche Zufuhr

Eiweiß (Protein)		Selen	15–45 µg
	♂ 18 g, ♀ 17 g (0,9 g/kg)	Thiamin (Vit. B$_1$)	0,8 mg
Fett	30–35 Energie%	Riboflavin (Vit. B$_2$)	0,9 mg
Linolsäure	2,5 Energie%	Niacin (+Niacinäquivalente)	10 mg
n-3-Polyensäuren	0,5 Energie%	Vitamin B$_6$	0,5 mg
Kohlenhydrate	50–60 Energie%	Pantothensäure	4 mg
	(ca. 180–220 g)	Folsäure	300 µg
		Vitamin B$_{12}$	1,5 µg
Natrium	> 410 mg	Biotin	10–15 µg
Chlorid	> 620 mg	Vitamin C	70 mg
Kalium	> 1400 mg		
Calcium	700 mg	Vitamin A	
Phosphat	600 mg	(Retinoläquivalente)	0,7 mg
Magnesium	120 mg	Vitamin D	5 µg (200 I. E.)
		Vitamin E (RRR-α-Toco-	
Eisen	8 mg	pheroläquivalente)	8 mg
Jod	120 µg (D, A), 90 µg (CH)	Vitamin K	20 µg
Fluorid	1,1 mg		
Zink	5,0 mg	Wasser	ca. 90 ml/kg
Kupfer	0,5–1,0 mg	Ballaststoffe	> 0,5 g/kg
Mangan	1,5–2,0 mg	oder Alter + 5 bis 10 g (vgl. S. 5)	
Chrom	20–80 µg	Energie	80 kcal/kg
Molybdän	30–75 µg		

Kinder 7 bis unter 10 Jahre

Wünschenswerte tägliche Zufuhr

Eiweiß (Protein)		*Thiamin* (Vit. B$_1$)	1,0 mg
♂, ♀ 24 g (0,9 g/kg)		*Riboflavin* (Vit. B$_2$)	1,1 mg
Fett	30–35 Energie %	*Niacin*	
Linolsäure	2,5 Energie %	(+ Niacinäquivalente)	12 mg
n-3-Polyensäuren	0,5 Energie %	*Vitamin B$_6$*	0,7 mg
Kohlenhydrate	50–60 Energie %	*Pantothensäure*	5 mg
		Folsäure	300 µg
Natrium	> 460 mg	*Vitamin B$_{12}$*	1,8 µg
Chlorid	> 690 mg	*Biotin*	15–20 µg
Kalium	> 1600 mg	*Vitamin C*	80 mg
Calcium	900 mg		
Phosphat	(800 mg)	*Vitamin A*	
Magnesium	170 mg	(Retinoläquivalente)	0,8 mg
		Vitamin D	5 µg (200 I.E.)
Eisen	10 mg	*Vitamin E*	
Jod	140 µg (D, A), 120 µg (CH)	(RRR-α-Tocopherol-	
Fluorid	1,1 mg	äquivalente)	♂ 10 mg, ♀ 9 mg
Zink	7 mg	*Vitamin K*	30 µg
Kupfer	1,0–1,5 mg		
Mangan	2,0–3,0 mg	*Wasser*	ca. 80 ml/kg
Chrom	20–100 µg	*Ballaststoffe*	> 0,5 g/kg
Molybdän	40–80 µg	oder Alter + 5 bis 10 g (vgl. S. 5)	
Selen	20–50 µg	*Energie*	70–75 kcal/kg

Kinder 10 bis unter 13 Jahre

Wünschenswerte tägliche Zufuhr

Eiweiß (Protein)		*Chlorid*	> 770 mg
♂ 34 g, ♀ 35 g (0,9 g/kg)		*Kalium*	> 1700 mg
Fett	30–35 Energie %	*Calcium*	1100 mg
Linolsäure	2,5 Energie %	*Phosphat*	(1250 mg)
n-3-Polyensäuren	0,5 Energie %	*Magnesium*	♂ 230 mg, ♀ 250 mg
Kohlenhydrate	50–60 Energie %		
	(ca. 270–340 g)	*Eisen*	♂ 12 mg, ♀ 15 mg
		Jod	180 µg (D, A), 120 µg (CH)
Natrium	> 510 mg	*Fluorid*	2,0 mg

Zink	♂ 9 mg, ♀ 7 mg	Vitamin B_{12}	2,0 µg
Kupfer	1,0–1,5 mg	Biotin	20–30 µg
Mangan	2,0–5,0 mg	Vitamin C	90 mg
Chrom	20–100 µg		
Molybdän	50–100 µg	Vitamin A	
Selen	25–60 µg	(Retinoläquivalente)	0,9 mg
		Vitamin D	5 µg (200 I.E.)
Thiamin (Vit. B_1)		Vitamin E	
	♂ 1,4 mg, ♀ 1,1 mg	(RRR-α-Tocopherol-	
Riboflavin (Vit. B_2)		äquivalente)	13 mg
	♂ 1,4 mg, ♀ 1,2 mg	Vitamin K	40 µg
Niacin (+Niacinäquivalente)			
	♂ 15 mg, ♀ 13 mg	Wasser	ca. 70 ml/kg
Vitamin B_6	1,0 mg	Ballaststoffe	> 0,5 g/kg
Pantothensäure	5 mg	oder Alter + 5 bis 10 g (vgl. S. 5)	
Folsäure	400 µg	Energie	55–65 kcal/kg

Kinder 13 bis unter 15 Jahre

Wünschenswerte tägliche Zufuhr

Eiweiß (Protein)		Fluorid	♂ 3,2 mg, ♀ 2,9 mg
	♂ 46 g, ♀ 45g (0,9 g/kg)	Zink	♂ 9,5 mg, ♀ 7 mg
Fett	30–35 Energie%	Kupfer	1,0–1,5 mg
	(85–100 g)	Mangan	2,0–5,0 mg
Linolsäure	2,5 Energie%	Chrom	20–100 µg
n-3-Polyensäuren	0,5 Energie%	Molybdän	50–100 µg
Kohlenhydrate		Selen	25–60 µg
	50–60 Energie%		
	(ca. 300–400 g)	Thiamin	
		(Vit. B_1)	♂ 1,4 mg, ♀ 1,1 mg
Natrium	> 550 mg	Riboflavin	
Chlorid	> 830 mg	(Vit. B_2)	♂ 1,6 mg, ♀ 1,3 mg
Kalium	> 1900 mg	Niacin (+ Niacinäquivalente)	
Calcium	1200 mg		♂ 18 mg, ♀ 15 mg
Phosphat	(1250 mg)	Vitamin B_6	1,4 mg
Magnesium	310 mg	Pantothensäure	6 mg
		Folsäure	400 µg
Eisen	♂ 12 mg, ♀ 15 mg	Vitamin B_{12}	3,0 µg
Jod	200 µg (D, A), 150 µg (CH)	Biotin	25–35 µg

Vitamin C	100 mg	Vitamin K	50 µg

Vitamin A (Retinoläquivalente)		*Wasser*	40–50 ml/kg
♂ 1,1 mg, ♀ 1,0 mg		*Ballaststoffe*	> 0,5 g/kg
Vitamin D 5 µg (200 I. E.)		oder Alter + 5 bis 10 g (vgl. S. 5)	
Vitamin E (RRR-α-Tocopherol-		*Energie*	45–55 kcal/kg
äquivalente) ♂ 14 mg, ♀ 12 mg			

Teil 2

Jugendliche (15 bis unter 19 Jahre)

Wünschenswerte tägliche Zufuhr

Eiweiß (Protein) ♂ 60 g (0,9 g/kg)		*Molybdän*	50–100 µg
♀ 46 g (0,8 g/kg)		*Selen*	30–70 µg
(überschlägig ca. 0,3 g/cm			
Körperlänge)		*Thiamin* (Vit. B$_1$)	
Fett 30 Energie%		♂ 1,3 mg, ♀ 1,0 mg	
(ca. 33 g/1000 kcal)		*Riboflavin* (Vit. B$_2$)	
Linolsäure 2,5 Energie%		♂ 1,5 mg, ♀ 1,2 mg	
n-3-Polyensäuren 0,5 Energie%		*Niacin* (+ Niacinäquivalente)	
Kohlenhydrate 50–65 Energie%		♂ 17 mg, ♀ 13 mg	
(♂ ca. 375–475 g,		*Vitamin B$_6$* ♂ 1,6 mg, ♀ 1,2 mg	
♀ ca. 300–380 g)		*Pantothensäure*	6 mg
		Folsäure	400 µg
Natrium	> 550 mg	*Vitamin B$_{12}$*	3,0 µg
Chlorid	> 830 mg	*Biotin*	30–60 µg
Kalium	> 2000 mg	*Vitamin C*	100 mg
Calcium	1200 mg		
Phosphat	1250 mg	*Vitamin A* (Retinoläquivalente)	
Magnesium ♂ 400 mg, ♀ 350 mg		♂ 1,1 mg, ♀ 0,9 mg	
		Vitamin D 5 µg (200 I.E.)	
Eisen ♂ 12 mg, ♀ 15 mg		*Vitamin E* (RRR-α-Tocopherol-	
Jod 200 µg (D, A), 150 µg (CH)		äquivalente) ♂ 15 mg, ♀ 12 mg	
Fluorid ♂ 3,2 mg, ♀ 2,9 mg		*Vitamin K* ♂ 70 µg, ♀ 60 µg	
Zink ♂ 10 mg, ♀ 7 mg			
Kupfer	1,0–1,5 mg	*Wasser*	40 ml/kg
Mangan	2,0–5,0 mg	*Ballaststoffe*	> 0,5 g/kg
Chrom	30–100 µg	*Energie* ♂ ca. 3100 kcal	
		♀ ca. 2500 kcal	

Erwachsene (19 bis unter 65 Jahre; leichte körperliche Arbeit)

Wünschenswerte tägliche Zufuhr

Eiweiß (Protein)	0,8 g/kg	*Selen*	30–70 µg
Fett	(25–) 30 Energie%	*Thiamin* (Vit. B_1) $\rightarrow$ S. 68	
	= (27–)33 g/1000 kcal	*Riboflavin* (Vit. B_2) $\rightarrow$ S. 64	
Linolsäure	2,5 Energie%	*Niacin* (+Niacinäquivalente)	
n-3-Polyensäuren $\rightarrow$ S. 21 f.		$\rightarrow$ S. 54 f.	
Kohlenhydrate	50–75 Energie%	*Vitamin B_6*	♂ 1,5 mg, ♀ 1,2 mg
(♂ ca. 275–400 g, ♀ ca. 225–350 g)		*Pantothensäure*	6 mg
		Folsäure	400 µg
Natrium	> 550 mg	*Vitamin B_{12}*	3,0 µg
Chlorid	> 830 mg	*Biotin*	30–60 µg
Kalium	> 2000 mg	*Vitamin C*	100 mg
Calcium	1000 mg		
(♀ ab 50. Lebensjahr 1200 mg)		*Vitamin A* (Retinoläquivalente)	
Phosphat (700 mg) $\rightarrow$ S. 60			♂ 1,0 mg, ♀ 0,8 mg
Magnesium $\rightarrow$ S. 46		*Vitamin D*	5 µg (200 I.E.)
		Vitamin E (RRR-α-Tocopherol-	
Eisen	♂ 10 mg, ♀ 15 mg	äquivalente) $\rightarrow$ S. 78	
(♀ ab 51. Lebensjahr 10 mg)		*Vitamin K* $\rightarrow$ S. 80	
Jod $\rightarrow$ S. 34			
Fluorid	♂ 3,8 mg, ♀ 3,1 mg	*Wasser*	30–35 ml/kg
Zink	♂ 10 mg, ♀ 7 mg	oder ca. 4 % des Körpergewichts	
Kupfer	1,0–1,5 mg	*Ballaststoffe*	30–40 g
Mangan	2,0–5,0 mg	*Energie*	♂ 2600–2200 kcal
Chrom	30–100 µg		♀ 2200–1800 kcal
Molybdän	50–100 µg		

Senioren (65 Jahre und älter)

Wünschenswerte tägliche Zufuhr

Eiweiß (Protein)	0,8 g/kg	*Kohlenhydrate*	50–75 Energie%
Fett	(25–)30 Energie%	(♂ ca. 225–300 g,	
	= (27–)33 g/1000 kcal	♀ ca. 200–275 g)	
Linolsäure	2,5 Energie%	*Natrium*	> 550 mg
n-3-Polyensäuren $\rightarrow$ S. 21 f.		*Chlorid*	> 830 mg

Kalium	> 2000 mg	Pantothensäure	6 mg
Calcium	♂ 1000 mg, ♀ > 1200 mg	Folsäure	400 µg

Kalium   > 2000 mg
Calcium   ♂ 1000 mg, ♀ > 1200 mg
Phosphat (700 mg) → S. 60
Magnesium   ♂ 350 mg, ♀ 300 mg

Eisen   10 mg
Jod   180 µg (D, A), 150µg (CH)
Fluorid   ♂ 3,8 mg, ♀ 3,1 mg
Zink   ♂ 10 mg, ♀ 7 mg
Kupfer   1,0–1,5 mg
Mangan   2,0–5,0 mg
Chrom   30–100 µg
Molybdän   50–100 µg
Selen   30–70 µg

Thiamin (Vit. B₁)   1,0 mg
Riboflavin (Vit. B₂)   1,2 mg
Niacin (+Niacinäquivalente)
                                   13 mg
Vitamin B₆   ♂ 1,4 mg, ♀ 1,2 mg

Pantothensäure   6 mg
Folsäure   400 µg
Vitamin B₁₂   3,0 µg
Biotin   30–60 µg
Vitamin C   100 mg

Vitamin A (Retinoläquivalente)
                    ♂ 1,0 mg, ♀ 0,8 mg
Vitamin D   10 µg (400 I.E.)
Vitamin E
(RRR-α-Tocopheroläquivalente)
                     ♂ 12 mg, ♀ 11mg
Vitamin K   ♂ 80 µg, ♀ 65 µg

Wasser   30–35 ml/kg
oder ca. 4 % des Körpergewichts
Ballaststoffe   30–40 g
Energie   ♂ ca. 1900 kcal
                            ♀ ca. 1700 kcal

Teil 2

Kritische Nährstoffe

Unter in Mitteleuropa vorherrschenden Ernährungsgewohnheiten bei bestimmten Personengruppen besonders zu beachtende Möglichkeit marginaler oder defizitärer Nährstoffversorgung:

Eiweiß (Protein), essentielle Aminosäuren	Senioren, Veganer aller Altersstufen.
Kalium	Senioren.
Calcium	**Kinder, Jugendliche, Schwangere, stillende Mütter, Frauen im Klimakterium, Senioren, Veganer.**
Magnesium	Jugendliche, Erwachsene aller Altersstufen, Schwangere, stillende Mütter.
Eisen	**Säuglinge ab 2. Lebenshalbjahr, Kleinkinder, weibliche Jugendliche, Frauen im gebärfähigen Alter, Schwangere, stillende Mütter, Leistungssportlerinnen, Senioren, Veganer.**
Jod	**Alle Altersstufen!**

Fluorid	Säuglinge, Kinder, Jugendliche, Erwachsene.
Zink	Schwangere, stillende Mütter, Senioren, sehr eiweißarm lebende Personen, Veganer.
Thiamin, Riboflavin	Kinder, Jugendliche, Erwachsene aller Altersstufen, Schwangere, stillende Mütter, Alkoholiker.
Niacin	Schwangere, Senioren.
Vitamin B$_6$	Schulkinder, Jugendliche, jüngere Erwachsene, Schwangere, stillende Mütter, Senioren.
Folsäure	**Jugendliche, Erwachsene aller Altersstufen, Schwangere, stillende Mütter, Alkoholiker.**
Vitamin B$_{12}$	Veganer, Makrobiotiker (speziell deren Säuglinge und Kleinkinder), Senioren.
Vitamin C	Kleinkinder, Schulkinder, Jugendliche, Schwangere, stillende Mütter, Senioren, Raucher, Alkoholiker.
Vitamin A	Säuglinge, Kinder, Schwangere, stillende Mütter, Veganer.
Vitamin D	Säuglinge, Kleinkinder, stillende Mütter, Senioren, Veganer.
Vitamin E	Stillende Mütter.
Vitamin K	Junge Säuglinge.
Wasser	Säuglinge, Kleinkinder, stillende Mütter, Senioren, Hitzearbeiter, Leistungssportler.
Ballaststoffe	**Kinder, Jugendliche, Erwachsene aller Altersstufen, insbesondere Senioren.**

Hinweise zur Kostgestaltung

Säuglinge

Muttermilchernährung[1]

Allen anderen Formen der Säuglingsernährung überlegen. Deckt allein den Energie-, Flüssigkeits- und fast den gesamten Nährstoffbedarf während der ersten 6 Lebensmonate in optimaler Weise. Erlaubt ein relativ freies Nahrungsregime. Kein starres Ernährungsschema erforderlich (Mahlzeitenzahl, Tageszeit, Abmessung von Trinkmengen usw.). Trinkenlassen an der Brust nach Bedarf und nach Belieben (ad libitum). Zweckmäßig jedoch allmähliche Gewöhnung an 5–6 Mahlzeiten/Tag mit Nachtpause. Überwachung der Entwicklung des Körpergewichts (Wiegen 1–2mal wöchentlich). Kriterium bedarfsgerechter Nahrungszufuhr ein normales Gedeihen des Kindes (wöchentliche Gewichtszunahme im 1. Trimenon ca. 200 g, im 2. Trimenon 150 g, im 3. Trimenon 100 g, im 4. Trimenon ca. 85 g; Verdoppelung des Geburtsgewichts nach etwa 5 Monaten, Verdreifachung mit etwa 1 Jahr). Trinkmenge in der Regel ausreichend, wenn die Windeln bei jedem Wechsel (ca. 5–6mal täglich) naß sind. Denkbare, bisher jedoch noch niemals objektivierte Nachteile einer Belastung der Muttermilch mit chlorierten Kohlenwasserstoffen (seit vielen Jahren rückläufig; diesbezügliche individuelle Frauenmilchanalysen nicht mehr erforderlich)[2] werden nach allgemeinem Expertenurteil durch die *zahlreichen sicheren und beweisbaren Vorteile des Stillens* gegenüber der Flaschenernährung, z. B. die um ein Vielfaches geringere Säuglingssterblichkeit, mehr als aufgewogen.

Neugeborene. Frühzeitiges (erste halbe Stunde nach der Geburt, schon im Kreißsaal!) und häufiges (zunächst bis 10mal täglich) Anlegen an die Mutterbrust. Anfängliche Trinkmenge ca. 2 % des Geburtsgewichts (bei z. B. GG 3000 g z. B. 60 ml) am 1. Tag, 4 % am 2. Tag (120 ml), 6 % am 3. Tag (180 ml) usw., bis nach etwa 8–10 Tagen das wünschenswerte Quantum von $^1/_6$–$^1/_5$ des Körpergewichts (450–600 ml) erreicht ist. Spontanes Überschreiten der genannten Trinkmengen an der Brust ist unbedenklich. Bei zu geringer Brustmilchmenge (zu objektivieren durch Wiegen vor und nach jeder Mahlzeit) Flüssigkeitssupplementierung (jeweils *nach* dem Stillen) zunächst nur mit Dextrin-Maltose- oder Glucose-Saccharid-Lösung (Dextro®-neonat), ersatzweise mit gezuckertem dünnen Tee (5 % Glu-

---

[1] Zusammensetzung der Frauenmilch s. S. 114.

[2] Rückstandsärmste *Beikost* für den älteren Säugling sind in Deutschland die entsprechenden Produkte der diätetischen Lebensmittelindustrie („Gläschenkost", darf von jedem Pflanzenschutz-, Schädlingsbekämpfungs- und Vorratsschutzmittel nicht mehr als 10 µg pro kg Lebensmittel enthalten).

cose), Ringer-Traubenzucker-Lösung oder (ab 4.–5. Tag, insbesondere bei anhaltender Gewichtsabnahme, bei Gewichtsverlust über 5 % und bei verzögertem Milcheinschuß) mit hypoallergener Proteinhydrolysatnahrung (S. 563) bis zur eindeutigen Klärung eventueller Indikation zur Zwiemilchernährung (S. 107). Bis dahin weitestmögliches Vermeiden der Zufuhr artfremder Eiweiße! Unmittelbar nach der Geburt Vitamin K medikamentös (→*Phyllochinon-Mangel).

Erstes Lebenshalbjahr. Bis etwa Ende des 6. Lebensmonats ist volles Stillen ohne weitere Nahrungszulagen möglich. Trinkmenge ad libitum, meist 850–1000 ml/Tag. Zusätzliche Fütterung von Rohsaft bei adäquater Ernährung der stillenden Mutter (Vitamin C!) nicht erforderlich. Medikamentöse Supplementierung von Vitamin D (→*Säuglinge: Rachitis) und ab Ende des 6. Lebensmonats Fluorid (→*Zahncariesprävention)[1], zweckmäßigerweise in Form eines Kombinationspräparats (D-Fluoretten®, Fluor-Vigantoletten® o. ä.). Sehr empfehlenswert auch die Supplementierung von Jod (→*Jodmangelstruma). Ab etwa 6. Monat nur noch 4 Mahlzeiten. Beginn mit Zufütterung von püriertem Gemüse und Frischobst (Apfel, Banane).

Zweites Lebenshalbjahr. In etwa 3wöchigem Abstand allmähliches (teelöffelweises) Ersetzen von jeweils einer Brustmahlzeit durch eine Breimahlzeit (je ca. 200 g) in der Reihenfolge *1.* Gemüse-Kartoffelbrei mit 10 g Fett und 20–35 g püriertem Fleisches (1mal wöchentlich statt dessen ein Eigelb), *2.* Vollmilch-Getreidebrei (Griess, Haferflocken, Reis, Weizenschrot) mit Zusatz von 3–4 Esslöffeln Orangensaft o. ä. C-vitaminreichem Rohsaft, *3.* milchfreier Obst-Zwieback- oder Getreideflockenbrei (unter Anreicherung mit 10 g Fett und ascorbinsäurereichen Rohsäften oder püriertem Obst). Bis etwa 10. Lebensmonat Beibehaltung einer Brustmahlzeit. Ab etwa 11. Monat 4 Breimahlzeiten (davon 2 Milchbreie; Beachtung ausreichender Fettzufuhr!) mit allmählichem Übergang auf die gemischte leichte Kost des Kleinkindes. Maximal 5–8 g (1–1½ Teelöffel) Haushaltszucker pro Tag. Verzicht auf Kochsalzzusatz. Weiterhin medikamentöse Supplementierung von Vitamin D, Fluorid und Jod (s. o.). Zu erwägen: Vorsorgliche Eisenzulage (→*Säuglinge: Eisenmangel).

---

[1] In Anbetracht des nur geringen Fluoridgehalts der Frauenmilch (17 µg/100 g) ist Fluoridsupplementierung auch bei den Säuglingen indiziert, deren stillende Mutter mit Fluorid, z. B. durch Einnahme von Fluoridtabletten, bedarfsgerecht versorgt ist.

Zwiemilchernährung

Vorteilhafter als ausschliessliche Ernährung auf Kuhmilchbasis. *Indiziert erst nach sicherer Objektivierung eines Mangels an Muttermilch* (Hypogalaktie). Ersatz der fehlenden Menge durch entsprechendes Quantum einer „adaptierten" *Säuglingsanfangsnahrung* auf Kuhmilchbasis oder (ab 5. Lebensmonat) einer *Folgemilch* (→*Säuglingsmilchnahrungen●). Ist das Kind nach dem Trinken an der Brust noch hungrig, Nachfütterung ad libitum aus dem schon fertig bereit gehaltenen erwärmten Fläschchen (kleines Saugerloch!). Übergang auf Beikost (Breie etc.) bei bis zum 6. Lebensmonat laufender Zwiemilchernährung mit mindestens 2 oder 3 Brustmahlzeiten wie bei Muttermilchernährung.

Flaschenernährung (sog. künstliche Ernährung)

Ersatznahrung bei Unmöglichkeit der Ernährung an der Brust. Bestgeeigneter Muttermilchersatz für die ersten 3–4 Lebensmonate eine (nach früherer Nomenklatur voll „adaptierte"; vgl. S. 596) *Säuglingsanfangsnahrung* auf Kuhmilchbasis (prinzipiell bis zum Ende des Flaschenalters anwendbar). Ermöglicht relativ freies Nahrungsregime. Bei ungenügender Sättigung kann, korrekte Auflösung des Pulvers bzw. Verwendung einer Flüssigfertignahrung vorausgesetzt, Trinkmenge unbedenklich gesteigert werden (ad-libitum-Fütterung). Alternative für Säuglinge ab 5. Lebensmonat Milchnahrungen vom „konventionellen" Typ, entweder (nach Möglichkeit vorzuziehen!) in Form eines kommerziellen Fertigpräparats (*Folgemilch*) oder – weniger empfehlenswert – in Form einer in traditioneller Weise *selbsthergestellten Flaschenmilchnahrung* (fett- und kohlenhydratangereicherte *Halbmilch* oder *Zweidrittelmilch;* zu beachten: Häufigere Fehler und erhöhtes bakteriologisches Risiko bei Zubereitung durch die Mutter!). Details →*Säuglingsmilchnahrungen●*. Unpasteurisierte rohe Milchen, ebenso fettarme und Magermilchen sind für Säuglinge ungeeignet.

Neugeborene. Fütterungsbeginn 3.–6. Lebensstunde. Erste zwei Mahlzeiten 10 %ige Glucose- oder Glucose-Saccharid-Lösung (Dextro®-neonat) je 10–20 ml. Anschliessender Kostaufbau erfolgt bei gleicher Steigerungsrate der Trinkmengen wie bei Muttermilchernährung (Steigerung um je 2 % des Geburtsgewichts mit jedem Tag, s. S. 105) mit einer *Säuglingsanfangsnahrung* anstelle der fehlenden Muttermilch. Angestrebte Trinkmenge pro 24 Stunden $1/6$ bis $1/5$ des Körpergewichts in 5–6 Mahlzeiten. Unmittelbar nach der Geburt Vitamin K medikamentös (→*Phyllochinon-Mangel).*

Erstes Trimenon. Weiterhin *Säuglingsanfangsnahrung.* Trinkmenge etwa $1/6$–$1/5$ des Körpergewichts bei 5 Mahlzeiten/Tag im 4-Stunden-Rhythmus. Ab 2. Monat können schon 3–4 Teelöffel Obst- oder Gemüserohsaft, ab 3. Monat etwas geriebener Apfel oder zerdrückte Banane zugelegt werden, beides jedoch noch nicht obligat. Supplementierung von Vitamin D wie bei Muttermilchernährung (s. S. 106). Deckung des Jodbedarfs aus dem Jodgehalt der kommerziellen Fertigmilchnahrung (erforderlich > 7,5 µg Jod/100 ml oder 5 µg/100 kcal; Deklaration beachten!).

Zweites Trimenon. Zunächst weiterhin eine *Säuglingsanfangsnahrung*, ab 5. Monat statt dessen auch eine *Folgemilch* oder – nur mit größter Zurückhaltung zu empfehlen – eine *selbsthergestellte Flaschenmilchnahrung* (Halbmilch oder Zweidrittelmilch). Trinkmenge etwa $1/7$ des Körpergewichts. Ab etwa 5. Monat Übergang auf nur noch 4 Mahlzeiten und Beginn mit allmählichem Abbau der Milchnahrung zugunsten von Breinahrung. Zufütterung von geriebenem Apfel, Bananen- und Karottenmus. Ab 5. Monat täglich eine Breimahlzeit zu etwa 200 g (Gemüse, Kartoffeln, Fett, Fleisch, auch Eigelb). Ende des 6. Monats Einführung der zweiten Breimahlzeit (Vollmilchbrei mit Griess, Haferflocken, Reis, Weizenschrot)[1]. Supplementierung von Vitamin D und Fluorid (dieses nur, falls nicht bereits anderswie ausreichend zugeführt, z. B. mit fluoridiertem Trinkwasser), ab 4./5. Monat auch von Eisen *(→*Säuglinge: Eisenmangel)*.

Zweites Lebenshalbjahr. Ab 7./8. Monat Umstellung auf nunmehr drei Breimahlzeiten durch Einführung eines milchfreien Obst-Zwieback- oder -Getreideflockenbreis unter Beibehaltung noch einer Trinkmahlzeit (anstelle spezieller Säuglingsmilchnahrung ab etwa 12. Monat auch in Form abgekochter einfacher Molkereivollmilch). Beachtung ausreichender Fettzufuhr. Gegen Ende des vierten Trimenons schrittweiser Übergang auf eine gemischte leichte Kleinkinderkost. Maximal 5–8 g (1–1$1/2$ Teelöffel) Haushaltszucker pro Tag. Verzicht auf Kochsalzzusatz. Weiterhin Supplementierung von Vitamin D, Fluorid und Eisen sowie nunmehr auch von Jod *(→*Jodmangelstruma)*.

Kleinkinder, Vorschulkinder

Allmählicher Abbau der Breikost und mit zunehmender Entwicklung der Kaufunktion Übergang zu festerer Nahrung. Abwechslungsreiche Auswahl vom Tisch der Erwachsenen, etwa einer modifizierten (anfangs erforderlichenfalls zu pürierenden) *leichten Vollkost●* entsprechend. *Keine stark gesalzenen, scharf gewürzten oder stärker gezuckerten Zubereitungen.* Reichlich Obst (auch Rohobst), Gemüse, geeignete Vollkorn-

---

[1] Vor Ende des 6. Lebensmonats sollten vorsorglich keine glutenhaltigen Getreideerzeugnisse verfüttert werden.

produkte (Haferflocken, Brot zunächst aus doppelt geschrotetem Mehl); spezielle „Kinderlebensmittel" kommerzieller Herkunft beim gesunden Kind entbehrlich. 0,5 Liter Molkereivollmilch pro Tag. Milchmischgetränke. Zum Durstlöschen nur verdünnte Obstsäfte oder *schwach* gezukkerten Tee (Zuckerzusatz unter 4 %). *Keine süße „Nuckelflasche"! Größte Zurückhaltung mit Süßigkeiten aller Art.* Noch keine Nüsse, Mandeln, Sonnenblumenkerne (Aspirationsgefahr). Steinobst und Kernobst zunächst nur entsteint bzw. entkernt. Gewöhnung an regelmäßige 3 Hauptmahlzeiten und 2 Zwischenmahlzeiten. Jodsupplementierung (→ **Jodmangelstruma*). Veganische, d. h. streng vegetarische Ernährung (allein mit Lebensmitteln pflanzlicher Herkunft), für Kinder problematisch (vgl. S. 132).

Schulkinder, Jugendliche

Zusammensetzung und Zubereitung der Kost weitgehend identisch mit derjenigen einer biologisch vollwertigen Erwachsenenkost *(*Vollkost●)*. Reichlich Obst, Gemüse, Hülsenfrüchte und Vollkornprodukte aller Art. 0,5–0,75 Liter Voll- oder fettarme Milch pro Tag. Zeitlich geregelte Mahlzeiten. Sicherstellung eines soliden ersten Frühstücks und angemessener Pausenkost (belegtes Brot, Milch, Obst). Jodsupplementierung (→ **Jodmangelstruma*). Unterbinden übermäßigen Konsums an gezuckerten Limonaden (sog. Softdrinks, insbesondere Colagetränke), Süßigkeiten, fett- und calorienreichen Fast-food-Produkten. Zurückhaltung mit coffeinhaltigen Getränken. Warnung vor Alkoholgenuß und vor alkoholischen Aromazusätzen in Konditoreiwaren und Kindersüßigkeiten. Vermeiden nach Möglichkeit auch alkoholhaltiger Arzneipräparate.

Erwachsene (19 bis unter 65 Jahre)

*Vollkost● freier Wahl, die in Zusammensetzung und Zubereitungsweise in weitem Rahmen variieren kann, deren Gehalt an Energie und essentiellen Nährstoffen jedoch dem individuellen Bedarf (S. 102) angemessen sein muß. *Zu beachten:* Übliche selbstgewählte Durchschnittskost („Normalkost") vieler Erwachsener erfüllt diese wichtigste Voraussetzung biologischer Vollwertigkeit nicht. Häufig korrekturbedürftig nicht nur Zustände unzureichender Versorgung mit einzelnen essentiellen Nährstoffen (*„kritische" Nährstoffe*, S. 103), sondern auch – unter den Bedingungen der Wohlstandsgesellschaft das größere Problem – vielfältige Formen pathogener *Luxuskonsumption* (Fett, Cholesterin, Schlachteiweiß, Purine, Zucker, Kochsalz, Alkohol). *Konsequenz für die Praxis:* Empfehlung einer Vollkost für nicht eigentlich diätbedürftige Patienten

erst nach orientierender Ernährungsanamnese zwecks Erfassung und *Ausschaltung etwaiger fehlerhafter Ernährungsgewohnheiten.* Am häufigsten indizierte Korrekturen: *Mehr* Vollkornerzeugnisse, Gemüse, Hülsenfrüchte, Frischobst, Magermilchprodukte, Fisch; *weniger* Fleisch, fette Fleischwaren, jeder Art sonstiges (insbesondere gesättigtes) Fett, Eier, Zucker, Kochsalz, Alkohol.

Senioren (65 Jahre und älter)

*Vollkost● oder **leichte Vollkost●*, nach gleichen Grundsätzen zu gestalten wie vorstehend die Ernährung bei jüngeren Erwachsenen. Mit zunehmendem Alter *abnehmender Energiebedarf* (5. und 6. Jahrzehnt je minus ca. 5 %, 7. und 8. Jahrzehnt je minus ca. 10 %) und geringer werdende Nahrungsvolumina erfordern ein Nahrungsangebot von höherer Nährstoff- und geringerer Caloriendichte: *Einschränkung der „leeren"* *Energieträger* (Fett, Feinmehlerzeugnisse, Zucker, Süßwaren, Alkohol) zugunsten nährstoffreicherer Produkte (fettarme Milch und Milcherzeugnisse, mageres Fleisch, Fisch, Gemüse, Frischobst, Vollkornbrot, Haferflocken, Weizenkeime usw.). Reichlich Calcium, Kalium, Magnesium, B-Vitamine, speziell B_{12}, und Vitamin D (Lebertran 5 ml = 1 Teelöffel/ Tag!). Häufig auch *erhöhter Ballaststoffbedarf.* Sicherstellung ausreichender *Flüssigkeitsversorgung* (Trinkmenge > 1500 ml/Tag); bei seniler Hypodipsie aufgrund abnehmenden physiologischen Durstgefühls notfalls auch nach Reglement („über den Durst") trinken lassen. Mit geringer werdender digestiver und metabolischer Kapazität häufigere (5–6) und kleinere Mahlzeiten, unter Gewährleistung weiterhin bedarfsgerechten Nährstoff- und Ballaststoffgehalts, erforderlichenfalls in leicht verdaulicher Abwandlung. Berücksichtigung etwaiger **Kauinsuffizienz.*

Häufigste gravierende *Ernährungsmängel bei Senioren:* Unzureichende Flüssigkeitszufuhr, defizitäre Vitaminversorgung, Calciummangel, Kaliummangel, Eiweißmangel, Ballaststoffmangel (→ *kritische Nährstoffe*, S. 103), besonders häufig bei Altenheimbewohnern.

Ernährung unter erhöhter physiologischer Beanspruchung

Schwangere

Wünschenswerte Nährstoff- und Energiezufuhr bei Schwangeren (Gesamtzufuhr pro Tag)

Eiweiß[1]	ca. 60 g (1,3 g/kg)	*Molybdän*	50–100 µg
Fett	25–35 Energie%	*Selen*	30–70 µg
	(27–38 g/1000kcal)	*Thiamin*[1] (Vit. B$_1$)	1,2 mg
	Cholesterin < 300 mg	*Riboflavin*[1] (Vit. B$_2$)	1,5 mg
Linolsäure[1]	11 g	*Niacin* (+Niacinäquivalente)[1]	
n-3-Polyensäuren[1] → S. 21 f.			15 mg
Kohlenhydrate	50–65 Energie%	*Vitamin B$_6$*[1]	1,9 mg
	(ca. 300–400 g)	*Pantothensäure*	6 mg
Natrium[2]	(>) 620 mg	*Folsäure*	600 µg
Chlorid[2]	(>) 930 mg	*Vitamin B$_{12}$*	3,5 µg
Kalium	> 2000 mg	*Biotin*	30–60 µg
Calcium[1]	1200 mg	*Vitamin C*[1]	110 mg
Phosphat	(800 mg) → S. 60		
(Schwangere < 19 J.	1250 mg)	*Vitamin A*	
Magnesium[1]	310 mg	(Retinoläquivalente)[1]	1,1 mg
(Schwangere < 19 J.	350 mg)	*Vitamin D*[1]	10 µg (400 I.E.)
Eisen	30 mg	*Vitamin E* (RRR-α-Tocopheroläquivalente)	13 mg
Jod	230 µg (D, A), 200 µg (CH)	*Vitamin K*	60 µg
Fluorid	3,1 mg		
Zink[1]	10 mg	*Wasser*	35(–45) ml/kg
Kupfer	1,0–1,5 mg	*Ballaststoffe*	30–40 g
Mangan	2,0–5,0 mg		
Chrom	30–100 µg		

Energie[1] *Zulage von ca. 250 kcal zu der für altersgleiche Nicht-Schwangere empfohlenen Tagesenergiemenge*

---

[1] ab 4. Schwangerschaftsmonat
[2] → Prävention der *Präeklampsie

Deckung des erhöhten Nährstoff- und Energiebedarfs bei ungestörtem Schwangerschaftsverlauf im allgemeinen durch gezielte Anreicherung der regulären *Vollkost●* mit geeigneten Nahrungsmitteln (Molkereiprodukte, Seefisch, polyensäurereiche Pflanzenöle, Frischobst, Gemüse, Vollkornerzeugnisse) problemlos möglich. *Zusätzliche* medikamentöse Supplementierung bei Möglichkeit bedarfsgerechter Kostgestaltung lediglich für *Jod* (Jodmangelgebiete, d. h. meiste Länder Mitteleuropas; Empfehlung zusätzlich 150–200 µg/Tag oder 1–1,5 mg pro Woche, jedoch nicht mehr als 300 µg Jod/Tag [72]), für *Eisen* (Plasma-Ferritin < 20 µg/l; ca. 30–60 mg Fe/Tag), für *Zink* (Serumwert < 10 µmol/l; ca. 10 mg Zn/Tag) und für *Folsäure* (600 µg/Tag; bei Megaloblastose, neutrophiler Hypersegmentation, bei bekannterweise erhöhtem Risiko für **Neuralrohrdefekte*, Lippen-Kiefer-Gaumenspalten, Down-Syndrom, Klumpfuß, Frühgeburt oder habituellen Abort; Megadosis von 4–5 mg/Tag). *Bei geplanter Schwangerschaft ist Zustand optimaler Nährstoff- (incl. 400 µg Folsäure/Tag medikamentös) und Energieversorgung sowie ein normales Körpergewicht spätestens 4 Wochen vor der Konzeption anzustreben* (vgl. Schwangerschaft bei **Adipositas*, S. 158).

Zusätzlich zu beachten. 1–2mal wöchentlich eine Portion fetten Seefischs (→**Eikosapentaensäure*▲), jedoch unter Vermeiden stärker quecksilberbelasteter Fischarten (z. B. Thunfisch). Kein rohes oder halbgares Fleisch, keine Art von Rohwurst *(→*Toxoplasmoseprävention)!* Auch rohe Eier, unpasteurisierte rohe Milch und daraus ohne Erhitzen hergestellte Zubereitungen sind zu meiden. Gemüse*roh*kost je nach Lage des Einzelfalls (örtlicher Hygienestandard, Hygienebewußtsein der Schwangeren), im Zweifelsfall besser Verzicht *(→*Listerioseprävention)*. Keine Lebergerichte, Leberpastete, Leberwurst u. ä., keinen Lebertran, keine Vitamin-A-Präparate im ersten Drittel der Schwangerschaft (fruchtschädigende Retinolbelastung möglich, teratogener Schwellenwert ca. 3 mg/ Tag); diskutable Alternative für Bedarfsfälle: β-Carotin. Aufwertung evtl. streng vegetarischer (veganischer, makrobiotischer u. ä.) Kost durch adäquate diätetische Korrekturen (Eiweiß, Vitamin B_{12}, Vitamin D, Calcium, Eisen, Zink). Maßhalten im Kochsalzverbrauch (nicht mehr als 6–8 g NaCl/Tag). Flüssigkeit ad libitum, jedoch kein unkontrolliertes Trinken zuckerreicher Erfrischungsgetränke. Zurückhaltung mit coffeinhaltigen Getränken, besser völliger Verzicht auf Bohnenkaffee, schwarzen Tee und Colagetränke (erhöhtes Risiko für fetalen Entwicklungsrückstand, fetale cardiale Arrhythmien und Fehlgeburt beginnt möglicherweise bei täglicher Aufnahme von 300 mg Coffein, entsprechend etwa 3 Tassen Bohnenkaffee). Auch Kakao und Schokolade nur in knapper Menge. Keinen gewohnheitsmäßigen Lakritzkonsum. Keine chininhaltigen Limonaden (Bitter Lemon, Tonic Water). *Alkoholische Getränke sind strikt zu mei-*

den, möglichst bereits präconceptionell (Untergrenze für embryotoxische Ethanoldosis nicht sicher definierbar). Häufiger am Tage etwas essen lassen. Keine unnötig langen Nüchternperioden. Bei jugendlichen Schwangeren (< 18 Jahre) ist der altersstufenentsprechend erhöhte Nährstoff- und Energiebedarf zu berücksichtigen (Empfehlung der American Dietetic Association: 1,5 g/kg Protein, 1600 mg Calcium, 40–43 kcal/kg/Tag); von besonderer Wichtigkeit zudem die Beseitigung der bei diesen jungen Frauen besonders häufigen primären Ernährungsmängel (B-Vitamine, Ascorbinsäure, Spurenelemente usw.; Ernährungsanamnese!).

Bei **Mehrlingsschwangerschaft** (Multifetalschwangerschaft) lässt sich der im Vergleich zur Einkindschwangerschaft höhere Nahrungsbedarf bisher nur größenordnungsmäßig abschätzen. Wichtigstes Kriterium für die Vollwertigkeit der Ernährung ist auch bei Mehrlingsschwangeren die kontinuierliche Gewichtszunahme, die ab 4. Monat ca. 0,7 kg pro Woche betragen soll. Der individuell-empirisch zu ermittelnde Mehrbedarf betrifft dabei hauptsächlich tierisches Eiweiß, ungesättigte Pflanzenfette, B-vitaminreiche Cerealien (Weizenkeime!), Obst und Gemüse. Energiebedarf etwa 150 kcal/Tag über dem bei einer Einkindschwangerschaft. Zusätzlich sind ab 4. Monat bis zur Entbindung täglich medikamentös zu supplementieren:

Calcium	250 mg	*Folsäure*	300 µg
Eisen	30 mg	*Vitamin B$_6$*	2 mg
Zink	15 mg	*Vitamin C*	50 mg
Kupfer	2 mg	*Vitamin D*	5 µg = 200 I.E.

Richtwerte für die physiologische Gewichtszunahme während der *(Einkind-)*Schwangerschaft in Abhängigkeit vom vorbestehenden Body mass index (BMI, vgl. S. 87 u. 152f.)

BMI < 20: 12,5–18 kg (ab 4. Monat ca. 0,5 kg/Woche)
BMI 20–26: 11,5–16 kg (ab 4. Monat ca. 0,4 kg/Woche)
BMI > 26: 7–11,5 kg (ab 4. Monat ca. 0,33 kg/Woche)
BMI > 30: < 6 kg
Physiologische Gewichtszunahme der Schwangeren bei Mehrlingsschwangerschaft: Zwillinge 18–20 kg, Drillinge ca. 22,5 kg.

Wochenbett. Bedarfsgerechte *leichte Vollkost●* oder vorgegebene Diätkost. Trinkenlassen nach Belieben. Erforderlichenfalls diätetische Anpassung an Komplikationen der vorangegangenen Schwangerschaft und Entbindung. Aufbau angemessen erhöhter Nährstoff- und Energieversorgung für stillende Mütter (S. 114f.).

Stillende Mütter

Eine dem lactationsbedingten Mehrbedarf angepasste biologisch vollwertige Ernährung ist unerläßliche Voraussetzung für die Fähigkeit einer Mutter, ihr Kind genügend lange bedarfsgerecht zu stillen, ohne selbst in ein Nährstoffdefizit zu geraten.

In 100 g reifer Frauenmilch enthaltene Nährstoffe (Mittelwerte [77])

Eiweiß (Protein)	1,1 g	*Chrom*	4,1 μg
Fett	4,0 g	*Molybdän*	1 μg
Arachidonsäure	4,2 mg	*Selen*	3,3 μg
Dokosahexaensäure	5,0 mg		
Linolsäure	0,41 g	*Thiamin*	15 μg
α-Linolensäure	22 mg	*Riboflavin*	38 μg
Cholesterin	25 mg	*Niacin*	170 μg
Lactose	7,0 g	*Vitamin B$_6$*	14 μg
		Pantothensäure	210 μg
Natrium	13 mg	*Folsäure*	8 μg
Chlorid	40 mg	*Vitamin B$_{12}$*	0,05 μg
Kalium	47 mg	*Biotin*	0,58 μg
Calcium	29 mg	*Vitamin C*	6,5 mg
Phosphat	15 mg		
Magnesium	3,2 mg	*Vitamin A*	69 μg
		β-Carotin	3 μg
Eisen	58 μg	*Vitamin D*	0,07 μg (3 I. E.)
Jod	5,1 μg	*Vitamin E*	278 μg
Fluorid	17 μg	*Vitamin K*	0,48 μg
Zink	134 μg	*Nucleoside*	19 μmol
Kupfer	35 μg	*Wasser*	87,5 g
Mangan	0,7 μg	*Energie*	69 kcal (289 kJ)

Wünschenswerte Nährstoff- und Energiezufuhr bei stillenden Müttern (Gesamtzufuhr pro Tag)

Eiweiß (Protein) (ca. 2 g Zulage pro 100 g sezernierte Milch)	63(–68) g	*Kohlenhydrate*	50–65 Energie % (ca. 375–475 g)
Fett	30–35 Energie % (33–38 g/1000 kcal)	*Natrium*	ca. 700 mg
		Chlorid	ca. 1050 mg
Linolsäure	12 g	*Kalium*	> 2500 mg
n-3-Polyensäuren → S. 21 f.			

Calcium	1300 mg	*Vitamin B₆*	1,9 mg
Phosphat (900 mg) → S. 60		*Pantothensäure*	6 mg
Magnesium	390 mg	*Folsäure*	600 µg
		Vitamin B₁₂	4,0 µg
Eisen	20 mg	*Biotin*	30–100 µg
Jod 260 µg (D, A), 200 µg (CH)		*Vitamin C*	150 mg
Fluorid	3,1 mg		
Zink	11 mg	*Vitamin A* (Retinoläquivalente)	
Kupfer	1,0–1,5 mg		1,5 mg
Mangan	2,0–5,0 mg	*Vitamin D*	10 µg (400 I.E.)
Chrom	30–100 µg	*Vitamin E*	17 mg
Molybdän	50–100 µg	*Vitamin K*	60 µg
Selen	75 µg		
		Wasser	45–50 ml/kg
Thiamin (Vit. B₁)	1,4 mg	(Trinkmenge ca. 3 Liter)	
Riboflavin (Vit. B₂)	1,6 mg	*Ballaststoffe*	30–40 g
Niacin (+ Niacinäqui-		*Energie*	ca. 3000 kcal
valente)	17 mg	(variierend mit Stillvolumen)	

Deckung des mit der sezernierten Milchmenge zunehmenden Nährstoff- und Energiebedarfs der stillenden Mutter durch adäquate Zulagen zur regulären *Vollkost●*: Vollmilch, fettarme Molkereiprodukte, Vollkornerzeugnisse, Weizenkeime (Folsäure!), polyensäurereiche Pflanzenöle, Obstrohkost usw. Erforderlichenfalls Calcium (bei unzureichendem Konsum von Milch und Milchprodukten), Jod (Jodmangelgebiete, d. h. praktisch ganz Mitteleuropa; Empfehlung: 150–200 µg/Tag), Eisen (bei fortbestehender Sideropenie) und Zink zusätzlich medikamentös. Mindestens 1–2mal wöchentlich eine Portion fetten Seefischs (→*Eikosapentaensäure▲*). Reichlich Flüssigkeit (> 1 ml/kcal). Im Fall streng vegetarischer Ernährungsweise der Mutter (Veganerin, Makrobiotikerin u. ä.) Kostkomplettierung durch geeignete Zulagen unumgänglich (Eiweiß, Vitamin B₁₂, Calcium, Eisen, Zink). *Extrem* hoher Obstverzehr ist zu vermeiden (begünstigt perianales Wundsein beim Kind). Vorsorglich Verzicht auf jede Art rohen und halbgaren Fleisches (→*Toxoplasmoseprävention)* und auf rohe, nicht pasteurisierte Milch (vgl. *Listerioseprävention)*. Möglichst wenig transfettsäurenreiche Produkte (S. 547). Alkoholgenuss nur mit größter Zurückhaltung, besser völlige Enthaltsamkeit bis Ende der Stillperiode; ca. 3 % der zugeführten Ethanolmenge geht in die Muttermilch über („Der Säugling trinkt mit!"), was zur Abnahme des Stillvolumens und zur Trinkschwäche beim Säugling führen kann. Maßhalten auch mit coffeinhaltigen Getränken (nicht mehr als 2–3 Tassen Bohnenkaffee oder schwarzer Tee pro Tag) und mit Schokolade. Überwachung des Körpergewichts als Kriterium angemessener Energieversorgung der Stillenden. Sportliche Aktivitäten haben keinen negativen Einfluss auf Stillvolumen, Energie- und Nährstoffgehalt der Muttermilch.

Stillfähigkeit bei mütterlicher Krankheit. Schwere chronische Infektionskrankheiten und sonstige schwere konsumierende Leiden können zur Kontraindikation für das Stillen eines Kindes werden (fortgeschrittene Tuberkulosen, AIDS, Malignome, Alkoholismus, Psychosen, schwere protein-calorische Unterernährung u. ä.). Dagegen schränken zahlreiche andere chronische Gesundheitsstörungen, angemessene Therapie und bedarfsgerechte Ernährung vorausgesetzt, die *Stillfähigkeit einer Frau* nicht nennenswert ein, z. B.:

Adipositas	arterielle Hypertonie
allergische Diathese	Hypothyreose
Cholelithiasis	Ichthyosis vulgaris
Coeliakie	Lactasemangel
Colitis ulcerosa	systemischer Lupus erythematodes
Crohn'sche Krankheit	cystische Mastopathie, gutartige
Diabetes mellitus	Mucoviscidose
Ekzem	multiple Sklerose
Hypercholesterinämie	Phenylketonurie
sonstige Hyperlipoproteinämien	Psoriasis

Schwerarbeiter

Mehrbedarf an Nahrungsenergie und essentiellen Nährstoffen entsprechend dem Schweregrad der Arbeit[1].

Schätzwerte für den Energiemehrbedarf pro Tag gegenüber dem Bedarf des Leichtarbeiters (Kalkulation der im Einzelfall benötigten *Nahrungsenergie* empirisch nach der Entwicklung des regelmäßig zu kontrollieren-

---

[1] **Beispiele für Berufsschweregruppen [23]:**
Leichtarbeiter: Büroangestellte, Laboranten, Feinmechaniker, PKW-Fahrer, Fliessbandarbeiter
Mittelschwerarbeiter: Autoschlosser, Verkäuferin, Anstreicher, hauswirtschaftliche Tätigkeiten mit größerem manuellen Aufwand
Schwerarbeiter: Schwerere landwirtschaftliche Tätigkeiten, Maurer, Zimmermann, Dachdecker, Masseur
Schwerstarbeiter: Waldarbeiter, Steinbrucharbeiter, Stahlarbeiter, Hochofenarbeiter, Kohlenhauer.

den Körpergewichts; Ziel: Bei gleichbleibender Arbeitsbelastung konstantes Normalgewicht):

		kcal	MJ	Prozentualer Mehrbedarf
Mittelschwerarbeiter	♂	bis 500	bis 2,1	bis 20 %
	♀	bis 450	bis 1,9	bis 20 %
Schwerarbeiter	♂	500–1000	2,1–4,2	20–40 %
	♀	450– 900	1,9–3,8	20–40 %
Schwerstarbeiter	♂	> 1000	> 4,2	> 40 %
	♀	> 900	> 3,8	> 40 %

Mehrzufuhr an Energie nicht überwiegend in Form „leerer", d. h. nährstoffarmer Calorienträger (Zucker, Fett, Alkohol). Fettanteil der Kost kann jedoch 35 % (Schwerarbeiter) bzw. 40 % (Schwerstarbeiter) der Gesamtenergiezufuhr durchaus erreichen. Anhebung der Zufuhr *essentieller Nährstoffe*, ausgehend vom Basisbedarf des Erwachsenen bei leichter körperlicher Arbeit (S. 102), um etwa den gleichen (bis $1\frac{1}{2}$fachen) Prozentsatz wie die zur Erhaltung der Gewichtskonstanz benötigte Mehrzufuhr an Nahrungsenergie. Darüber hinausgehender Mehrbedarf bei schwerer und schwerster körperlicher Arbeit möglich für Natrium (Kochsalz), Kalium und Flüssigkeit (vgl. **Hitzearbeiter*).

Richtwerte für den Bedarf an Nahrungsenergie und einzelnen Nährstoffen beim Schwerarbeiter (Gesamtbedarf pro Tag; nach H. A. KETZ u. M. MÖHR 1985)

		kcal	MJ	Eiweiß g	Fett g	KH g	Vit. B$_1$ mg	Vit. B$_2$ mg
Mittel-schwer-arbeiter	♂	2400–3000	10–12,5	75– 85	75–105	330–400	1,2–1,5	1,4–1,8
	♀	1900–2400	8–10	65– 75	60– 85	260–320	1,0–1,2	1,2–1,4
Schwer-arbeiter	♂	3100–3600	13–15	90–105	115–135	400–470	1,6–1,8	1,9–2,2
	♀	2400–2800	10–11,7	75– 80	85–100	320–380	1,2–1,4	1,4–1,7
Schwerst-arbeiter	♂	3600–4200	15–17,6	105–125	135–160	470–540	1,8–2,1	2,2–2,5
	♀	2800–3300	11,7–13,8	80– 95	100–125	380–430	1,4–1,7	1,7–2,0

Nachtschichtarbeiter

Trotz erhöhter psychischer Belastung bedingt Nachtschichtarbeit an sich keine nennenswerte Steigerung des Energie- und Nährstoffbedarfs, erfordert jedoch optimale *Anpassung von Nahrungszufuhr und Essenszeiten an den veränderten Circadianrhythmus.* Empfehlenswert: Verteilung der Nahrungsaufnahme auf 3-4 Mahlzeiten außerhalb der Nachtschicht und 2 Mahlzeiten innerhalb der Nachtschicht.

Nachtschichtverpflegung. Leicht verdauliche, nicht zu fettreiche, blähende Produkte vermeidende Kost. Energiegehalt 30-35%, Gehalt an essentiellen Nährstoffen 35-50% des 24 Std.-Richtwertes der entsprechenden Berufsschweregruppe (vgl. S. 116f.). Zweckmäßig vor Beginn der Nachtschicht ein belegtes Brot o.ä. mit einer Tasse Kaffee. Wünschenswert eine warme Hauptmahlzeit von 600-750 kcal (günstigste Zeit zwischen 0 und 1 Uhr) und ein kalter Zwischenimbiß von 200-300 kcal (zwischen 4 und 5 Uhr), jeweils zu fest geregelter Uhrzeit. Gelegentlich eine Tasse Bohnenkaffee oder schwarzen Tees kann hilfreich sein. Vor übermäßigem Coffein- und vor Alkoholkonsum ist dagegen zu warnen. Letztes Essen spätestens 1-1½ Std. vor dem Schlafengehen.

Hitzearbeiter

Mehrbedarf an Flüssigkeit und Elektrolyten entsprechend den Verlusten durch vermehrte Schweißbildung (Schweißabgabe pro Arbeitsschicht durchschnittlich 5-8 Liter), Mehrbedarf an Nahrungsenergie proportional zum Grad der Hitzeexposition. Ausgehend von im Energie- und Nährstoffgehalt dem Schweregrad der Arbeit angepaßter Basiskost (vgl. *Schwerarbeiter;* Kostgestaltung für Hitzearbeiter zweckmäßigerweise nach den Grundsätzen einer gut gewürzten *leichten Vollkost●)* entsprechend dem *hitzebedingten Mehrbedarf* erhöhte Zufuhr von:
1. **Flüssigkeit**. Trainierte Hitzearbeiter *nach Durst trinken lassen:* Körperwarmen Früchte- und Kräutertee, dünnen schwarzen Tee oder Kaffee, verdünnte Fruchtsäfte, Mineralwasser, auch Fleischbrühe oder Gemüsebrühe. Möglichst jeweils nur kleine Portionen (bis etwa ¼ Liter). Stark gezuckerte, sehr kalte (eisgekühlte, kühlschranktemperierte) oder alkoholische Getränke nicht empfehlenswert, ebenso einfaches kaltes Wasser. Frischobst als Durstlöscher gut geeignet. Kriterium ausreichender Trinkmenge: Kein Flüssigkeitsdefizit (d.h. kein Gewichtsverlust von mehr als 1,5% des Körpergewichts/Tag, keine Dunkelverfärbung des Urins).

2. **Kochsalz.** Geschätzter Mehrbedarf 1,5–2 g NaCl pro Liter substituierter Flüssigkeit. Die Kochsalzaufnahme mit fester Nahrung (Brot, Wurst, Käse usw.) ist in Rechnung zu stellen.
3. **Kalium.** Geschätzter Mehrbedarf 0,5 g Kalium pro Liter substituierter Flüssigkeit.
4. **Calcium, Magnesium.** Geschätzter Mehrbedarf je etwa 50 mg Ca und Mg pro Liter substituierter Flüssigkeit.
5. **Nahrungsenergie.** Geschätzter Mehrbedarf 0,5 % pro Grad der 30 °C überschreitenden Effektivtemperatur (z. B. +2,5 % bei 35 °C), bezogen auf den Energiebedarf der entsprechenden Berufsschweregruppe (→*Schwerarbeiter*).

Kältearbeiter

Unter geregelten Arbeitsbedingungen bei adäquater Kleidung normalerweise kein ins Gewicht fallender Mehrbedarf an Energie und Nährstoffen gegenüber gleicher Arbeitsleistung bei gewöhnlicher Temperatur. Bei unter außergewöhnlichen Umständen verstärkter Kälteexposition (unzureichende Bekleidung, fehlende Aufwärmpausen, Notfallsituationen, arktische Kältegrade u. ä.) ist jedoch erhöhter Bedarf an Nahrungsenergie und im gleichen Verhältnis auch an essentiellen Nährstoffen zu veranschlagen. Abschätzung des Mehrbedarfs je nach Lage der Dinge im konkreten Fall. Variationen des Anteils der Hauptnährstoffe (Eiweiß, Fett, Kohlenhydrate) an der Gesamtenergiezufuhr ohne entscheidenden Einfluß auf die Kälteadaptationsfähigkeit des menschlichen Körpers.

Berufskraftfahrer

Energie- und Nährstoffbedarf, insbesondere beim PKW-Fahrer, meist nicht nennenswert über dem durchschnittlichen Bedarf eines Leicht- oder Mittelschwerarbeiters (S. 116 f.). LKW-Fahrer mit mehrstündigen Be- und Entladearbeiten überwiegend als *Schwerarbeiter* einzustufen.

Hinweise für die Praxis. Leicht verdauliche Kost, etwa einer *leichten Vollkost* ● entsprechend. *Antritt einer längeren Fahrt niemals mit leerem Magen,* andererseits jedoch auch nicht unmittelbar nach einer belastenden Mahlzeit. Etwa alle 2 Stunden unter Fahrtunterbrechung Einnahme einer kleinen Zwischenmahlzeit mit ausreichend Flüssigkeit. Bohnenkaffee, Tee oder Colagetränk können hilfreich sein, auf Dauer jedoch kein Ersatz für solide feste Kost. Auf langer Fahrt auch am Steuer öfter zwischendurch ein Plätzchen, ein Stück Schokolade, Obst o. ä. Voluminöseres Essen (Hauptmahlzeit) zweckmäßigerweise erst nach Ende der Fahrt bzw. nach Arbeitsschluss.

Teil 2

Korrekturbedürftig das bei Berufskraftfahrern besonders verbreitete Vorkommen von *Adipositas* und *arterieller *Hypertonie* (hier jedoch Kontraindikation für strenge Kurzzeitreduktionsdiäten!).

Sog. Manager

Eine spezielle „Manager-Diät" gibt es entgegen verbreiteter Annahme nicht. Kein eigentlicher Mehrbedarf an Nahrungsenergie oder einzelnen essentiellen Nährstoffen gegenüber den allgemeingültigen Richtwerten für die Ernährung Erwachsener von vergleichbarer körperlicher Aktivität. *Je höher die psychischen und physischen Leistungsanforderungen, um so wichtiger jedoch die Gewährleistung einer optimalen, d. h. in der Energie- und Nährstoffzufuhr voll bedarfsgerechten, dabei jede Luxuskonsumption ausschliessenden Kostführung* (vgl. S. 109 f.). Empfehlungen zum *praktischen Vorgehen:* Kohlenhydratreiches vollwertiges erstes Frühstück (Vollkornbrot). Zeitgerechtes zweites Frühstück. Auch im weiteren Tagesverlauf häufiger einen kleinen Imbiß nehmen lassen. Belegtes Brot oder Brötchen, eine Handvoll Nüsse oder Sonnenblumenkerne dabei zweckmäßiger als Plätzchen oder Süßigkeiten. Nur leichte Mittagskost. Keine zu opulente Einzelmahlzeit. *Konsequenter Ausgleich der bekannten Risiken häufigen Restaurantessens* (einseitige Fleischkost: Übermaß an Purinen, Fett, Cholesterin und Kochsalz, Mangel an Calcium, Vitaminen und Ballaststoffen) durch das Korrektiv einer entsprechend zu gestaltenden häuslichen Kost (vermehrt Frischobst, Gemüse, Milcheiweiß, Weizenkeime, Frischkornbreie usw.). Im Falle drohenden Übergewichts rechtzeitige Limitierung „leerer" Calorienträger *(→*Adipositas).*

Soldaten; Truppenverpflegung

Kalkulation des Energie- und Nährstoffbedarfs in Anpassung an den Grad der körperlichen Beanspruchung nach gleichen Grundsätzen wie bei den vergleichbaren Berufsschweregruppen im zivilen Bereich (Mittelschwerarbeiter, Schwerarbeiter, Schwerstarbeiter, Hitzearbeiter; S. 116 f.) und bei Leistungssportlern (S. 122 f.). Im Vergleich zu früher sind die körperlichen Anforderungen an die Soldaten aufgrund fortschreitender Motorisierung und Mechanisierung zurückgegangen. Sie liegen überwiegend zwischen leichter und mittelschwerer körperlicher Tätigkeit. Bei der Grundausbildung reicht im allgemeinen die Einstufung in mittelschwere körperliche Tätigkeit aus.

Bezugswerte für leistungsgerechte Nahrungszufuhr pro Tag bei der Deutschen Bundeswehr [53]

Ernährungsphysiologische Bezugswerte für die Truppenverpflegung

	Gemäßigte Klimazonen	Heiße Klimazonen[1]
Gesamtenergie in kJ[2]	10.000–15.000 (–17.000)[3]	12.500–17.000 (–19.000)[3]
in kcal	ca. 2.400–3.600 (–4.000)[3]	ca. 3.000–4.000 (–4.400)[3]
Fettenergieanteil in %	maximal 35	maximal 30
Kohlenhydratanteil in %	mindestens 50	mindestens 55
Proteinanteil in %	ca. 15 (ergibt sich aus den Bezugswerten für Fett u. KH)	
Wasser in Milliliter[4]	mindestens 2.500[5]	mindestens 4.000 bis 8.000 davon mind. 1.000 „Elektrolytgetränke"
Ballaststoffe in Gramm[6]	mindestens 30	
Vitamin C in Milligramm[7]	mindestens 150	
Calcium in Milligramm	mindestens 1.200	

Grundlage für die Bezugswerte sind die Daten des Bundeslebensmittelschlüssels (BLS II.1), die auch für die Nährwertschätzung verwendet werden.

[1] gilt für tropisches, subtropisches Klima und Wüstenklima.

[2] entspricht den Empfehlungen der Deutschen Gesellschaft für Ernährung (DGE) für 18- bis 35jährige Männer mit **leichter bis mittelschwerer Arbeit**. Durchschnittswerte sind durch den Truppenarzt nach der durchschnittlichen körperlichen Belastung der in einem Wirtschaftstruppenteil Verpflegten festzulegen.

[3] Bei vorübergehend schwerer körperlicher Tätigkeit ist eine Überschreitung bis zu den in Klammern gesetzten Werten möglich.

[4] Nach Maßgabe des Truppenarztes kann dieser Wert aufgrund besonderer klimatischer und/oder körperlicher Anforderungen, für die Dauer der außergewöhnlichen Belastung auf maximal 4000 ml angehoben werden. Darüber hinaus gehende Anforderungen müssen schriftlich begründet werden.

[5] einschliesslich des in der festen Nahrung enthaltenen Wassers.

[6] gilt für wasserlösliche und -unlösliche Ballaststoffe.

[7] aufgrund hoher körperlicher und klimatischer Belastung sowie für den Bedarf von Rauchern erhöhter Wert gegenüber den Empfehlungen der DGE.

Teil 2

Für besonders beanspruchte Teilbereiche der Bundeswehr gelten gesonderte (z. T. erhöhte) Bezugswerte. Den *Frauen* in den deutschen Streitkräften (Soldatinnen) steht auf Wunsch auch eine energiereduzierte Kostvariante zur Verfügung (10.000 kJ = 2.400 kcal; „Empfehlung für die Nährstoffzufuhr bei leichter körperlicher Tätigkeit").

Diätpflichtigen, sporttreibenden und besonders gesundheitsbewussten Soldaten und Soldatinnen wird die Möglichkeit einer dem Prinzip der *Hyperlipoproteinämie-(HLP-)Basisdiät● (S. 565) entsprechenden präventiven Kostführung unter der Bezeichnung „*Fitnesskost*" geboten.

Raumfahrer; astrophysiologische Ernährung

Energiebedarf im Zustand der Schwerelosigkeit 2500–2900 kcal/Tag, davon ca. 30–35 (–50!)% als Fett, 15 % als Eiweiß, der Rest als Kohlenhydrat. Kalkulation von Vitaminen, Mineralstoffen, Spurenelementen und Wasser in etwa 1,1facher Höhe der D-A-CH-Referenzwerte. Hauptsächliche Nahrungsmittel in der Raumkapsel speziell für diese Verwendung entwickelte (Gewicht, Volumen, Abpackung, Haltbarkeit, Hygienestandard usw.) gefriergetrocknete ballaststofffreie Nährstoffkonzentrate. In der Regenerationsphase nach Beendigung des Fluges Korrektur etwaiger Flüssigkeits- und Elektrolytimbalancen sowie Energie-, Nährstoff- und Ballaststoffdefizite.

Leistungssportler

Basisernährung eine bedarfsgerechte, nicht zu fettreiche *Vollkost●*, zur Optimierung der nutritiven Kondition in Trainings- und Wettkampfperioden im Nährstoff-, Energie- und Flüssigkeitsgehalt belastungsadäquat aufzuwerten nach etwa gleichen Grundsätzen wie bei der Ernährung der verschiedenen Kategorien von *Schwerarbeitern* und von *Hitzearbeitern. Zusätzliche Kostvariation und -supplementierung* entsprechend den besonderen Erfordernissen der jeweiligen Sportdisziplin und den individuellen Bedürfnissen und Wünschen des einzelnen Sportlers (Energie- und Nährstoffkonzentrate, Rehydratationslösungen usw.; Details: [1]).

Schätzwerte für den Energie- und Nährstoffbedarf pro Tag während der Leistungsphase

Sportarten[1]	Nahrungsenergie		Eiweiß	Polymere Kohlenhydrate		Fett max.
	kcal	MJ	g/kg	g/kg	Energie %	Energie %
Kraftsportarten	4000–6500	17–27	1,0–2,0	>5	>45	30
Schnellkraft-sportarten	3500–5500	15–23	1,0–2,0	>8	>50	30
Kraft-Ausdauer-sportarten	4000–6000	17–25	1,0–2,0	>9	>50	30
Ausdauer-sportarten	3500–6500	15–27	1,0–2,0	>9	>40	>40

Fußnote [1] siehe Seite 125.

Zufuhr an B-Vitaminen, Vitamin C, Kochsalz, Kalium, Calcium, Magnesium und Spurenelementen etwa in Höhe des $1^1/_2$–2fachen der D-A-CH-Referenzwerte [26] für die jeweilige Altersstufe, in der Regel allein durch geeignete Nahrungswahl problemlos zu realisieren.

Häufigste *kritische Nährstoffe* (vgl. S. 103) bei Leistungssportlern: Eisen (speziell bei Frauen), Magnesium, Kalium, Natrium, Calcium (amenorrhoische Sportlerinnen!), Chlorid, Zink, Thiamin, Riboflavin, Vitamin B_6, Folsäure.

Leistungsphase. Beginn mit zuckerarmer *kohlenhydratreicher Ernährung* (KH 60–70 % der Energiezufuhr) spätestens einige Tage vor jeweiliger Leistungsphase. An Sporttagen ein polysaccharidreiches Frühstück. Letzte Hauptmahlzeit vor dem Wettkampf (einzunehmen spätestens 3 Stunden vor Beginn) sollte stets kohlenhydratreich, fettarm und nicht zu ballaststoffreich sein. An Trainingstagen mit mehreren Trainingszeiten und bei Wettkämpfen mit mehreren über den Tag verteilten Starts häufiger zwischendurch eine kleinere kohlenhydratreiche Mahlzeit. *Substitution von Flüssigkeit und Elektrolyten schon vor Auftreten von Durstgefühl.* Zweckmäßig die Einnahme eines Getränks (jeweils 0,3–0,5 l) bereits 2 Stunden sowie 15 min *vor* Wettkampfbeginn. Im Verlauf von Ausdauerleistungen 5–8 % (bei Kälte 12–15 %) Kohlenhydrate (zweckmäßigerweise $^1/_{10}$ Zucker und $^9/_{10}$ Maltodextrin) enthaltende Getränke von hypotonem Elektrolytgehalt (400–600 mg Na, 200 mg Ca, 100 mg Mg pro Liter) in häufigeren kleinen Portionen (z. B. Langstreckenlauf bei warmem Wetter: Etwa alle 15–20

Minuten 100–200 ml). CO_2-haltige, coffeinhaltige und alkoholische Getränke nicht empfehlenswert, ebenso sehr zuckerreiche Fruchtsäfte und Limonaden. Im *Höhenklima* Verbesserung der sportlichen Leistungsfähigkeit durch vermehrt kohlenhydratangereicherte (KH bis 70 Energie%), fettreduzierte (20 Energie%), flüssigkeitsreiche Kost (entspricht zugleich der Prävention der sog. Berg- oder Höhenkrankheit). *Über den Bedarf hinausgehende Nährstoffzufuhr* (Eiweiß, Vitamine, Mineralstoffe) bringt bei bereits voll bedarfsgerechter Versorgung *keine weitere Steigerung der Leistungsfähigkeit.*

Nachwettkampfernährung. Wiederauffüllung der Glykogenreserven (leicht assimilierbare Polysaccharide 8–10 g/kg/24 Std.). Ausgleich der Flüssigkeits-, Elektrolyt- und Spurenelementverluste (evtl. Indikation für Mineralstoffkonzentrat oder eine orale Kohlenhydrat-Elektrolyt-Rehydratationslösung mit ca. 50 mmol Na/l); 500–600 ml Flüssigkeitsersatz für jedes halbe Kilogramm Gewichtsverlust, mindestens 2,5 l in den ersten 2 Stunden. Trinken lassen, bis das Ausgangsgewicht wieder erreicht ist. Leichtverdauliche kohlenhydrat-, vitamin-, kochsalz-, kalium- und magnesiumreiche Wunschkost mit baldiger Rückkehr zu adäquater Basisernährung.

Leistungsgerechte Energie- und Nährstoffversorgung von Hochleistungssportlern (am Beispiel der Fahrer der Tour de France).

Basiskost eine Vollkost mit 60–65 Energie% Kohlenhydraten (davon 9/10 polymere KH), 20–25 Energie% Fett (überwiegend aus Pflanzenölen), 10–15 Energie % Eiweiß (mageres Fleisch, Geflügel, Fisch). Vitamine, Mineralstoffe und Spurenelemente (Eisen!) ca. 150–200% der D-A-CH-Referenzwerte. Ziel: Body mass index (BMI) stabil zwischen 18 und 24 kg/m^2.

Die letzten Tage vor Tourbeginn besonders reichlich polymere Kohlenhydrate mit hohem Vitamingehalt, reichlich Flüssigkeit.

Bis spätestens 3 Stunden vor dem Start ein ausgiebiges leichtverdauliches, KH-reiches zucker- und fettarmes Frühstück (Haferflocken, Weizenkeime, Reis, Nudeln, Weißbrot, Brötchen, Frischobst, Yoghurt, zartes mageres Fleisch, weichgekochtes Ei usw.) mit Fruchtsaft und Tee oder Kaffee.

Etwa 1/2–3/4 Stunde vor dem Start ein kleines Zweitfrühstück mit ca. 25 g KH (Energieriegel, Keks, Banane o. ä.) mit 1/4–1/2 l eines KH-haltigen Elektrolytgetränks (sog. Sportgetränk).

Auf der Etappenfahrt, bevor Durst und Hunger auftreten, alle 10–15 min ca. 100–200 ml eines beliebigen coffein- und alkoholfreien Getränks (zweckmäßig ein KH-haltiges Sportgetränk), ab der zweiten Stunde außerdem alle 40–60 min einen nicht zu fettreichen und nicht zu süßen Energieriegel, ein belegtes Brötchen, einige Kekse oder Bananen (aus gut funktionierender Logistik). Flüssigkeitsverlust während einer 5–6 stündigen Etappe 4–6 Liter, bei heißer Witterung möglicherweise wesentlich mehr. Energieverbrauch pro Etappe bis zu 6000 kcal und darüber.

Nach Ende einer Tagesetappe frühzeitig, d. h. „innerhalb der nächsten halben Stunde nach dem Überfahren der Ziellinie" (LANCE ARMSTRONG), Beginn mit Wiederauffüllung des entstandenen Flüssigkeits-, Mineralstoff- und Glykogen- (= Kohlenhydrat-)defizits → *Nachwettkampfernährung.*

Breitensport. Im Nährstoff- und Energiegehalt bedarfsgerechte **Vollkost*●, KH-betont, fettarm, flüssigkeitsreich. Spezielle „Sportlernahrung" und Nahrungsergänzungsmittel entbehrlich.

Touristen

Allgemeine Hinweise. Wichtig die Beachtung des auf Reisen aus vielerlei Gründen meist *erhöhten Flüssigkeits- und Elektrolytbedarfs,* insbesondere für Kinder, für Senioren, für Flugreisende auf Langstrecken, bei eingeschränkter Nierenfunktion, bei erhöhter Thrombosegefährdung und bei Neigung zu habitueller Obstipation. Prävention der Reisekrankheit →*Kinetose.* Durchfallsprophylaxe auf Reisen →*Reisediarrhoe.* Diätetische Prävention von Wurminfektionen in tropischen und subtropischen Ländern → **Eingeweidewürmer.*

Zeitzonen-Flugreisende

Evidenzbasierte spezielle Richtlinien für eine „*Anti-Jet-lag-Diät*" zwecks Anpassung an den veränderten Circadianrhythmus beim schnellen Über-

---

[1]) *(zu S. 123) Beispiele für Sportartengruppen:*

Kraftsport:	Gewichtheben, Kugelstoßen, Hammerwurf, Diskuswerfen
Schnellkraftsport:	Kurzstreckenlauf, leichtathletischer Mehrkampf, moderner Fünfkampf, Radsport (Bahn), Schwimmen (100 m), Skisport (alpin), Eisschnelllauf, Tischtennis, Turnen, Eiskunstlauf, Skispringen
Kraft-Ausdauersport:	Ausdauersportarten mit hohem Krafteinsatz, z.B. Skilanglauf, Radsport (Straße), Bergsteigen, Eisschnelllauf (ab 1500 m), Rennrudern, Schwimmen (200–1500 m), Boxen, Ringen, Judo, Karate, Fußball, Handball, Eishockey, Volleyball, Wasserball, Tennis
Ausdauersport:	Mittel- und Langstreckenlauf, Marathonlauf, 20–50 km-Gehen.

winden großer Entfernungen in Ost-West- oder West-Ost-Richtung bisher nicht verfügbar. Wichtigste Empfehlung vorerst: *Während des Fluges viel trinken* (Mineralwasser, Fruchtsäfte; keine coffeinhaltigen oder alkoholischen Getränke!). Die Mahlzeiten und Ruhezeiten so rasch wie möglich den Gegebenheiten am Zielort anpassen.

Insulinspritzende Diabetiker auf Flugreise über mehrere Zeitzonen: Mehr Kohlenhydrate (und mehr bzw. öfter Insulin), entsprechend der „Verlängerung" des Tages beim Flug in Westrichtung, dagegen weniger Kohlenhydrate (und weniger bzw. weniger oft Insulin), entsprechend der „Verkürzung" des Tages beim Flug in Ostrichtung. Unter *traditioneller Insulintherapie* Steigerung bzw. Herabsetzung von KH und ggf. Insulin um jeweils ca. 3 % pro Stunde Zeitverschiebung. Unter *intensivierter Insulintherapie* Anpassung der *Basal*insulinmenge entsprechend der Zeitverschiebung zum Zielort: Zusätzlich Basalinsulin für Flugzeit in Westrichtung bzw. herabgesetzte Dosis für Flug in Ostrichtung (Variation um jeweils ein Zwölftel der normalen 12-Std.-Basalinsulindosis pro Stunde Zeitverschiebung) *unter Beibehaltung des gewohnten diätetischen Vorgehens* (incl. Normalinsulingabe zu den Mahlzeiten), jedoch mit zunächst engmaschigerer Blutzuckerkontrolle. Bei Flügen mit weniger als 3 Stunden Zeitverschiebung kann Basalinsulindosis unverändert bleiben.

Automobiltouristen

Gleiche Ernährungsempfehlungen wie für *Berufskraftfahrer* (S. 119) unter vergleichbaren Bedingungen.

Aufenthalt im heißen Klima

Mehrbedarf an Flüssigkeit und Elektrolyten entsprechend den Verlusten durch gesteigerte Perspiration und Schweißbildung. Kalkulation adäquater Versorgung mit Flüssigkeit, Nährstoffen und Energie nach etwa gleichen Grundsätzen wie beim *Hitzearbeiter* (S. 118).

Aufenthalt im kalten Klima

Kostgestaltung nach etwa gleichen Grundsätzen wie beim *Kältearbeiter* (S. 119).

Aufenthalt in Regionen mit niedrigem sozialem Standard

Zur **diätetischen Prävention** generell (nicht nur außerhalb der großen Metropolen) zu beachten: *Qualität der örtlichen Wasserversorgung*; im Zweifelsfall als Trinkwasser und für die Nahrungszubereitung nur frisch abgekochtes Wasser verwenden. *Kein Rohverzehr von jeder Art Fleisch, Fisch, Krebsen, Krabben, Muscheln oder Schnecken. Kein rohes Gemüse, keine rohen Salate.* Kritische Prüfung auch des Angebots an rohem Obst. Zurückhaltung mit dem Besuch von Speiselokalen eines hygienisch fragwürdigen Niveaus. Weitere Details → Prävention der **Reisediarrhoe.*

Teil 2

Sog. alternative (weltanschaulich oder ethnisch begründete) besondere Ernährungsweisen

Anthroposophische Ernährungsweise

Vornehmlich auf Vollkornerzeugnissen, einheimischem Gemüse und Obst, Milchprodukten und Ei basierende, Eiweiß im Übermaß vermeidende, zuckerarme, ballaststoffreiche Kost. Wesentliches Merkmal die ausschliessliche Verwendung von landwirtschaftlichen Erzeugnissen aus sog. „biologisch-dynamischem" Anbau (d. h. insbesondere Anwendung „natürlicher" Düngung mit Stallmist, Kompost, Gesteinsmehlen u. ä. unter striktem Vermeiden von üblichem kommerziellem Mineraldünger sowie chemischen Unkraut- und Schädlingsbekämpfungsmitteln) und die konsequente Ausschaltung chemischer Lebensmittelzusatzstoffe (Farb-, Konservierungs-, Aromastoffe, Pökelsalz u. ä.). Von R. STEINER ursprünglich keineswegs als obligat fleischfrei konzipierte, von vielen seiner Anhänger jedoch weitgehend ovolactovegetabil praktizierte Ernährungsform. *Bedarfsgerechte Energie- und Nährstoffversorgung* (soweit Lebensmittel aus „biologisch-dynamischem" Anbau ausreichend verfügbar) *bei Erwachsenen und älteren Kindern problemlos* möglich, bei nach anthroposophischen Vorstellungen künstlich ernährten Säuglingen und bei Kleinkindern dagegen nicht immer ganz einfach (Ablehnung der industriell gefertigten adaptierten Säuglingsmilchnahrungen, der Vitamin D-Supplementierung zur Rachitisprophylaxe, der Fluoridverabfolgung zur Cariesprävention u. ä.).

Atkins-Energiediät

In verschiedenen Variationen abgestufte *kohlenhydratarme Kost* (meist 40–60 g KH/Tag) mit belastend hohem Anteil an fetten tierischen Nahrungsmitteln (Fett, Purine und Cholesterin), infolgedessen häufig ketogen wirkend. Auch mit medikamentöser Zulage von Vitaminen, Mineralstoffen (schon von R. C. ATKINS selbst empfohlen) und Ballaststoffen in der bisherigen Form als Dauerkost keine empfehlenswerte Alternative.

Bircher-Benner-Kost

Umfasst in der hierzulande meist praktizierten Form verschiedene Variationen einer pflanzlichen Rohkost (Obst, Gemüse, Rohsäfte, Nüsse, kaltgepresste Pflanzenöle, Getreiderohbreie, sog. Müslis), die schrittweise durch Milch und magere Milchprodukte (fettarme Kondensmilch, Sauermilchen, Quark) und schliesslich gegarte Getreide-, Gemüse- und Kartoffelgerichte sowie durch Schrotbrot erweitert wird. In der Aufbaustufe einer fettarmen, ausreichend milcheiweißhaltigen *lactovegetabilen Kost● für bedarfsgerechte Versorgung mit Energie, essentiellen Nährstoffen und Ballaststoffen durchaus geeignet.* Vorteilhaft der geringe Gehalt an gesättigten Fettsäuren, Cholesterin, Purinen und Natrium. Möglicherweise *kritische Nährstoffe:* Eisen, Zink, Jod, Calciferol.

Hay'sche Trennkost

Vegetabilienreiche (bis 80 % der Nahrung Obst und Gemüse, überwiegend als Rohkost), vollkornbetonte, fettlimitierte (bis 60 g Fett/Tag, vorwiegend ölsäure- und polyensäurereiche Pflanzenöle), zuckerarme Mischkost, die bei adäquater Nahrungswahl eine *bedarfsgerechte Energie- und Nährstoffversorgung sehr wohl ermöglicht.* Auf das von HAY postulierte Trennprinzip (zeitlich getrennter Verzehr eiweißreicher und kohlenhydratreicher Lebensmittel in mehrstündigem Abstand zu verschiedenen Mahlzeiten) – mit letzter Konsequenz ohnehin kaum realisierbar, zudem jeder wissenschaftlichen Grundlage entbehrend – kann von den Anhängern dieser Kostform ohne Nachteil verzichtet werden. Gleiches gilt für die hinsichtlich einiger Details (u. a. Calciumdefizit) weniger empfehlenswerte Abwandlung der Trennkost („Fit for Life"-Diät) nach H. und W. DIAMOND.

Lutz-Diät

Kohlenhydratarme Kost mit maximal ca. 70 g (6 BE) KH/Tag („Leben ohne Brot"). Fleisch, Fleischwaren, Fisch, Eier, Molkereierzeugnisse und Fette ad libitum. Gemüse „in vernünftiger Menge". Auswahl zulässiger Nahrungsmittel bei sorgfältiger Kalkulation für eine bedarfsgerechte Energie- und Nährstoffversorgung im Rahmen dieser Kost ausreichend, Deckung des Ballaststoffbedarfs jedoch oft problematisch. Lutz-Diät verleitet die Patienten meist zu *überhöhtem Fett- und Fleischkonsum* mit der Folge unerwünschter Cholesterin- und Purinbelastung. Diskutabel allenfalls in abgewandelter Form (Fett- und Fleischlimitierung, Fettmodifizierung, Ballaststoffanreicherung).

Makrobiotische Ernährungsweise

Auf naturwissenschaftlich nicht nachvollziehbaren Vorstellungen fernöstlicher Mystik beruhender, in 10 Stufen sehr unterschiedlicher biologischer Wertigkeit konzipierter Komplex unkonventioneller Ernährungsformen. Differenzierung der jeweils praktizierten Variation makrobiotischer Ernährung (Stufen − 3 bis − 1, + 1 bis + 7, diese von den Patienten häufig nur sehr ungenau zu erfahren) erfordert in jedem Falle eine subtile Ernährungsanamnese.

Je höher die Makrobiotikstufe, um so defizitärer die Kost (nach E. H. GROOT u. M. H. TEUNISSEN):

Stufe	Getreide- (Vollkorn-) Produkte %	Ge- müse %	„Sup- pen" %	Tierische Produkte %	Salate u. Obst %	süße Speisen %
(+) 7	100	−	−	−	−	−
(+) 6	90	10	−	−	−	−
(+) 5	80	20	−	−	−	−
(+) 4	70	20	10	−	−	−
(+) 3	60	30	10	−	−	−
(+) 2	50	30	10	10	−	−
(+) 1	40	30	10	20	−	−
− 1	30	30	10	20	10	−
− 2	20	30	10	25	10	5
− 3	10	30	10	30	15	5

Bestandteile im Durchschnitt: 50–60% Vollkorngetreide, 25–30% Gemüse, 5–10% Bohnen und Algen, 5–10% „Suppen".

Makrobiotische Kost ist allgemein vergleichsweise eiweißarm, fettarm und zuckerarm, dabei ballaststoffreich, kochsalzreich (Meersalz) und knapp an Getränken. Die *niederen Stufen* (Stufe – 3 bis etwa Stufe + 1, ebenso die Abwandlung der Makrobiotikkost nach KUSHI) bieten bei geschickter Handhabung genügend Spielraum für eine einigermaßen bedarfsgerechte Nahrungswahl. Die *höheren Stufen* verlangen spezielle Ernährungskenntnisse zur Sicherstellung adäquater Nährstoffversorgung im Rahmen der verbliebenen beschränkten Lebensmittelauswahl. *Kritische Nährstoffe:* Essentielle Aminosäuren, Fett, Vitamin B_{12}, Calcium, Eisen, Zink, Riboflavin, Ascorbinsäure, Vitamin D. Die *höchsten Stufen verkörpern eine ausgesprochene Mangelkost* und sind ohne korrigierende Supplemente auf Dauer lebensbedrohend. Für Säuglinge, Kleinkinder, Schwangere und stillende Mütter ist makrobiotische Ernährung ohne gezielte Nährstoffkomplettierung (Milch, Fisch, Fett usw., beim älteren Säugling in Form zusätzlicher Muttermilchgabe mindestens bis zum 12. Monat unter entsprechender Komplettierung der mütterlichen Kost) ungeeignet, auch für ältere Kinder wenig empfehlenswert. Vor dem Verzehr angeschimmelten Getreides (von G. OHSAWA ausdrücklich empfohlen) ist dringend zu warnen.

Mazdaznan-Ernährung

Variante der *ovolactovegetabilen Kost* (S. 132 f.), vollkorn- und rohkostbetont, zuckerarm, ballaststoffreich. Betonte Anpassung an Jahreszeit (Bevorzugung von Lebensmitteln der jeweiligen Saison) und Lebensalter. Nachdrückliches Vermeiden jeglicher Überernährung. *Bedarfsgerechte Energie- und Nährstoffversorgung* im Rahmen dieser Ernährungsform *problemlos.*

Mediterrane Diät („Kreta-Diät")

Traditionelle Ernährungsweise in den küstennahen Regionen der Mittelmeerländer. Unterscheidet sich von der Durchschnittskost des Mitteleuropäers in der Art des Fettkonsums (überwiegend Olivenöl) und einem höheren Verzehr von frischem Obst, Gemüse, Nüssen, Getreideerzeugnissen und Fisch; Konsum an Fleisch, Wurst, Butter und damit an gesättigten Fetten (7–9 Energie%) andererseits deutlich geringer. Alkoholgenuss überwiegend in Form von Wein anstelle von Bier und Spirituosen. Die je nach Herkunftsland in einigen Details variierende mediterrane Diät enthält in ihrer ursprünglichen Form vergleichsweise sehr reichlich ungesättigte Fettsäuren (vor allem Ölsäure) pflanzlicher Herkunft, reichlich polymere Kohlenhydrate, Vitamin C und E, Carotine und Ballaststoffe. *Eine gute Alternative zur üblichen fleisch-, fett- und zuckerreichen Ernährung in Mitteleuropa und den USA!*

Typische Nährstoffverteilung in der traditionellen kretischen Form mediterraner Diät (durchschnittliche tägliche Aufnahme; abgewandelt nach [44])

		Energie		
Eiweiß (Protein)	77 g	12%	*Vitamin C*	258 mg
Gesamt-Fett	123 g	42%	*Vitamin E*	17 mg
gesättigte FS	25 g	9%	*Folsäure*	559 µg
Monoensäuren	67 g	23%	*Kalium*	4504 mg
Ölsäure	57 g	19%	*Magnesium*	483 mg
Polyensäuren	18 g	6%		
Linolsäure	15 g	5%	*Ballaststoffe*	47 g
Cholesterin	123 mg		*Ethanol*	17 g
Kohlenhydrate	294 g	45%	*Energie*	2633 kcal

Reform-Ernährung

Überwiegend *ovolactovegetabile Kost,* häufig gestaltet nach den Grundsätzen der sog. **Vollwert-Ernährung.* Schwerpunkt Vollkornerzeugnisse aller Art, Milch und Milchprodukte, Obst, Gemüse (Rohkost), Hülsenfrüchte, Nüsse. Weitgehender Ausschluß „leerer" Calorienträger (reiner Zucker, Stärkemehle, Feinmehle, raffinierte Fette). Moderate Beschränkung des Verzehrs von Fleisch und Fleischwaren. Bevorzugung von Lebensmitteln aus sog. biologischem Anbau (vgl. S. 127). Limitierung der Verwendung von Lebensmittelzusatzstoffen. *Bedarfsgerechte Energie- und Nährstoffversorgung* im Rahmen dieser Ernährungsform *problemlos möglich.* Zufuhr an gesättigten Fetten, Cholesterin, Purinen und Zucker bei konsequent eingehaltener Reform-Ernährung in der Regel geringer als durchschnittlich bei konventioneller Ernährungsweise.

Schnitzer-Kost

Intensivkost
Streng vegetarische (veganische) Rohkost auf Vollkorngetreidebasis. Enthält keinerlei erhitzte Lebensmittel, kein Brot, keine Kartoffeln, kein Eiweiß tierischer Herkunft. Ballaststoffreich, zuckerarm, natriumarm. Ca. 1500 kcal (6,3 MJ)/Tag. Defizitär an essentiellen Aminosäuren, Calcium, Eisen, Zink, Vitamin B_{12}, Vitamin A. Ohne adäquate Nährstoffkomplettierung (z. B. in Form von Milch und Milchprodukten) *als Dauerkost ungeeignet.*

Normalkost
Ovolactovegetabil erweiterte Schnitzer-Intensivkost von nur noch teilweisem Rohkostcharakter. Enthält Milch, Käse, Eier sowie Vollkornbrot, Kartoffeln, Reis u. a. *Ermöglicht Bedarfsdeckung an Energie und essentiellen Nährstoffen* im gleichen Umfang wie jede vergleichbare sonstige *ovolactovegetabile Kost* (s. u.).

Vegetarische Ernährungsweisen

Ernährung ausschliesslich oder weit überwiegend von pflanzlicher Kost:
1. Streng vegetarische Kost *(Veganer):* Ernährung allein mit Lebensmitteln pflanzlicher Herkunft.
2. Rohkost
3. Erweiterte vegetarische Kostformen:
   a. Lactovegetabile Kost *(Lactovegetarier):* Erweiterung der streng vegetarischen Kost durch Zulage von Milch und Milchprodukten.
   b. Ovovegetabile Kost *(Ovovegetarier):* Erweiterung durch Zulage von Ei (anstelle von Milch und Milchprodukten).
   c. Ovolactovegetabile Kost *(Ovolactovegetarier):* Erweiterung durch Zulage von Milch, Milchprodukten und Ei.
   d. Piscovegetabile Kost *(Piscovegetarier):* Erweiterung durch Zulage von Milch, Milchprodukten, Ei und Fisch.
   e. Semivegetabile Kost *(Semivegetarier):* Erweiterung durch Zulage von Milch, Milchprodukten, Ei, Fisch und Huhn (jedoch keine sonstigen Fleischarten oder Fleischprodukte).

1. Streng vegetarische Kost (veganische Kost)
Sicherstellung qualitativ und quantitativ bedarfsgerechter veganischer Ernährung erfordert überdurchschnittliche lebensmittelkundliche Kenntnisse und sorgfältige Kalkulation der Vegetabilienzufuhr nach Art und Menge. *Fachkundige Beratung ist unerlässlich.* Nährstoffgehalt der Veganerkost *häufig defizitär,* die Ausnutzbarkeit zudem möglicherweise

herabgesetzt, folgenschwer insbesondere für nicht mehr gestillte Säuglinge und für Kleinkinder sowie für Schwangere und Stillende. Beim Säugling deshalb Beibehalten (zusätzlicher) Muttermilchernährung mindestens bis zum 12. Lebensmonat (unter entsprechender Komplettierung der mütterlichen Kost), alternativ eine kommerzielle Säuglingsnahrung auf Sojabasis. Ab 4.–6. Monat Supplementierung insbesondere von Eisen, Zink, B-Vitaminen (B$_{12}$!) und Vitamin D in Form säuglingsgerechter Zulagen. *Kritische Nährstoffe* (vgl. S. 103): Essentielle Aminosäuren, Vitamin B$_{12}$, Retinol, Calciferol, Riboflavin, Calcium, Eisen, Zink, Selen, weitere Spurenelemente. Das überraschend seltene Vorkommen *manifester* B$_{12}$-Mangelzustände selbst bei langjährigen Veganern lässt okkulte bakterielle Cobalaminquellen (Verzehr B$_{12}$-haltiger Meeresvegetabilien?, Dünndarmascension B$_{12}$-produzierender Bakterien?) vermuten. Vorsorgliche kommerzielle B$_{12}$-Supplementierung dennoch bei jedem Veganer empfehlenswert *(→ *Cobalaminmangel)*, unerlässlich während Schwangerschaft und Stillzeit sowie für künstlich ernährte Säuglinge und für Kleinkinder. Sicherer ist es jedoch für diesen Personenkreis, auch hinsichtlich der Proteinversorgung, von vornherein einer erweiterten vegetarischen Kostform (z. B. lactovegetabile Kost) den Vorzug zu geben.

Wichtigste *pflanzliche Proteinträger:* Soja, sonstige Hülsenfrüchte, Vollkorngetreide, Kartoffel, Nüsse, Mandeln, Sonnenblumenkerne.

Aufwertung der biologischen Wertigkeit des Eiweißes durch kombinierte Zufuhr verschiedener eiweißhaltiger Vegetabilien (Komplettierung der Aminosäurenspektren, vgl. S. 19, 20). **Empfohlene Kombinationen** (nach [15]; vgl. [95])

Vollkornweizen	mit Hülsenfrüchten + Erdnuss
	mit Sesam + Soja
Vollkornreis	mit Hülsenfrüchten + Sesam
Mais	mit Hülsenfrüchten
Bohnen	mit Vollkornweizen + Mais
Soja	mit Vollkornweizen + Vollkornreis
	mit Vollkornweizen + Sesam
	mit Erdnuss + Sesam
	mit Erdnuss + Vollkornweizen + Vollkornreis
Sesam	mit Bohnen + Erdnuss + Soja
	mit Soja + Vollkornweizen

Viele Formen einer speziellen Diät lassen sich auf entsprechenden Wunsch ohne Nachteil für den Behandlungserfolg streng vegetarisch abwandeln (*Diabeteskost●, *Mischkostreduktionsdiät●, *cholesterinredu-

*zierende Kost●, *triglyceridreduzierende Kost●, *natriumarme Kost●, *ballaststoffreiche Kost●*, Diäten für Nierenkranke u.v.a.).

2. Rohkost

Die Ernährung ausschliesslich mit ohne Hitze zubereiteten pflanzlichen Lebensmitteln ist bei Verfügbarkeit eines entsprechenden Angebots (Obst, Gemüse, Getreideschrote, Sojavollmehl, Nüsse, Pflanzenöle usw.) zwar prinzipiell möglich, beinhaltet jedoch ein größeres Risiko unzureichender Nährstoffversorgung (kritisch vor allem essentielle Aminosäuren, Calcium, Vitamin B_{12}, Vitamin A, Eisen, Zink, Selen, Jod). *Für Anwendung als Dauerkost ist fachkundige Beratung unerlässlich.*

3. Erweiterte vegetarische Kostformen

Ermöglichen in allen Variationen, sorgfältige Kostwahl im jeweiligen Rahmen vorausgesetzt, eine bedarfsgerechte Energie- und Nährstoffversorgung für praktisch jedes Lebensalter. Die erweiterte vegetarische Kost enthält in ihrer meist benutzten Form (ovolactovegetabile Kost) im Durchschnitt *weniger* Eiweiß, gesättigte Fettsäuren, Cholesterin, Purine, Vitamin B_{12}, Vitamin D, ausnutzbares Eisen, Zink und Selen, dagegen *mehr* polymere Kohlenhydrate, Polyensäuren, Vitamine (meiste B-Vitamine, Ascorbinsäure, Vitamine A, E, K), Kalium, Calcium, Magnesium, Kupfer, Mangan und mehr Ballaststoffe als eine calorisch vergleichbare fleischhaltige Mischkost konventioneller Art.

Zahlreiche sog. Zivilisationskrankheiten sind beim Vegetarier seltener als beim Nichtvegetarier (habituelle Obstipation, Adipositas, Hypercholesterinämie, arterielle Hypertonie, Hyperuricämie, Gicht, Typ 2-Diabetes, coronare Herzkrankheit, Cholelithiasis, Nephrolithiasis, Colondivertikulose, Allergien, rheumatoide Arthritis, Osteoporose, bestimmte Carcinome). Durchschnittliche Lebenserwartung des Vegetariers infolgedessen höher als die des Nichtvegetariers.

Sog. Vollwert-Ernährung

Spezielle, auf W. KOLLATH („Laßt unsere Nahrung so natürlich wie möglich!") zurückgehende getreide- und rohkostbetonte Variante einer überwiegend *ovolactovegetabilen Kost* mit allen ernährungsphysiologischen Vorteilen dieser Ernährungsweise (s.o.). Besonderes Merkmal der Vollwert-Ernährung nach ihrer ursprünglichen Definition die Klassifizierung der Lebensmittel in „Wertstufen" nach dem Grad ihrer *„Vollwertigkeit"* im Sinne von Naturbelassenheit und möglichst geringer Veränderung durch lebensmitteltechnologische und küchenmäßige Verarbeitung sowie nach ihrem „*Reinwert*" im Sinne von Fremdstoff- und Schadstoffarmut. Das Ergebnis der im Detail von den einzelnen Konsumenten sehr unterschiedlich gehandhabten Gestaltung einer sog. Vollwert-Ernährung ist in der Regel eine relativ vitamin-, mineralstoff- und ballaststoffreiche, zucker- und kochsalzarme, durchaus vielseitige, auf Fleisch nicht ganz verzichtende Mischkost mit hohem Rohkostanteil, in deren Rahmen eine *bedarfsgerechte Energie- und Nährstoffversorgung* bei richtiger Nahrungswahl für alle Altersklassen ab 2. Lebensjahr *problemlos möglich* ist.

Vollwertkost nach M. O. BRUKER: Restriktivere Abwandlung der Vollwert-Ernährung. Strengere Beschränkung auf sog. „lebendige und natürliche" Lebensmittel (Vollkornprodukte, Obst- und Gemüserohkost, kaltgeschlagene Öle, Butter, nicht pasteurisierte Rohmilch, rohe Eier). Problematisch die Einschränkung des Käseverzehrs (Calcium!). Bedarfsgerechte Energie- und Nährstoffversorgung erfordert geschickte Auswahl der für diese Kostform zulässigen Lebensmittel. Für Säuglinge und Kleinkinder ist BRUKER-Kost (insbesondere Rohmilch und sog. Frischkornmilch) nicht unbedenklich.

Waerland-Kost

Rohkostbetonte, sehr ballaststoffreiche Variante (Kleie, Leinsamen, Kruska[1], grobes Schrotbrot) der *lactovegetabilen Kost* (vgl. S. 132), fettarm, cholesterinarm, purinarm, zuckerarm, natriumarm. Enthält keinerlei Feinmehlerzeugnisse. Bevorzugte Eiweißträger Sauermilchzubereitungen und Quark. Alle Lebensmittel nur aus sog. biologischem Anbau (vgl. S. 127). Keine coffeinhaltigen oder alkoholischen Getränke. Die sehr voluminöse Kost ermöglicht bei sorgfältiger Nahrungswahl eine bedarfsgerechte Energie- und Nährstoffversorgung (besonders zu beachten: Milch und Milchprodukte in ausreichender Menge!). *Als Dauerkost durchaus geeignet*, erfordert meist jedoch längere Eingewöhnungszeit. Für Säuglinge ungeeignet, für Kleinkinder wenig empfehlenswert.

---

[1] Vgl. Fußnote S. 544.

Ernährungsgebote und Ernährungsbräuche von Religionsgemeinschaften

7-Tage-Adventisten

Proteinreduzierte Ernährung. Wahlweise

1. *Streng vegetarische (veganische) Kost* oder
2. *Ovolactovegetabile Kost* (etwa 50 % aller Adventisten) oder
3. *Fleischarme konventionelle Kost* unter gänzlichem Verzicht auf Schweinefleisch und Schweinefleischprodukte, auf Schalentiere und Blut.

Bei jeder Kost sehr reichlich Vollkornerzeugnisse, Obst und Gemüse. Keine scharfen Gewürze. Bei Kostform 2 und 3 keinen überreifen oder scharfen Käse (Limburger, Roquefort u. ä.). Keine coffeinhaltigen oder alkoholischen Getränke. Nur drei Mahlzeiten im Tagesverlauf ohne Zwischenmahlzeit.

Baptisten

Genügsamkeit im Essen. Alkoholkarenz.

Buddhisten

Meist *lactovegetabile* oder *streng vegetarische (veganische)*, selten *piscovegetabile Kost*. Keine Zwiebelgewächse (Zwiebel, Schnittlauch, Knoblauch, Porree). Keine coffeinhaltigen oder alkoholischen Getränke.

Hare Krishnas

Rohkostbetonte *lactovegetabile Kost* oder (seltener) *streng vegetarische (veganische) Kost.* Keine coffeinhaltigen oder alkoholischen Getränke.

Hindus

1. *Niedere Kasten:* Mischkost mit allenfalls *knappem Fleischanteil* (Lamm, Hammel, Ziege, Schwein, Geflügel, Fisch). Kein Fleisch von Rind, Kalb oder Büffel.
2. *Höhere Kasten* (Brahmanen): *Lactovegetabile Kost.* Konsequenter Ausschluß von jederart Fleisch und Fisch sowie meist auch von Eiern. Vermeiden von Zwiebelgewächsen, Pilzen, Rüben. Meist Alkoholkarenz.

Juden (koschere Kost)

In weitem Rahmen variationsfähige, jegliches Übermaß vermeidende, durch unterschiedliche nationale Verzehrsgewohnheiten vielfältig mitgeprägte gemischte Kost mit *sehr detaillierten Regeln*, insbesondere *den Fleischverzehr betreffend.* Koschere Kost, in der Regel fettärmer und kohlenhydratreicher als vergleichbare konventionelle Kost, ermöglicht *be-*

darfsgerechte Energie- und Nährstoffversorgung bei geeigneter Nahrungswahl *problemlos für alle Altersstufen.*

Hinweise für die Praxis

1. Auswahl der Schlachttiere, rituelle Schlachtung und Zubereitung des Fleisches nur nach den strengen Vorschriften der jüdischen Speisegesetze durch dazu von der jüdischen Gemeinde ermächtigten und kontrollierten Schlachter.

2. *Erlaubt* Fleisch von Rind, Ziege, Schaf, Reh, Vögeln (außer Aasfressern und Raubvögeln), Fischen, die Schuppen und Flossen haben. *Verboten* das Fleisch von Schwein, Pferd, Kamel, Raubtieren, Nagetieren, Aasfressern, Raubvögeln, Aal, Tintenfisch, ferner Muscheln und Krebse sowie Milch und Eier von verbotenen („unreinen") Tieren.

3. Kein Blut, kein nicht völlig ausgeblutetes Fleisch, kein Eingeweidefett (Gekröse, Nierenfettkapsel), keine Mitverwendung des Ischiasnervs (sog. „Jakobssehne").

4. Bezugsquelle für koscheres Fleisch (fertig zubereitet und gegart) nur über eine jüdische Gemeinde.

5. Kein gleichzeitiger Genuß von Milch und Fleisch! Milch nur kurz vor oder frühestens 5–6 Stunden nach einer fleischhaltigen Mahlzeit. Milchersatzprodukte auf rein pflanzlicher Basis, z. B. sog. Kaffeeweißer, dagegen ohne Beschränkung.

6. Völlige Trennung der Zubereitung von milchhaltigen und fleischhaltigen Gerichten. Koch- und Essgeschirr, Essbesteck und Serviette gesondert für milchhaltige und für fleischhaltige Mahlzeiten.

7. Fisch, Ei und alle Produkte pflanzlicher Herkunft dürfen zugleich entweder mit Fleisch oder mit Milch und Molkereierzeugnissen verzehrt werden.

8. Zur Passahzeit (jüdisches Osterfest) nur ungesäuertes Brot.

9. Beachtung für die koschere Kost relevanter unsichtbarer Bestandteile (Milcheiweiß, Gelatine, Fleischextrakt usw.) in Backwaren, Brotaufstrichen, Fertigsuppen, Margarinen, Geleespeisen, Eiscreme, Schokolade u. ä. Hilfs- und Zusatzstoffe nur zulässig, wenn ausschliesslich aus koscheren Produkten hergestellt und nicht mit nichtkoscheren Stoffen oder Verpackungen in Berührung gekommen. Auch Alkoholica unterliegen den jüdischen Speisegesetzen.

10. Sämtliche Koch- und Essutensilien (Doppelausstattung für Fleisch- und für Milchprodukte) gesondert nur für die koschere Kost. Auch Abwaschen und Aufbewahren dieses zweckmäßigerweise verschiedenfarbigen Geschirrs getrennt vom übrigen Geschirr.

11. Wichtig bei natriumarmer Kost: *Natriumgehalt* koscheren Fleisches kann zubereitungsbedingt (Salzung) ein Mehrfaches dessen von konventionellem Fleisch betragen.

Teil 2

12. Verwendung nichtkoscherer Produkte für jüdische Patienten nur im akuten Notfall statthaft, wenn zur Abwendung unmittelbarer Lebensgefahr unverzichtbar.
13. Einfache *Alternative, Notbehelf und Kompromiß* für viele Fälle: **Lactovegetabile Kost●!*
14. In allen Zweifelsfällen Rückfrage beim nächsterreichbaren Rabbiner.

Katholiken

Traditionsgemäß am Aschermittwoch und am Karfreitag eine sehr knappe fleischfreie „Fastenkost". Auch für die Dauer der dazwischenliegenden Osterfastenzeit jeweils am Freitag Verzicht auf Fleischgerichte und Fleischwaren. Ersatzweise Fisch oder ovolactovegetabile Kost. Vermeiden jeder Luxuskonsumption (auch keine Süßigkeiten, keine alkoholischen Getränke). Keine Kostbeschränkungen für Kranke und für Senioren über 60 Jahre.

Mormonen

Gebot zum *Maßhalten im Fleischkonsum* und zu reichlichem Obst- und Gemüseverzehr. 15–20 % der Mormonen leben als Vegetarier. Dementsprechend im Durchschnitt geringere Zufuhr an Eiweiß, Fett, Cholesterin und Purinen, andererseits höhere Vitamin- und Ballaststoffzufuhr als bei Nichtmormonen. Verzicht auf Alkohol und coffeinhaltige Getränke. Bemerkenswert die signifikant geringere Carcinomincidenz und die höhere durchschnittliche Lebenserwartung bei Mormonen (und Adventisten) im Vergleich zur übrigen Bevölkerung.

Moslems (Hâlâl-Kost)

Vielfältige Formen einer gemischten Kost, im weitläufigen Verbreitungsgebiet des Islams regional sehr unterschiedlich praktiziert, deren wichtigste gemeinsame Merkmale der *strikte Ausschluß von Schweinefleisch* und allen sonstigen vom Schwein stammenden Produkten (Fleischbrühe, Speck, Schinken, Schmalz, Gelatine usw.; verboten auch das Fleisch von Pferd, Esel, Maulesel, Maultier, von Raubtieren, Hund, Raubvögeln, Frosch, Schnecken), die Innehaltung eines *vorgeschriebenen Schlachtritus* (Schächten) und ein generelles *Alkoholverbot* sind. Kein Blut! Keine Backfette tierischer Herkunft. Keine gelatinehaltigen Süßigkeiten oder Speisen. Ausnahmen nur in zwingender Notlage zulässig. Nutritive Wertigkeit der in den einzelnen moslemischen Ländern vorherrschenden Ernährungsweisen – weniger von der Art des Fleischverzehrs als von der übrigen Kostzusammensetzung (Getreideerzeugnisse, Obst, Gemüse, Milch usw.) abhängig – variiert in weitem Rahmen. Ernährungsanamnese deshalb unerläßlich bei jedem moslemischen Patienten.

Fastenmonat Ramadan. Keine Aufnahme von fester Nahrung oder von Flüssigkeit während der Tagesstunden bei prinzipiell unverändert bleibender Kostzusammensetzung (in der Regel zwei Mahlzeiten: kurz nach Sonnenuntergang und kurz vor Sonnenaufgang). Vom Fastengebot ausgenommen sind Kranke mit sonst drohenden gesundheitlichen Nachteilen, alle chronisch Kranken, Frauen während der Menses, der Schwangerschaft oder der Stillzeit, Kinder vor Beginn der Pubertät, Schwerarbeiter, Hitzearbeiter, Reisende. Moslemische Typ 1-Diabetiker verlegen, wenn sie dennoch am Ramadan teilnehmen, die Hauptmahlzeit (und die entsprechende Insulingabe) zweckmäßigerweise auf den Abend, Typ 2-Diabetiker das gewohnte Mahlzeitenschema (und eine evtl. Medikation) in die Nachtstunden.

Empfehlung für moslemische Patienten hierzulande. Zunächst eine *erweiterte vegetarische Kost* (ovolactovegetabil, piscovegetabil, semivegetabil; vgl. S. 134 f.), die durch Zulage für Moslems erlaubter Fleischarten (Rind, Lamm, Hammel usw.) nach Wunsch komplettiert werden kann.

Orthodoxe Christen
In den Wochen vor Ostern „strenges Fasten". Weitere Fastenzeiten bei den einzelnen orthodoxen Kirchen variierend.

Quäker
Anspruchslose Kost. Alkoholverbot.

Sikhs
Verzehr von Rindfleisch untersagt. Alkoholverbot.

Trappisten
Ovolactovegetabile Kost.

Zeugen Jehovas
Genügsamkeit und Vermeiden von jeder Art Luxus im Essen. Fleischverzehr zulässig, aber keine Fleischwaren, die Blut oder Blutplasma enthalten (z. B. Blutwurst). Alkoholische Getränke nur mäßig.

Zum praktischen Vorgehen. *Bei Angehörigen der genannten Religionsgemeinschaften ist im voraus zu ermitteln, ob und wie weit (Details erfragen!) sie für ihre Kost die Einhaltung einschlägiger Ernährungsgebote wünschen.*

Teil 3

Krankenernährung

3

Krankenernährung

3

Anmerkungen zum praktischen Vorgehen

1. Die *Indikation für eine* spezielle *Diät* ist immer dann gegeben, wenn durch diese die wünschenswerte Menge an Nährstoffen und Nahrungsenergie effektiver und tolerabler zuzuführen, potentielle nutritive Noxen besser zu eliminieren und damit der Krankheitsverlauf, belastende Krankheitssymptome oder ein begleitender Fehlernährungszustand voraussichtlich günstiger zu beeinflussen sind als durch die normale Vollkost.
   Die *Indikation für* symptombezogene *diätetische Maßnahmen* kann zwingend indiziert sein, wenn dadurch gravierende Begleitsymptome, Sekundärfolgen oder subjektive Beschwerden wesentlich gelindert werden können (auch, wenn die Heilung nicht zu beschleunigen bzw. die Langzeitprognose nicht entscheidend zu verbessern ist).

2. *Jede Krankenkost soll, so weit wie eben möglich, im Energie- und Nährstoffgehalt der wünschenswerten Kost des Gesunden entsprechen (→ *Vollkost ●).*
   Allgemeine Grundsätze für die Gestaltung einer Diät:
   - Bedarfsgerechte Zufuhr von allen essentiellen Nährstoffen und Nahrungsenergie.
   - Gezielte Variation des Anteils enthaltener Nährstoffe entsprechend ihrer gesicherten Wirkung auf den Verlauf und/oder die Symptome der zu behandelnden Erkrankung.
   - Ausschaltung schädlicher oder unverträglicher Nahrungsbestandteile.
   - Dem Funktionszustand des Verdauungsapparates angepaßte Auswahl der Nährstoffträger und des Zufuhrweges (oral, gastral/enteral, parenteral).
   - Versorgung mit Nährstoffen und Nahrungsenergie nach Möglichkeit in Form adäquat verarbeiteter natürlicher Lebensmittel, erst in zweiter Linie – d.h. wenn konventionelle Nahrungsquellen nicht ausreichend einsetzbar – durch medikamentöse Supplementierung einzelner oder kombinierter Nährstoffe.

- In den Details der Kostgestaltung Anpassung an die Besonderheiten des Einzelfalls, besonders beim gleichzeitigen Vorliegen mehrerer diätetisch behandlungsbedürftiger Störungen.
- Berücksichtigung individueller Wünsche, soweit der therapeutische und ökonomische Rahmen es zuläßt.

3. *Arzt und Diätassistentin müssen durch eine dem Einzelfall angemessene, sorgfältig erhobene Ernährungsanamnese wissen, wie ihr Patient sich bisher ernährt hat.* Nur so lassen sich bisherige Ess- und Trinkgewohnheiten, eventuelle Ernährungsfehler und möglicherweise bestehende Nahrungsmittelintoleranzen aufdecken. Erst die Kenntnis dieser Daten verhilft zu einem einigermaßen realistischen Ansatz für indizierte diätetische Korrekturen.

4. *Bewährte Fragen (Auswahl) für die routinemäßige Ernährungsanamnese:*
   - *Veränderungen des Körpergewichts* – Zunahme, Abnahme, ggf. wieviel, seit wann?
   - *Appetitlosigkeit* – Ja/Nein, ggf. seit wann?
   - *Einhaltung von Ess- und/oder Trinkempfehlungen* – Ja/Nein, welche?
   - *Alternative oder konfessionell begründete Ernährungsweise* – Ja/Nein, welche?
   - *Nahrungsmittelunverträglichkeiten und/oder -allergien* – Ja/Nein, ggf. welche, seit wann?
   - *Arzneimittel* – Ja/Nein, ggf. welche, Dosis, seit wann?
   - *Nahrungsergänzungsmittel* – Ja/Nein, ggf. welche, Dosierung?
   - *Kau- und/oder Schluckprobleme* – Ja/Nein?
   - *Stuhlgangprobleme* – Durchfallsneigung, harter Stuhl, Darmentleerung wie oft?
   - *Mahlzeiten* – Tagesverteilung, Regelmäßigkeit, Art der Zusammensetzung, wer bereitet zu Hause zu, wann/wie oft Essen außer Haus und welcher Art?
   - *Nahrungsmittelauswahl* (Milchen, Käse, Fleisch, Fleischwaren, Süß-/Salzwasserfisch, Fischwaren, Eier, Obst und Gemüse (auch roh), Getreideprodukte (ballaststoffreich, ballaststoffarm), Kartoffeln, Fette und Öle (gesättigt, ungesättigt), Süßigkeiten, Genußmittel, Zucker, Süßstoff, Salz (mit Jod, mit Jod und Fluorid) – Ja/Nein, ggf. wie oft, wieviel, in welcher Qualität?
   - *Alkoholgenuß* – Wann zuletzt (Datum/Uhrzeit), zu welcher Tageszeit üblicherweise das erste alkoholische Getränk, wieviele Flaschen Alkoholika welcher Art (Einkauf zu Hause pro Woche, bestimmt für wieviele Personen); gab es früher Alkoholprobleme?

- *Raucher* – Ja/Nein, ggf. Zahl der Zigaretten, Zigarren, Pfeifen/Tag?
- *Körperliche Aktivitäten* – Welche, in welchem Ausmaß, in welcher Häufigkeit?

5. *Alle die Krankenernährung betreffenden Überlegungen müssen von der Tatsache ausgehen, daß ein großer Teil der Patienten sich bis dahin nicht optimal ernährt hat.* Fehlernährungszustände der verschiedensten Art (calorische Überernährung, Fett-, Fleisch-, Zucker- und Kochsalzüberfütterung, Calcium-, Magnesium-, Vitamin- und Ballaststoffmangel usw.) sind, wie Ernährungsanamnesen, körperliche und/oder biochemische Befunde in der Praxis es tagtäglich ausweisen und die Ernährungsberichte der Deutschen Gesellschaft für Ernährung es in der allgemeinen Tendenz bestätigen, bei den Patienten hierzulande eher die Regel als die Ausnahme.

6. *Die Verneinung der Diätbedürftigkeit einer Erkrankung („keine Indikation für eine spezielle Diät") schliesst eine Korrekturbedürftigkeit bisheriger Essensgewohnheiten keineswegs aus.* Allein schon die Ausschaltung mancher Arten von Fehlernährung vermag viele Befindensstörungen nachhaltig zu bessern. Unabhängig vom aktuellen Anlaß der Arztkonsultation oder Krankenhausaufnahme ist deshalb bei jeder als Nebenbefund (Adipositas, Hyperlipoproteinämie, Hyperuricämie, chronische Obstipation usw.) registrierten Manifestation fehlerhafter Ernährung neben der Behandlung des Hauptleidens deren diätetische Sanierung in Angriff zu nehmen.

7. *Der Aufbau einer jeden differenzierten Diät erfordert sorgfältige Anpassung an die besonderen Umstände des Einzelfalls* (Effektivität bisheriger Maßnahmen, Bekömmlichkeit, individuelle Nahrungsmittelaversionen und -intoleranzen, spezielle Essenswünsche u.ä.) *und laufende persönliche Abstimmung des diätetischen Vorgehens mit dem Patienten.* In den zahlreichen Fällen mit mehreren vertretbaren diätetischen Alternativen behutsam eruieren, was individuell bestmöglich durchsetzbar sein wird!

8. *Je gravierender die indizierten Ernährungskorrekturen, desto problematischer im allgemeinen ihre Realisierbarkeit.* Gegebenenfalls deshalb Umstellung der gewohnten Ernährungsweise nur Schritt für Schritt, beginnend mit den Abwandlungen, die dem Patienten voraussichtlich am wenigsten schwer fallen. Kein abruptes und kommentarloses Umsetzen auf eine neue Kost mit z. B. dem Patienten unbekannten Zubereitungen! Keinen diätetischen Perfektionismus betreiben wollen, wo er nicht unbedingt erforderlich ist! Auch an unkon-

ventionellen Ernährungsweisen nur soviel korrigieren, wie aus ernährungsphysiologischen Gründen oder diätetischer Indikation unvermeidlich! Keine unrealistischen Erwartungen an Compliance und Disziplin des Patienten! *„Wichtiger als die optimale Diät ist die praktikable Diät"* (G. WOLFRAM).

9. *Im Rahmen jeder Kostform ist eine voll bedarfsgerechte Versorgung mit essentiellen Nährstoffen und Energie anzustreben.* Diätformen, für welche die nutritive Vollwertigkeit aus zwingenden Gründen nicht zu verwirklichen ist (z. B. die restriktive Anfangskost bei akuten Erkrankungen des Verdauungsapparates), bedürfen bei mehr als 3–5tägiger Anwendungsdauer einer geeigneten Supplementierung (Nährstoffkonzentrate, medikamentöse Substitution, ggf. unterstützende enterale oder parenterale Ernährung).

10. *Aus vielfältigen Gründen sind bei fast allen diätetischen Indikationen häufigere kleine Mahlzeiten im Tagesverlauf erwünscht.* Sie sind meist zweckmäßiger als etwa nur 3 größere Mahlzeiten.

11. *Vor Beginn einer* *Arzneimitteltherapie *ist zu prüfen, ob deren Effizienz und Toleranz möglicherweise durch unterstützende diätetische Maßnahmen zu verbessern oder ob das Medikament gar durch eine geeignete Diätbehandlung ganz zu ersetzen ist* (Adipositas, Typ-2-Diabetes, Hyperlipoproteinämien, Hyperuricämie, arterielle Hypertonie, Ödemzustände, chronische Obstipation, Durchfallsstörungen u.v.a.). Ernährungsfaktoren können die Bioverfügbarkeit von Medikamenten sowohl positiv als auch negativ beeinflussen. Medikamente andererseits können diätetisch korrekturbedürftige digestive und metabolische Störungen hervorrufen. Folglich müssen Kost und Mahlzeitenfolge mit der Medikation aufeinander abgestimmt werden (S. 173 f.).

12. *Aufwendigere Ernährungspraktiken in problematischen Fällen und bei Langzeit- oder Dauerbehandlung erfordern objektive Erfolgskontrollen* (aktuelles Körpergewicht in Prozent des Sollgewichts, BMI, Hautfaltendicke, Oberarmumfang, absolute Lymphozytenzahl, Plasmaproteine von kurzer biologischer Halbwertszeit[1], Konzentration von Nährstoffen und Nährstoffmetaboliten im Blut, ihrer Ausscheidung mit dem Urin u.ä.).

---

[1] Retinolbindendes Protein (Normalbereich 3–7 mg/dl, HWZ 0,5–2 Tage), Präalbumin (= Transthyretin TTR, 15–40 mg/dl, HWZ 2–3 Tage), Transferrin (200–360 mg/dl, HWZ $7^1/_2$ Tage).

13. *Jede Möglichkeit einer Kostliberalisierung und Kostrationalisierung ist zu nutzen; sie darf jedoch nicht auf Kosten des Behandlungserfolgs und damit zu Lasten des Kranken gehen.* Den Auswirkungen praxisferner Fehlinformationen von unqualifizierter Seite haben Arzt und Diätassistentin durch sorgfältige Schulung und Diätberatung mit Nachdruck zu begegnen. Der Behandlungserfolg überzeugt verunsicherte Patienten dann meist sehr schnell vom Nutzen einer fachgerecht gestalteten Kost.

14. *Die beliebte pauschale Empfehlung „Essen Sie, was Ihnen schmeckt und bekommt" sollte ohne Kenntnis der Ernährungsgewohnheiten des Patienten* (Ernährungsanamnese!) *nie leichtfertig gegeben werden.* Es kann böse Überraschungen geben, wenn im nachhinein herauskommt, was der nicht informierte Patient daraufhin alles gegessen (und getrunken) und welche wichtigen Nahrungsbestandteile andererseits er sich vorenthalten hat. Diese Art von „Diätberatung" wird ihn von keinem seiner bisherigen Ernährungsfehler abbringen; im Gegenteil wird er fragwürdige Ess- und Trinkgewohnheiten fortan als auch vom Arzt sanktioniert betrachten und damit noch weniger geneigt sein, seine Ernährungsweise zu korrigieren.

15. *Die Dauerhaftigkeit des Behandlungserfolges hängt bei allen diätetischen Maßnahmen entscheidend davon ab, daß es gelingt, den Patienten genügend zu motivieren und ihm in der Diätberatung das notwendige Ernährungswissen zu vermitteln.* Wichtigste Beratungspunkte:
   - Begründung der Notwendigkeit einer dauerhaften Ernährungskorrektur, Ziel der Diättherapie.
   - Information über die Wirkungsweise der beim Patienten indizierten Kostumstellungen.
   - Erläuterung der diätetischen, lebensmittelkundlichen und küchentechnischen Details (möglichst unter Aushändigung einer schriftlichen Kostempfehlung oder Benennung geeigneter Patientenliteratur).
   - Neben einer „Negativliste" der auszuschaltenden Nahrungsmittel und Genußmittel stets auch Anbieten einer „Positivliste" unbedenklicher und erwünschter „Ersatz-Produkte".
   - Gegebenenfalls Information über mögliche Begleiterscheinungen und Nebenwirkungen der neuen Kost.
   - Hinweis auf die Tatsache, daß das weitaus größte Ernährungsrisiko derzeitig nicht in den Zusatzstoffen, Rückständen und immer neuen imaginären „Giftstoffen" aus dem Horrorszenario der Massenmedien liegt, sondern im falschen persönlichen Ernährungsverhalten (Fett, Zucker, Kochsalz, Alkohol usw.).

Teil 3

– Unmißverständliche Darlegung möglicher Konsequenzen bei nachlässiger Handhabung der Kostempfehlungen. Erforderlichenfalls auch Hinweis auf im Falle eines Abbruchs der Diätbehandlung drohende sehr viel schwerwiegendere Einbußen an Lebensqualität im Vergleich zu den durch die diätetischen Einschränkungen bedingten. Der Patient muß lernen, daß auch in der Diätetik nichts zum Nulltarif, d.h. ganz ohne seine engagierte Mitarbeit und evtl. geforderte Verzichtsbereitschaft, zum Erreichen eines guten Ergebnisses zu haben ist.

– Abschliessende Kontrollfragen, für den Patienten zur Festigung des frisch erworbenen Ernährungswissens, für die Diätassistentin zur Vergewisserung darüber, daß ihre Ausführungen vom Patienten richtig verstanden wurden. *Empfehlenswert ist die Diätberatung in wiederholten Sitzungen. Wenigstens auf internistischen Krankenstationen sollte der Patient täglich Gelegenheit haben, die Diätassistentin zu sprechen.* Sehr vorteilhaft ist die Gesprächsführung in kleinen Gruppen, wo die Kranken anfängliche Hemmungen leichter verlieren, sich freier an der Diskussion beteiligen und Impulse durch Mitpatienten erhalten. *Empfehlenswert auch die Einbeziehung des Lebensgefährten des Patienten oder anderer geeigneter Personen.* Spätestens sollte diese zur Teilnahme am abschliessenden Ernährungsgespräch erfolgen.

16. *Häufigste Ursachen für Unzulänglichkeiten in der Krankenernährung*:
– *Unangemessene Nährstoffzufuhr mit der Kost* (insbesondere zu wenig wasserlösliche Vitamine, Kalium, Calcium, Magnesium, Ballaststoffe).
– *Zu knappes und phantasieloses Angebot an Obst, Gemüse, Milch, Vollkornprodukten* (z.B. bei Rohkost, Mixgetränk, Müsli).
– *Überhöhtes Angebot an Fleisch, Wurst, Fett* (eine unangebrachte Konzession an den vermeintlichen Publikumsgeschmack und verbreitete „ungesunde" Praktiken der Speisenzubereitung).
– *Zu geringe Flexibilität in der Anpassung an die Besonderheiten des Einzelfalls* (je weniger vorgehaltene Kostformen, desto zahlreicher und aufwendiger erfahrungsgemäß die Extraanforderungen von den Krankenstationen).
– *Ungenügende Überwachung von Verzehrsmenge und Flüssigkeitsaufnahme des Kranken* (z.B. durch Fehlen regelmäßiger Diätvisiten, d.h. Diätassistentin zu selten am Krankenbett, und unterlassene oder zu wenig informative Ernährungs-/Diätberatung).

- *Verzögerte Anwendung einer angemessenen Ernährungsform* (z. B. durch Hungerperioden während tagelanger kumulierter Diagnostikprogramme; durch Versäumen einer Ernährungsanamnese und/oder Unterlassung klinisch-biochemischer Objektivierung des Ernährungsstatus).
- *Therapieplanung ohne Berücksichtigung vielfältiger diätetischer Möglichkeiten* (etwa bei chronischer Obstipation, arteriosklerotischen Organleiden, arterieller Hypertonie, thromboembolischen Erkrankungen, Osteoporose u.v.a.), *weil ohne Beteiligung einer Diätassistentin bei der Entscheidungsfindung im therapeutischen Team.*
- *Medikamentöse Therapie statt Diättherapie* (auch, wenn Diättherapie gleich wirksam, nebenwirkungsärmer oder nebenwirkungsfrei und kostengünstiger ist, z. B. bei Hyperlipoproteinämien, Typ-2-Diabetes, Hyperuricämie, chronischer Obstipation, Durchfallsstörungen).
- *Außer Acht lassen von Ernährungsbelangen im Zusammenhang mit Operationen* (z. B. Vornahme großer elektiver chirurgischer Eingriffe ohne Beseitigung vorbestehender Fehlernährung; mangelhafte Berücksichtigung des erhöhten Nährstoffbedarfs nach Operationen, schweren Traumen, Sekundärinfektionen).
- *Unbedachter Einsatz parenteraler Ernährung* (zu lange allein mit Glucose- und Elektrolytlösungen, verspäteter Übergang auf gastral/enterale Sondenernährung).

Durch Unzulänglichkeiten solcher Art (nur einige sind vorstehend genannt) bleibt die Leistungsfähigkeit neuzeitlicher Diättherapie – unbegreiflich in Zeiten florierender „Ganzheitsmedizin" und „Naturheilverfahren" – *vielerorts weitgehend ungenutzt.* Auch die bisher kaum lösbaren finanziellen Probleme des Gesundheitswesens haben ihre Ursache zum wesentlichen Teil in der verbreiteten Nichtanwendung bzw. Unkenntnis der anerkannten Methoden der Diätetik. *Der für den Arzt daraus erwachsende aktuelle Handlungsbedarf betrifft fast alle Fachgebiete der Medizin.*

Empfehlungen zur Verbesserung des allgemeinen Lebensstils

Einige über die eigentliche Diätetik, d. h. über die bloße Kostgestaltung hinausgehende *komplettierende Maßnahmen* sind eine unverzichtbare Voraussetzung jeder auf Dauer erfolgreichen Ernährungsbehandlung:

1. **Alkohol.** *Übermäßiger* Konsum alkoholischer Getränke ist ein *belastender Faktor von hoher pathogener Potenz* für Schleimhäute, Leber, Stoffwechsel und Nervensystem (verursacht zehntausende Todesfälle jährlich allein in Deutschland). Die von der Deutschen Gesellschaft für Ernährung DGE definierte *Toleranzgrenze für Alkohol beim Gesunden* ist nur ein erster Präventionsansatz. **Auch der weithin übliche „normale" Alkoholkonsum ist schädlich** (H. H. KORNHUBER). Er führt zur **Niedrigdosisabhängigkeit** und wird damit zur längjährigen Gewohnheit, die durch Summation schadet[1]. Aufgrund seiner Förderung eines metabolischen Syndroms gehört schon der „normale" Alkoholkonsum zu den wichtigsten präventiv vermeidbaren Ursachen zahlreicher lebensverkürzender Krankheiten. *Eine „sichere" Alkoholdosis gibt es nicht.* Bei einzelnen diätetischen Indikationen ist ohnehin ein völliger Verzicht auf alkoholische Getränke und andere alkoholhaltige Produkte („absolute Alkoholkarenz") unabdingbar.

2. **Tabak (Zigarette, Zigarre, Pfeife).** Durch die vielfältigen Noxen des Rauchens erleiden europaweit Jahr für Jahr Millionen Menschen *lebensbedrohende Gesundheitsschäden,* allein in Deutschland kommen über hunderttausend Menschen alljährlich dadurch zu Tode. Ein Großteil der eindrucksvollen präventiven und kurativen Erfolge moderner Ernährungstherapie kann durch fortgesetztes Rauchen zunichte gemacht werden. *Zur engagierten Diätberatung gehört erforderlichenfalls deshalb ein eindringliches Plädoyer gegen das Rauchen!*

3. **Körperliche Aktivität.** Es gibt kaum eine diätetische Indikation, bei der muskuläre Betätigung vom Prinzip her unerwünscht sein könnte. Im Gegenteil: Im Rahmen der jeweils gegebenen individuellen Möglichkeiten ist die *Frühmobilisation* und *Beibehaltung von jeder Art angemessener körperlicher Aktivität,* in welchem Rahmen auch immer, *ein zwingendes Gebot.* Jede langzeitige Ernährungskorrektur sollte von Maßnahmen zur Steigerung der körperlichen Aktivität begleitet werden. Die im Einzelfall tolerable Belastungsstärke und die Auswahl geeigneter Betätigungsarten bedürfen für jeden Patienten der sorgfältigen Prüfung und Erläuterung.

Individuell angepaßt sind vorstehende Empfehlungen traditioneller Bestandteil eines jeden praktischen Diätprogramms, auch wenn sie in der vorliegenden Darstellung – aus Platzgründen – nicht bei jedem einschlägigen Stichwort ausdrücklich wiederholt werden können.

---

[1] KORNHUBER H. H. (2001) Alkohol. Auch der normale Konsum schadet. Urban & Vogel, München.

Spezielle Indikationen

Abetalipoproteinämie, hereditäre

Fettarme (der reduzierten Toleranz entsprechende Einschränkung der langkettigen gesättigten Fette), ausreichend *essentielle Fettsäuren (*Linolsäure ▲, α-*Linolensäure ▲)* enthaltende, im übrigen altersgemäß bedarfsgerechte Kost, erforderlichenfalls mit *MCT-Fetten ▲ zu supplementieren (→ *fettarme Kost ●, *MCT-Kost ●).* Kontrollierte Substitution der fettlöslichen Vitamine A, D, K und E (Vitamin E bei ophthalmologischer und neuromuskulärer Symptomatik versuchsweise 200–300 mg/kg/Tag), bei ausgeprägter Anämie ferner Eisen, Folsäure und Vitamin B_{12}. Gelegentlich Lactoseintoleranz (→ *Lactasemangel).* Überwachung der Leberfunktion. Vgl. *Steatorrhoe.*

Acetonämisches Erbrechen

Vorsichtige orale (teelöffelweise!) Zufuhr eisgekühlter zucker- und elektrolythaltiger Flüssigkeit, z. B. in Form einer Mischung von $1/3$ gut gezuckertem schwarzen Tee, $1/3$ frisch gepresstem Orangensaft und $1/3$ Ringer-Lösung oder der Lösung eines Rehydratationspräparats (Oralpädon®, Elotrans® o. ä.), behelfsmäßig auch CO_2-reduzierte Limonade oder Cola-Getränk, jeweils ausgequirlt und mit Salzzusatz. Nach Sistieren des Erbrechens vorsichtiger Übergang zu fester, kohlenhydrat-, obst- und salzreicher, anfangs fettarmer Kost (modifizierte *leichte Vollkost ●).* In schweren Fällen Beginn mit parenteraler Flüssigkeits-, Glucose-, Natrium- und Kaliumsubstitution. Vgl. *gehäuftes *Erbrechen, *Dehydratation, nichtdiabetische *Hypoglykämie.*

Achalasie, oesophageale (sog. Cardiospasmus)

Flüssigkeitsreiche Kost mit sorgfältiger Auswahl von Speisen und Getränken nach individueller Verträglichkeit unter Beachtung der oftmals bereits bestehenden Mangelernährung mit erhöhtem Nährstoff- und Energiebedarf (→ *protein-calorische *Unterernährung).* Pflanzenölzusatz im allgemeinen gut verträglich. Scharf gewürzte Zubereitungen, größere Fleischportionen, saure Säfte, heiße und sehr kalte Getränke werden meist nicht gut toleriert. Häufige (6–8) kleine Mahlzeiten, in ungestörter Ruhe einzunehmen. Patient ist anzuhalten langsam zu essen, gründlich zu kauen und möglichst zu jedem Bissen einen Schluck zu trinken. Hilfreich ist gelegentlich die Einnahme der Mahlzeiten im Stehen oder im entspannten Auf- und Abgehen. 2 Stunden vor dem Schlafengehen völlige Nahrungs- und Flüssigkeitskarenz. In Problemfällen Übergang auf eine abwechslungsreiche, bedarfsgerechte *flüssig-breiige (pürierte) Kost* ● oder *nährstoffkomplette *Flüssigkost* ●, erforderlichenfalls auch vorübergehend (insbesondere präoperativ) *Sondenernährung* ● oder *parenterale Ernährung* ●. Nach erfolgreicher Dilatationsbehandlung oder Cardiomyotomie für einige Wochen *leichte Vollkost* ● unter Ausschluß von Alkohol, scharfen Gewürzen, Eisgetränken und ähnlichen Schleimhautirritantien. Beseitigung evtl. verbliebener *protein-calorischer *Unterernährung*.

Achylia gastrica; Magensaftmangel

Vollkost ● unter Ausschaltung individuell unverträglicher Bestandteile. Als Alternative *leichte Vollkost* ●.

Zu beachten. Aufgrund veränderter Resorptionsverhältnisse möglicherweise erhöhter Bedarf an Vitaminen (speziell B_{12}), Calcium, Magnesium, Eisen, Zink und anderen Spurenelementen! Symptombezogene Maßnahmen → *Malabsorption, *Cobalamin-(Vitamin B_{12}-)Mangel, *Folsäuremangel, *B-Vitaminmangel, *Eisenmangel, *Zinkmangel, *Diarrhoe.*

Adipositas; Fettsucht; calorische Überernährung

Jeder Fall von Übergewicht beinhaltet über kurz oder lang ein potentielles Gesundheitsrisiko, häufig mit lebensverkürzenden Konsequenzen. *Gesunde Adipöse gibt es nicht!* Mit dem Übergewicht steigt das Morbiditäts- und Mortalitätsrisiko. Unabhängig von allen im Einzelfall indizierten therapeutischen Maßnahmen ist deshalb *jede begleitende Adipositas eine zwingende Indikation zu konsequenter diätetischer Korrektur des Körpergewichts.*

Behandlungsindikation. Überschreiten des individuellen Normalgewichts um 10 % (d. h. Body mass index[1] > 27,5 kg/m² bei unter 35jährigen, > 29,5 kg/m² bei über 35jährigen Patienten), ausgenommen unkompliziertes Übergewicht (bis ca. 30 kg/m²) im Seniorenalter über 70 Jahre. Beim Vorliegen von *weiteren Risikofaktoren*, z.B. androider Typ der Adi-

---

[1] Body mass index (BMI, Körpermassenindex) $= \dfrac{\text{Gewicht (in kg)}}{\text{Größe (in m)}^2}$; BMI 18,5–24,9 kg/m²
= *Normalgewicht*; BMI 25,0–29,9 kg/m² = *Übergewicht*; BMI > 30,0 kg/m² = *Adipositas Grad I*, > 35,0 kg/m² = *Adipositas Grad II*, > 40,0 = *Adipositas Grad III* (WHO).

Body mass index (BMI) *nach Körpergröße in m und Körpergewicht in kg* (Erwachsene)

Gewicht in kg	1,54	1,56	1,58	1,60	1,62	1,64	1,66	1,68	1,70	1,72	1,74	1,76	1,78	1,80	1,82	1,84	1,86	1,88	1,90
130	55	54	52	51	50	48	47	46	45	44	43	42	41	40	39	38	38	37	36
128	54	53	51	50	49	48	46	45	44	43	42	41	40	40	39	38	37	37	36
126	53	52	50	49	48	47	46	45	44	43	42	41	40	39	38	37	36	36	35
124	52	51	50	48	47	46	45	44	43	42	41	40	39	38	38	37	36	35	34
122	52	50	49	48	47	45	44	43	42	41	40	39	39	38	37	36	35	35	34
120	51	49	48	47	46	45	44	43	42	41	40	39	38	37	36	35	35	34	33
118	50	49	47	46	45	44	43	42	41	40	39	38	37	36	36	35	34	33	33
116	49	48	46	45	44	43	42	41	40	39	38	37	37	36	35	34	34	33	32
114	48	47	46	45	44	42	41	40	40	39	38	37	36	35	34	34	33	32	32
112	47	46	45	44	43	42	41	40	39	38	37	36	35	35	34	33	32	32	31
110	46	45	44	43	42	41	40	39	38	37	36	36	35	34	33	33	32	31	30
108	46	44	43	42	41	40	39	38	37	37	36	35	34	33	33	32	31	31	30
106	45	44	42	41	40	39	38	38	37	36	35	34	33	33	32	31	31	30	29
104	44	43	42	41	40	39	38	37	36	35	34	34	33	32	31	31	30	29	29
102	43	42	41	40	39	38	37	36	35	34	34	33	32	31	31	30	29	29	28
100	42	41	40	39	38	37	36	35	35	34	33	32	32	31	30	30	29	28	28
98	41	40	39	38	37	36	36	35	34	33	33	32	31	30	30	29	28	28	27
96	41	40	39	37	37	36	35	34	33	32	32	31	30	30	29	28	28	27	27
94	40	39	38	37	36	35	34	33	33	32	31	30	30	29	28	28	27	27	26
92	39	38	37	36	35	34	33	33	32	31	30	30	29	28	28	27	27	26	25
90	38	37	36	35	34	33	33	32	31	30	30	29	28	28	27	27	26	25	25
88	37	36	35	34	34	33	32	31	30	30	29	28	28	27	27	26	26	25	24
86	36	35	34	34	33	32	31	30	30	29	28	28	27	27	26	25	25	24	24
84	35	35	34	33	32	31	30	30	29	28	28	27	27	26	25	25	24	24	23
82	35	34	33	32	31	30	30	29	28	28	27	26	26	25	25	24	24	23	23
80	34	33	32	31	30	30	29	28	28	27	26	26	25	25	24	24	23	23	22
78	33	32	31	30	30	29	28	28	27	26	26	25	25	24	24	23	23	22	22
76	32	31	30	30	29	28	28	27	26	26	25	25	24	23	23	22	22	22	21
74	31	30	30	29	28	28	27	26	26	25	24	24	23	23	22	22	21	21	20
72	30	30	29	28	27	27	26	26	25	24	24	23	23	22	22	21	21	20	20
70	30	29	28	27	27	26	25	25	24	24	23	23	22	22	21	21	20	20	19
68	29	28	27	27	26	25	25	24	24	23	22	22	21	21	21	20	20	19	19
66	28	27	26	26	25	25	24	23	23	22	22	21	21	20	20	19	19	19	18
64	27	26	26	25	24	24	23	23	22	22	21	21	20	20	19	19	18	18	18
62	26	25	25	24	24	23	22	22	21	21	20	20	20	19	19	18	18	18	17
60	25	25	24	23	23	22	22	21	21	20	20	19	19	19	18	18	17	17	17
58	24	24	23	23	22	22	21	21	20	20	19	19	18	18	18	17	17	16	16
56	24	23	22	22	21	21	20	20	19	19	18	18	18	17	17	17	16	16	16
54	23	22	22	21	21	20	20	19	19	18	18	17	17	17	16	16	16	15	15

positas, d. h. Bauch/Hüftumfangs-Quotient (waist/hip-ratio) $> 0,95$ ♂
bzw. $> 0,85$ ♀ (oder vereinfacht jeder Fall adipositasbedingter Bauch-
umfangserhöhung auf > 102 cm ♂ bzw. 88 cm ♀, unabhängig von der
waist/hip-ratio), oder *fettsuchtabhängigen Folgekrankheiten* (Diabetes
mellitus Typ 2, arterielle Hypertonie, Hypercholesterinämie, Hypertriglyceridämie, coronare Herzkrankheit, Gicht usw.) ist auch jedes geringere
Übergewicht (Body mass index > 25 bei unter 35jährigen, $> 27,5$ kg/m^2
bei über 35jährigen einschliesslich Senioren) eine Indikation für ge-
wichtsreduzierende Diätmaßnahmen.

Behandlungsprinzip
1. Langfristige Negativierung der Energiebilanz durch Herabsetzung der
   Calorienzufuhr.
2. Bedarfsgerechte Versorgung mit allen essentiellen Nährstoffen.
3. Hohe Ballaststoffzufuhr.
4. Akzeptabilität der Kost für den Patienten über die benötigte Anwendungsdauer.

Die Erfüllung dieser Kriterien bestimmt den Stellenwert der einzelnen
Kostformen in der breiten Palette der diätetischen Behandlungsmöglichkeiten der Adipositas. Auch alle unterstützenden Maßnahmen der Ernäh-
rungspsychologie und Verhaltenstherapie kommen nur über das vorstehend genannte Behandlungsprinzip, insbesondere eine ausreichend lange
Negativierung der Energiebilanz, zum Tragen. Welche Art von Fehlver-
halten und welche genetischen Faktoren im Einzelfall auch immer die
Neigung zur Adipositas begünstigen mögen, *die langfristige Calorienrestriktion bleibt in jedem Fall die entscheidende therapeutische Maßnahme.*

1. Langzeitreduktionsdiäten
Vollkostähnliche Kostformen von vergleichsweise hohem Sättigungswert,
welche dem vorgenannten Prinzip in allen Punkten gerecht werden. Einsetzbar *von Anfang an* für die ganze erforderliche Behandlungsdauer.
*Mischkostreduktionsdiät ● *(energiereduzierte Mischkostformen):* Einziger, zeitlich unbegrenzt anwendbarer Reduktionskosttyp. In vielfältigen
Abwandlungen in Gebrauch, die sich vor allem im Grad der Energiere-
duktion und in der Relation der Hauptnährstoffe unterscheiden. Ob an-
teilig mehr Kohlenhydrat- oder Fett- oder Eiweißcalorien zugeführt werden, ist von nur geringem Einfluß auf die Langzeiteffektivität und Bekömmlichkeit, solange extreme Imbalancen vermieden werden und
Nährstoff- wie Ballaststoffgehalt bedarfsgerecht bleiben. Bei höherem Ei-
weiß- und Fettanteil sind Sättigungswirkung und Compliance meist besser als bei überwiegendem Kohlenhydratanteil. Dennoch sollte der Fett-

anteil das Limit von 15–20 % der (reduzierten) Energiezufuhr (< 40 g Gesamtfett/Tag) möglichst nicht überschreiten. Einschränkung insbesondere der gesättigten Fette (auf maximal 8 Energie %). Den individuellen Gegebenheiten angepaßte **Mischkostreduktionsdiät** stellt *die „sanfteste"* *und nebenwirkungsärmste Form der Adipositasbehandlung* dar, bewirkt *keine Einschränkung der körperlichen Leistungsfähigkeit,* weist die *höchste Patientencompliance* und *die besten Langzeiterfolge* auf. Entsprechendes gilt für einige unter publikumsbekannteren Namen laufende, ihrer Zusammensetzung nach weitgehend als Mischkostreduktionsdiät einzustufende Kostformen: Weight Watchers-Diät, Brigitte-Diät, Menden-Aign-Brot-Diät, einzelne industriell gefertigte Fertigdiäten gleichen Typs.

Die nur im Fettgehalt, nicht jedoch im Kohlenhydratgehalt, reduzierte *„kohlenhydratliberale" Variante der Mischkostreduktionsdiät* führt nur dann zur Gewichtsabnahme, wenn die *Gesamt*energieaufnahme so weitgehend verringert wird, dass eine deutlich negative Calorienbilanz resultiert.

Zu beachten: *Auch Kohlenhydrate sind Energieträger!* Fettreduktion allein (ohne Kohlenhydratreduktion) führt nur in Fällen eines zuvor relativ hohen Fettkonsums (Ernährungsanamnese!) zu ausreichender energetischer Entlastung. *In der Mehrzahl der Fälle ist daneben, spätestens wenn die Gewichtsabnahme stoppt, eine gleichzeitige Absenkung der Kohlenhydratzufuhr (Zucker, Feinmehlerzeugnisse) unumgänglich.* „Too many calories from any source – fat, carbohydrate, or protein – can lead to weight gain, even if the diet is low in fat"! [American Dietetic Association 1998]. Das gilt auch für die Energiezufuhr in Form alkoholischer Getränke.

2. Kurzzeitreduktionsdiäten

Weniger konventionelle Kostformen, überwiegend bilanzierte Formuladiäten (Trinknahrungen), bei meist strengerer Energierestriktion (ca. 800–1000 kcal = 3350–4200 kJ/Tag; wünschenswert ein Defizit von 500–1000 kcal/Tag) im Gehalt an essentiellen Nährstoffen überwiegend dem eingangs genannten Behandlungsprinzip nahekommend, nicht aber in der Ballaststoffzufuhr und in der Akzeptabilität als Dauerkost. Führen als Ganztagsnahrung zu *schnellerer Gewichtsabnahme* (1,5–2,5 kg/Woche), von Nachteil jedoch geringere Abwechslungsmöglichkeit, weniger anhaltende Sättigung, z. T. auch häufigere Nebenwirkungen. Einsatz meist als *Anfangskost* („Starthilfe") über 2–3 Wochen vor dem Übergang auf Mischkostreduktionsdiät oder als Wiederholungskur für jeweils einige Wochen, darüber hinaus auch langzeitig intermittierend für wöchentliche *Schalttage* oder als Einzelgericht zum regelmäßigen Ersatz einzelner Mahlzeiten.

Zu den Kostformen dieser Kategorie gehören z. B.: Einfaches **Mixfasten* ● mit energiearmen Milchmischgetränken, durch Zulage von Trägern essentieller Nährstoffe aufgewertetes *modifiziertes Fasten* ●, als besser sättigende Alternative ferner die ballaststoffreiche, nährstoffkomplettierte Weizendiät (Dr. Kousa Vollweizen Gel®, Dr. Ritters Vollkorn-Weizendiät®), eiweißangereicherte *vegetabile Rohkost* und als „physiologischste" Möglichkeit schliesslich proteinangereicherte *Gemüsekost* ● mit 600–800 kcal (2500–3350 kJ), die strenge Anfangsform der *Mischkostreduktionsdiät* ●. Im Interesse größerer Abwechslung Zusammenstellung der Tageskost zweckmäßigerweise aus Einzelmahlzeiten zugleich mehrerer der vorgenannten Kostformen bzw. Produktgruppen (z. B. Mixfasten kombiniert mit Weizendiät o. ä.). Sehr vorteilhaft für Motivation und Therapietreue, wenn bei Kostregimes dieser Art die Möglichkeit einer Gruppenbehandlung („Fasten im Kollektiv") geboten werden kann.

3. Nur in Spezialabteilungen einsetzbare Reduktionsdiäten

Energierestriktive, relativ einseitige, überwiegend flüssige Kostformen von nur teilweise bedarfsgerechtem Gehalt an essentiellen Nährstoffen, praktisch nur in Stoffwechselkliniken und Spezialsanatorien kurmäßig zur Anwendung kommend. In Anbetracht ihrer problematischen Nährstoffversorgung und des höheren Risikos von Nebenwirkungen, nicht nur bei unsachgemäßer Handhabung, sollte der Einsatz von Reduktionsdiäten dieser Art den damit erfahrenen Spezialisten vorbehalten bleiben. Das gilt insbesondere für *„Fastenkuren"* mit Säften, Tee, Mineralwasser, für die Schroth-Kur (eiweiß- und fettarme Getreidekost mit wechselweisen Trocken- und Trinktagen), für Kuren mit Schnitzer-Intensivkost (eiweißarme getreidebetonte Rohkost, → S. 132) und ähnliche Karenzkostformen (alle kontraindiziert bei ketoacidotisch entgleistem Diabetes, instabiler Angina pectoris, schwerer Herzinsuffizienz, ernsteren Herzrhythmusstörungen, Nieren- und Leberinsuffizienz, Elektrolytstörungen, Psychosen, in der Schwangerschaft und in der Pubertät). Auch nach strengen Kuren dieser Art *Erfolg auf Dauer nur zu sichern durch anschliessende konsequent bis zum Erreichen eines stabilen Normalgewichts einzuhaltende* *Mischkostreduktionsdiät* ● (S. 154 f.).

4. Fragwürdige Reduktionsdiäten

Schlankheitskostempfehlungen von unterschiedlicher Rationalität und kontrovers beurteilter Zweckmäßigkeit gibt es in großer Zahl. Solange ihr Aufbau nicht annähernd den bewährten Prinzipien der Fettsuchtsbehandlung entspricht oder kontrollierte Studien nicht einen echten Behandlungsfortschritt belegen, steht ihr Einsatz in der Routinepraxis nicht ernsthaft zur Diskussion. Das Problem einer effizienteren Adipositastherapie liegt weniger im Ausprobieren immer neuer Kostformen als viel mehr in der *Verbesserung von Diätberatung, psychologischer Führung und Verhaltenstherapie.*

Zum praktischen Vorgehen

Die *Gewichtsreduktion* soll *allmählich, aber beständig* erfolgen und braucht beim Erwachsenen nicht mehr als durchschnittlich 0,5–0,75 kg pro Woche zu betragen; subjektives Befinden und körperliche Leistungsfähigkeit erleiden dann praktisch keine Einbuße. *Es gibt nur sehr selten eine zwingende medizinische Indikation für den Aufwand und die Risiken einer übermäßig schnellen (und dann meist nicht lange anhaltenden) Gewichtsabnahme!* Die Schlankheitstherapie läßt sich ohne die strengen Kurzzeitreduktionsdiäten allein mit einer calorisch abgestuften Mischkostreduktionsdiät sehr erfolgreich betreiben.

Anstelle umständlicher täglicher Calorienberechnungen erfolgt Steuerung der Energiezufuhr in der Praxis zweckmäßigerweise nach der Entwicklung des *wöchentlich zu kontrollierenden Körpergewichts.* Dieses ist Gradmesser des Diäterfolges und zugleich *Richtmaß für eventuell notwendige Kostkorrekturen* (Verschärfung oder Auflockerung der Energierestriktion). Beginn meist mit einem Energieangebot von ca. 1200 kcal (5 MJ)/Tag (Erwachsene).

Die Einschränkung der Energiezufuhr hat sich auf *alle Nahrungsmittel höherer Energiedichte* zu erstrecken, wobei Getränke (Alkoholica, gezukkerte Säfte, Limonaden) sowie Träger „versteckter" Calorien (Fast-Food-Produkte, Wurstwaren, fettreiche Käsesorten und Backwaren) als häufigste Fehlerquellen besondere Aufmerksamkeit verlangen. Das gilt auch für die Ernährung bei *Magenballonbehandlung und unterstützende chirurgische Behandlungsverfahren der Adipositas (*Magenverkleinerungsplastik, Gastroplastik, *Gastrojejunostomie* u.ä.).

Zur Reduktionskost, besonders in ihren strengeren Varianten, gehört in der Regel eine *erhöhte Flüssigkeitszufuhr* (2¹/₂–3 Liter pro Tag, calorienarm, kaliumreich). Bohnenkaffee, mehrmals am Tage 1 Tasse, wegen seines sättigenden und den Energieumsatz steigernden Effekts dabei oft hilfreich.

Natriumarme Gestaltung der Reduktionskost (< 100 mmol = < 2,4 g Na pro Tag) ist anzuraten bei Neigung zu Wasserretention und zu Blutdruckerhöhung (häufig nur bei Behandlungsbeginn erforderlich; → *arterielle *Hypertonie*).

Wichtig für die Compliance: Im Rahmen des Prinzips der Mischkostreduktionsdiät weitestmögliche Freiheit der *individuellen Nahrungswahl* für den Patienten!

5–6 kleinere Mahlzeiten täglich (ohne jedoch deshalb mehr zu essen!) sind zweckmäßiger als wenige große. Vorteilhaft ist die Einschaltung von 1–2 *Schalttagen* pro Woche, etwa in Form von Obsttagen (→ *Obstkost* ●), Gemüsetagen (→ *Gemüsekost* ●), Milch-Mix-Tagen (→ *Mixfasten* ●) oder Formuladiättagen (→ Kurzzeitreduktionsdiäten S.155 f.), wodurch sich die Energiezufuhr weiter reduzieren läßt.

Die Adipositasbehandlung ist, ähnlich wie etwa die Diabetesbehandlung, stets eine Langzeit- oder Dauertherapie. Ist das wünschenswerte Körpergewicht erreicht, erfolgt unter beizubehaltender wöchentlicher Gewichtskontrolle vorsichtig der *Aufbau der Dauerkost.* Als Basis dafür beläßt man die bis dahin benutzte Reduktionsdiät in ihren wesentlichen Bestandteilen und legt entsprechend den Wünschen des Patienten nach und nach das Quantum an Nahrungsmitteln zu, das ohne neuerliche Gewichtszunahme toleriert wird. Ziel der Bemühungen ist eine calorisch angemessene (meist etwa 1500 kcal/Tag; Erwachsene bei leichter körperlicher Arbeit), im Nährstoff- und Ballaststoffgehalt bedarfsgerechte, vielseitige und abwechslungsreiche Kost, die vom Patienten akzeptiert wird und ihm eine dauerhafte Stabilisierung der erreichten Gewichtsabnahme ermöglicht.

Schwangerschaft bei Adipositas

Adipositas ist Risikofaktor u. a. für Gestationsdiabetes (S. 235) und für fetale Makrosomie, die Schwangerschaft jedoch zunächst kein empfehlenswerter Zeitpunkt für eingreifendere Entfettungskuren. Energiezufuhr darf 30 kcal (125 kJ) pro kg Normalgewicht nicht wesentlich unterschreiten (Gefahr unzureichender Nährstoffversorgung). Deshalb *keine strengen Fastendiäten,* auch keine Schalttage! Allenfalls Einschränkung eines überhöhten Konsums an konzentrierten „leeren" Calorienträgern (Zucker, Feinmehlerzeugnisse, Fett). Einzig diskutable Schlankheitskost für **Schwangere* ist eine sehr moderate, dem erhöhten Bedarf an essentiellen Nährstoffen voll genügende **Mischkostreduktionsdiät* ● von mindestens 1500 kcal (6,3 MJ)/Tag. Ketonämie und Ketonurie, Anzeichen zu weitgehender Calorienrestriktion und wahrscheinlich Risikofaktoren für den Fetus, sind unbedingt zu vermeiden. *Behandlungsziel:* Keine stärkere Gewichtszunahme im Verlauf der Gravidität als üblicherweise bei der normalgewichtigen Schwangeren (S. 113), d. h. für die meisten Fälle nicht mehr als ca. 12,5 kg. Günstigere Gelegenheit zum Abbau von Übergewicht kommt, adäquate Kostführung vorausgesetzt (volle Deckung des weiterhin erhöhten Nährstoffbedarfs bei nunmehr eher möglicher Calorieneinschränkung; vertretbare Gewichtsabnahme höchstens 0,5 kg pro Woche), mit der *Stillperiode.* Zu starke Einschränkung der Energiezufuhr (< 1500 kcal/Tag) kann jedoch das Stillvermögen der Mutter (Milchmenge, Nährstoffgehalt; vgl. **stillende Mütter)* und damit das Gedeihen ihres Säuglings beeinträchtigen. In der Regel ist es für das zu stillende Kind deshalb risikoärmer, dafür das Ende auch der Lactation abzuwarten[1]; eine weitere Gewichtszunahme der Mutter nach der Entbindung sollte jedoch unbedingt vermieden werden.

---

[1] Die normalgewichtige Frau verliert bei 6monatigem Vollstillen durchschnittlich 2 kg an Gewicht bis Ende des ersten Jahres post partum.

Adipositas im Kindesalter

1. *Adipöse Kleinkinder[1] und Vorschulkinder; Schulkinder mit leichterer Adipositas unter 20 % Übergewicht:* Altersstufengerechte **ballaststoffreiche Kost* ● mit Vollkornprodukten und reichlich Gemüse. Obst (außer Banane und Weintrauben) anstelle von Süßspeisen und Süßigkeiten. Ausschaltung zuckerhaltiger Getränke. Bei Kindern ab 3 Jahren zudem Reduktion der gesättigten Fette auf maximal 7 % der Energiezufuhr.

2. *Schulkinder und Jugendliche mit mehr als 20 % Übergewicht:* Behutsame Umstellung auf eine ballaststoff- und flüssigkeitsreiche **Mischkostreduktionsdiät* ● mit einem Energieangebot von etwa 70 % der jeweiligen Altersnorm unter voller Deckung des altersentsprechenden Bedarfs an essentiellen Nährstoffen. Ausschaltung von Schnellimbißgerichten aller Art, von Speiseeis, Cola- und ähnlichen zuckerhaltigen Erfrischungsgetränken. Bei jüngeren Kindern vor Abschluß der Wachstumsphase genügt es häufig, nur eine weitere Gewichtszunahme zu verhindern, bis sich das Übergewicht mit weiterer Längenzunahme allmählich „ausgewachsen" hat. Überwachung der Wachstumsgeschwindigkeit ist empfehlenswert. Jugendliche, bei denen kein nennenswertes Längenwachstum mehr zu erwarten ist, müssen das Übergewicht durch diätetische Maßnahmen nach den gleichen Grundsätzen reduzieren wie Erwachsene. Auf modifiziertes Fasten und ähnliche strenge Kurzzeitreduktionsdiäten sollte bei ihnen jedoch nach Möglichkeit verzichtet werden. Zur *Ernährungsberatung:* Bei intakter Familie Ansprechpartner zweckmäßigerweise die Eltern bzw. ein Elternteil, erst in zweiter Linie das betroffene ältere Kind oder der betroffene Jugendliche selbst. *Korrekturbedürftig meist die Ernährungsweise der ganzen Familie!*

Adrenogenitales Syndrom (AGS), angeborenes

21-Hydroxylasemangel. Bei dekompensiertem Salzverlust in Unterstützung der Corticosteroid-Substitution Kochsalzzulage (2–6 g NaCl pro Tag und mehr, je nach Serumnatriumspiegel) und reichliche Flüssigkeitszufuhr (→ **Dehydratation*). Erforderlichenfalls Kaliumrestriktion (→ **Hyperkaliämie*).

11β-Hydroxylasemangel, 17-Hydroxylasemangel (sog. hypertensive Formen des AGS): **Natriumarme Kost* ● mit reichlich Flüssigkeit. Ggf. Kaliumanreicherung (→ **Hypokaliämie*).

---

[1] Zur Klassifizierung des Körpermassenindex BMI bei Kleinkindern → [87].

Adrenoleukodystrophie; Adrenomyeloneuropathie

Ausgehend von *streng *fettarmer Kost* ● (Fettanteil 10–15 % der Energie-zufuhr) Limitierung der Zufuhr an Hexacosansäure (C 26:0, maximal 3–10 mg/Tag; *hexacosansäurearme Diät:* [27]) und Supplementierung ei-nes ölsäurereichen Öls (z. B. $^4/_5$ Glycerintrioleat plus $^1/_5$-Glycerintrierucat = „Lorenzos Öl", 65–70 g/Tag, Erwachsene). Versuchsweise Supplemen-tierung von **Dokosahexaensäure* ▲. Langfristige Verabfolgung derartiger Kost vermag pathologisches Fettsäuremuster von Blutplasma- und Ery-throzytenlipiden zu verbessern, ohne jedoch auch die neurologische Symptomatik im gleichen Maße zu beeinflussen. Behandlungsbeginn be-reits im frühen asymptomatischen Stadium kann möglicherweise Häufig-keit und Schwere späterer neurologischer Manifestationen reduzieren. Weitere Erfahrungen bleiben abzuwarten. Symptombezogene Maßnah-men → *primäre *Nebenniereninsuffizienz.*

Aerophagie; krankhaftes Luftschlucken

Patient soll seine Mahlzeiten langsam und in Ruhe einnehmen. Kauen nur mit geschlossenem Mund. Vermeiden von Schluckakten in der Inspi-rationsphase. Trinken nur außerhalb der Mahlzeiten, nur in kleinen Schlucken, möglichst „geräuschlos" (d. h. ohne viel Luftschlucken) und nicht mit Strohhalm. Keine CO_2-haltigen Getränke, keinen Kaugummi, kein Lutschen von Bonbons!

Afferent-loop-Syndrom; Syndrom der zuführenden Schlinge

Versuchsweise **leichte Vollkost* ●, zuckerarm abgewandelt (→ **zucker-arme Kost* ●), in häufigeren kleinen Mahlzeiten. Fettzufuhr nach Tole-ranz, erforderlichenfalls Zulage von MCT-Fetten (→ **MCT-Kost* ●). Trin-kenlassen nur zwischen den Mahlzeiten. Bei bereits deutlicher Mangeler-nährung Energie-, Eiweiß- und Vitaminanreicherung (auch B_{12}!) der Kost (→ *protein-calorische *Unterernährung, *Magenresektion*).

Ahornsirup-Krankheit; Verzweigtkettenketonurie; Leucinose

Behandlungsprinzip. Beschränkung der Zufuhr verzweigtkettiger Ami-nosäuren (Leucin, Isoleucin, Valin) auf die eben lebensnotwendige Menge

(Kriterium: Plasmaspiegel Leucin 80–200 μmol/l, Isoleucin 40–90 μmol/l, Valin 200–425 μmol/l). Ersatz des normalen Nahrungseiweißes durch ein leucin-, isoleucin- und valinfreies Aminosäurengemisch, dem die verzweigtkettigen Aminosäuren (möglichst in Form natürlicher Proteine) toleranz- und bedarfsgerecht zugelegt werden.
Im *akuten Stadium der klassischen Form* (Plasmaleucin > 1 mmol/l) nach evtl. Austauschtransfusion, Hämodialyse oder Hämofiltration und Beseitigung begleitender Flüssigkeits- und Elektrolytimbalancen zunächst hochcalorische leucin-, isoleucin- und valinfreie, im Nährstoff- und Energiegehalt ansonsten voll bedarfsgerechte gastrale, enterale oder parenterale Ernährung. Mit Absinken der Leucinwerte im Blut vorsichtiger Übergang auf perorale Zufuhr einer zunächst ebenfalls leucin-, isoleucin- und valinfreien, später mit diesen Aminosäuren schrittweise zu komplettierenden altersentsprechenden Nahrung (verzweigtkettenfreie Aminosäurenpräparate: SHS Analog® ILV-AM 1/2/3, Milupa Metabolics® MSUD 1 und 2; verzweigtkettenfreie Formeldiät: Maple Syrup Urine Disease Diet Powder, Fa. Mead-Johnson, Evansville, Ind. USA). Zur *Langzeiternährung* (unter fortgesetzter engmaschiger Plasmakontrolle) möglichst konventionell gestaltete, im Gehalt an sonstigen essentiellen Nährstoffen und an Energie bedarfsgerechte altersgemäße Kost mit gerade so viel natürlichem Eiweiß (Säuglinge: Muttermilch, Säuglingsanfangsnahrung usw.), daß der Plasmaspiegel verzweigtkettiger Aminosäuren den eingangs genannten Grenzwert nicht übersteigt (*eiweißarme Kost* ●). Ein dabei verbleibendes Proteindefizit wird in Form der genannten verzweigtkettenfreien Aminosäurengemische abgedeckt. *Kritische Nährstoffe:* Vitamin B$_{12}$, Calcium, Zink, Selen. *Beibehaltung der Diät lebenslang erforderlich.* Nach *Lebertransplantation* altersstufenentsprechend normale Proteinversorgung; zu beachten jedoch das Vermeiden jeglicher Eiweißüberfütterung und im Fall eines evtl. intercurrenten Proteinkatabolismus die neuerliche Einschränkung der Zufuhr verzweigtkettiger Aminosäuren.

Bei der weniger schweren sog. *intermediären Form* ermöglicht oftmals allein eine altersstufengerechte *eiweißarme Kost* ● Symptomfreiheit und ausreichende Proteinbedarfsdeckung. Die *intermittierende Form* bedarf nur während akuter Episoden einer entsprechenden Behandlung, jedoch empfiehlt sich generell der Verzicht auf überhöhten Eiweißkonsum. Die *thiaminabhängige Form* spricht ohne spezielle Diät allein auf auszutestende hochdosierte orale Thiamingaben (10–1000 mg/Tag) an.

Teil 3

AIDS (acquired immune deficiency syndrome); HIV-(human immunodeficiency virus-)Infektion

Der Ernährungszustand kann den Verlauf der AIDS-Infektion sehr wesentlich mitbestimmen. Der bei diesen Patienten überdurchschnittlich häufigen Unterernährung und qualitativen Fehlernährung ist durch geeignete, meist zunächst oral mögliche Supplementierungsmaßnahmen *rechtzeitig* zu begegnen (flüssigkeitsreiche energie- und nährstoffangereicherte **Aufbaukost* ●, zusätzliche Formula-Trinknahrungen, erforderlichenfalls ergänzende Sonden- oder parenterale Ernährung, auch als Langzeiternährung zu Hause; „Wasting-Syndrom" → *protein-calorische *Unterernährung*). Diätetische **Toxoplasmoseprävention* und **Listerioseprävention*. Generell keine rohen Eier oder damit bereitete Gerichte, keine nichtpasteurisierten Molkereiprodukte, kein ungegartes oder unzureichend gegartes Fleisch, keine rohen oder halbgaren Meeresfrüchte. Rohes Obst und Gemüse vor dem Verzehr gründlich waschen, Obst ggf. schälen. Kein längeres Warmhalten gegarter Gerichte. Wichtig das Vermeiden von **Lebensmittelvergiftungen* aller Art (vgl. **Reisediarrhoe*). Fallweise zu erwägen eine weitgehend nur aus erhitzten (gekochten, gebratenen, gebackenen, autoklavierten usw.) bzw. konservierten Produkten bestehende „*mikrobenarme Kost*" (vgl. **Sterilpflege*; erfordert bedarfsgerechte medikamentöse Vitaminsubstitution). Behutsame Korrektur nährstoffdefizitärer alternativer Ernährungsweisen (Makrobiotiker, Veganer u. ä.). Spezielle Kostgestaltung je nach vordergründiger Symptomatik im Einzelfall: → **Infektionskrankheiten, *Fieber, *hyperkatabole Zustände, *Infektresistenzschwäche, *Appetitlosigkeit, *Geschmackssinnstörungen, *Übelkeit, gehäuftes *Erbrechen, *Stomatitis, *Rachenentzündungen, *Schluckstörungen, *Refluxoesophagitis, *Achylia gastrica, *Diarrhoe, *Kryptosporidiose, *Steatorrhoe, *Malabsorption, *Lactasemangel, *B-Vitaminmangel, *Folsäuremangel, *Cobalaminmangel, *Eisenmangel, *Selenmangel, *Arzneimitteltherapie* (Proteaseinhibitoren, Zidovudin, Folsäureantagonisten u.a.).

Säuglinge. Keine Muttermilch für HIV-negativen Säugling einer HIV-infizierten Mutter, sondern, falls (abgepumpte!) Milch einer gesunden Frauenmilchspenderin oder aus Frauenmilchsammelstelle nicht verfügbar, ausschliesslich künstliche Ernährung des Kindes (S. 107 f.). Kein Anlegen eines möglicherweise HIV-infizierten Säuglings bei HIV-negativer Mutter, statt dessen Verfütterung nur abgepumpter Muttermilch oder kommerzieller Säuglingsmilchnahrung.

Akne (Acne vulgaris)

Seit langem vermutete Zusammenhänge mit der Ernährung bisher nicht sicher objektivierbar. Hinweise sprechen dafür, daß eine fettlimitierte (25–30 % der Energiezufuhr; überwiegend ungesättigte Fettsäuren), lactovegetabile, ballaststoffangereicherte Kost, Zinkanreicherung (20–40 mg/Tag) sowie die Beseitigung von Übergewicht bzw. *Adipositas* das Abklingen der Akne begünstigen kann. Bestätigungen bleiben abzuwarten. Von den Patienten gelegentlich als Auslöser von Akneschüben genannte Produkte (z. B. Schokolade, Nüsse, Marzipan, Schweinefleisch, bestimmte Gewürze und bestimmte alkoholische Getränke) sollten gemieden werden. Unabhängig von der Frage der Beeinflußbarkeit der Akne bietet die von den geplagten Kranken häufig gewünschte diätetische Beratung Gelegenheit zur Korrektur der bei den meist jugendlichen Patienten ohnehin oft verbesserungsbedürftigen Ernährungsweise (Ernährungsanamnese!).

Akrodermatitis enteropathica; hereditäre primäre Zinkmalabsorption

Der aufgrund der enteralen Resorptionsstörung bestehende überhöhte Zinkbedarf (ca. 10–30 µmol = 0,65–2,0 mg Zn/kg/Tag) läßt sich allein durch diätetische Maßnahmen (vgl. *Zinkmangel*) nicht decken. Hochdosierte *medikamentöse Substitution* (Zinkaspartat, Zinksulfat, Zinkorotat) ist lebenslang erforderlich. Symptombezogene Maßnahmen → *Diarrhoe, protein-calorische *Unterernährung*.

Alkalose, metabolische salzresponsive

Adjuvante diätetische Maßnahme neben der indizierten parenteralen Therapie: Flüssigkeitsreiche, kochsalzangereicherte *kaliumreiche Kost* ● (vgl. *Hypochlorämie, *Hypokaliämie*). Bei gastrischer Alkalose und anderen mit primärer Chloriddepletion verbundenen Alkalosen (Diureticatherapie, faecale Chloridverluste) genügt meist Kochsalzsupplementierung als alleinige Maßnahme. Wichtiger Indikator für Notwendigkeit erhöhter Kochsalzzufuhr: Herabgesetzte (< 100 mmol/24 Std.) oder ganz fehlende Chloridausscheidung mit dem Urin (dabei zu beachten: Trotz bestehender Chloriddepletion möglicherweise *erhöhte* renale Chloridausscheidung bei diureticainduzierter metabolischer Alkalose!).

Teil 3

Alkaptonurie (Homogentisinoxygenasemangel)

Der praktische Nutzeffekt einer theoretisch vielleicht indizierten lebenslangen *phenylalanin- und tyrosinarmen Diät* ● dürfte in den meisten Fällen in keinem vernünftigen Verhältnis zum Aufwand stehen. Eine C-vitaminreiche Kost mit Vermeiden jeglicher Eiweißüberfütterung (Begrenzung der Proteinzufuhr in Höhe der Empfehlungen für die Ernährung des Gesunden: 0,8 g/kg/Tag; Erwachsene) ist jedoch empfehlenswert. Symptombezogene Maßnahmen →*Arthrosen*, *Nephrolithiasis*.

Alkoholismus; Alkoholkrankheit

Entscheidende Maßnahme der *völlige Alkoholverzicht*. Karenz nicht nur hinsichtlich alkoholischer Getränke, sondern auch sonstiger alkoholhaltiger Produkte (→ *Ethanolintoleranz*) und Arzneizubereitungen (alkoholhaltige Stärkungsmittel, Hustensäfte u. ä.: Deklaration beachten!) sowie sog. alkoholfreien Biers, Weins und Sekts (enthalten bis 0,5 % Ethanol). Konzessionen an die Forderung absoluter Abstinenz führen fast immer zu Rückfällen, Fähigkeit zum „kontrollierten" Trinken bei diesen Kranken kaum je von vornherein voraussetzbar. Wichtige Hilfe für eine erfolgreiche Entzugs- und Rehabilitationsbehandlung ist die Wiederherstellung eines normalen Ernährungszustands.

Kostprinzip. Korrektur der vielfältigen Formen alkoholinduzierter Fehlernährung:
1. der Folgen der in frühen Phasen nicht seltenen calorischen Überernährung (→ *Adipositas*, *Hypertriglyceridämie*),
2. des in fortgeschrittenen Stadien häufigen Marasmus (→ *protein-calorische *Unterernährung*),
3. der fast nie fehlenden *qualitativen Fehlernährung*, wobei das Nährstoffdefizit neben essentiellen Aminosäuren und Linolsäure *alle* wasserlöslichen Vitamine (vor allem *Folsäure* ▲ und *Thiamin* ▲), die meisten fettlöslichen Vitamine (A, D, E) sowie Magnesium, Kalium, Calcium, Phosphat, Zink, Selen u. a. betreffen kann.

Praktisches Vorgehen. Dem jeweiligen *Energiebedarf* und dem erhöhten Nährstoffbedarf angepaßte, anfangs vitamin- und (im präcirrhotischen Stadium) eiweißangereicherte (80–120 g Protein pro Tag) leichtverdauliche Kost (*Aufbaukost* ●) mit allmählichem Übergang auf eine normale *Vollkost* ●. Medikamentöse Vitaminsubstitution nicht immer erforderlich, zu Beginn jedoch und beim Vorliegen von Resorptionsstörungen (u. U. parenteral) oft zweckmäßig (vor allem B-Vitamine; vgl. *B-Vitaminmangel*). Reichlich Vollkornprodukte, Gemüse, Obst, Rohsäfte, auch

Weizenkeime (Folsäure [!], speziell zur Senkung des Mammacarcinomrisikos bei alkoholbelasteten Frauen) und polyensäurereiche Öle in geeigneter Verarbeitung. In Problemfällen (→ *Appetitlosigkeit)* Kostsupplementierung mittels Formuladiäten, vorübergehender Sondenkost oder parenteraler Zusatzernährung. Die häufigen individuellen Intoleranzen und Aversionen sowie ernährungsrelevante sekundäre Organmanifestationen der Alkoholkrankheit sind besonders zu berücksichtigen (→ *Fettleber, *Lebercirrhose, *hepatische Encephalopathie, *Ascites, *Oesophagusvarizen, *Hepatitis, chronische *Gastritis, *Pankreatitis, *Wernikke-(Korsakoff-)Syndrom, *Delirium tremens, *Polyneuropathie, *Hyperhomocysteinämie, *Osteoporose).* Bei **akuter Alkoholintoxikation** besonders zu beachten möglicherweise begleitende schwere *Hypoglykämie* sowie häufig *Dehydratation* mit vielfältigen Elektrolytimbalancen, bei **akutem Alkoholentzug** mögliches *Schwartz-Bartter-Syndrom* mit hyponatriämischem Koma. Durch Thiaminmangel hervorgerufene *Lactatacidose:* Thiamin hochdosiert i. v. (1. Tag 100–300 mg; weiter 100 mg/Tag für einige Tage). Beim Alkoholiker, insbesondere bei schwerer akuter Alkoholintoxikation, zu Glucose i. v. stets auch Thiamin (50–100 mg/Tag)!

„Kater"-Prophylaxe (Prävention bei gelegentlicher „unvermeidlicher" Alkoholbelastung für Nichtalkoholiker):
1. Vorweg eine kräftige fleisch- und fettreiche Mahlzeit einnehmen.
2. Nicht verschiedene Alkoholica (Bier, Wein, Likör) durcheinandertrinken.
3. Zwischendurch möglichst oft ein nichtalkoholisches Getränk nehmen, am besten ein stilles Mineralwasser.
4. Kein heißes oder gezuckertes Getränk gleichzeitig mit dem Alkohol.
5. Häufiger einen Imbiß am kalten Büffett einnehmen.
Am nächsten Morgen ein nicht zu kräftiges Frühstück, gut gesalzen (auch Salzhering, Rollmops, Salzgurke u. ä.), kaliumreich (Obst!), mit sehr reichlich Flüssigkeit (Mineralwasser, Obstsaft, Tee).

Allergosen; allergische Diathese

Diätetisch beeinflußbar
1. durch Ausschaltung objektivierter *nutritiver Allergene (→ *Nahrungsmittelallergie),*
2. in Einzelfällen, speziell bei fehlender Eliminierbarkeit des auslösenden Allergens und zugleich bestehender calorischer, Fett- oder Fleischüberernährung (Ernährungsanamnese!), *„unspezifische Umstimmung"* in Form mehrwöchiger energiearmer Karenzkur (sog. Heilfastenkur, z. B. mit vegetabiler Rohkost, Bircher-Benner-Anfangskost

o. ä., auch *Gemüsekost* ●, *Obstkost* ●, *Saftdiät* ●; Kontraindikation: Fehlende Gewichtsreserven, katabole Stoffwechsellage, Glucocorticoidtherapie), die durch geeignete Abwandlung jedoch den Mindestbedarf an essentiellen Nährstoffen decken sollte,
3. gelegentlich allein schon durch konsequente Beseitigung eines offensichtlichen *Dysalimentationszustandes*, z. B. einer *Adipositas* oder einer sonstigen gravierenden qualitativen Fehlernährung (fehlender Obst- und Gemüseverzehr, hochgradiger Ballaststoffmangel u. ä.), mit Übergang auf eine erweiterte *vegetarische* (z. B. lactovegetabile) *Kost* als Langzeitkost (vgl. S. 132 f.).

Altersschwerhörigkeit (Presbyakusis)

Rechtzeitige Korrektur von *Hypercholesterinämie* und des bei dieser Störung häufigen latenten *Cobalamin-(Vitamin B₁₂-)Mangels* und *Folsäuremangels* (Ernährungsanamnese!). *Moderater* Alkoholgenuss (< 20 g/Tag) scheint kein Risikofaktor zu sein.

Aminosäurenstoffwechselstörungen, hereditäre (erbliche)

Nur beim kleineren Teil der über 60 bekannten hereditären Transport- und Abbaustörungen von Aminosäuren, in der vorliegenden Darstellung jeweils mit gesondertem Stichwort aufgeführt, ist bisher eine Ernährungstherapie erfolgversprechend. Die Details ihrer Behandlung (eiweißarme Kost, selektive Aminosäurenlimitierung usw.) variieren mit der Art des biochemischen Defekts, dem Lebensalter des Patienten und dem Manifestationsgrad der Erkrankung. Hier nicht mit einem Stichwort vertretene Störungen dieser Art sind einer Diätbehandlung entweder nicht bedürftig oder noch nicht zugängig. Generell sollte die diätetische Führung und die Überwachung hereditärer Aminosäurenstoffwechseldefekte ebenso wie die Behandlung der meisten sonstigen angeborenen Stoffwechselerkrankungen nur in engem Zusammenwirken mit einer darauf spezialisierten Fachabteilung erfolgen.

Amöbeninfektionen

Amöbenruhr. Ernährungsbehandlung wie bei bakterieller Ruhr (→ *Dysenterie*).

Diätetische Prävention. *Einwandfreies Trinkwasser von entscheidender Bedeutung!* In Endemiegebieten (meist tropische oder subtropische Länder) ist Abkochen unmittelbar vor jeder Verwendung von Wasser dringend zu empfehlen. Kein rohes Gemüse, keine rohen Salate! Im übrigen → Prävention der *Reisediarrhoe.*

Anämien, alimentäre (Blutarmut infolge Nährstoffmangels)

Vorkommen keineswegs nur in den Ländern der Dritten Welt. Auch hierzulande nicht ganz selten, insbesondere bei Kindern und Schwangeren aus alternativ lebenden Kreisen (S. 129 f.), bei Alkoholikern, bei altershinfälligen und bei psychiatrischen Patienten (Ernährungsanamnese!). Häufigste Ursache bei hypochrom-*mikrocytären Anämien* exogener *Eisenmangel,* ferner *Kupfermangel* oder *Pyridoxin-(Vitamin B₆-)Mangel,* bei hyperchrom-*makrocytären (megaloblastären) Anämien* *Folsäuremangel* (z. B. die Ziegenmilchanämie beim Säugling), *Cobalaminmangel,* Eiweißmangel *(→ protein-calorische *Unterernährung)* oder (selten) schwerer *Ascorbinsäure-(Vitamin C-)Mangel,* bei letzterem eventuell eine Folge gleichzeitigen Folsäuremangels (Folatarmut skorbutischer Ernährungsweise). *Hämolytische Anämie* im Säuglingsalter möglicherweise begünstigt durch *Tocopherol-(Vitamin E-)Mangel.* Oftmals betrifft das exogene Defizit zugleich mehrere der für die Blutbildung wichtigen Nährstoffe (z. B. Folsäure *und* Eisen). Diätetische Korrektur je nach Art des zugrundeliegenden Nährstoffmangels mit dem Ziel einer nährstoffkompletten bedarfsgerechten Dauerkost. Zusätzliche medikamentöse Eisen- bzw. Vitaminsupplementierung zu Anfang meist empfehlenswert. *Infektanämien* sind, solange der Infekt noch aktiv ist, keine Indikation zur Eisensupplementierung.

Die *hereditäre thiaminresponsive megaloblastäre Anämie* spricht im Gegensatz zu vorstehend genannten Anämieformen nur auf eine hochdosierte medikamentöse Zufuhr des defizitären Vitamins Thiamin (20–100 mg/Tag) an.

Analekzem (Afterekzem); Pruritus ani (Afterjucken)

Versuchsweise Ausschaltung eines zu reichlichen Genusses von scharf gewürzten Speisen (Pfeffer, Curry, Paprika usw.), säurereichen Früchten (Citrusfrüchte, Sauerkirschen, Himbeeren, Erdbeeren usw.) und Fruchtsäften sowie Kakaoerzeugnissen, coffeinhaltigen und alkoholischen Getränken (Ernährungsanamnese!). Beseitigung einer eventuellen *chroni-*

schen *Obstipation* (→ *ballaststoffreiche Kost* ●) oder Durchfallsneigung (z. B. mittels *Pectinkost* ●-Zulage; → *Diarrhoe*). Abbau von *Adipositas*. Möglichkeit einer *Nahrungsmittelallergie* erwägen!

Analfissur (Afterschrunde)

Kurativ und zur Rezidivprophylaxe *flüssigkeitsangereicherte* *ballaststoffreiche Kost* ● zwecks Beseitigung der meist zugrundeliegenden Obstipation, Erzielung eines weichen, geschmeidigen Stuhls und müheloser Defäkation (→ *chronische* *Obstipation*). Vermeiden von sehr saurem Obst und sauren Säften. Bei den selteneren Fissuren im Gefolge langanhaltender Durchfälle nach Möglichkeit gezielte (z. B. bei → *Lactasemangel*, *Coeliakie* usw.), sonst symptomatische antidiarrhoische Maßnahmen (z. B. *Pectinkost* ●-Zulage; → *Diarrhoe*).

Angiostrongyliasis (Befall durch Rattenlungenwurm)

Diätetische Prävention. Gegen *A. costaricensis* (mittel- und südamerikanische Endemiegebiete) Verzicht auf Rohverzehr von Gemüse und Salaten; Trinkwasser nur abgekocht verwenden! Gegen *A. cantonensis* (Endemiegebiete weltweit) *darüberhinaus* Verzicht auch auf rohes Obst sowie auf ungenügend gegarte Fische, Krebse, Krabben und Schnecken.

Anorexia nervosa (psychogene Magersucht)

Behandlungsprinzip. Beseitigung der bestehenden Unterernährung (angestrebter Gewichtsanstieg: Broca-Index > 0,85, BMI > 18) und qualitativen Fehlernährung durch eine den individuellen Gegebenheiten angepaßte, nicht zu sehr forcierte Substitution von Energie und Nährstoffen mit dem Endziel der Gewichtsstabilität unter einer allseits akzeptierten bedarfsgerechten Dauerkost.

Praktisches Vorgehen. Je nach Schwere der Erkrankung und erkennbarer Patientencompliance:
1. Behutsame, in kleinsten Schritten beginnende mengenmäßige Steigerung (ausgehend in etwa vom bisherigen Nahrungsvolumen) einer wunschgerechten, auf erhöhten Vitamin- und Mineralstoffbedarf abgestellten Kost von hoher Energiedichte (Ausgangsbasis: *Leichte Vollkost* ● plus *nährstoffdefinierte Formeldiät* ● als Trinknahrung), in häufigen kleinen Mahlzeiten. Zur diätetischen Technik → *Appetitlosigkeit*.

2. Erforderlichenfalls (BMI < 15 kg/m²) adjuvante oder voll bedarfsdek-kende *Sondenernährung* ●, ggf. *percutane endoskopische *Gastrosto-mie*, jedoch keine zu schnelle Wiederauffütterung (Cave: *Refeeding-Syndrom!).

3. Als Ultima ratio (BMI < 12,5 kg/m², unzureichende enterale Ernäh-rungsmöglichkeit) partielle oder totale *parenterale Ernährung* ●, welche den vergleichsweise raschesten Aufbau einer adäquaten Ener-gie- und Nährstoffzufuhr ermöglicht. Im übrigen → *protein-calorische *Unterernährung*.

Besonders zu beachten. Häufig Defizit an Flüssigkeit (→ *hypotone *De-hydratation*), Kalium (→ *Hypokaliämie)*, Calcium (→ *Hypocalcämie, *Osteoporose*), Natrium (→ *Hyponatriämie)*, Chlorid (→ *Hypochlor-ämie;* vgl. *metabolische *Alkalose)*, Magnesium (→ *Hypomagnesiämie)*, Phosphat (→ *Hypophosphatämie)*, Linolsäure, Vitaminen (→ *B-Vit-aminmangel, *Ascorbinsäuremangel, *Calciferolmangel*, auch *Hyperho-mocysteinämie* und *Osteoporose)*, Zink, Ballaststoffen (→ *chronische *Obstipation)*! Proteinzufuhr von 1 g pro kg Sollgewicht/Tag in der Regel ausreichend. Keine Essenszubereitung durch Patienten selbst! Nicht al-leine essen lassen! Je mehr im übrigen individuellen Wünschen gefolgt werden kann (Liste der bevorzugten Speisen anlegen!), je mehr das Es-sverhalten betreffende freiwillige Vereinbarungen mit den Patienten zu-standekommen (z.B. Zielsetzungen für die Gewichtszunahme), je ver-trauensvoller die gesamte Atmosphäre, desto eher ist das diätetische Be-handlungsziel erreichbar. Bei fehlender Motivierbarkeit andererseits und drohender Lebensgefahr strenges Regime und notfalls Zwangsernährung mittels gastraler (PEG) oder jejunaler Sonde. Unerläßlich ist von Anfang an enges Zusammenwirken und Abstimmung aller Maßnahmen mit dem Psychiater. Vgl. *Bulimie*.

Apolipoprotein-CII-Mangel, familiärer

Begrenzung der Aufnahme herkömmlicher (LCT-)Fette einschliesslich des versteckten Fettes auf ca. 25 g pro Tag (davon etwa die Hälfte in Form polyensäurereicher Öle oder entsprechender Produkte; → *fettarme Kost* ●) und Zulage von *MCT-Fetten* ▲ (25–50 g pro Tag; *MCT-Kost* ●). Details → *Chylomikronämie-Syndrome*, akute *Pankreatitis*.

Appendicitis (Blinddarmentzündung)

Als *Präventivmaßnahme* empfohlen *ballaststoffreiche Kost* ●.

Appetitlosigkeit (Inappetenz, Anorexie)

In Anpassung an die durch das Grundleiden bestimmten diätetischen Maßnahmen:

1. Leicht verdauliche, nicht zu fettreiche Kost (1 g Fett/kg/Tag) von hoher Nährstoff- und Energiedichte *(*Aufbaukost* ● unter besonderer Berücksichtigung im Einzelfall zu vermutender Nährstoffmängel; Ernährungsanamnese!) mit reichlichem Flüssigkeitsangebot (> 2 l/Tag). Zu starke Erhöhung der Speisenviskosität führt häufig zu intensiverem und länger anhaltendem Sättigungsgefühl.
2. Häufige kleine Mahlzeiten mit attraktiven Zwischenimbissen, u. U. auch spät abends und evtl. in der Nacht.
3. Die dem Patienten angenehmste Speisenkonsistenz (fest, breiig, flüssig) herausfinden.
4. Besonders sorgfältiges Abschmecken unter bestmöglicher Nutzung aller verfügbaren Würztechniken.
5. Individuelle Wünsche weitestgehend berücksichtigen, nicht zusagende Nahrungsmittel und Gerichte vermeiden.
6. Abwechslung im Speiseplan und in der Zubereitungsweise der Mahlzeiten, Auswahlmöglichkeit geben (Speisekarte, Selbstbedienung am Frühstücks- und Abendbüfett!).
7. Ansprechendes Anrichten des Essens, aufmerksames Servieren.
8. Einen Schwerpunkt auf das erste Frühstück legen, das häufig am besten von allen Mahlzeiten angenommen wird. Im übrigen jedoch keine starre Fixierung auf traditionelle Essenszeiten. Den Kranken essen lassen, wann immer er mag!
9. Vor den Hauptmahlzeiten einen Aperitif servieren (sofern keine Kontraindikation für Alkohol besteht).
10. Statt üblicherweise bereitgehaltener calorienarmer Getränke (Kaffee, Tee, Obstsäfte) öfter ein Milchmischgetränk oder eine schmackhafte Formula-Trinknahrung anbieten.
11. An die Möglichkeit religiös-weltanschaulicher Vorbehalte gegen bestimmte Nahrungsmittel (S. 136 f.) denken.
12. In schweren Fällen und bei trotz allen Bemühens unbefriedigender Beeinflußbarkeit der Inappetenz rechtzeitig die Alternative einer adjuvanten **Sondenernährung* ● oder **parenteralen Ernährung* ● in Erwägung ziehen.

Appetitlosigkeit bei organisch gesunden *Kindern* erfordert, abgesehen vom Angebot einer altersgemäß bedarfsgerechten schmackhaften Kost, weniger diätetische als psychologische und erzieherische Maßnahmen: Mahlzeiten möglichst nur im Familienkreis einnehmen lassen. Keine strengen Reglementierungen, keinen Zwang zum Essen, keine Drohungen, keine Versprechungen. „Das Kind darf essen, muß aber nicht." Keinen Zwang zum Aufessen zu großer Portionen. Das Kind soll seine Essensmenge selbst bestimmen. Nicht geleerte Teller kommentarlos abräumen und bei nächster Mahlzeit weniger große Portionen zuteilen. Wichtigste Maßnahme die *konsequente Unterbindung aller Essensmöglichkeiten (auch calorienreiche gezuckerte Getränke!) und Näschereien außerhalb der festgesetzten Mahlzeiten,* was meist zur raschen Wiederkehr eines normalen Appetitverhaltens führt. In Zweifelsfällen Gewichtskontrolle, Ernährungsprotokoll und ggf. Überprüfung der Diagnose.

Argininosuccinacidurie; Argininbernsteinsäure-Krankheit; Argininosuccinatlyase-Mangel

In Einzelfällen wirksam eine **eiweißarme Kost* ● (1,5–0,5 g/kg/Tag je nach Lebensalter), erforderlichenfalls angereichert mit speziellem Gemisch essentieller Aminosäuren (Präparate: Milupa Metabolics® UCD 1/2, SHS Analog® E-AM 1/2/3) oder ihren Ketoanalogen. Supplementierung von Arginin (3–5 mmol/kg/Tag) verbessert die Proteintoleranz. In der akuten Phase mit **Hyperammoniämie* vorübergehend eiweiß- und aminosäurenfreie, hochcalorische, zweckmäßigerweise parenterale Ernährung. Überwachung von Ammoniak und Aminosäuren im Plasma sowie der Argininbernsteinsäureausscheidung im Urin. Diätetische Indikation wahrscheinlich lebenslang.

Arteriosklerose, obliterierende periphere; arterielle Verschlusskrankheit

Kostumstellung zwecks Beseitigung von Überernährungszuständen, **Hypercholesterinämie* und **Hypertriglyceridämie,* gesicherten Risikofaktoren auch der peripheren arteriellen Verschlusskrankheit *(→ *cholesterinreduzierende Kost* ●, **triglyceridreduzierende Kost* ●; vgl. **Seefischdiät* ●). Zusätzlich entsprechende Maßnahmen im Falle bereits bestehender **Adipositas* (Calorienrestriktion), *arterieller *Hypertonie* (Natriumrestriktion), **Hyperuricämie (*purinarme Kost* ●), **Hyperhomocysteinämie* (Folsäuremangel beheben) oder besonders häufig bei **Diabetes mellitus* (Optimierung der Stoffwechseleinstellung). Das Programm deckt sich weitgehend mit dem der Ernährungsprävention der **coronaren Herzkrankheit.* Besonders zu beachten: Häufig begleitende Neigung zu Exsiccose *(→ hypertone *Dehydratation).* Vgl. **Thromboseprävention.*

Teil 3

Arthritis, rheumatoide; primär-chronische Polyarthritis; primär-chronischer Gelenkrheumatismus

Möglichkeiten einer diätetischen Beeinflussung der rheumatoiden Arthritis nehmen zunehmend Gestalt an, auch wenn sich eine in allen Details rational begründbare perfekte *„Rheumadiät"* (Prinzip: Strikte Einschränkung der Zufuhr von Arachidonsäure zugunsten vermehrter Aufnahme von α-Linolen-, Eikosapentaen- und Dokosahexaensäure) noch nicht sicher definieren läßt. In Einzelfällen kann Kostumstellung Verlauf und Krankheitsschwere jedoch wesentlich verbessern. Versuchsweise zu empfehlen, besonders für übergewichtige Patienten: **Saftdiät* ● oder vegetabile Rohkost (auch *Bircher-Benner-Kost*) kurmäßig für einige Wochen unter Deckung des Minimalbedarfs an essentiellen Nährstoffen durch schrittweise zu steigernde geeignete Zulagen (Magermilcherzeugnisse, Weizenkeime, tocopherol- und n-3-polyensäurereiche Pflanzenöle, zusätzlich Lebertran 5 ml/Tag; vgl. *„unspezifische Umstimmung"*, S. 165). Auf lange Sicht Beseitigung der bei Rheumatikern häufig zu findenden Fehlernährung (calorische Überernährung, Fett- und Fleischhyperalimentation, **Adipositas*, nicht selten andererseits auch *protein-calorische *Unterernährung*, Mangel an Vitaminen, speziell Vitamin E, Calcium, Magnesium, Eisen, Zink, Selen) durch Gewährleistung bedarfsgerechter Nährstoff- und angemessener Energiezufuhr, nach Möglichkeit im Rahmen einer fettreduzierten arachidonsäurearmen (maximal 50 mg/Tag) *lactovegetabilen* oder *piscovegetabilen Kost* (S. 132) oder einer *mediterranen Diät* (S. 130) mit jeweils sehr reichlich Obst und Gemüse als Dauerkost. Berücksichtigung des erhöhten Nährstoffbedarfs während akut-entzündlicher Schübe. Ausschaltung eventueller nutritiver Allergene (→ **Nahrungsmittelallergien)* und vom Patienten als beschwerdeverstärkend angegebener Nahrungsfaktoren (Ernährungsanamnese!). Alkoholkarenz. Neuere Befunde bestätigen die günstigen Effekte einer mit maritimen n-3-Polyensäuren (> 3 g EPA + DHA pro Tag) angereicherten fettmodifizierten Kost (PS-Quotient $> 1,0$; vgl. **Seefischdiät* ●). Aufgrund antirheumatischer Medikation indizierte adjuvante diätetische Maßnahmen → **Arzneimitteltherapie*. Diätetische „Knochenschutztherapie" (Calcium!) zur Limitierung der häufig begleitenden **Osteoporose*. Zu beachten: Erhöhtes Risiko einer **Hyperhomocysteinämie*.

Ernährungsprinzipien bei rheumatischen Erkrankungen (nach „Rationalisierungsschema 2000 des Berufsverbandes Deutscher Ernährungsmediziner BDEM" u.a.)
1. Maximal zwei Fleischmahlzeiten pro Woche, Wurst und Innereien vermeiden.

2. Maximal ein Eigelb pro Woche, stattdessen Verwendung von Ei-Ersatz-produkten.
3. Zwei Fisch- oder Sojagerichte pro Woche.
4. Verzicht auf tierische Fette, stattdessen Verwendung pflanzlicher Öle und Fette reich an n-3-Fettsäuren (Lein-, Raps-, Walnussöl etc.).
5. Einsatz fettarmer Milch und Milchprodukte und calciumreicher Mineralwässer zur Optimierung der Calciumzufuhr (Osteoporoseprophylaxe).
6. Wenig Alkohol.
7. Täglich Vollkornprodukte.
8. Täglich Obst und Gemüse, besonders eiweißreiche Hülsenfrüchte, calciumreiche Gemüse, Nüsse und Samen und vitamin-C-haltige Obstsäfte.

Arthrosen (Gonarthrose, Coxarthrose, Polyarthrose)

Wichtigste Maßnahme der Abbau des häufig zugleich bestehenden Übergewichts (→ *Adipositas*). Versuch der Korrektur ursächlich möglicherweise beteiligter weiterer Nährstoffimbalancen (Calcium, Vitamin D, Phosphat, Retinol) und Stoffwechselstörungen (*Osteoporose, *Diabetes mellitus, *Hämochromatose, *Wilson'sche Krankheit, *Hyperlipoproteinämien).* Angesichts der Häufigkeit und pathogenetischen Bedeutung entzündlicher Komplikationen („arthritifizierte Arthrose") Kostgestaltung im übrigen nach gleichen Gesichtspunkten wie bei *rheumatoider *Arthritis.*

Arzneimitteltherapie, unterstützende diätetische Maßnahmen[1]

Nahrungsfaktoren können Bioverfügbarkeit, Wirksamkeit und Verträglichkeit von Arzneimitteln in vielfältiger Weise beeinflussen. Diätetisch korrekturbedürftige Auswirkungen von Interaktionen dieser Art (Food-medication interactions), wenn in entsprechend gelagerten Fällen an die Möglichkeit eines solchen Zusammenhangs gedacht wird, keineswegs selten. Im Interesse optimaler Effizienz der medikamentösen Therapie und zur bestmöglichen Herabsetzung des Nebenwirkungsrisikos ist der Zeit-

---

[1] Zum Vermeiden von Missverständnissen werden die arzneilichen Wirkstoffe hier nur mit ihrer chemischen Kurzbezeichnung INN (International Nonpropiatary Name) und nicht mit firmengeschützten Handelsnamen benannt (z. B. Acetylsalicylsäure für Aspirin®, Verapamil für Isoptin® usw.).

punkt der Mahlzeit auf denjenigen der Arzneimitteleinnahme abzustimmen und die Ernährung erforderlichenfalls an nutritive oder metabolische Auswirkungen der Medikation anzupassen.

Die meisten Pharmaka sind zweckmäßigerweise *während einer Mahlzeit* oder unmittelbar danach mit reichlich Flüssigkeit, am besten einem Glas einfachen Wassers, einzunehmen (Details und Ausnahmen: [92] und Fachinformation des jeweiligen Pharmaherstellers). Wieweit diese Empfehlung auch bei eines Tages besserem Verstehen von Pharmakokinetik und Pharmakodynamik in jedem Fall ihre Berechtigung behalten wird, bleibt abzuwarten. *Je voluminöser (d. h. meist je ballaststoffreicher) die Mahlzeiten bei der Arzneieinnahme, um so besser in der Regel die Magenverträglichkeit des Medikaments!* Arzneimittel, die verordnungsgemäß während oder direkt nach dem Essen einzunehmen sind, sollten deshalb *möglichst nur zu Hauptmahlzeiten* genommen werden, insbesondere wenn ohnehin ein Depoteffekt erwünscht ist. In vielen Fällen läßt sich die Magenverträglichkeit eines schleimhautbelastenden Arzneimittels durch Ballaststoffaufwertung der Kost (→ *ballaststoffreiche Kost* ●) entscheidend verbessern. *Oftmals wird eine störungsfreie Langzeitmedikation durch diese diätetische Korrektur überhaupt erst ermöglicht* (zur diätetischen Technik vgl. *Reizmagen).* Nennenswerter Wirksamkeitsverlust dadurch bei ohnehin am besten auf vollen Magen einzunehmenden Medikamenten nach bisheriger Erfahrung nicht zu erwarten. Magensaftresistente Tabletten und Kapseln sollten nur morgens nüchtern oder zwischen den Mahlzeiten eingenommen werden. Sehr fettreiches Essen, ebenso mangelhaftes Kauen, kann den Wirkungseintritt eines Medikaments verzögern. Bei einigen Mitteln ist die Einnahme zugleich mit *Milch, Milchprodukten oder calciumreichen Mineralwässern zu vermeiden* (Bisacodyl, Eisen II-Salze, Etidronsäure, Methotrexat, Natriumfluorid, Sotalol, Tetracyclin, Oxytetracyclin, Demeclocyclin, Gyrasehemmer, Oralpenicilline, verschiedene Neuroleptica), bei anderen (Glucocorticoide, Tetracycline) der gleichzeitige Verzehr von *Weizenkleie und Getreiderohbreien,* bei zahlreichen Medikamenten (Sedativa, Tranquilizer, Neuroleptica, Sulfonylharnstoffe u. v. a.) darüber hinaus auch der Genuß von *Alkohol.* Generell empfiehlt sich bei jeder differenteren Arzneitherapie ohnehin zunächst Zurückhaltung mit alkoholischen Getränken. Vorsorglich sollten Arzneimittel auch nicht mit *Grapefruitsaft* eingenommen werden.

Aus Kinetik und Dynamik einzelner Arzneistoffe (*zusätzlich* zu den beim jeweiligen Grundleiden indizierten Ernährungsmaßnahmen) fallweise sich ergebende *spezielle diätetische Konsequenzen:*

Acarbose (u. a. α-Glucosidaseinhibitoren). Kostabwandlung je nach Art allfälliger gastrointestinaler Nebenwirkungen (→ *Meteorismus, Flatu-*

lenz, *Diarrhoe,* *Colon irritabile, unspezifische* *Nahrungsmittelintoleranz); Beachtung möglicher Verstärkung dieser Beschwerden durch Zuckeraustauschstoff Sorbit oder andere Polyole. Einnahme von Acarbose nur unmittelbar zu Beginn einer Mahlzeit. Vermeiden von zuckerhaltigen Produkten aller Art. Zur oralen Behandlung hypoglykämischer Entgleisungen unter Acarbose möglichst nur Glucose oder Fructose (keine Saccharose, keine Polysaccharide).

ACE-Hemmer (Benazepril, Captopril, Cilazapril, Enalapril, Fosinopril, Lisinopril, Perindopril, Quinapril, Ramipril, Spirapril u. a.). Vorsicht mit kaliumreichen Vegetabilien und Säften! Keine kaliumhaltigen Kochsalzersatzmittel. Überwachung des Kaliumspiegels. Cave *Hyperkaliämie!* Vorsichtigere Indikationsstellung bei Dehydratationszuständen, Hyponatriämie, schwerer Herzinsuffizienz und unter streng natriumarmer Kost (führt möglicherweise zu überhöhtem hypotensivem Effekt). Evtl. Salz- und Flüssigkeitsmangel vor Beginn der Medikation ausgleichen. Beachtung nicht ganz seltener Neigung zu *Diarrhoe,* *Übelkeit,* *Mundtrokkenheit* und *Geschmackssinnstörungen* sowie erhöhter Hypoglykämieneigung bei Diabetikern.

Acetylsalicylsäure (hochdosierte Langzeitbehandlung, 4 g/Tag und mehr): Vitamin C-, kalium-, eisen- und ballaststoffreiche Kost. Strikte Alkoholkarenz!

ACTH. Gleiches diätetisches Vorgehen wie bei Behandlung mit *Cortisonderivaten* (S. 180).

Adsorbentia (Aktivkohle, Kaolin, Kieselgur u. ä.). Erhöhter Bedarf an Vitaminen und Spurenelementen.

Allopurinol. *Purinarme Kost* ● (verlängert die Plasmaeliminationshalbwertszeit des wirksamen Hauptmetaboliten Oxypurinol). Flüssigkeitszufuhr > 2000 ml/Tag.

Amantadin. *Ballaststoffreiche Kost* ●

Aminoglykosid-Antibiotica (Gentamicin, Tobramycin, Sisomicin, Amikacin). Magnesiumreiche Kost (> 500 mg/Tag: → *Hypomagnesiämie),* erforderlichenfalls zusätzliche medikamentöse Mg-Substitution. Beachtung etwaiger *Hypokaliämie* und *Hypocalcämie.* Vermeiden zu großer Schwankungen in der Proteinzufuhr (eiweißreiche Kost verkürzt, eiweißarme Kost verlängert die Plasmaeliminationshalbwertszeit). Bei Uroinfekten Harnsäuerung zweckmäßig *(→ *säuernde Kost* ●).*

Amiodaron. Kostanpassung an allfällige *Hypercholesterinämie* und/ oder *Hypertriglyceridämie.*

Amitriptylin, Imipramin. Einnahme nicht zugleich mit schwarzem Tee, Bohnenkaffee oder Kakao. Vermeiden anionenüberschüssiger Ernährungsweise (d. h. Ausschluß *säuernder Kost* ●). Erhöhter Bedarf an Riboflavin (Vitamin B$_2$). Absolute Alkoholkarenz.

Amphotericin B. Kalium- und magnesiumreiche Kost. Überwachung des K- und Mg-Haushalts.

Anabole Steroide, Androgene. Vorsorglich natriumarme *Hyperlipoproteinämie-(HLP-)Basisdiät* ●. Ggf. strengere Kostanpassung an sekundäre *Hypercholesterinämie* und/oder *Hypertriglyceridämie*.

Analgetica, stark wirksame (Opiate, Opioide). *Ballaststoffreiche Kost* ●, erforderlichenfalls in breiiger oder flüssiger (sondenfähiger) Form, mit reichlich Flüssigkeit (2–3 l/Tag). Zusätzlich Sorbit, Milchzukker, *Lactulose* ▲ oder Lactitol nach Bedarf. Vgl. *chronische *Obstipation*.

Antacida, aluminium- und magnesiumhaltige. Ballaststoff-, calcium-, B-, A- und D-vitaminreiche Kost. Keine Citrusfrüchte oder Citrussäfte. Kontraindikation für phosphatarme Diätformen (Ausnahme: Behandlung der *Hyperphosphatämie)*. Korrektur etwaigen *Eisenmangels* und *B-Vitaminmangels* (Folsäure, Thiamin, Riboflavin).

Antiarrhythmica. *Kaliumreiche Kost* ●. Überwachung des Kaliumspiegels im Blut.

Antibiotica. Bei Neigung zu dyspeptischen Störungen ballaststoffreduzierte *leichte Vollkost* ●, flüssigkeitsreich, in häufigen kleinen Mahlzeiten. Berücksichtigung der Möglichkeit eines erhöhten Nährstoffbedarfs bei länger dauernder Medikation (Eiweiß, B-Vitamine, Vitamin K, Kalium, Calcium, Magnesium, Eisen, Zink). Initiale leichte Durchfallsneigung häufig durch antidiarrhoische Kostabwandlung beherrschbar (Zulage von *Pectinkost* ●-Gerichten, Wasserkakao, Bitterschokolade, Johannisbrotmehl usw. → *Diarrhoe*). Zu erwägen: Nach Ende der Antibioticagabe Kostzulage von nicht erhitztem Joghurt, rohem Sauerkraut oder einem Fructooligosaccharidpräparat für einige Tage (zwecks rascherer Regeneration der physiologischen Darmflora). Vgl. *antibioticaassoziierte *Colitis*.

Anticoagulantien vom Cumarintyp. In den Grundzügen gleichbleibende normale Vollkost oder indizierte Diätkost ohne extreme Bevorzugung oder Ausschaltung bestimmter Gerichte. *Die Ernährungsweise, unter der die Anticoagulantieneinstellung erfolgte, ist im Prinzip beizubehalten*, insbesondere hinsichtlich des Verzehrs Vitamin-K-reicher Nahrungsmittel (S. 81). Empfehlung: Eine in etwa konstante tägliche Vitamin-K-Aufnahme in der Größenordnung von 60–80 (–200) µg. Manche scheinbar unerklärliche „Spontanschwankung" bei der Thromboplastinzeitkontrolle hat eine diätetische Ursache. *Die Missachtung der alimentären K-Vitaminaufnahme unter Anticoagulantien vom Cumarintyp bei ungeregelter Kostführung kann zu folgenschweren Komplikationen führen.* In Problemfällen sollte die tägliche K-Vitaminaufnahme deshalb um nicht mehr als ±250 µg variieren. Keine Avocados. Begrenzung der Fettzufuhr auf die Höhe der Empfehlungen für die Ernährung des gesunden Erwachsenen (< 30 % der Energiezufuhr). Gemüsezubereitung ohne Fettzugabe. *Vermeiden von Alkoholexzessen* [38]. Cumarinreiche Vegetabilien (Waldmeister, Steinklee, Tonkabohnen) sind zu meiden. Einnahme von Phenprocoumon (Marcumar®) nicht zugleich mit Kleiemüsli. Keine phyllochinonhaltigen Vitaminpräparate. Keine hochdosierte (medikamentöse) A- und E-Vitaminzufuhr! Kein unkontrollierter Übergang auf *Seefischdiät* ●. Unter low-dose-Dicoumarolbehandlung zu erwägen: *Phyllochinonarme Kost* (< 10 µg Vitamin K₁/Tag; zur praktischen Gestaltung → [31]). Über viele Details sind Expertenmeinungen noch nicht konform. Engmaschiges *INR-Selbstmanagement* erlaubt meist Liberalisierung der Vitamin-K-Aufnahme mit der Kost.

Anticonvulsiva. Langzeittherapie mit Phenytoin, Phenobarbital oder Primidon kann den Bedarf an Vitamin D (bis auf etwa das 2¹/₂fache der altersgemäßen Norm), Calcium, Magnesium, B-Vitaminen (B₂, B₁₂, Folsäure, Biotin, B₆), Vitamin E und Vitamin K erhöhen. Vorsorglich deshalb entsprechend *calcium-, magnesium- und vitaminreiche Kost* (Erwachsene 1200–1500 mg Ca/Tag, Kleinkinder altersentsprechend angepaßt). Medikamentöse D-Vitaminsubstitution (25 µg = 1000 I. E./Tag und ggf. mehr) in Abhängigkeit von alkalischer Serumphosphatase, Calciumausscheidung im Urin und evtl. *Osteomalacie*-Symptomen. Bei anticonvulsivainduzierter *Hypercholesterinämie*, wenn Präparat unverzichtbar, entsprechende Kostanpassung. Vorsicht mit hochdosierter *medikamentöser* Folsäure- und B₆-Zufuhr (Gefahr des Blutspiegelabfalls und Wirkungsverlusts der Antiepileptica). Bei Schwangeren Überwachung der phyllochinonabhängigen Gerinnungsfaktoren und ggf. Substitution von Vitamin K. *Alkoholkarenz.* Unter Carbamazepin- und Oxcarbazepintherapie zu beachten: Nicht ganz seltene *hyponatriämische Hyperhydratation* im Rahmen eines *Schwartz-Bartter-Sydroms (SIADH)*. Bei Kleinkindern und Vorschulkindern mit petit-mal-Anfällen kann im Falle eines unbefriedigenden Behandlungserfolges *ketogene Diät* ● den anticonvulsiven Effekt der Medikation verbessern (→ *Epilepsie*).

Antidepressiva. Einnahme nicht zugleich mit schwarzem Tee, Bohnenkaffee oder Kakao. *Ballaststofffreie Kost* ●. Bei pharmakogen induzierter unerwünschter Gewichtszunahme rechtzeitig behutsame Umstellung auf eine *Mischkostreduktionsdiät* ● (→ *Adipositas)*. Vgl. *Amitriptylin, Lithium, Monoaminoxidase-(MAO-)Hemmer, Psychopharmaka.*

Antidiabetica, orale. Einnahme von *Sulfonylharnstoffen* kurz vor der Mahlzeit, von *Nateglinid* und *Repaglinid* ausschliesslich unmittelbar vor einer Hauptmahlzeit, *Acarbose* und *Miglitol* mit den ersten Bissen der Mahlzeit, *Metformin* nach dem Essen [92], *Pioglitazon* und *Rosiglitazon* unabhängig von den Mahlzeiten.

Antidiuretica (Argipressin, Desmopressin). Vermeiden überhöhter Flüssigkeitszufuhr. Gefahr von *hypotoner* *Hyperhydratation* und *Verdünnungs-*Hyponatriämie.*

Antihypertensiva (Diuretica, ACE-Hemmer, β- und α$_1$-Blocker, Calciumantagonisten). *Natriumarme Kost* ●. Im übrigen → *arterielle *Hypertonie.*

Antirheumatica, nichtsteroidale. Medikamenteneinnahme nur zu voluminösen (Haupt-)Mahlzeiten! *Reichlich Ballaststoffe* (auch Ascorbinsäure und Folsäure) in individuell bestverträglicher Form. Bei Durchfallsneigung antidiarrhoisch wirkende Kostzulagen *(*Pectinkost* ●-Gerichte, Wasserkakao, Bitterschokolade, Johannisbrotmehl usw.; → *Diarrhoe)*. Bei Natriumretention (Ödeme, Hypertonie) *natriumarme Kost* ●. *Größte Zurückhaltung mit alkoholischen Getränken!* Überwachung und ggf. Korrektur des Kalium- und des Eisenhaushalts (→ *Hyperkaliämie, *Eisenmangel).*

AT$_1$-Blocker (Sartane). Gleiches diätetisches Vorgehen wie bei Behandlung mit *ACE-Hemmern.*

Betareceptorenblocker. Wenn Präparat unverzichtbar, Versuch des Ausgleichs der insbesondere bei sog. nicht cardioselektiver β$_1$/β$_2$-Blockade vorkommenden metabolischen Nebenwirkungen auf diätetischem Wege: → *Hypertriglyceridämie, *Hypercholesterinämie,* unerwünschte Gewichtszunahme (→ *Adipositas)*, Kohlenhydrattoleranzverschlechterung und Neigung zu maskierter *Hypoglykämie* bei *Diabetes mellitus,* verstärkte Neigung zu *Hyperkaliämie* bei *Niereninsuffizienz.* Kostanpassung auch an häufige *Mundtrockenheit* und *chronische *Obstipation.*

Brausetabletten. Wenn natriumhaltig (häufig!), unzulässig bei allen Formen natriumarmer Kost.

Calcidiol, Calcitriol. Sorgfältige Einstellung der alimentären Calciumzufuhr in Höhe von 800–1500 mg/Tag (Erwachsene) unter Überwachung von Plasmacalciumwerten und renaler Calciumausscheidung. Vgl. *Vitamin D* ▲.

Calciumantagonisten (Verapamil, Nifedipin, Nitrendipin, Nimodipin, Felodipin, Dilthiazem u. a.). *Ballaststoffreiche Kost* ● mit reichlich Flüssigkeit (→ *chronische *Obstipation*). Bei Knöchelödemen versuchsweise *natriumarme Kost* ●. Calciumantagonisten nicht mit Grapefruitsaft einnehmen lassen.

Carbenoxolon. *Kaliumreiche Kost* ●. Bei Entwicklung von Ödemen, Hypernatriämie oder Hypertonie, falls Medikament unverzichtbar, Kochsalzeinschränkung (→ *natriumarme Kost* ●).

Chelatbildner. → *D-Penicillamin* (S. 187).

Chinidin. *Kaliumreiche Kost* ●. Vermeiden extremer Schwankungen der Säure-Basen-Wertigkeit der Nahrung (*alkalisierende Kost* ● erhöht, *säuernde Kost* ● senkt den Chinidin-Blutspiegel). Reichlich Ballaststoffe.

Ciclosporin (Cyclosporin A): Magnesiumreiche Kost (> 500 mg Mg/Tag), erforderlichenfalls medikamentöse Supplementierung (renaler Magnesiumverlust bis zu 500 mg/Tag). Überwachung des Serum-Mg-Spiegels. Begrenzung der Kaliumzufuhr auf 1,5–2,5 g (40–60 mmol) pro Tag; Überwachung des Kaliumhaushalts (nicht ganz selten *Hyperkaliämie*). Vermeiden überhöhter Kochsalzzufuhr (Empfehlung: Erweiterte *natriumarme Kost* ●). Verhütung jeder Art von *Dehydratation* (Cave: Erbrechen, Durchfall!). Keinen Grapefruitsaft (Gefahr unkontrollierbarer Aktivitätssteigerung des Medikaments). Bei ciclosporininduzierter *Hypercholesterinämie* und/oder *Hypertriglyceridämie* konsequente lipidspiegelsenkende Kost, bei diabetischer Störung (→ *Diabetes mellitus)*, arterieller *Hypertonie* und Neigung zu *Hyperuricämie*, *Osteoporose*, *Übelkeit*, *Erbrechen* oder *Diarrhoe* entsprechende Kostabwandlung. Reichliches Angebot an *Eikosapentaensäure* ▲ und Dokosahexaensäure. Einnahme mit Milch, ebenso eine erhöhte Zufuhr ungesättigter Fette, kann Bioverfügbarkeit von Ciclosporin verbessern. Zur Herabsetzung der Infektionsgefährdung peinlich genaue Beachtung aller lebensmittelhygienischen Grundsätze (→ *bakterielle *Lebensmittelvergiftung*).

Cisplatin. Magnesium- und zinkreiche Kost, zusätzlich medikamentöse Mg-Substitution (unter Kontrolle des Serum-Mg-Spiegels). Im übrigen → *Cytostatica*.

Clindamycin. *Kaliumreiche Kost* ▲. Keine *Pectinkost* ●-Gerichte bei diätetischer Korrektur clindamycininduzierter Durchfallsstörungen (→ *Diarrhoe)*.

Clofibrat. Kostanpassung an evtl. clofibratinduzierten *Disaccharidasemangel* und Cobalamin-, Eisen- oder Elektrolyt-*Malabsorption*.

Clonidin. **Ballaststoffreiche Kost* ●, natriumarm.

Codein. **Ballaststoffreiche Kost* ●.

Colchicin. **Kaliumreiche Kost* ●. Häufigster Anlaß für diätetische Korrektur: **Diarrhoe.* Bei Auslösung von **Steatorrhoe* für die Dauer der Medikation **MCT-Kost* ●, bei Zeichen verringerter Lactaseaktivität **lactosearme Kost* ●. Überwachung und ggf. Korrektur des Cobalaminhaushalts. Vgl. *Folsäureantagonisten.*

Colestipol, Colestyramin. Ballaststoffreiche (außer bei **chologenen Diarrhoen),* fettreduzierte, fettmodifizierte **cholesterinreduzierende Kost* ●. Bei Malabsorption langkettiger Fettsäuren *(*Steatorrhoe)* schrittweise Substitution durch MCT-Fette *(→ *MCT-Kost* ●). Reichlich Magermilcherzeugnisse (Calcium!). Parenterale Vitaminsubstitution (A, D, E, K, Folsäure, B_{12}), in seltenen Fällen auch Eisensupplementierung, kann bei Langzeittherapie erforderlich werden.

Contraceptiva, orale. Magnesium-, C- und B-vitaminreiche Kost (in der Diskussion vornehmlich bei den oestrogenreicheren älteren Präparaten; erhöhter Bedarf an B_6, Folsäure, Thiamin, Riboflavin, B_{12}). Bei contraceptivaassoziierter atherogener Plasmalipiderhöhung ist, wenn diese auch nach Übergang auf stoffwechselneutraleres Präparat fortbesteht und Abbruch der Ovulationshemmerbehandlung nicht zur Diskussion steht, lipidsenkende Diät indiziert *(→ *Hypercholesterinämie, *Hypertriglyceridämie).* Bei Flüssigkeitsretention *(→ *Ödeme) *natriumarme Kost* ●. Diabetikerinnen benötigen strengere Stoffwechselüberwachung und ggf. Diätanpassung.

Cortisonderivate *(Glucocorticoide,* pharmakodynamische Langzeitbehandlung): Kost reich an Eiweiß (1,0–1,3 g/kg), Kalium (> 4 g = 100 mmol), Calcium (> 1200 mg), Magnesium (> 400 mg), Ascorbinsäure, B-Vitaminen, Vitamin D (800 I. E. = 20 µg) oder Calcitriol (0,5–1,0 µg/Tag; → **Osteoporose)* und Flüssigkeit (Trinkmenge > 2 l/Tag, insbesondere bei immobilisierten Patienten). Natriumlimitierung auf < 100 mmol (2,4 g Na) pro Tag; → **natriumarme Kost* ●. Zurückhaltung im Alkoholkonsum (Ulcusgefährdung). Bei Cortisonpolyphagie mit Gewichtszunahme fett- und zuckerarmes Regime, Calorienbegrenzung und Ballaststoffanreicherung *(→ *Adipositas).* Bei corticoidinduzierter Plasmalipiderhöhung lipidsenkende Diät *(→ *Hypertriglyceridämie, *Hypercholesterinämie),* bei Prädiabetes oder **Diabetes mellitus* entsprechende Stoffwechseleinstellung und engmaschige Überwachung; vorsorglich bei jeder höher dosierten Cortisonlangzeittherapie kaliumangereicherte (vgl. **kaliumreiche Kost* ●), zuckerarme **Hyperlipoproteinämie-(HLP-)Basisdiät*● von Anfang an. Besonders zu beachten: Einwandfreie Lebensmittelhygiene!

COX-2-selektive Antiphlogistica (Celecoxib, Rofecoxib). Gleiches diätetisches Vorgehen wie bei *nichtsteroidalen Antirheumatica.*

Cycloserin. Eiweiß-, calcium-, magnesium- und B-vitaminreiche Kost
(Folsäure, B₆, B₁₂).

Cysteamin. Symptombezogene Maßnahmen → **Appetitlosigkeit, gehäuftes *Erbrechen, *Diarrhoe.*

Cytostatica. Versuch der Beseitigung häufig bestehender *protein-calorischer *Unterernährung* und sonstiger Ernährungsmängel möglichst
schon vor Beginn der Chemotherapie und Aufrechterhaltung eines guten
Ernährungszustandes über die ganze Behandlungsdauer mittels energie-
und nährstoffreicher **Aufbaukost* ●, hochcalorischer **Sondenernährung* ● oder **parenteraler Ernährung* ● *(→ maligne *Tumoren).* Flüssigkeitsreiches Regime (Ziel: Urinmenge > 2,5 l/Tag), vitaminreich (speziell
C-Vitamin, Tocopherol, Carotine), mineralstoffreich (Kalium, Natrium,
Magnesium, Zink). Diätetisches Vorgehen nach etwa gleichen Gesichtspunkten wie bei **Strahlentherapie.* Kein rohes Fleisch. Einwandfreie Lebensmittelhygiene in der Küche und auf Station (→ *bakterielle *Lebensmittelvergiftung)* unter dieser Medikation besonders wichtig. Life island-
Ernährung → **Sterilpflege.* Diätmaßnahmen bei Cytostaticanebenwir-
kungen → **Appetitlosigkeit, *Übelkeit, *Erbrechen, *Stomatitis, *Mundtrockenheit, *Rachenentzündungen, *Geschmacksinnstörungen, Refluxoesophagitis, *Malabsorption, *Diarrhoe, *Hypercalcämie, *Folsäuremangel.* Einzelne Präparate → **Arzneimitteltherapie: Cisplatin, Methotrexat, Procarbazin, Vincristin.*

Danazol. Ggf. Kostanpassung an danazolinduzierte **Hypercholesterinämie,* Gewichtszunahme und Neigung zu **Ödemen.*

Darmreinigungspräparate. Wenn natriumhaltig (häufig!), Vorsicht bei
allen Indikationen für natriumarme Kost.

Diaminoxidasehemmer (Dihydralazin, Chloroquin, Carbocromen, Cla-
vulansäure, Pirenzepin u. a.). In der Diskussion: **Histaminarme Kost* ●.
Weitere Erfahrungen bleiben abzuwarten.

Diazoxid. *Natriumarme Kost* ●. Kalium > 4 g = 100 mmol/Tag. Kostanpassung an allfällige Glucosetoleranzstörung *(→ *Diabetes mellitus)* und/
oder **Hyperuricämie.*

Digitalisglykoside. Kaliumreiche (> 4 g = 100 mmol Kalium/Tag, Überwachung des Serum-K-Spiegels) und magnesiumreiche (> 500 mg Mg/
Tag) Kost. Natriumrestriktion nur bei **Herzinsuffizienz.* Ballaststoffgehalt der Kost ohne wesentlichen Einfluß auf Bioverfügbarkeit von Digoxin
und Digitoxin.

Disopyramid. *Ballaststoffreiche Kost* ●, kaliumreich. Bei disopyramid-induzierter *Hypercholesterinämie* und/oder *Hypertriglyceridämie*, wenn Präparat unverzichtbar, entsprechende Kostabwandlung.

Diuretica. *1. Thiazid- und Schleifendiuretica: *Natriumarme Kost* ●, reich an Kalium (> 4 g = 100 mmol Kalium/Tag, vgl. *kaliumreiche Kost* ●; Überwachung des Kaliumspiegels im Blut, insbesondere bei eingeschränkter Nierenfunktion), Magnesium (> 500 mg Mg/Tag) und wasserlöslichen Vitaminen (B-Komplex, Vitamin C). Bei Langzeitbehandlung mit Furosemid oder Etacrynsäure zusätzliche Calciumanreicherung der Kost (> 1000 mg Ca/Tag). Bei diureticaassoziierter Plasmalipiderhöhung, wenn Präparat unverzichtbar, entsprechende lipidsenkende Diät (→ *Hypertriglyceridämie, *Hypercholesterinämie)*, bei Glucosetoleranzverschlechterung Kaliumzufuhr verbessern und ggf. Anpassung der Diabeteseinstellung, bei Hyperuricämie *purinarme Kost* ● und Alkoholrestriktion. Rechtzeitiger Ausgleich *überhöhter* Flüssigkeits- und Elektrolytverluste. Bei übermäßiger Natriurese (→ *Hyponatriämie)* kann Lockerung der Natriumrestriktion, ggf. auch vorsichtige orale oder parenterale Kochsalzsubstitution (0,9 %ige Lösung) erforderlich werden (→ *hypotone *Dehydratation)*. *2. Kaliumsparende Diuretica* (Spironolacton, Kaliumcanrenoat, Triamteren, Amilorid): Ernährung wie vorstehend, jedoch in der Regel keine besondere Kalium- und Magnesiumanreicherung (K-Zufuhr 2–3 g = 50–75 mmol/Tag). Verzicht auf kaliumhaltige Kochsalzersatzpräparate. Zurückhaltung mit kaliumreichen Säften. Überwachung des Kaliumspiegels im Blut. Gefahr der *Hyperkaliämie.* Einnahme von Spironolacton zweckmäßigerweise zugleich mit fettreicher ballaststoffarmer Mahlzeit.

Eisenpräparate. Wenn erstrebenswerte Nüchterneinnahme unbekömmlich, führt fraktionierte Einnahme zugleich mit kleinen fleisch- oder wursthaltigen Zwischenmahlzeiten häufig zu noch ausreichender Fe-Resorption. *Proteinzufuhr überwiegend in Form von Fleisch, Fisch, Geflügel* anstelle von Milch, Ei und Soja. Reichlich C-vitaminhaltige Vegetabilien und Säfte. Ausreichende Zufuhr von Vitamin D. Keine Getreiderohbreie, keine Kleie. Zurückhaltung mit schwarzem Tee und Bohnenkaffee. Bei Durchfallsneigung antidiarrhoische Kostabwandlung (Zulage von *Pectinkost* ●-Gerichten usw. → *Diarrhoe)*.

Emser Salz®. Enthält ca. 30 % Natrium und 18 % Chlorid, unzulässig bei allen Formen natriumarmer Kost.

Erythropoetin, Epoetin. Ausreichende Deckung des erhöhten Bedarfs an Eisen, Folsäure und Vitamin B_{12}.

Etidronsäure. Überwachung des Calciumhaushalts. Sicherstellung angemessener Calciumversorgung (meist Indikation für *calciumreiche*

Kost ●; Vitamin D 10–20 µg/Tag). Keine Einnahme mit Milch, keine Nahrungsaufnahme 2 Std. vor bis 2 Std. nach Einnahme des Medikaments.

Expectorantia, Mucolytica. Voraussetzung angestrebter Verflüssigung und Expectoration bronchialen Sekrets ist ausreichende Flüssigkeitszufuhr (Trinkmenge > 2,5 l/Tag).

Flutamid. Antidiarrhoische Kostabwandlung (Haferkleie, **Pectinkost* ●- Gerichte usw.).

Folsäureantagonisten (Methotrexat, Trimethoprim, Pyrimethamin, Triamteren, Sulfasalazin, Colchicin, Primidon, Phenytoin, Nitrofurantoin, Trimetrexat, Sulfonamide, diverse nichtsteroidale Entzündungshemmer u. a.): Frage möglicher Vorteile (weniger Nebenwirkungen) oder Nachteile (geringere therapeutische Effizienz) einer Folsäureaufwertung der Kost, abgesehen von Fällen einer bereits manifesten megaloblastären Anämie oder Polyneuropathie, bedarf differenzierter Prüfung für jedes einzelne Präparat (siehe Fachinformation des jeweiligen Pharmaherstellers). Folsäuresubstitution bei laufender Antifolatmedikation, für Methotrexat- und Sulfadiazintherapie generell empfohlen, bleibt oftmals Ermessenssache, nach Beendigung dieser Therapie jedoch für Problemfälle unbedingt anzuraten (→ **Folsäuremangel).* Methotrexatüberdosierung ist Indikation für das Antidot Folinsäure (Tetrahydrofolsäure).

Fosfomycin. **Kaliumreiche Kost* ●. Überwachung des Kaliumspiegels im Blut.

Furazolidon. Bei Verdacht auf MAO-Hemmer-Empfindlichkeit (postprandiale, hypertensive Attacken) **tyramin- und dopaminarme Kost* ●. Alkoholkarenz.

Gestagene. Gestagenassoziierte **Hypertriglyceridämie* und/oder **Hypercholesterinämie* ist, wenn Präparatwechsel erfolglos und Medikation unverzichtbar, Indikation für entsprechende lipidsenkende Diät.

Glibenclamid. Einnahme nicht zugleich mit Guarmehl.

Griseofulvin. Einnahme zugleich mit fettreicher Mahlzeit oder mit Milch. Alkoholkarenz.

Gyrasehemmer (Fluorchinolone Ciprofloxacin, Enoxacin, Moxifloxacin, Norfloxacin, Ofloxacin, Pefloxacin u. a.): Keine Einnahme zugleich mit Milch oder sonstigen Molkereiprodukten. Verzicht auf coffeinhaltige Getränke.

Harnalkalisierende Mittel. **Alkalisierende Kost* ●

Harnsäuernde Mittel. **Säuernde Kost* ●

Heparine (Langzeitbehandlung): *Calciumreiche Kost* ●

HMG-CoA-Reductasehemmer, CSE-Hemmer, „Statine" (Lovastatin, Pravastatin, Simvastatin, Fluvastatin, Atorvastatin u. a.): Einnahme nicht zugleich mit Kleie, Getreideflocken, Pectinkostgerichten u. ä. ballaststoffreichen Produkten. Keinen Grapefruitsaft. Beibehaltung lipidreduzierender Kost!

H₂-Receptorantagonisten (Cimetidin, Ranitidin, Nizatidin, Famotidin): Alkoholkarenz (Gefahr potenzierter Alkoholwirkung). Kostanpassung an etwaigen *Eisenmangel* und *Cobalamin-(Vit. B_{12}-)Mangel*.

Hydralazin, Dihydralazin. *Natriumarme Kost* ●. Supplementierung von Vitamin B_6 (10 mg/Tag).

Indometacin. → *Antirheumatica, nicht steroidale.*

Interferon-α. Symptombezogene Maßnahmen → *Fieber, *Hyperhidrosis, *Appetitlosigkeit, *Mundtrockenheit, *Übelkeit, *Erbrechen, *Diarrhoe.* Alkoholkarenz.

Isoniazid (INH). B-vitaminreiche Kost. Zusätzlich medikamentös Vitamin B_6 (20 mg pro 100 mg INH) sowie, insbesondere bei Unterernährung und Alkoholismus, Niacin (100–200 mg/Tag) und Folsäure (5 mg/Tag). Bei Verdacht auf MAO-Hemmer-Empfindlichkeit (postprandiale hypertensive Attacken) Ausschaltung besonders tyramin- und dopaminreicher Nahrungsmittel (→ *tyramin- und dopaminarme Kost* ●). Alkoholkarenz.

Isotretinoin. Bei isotretinoininduzierter *Hypertriglyceridämie* und/oder *Hypercholesterinämie*, wenn Präparat unverzichtbar, entsprechende lipidsenkende Kostabwandlung. Im übrigen → *Retinoide.*

Itraconazol. Einnahme mit fettreicher Mahlzeit verbessert die Resorption; keine Colagetränke. Bei längerdauernder Medikation Beachtung etwaiger *Hypokaliämie*.

Lachgas-(Stickoxydul-)Narkose. Kontraindiziert bei manifestem *Cobalamin-(Vitamin B_{12}-)Mangel*.

Lakritzpräparate. Bei überhöhter Natriumretention und Kaliumverlust Ernährung wie bei *primärem *Hyperaldosteronismus*.

Laxantien, Abführmittel. Flüssigkeitsreiche (> 2 l/Tag), vitamin-, kalium-, calcium-, magnesium- und ausreichend kochsalzhaltige Kost. Erhöhte Ballaststoffzufuhr, Auswahl nach Toleranz (→ *chronische *Obstipation*). Bei Gebrauch paraffinölhaltiger Laxantien Supplementierung fettlöslicher Vitamine (A, Carotine, D, E, K). Vgl. *Laxantienabusus*.

Levodopa. Möglichst keine eiweißreicheren Mahlzeiten in zeitlichem Zusammenhang mit der Levodopaeinnahme! Dementsprechend entweder L-Dopa 30 min vor oder 90 min nach dem Essen oder Empfehlung weitgehend *eiweißfreier Kost tagsüber* (maximal 10 g Protein bis etwa 18 Uhr) und Zufuhr einer noch ausreichenden Proteinmenge (> 0,6–0,7 g/kg) ausschliesslich zur Abendzeit. **Kaliumreiche Kost* ●. Detaillierte Diätberatung unerläßlich. Zurückhaltung mit Schokolade und Bohnenkaffee. Keine hochdosierte medikamentöse Vitamin-B₆-Therapie (B₆-Gesamtzufuhr maximal 5 mg/Tag) bei Behandlung mit Levodopapräparaten ohne Decarboxylasehemmer (Gefahr des Wirkungsverlusts von L-Dopa). Reichlich ascorbinsäurereiche Vegetabilien sowie Ballaststoffe (→ **ballaststoffreiche Kost* ●). Zu beachten der hohe natürliche L-Dopagehalt von großen Bohnen (Saubohnen, Vicia faba) und einigen exotischen Leguminosenarten. Im übrigen vgl. **Parkinson-Syndrom*.

Lincomycin. Keine **Pectinkost* ●-Gerichte bei diätetischer Korrektur lincomycininduzierter Durchfallstörungen (→ **Diarrhoe*). Berücksichtigung evtl. **Geschmackssinnstörungen*.

Lithium (anzustrebender Blutspiegel für die Phasenprophylaxe: 0,6–0,8 mmol Li/l): Wichtigste Maßnahme die *gleichbleibend ausreichende Zufuhr von Kochsalz und Flüssigkeit!* Keine stärkeren Schwankungen in der Höhe der Salzaufnahme! Jeder Kochsalzmangel (natriumarme Kost, starkes Schwitzen, Fieber, Erbrechen, Durchfall, Diureticatherapie usw.) verstärkt den Lithiumeffekt (Intoxikationsgefahr!), überreichliche Salzzufuhr andererseits reduziert die therapeutische Wirkung. Bei Polyurie und Polydipsie calorienarme Flüssigkeit (Mineralwasser, ungezuckerter coffeinfreier Kaffee oder Kräutertee, verdünnte Säfte) in einer der Harnausscheidung des Vortages entsprechenden Menge. Vermeiden coffeinhaltiger und alkoholischer Getränke, aber kein *abruptes* Absetzen eines bis dahin sehr hohen Coffeinkonsums! Kaliumreiche Kost. Überwachung des Magnesiumhaushalts. Bei der häufigen unerwünschten Gewichtszunahme *rechtzeitig* eine angemessen salzhaltige **Mischkostreduktionsdiät* ● geben. Keine strengen Fastenkuren! Beim Diabetiker Anpassung an verringerte KH-Toleranz. Bei Exsiccosezuständen (→ **Dehydratation*), perioperativ, peripartal und bei Verdacht auf Lithiumintoxikation dringlichste Maßnahme die (ggf. parenterale) *Auffüllung des Kochsalz- und Flüssigkeitsdefizits*. Symptombezogene Maßnahmen → **Übelkeit, *Erbrechen, *Diarrhoe, *Hypokaliämie, *Hypothyreose, *Diabetes insipidus*.

Macrogol 3350 (PEG, Na-haltig!). Bei allen Indikationen für natriumarme Kost nur beschränkt anwendbar.

Mebendazol. Einnahme mit fettreicher Mahlzeit.

Metformin. Keine strenge Reduktionsdiät (nicht unter 1000 kcal/Tag). Überwachung des Vitamin B_{12}- und Folsäurehaushalts. *Calciumreiche Kost* ● wirkt der metforminbedingten B_{12}-Resorptionshemmung entgegen.

Methenamin. Harnsäuerung zweckmäßig (→ *säuernde Kost* ●).

Methotrexat. Calciumreiche *alkalisierende Kost* ●. Trinkmenge 2–3 l/Tag. Alkoholkarenz. Bei methotrexatinduzierter *Steatorrhoe* und/oder *Lactasemangel* entsprechende Kostanpassung. Überwachung und ggf. Korrektur des Vitamin B_{12}-Haushalts. Zur Frage der Folsäuresubstitution → *Folsäureantagonisten* (S. 183).

Methyldopa. Einnahme nicht zugleich mit eiweißreicher Mahlzeit. Erforderlichenfalls Eisen-, B_{12}- und Folsäuresubstitution. Symptombezogene Maßnahmen *Mundtrockenheit, chronische *Obstipation, *Ödeme.

Midazolam. Keine Einnahme mit Grapefruitsaft.

Monoaminoxidase-(MAO-)Hemmer, nichtselektive irreversible (z. B. Tranylcypromin in Parnate®, Jatrosom® u. a.): Vorsorglich Reduktion der Aufnahme von Tyramin und Dopamin mit der Nahrung (auf zusammen < 5 mg/Tag; → *tyramin- und dopaminarme Kost* ●) von 1 Tag vor Beginn bis 2 Wochen nach Beendigung der Medikation. Auf *maßvollen* Genuß von Schokolade und coffeinhaltigen Getränken (Bohnenkaffee, schwarzer Tee, Colagetränke) braucht nur bei Verdacht auf individuelle Unverträglichkeit verzichtet zu werden. Weitgehende Alkoholkarenz (Gefahr disulfiramartiger Intoleranzreaktionen). Auch kein sog. alkoholfreies Bier. Behandlung mit *selektiven reversiblen MAO-Hemmern* (z. B. Moclobemid, Selegilin, L-Deprenyl) erfordert in der Regel keine strengeren diätetischen Beschränkungen (Ausnahme: Patienten mit schon vorher bestehendem Bluthochdruck); Nahrungsmittel mit sehr hohem Tyramingehalt, z. B. Cheddarkäse (bis 100 mg Tyramin/100 g) oder konzentrierter Hefeextrakt, sollten jedoch auch bei diesen gemieden werden.

Muskelrelaxantien. Rechtzeitige Sicherstellung ausreichender Kaliumversorgung.

Neomycin. Vitamin-, kalium- und calciumreiche, leichtverdauliche Kost (→ *leichte Vollkost* ●). Bei *Steatorrhoe* Fettaustausch mit *MCT-Fetten* ▲ (→ *MCT-Kost* ●) und parenterale Substitution der fettlöslichen Vitamine A, D, E und K. Bei *Lactasemangel* Reduktion des Milchzuckers (→ *lactosearme Kost* ●). Überwachung des Eisen- und des B_{12}-Haushaltes.

Neuroleptica. *Ballaststoffreiche Kost* ●. Reichlich B-Vitaminträger. Zurückhaltung mit coffeinhaltigen und alkoholischen Getränken. Bei

Phenothiazinen, Thioxanthenen und Butyrophenonen keine Einnahme des Medikaments mit Milch, Fruchtsaft, Bohnenkaffee oder schwarzem Tee. Keine Bananen. Bei unerwünschter Gewichtszunahme rechtzeitiger Übergang auf eine *Mischkostreduktionsdiät ●. Im Fall neurolepticainduzierter *Hypercholesterinämie und/oder *Hypertriglyceridämie, wenn Präparat unverzichtbar, entsprechende Kostabwandlung. Bei Diabetikern ggf. Anpassung der Stoffwechseleinstellung an Verschlechterung der KH-Toleranz. Vgl. *Psychopharmaka*.

Oestrogene (prämenopausal). Bei vermehrter Flüssigkeitseinlagerung (Ödemneigung) Kochsalzrestriktion (→ *natriumarme Kost ●*; Gewichtskontrolle!). Bei östrogeninduzierter depressiver Verstimmung, wenn Abbruch der Medikation nicht zur Diskussion steht, versuchsweise hochdosierte Vitamin B_6-Zulage (40 mg Pyridoxin/Tag oral). Ggf. Kostanpassung an oestrogeninduzierte *Hypertriglyceridämie und etwaigen *B-Vitaminmangel (speziell *Folsäuremangel). Oestrogenhaltige Präparate nicht mit Grapefruitsaft einnehmen lassen.

Omeprazol. Bei längerer Anwendung möglicherweise Beeinträchtigung der Vitamin B_{12}-Resorption. → *Cobalamin-(Vitamin B_{12}-)Mangel*.

Orlistat. Fettarme Reduktionskost. Supplementierung der Vitamine A, D, E. Bei stärkerer *Steatorrhoe oder *Diarrhoe entsprechende Kostanpassung.

Oxiplatin. Unbedingtes Vermeiden kalter Getränke.

Parasympatholytica, Anticholinergica (Atropin, Scopolamin, N-Butyl-scopolaminiumbromid u. ä.). *Ballaststoffreiche Kost ●, flüssigkeitsreich, ggf. in schonkostgerechter Abwandlung. → *Mundtrockenheit.

D-Penicillamin (und andere Chelatbildner). Mineralstoffreiche (Magnesium > 500 mg/Tag! Spurenelemente!) *Vollkost ●, durch Vitamin B_6-Zulage (40 mg/Tag) anzureichern. Bei Spurenelementverlust (Fe, Zn, Cu, Mn; Hinweis *Geschmackssinnstörungen!) medikamentöse Substitution (Biometalle II-Heyl® Cu-haltig, Biometalle III-Heyl® Cu-frei). Kostanpassung ggf. an *Appetitlosigkeit, *Übelkeit, gehäuftes *Erbrechen, Neigung zu *Diarrhoe.

Pentamidin. Bei pentamidininduzierter *Hyperkaliämie, *Hypocalcämie, *Hypoglykämie oder KH-Toleranzverschlechterung (→ *Diabetes mellitus) entsprechende Kostanpassung. Basiskost → *AIDS.

Phosphatbinder (Aluminiumhydroxidpräparate für Indikation der PO_4-Reduktion): *Phosphatreduzierte Kost ●, calciumreich, ballaststoffreich, mit Vitamin A- und Carotinträgern anzureichern. Einnahme des Medikaments nur während einer Mahlzeit. Citrathaltige Früchte und Fruchtsäfte sind strikt zu meiden.

Teil 3

Procarbazin. B-vitaminreiche Ernährung (speziell B$_6$). Besonders tyraminreiche Produkte sind zu meiden (→ *tyramin- und dopaminarme Kost* ●). Alkoholkarenz. Im übrigen → *Cytostatica.*

Proteaseinhibitoren (HIV, AIDS): Saquinavir, Ritonavir, Nelfinavir einzunehmen mit reichlicher fettreicher Mahlzeit, Lopinavir/Ritonavir mit beliebiger Mahlzeit, Indinavir dagegen auf leeren Magen, alternativ mit leichtem fettfreiem Imbiß (bei flüssigkeitsreicher Kost, mit > 1,5 l H$_2$O/ Tag), Amprenavir unabhängig von Mahlzeiten und Flüssigkeitsaufnahme. Bei allen genannten Präparaten zu beachten: Neigung zu *Diarrhoe*, *Hypercholesterinämie*, *Hypertriglyceridämie*, *Hyperuricämie*, abnormer Fettgewebsverteilung (sog. *Fettredistributions- oder Lipodystrophiesyndrom*, *Adipositas*; diesbezügliche Behandlungsergebnisse bisher wenig befriedigend) und zu diabetischen Störungen (→ *Diabetes mellitus*).

Psychopharmaka. Zur Linderung häufiger Hyposalivationsbeschwerden flüssigkeitsreiche Kost (Details → *Mundtrockenheit*). Reichlich Ballaststoffe (→ *ballaststoffreiche Kost* ●). Erforderlichenfalls Kostanpassung an phenothiazinassoziierte *Hypercholesterinämie* und unerwünschte Gewichtszunahme (→*Adipositas)*. Vorsicht mit alkoholischen Getränken. Vgl. *Lithium, Monoaminoxidase-(MAO-)Hemmer, Neuroleptica.*

Psyllium-Samen(-Mehl). Flüssigkeitsreiche Kost mit reichlich B-Vitaminen, Kalium, Magnesium und Spurenelementen.

Pyrazinamid. B-vitaminreiche Kost. Zusätzlich medikamentös Vitamin B$_6$.

Retinoide (Isotretinoin, Etrinat, Acitretin). Angesichts der Häufigkeit von *Hypertriglyceridämien* und *Hypercholesterinämien* unter den bisher verfügbaren Präparaten von vornherein Begrenzung des Fett- und Zuckerverzehrs auf die Höhe der Empfehlungen für die Ernährung des Gesunden. Bevorzugung ungesättigter Fette (vgl. *Hyperlipoproteinämie-Basisdiät* ●). Alkoholkarenz. Engmaschige Blutfettkontrolle. Im Falle dauerhaft erhöhter Lipidwerte, wenn Retinoidtherapie unverzichtbar, konsequente Einstellung auf strengere *triglyceridreduzierende* bzw. *cholesterinreduzierende Kost* ●, insbesondere bei Patienten ab 5. Lebensjahrzehnt. Während einer Retinoidbehandlung keine medikamentöse Vitamin A-Zufuhr!

Rosiglitazon, Pioglitazon. Typ-2-gerechte Diabeteskost. Symptombezogene Maßnahmen → *Adipositas, LDL-*Hypercholesterinämie, *Hypertriglyceridämie, *Ödeme.*

Sulfasalazin, Salazosulfapyridin. B-vitaminreiche (insbesondere folsäurereiche) Kost mit reichlich Flüssigkeit (> 2 l/Tag). Überwachung des Vitamin K-Haushalts. Vgl. *Folsäureantagonisten* (S. 183).

β_2-**Sympathicomimetica** (Salbutamol, Terbutalin, Fenoterol, Ritodrin). *Kaliumreiche Kost* ● (> 6 g = 150 mmol Kalium/Tag). Magnesium > 500 mg/Tag. Bei Langzeitmedikation Anpassung an erhöhten Energiebedarf.

Tacrolimus. Einnahme 1 Std. vor oder 2 Std. nach dem Essen. Überwachung und ggf. Korrektur des Flüssigkeits-, Natrium-, Kalium-, Calcium-, Magnesium- und Phosphathaushalts. Bei Durchfallstörungen, Dehydratation, Diabetes, Hyperlipoproteinämie, Hyperuricämie oder arterieller Hypertonie entsprechende Kostabwandlung. Alkoholkarenz. Keinen Grapefruitsaft.

Tamoxifen. Ggf. Kostanpassung an tamoxifeninduzierte *Hypertriglyceridämie*. Bei Entwicklung von Ödemen *natriumarme Kost* ●.

Theophyllin, Theophyllinderivate. Kalium- und magnesiumreiche Kost. Keine überhöhte Eiweißzufuhr (nicht über 1,2 g/kg/Tag). Vermeiden extremer Schwankungen im Protein- und Fettanteil der Mahlzeiten, zu denen das Präparat eingenommen wird. Zurückhaltung mit coffeinhaltigen Getränken (Synergismus Theophyllin + Coffein!). Bei Langzeitmedikation Überwachung des Vitamin B_6-Haushalts.

Trimethoprim. *Hyperkaliämie* und *Hyponatriämie* möglich; ggf. *Kaliumarme Kost* ● und/oder Kochsalzzulage. Im übrigen vgl. *Folsäureantagonisten* (S. 183).

Uricosurica (Probenecid, Benzbromaron, Sulfinpyrazon): Flüssigkeitsreiche *alkalisierende Kost* ● (Ziel: Urinvolumen > 3 l/Tag).

Valproinsäure. Flüssigkeits- und folsäureangereicherte *ballaststoffreiche Kost* ●. Rechtzeitige Calorienbegrenzung bei valproinsäureinduzierter *Adipositas*. In der Diskussion: Carnitinreiche Ernährung und medikamentöse Carnitinsupplementierung (→ *Carnitinmangel*).

Vincristin. Kochsalzreiche Kost. Bei *Hyponatriämie* Flüssigkeitsrestriktion und ggf. Natriumsubstitution (→ *Schwartz-Bartter-Syndrom*). Im übrigen → *Cytostatica*.

Zidovudin (Azidothymidin). Keine Einnahme zugleich mit fettreicher Mahlzeit. Symptombezogene Maßnahmen → *Appetitlosigkeit*, *Übelkeit, gehäuftes Erbrechen*.

Ascites, nicht maligner (Bauchwassersucht)

Natriumarme (100 mmol = 2,4 g Na/Tag: → *natriumarme Kost* ●), kaliumdefinierte (je nach Serumkaliumspiegel und diuretischer Medikation), flüssigkeitslimitierte (Flüssigkeitszufuhr zunächst entsprechend dem Harnvolumen des Vortages, maximal 1500 ml/Tag), im übrigen an das Grundleiden (zumeist → *Lebercirrhose)* und allfällige Begleitstörungen (z. B. → *hepatische Encephalopathie)* angepaßte, im Nährstoffgehalt vollwertige, calorisch bedarfsgerechte leichte Kost in häufigen kleinen Mahlzeiten. Eiweißzufuhr überwiegend in lactovegetabiler Form. Berücksichtigung von Proteinverlusten bei häufigerer Ascitespunktion. *Je konsequenter die Natriumrestriktion, um so liberaler kann im allgemeinen die Flüssigkeitszufuhr gehandhabt werden* (in der Regel aber nicht über 30 ml/kg/Tag); solange Ödeme bestehen, jedoch Flüssigkeitsbegrenzung auf < 1500 ml/Tag. Bei Hypokaliämie frühzeitig *kaliumreiche Kost* ●, erforderlichenfalls auch medikamentöse Kaliumsubstitution. Engmaschige Gewichts- und Elektrolytkontrollen.

Bei Ascites mit *Hyponatriämie* (Serumnatrium < 125 mmol/l) Einschränkung der Flüssigkeitszufuhr auf 500–800 ml/Tag, bei Entwicklung einer Oligurie harnmengengerechte Bilanzierung (→ *hepatorenales Syndrom)*. Gewährleistung ausreichender Kaliumversorgung. Zunächst kein Versuch einer Kochsalzsubstitution! Weiteres Vorgehen → *Verdünnungs-*Hyponatriämie.*

Ascorbinsäure-(Vitamin C-)Mangel; Skorbut

Zulage von ascorbinsäurereichen Rohvegetabilien und Rohsäften in einer etwa 100–200 mg Vitamin C entsprechenden Tagesmenge zur Kost. Besonders geeignet Citrusfrüchte und je nach Jahreszeit Erdbeeren, Johannisbeeren, Himbeeren, Kohlgemüse (möglichst als Rohkostzubereitung), roher Kohlrabi, Rettich, rohe Steckrübe (→ *Vitamin C* ▲). Bei *manifestem Ascorbinsäuremangel (Skorbut)* zusätzlich über 10–14 Tage *Vitamin C medikamentös* (Erwachsene 400–1000 mg, Kinder 100–400 mg pro Tag, aufgeteilt auf 4 perorale Einzelgaben). Prinzipiell ist zwar jedes C-Vitamindefizit allein auf diätetischem Wege rasch zu beheben, für schwere Skorbutfälle sollte jedoch angesichts der akuten Gefährdung dieser Kranken auf die hochdosierte Zusatzmedikation von Ascorbinsäure nicht verzichtet werden. Ernährungsanamnese zwecks Beratung über fortan bedarfsdeckende Vitaminversorgung. Behandlungsziel: Vitamin C-Konzentration im Blutplasma > 50μmol/l. *Zu beachten:* Kein *abruptes* Absetzen einer über längere Zeit betriebenen Ascorbinsäuremedikation in Megadosen (Grammbereich): Gefahr eines Reboundskorbuts!

Asthma bronchiale; Bronchospasmus; Bronchialallergose

In Einzelfällen hilfreiche diätetische Maßnahmen:
1. Ausschaltung *gesicherter* nutritiver Allergene, Pseudoallergene und sonstiger bekannter alimentärer Noxen (Kuhmilch- und Hühnereiweiß, Senf, Rettich, Sulfite, Tartrazin, Salicylate, Glutamate usw.; → *Nahrungsmittelallergien und -pseudoallergien, *Kuhmilchallergie, *Sulfitintoleranz, *Tartrazinintoleranz, *Salicylatintoleranz, *Glutamatintoleranz).* Globaler Interventionsversuch für Problemfälle: *Feingold-Diät* ●. Größte Vorsicht mit Expositionsversuchen!
2. Beseitigung von *Dehydratation,* Überernährungs- (*Adipositas,* alle Altersstufen!) und Fehlernährungszuständen, Versuch einer „unspezifischen Umstimmung" (→ *Allergosen). *Natriumarme Kost* ● [58], flüssigkeitsreich (>40 ml Wasser/kg/Tag). Sehr reichlich Frischobst und Gemüse (0,5–1,0 kg/Tag). Mehrmals wöchentlich 1 Portion fetten Seefischs (vgl. *Seefischdiät* ●).
3. Vermeiden belastender opulenter Mahlzeiten! Besser verträglich: Häufige kleine Mahlzeiten.
4. Kein Niacin in Megadosen!
5. Bei drohendem Asthmaanfall bringen, falls gewohntes Medikament nicht verfügbar, 2–3 Tassen eines kräftigen Bohnenkaffees oder starken schwarzen Tees gelegentlich rasche Erleichterung.

Adjuvante diätetische Maßnahmen bei medikamentöser Behandlung → *Arzneimitteltherapie:* β$_2$-*Sympathicomimetica, Theophyllin, Theophyllinderivate, Cortisonderivate.*

Augenoperationen

*Nährstoffkomplette *Flüssigkost* ●, *flüssig-breiige (pürierte)* Kost ●, pürierte *leichte Vollkost* ● oder indizierte spezielle Diät in pürierter Form über etwa 3–10 Tage je nach Ausdehnung und Schwere des Eingriffs.

Autoimmunerkrankungen; Autoaggressionskrankheiten; Kollagenosen

Bisherige tierexperimentelle und klinische Befunde, zwar noch sehr begrenzt, lassen gewisse diätetische Maßnahmen bei diesen Kranken zweckmäßig erscheinen: Abbau überhöhten Fleisch- und Fettkonsums. Limitierung der Zufuhr von Eiweiß (0,7–0,8 g/kg/Tag) und Fett (<30 %

der Energiezufuhr) in Höhe der Empfehlungen für die Ernährung des Gesunden. Calorisch knappe, fettmodifizierte Kost mit hohem Anteil maritimer n-3-Polyensäuren (→ *Eikosapentaensäure* ▲; vgl. *Seefisch-diät* ●). Reichlich Carotine, Vitamin E und Ballaststoffe. Normalisierung des Körpergewichts. Bei systemischem *Lupus erythematodes* in Einzel-fällen von überraschender Wirksamkeit: *Vegetarische Kost.* Beseitigung evtl. *Selenmangels.* Weitere Erfahrungen bleiben abzuwarten.

Bartter-Syndrom; hypokaliämische Alkalose

Kalium-, kochsalz- und magnesiumreiche Kost. Zusätzlich meist medika-mentöse Kaliumsubstitution (bis zu 10 mmol/kg/Tag und mehr) erforder-lich. Steuerung der K-, Na-, Cl- und Mg-Zufuhr nach dem entsprechen-den Serumspiegel, der Flüssigkeitszufuhr nach der Höhe der Urinaus-scheidung (Harnmenge des Vortages plus 0,5–0,75 l). Überwachung des Calciumhaushalts (Hypercalciurie?).

Beatmung, apparative

Nach Möglichkeit eine mit n-3-Fettsäuren und Antioxidantien (z. B. Toco-pherolen, Ascorbinsäure, Selen) angereicherte *Sondenernährung* ● (na-sogastral, nasoduodenal), andernfalls *parenterale Ernährung* ●. Stufen-weiser Nahrungsaufbau über 3–5 Tage (je nach zugrundeliegender Er-krankung) bis auf 1,5 g Protein bzw. Aminosäuren, 4,5–5,0 g Kohlenhy-drate und 1,5–2,0 g Fett pro kg/24 Std. Restriktive Flüssigkeitszufuhr, zu-nächst mit negativer Bilanz (Minus von ca. 500–750 ml/Tag; < 100 mmol Na/24 Std.) für die ersten Tage; weiterhin sorgfältiges Vermeiden jegli-cher „Überinfusion" (Überwachung der Flüssigkeitsbilanz anhand der Urinausscheidung). Energiezufuhr (ca. 1000 kcal/m^2 Körperoberfläche oder 20–25 kcal/kg/Tag), soweit möglich, bevorzugt in Form von Fett (> 50 % der Nichteiweißcalorien). Frühzeitiger Ausgleich eines evtl. Phosphat-, Magnesium-, Kalium- oder Calciummangels. Wenn pulmo-nale Funktionsreserve den metabolischen Gegebenheiten (CO_2-Produk-tion) nicht mehr gerecht wird, versuchsweise Reduktion der Kohlenhy-dratzufuhr bis auf < 1,5 g/kg/24 Std. unter entsprechender Anhebung des Fettanteils (z. B. COPD-adaptierte fettreiche, kohlenhydratarme Sonden-nahrung Pulmocare®, Fa. Abbot GmbH, oder Respalor®, Fa. Mead John-son). Vermeiden einer den aktuellen Bedarf übersteigenden Energie- und Proteinzufuhr. Im übrigen → *Respiratorische Insuffizienz.*

Benzoatintoleranz (Unverträglichkeit von Benzoesäurederivaten)

Ausschaltung aller mit Benzoesäure (E 210), Benzoaten (E 211, E 212, E 213) oder mit p-Hydroxybenzoesäure-(PHB-)Estern (E 214 bis E 219) konservierten Lebensmittel (→ *benzoatarme Kost* ●). Von Natur aus Benzoesäure enthaltende Lebensmittel (Erdbeeren, Himbeeren, Johannisbeeren, Preiselbeeren, Pflaumen, Zimt, Gewürznelken u. a.) werden zumeist gut vertragen. Häufig zugleich *Salicylatintoleranz.* Vgl. *Nahrungsmittelallergien und -pseudoallergien.*

Bilharziose (Schistosomiasis)

Prävention (zahlreiche tropische und subtropische Endemiegebiete). Abkochen des Trinkwassers und allen der Nahrungsbereitung dienenden Wassers, wenn dieses direkt aus natürlichen Gewässern (Seen, Flüsse usw.) entnommen. Vermeiden auch von Hautkontakt mit derartigem Wasser vor dem Abkochen (z. B. beim Händewaschen, Gefahr des Eindringens hautinvasiver Trematodenlarven).

Biotinidasemangel, erblicher; biotinresponsiver multipler Carboxylasemangel

Altersentsprechend bedarfsgerechte Normalkost (*Vollkost* ●), zusätzlich hochdosierte medikamentöse Biotingabe (1–2 **mg/kg**, mindestens 10 **mg/** Tag, oral).

Biotinmangel

Kostkorrektur zwecks ausreichender Biotinversorgung: Zulage von Leber, Hülsenfrüchten, Weizenkeimen, Hefe, Nüssen, Milchpulver (→ *Biotin* ▲). Einstellen eines übermäßigen Verzehrs *roher* Eier und rohen Eiklars *(„Rohe-Eier-Krankheit", „Zuckereikrankheit";* 1 Mol Eiklar-Avidin entzieht der Nahrung durch irreversible Komplexbildung 1 Mol Biotin). Bei langzeitiger totaler parenteraler Ernährung, insbesondere unter gleichzeitiger Breitbandantibioticabehandlung, rechtzeitig medikamentöse Supplementierung von Biotin (10–100 µg/Tag)!

Teil 3

Blindsack-Syndrom; blind loop-(contamined small bowel-)syndrome; Dünndarmdivertikel

Hochcalorische, eiweißreiche, *fettarme Kost* ●, angereichert mit *MCT-Fetten* ▲ (30–60 g/Tag, je nach Grad der Steatorrhoe und Höhe des Energiebedarfs, → *MCT-Kost* ●; vgl. *chologene Diarrhoe)*, reich an Vitaminen, Mineralstoffen (Calcium!) und Spurenelementen. Einschränkung des Ballaststoff- und ggf. Lactosegehalts *(→ *lactosearme Kost* ●).* Parenterale Supplementierung von Vitamin B_{12} und fettlöslichen Vitaminen (A, D, E, K), erforderlichenfalls (seltener) auch von Folsäure und Eisen. Häufige kleine Mahlzeiten.

Blutnachweis im Stuhl (Haemoccult-Test u. ä.)

Der Nutzen diätetischer Vorbereitungsmaßnahmen ist zweifelhaft. Vorsichtshalber sollten, speziell in Fällen eines zu vermutenden Magensaftmangels, bei den *Tests auf Guajacbasis* besonders *peroxidaseaktive Nahrungsmittel* (rohes Fleisch, Blutwurst, rohes Gemüse, Citrusfrüchte) und *überreichliche C-Vitaminzufuhr* (C-vitaminreiche Getränke, Ascorbinsäuretabletten) ab 4. Tag vor der ersten Stuhlprobenentnahme gemieden werden. Ballaststoffanreicherung der Kost bringt keine bessere Ausbeute an positiven Befunden. Erwägenswert ist Stuhluntersuchung zunächst unter der gewohnten Normalkost und nur bei positivem Ausfall Wiederholung unter peroxidasearmer („fleischfreier") Kost. Der *Blutnachweis auf immunologischer Basis* erfordert nach bisherigem Kenntnisstand *keine diätetische Vorbereitung.*

Bodybuildingsmyopathie, akute

Beseitigung der meist zugrundeliegenden *Hypokaliämie* und *Hypophosphatämie*, sonstiger Elektrolytimbalancen und etwaiger *Dehydratation.*

Botulismus (Vergiftung mit dem Toxin von Clostridium botulinum)

Bedarfsgerechte Nährstoff- und Energieversorgung, je nach Lage des Einzelfalles in Form von *nährstoffkompletter *Flüssigkost* ●, gastral/jejunaler *Sondenernährung* ● (nährstoffdefinierte bzw. Oligopeptiddiät) oder *parenteraler Ernährung* ●. Versuchsweise hochdosiert Thiamin (100 mg/Tag parenteral).

Prävention. Ausreichendes Erhitzen aller Gemüsekonserven (besondere Vorsicht bei Pilz- und bei hausgemachten Konserven!) sowie aller für Hitzegarung in Frage kommenden Fleisch- und Fischwaren kurz vor dem Verzehr (15 min bei 100 °C; Abtötung von Botulinus*sporen* erst nach > 30 min feuchter Hitze von 100 °C). Keine zu warme Lagerung und Beförderung vakuumverpackter leicht verderblicher Lebensmittel, insbesondere Räucherfisch; Aufbewahrung durchgängig bei unter 7 °C! *Verdächtige Nahrungsmittel* (bombierte Dosenkonserven, Gasentwicklung aufweisende Glaskonserven usw.) *grundsätzlich verwerfen!* Kein Versuch, sie durch Aufkochen geniessbar zu machen! Auf Räucherwurst, luftgetrocknete Wurst, rohen Schinken, folienverpackte Erzeugnisse, Räucherfisch, Salzfisch, Marinaden u. ä. bei geringstem Zweifel verzichten! Kein Vorkosten suspekter Produkte, auch nicht in kleinsten Proben! *In der Säuglingsernährung keinen rohen Bienenhonig oder Ahornsirup verwenden!*

Bulimie (Ess-Brech-Sucht); Binge-Eating-Syndrom

Behandlungsprinzip. Beseitigung der fast immer bestehenden Fehlernährung im Rahmen der Wiedererlangung eines sinnvoll geregelten, kontrollierten Essverhaltens unter psychotherapeutischer Behandlung (zweckmäßigerweise in Gruppentherapie). Keine diätetische Maßnahme ohne Abstimmung mit dem Verhaltenstherapeuten!

Praktisches Vorgehen. Gemeinsam mit der Patientin Erarbeitung eines individuell strukturierten Essplans mit *zeitlich festgelegten regelmäßigen (4–6) gut sättigenden Mahlzeiten definierter Zusammensetzung*, zunächst unter Einbeziehung möglichst vieler von ihr gern gegessener Nahrungsmittel in vertretbaren Mengen *("energiebilanzierte Wunschkost"*; 1600–2400 kcal). Dabei frühzeitig Ausgleich einer allfälligen *protein-calorischen *Unterernährung* und erkennbarer sonstiger Nährstoffdefizite (*Hypochlorämie, *Dehydratation, *Hyponatriämie, *Hypokaliämie, *Hypomagnesiämie, *Hypophosphatämie*, Hypovitaminosen usw.). *Keine Mahlzeit auslassen*, den Teller immer leer essen lassen, jedoch *keine Nahrungsaufnahme außerhalb der festgesetzten Mahlzeiten.* Führung eines Ernährungsprotokolls kann hilfreich sein. Wöchentliche Kontrolle des Körpergewichts. Zeichnet sich Stabilisierung eines geordneten Essverhaltens ab, einvernehmlich mit der Patientin behutsamer Übergang auf erstrebenswerte, im Energie- und Nährstoffgehalt bedarfsgerechte Dauerkost (Ziel: *Leichte Vollkost ●, *Vollkost ●*). Bei *Adipositasneigung*, erhöhten Blutfetten (binge eating/purging Typ) oder besonders ausgeprägter Furcht vor Übergewicht Anlehnung an die Prinzipien der *Mischkost-*

Teil 3

reduktionsdiät ● (Limitierung von gesättigten Fetten, Zucker, Feinmehlerzeugnissen, Alkohol; Ballaststoffanreicherung), ggf. Empfehlung einer Calorienaustauschtabelle. Evtl. eingreifendere Maßnahmen zur Gewichtsreduktion (→ **Adipositas*) und Normalisierung der Blutfette (→ **Hypercholesterinämie, *Hypertriglyceridämie*) jedoch erst, wenn Essverhalten wieder unter Kontrolle. Symptombezogene Maßnahmen → **Meteorismus, chronische *Obstipation, *Laxantienabusus, *Pseudo-Bartter-Syndrom, *Alkoholismus, *Osteoporose, *Zahncariesprävention.* Kompromißlose Unterbindung des nutritiv oft folgenschweren Arzneimittelmißbrauchs (Laxantien, Diuretica, Emetica usw.). Vgl. **Anorexia nervosa.*

Burning-feet-Syndrom
(„Syndrom der brennenden Füße")

Beseitigung der zugrundeliegenden Fehlernährung, insbesondere **B-Vitaminmangel* (Pantothensäure, Thiamin, Riboflavin, Pyridoxin, Niacin) und *protein-calorische *Unterernährung.* Versuch einer Beeinflussung pathogenetisch evtl. beteiligter Grundleiden (**Malabsorption, *Alkoholismus).*

B-Vitaminmangel

Defizite fast immer komplex, d. h. mehrere Vitamine der B-Gruppe betreffend. Differenzierung in isolierte Mangelzustände einzelner Vitamine (Thiaminmangel, Riboflavinmangel usw.) ist meist mehr von akademischem Interesse als von praktisch-diätetischer Konsequenz (Ausnahme: **Cobalaminmangel).* Empfehlenswert in jedem Fall von vornherein *kombinierte Zufuhr aller B-Vitamine,* möglichst im natürlichen Verband geeigneter Lebensmittel (Getreidevollkornerzeugnisse, Weizenkeime, Kleie, Fleisch und Fleischwaren, Leber, Milch, Hülsenfrüchte, Trockenhefe usw.). Erst in zweiter Linie, z. B. bei extremen Mangelzuständen (manifesten Avitaminosen), unzureichender Nahrungsaufnahme oder gestörter Resorption (→ **Malabsorption),* zusätzliche medikamentöse Substitution in Form eines oral oder ggf. parenteral zu applizierenden Polyvitaminpräparates.

Calciferol-(Vitamin D-)Mangel, alimentärer; Rachitis
(jenseits des Säuglingsalters)

Calciferolsubstitution medikamentös (ca. 1000 I. E. = 25 µg/Tag, enthalten z. B. in 1 Tabl. Vigantoletten® 1000 oder in 10–12 g *Lebertran* DAB 7). Bei

Resorptionsstörungen Calciferol parenteral. Behandlungsziel: Plasmaspiegel > 25 nmol/l 25-Hydroxyvitamin D. Alleinige diätetische Calciferolzufuhr (fetter Fisch, Leber, Eigelb usw.) zur **raschen** Behebung von Mangelzuständen in der Regel nicht ausreichend. *Calciumreiche Kost* ● (> 1200 mg Ca/Tag). Ausreichende Fettversorgung. Überwachung des Calciumhaushalts (Serumspiegel, renale Ausscheidung)! Korrektur zugrundeliegender Fehlernährung (streng vegetarische Kost, makrobiotische Ernährungsweise u. ä.; → *Vitamin D* ▲).

Calciferolüberdosierung; D-Hypervitaminose

Sofortiges Stoppen jeglicher weiterer medikamentösen Zufuhr von Calciferol oder Calciferolmetaboliten sowie eventueller Verabfolgung von Lebertran. Ausgleich allfälliger Flüssigkeits- und Elektrolytimbalancen (Plasmaionogramm!). Flüssigkeitsreiche, ballaststoffangereicherte, streng *calciumarme Kost* ● (< 300 mg Ca/Tag). Vermeiden besonders calciferolreicher Lebensmittel wie fetter Fisch, Leber, Butter, Käse, Sahne und Eigelb in größerer Menge (Säuglinge: Altersstufengerechte spezielle calciumarme Milchnahrung, z. B. der Firma Milupa AG). Keine Phosphatanreicherung der Kost. Symptombezogene Maßnahmen → *Hypercalcämie, *Hypercalciurie, *Dehydratation, *Hypokaliämie, *Appetitlosigkeit, *Übelkeit, *Erbrechen, chronische *Obstipation, *Niereninsuffizienz.

Calciumbilanzanalysen

Erfordern meist Standardisierung der alimentären Calciumzufuhr (z. B. 200 mg oder 1000 mg/Tag je nach Fragestellung, ab 3.–5. Tag vor Untersuchungsbeginn). Ausgehend von *calciumarmer Kost* ● (mit 200 mg Ca/Tag) oder (zweckmäßiger) einer bilanzierten Formeldiät medikamentöse Supplementierung der jeweils in Frage kommenden Calcium- und Phosphatdosis. Ein evtl. überhöhter Calciumgehalt des Trinkwassers (vgl. Trinkwasserhärte S. 545) ist in Rechnung zu stellen.

Capillariasis („Haarwurmseuche")

Symptombezogene Maßnahmen → *Diarrhoe, *exsudative Gastroenteropathien.

Diätetische Prävention (südostasiatische Endemiegebiete). Rohen oder ungenügend gegarten Fisch und Krustentiere vermeiden.

Carbamoylphosphatsynthetase-(CPS-)Mangel, erblicher (Hyperammoniämie Typ I)

Eiweißarme Kost ● mit Zulage einer speziellen Mischung von Aminosäuren (Präparat Milupa Metabolics® UCD 1/2 oder SHS Analog® E-AM 1/2/3, mit Arginin anzureichern, Dosierung je nach Körpergewicht, Lebensalter und individueller Proteintoleranz) oder ihrer Ketoanalogen. Bei fortbestehender Hyperammoniämie Zulage von *Lactulose* ▲. Details → *Hyperammoniämie infolge hereditärer Stoffwechselstörungen*. Diätetische Indikation auf Lebenszeit.

Carcinoid-(Flush-)Syndrom; Hyperserotoninämie

Kaliumreich abzuwandelnde tryptophanreiche, d. h. *eiweißreiche Kost* ● (> 1,2 g Protein/kg/Tag), insbesondere beim Bestehen chronischer Durchfälle mit enteralem Eiweißverlust (→ *Diarrhoe, *Steatorrhoe, *exsudative Gastroenteropathien)*. Keine scharfen Gewürze. Alkoholkarenz. Medikamentöse Supplementierung von Niacin (50–100 mg/Tag).

Carnitinmangel, systemischer; Carnitinmangelmyopathien

Kohlenhydratreiche, *fettarme Kost* ● mit Substitution von *MCT-Fetten* ▲ (→ *MCT-Kost* ●). Hochdosierte orale Zufuhr von L-*Carnitin* ▲ (50–120 mg/kg/Tag; bei systemischem Carnitinmangel offenbar eher wirksam als bei den myopathischen Formen) und Riboflavin (100 mg/ Tag).
Keine längeren Nüchternperioden, kein Hungern, keine Fastenkuren! Keine streng vegetarische oder makrobiotische Kost (beim Säugling keine ausschliessliche Sojamilchernährung) ohne gleichzeitige Carnitinmedikation! Bei metabolischen Krisen vorübergehend fettfreie parenterale Ernährung. Bei längerdauernder körperlicher Belastung häufige kleine Kohlenhydratmahlzeiten (Neigung zu *Hypoglykämie)*. Bei sekundären Carnitinmangelzuständen Anpassung der genannten Maßnahmen an die Behandlung des Grundleidens.

Carnitin-Palmityltransferase-Mangel, muskulärer Typ. *Fettarme Kost* ●, kohlenhydratreich. Vermeiden längerer Nahrungspausen.

Carotinämie; Carotinodermie; sog. Carotinikterus („Karottenikterus")

Nicht behandlungsbedürftig, *keine Gefahr einer A-Hypervitaminose.*
Wenn rasche Rückbildung erwünscht: Rat zur Einstellung des *überreichlichen* Konsums carotinoidreicher Gemüse, Früchte und Säfte (Karotte, Orange, Mandarine, Aprikose, Kürbis, Tomate, Paprikaschote, grüne Blattgemüse; vgl. S. 72). Ungefähre Schwellendosis für Entwicklung einer Carotinodermie: tägliche Zufuhr von Karottensaft 5 g/kg oder Orangensaft 20–30 g/kg oder 10–15 großen Apfelsinen.

Cellulitis; Dermatopanniculosis deformans; „Orangenhautsyndrom"

Wichtigste Maßnahme der frühzeitige Abbau von Übergewicht und das Einhalten eines dauerhaft normalen Körpergewichts (BMI < 25 kg/m^2; → *Adipositas*).

Cerebralsklerose; Prävention des apoplektischen Insults (Schlaganfallprophylaxe)

Den Gegebenheiten des Einzelfalles mit besonderer Sorgfalt anzupassende bedarfsgerechte Kost (→ Ernährung des Gesunden: *Senioren*) unter Vermeiden bzw. Beseitigung von *metabolischem Syndrom*, stärkerer *Adipositas* (BMI ab > 30 kg/m^2), Fettüberfütterung, *Hypertriglyceridämie*, *Hypercholesterinämie*, Ballaststoffmangel (→ *ballaststoffreiche Kost* ●) und *Dehydratation*. Praktisches Vorgehen zweckmäßigerweise ausgehend von *Hyperlipoproteinämie-Basisdiät* ●, die den individuellen Bedürfnissen angepaßt, erforderlichenfalls mit Kalium (auf > 4 g = 100 mmol/Tag, vor allem in Form von *sehr reichlich*, d. h. 0,5–1 kg/Tag, *Obst und Gemüse*) und nach Möglichkeit mit n-3-Fettsäuren (vgl. *Seefischdiät* ●) und Vitamin E angereichert wird (→ *Thromboseprävention*). Nur sehr knapper Alkoholkonsum (maximal 10–12 g Ethanol/Tag). Rechtzeitige diätetische Korrektur ggf. auch von arterieller *Hypertonie*, *coronarer Herzkrankheit*, *Diabetes mellitus*, *Hyperhomocysteinämie*. Kochsalz maximal 6–7 g/Tag (→ *natriumarme Kost* ●). Zurückhaltende Indikationsstellung für strengere Natriumrestriktion. Bei hypotoniebedingten nächtlichen Verwirrtheitsepisoden oftmals hilfreich: abends oder nachts 1–2 Tassen eines guten Bohnenkaffees. *Häufiger Fehler:* Unzureichende Flüssigkeitszufuhr! (Wünschenswert 2–2,5 l/24 Std.).

Cheilitis angularis; Mundwinkelrhagaden; „Faulecken"

Beseitigung der meist zugrundeliegenden Fehlernährung (Ernährungs-anamnese!): *B-Vitaminmangel* (Riboflavin, Niacin, Pyridoxin), *Eisen-mangel, *Zinkmangel, *Malabsorption.* In hartnäckigen Fällen einer Candidainfektion versuchsweise *zuckerarme Kost* ● („Anti-Pilz-Diät"; →
Hefe-Mykosen).

Chloriddiarrhoe (Chloridmalabsorption), kongenitale

Lebenslang einzuhaltende *sehr flüssigkeits-, kochsalz- und kaliumreiche Ernährung* (Basiskost für Patienten ab 3. Lebensjahr: Altersstufengerechte flüssigkeits- und kochsalzangereicherte *kaliumreiche Kost* ●) mit kontrollierter *oraler NaCl- und KCl-Supplementierung* entsprechend dem jeweiligen individuellen Bedarf (3,5–10 mmol Chlorid/kg/Tag für jüngere Kinder, 2,5–5 mmol Chlorid/kg/Tag für ältere Kinder und Erwachsene; bei der Substitution anzustrebende Na/K-Relation 2:1 für Kinder unter 3 Jahren, 6:5 für ältere Kinder und Erwachsene). Bewährte *(hyper-osmo-lare!)* Substitutionsmischlösung: 1,8 % (307 mmol/l) NaCl + 1,9 % (255 mmol/l) KCl (Selbstherstellung aus Abpackungen je 18 g NaCl + 19 g KCl durch Auflösung in 1 l Wasser). Bei Neigung zu Hypokaliämie Erhöhung des KCl-Gehalts auf 2,3 % (309 mmol/l). Substitutionslösung wird auf mindestens 3 Mahlzeiten im Tagesverlauf verteilt und dafür geeigneten Zubereitungen zugesetzt (Bouillon, Suppen, Soßen, Gemüsegerichten usw.). Der *hohe Flüssigkeitsbedarf* dieser besonders dehydratationsgefährdeten Patienten muß gedeckt werden! Interkurrente Erkrankungen erfordern meist zusätzliche parenterale Flüssigkeits- und Elektrolytsubstitution. Überwachung von Plasmaionogramm und renaler Chloridausscheidung (Ziel: Plasmachlorid > 95 mmol/l, Harnchlorid > 40 mmol/24 Std.). Vgl. *Hypochlorämie, hypotone *Dehydratation, *Hypokaliämie, *Säuglinge: Chloriddiarrhoe.*

Cholecystektomie (Gallenblasenentfernung)

Parenteraler Flüssigkeits- und Elektrolytersatz. Trinkenlassen meist ab 1. postoperativem Tag möglich *(klare *Flüssigkost ●).* Mit dem Wiedereinsetzen der Darmtätigkeit (meist ab 2.–3. postoperativem Tag, frühzeitig besonders nach minimal-invasivem Eingriff) Kostaufbau über *Schleimdiät* ●, fettarme *nährstoffkomplette *Flüssigkost* ● und *flüssig-breiige (pürierte) Kost* ● binnen weniger Tage zu *leichter Vollkost* ● (5–6 Mahlzeiten). Während einiger Wochen Zurückhaltung mit sehr fettreichen Gerichten und blähend wirkenden Produkten. Auf Dauer meist keine diätetische Einschränkung erforderlich. Vgl. sog. *Postcholecystek-tomie-Syndrom.*

Cholecystitis (Gallenblasenentzündung); Cholangitis (Gallengangsentzündung); Gallenkolik

In *akuten Fällen* und perioperativ zunächst *parenterale Ernährung* ●. Frühestmöglich orale Zulage von *klarer *Flüssigkost* ● (Tee, verdünnte Säfte, magere Brühe). Allmählicher Übergang auf bedarfsgerechte, fett-arm zu gestaltende *Schleimdiät* ●, *nährstoffkomplette *Flüssigkost* ● und *flüssig-breiige (pürierte) Kost* ● je nach individueller Toleranz und Akzeptanz (6–8 Mahlzeiten am Tag). Flüssigkeitsbilanzierung. Behutsa-mer weiterer Kostaufbau unter vorerst noch beizubehaltender Fettrestrik-tion (zunächst < 40 g, später 50–75 g/Tag; →*fettarme Kost* ●) und kon-sequenter Ausschaltung individuell unverträglicher Produkte mit dem Ziel einer bedarfsgerechten Langzeit- bzw. Dauerkost, entsprechend etwa einer nicht zu fettreichen (Fett 20–30% der Energiezufuhr) *leichten Vollkost* ●. Dabei größte Vorsicht weiterhin mit hocherhitzten Fetten, Schlachtfett aller Art, Räucherwaren, Eierspeisen, Mayonnaise, Steinobst, Schlagsahne, Speiseeis, Bohnenkaffee (auch coffeinfreiem und sog. Schonkaffee), kalten Getränken, Alkoholica. Bei Übergewicht Calorien-restriktion (→ *Adipositas).* Von vielen Gallenkranken wird mit der Zeit eine *Vollkost* ● (ggf. mit kleinen Einschränkungen) als Dauerkost wie-der vertragen.

Chronische Cholecystocholangiopathien. Nach den gleichen Grund-sätzen wie vorstehend beim Kostaufbau akuter Fälle den Gegebenheiten des Einzelfalls angepaßte *leichte Vollkost* ● oder *Vollkost* ●. Fettzufuhr je nach individueller Toleranz, jedoch nicht über die Höhe der Empfeh-lungen für die Ernährung des Gesunden hinausgehend (< 30% der Ener-giezufuhr). → *Cholelithiasis.*

Choledochoduodenostomie (Anastomosierung zw. Hauptgallengang u. Zwölffingerdarm)

Totale *parenterale Ernährung* ● für 3–5 Tage postoperativ. Anschlies-sender Kostaufbau (*Flüssigkost* ●, *Schleimdiät* ●, *flüssig-breiige [pü-rierte] Kost* ●) zu fettarmer *leichter Vollkost* ● gelingt meist nicht ganz so schnell wie nach einfacher *Cholecystektomie.* Häufiger verbleibende individuelle Nahrungsmittelintoleranzen (ähnlich denen bei *Cholecysti-tis)* erfordern sorgfältige diätetische Anpassung.

Cholelithiasis; Gallensteinleiden

Stadium manifester Beschwerden. *Leichte Vollkost* ● in häufigen (5–6) kleinen Mahlzeiten. Fettlimitierung (20–30 % der Energiezufuhr; → *fettarme Kost* ●); die mancherseits vermutete gleich gute Fettverträglichkeit bei Gallenkranken wie bei Gesunden bestätigt sich in der Praxis nicht immer. Ausschaltung aller individuell unverträglichen Nahrungsmittel und Zubereitungsweisen (Ernährungsanamnese!). Vorsorglich empfiehlt sich Zurückhaltung mit hocherhitzten Fetten, Schlachtfetten, Räucherwaren, Eierspeisen, Mayonnaise, Fettgebäck, Schlagsahne, Bohnenkaffee u. ä. auch dann, wenn noch keine diesbezügliche Intoleranz vom Patienten ausdrücklich angegeben.

Akute Komplikationen. → *Cholecystitis, Cholangitis, Gallenkolik.*

Cholelitholysebehandlung. Als adjuvante diätetische Maßnahme fettarme (< 60 g Fett/Tag), streng cholesterinarme (100–200 mg Cholesterin/ Tag), erforderlichenfalls „gallenschongerecht" (s. o.) abzuwandelnde *ballaststoffreiche Kost* ●. Vor dem abendlichen Schlafengehen 1 Glas Vollmilch oder Vollmilchkakao. Bei Übergewicht Calorienrestriktion (→ *Adipositas).*

Latentes (asymptomatisches) Stadium, Rezidivprophylaxe, Primärprävention. Im Energie- und Nährstoffgehalt bedarfsgerechte flüssigkeits-, calcium- und *ballaststoffreiche Kost* ● (> 40 g Ballaststoffe/Tag; Ziel: Unterdrückung etwaiger Neigung zu lithogener *chronischer* *Obstipation*) unter Ausschaltung einer überhöhten Aufnahme von Fett (< 30 % der Energiezufuhr), Cholesterin (< 300 mg/Tag) und Zucker (< 10 Energie %). Behutsamer, aber langfristig konsequenter Abbau von Übergewicht (→*Adipositas*; kein Weight cycling!) und Plasmalipiderhöhungen (*Hypercholesterinämie, *Hypertriglyceridämie).* Bei zu vermutendem erhöhtem Steinrisiko Vermeiden *extremer* Fettrestriktion (< 12 g Fett/ Tag) und zu langer nächtlicher Nüchternperioden (Spätmahlzeit zweckmäßig). Auch ein hoher (!) Konsum an coffeinhaltigem Bohnenkaffee verringert wahrscheinlich die Häufigkeit der Entstehung von Gallensteinen; endgültige Bewertung bleibt abzuwarten. Die meisten genannten Maßnahmen sind im Rahmen einer modifizierten *Vollkost* ● realisierbar. Vegetarische Ernährungsweise (*lactovegetabile Kost* ●) verringert die Gallensteininzidenz. Kostanreicherung mit n-3-Polyensäuren (→*Eikosapentaensäure* ▲) in dieser Hinsicht wahrscheinlich wirkungslos. *Mäßiger* Alkoholgenuß (< 25 g Ethanol/Tag) ist offenbar kein ins Gewicht fallender Risikofaktor für die Entwicklung von Cholesterinsteinen; Expertenmeinung hierüber jedoch noch kontrovers.

Cholera

Behandlungsprinzip. Forcierte Rehydratation. Wiederherstellung und Stabilisierung eines ausgeglichenen Elektrolyt- und Säure-Basen-Haushalts. Beseitigung primärer und sekundärer Mangelernährung.

Praktisches Vorgehen. Wenn Voraussetzungen gegeben, Beginn mit rascher intravenöser Infusion von 0,9%iger Kochsalzlösung (1000 ml–3000 ml in 1 Std.!). Anschliessend unter Gewichtskontrolle und exakter Flüssigkeitsbilanzierung permanente hochdosierte Zufuhr (> 500 ml/Std., 10–20 l pro Tag und mehr) geeigneter Glucose-Elektrolyt-Lösungen möglichst auf oralem Wege, alternativ per Sonde oder in schwersten Fällen (unstillbares Erbrechen, Durchfallsmenge > 10 l/Tag) parenteral. Cave: Hyperhydratation! WHO-Empfehlung zur *oralen Rehydratation* (Oral rehydration solution *ORS*: 90 mmol Na, 20 mmol K, 80 mmol Cl, 30 mmol $^-HCO_3$, 20 g Glucose/l): Kochsalz 3,5 g, Natriumbicarbonat 2,5 g, Kaliumchlorid 1,5 g, Glucose 20,0 g auf 1000 ml Wasser (vergleichbare Handelspräparate in Deutschland, Österreich und in der Schweiz: Elotrans®, Normolytoral®, Saltadol®, Milupa GES 60® u.a.; Deklaration der Zusammensetzung beachten!). Zahlreiche Improvisationsmöglichkeiten unter Benutzung von gezuckertem und gesalzenem Kräutertee oder dünnem schwarzen Tee, Fruchtsäften oder verdünnten Colagetränken (Salz zusetzen!), Mineralwasser (Zucker zusetzen), Backnatron, Kochzucker, Honig, Sirup, Reisschleim u.ä., wie bei Durchfallserkrankungen allgemein gebräuchlich (vgl. S. 238 f.). WHO-Empfehlung für *intravenöse Rehydratation* („diarrhoea treatment solution" DTS): Natriumchlorid 4,0 g, Natriumacetat 6,5 g, Kaliumchlorid 1,0 g, Glucose 10,0 g, Aqua ad 1000 ml. Nach Abschluß der Rehydratation vorsichtiger Kostaufbau zur Beseitigung des Durchfalls und der meist schwerwiegenden Mangelernährung *(→*Diarrhoe, protein-calorische *Unterernährung, Depletions-*Hyponatriämie).*

Diätetische Prävention (Epidemiegebiete). Konsequentes Abkochen des Trinkwassers und allen der Nahrungsbereitung dienenden Wassers. Weitere Details → **Reisediarrhoe, bakterielle *Lebensmittelvergiftung.* Unter Hochrisikobedingungen sog. *Sterilkost* (S. 471 f.).

Cholestatische Syndrome (Stauung des Gallensaftes)

Im Energie- und Nährstoffgehalt (einschliesslich **Linolsäure* ▲ und **α-Linolensäure* ▲) bedarfsgerechte **fettarme Kost* ● (insbesondere bei Entwicklung einer **Steatorrhoe*) mit Substitution von MCT-Fetten 30–50 g/Tag *(*MCT-Kost* ●*),* calciumreich (> 1500 mg Ca/Tag). Medikamentöse

Supplementierung der *fettlöslichen Vitamine* (A, D, E, K) oral oder (zuverlässiger) parenteral. Anpassung an diätetische Erfordernisse des jeweiligen Grundleidens und evtl. begleitender *Hypercholesterinämie*. Vgl. *Verschlußikterus*.

Chologene Diarrhoe; Gallensäurenmalabsorption

Bei gleichzeitiger **Steatorrhoe** (dekompensiertes Gallensäurenverlustsyndrom): Toleranzentsprechende Reduktion der LCT-Fette *(→ *fettarme Kost ●)* und Ersatz durch *MCT-Fette* ▲ *(→ *MCT-Kost ●)*, jedoch unter Gewährleistung bedarfsgerechter Versorgung mit essentiellen Fettsäuren. *Calciumreiche Kost* ● (> 1500 mg Ca/Tag, ggf. medikamentöse Supplementierung), magnesiumreich, oxalatarm *(→ *oxalatarme Kost ●)*, flüssigkeitsreich, ballaststoffarm. Häufigere (5–6), nicht zu große Mahlzeiten. Medikamentöse Substitution der *fettlöslichen Vitamine* (A, D, E, K), erforderlichenfalls auch von Vitamin B_{12} und Eisen. Bei persistierenden Durchfällen antidiarrhoische Kostabwandlung (s. u.).

Chologene Diarrhoe ohne nennenswerte Steatorrhoe (kompensiertes Gallensäurenverlustsyndrom): Flüssigkeitsreiche, fettlimitierte (25 % der Energiezufuhr) *leichte Vollkost* ●, ballaststoffreduziert und je nach Schweregrad der Durchfälle antidiarrhoisch abgewandelt (Zulage von *Pectinkost* ●-Gerichten, von Wasserkakao, Johannisbrotmehl usw. → *Diarrhoe*).

Chrommangel

Parenterale Substitution von dreiwertigem Chrom (50–250 µg = 1–5 µmol/Tag, je nach Schwere des Defizits) über 2 Wochen. Kostanreicherung mit chromreichen Nahrungsmitteln *(→ *Chrom ▲)*.

Chylomikronämie-Syndrome (Vermehrung von Lymphfetttropfen im Blut)

Behandlungsprinzip. Weitestmögliche Reduktion der Zufuhr von Zukker und langkettige (gesättigte, einfach ungesättigte, n-6-mehrfach ungesättigte) Fettsäuren enthaltenden Fetten.

Akute Phase. Hypocalorische, annähernd fettfreie, im übrigen Nährstoffgehalt nach Möglichkeit bedarfsgerechte Kost (800–1200 kcal = 3350–5000 kJ/Tag, Protein 20 %, polymere Kohlenhydrate 80 % der

Energiezufuhr), aufbauend z. B. auf einer ungezuckerten *Reis-Obst-Diät* ● oder *Haferdiät* ● unter Verwendung geeigneter fettfreier Milchprodukte oder fettarmer (antidiarrhoischer) *Heilnahrungen* ● auf Milchbasis. Deckung des verbleibenden Vitaminbedarfs (insbesondere Vitamin A, D, E, K) auf medikamentösem Wege. In krisenhaften Phasen (Erbrechen, Bauchkoliken, akute *Pankreatitis*) hypocalorische fettfreie *parenterale Ernährung* ●.

Langzeiternährung. Streng *fettarme Kost* ● (Fettanteil zunächst < 10–15 % der Energiezufuhr, Minimierung insbesondere der gesättigten Fette, speziell Milchfett, Palmöl, Kakaofett u. a.; dabei bedarfsgerecht *Linolsäure* ▲ und *α-*Linolensäure* ▲). Strenge Cholesterineinschränkung in der Regel nicht erforderlich. Mageres Fleisch, Magermilcherzeugnisse in angemessener Menge verwendbar, ebenso *MCT-Fette* ▲ (bis 50 g/Tag) und maritime n-3-Fette (ca. 3 g/Tag; → *Eikosapentaensäure* ▲). *Zuckerarme Kost* ●. Alkoholkarenz. Bei Übergewicht oder *Adipositas* Calorienrestriktion bis Gewichtsabnahme auf BMI < 25 kg/m². Engmaschige Überwachung der Plasmalipidwerte! Ziel: Plasmatriglyceride < 1000 mg/dl = 11,5 mmol/l. Gelingt darüber hinaus dauerhafte Normalisierung der Triglyceride, kann vorsichtige schrittweise Anhebung des Fettanteils der Kost bis maximal etwa 25 % der Energiezufuhr (einschliesslich MCT- und n-3-Fette) und Lockerung der Zuckerkarenz versucht werden. Im übrigen →*Hypertriglyceridämie, primäre „familiäre" *Hyperlipoproteinämien, *Schwangerschaftshyperlipoproteinämie, *Pankreatitis.

Chylothorax; chylöser Ascites; Chylurie

MCT-Kost ●, bei der meist bestehenden Unterernährung, bei malignen Tumoren, bei Chylusfisteln u. ä. hochcalorisch und proteinreich, bei Hypoproteinämie zusätzlich natriumarm (→ *natriumarme Kost* ●), bei Säuglingen (MCT-Formeldiät, z. B. Portagen®) und Kindern dem Alter entsprechend zu gestalten. Erforderlichenfalls Substitution der fettlöslichen Vitamine A, D, E, K. In Fällen von Therapieresistenz (bei operativ nicht sanierbarem Grundleiden) bietet vorübergehende hypocalorische, fettfreie totale *parenterale Ernährung* ● wirkungsvolle Alternative.

Citrullinämie (Argininosuccinatsynthetase-Mangel)

Eiweißarme Kost ● mit Zulage einer mit Arginin (Säuglinge 1 g/Tag, ältere Kinder 2 g/Tag) anzureichernden speziellen Mischung von Aminosäuren (Präparat Milupa Metabolics® UCD 1/2, SHS Analog®

E – AM 1/2/3) oder ihrer Ketoanalogen. Hinsichtlich der weiteren Details gesicherte Empfehlungen noch nicht möglich. → *Hyperammoniämie.* Diätetische Indikation wahrscheinlich lebenslang.

Cobalamin-(Vitamin B₁₂-)Mangel

Primärer Mangel (exogen-alimentär bedingt). Korrektur der cobalamindefizitären Ernährungsweise (z. B. einer streng vegetarischen oder einer makrobiotischen Ernährung von Säuglingen und Kleinkindern) durch Zulage geeigneter Vitamin B₁₂-Träger (Milch, Milchprodukte, Leber, Fleisch, Fisch, Ei). In Problemfällen zunächst orale (1000–2000 µg B₁₂/Tag) medikamentöse Supplementierung. Hydroxocobalamin wird auch von der Nasenschleimhaut rasch resorbiert. Behandlungsziel: Plasmacobalaminspiegel > 200 pg/ml (> 175 pmol/l).

Sekundärer Mangel (Resorptionsstörungen, kongenitaler Intrinsic-Faktor-Mangel, intermediäre Verwertungsstörungen, erhöhter Bedarf): 1000 µg Hydroxocobalamin oder Cyanocobalamin intramuskulär täglich über 7–10 Tage, sodann in abfallender Häufigkeit etwa 1mal wöchentlich bis 1mal alle 2–4 Monate, ggf. auch Übergang auf orale Medikation, je nach Lage des Einzelfalls. Beseitigung des häufig zugleich bestehenden *Eisenmangels.* Symptombezogene Maßnahmen → *funiculäre *Myelose, *Zungenbrennen, *Achylia gastrica, *Diarrhoe.*

Häufiger Fehler. Gastrogen bedingter latenter, nur biochemisch objektivierbarer Vitamin B₁₂-Mangel beim älteren Patienten (Vorkommen bei ca. 10 % aller über 50Jährigen?) bleibt unentdeckt und entgeht damit rechtzeitiger Therapie, gravierend insbesondere hinsichtlich möglicher neurologischer Folgeleiden. Eventuell auch eine Indikation für die Beseitigung einer *Helicobacter-pylori-Infektion,* verdächtigt als häufige Ursache gestörter B₁₂-Resorption.

Coeliakie (Glutenenteropathie; einheimische Sprue)

Behandlungsprinzip. Konsequente Eliminierung der in bestimmten Getreidearten (Weizen, Roggen, Hafer[1], Gerste, auch Dinkel und Grünkern) enthaltenen Klebereiweiß-(Gluten-)Fraktion. Beseitigung der Folgen der coeliakiebedingten Dünndarmzottenatrophie (→ *Malabsorption, *Diarrhoe, *Steatorrhoe, *Disaccharidasemangel, *Lactasemangel, protein-calorische *Unterernährung, *Osteomalacie).*

---

[1] Zur Frage der Verwendbarkeit von Hafer → S. 560 f.

Akute Phase (Coeliakiekrise): Totale **parenterale Ernährung* ● für einige Tage bis Wochen mit Auffüllung des Flüssigkeits- und Elektrolytdefizits. Anschliessend (in leichteren Fällen von Anfang an) stufenweiser Aufbau enteral-oraler Ernährung über Elektrolyt-Glucose-Lösungen, chemisch definierte *(*Oligopeptiddiät* ●*)*, glutenfreie **nährstoffdefinierte Formeldiät* ●, **Pectinkost* ●, fettarme **MCT-Kost* ●, zur **leichten Vollkost* ●, sämtlich in glutenfreier Zubereitung (→ **glutenfreie Kost* ●). Bei Säuglingen und Kleinkindern nach parenteraler Ernährung und Gabe oraler Elektrolyt-Glucose-Lösung schrittweiser Kostaufbau über glutenfreie antidiarrhoische sog. **Heilnahrung* ● auf Milchbasis (Heilnahrungen Humana®, Milupa® u. ä., ferner Nutramigen®, Pregestimil® u. ä.; auch für ältere Kinder und für Erwachsene geeignet) in Verbindung mit **Pectinkost* ● (Karottensuppe, Banane) zu altersgemäßer glutenfreier Dauerkost. Nach Remission zunächst weiterhin Restriktion von Fett (anfangs 20–30 g/Tag), Lactose und Saccharose, zusätzliche Nährstoffsupplementierung (Calcium, Kalium, Magnesium, Vitamine A, D, E, K, B_6, B_{12}, Folsäure, B-Vitamingesamtkomplex, Eisen, Zink) sowie anschliessendes proteinreiches und hochcalorisches Regime je nach verbleibender klinischer und biochemischer Symptomatik, nach Krankheitsschwere und Besserungstendenz im Einzelfall. *Zu beachten:* Ausschaltung als individuell unverträglich identifizierter Nahrungsbestandteile, auch wenn diese an sich glutenfrei sind (wiederholte gezielte Ernährungsanamnese! Überprüfung der Glutenfreiheit der Kost!). Vgl. **Colon irritabile.*

Latentes (Dauerkost-)Stadium. Im Nährstoff- und Energiegehalt altersentsprechend bedarfsgerechte streng **glutenfreie Kost* ●, während der ersten 6–8 Behandlungsmonate zweckmäßigerweise fettarm mit MCT-Zusatz (→ **MCT-Kost* ●; Gesamtfettmenge < 50 g/Tag) und lactosearm (→ **lactosearme Kost* ●) zu gestalten. Solange Steatorrhoe besteht, Beibehaltung der MCT-Kost, Beschränkung der Oxalatzufuhr *(*oxalatarme Kost* ●), Calciumanreicherung sowie Substitution von fettlöslichen Vitaminen und ggf. weiteren defizitären Nährstoffen (s. o.). Bei fortbestehender Lactoseintoleranz weiter lactosearmes Regime. Hinsichtlich Lebensmittelauswahl und Zubereitungsweise im übrigen mit zunehmender Toleranzverbesserung frühestmöglich Vollkostcharakter anstreben. *Strikt glutenfreie Ernährung muß (auch beim Verschwinden aller klinischen Symptome) auf Lebenszeit beibehalten werden!*

Verdachtsfälle („potentielle Coeliakie"): **Glutenfreie Kost* ● bis zur Klärung der Situation.

Colica (Colitis) mucosa (Dickdarmkolik mit Schleimabgang)

Ermittlung und Ausschaltung der nicht ganz seltenen alimentären Auslöser (Hühnerei, Fisch, Milch, Citrusfrüchte u. a.; Ernährungsanamnese!). Im beschwerdefreien Intervall *ballaststoffreiche Kost* ● unter Ausschluß blähend wirkender Produkte *(→ *Meteorismus)* sowie aller sonstigen individuell unverträglichen Nahrungsmittel. → *Colon irritabile.*

Colitis, antibioticaassoziierte

Parenterale Ernährung ● unter Ersatz des meist höhergradigen Elektrolyt- und Flüssigkeitsverlustes (kaliumangereicherte Ringer-Lactat-Lösung). Frühestmöglicher Übergang zu flüssigkeits-, kochsalz- und kaliumreicher antidiarrhoischer Diät (z. B. *Schleimdiät* ● in Verbindung mit eiweißangereicherter *Pectinkost* ●) und stufenweisem weiteren Kostaufbau *(→ *Diarrhoe).*

Colitis ulcerosa (geschwürige Dickdarmentzündung)

Behandlungsprinzip. Vorübergehende funktionelle Entlastung des Darms mit Versuch der Eliminierung (hypothetischer) pathogener Nahrungsbestandteile. Beseitigung krankheitsbedinger *protein-calorischer* *Unterernährung* und sonstiger Nährstoffmängel (Flüssigkeit, Calcium, Magnesium, Eisen, Zink, Vitamin B_{12}, Folsäure u. a.). Linderung begleitender enteraler Funktionsstörungen (*Diarrhoe, *Malabsorption, *Steatorrhoe, *Lactasemangel* usw.).

Akute Phase (schwere Fälle). Zu Beginn erforderlichenfalls je nach Schweregrad und Komplikationen (Subileus, schwere Malabsorption, toxische Krankheitsbilder; vgl. *toxisches *Megacolon)* zunächst eine hochcalorische nährstoffkomplette *parenterale Ernährung* ● (40–70 kcal/kg Normalgewicht/24 Std., 1,5–2,0 g Aminosäuren/kg/24 Std., Kohlenhydrate ca. 50 %, Fett ca. 30 % der Energiezufuhr), zweckmäßiger ansonsten und in der Mehrzahl der Fälle gleich wirksam eine entsprechend zusammengesetzte vollbilanzierte niedermolekulare, ballaststofffreie Formeldiät (*Oligopeptiddiät* ●, unter einschleichender Dosierung als Trinknahrung oder per Sonde) über 4 Wochen oder länger (auch als Heimernährung praktikabel). Flüssigkeitsreiches Regime (> 3 l/Tag). Im Bedarfsfall (Plasmaspiegelkontrolle, Ernährungsanamnese!) zusätzlich gezielte Substitution defizitärer Nährstoffe (Kalium, Calcium, Magnesium,

Zink, Vitamin B_{12}, Folsäure, sonstige wasserlösliche sowie fettlösliche Vitamine). Von gleich guter Wirksamkeit wie die Elementardiät sind oftmals die polymeren *nährstoffdefinierten Formeldiäten* ●, denen in Anbetracht ihrer meist besseren Akzeptanz und ihres günstigeren Preises möglichst von vornherein der Vorzug gegeben werden sollte. Anschließend stufenweiser oraler Kostaufbau über *nährstoffkomplette* *Flüssigkost* ● und *flüssig-breiige Kost* ● zu (anfangs pürierter) olivenölreichen *Aufbaukost* ●. Bei unbefriedigender Besserungstendenz versuchsweise milcheiweiß- oder lactosearme Kostabwandlung (vgl. *milcheiweißfreie Kost* ●, *lactosearme Kost* ●) für jeweils 10–14 Tage oder (noch im Experimentierstadium) Zulage von *Eikosapentaensäure* ▲ (3 g/Tag) und *Dokosahexaensäure* (2 g/Tag in Form von Fischöl; vgl. *Seefischdiät* ●). Bei fortbestehenden Durchfällen zusätzlich eiweißangereicherte *Schleimdiät* ● in Verbindung mit *Pectinkost* ● oder notfalls neuerlicher Beginn mit Elementardiät (s. o.) und anschliessendem noch vorsichtigerem Kostaufbau. Bei vordergründiger Steatorrhoe fettarme *MCT-Kost* ●, bei Entwicklung einer Osteopathie erhöhte Calcium- und D-Vitaminzufuhr (→ *Osteomalacie/*Osteoporose). Auf jeder Koststufe Sicherstellung einer ausreichenden Versorgung mit Energie und allen essentiellen Nährstoffen!

Perioperative Ernährung. Mehrere Wochen präoperativ (möglichst bis zur Optimierung des Ernährungszustandes) und 1–2 Wochen postoperativ je nach Krankheitsschwere hypercalorische totale *parenterale Ernährung* ● oder *Sondenernährung* ● (Oligopeptiddiät jejunal; ggf. als heimenterale Ernährung) mit anschliessendem Kostaufbau wie vorstehend (→ akute Phase). Dauerkost bei Zustand nach Colektomie → *Ileostomie.

Leichtere Fälle, Latenzstadium, Rezidivprophylaxe (Dauerkost). *Leichte Vollkost* ●, energie- und eiweißreich (> 1 g Protein/kg/Tag), Ballaststoffgehalt nach Toleranz. Sorgfältige Ausschaltung individuell unverträglicher Kostbestandteile (Ernährungsanamnese!). Vorsicht insbesondere mit blähend wirkenden Gemüsen (→ *Meteorismus), Speiseeis, kalten Getränken und Alkoholica. In einem Teil der Fälle ist *milcheiweißfreie Kost* ● oder *lactosearme Kost* ● (dabei zu beachten: Calciumversorgung!) hilfreich, gelegentlich auch die Ausschaltung gesicherter Nahrungsmittelallergene (→ *Nahrungsmittelallergie). Bei *Steatorrhoe weiter *MCT-Kost* ● und Substitution fettlöslicher Vitamine. In Problemfällen versuchsweise *kohlenhydratarme Kost* ● (< 70 g KH/Tag). Nur ein kleiner Teil der Colitispatienten toleriert als Dauerkost wieder eine uneingeschränkte *Vollkost* ●. Eine Diät mit dem speziellen Effekt der Remissionserhaltung lässt sich bisher nicht sicher definieren.

Colon irritabile; Reizdarm-Syndrom

Einige einfache diätetische Korrekturen können sehr wesentlich zur Linderung subjektiver Beschwerden beitragen.

Allgemeine Empfehlungen. Behutsame Einstellung auf Ballaststoff- und flüssigkeitsangereicherte, im Nährstoff- und Energiegehalt bedarfsgerechte *Vollkost* ● mit limitiertem Fettanteil (< 25 % der Energiezufuhr). Ausgleich der nicht ganz seltenen subklinischen Nährstoffdefizite (B-Vitamine, Ascorbinsäure, Retinol, Kalium, Magnesium usw.; Ernährungsanamnese!) durch geeignete Kostzulagen. *Ausschaltung aller individuell unverträglichen Nahrungsmittel und Zubereitungsweisen!* Allgemein Vorsicht mit blähend wirkenden Gemüsen (→ *Meteorismus*), hocherhitztem Fett, scharfen Gewürzen, gezuckerten Speisen und Getränken, Süßwaren, kalter Milch, CO_2-haltigen Getränken, Bohnenkaffee, Alkoholica. Nicht zu große Einzelmahlzeiten. Weitere Details → *unspezifische *Nahrungsmittelintoleranz.*

Symptombezogene Maßnahmen. Bei Neigung zu *Obstipation* schrittweise Anhebung des Ballaststoffgehalts der Kost, u. a. durch Zulage von Weizenkleie oder Leinsamenschrot (bis je 30–40 g/Tag und mehr) in Form von Rohbreien („Müslis") zugleich mit reichlicher Flüssigkeitszufuhr (2–2½ l Trinkmenge pro Tag; → *ballaststoffreiche Kost* ●). Neigung zu Durchfällen schwindet in vielen Fällen ebenfalls unter Zugabe von Weizenkleie oder (besser) Haferkleie (!), andernfalls empfehlenswert *Pectinkost* ●-Zulage zu 2–3 Mahlzeiten täglich (→ *Diarrhoe*) für die Dauer der labilen Phase. Rezidivierende *Darmspasmen* („Koliken") erfordern besonders sorgfältige Fahndung nach dem meist identifizierbaren Auslöser und dessen konsequente Ausschaltung (→ unspezifische *Nahrungsmittelintoleranz).* Vermeiden überhöhter Neigung zur *Aerophagie.* Bei Therapieresistenz an die Möglichkeit zugrundeliegender pathobiochemischer Störungen denken, die spezieller diätetischer Maßnahmen bedürfen (*Lactasemangel, *Sorbitintoleranz, *Fructosemalabsorption, latente *Coeliakie, echte *Nahrungsmittelallergie u. ä.).

Colonchirurgie

Präoperativ (elektive Eingriffe). Ab etwa 10. präoperativem Tag im Nährstoff- und Energiegehalt bedarfsgerechte *ballaststoffarme Kost* ●, ab etwa 6. Tag flüssigkeitsreiche vollbilanzierte *Elementardiät (*Oligopeptiddiät* ●) oder totale *parenterale Ernährung* ●, ggf. in Verbindung mit *hypercalorischer Ernährung* (→ *Colitis ulcerosa).*

Postoperativ. 2–5 Tage (kritische Fälle: 7–10 Tage oder länger) totale *parenterale Ernährung* ●. Ab 3. Tag zusätzlich 250–1000 ml Tee/24 Std. Etwa ab 5. Tag Trinkmenge frei. Ab 3.–10. Tag Beginn mit Kostaufbau: *Flüssigkost* ● (*Schleimdiät* ●, *nährstoffdefinierte Formeldiät* ● als Trinknahrung), *flüssig-breiige (pürierte) Kost* ●, *leichte Vollkost* ●, *ballaststoffarme Kost* ● usw. Alternative zur parenteralen Ernährung (weniger schwere Fälle, laparoskopische Colonresektion): Vollbilanzierte *Elementardiät (*Oligopeptiddiät* ●)* per Nasojejunalsonde ab 1. postoperativem Tag über 3–6 Tage, anschliessend (nach laparoskopischer Colonresektion unter Epiduralanalgesie von Anfang an) *Flüssigkost* ● und weiterer Kostaufbau wie vorstehend.

Colondivertikulose (Divertikelkrankheit des Dickdarms)

Prävention. *Ballaststoffreiche Kost* ● mit reichlicher Flüssigkeitszufuhr (Trinkmenge 1,5–2 l/Tag). Einsatz ballaststoffreicher Lebensmittel aller Art (rohes Obst, Grobgemüse, Vollkornprodukte usw.) je nach Jahreszeit, individuellem Geschmack und Toleranz. Grobe Weizenkleie (schrittweise Zulage bis 30–40 g/Tag und mehr). Kriterium ausreichender Ballaststoffzufuhr: Voluminöser geschmeidiger Stuhlgang ohne Defäkationsprobleme; vgl. *chronische *Obstipation*. Bei bereits ausgebildeten Divertikeln keine Nüsse, kein Leinsamenschrot, keine Kerne von Apfel, Birne u. ä. Abbau des häufig zugleich bestehenden Übergewichts (→*Adipositas*) sowie begleitender Fett- und Fleischhyperalimentation.

Akute Diverticulitis. Totale *parenterale Ernährung* ● oder *Elementardiät (*Oligopeptiddiät* ●)* jejunal. Mit Abklingen der akuten Phase, in leichteren Fällen von Anfang an, Kostaufbau über *Flüssigkost* ●, *nährstoffdefinierte Formeldiäten* ● (als Trinknahrung), *flüssig-breiige (pürierte) Kost* ●, *leichte Vollkost* ● zur als Dauerkost unbedingt anzustrebenden *ballaststoffreichen Kost* ●.

Colonkontrasteinlauf

Diätetische Vorbereitung. Über 3 Tage ausschliesslich klare *Flüssigkost* ● (> 2000 ml/Tag) oder (besser sättigend) eine ballaststofffreie *nährstoffdefinierte Formeldiät* ● als Trinknahrung (1500 ml/Tag). CO_2-freies Mineralwasser, verdünnter Saft, gezuckerter Tee oder Kaffee (ohne Milchzusatz!) in beliebiger Menge, mindestens 500–1000 ml/Tag. Keine zusätzliche Nahrungsaufnahme! Nach peroraler Sennosidmedikation am Tage vor der Untersuchung zusätzlich weitere 2 Liter an Getränken der genannten Art in stündlichen Portionen je 250 ml. Bei stenosefreiem

Darm *nach der Untersuchung* für einige Tage erhöhte Ballaststoffzufuhr und Zulage von Milchzucker (20–30 g/Tag) oder **Lactulose* ▲ zwecks beschleunigter Entleerung des oftmals stopfend wirkenden Bariumbreis (→ **ballaststoffreiche Kost* ●).

Colonpolyposis (Polypenbefall des Dickdarms)

Prävention. Aufgrund theoretischer Überlegungen (Möglichkeit maligner Entartung) **ballaststoffreiche Kost* ●, C-vitaminreich, mit reichlichem Gehalt an grünen Gemüsen. Begrenzung der Fettzufuhr in Höhe der Richtwerte für den gesunden Erwachsenen ($< 30\%$ der Energiezufuhr, z. B. 65–80 g Gesamtfett bei einer Energiezufuhr von 2400 kcal = 10 MJ/Tag). Alkoholkarenz. Vgl. **Krebsprävention.*

Coloskopie-(Darmspiegelungs-)Vorbereitung

Short Lavage (orthograde Spülung, orale Irrigation). 2–3 Tage vor der Untersuchung **ballaststoffarme Kost* ●, ab Mittag des Vortages nur *klare *Flüssigkost* ● (2–3 l Flüssigkeit/12 Std.). *Zu beachten* der hohe *Natriumgehalt* (ca. 140 mmol = 3,22 g Na *pro Liter*) der meisten kommerziellen Trinklösungen für die perorale Darmreinigung.

„Klassische" Vorbereitung (medikamentöses Laxieren, Einläufe). Über 2–3 Tage vor der Untersuchung ausschliesslich *klare *Flüssigkost* ● (> 2000 ml/Tag) oder (besser sättigend) eine ballaststofffreie **nährstoffdefinierte Formeldiät* ● (Biosorbin®-MCT, Fresubin® flüssig, Salvimulsin® MCT o. ä. als Trinknahrung 1500 ml/Tag; zusätzlich Tee oder verdünnter Saft nach Belieben, mindestens 500–1000 ml/Tag). Keine zusätzliche Nahrungsaufnahme! Keine Milch. Ab Mittag des Tages vor der Untersuchung (im Anschluß an perorale Sennosidmedikation) zusätzlich 1–2 Liter klare Flüssigkeit (Bouillon, CO_2-freies Mineralwasser, verdünnter Saft, gezuckerter Tee oder Kaffee ohne Sahnezusatz) in stündlichen Portionen je 250 ml (gesamte Flüssigkeitszufuhr an diesem Tag somit etwa 3–4 Liter!). Auch am Morgen des Untersuchungstages bis 2 Std. vor der Spiegelung ist Trinken klarer Flüssigkeit erlaubt.

Vorbereitung zur Sigmoideoskopie. Am Vortag ausschliesslich *klare *Flüssigkost* ● (> 3 Liter!). Am Untersuchungstag ist Trinken klarer Flüssigkeit bis 2 Std. vor der Spiegelung erlaubt.

Colostomie (Anus praeter, Kunstafter)

Behandlungsziel. Normale Stuhlkonsistenz und Defäkationsfrequenz sowie Minimierung von Flatulenz, Geruchsbildung und peristomaler Hautreizung unter einer bedarfsgerechten, weitestmöglich konventionellen Ernährung.

Postoperativer Kostaufbau. Anfangskost → *Colonchirurgie*. Weiterer Aufbau zunächst unter Bevorzugung antidiarrhoisch wirkender Kostbestandteile *(*Schleimdiät ● in Verbindung mit *Pectinkost ●, Zwieback, Weißbrot, Magerquark, Kakao usw. → *Diarrhoe)*. Mit Rückgang der anfangs häufiger bestehenden Durchfallsneigung schrittweise Weiterentwicklung zur Dauerkost.

Dauerkost. Eine Einheitsdiät für Stomaträger gibt es nicht! *Für jedes Nahrungsmittel und jede Zubereitungsweise muß individuelle Toleranz ausgetestet werden* (Kriterien: Stuhlkonsistenz, Defäkationsfrequenz usw. s. o.), um so mit der Zeit die für den einzelnen Patienten beste Ernährungsweise herauszufinden. Pro Tag höchstens *ein* neues Nahrungsmittel in nicht zu großer Menge zulegen, Bekömmlichkeit notieren (Tagebuch führen lassen), als unbekömmlich erkannte Produkte fortan meiden (evtl. nach einigen Monaten erneut probieren). *Beachtung schon präoperativ vorhanden gewesener Nahrungsmittelaversionen und -intoleranzen!* Mit bedarfsgerechter Energie- und Nährstoffzufuhr (meist etwa 1,3fache Höhe der D-A-CH-Empfehlungen; vgl. *Aufbaukost ●*) weitestmöglichen *Vollkostcharakter anstreben.* Flüssigkeitszufuhr je nach Harnmenge (die über 1500 ml/Tag betragen soll) und Verlusten mit dem Stuhl. Gesonderter Ersatz erhöhter fäkaler Kochsalzverluste bei der hierzulande allgemein ohnehin sehr NaCl-reichen Ernährungsweise in der Regel nicht erforderlich. Vermeiden unzureichend zerkleinerter fester oder harter Nahrungsbestandteile (Gefahr der Stomablockade; → *Ileostomie, alimentärer *Ileus)*. Abbau allfälligen Übergewichts (→ *Adipositas)*. Keine zu voluminösen Einzelmahlzeiten. Regelmäßige Essenszeiten. Mehrzahl der Colostomieträger ernährt sich binnen eines Jahres weitgehend normal.

Symptombezogene Maßnahmen
Durchfall. Flüssigkeitsangereicherte „stopfende" Kost: *Schleimdiät ●, *Pectinkost ●, Magerquark, feingewiegtes Magerfleisch, Kartoffelbrei, Zwieback, Weißbrot, Kakao, Bitterschokolade usw. (→ *Diarrhoe)*. Vermeiden von Milchzucker, kalten Getränken (auch Bier) und „stuhlgangfördernden" Produkten (s. u.). Unter keinen Umständen Einschränkung der Flüssigkeitszufuhr!

Fettstühle. Kostabwandlung wie üblicherweise bei *Steatorrhoe.*

Verstopfung. „Stuhlgangfördernde" = *ballaststoffreiche Kost* ●: Rohobst, Trockenobst, Rhabarber, Gemüse, Vollkornerzeugnisse, Weizenkleie, Leinsamen, Sauermilchen; Trinkmenge erhöhen (Fruchtsäfte, Mineralwasser, Kräutertee). Keine Lactulose, kein Lactitol. Vermeiden „stopfender" Produkte (s. o.).

Flatulenz. Ausschalten von Hülsenfrüchten, blähend wirkenden Gemüsen (Kohlgerichte, Sauerkraut, Steckrübe), Zwiebeln, backstubenfrischem Schwarzbrot, CO_2-haltigen Getränken (auch Bier). Kein Bonbonlutschen oder Kaugummikauen (→ *Meteorismus).

Verstärkte Geruchsbildung. Einschränkung der bekannterweise stärker geruchsbildenden Nahrungsmittel Ei und Eiprodukte, Fisch, scharfe Käsesorten, Pilze, Zwiebeln, Schnittlauch, Sellerieknollen, Rettich, Spargel, Porree, Meerrettich, Senf, scharfe Gewürze, Knoblauch, Alkoholica, Bohnenkaffee, Trockenhefe, B-Vitaminpräparate. *Geruchshemmend* können wirken Blattsalat, Spinat, Petersilie, Heidelbeeren (und Saft), Preiselbeeren (und Saft), Sauermilchen, Milchzucker, Weizenkleie, Leinsamenmehl.

Peristomale Hautreizung. Einschränkung aller Art von säurereichem Obst und sauren Säften (Citrusfrüchte, Erdbeeren, Himbeeren, Johannisbeeren, Kirschen usw.), Rhabarber, Essiggemüse, scharfen Gewürzen. In Problemfällen vorübergehend *ballaststoffarme Kost* ●, ballaststofffreie *nährstoffdefinierte Formeldiät* ● oder *Elementardiät (*Oligopeptiddiät* ●).

Coronare Herzkrankheit (Herzkranzgefäßarteriosklerose)

Primär- und Sekundärprävention. Prinzip die Verhütung bzw. Beseitigung der ernährungsabhängigen Risikofaktoren, insbesondere Hypercholesterinämie, Hypertriglyceridämie, HDL-Hypocholesterinämie, Hyperhomocysteinämie, arterielle Hypertonie und Adipositas. „Nach wie vor gilt die Feststellung der Weltgesundheitsorganisation, daß schwere Formen der Arteriosklerose bei niedrigen Plasmacholesterinwerten nicht vorkommen" (G. SCHETTLER 1991). Im Nährstoff-, Energie- und Ballaststoffgehalt bedarfsgerechte Kost unter Ausschaltung jeder Art von Überernährung und Luxuskonsumption. Diätetische Indikation auch für Senioren!

Allgemeine Empfehlungen. *Vollkost* ●. In Übereinstimmung mit den Richtlinien für die Ernährung des Gesunden *Begrenzung der Fettzufuhr* auf zunächst 25–30 % der Energiezufuhr (entsprechend z.B. 65–80 g Gesamtfett bei einer Energiezufuhr von 2400 kcal = 10 MJ; = Stufe 1 der

Empfehlungen der American Heart Association), davon knapp $^1/_3$ hochungesättigte, mindestens $^1/_3$ einfach ungesättigte und maximal $^1/_3$ gesättigte Fette (einschliesslich stearinsäure- und trans-fettsäurenhaltiger Fette). Limitierung auch der Zufuhr von *Cholesterin ▲ ($<$ 200 mg/Tag, erfordert Abbau überhöhten Konsums an Fleisch, Fleischwaren, Milchfett und Eiern!). Reichlich Sojaeiweiß (optimal 25 g/Tag!). Mindestens 2–3 Fischmahlzeiten pro Woche (Makrele, Lachs, Thunfisch, Hering; vgl. *Seefischdiät ●). Lebertran (5 ml = 1 Teelöffel/Tag). *Ballaststoffreiches Regime* ($>$ 40 g Ballaststoffe/Tag; Vollkornerzeugnisse, Haferkleie, Weizenkeime, Hülsenfrüchte, Nüsse jeder Art). *Sehr reichlich, d. h. zusammen ca. 0,5–1 kg pro Tag, Gemüse und Obst.* Zu erwägen gezielte Kostanreicherung mit *Vitamin E* (400 mg/Tag).

Kochsalzzufuhr möglichst nicht über 6,5 g/Tag, auch beim Nichthypertoniker. Beseitigung allfälligen Magnesiummangels (→ *Hypomagnesiämie)* und evtl. Defizits an Spurenelementen (Kupfer, Selen, Chrom, Zink). Zuckerkonsum nicht über 10 % der Energiezufuhr ($<$ 25 g/ 1000 kcal; vgl. *zuckerarme Kost ●).* Weitestmöglicher Einsatz von KH-Trägern mit niedrigem glykämischem Index. Maßhalten mit Bohnenkaffee (Empfehlung: Nicht über 3 Tassen/Tag; besser verträglich und weniger belastend grüner oder schwarzer Tee!) und Alkohol (Empfehlung: maximal 12 g Ethanol/Tag, am ehesten in Form von Rotwein; aber keinen bisher abstinent lebenden Patienten zum vermeintlich coronarprotektiven Alkoholkonsum verleiten!). Häufiger im Tagesverlauf einen kleinen Imbiß, keine zu opulente Mittags- oder Abendmahlzeit, kein zu spätes Frühstück! Kritische Speisenwahl beim (häufig „atherogenen"!) Restaurantessen. *Calorienzufuhr auf tatsächlichen Bedarf begrenzen* (Gewichtskontrolle! Body mass index $<$ 25 kg/m^2, → *Adipositas*; Gewichtsreduktion um 10 % bewirkt eine Abnahme der Häufigkeit coronarer Ereignisse um ca. 20 %). Programmierung als *Dauerkost* mit frühestmöglichem Beginn; wenn familiäre Voraussetzungen gegeben, Einsatz in altersstufengerechter *Abwandlung bereits im Kindesalter.* Dabei zu beachten: Für Kinder keine streng fettarme Ernährung! Gesamtfettzufuhr bleibt bei knapp 30 Energie% unter weitgehendem Ersatz der gesättigten Fettsäuren durch Monoensäuren (S. 26), z. B. in Form von Olivenöl oder Rüböl. Polyensäuren 6–10 % der Energiezufuhr. Gern akzeptierte sehr effektive Langzeitempfehlung für die Primär- und die Sekundärprävention bei Patienten jeden Lebensalters: Gestaltung der Basiskost nach dem Modus der *mediterranen Diät* (S. 130 f.).

Anmerkung. Herzinfarktrisiko nahezu gleich null unter dauerhaft praktizierter streng *veganischer Kost* (S. 132 f.). *Fortsetzung S. 216.*

Symptombezogene Maßnahmen
*Hypercholesterinämie, *Hypertriglyceridämie. Entsprechend den
Empfehlungen der American Heart Association weitere Reduktion des
Fettanteils der Kost auf < 25 % der Energiezufuhr (= Stufe 2), erforderli-
chenfalls schliesslich auf < 20 % der Energiezufuhr (= Stufe 3) zugunsten
des entsprechend zu erhöhenden Kohlenhydratanteils. Minimierung der
Zufuhr gesättigter Fette (Ziel: < 7 % der Energiezufuhr; vgl. [67], →
Fett ▲). Begrenzung der Cholesterinzufuhr auf 200–250 mg/Tag
(Stufe 2) bzw. 100–150 mg/Tag (Stufe 3). Weitere Details →*cholesterinreduzierende Kost* ●, *triglyceridreduzierende Kost* ●. Behandlungsziel
bei allen Formen manifester coronarer Herzkrankheit und zur Sekundärprävention: LDL-Cholesterin im Plasma < 100 mg/dl (2,6 mmol/l), Triglyceride < 150 mg/dl (1,7 mmol/l). Weitere ggf. erforderliche Kostabwandlungen → *HDL-Hypocholesterinämie, *Hyperuricämie, *Hyperhomocysteinämie, *Adipositas, arterielle *Hypertonie, *Diabetes mellitus,
*Herzinsuffizienz, *Thromboseprävention, *Selenmangel.*

Angina pectoris. Im symptommanifesten Stadium knappe, leichtverdauliche Wunschkost, deren Zusammensetzung in den wesentlichen Punkten
jedoch den vorstehend skizzierten Grundsätzen entsprechen soll. Beliebt
ist flüssigkeitsangereicherte *Reis-Obst-Diät* ● (Zulage von energiereduzierten nährstoffdefinierten Trinknahrungen, Milchmischgetränken u. ä.)
oder *nährstoffkomplette *Flüssigkost* ●. Keine coffeinhaltigen, keine CO_2-
haltigen oder eisgekühlten Getränke. Nur kleine Mahlzeiten.

Akute Phasen der coronaren Herzkrankheit → **Herzinfarkt, *Herzchirurgie.* Coronarangioplastie (PTCA), Stent und Bypassoperationen →
S. 288 f.

Creutzfeldt-Jakob-Krankheit, atypische; BSE (bovine spongiform encephalopathy); „Rinderwahnsinn"

Versuch der Prävention beim Menschen. *Verzicht auf Rindfleisch und
Rinderprodukte* (Fleischwaren, Fett, Talg, Gelatine usw.) *unsicherer Herkunft.* Konsequente Beschränkung auf Fleisch und Fleischerzeugnisse von
Tieren, die nachweislich aus einheimischer Herde hierzulande geboren
und artgerecht gemästet, hierzulande geschlachtet und zerlegt („Ökobe-
triebe") und/oder als BSE-frei getestet worden sind (Gütesiegel). Besondere Vorsicht beim Kauf von Fertigprodukten (z. B. Wurst!) und beim Restaurantessen. Auch Fleisch von Schaf (und Hammel) ist nicht ganz ohne
Risiko. *Bei geringstem Zweifel Wahl einer anderen Fleischart* (der jeweils
aktuellen Expertenempfehlung entsprechend) *oder einer der vegetarischen Kostformen* (S. 132 f.). Milch und Milchprodukte (Quark, Käse

usw.) gelten, ebenso wie Eier und Tiefseefisch, *bisher* als unbedenklich. Weitere Erfahrungen bleiben abzuwarten.

Crohn'sche Krankheit
(Morbus Crohn, Enteritis regionalis)

Behandlungsprinzip. Vorübergehende funktionelle Entlastung des Darms und Versuch der Eliminierung (hypothetischer) pathogener Nahrungsbestandteile. Beseitigung krankheitsbedingter Ernährungsmängel und sonstiger Sekundärstörungen.

Akute Phase, florides Stadium, perioperative Ernährung. Das praktische Vorgehen entspricht weitgehend dem in vergleichbaren Fällen von *Colitis ulcerosa.* Anfangskost in der Regel eine orale, gastrale oder jejunale *Oligopeptiddiät* ● oder (meist gleich wirksam) eine orale oder gastrale *nährstoffdefinierte Formeldiät* ●, ölsäure- und n-3-polyensäurereich, beide mit nur geringem Anteil an (gesättigten) LCT-Fetten (aber MCT-reich). Präoperativ von besonderer Wichtigkeit die Beseitigung jeder Art von Mangelernährung.

Latenzstadium, Intervallbehandlung, Rezidivprophylaxe (Dauerkost). Auffassungen über zweckmäßigste Ernährungsweise bisher kontrovers. Effizienz spezieller Kostformen (z. B. *zuckerarme Kost* ●, *ballaststoffreiche Kost* ●, *kohlenhydratarme Kost* ●, fischölangereicherte Kost (→ *Eikosapentaensäure* ▲; vgl. *Seefischdiät* ●), vegetarische Kost, transfettsäurenarme, d. h. hydrierte Fette vermeidende Kost) noch umstritten. Weitgehende Einmütigkeit besteht jedoch hinsichtlich der Notwendigkeit
1. einer bedarfsgerechten Versorgung mit Energie und essentiellen Nährstoffen (Basis: *leichte Vollkost* ●) unter sorgfältiger Berücksichtigung individueller Nahrungsmittelintoleranzen (Ernährungsanamnese!),
2. zusätzlicher diätetischer Maßnahmen zum Ausgleich häufig bestehender Begleit- und Folgestörungen: *Protein-calorische *Unterernährung*, isolierte sonstige Nährstoffdefizite (Calcium, Magnesium, Eisen, Zink, Vitamin A, D, Thiamin, B_{12}, Folsäure u. a.), *Appetitlosigkeit, *Diarrhoe, *Malabsorption, *Steatorrhoe, *chologene Diarrhoe, *Hyperoxalurie, *Lactasemangel,* gesicherte *Nahrungsmittelallergien* (Milcheiweiß, Hühnereiweiß, Schimmelpilz usw.; ausgehend von effektiver Oligopeptid- oder nährstoffdefinierter Formeldiät stufenweiser Kostaufbau nach Art einer Additionsdiät, vgl. S. 386, 540), *Darmstenosen, *Kurzdarm-Syndrom,* gastrointestinale *Fisteln, *Osteomalacie/*Osteoporose* sowie *alimentärer *Minderwuchs* bei Kindern und Jugendlichen.

Teil 3

Cronkhite-Canada-Syndrom (gastrointestinale Polypose)

Hypercalorische totale *parenterale Ernährung* ●, entsprechende *Oligopeptiddiät* ● oder *nährstoffdefinierte Formeldiät* ● (Nasojejunalsonde, PEG) mit Auffüllung des Flüssigkeits- und Elektrolytdefizits (Kalium, Natrium, Calcium, Magnesium). Vorsichtiger Versuch eines oralen Kostaufbaus (Ziel: Leichtverdauliche energie- und nährstoffreiche *Aufbaukost* ●). Supplementierung defizitärer Nährstoffe (Vitamine, Spurenelemente). → *Malabsorption, *Hypocalcämie, *Disaccharidasemangel, chronische *Diarrhoe, *exsudative Gastroenteropathien, protein-calorische *Unterernährung.*

Curtius-Syndrom (vegetativ-endokrines Syndrom der Frau)

Wichtigste Maßnahme die Beseitigung der meist im Vordergrund der Beschwerden stehenden *chronischen *Obstipation (→ *ballaststoffreiche Kost* ●). Bei Neigung zu *(idiopathischen) *Ödemen* versuchsweise Natriumrestriktion (< 100 mmol = 2,4 g Na/Tag; → *natriumarme Kost* ●). *Korrektur der häufig defizitären Ernährung* (B-Vitamine, Ascorbinsäure, Kalium, Magnesium, Ballaststoffe; Ernährungsanamnese!) sowie begleitender *Adipositas, *Hypertriglyceridämie* und *Hypercholesterinämie.* Geregelte Essenszeiten mit vernünftigem erstem und zweitem Frühstück (→ *Hypotonie-Syndrom).* Vgl. *Menstruationscyclusstörungen.*

Cushing-Syndrom; Hypercorticismus

Eiweißreich modifizierte *Vollkost* ● (> 1 g Protein/kg Normalgewicht/Tag).

Symptombezogene Maßnahmen (Ernährungsanamnese!): Anreicherung von Kalium (> 4 g = 100 mmol), Calcium (> 1000 mg), Vitamin D (800–1000 I.E./Tag), Flüssigkeit (harnmengengerecht). Natriumrestriktion (< 2,4 g = 100 mmol Na/Tag), Limitierung der Kohlenhydrat- (Zukker!) und Energiezufuhr. Maßhalten im Alkoholkonsum. Im übrigen → arterielle *Hypertonie, *Adipositas, *Diabetes mellitus, *Hypertriglyceridämie, *Hypercholesterinämie, *Osteoporose.*

Nahrungsabhängiges Cushing-Syndrom (postprandiale Hypercortisolämie). Adjuvant zu evtl. medikamentöser Therapie calorisch knappe fett- und fleischarme Kost in häufigen kleinen Mahlzeiten. Abbau von Übergewicht (→ *Adipositas).

Cystathioninurie, primäre hereditäre (γ-Cystathionasemangel)

Pathologische Cystathioninausscheidung schwindet meist unter hochdosierter Vitamin B_6-Zufuhr (100–500 mg/Tag oral; erforderliche Dosis ist individuell auszutesten), bei fehlender B_6-Responsivität möglicherweise auch unter *methioninarmer Kost ● mit erhöhter Cysteinzufuhr. In Anbetracht fehlender klinischer Symptomatik meist keine spezielle Behandlung erforderlich.

Cystenniere (polycystische Nierenerkrankung)

Flüssigkeitsreiche (Harnmenge des Vortages plus 750 ml), ausreichend salzhaltige Kost. Möglichst keine Natriumeinschränkung unter 100 mmol/Tag; nicht selten sogar Kochsalz*zulage* indiziert. Bei Dehydratationsgefahr durch Schwitzen, Durchfall u. ä. *frühzeitiger* Ersatz von Flüssigkeit und Elektrolyten. Solange Serumkreatininwert unter 3 mg/dl (265 µmol/l), ist Eiweißrestriktion nicht erforderlich; überhöhter Eiweißkonsum (> 0,8 g/kg/Tag) sollte jedoch vermieden werden. → Chronische *Niereninsuffizienz.

Cysticercose; Wurmblasenkrankheit
(Befall des Menschen mit Finnen des Schweinebandwurms)

Prävention. Verhindern der Aufnahme von Bandwurm*eiern* mit festen oder flüssigen Nahrungsmitteln. In Regionen mit niedrigem hygienischem Standard (und verbreiteter Schweinehaltung) strengste Beachtung aller Empfehlungen zur Verhütung faeco-oraler Kontaminationen. Rohes Obst und rohes Gemüse nur verwendbar, soweit gründliche Reinigung möglich. Trinkwasser ist abzukochen. Toilettenhygiene! Vgl. *Reisediarrhoe, bakterielle *Lebensmittelvergiftung.

Cystinose (Cystinspeicherkrankheit)
(infantile und adolescente nephropathische Form)

Der jeweiligen Nierenfunktion angepaßte, im Nährstoff- und Energiegehalt bedarfsgerechte, flüssigkeitsreiche Kost (→ *chronische *Niereninsuf-

fizienz). Unbegrenzter Zugang zu Flüssigkeit (→ renaler *Diabetes insipidus*)! Bilanzierung von Kalium, Natrium, Calcium, Magnesium und Phosphat. Korrektur der metabolischen Acidose (Natrium- und Kaliumcitrat). Hochdosierte Vitamin D- (ca. 5000–15 000 I.E. = 125–375 μg/Tag) oder Calcitriol-Gabe unter laufender Überwachung von Serumcalciumspiegel (maximal 10,5 mg/dl = 2,6 mmol/l), renaler Calciumausscheidung (maximal 6 mg Ca/kg/Tag) und Phosphathaushalt *(→ *Phosphatdiabetes, *Fanconi-Syndrom).* Keine Indikation für methioninarme oder cysteinarme Kost, jedoch Vermeiden überhöhter Eiweißzufuhr!

Die **adulte benigne Form** der Cystinose (Erwachsenenform) bedarf meist keiner speziellen diätetischen Behandlung.

Cystinurie (erbliche Hypercystinurie)

Sehr reichliche Flüssigkeitszufuhr: 4–5 Liter/24 Std. und mehr! Trinkenlassen auch zur Nacht (Erwachsene 500 ml vor dem Schlafengehen, 500 ml nachtsüber). Ziel: Harnmenge > 3,5 Liter/24 Std., spezifisches Gewicht ständig D < 1010. Zugleich medikamentöse **Harnalkalisierung** (z. B. K-Na-Citratpräparat Uralyt U®; mittlere Tagesdosis enthält ca. 44 mmol Na). Alkalische (Hydrogencarbonat-)Mineralwässer (z. B. Fachinger oder Wildunger Helenenquelle; vgl. *alkalisierende Kost* ●). Zu erwägende methionin- und cystinarme Kost (< 0,5 g Protein/kg/Tag plus methionin- und cystinfreies Aminosäurengemisch) als Dauerkost kaum praktikabel, Effizienz zudem fraglich. Empfehlenswert jedoch Ausschaltung überhöhten Fleischkonsums und **Begrenzung der Proteinzufuhr auf 0,8 g/kg/Tag** (Erwachsene). Darüber hinaus in der Diskussion [69]: *Natriumarme Kost* ● (< 50 mmol Na/Tag; Problem dabei: Harnalkalisierung ohne zu starke Erhöhung der Natriumzufuhr!); weitere Erfahrungen bleiben abzuwarten. Vitamin C in Grammdosen *(→*Nephrolithiasis).*

Darmblutung, akute

Flüssigkeitsreiche *Oligopeptiddiät* ● oder ballaststofffreie *nährstoffdefinierte Formeldiät* ● bis zur Klärung der Situation.

Darmbrand (Enteritis necroticans)

Symptombezogene Maßnahmen → *Diarrhoe, *Erbrechen, *Dehydratation.*

Diätetische Prävention (Epidemiezeiten). Vermeiden von ungenügend gegartem Fleisch (speziell Geflügelfleisch) und jeder Art Wurst. Junge Säuglinge: Muttermilchernährung!

Darmegel, großer (Fasciolopsiasis)

Diätetische Prävention (ostasiatische Endemiegebiete). Kein Rohverzehr von Süßwasserpflanzen aller Art!

Darmerkrankungen, chronisch-entzündliche; CED

→ *Colitis ulcerosa, *Crohn'sche Krankheit.

Darmmilzbrand (Anthrax intestinalis)

Symptombezogene Maßnahmen → *Diarrhoe, *Erbrechen, *Peritonitis, *Sepsis.

Diätetische Prävention. Bestmögliche Verhütung der oralen Aufnahme von Milzbranderregern. *Konsequentes Vermeiden des Verzehrs von Fleisch* (auch in gegartem Zustand!) *und von Milch* (auch gekochter Milch!) *von jeder Art kranken Tieren*, ebenso von Produkten, deren Herkunft aus milzbrandverseuchten Gebieten nicht sicher ausgeschlossen werden kann. Vorsicht vor allem beim Aufenthalt in veterinärhygienisch weniger entwickelten Regionen. Im Zweifelsfall Verzicht oder Ausweichen auf eine vegetarische Alternative.

Darmstenosen (Ileum, Colon)

Je nach Akuität und Schweregrad der Störung leichtverdauliche *ballaststoffarme Kost* ●, ballaststofffreie *nährstoffdefinierte Formeldiät* ● gastral oder *Oligopeptiddiät* ● jejunal. Flüssigkeitsreiches Regime. Häufige kleine Mahlzeiten bzw. kontinuierliche Zufuhr. Ausgleich malabsorptionsbedingter Nährstoffverluste (Calcium, fettlösliche Vitamine usw., → *Malabsorption, *Steatorrhoe). In problematischer Situation (Unmöglichkeit ausreichender oral-enteraler Nahrungszufuhr, drohender Ileus) rechtzeitig Übergang auf *parenterale Ernährung* ●. In leichteren Fällen postoperativer peritonealer Verwachsungen genügt häufig allein Zulage von feinem Leinsamenmehl (30–50 g/Tag), Milchzucker, Sorbit oder mit aller Vorsicht *Lactulose* ▲ sowie der Ausschluß obturationsbegünstigender Nahrungsbestandteile („strohige" Citrusfrüchte, Ananas, Kerngehäuse von Apfel und Birne, Trockenobst, Nüsse, unzerkleinerter Leinsamen, Kleie, Pilze, zähes Fleisch u. ä.; vgl. *alimentärer *Ileus*) bei im übrigen normal zusammengesetzter, erforderlichenfalls (→*Kauinsuffizienz)* zu pürierender *Vollkost* ●. Vgl. *Enddarmstenose.

Decubitus (Druckgeschwür, Wundliegen)

Beseitigung von *Dehydratation, protein-calorischer *Unterernährung (Behandlungsziel: Serumalbumin > 3,5 g/dl) und sonstigen bei diesen Patienten häufiger vorkommenden Nährstoffmängeln (meist wasserlösliche Vitamine, insbesondere Vitamin C, sowie Zink und Eisen betreffend; Ernährungsanamnese!) durch eiweiß- (1,0–2,0 g/kg), vitamin- und flüssigkeitsreiche, leicht verdauliche Kost (ausgehend z. B. von *leichter Vollkost ● oder *Aufbaukost ●) von hoher Nährstoffdichte und bedarfsgerechtem Energiegehalt. In Fällen von Übergewicht oder *Adipositas andrerseits vorsichtige Calorienrestriktion. Beachtung der diätetischen Erfordernisse des jeweiligen Grundleidens. Vgl. *Wundheilungsstörungen.

Dehydratation (extracelluläres Flüssigkeitsdefizit)

Behandlungsprinzip. Auffüllung des Defizits an Flüssigkeit und ggf. an Natrium unter Beibehaltung bzw. Wiederherstellung einer ausgewogenen (isotonen) Relation. Art des diätetischen Vorgehens richtet sich danach, ob Natriumdefizit und Flüssigkeitsdefizit in ausgewogenem Verhältnis (Osmolarität des EZR 290 mosmol/l, isotone Dehydratation) oder in unausgewogenem Verhältnis (hypotone oder hypertone Dehydratation) vorliegen.

Isotone Dehydratation (Natrium- und Flüssigkeitsdefizit im isotonen Verhältnis, z. B. nach gehäuftem Erbrechen sowie größeren Blut- oder Plasmaverlusten): Flüssigkeitsreiche, kochsalzreiche (> 10 g NaCl/24 Std.), kalium- und magnesiumbilanzierte Kost. Trinkenlassen von gezuckertem Tee, gesalzener Brühe, Obstsäften (Kalium!), Limonaden, Mineralwasser, kommerzieller Glucose-Elektrolyt-Rehydratationslösung (S. 203, 239) u. ä. in beliebiger Menge (bis zu mehreren Litern pro Tag). Falls orale Flüssigkeitsaufnahme unzureichend: Zusätzliche parenterale Substitution isotoner (0,9 %iger) Kochsalzlösung oder Ringer-Lösung.

Hypotone Dehydratation (Salzmangelexsiccose; Natriumdefizit relativ größer als Flüssigkeitsdefizit, z. B. bei protrahierten Durchfällen oder massiver therapeutischer Diurese): Flüssigkeitsreiche, verstärkt kochsalzangereicherte (15–20 g NaCl/24 Std.), kalium- und magnesiumbilanzierte Kost. Reichlich trinken lassen, Getränkeauswahl etwa wie vorstehend bei isotoner Dehydratation. Falls orale Flüssigkeitsaufnahme unzureichend: Parenterale Substitution isotoner, nur bei stärkerer Mangel- oder Depletions-*Hyponatriämie (Serum-Na < 120 mmol/l) hypertoner (3 %iger) Kochsalzlösung. *Keinen übereilten parenteralen Ausgleich des Salz- und Flüssigkeitsdefizits* (< 48 Std.) *anstreben!* Bei chronischer Hyponatriämie keine Erhöhung des Serumnatriumspiegels um mehr als

0,6 mmol/l/Std. (bei i. v. Zufuhr von 3 %iger NaCl-Lösung maximal 1,5–2,0 mmol/l/Std.) oder 12 mmol/l/24 Std. oder 25 mmol/l in den ersten 48 Stunden, keine unbedingte Normalisierung der Serumwerte vor Ablauf von 2 Tagen! **Hypertone Dehydratation** (Durstexsiccose; Flüssigkeitsdefizit relativ größer als Natriumdefizit, z. B. bei unzureichender Flüssigkeitszufuhr, übermäßigem Verlust hypotoner Flüssigkeit, etwa Schweiß, oder bei diabetischer Ketoacidose): Elektrolytarme Flüssigkeit (gezuckerter, dünner schwarzer Tee oder Kräutertee, auf 1:10 verdünnter Obstsaft, mineralarmes Tafelwasser, notfalls auch einfaches klares Leitungswasser) im Überschuß (d. h. um mindestens 1 Liter über die Harnmenge des Vortages hinaus) bis zur Normalisierung von Serumelektrolyten und -osmolarität. Solange *Hypernatriämie* besteht (Serum-Na > 150 mmol/l): *Natriumarme Kost* ●. Falls orale Flüssigkeitsaufnahme unzureichend: Zusätzliche parenterale Substitution zunächst isotoner oder besser ¹/₂ isotoner NaCl-Lösung, später elektrolytfreier Flüssigkeit (z. B. 5 %ige Glucose-Lösung). *Keinen übereilten parenteralen Ausgleich des Flüssigkeitsdefizits* (< 48 Std.; s. o.) *anstreben!* Parenterale Flüssigkeitszufuhr maximal 45 ml/kg/24 Std. Flüssigkeitssubstitution bis zum Absinken der Harnosmolarität unter 400 mOsm/l (oder D < 1015).

Bei allen Dehydratationszuständen *vordringlich die Beseitigung der Hypovolämie* (im Falle parenteraler Substitution zunächst durch isotone Elektrolytlösungen) und erst danach Feinkorrektur der Osmolarität unter weiterer laufender Überwachung des Elektrolyt- und Flüssigkeitshaushalts. Ausgleich des häufig begleitenden Kaliummangels (→ *Hypokaliämie).* Kostgestaltung im übrigen je nach Grundleiden (Durchfallsstörung, Nierenerkrankung, Diabetes mellitus usw.).

Zu beachten. Milde („latente") Dehydratationszustände auch bei „Gesunden" aller Altersstufen weit verbreitet. Coffeinhaltige und alkoholische Getränke aufgrund der ihnen eigenen Diuresewirkung für die Behebung eines Flüssigkeitsdefizits wenig geeignet.

Delirium tremens; Alkoholdelir

Je nach Praktikabilität im Einzelfall enterale, gastrale oder orale Ernährung (*Oligopeptiddiät* ●, *nährstoffdefinierte Formeldiät* ●, *Flüssigkost* ●, *flüssig-breiige = pürierte Kost* ● o. ä.), erforderlichenfalls vorübergehend adjuvante oder (bei Unmöglichkeit enteraler Nahrungszufuhr oder Miterkrankung des Pankreas) totale *parenterale Ernährung* ● (ab etwa 3. Tag 35 kcal = 150 kJ/kg/24 Std., maximal 1 g Aminosäuren/kg/24 Std.). Bilanzierte Flüssigkeits- und Elektrolytsubstitution (Cave: *Schwartz-Bartter-Syndrom!*) je nach Lage des Einzelfalls. Bei möglicher

Leberbeteiligung Eiweiß- bzw. Aminosäurenreduktion (→ *hepatische Encephalopathie).* Vitaminsupplementierung: Thiamin (einige Tage je 100 mg), B-Vitaminkomplex und Vitamin C (anfangs parenteral). Gezielter Ersatz defizitärer Nährstoffe (Kalium, Natrium, Magnesium, Phosphat, Zink). Frühestmöglich Aufbau oraler Ernährung (Ziel: *leichte Vollkost* ●, *Vollkost* ●) unter Beachtung häufiger Begleiterkrankungen (*Lebercirrhose, *Pankreatitis, protein-calorische *Unterernährung usw.; → *Alkoholismus).* Frage der Zweckmäßigkeit postoperativer Alkoholgaben (1 g Ethanol/kg/24 Std.) zur Delirprophylaxe bei chirurgischen Eingriffen bei Alkoholikern umstritten.

Demenz, senile vasculäre; Alzheimer'sche Krankheit

Fischreiche Ernährung. Beseitigung des in späteren Stadien häufigen latenten *Thiamin-, *Folsäure- und *Cobalaminmangels, von *Hyperhomocysteinämie, *Dehydratation, protein-calorischer *Unterernährung sowie allfälliger sonstiger Fehlernährungszustände (Calcium-, Zink-, C-, E- und D-Vitamin-, Ballaststoffmangel; Ernährungsanamnese!). Sicherstellung bedarfsgerechter Ernährung auch im Stadium fortgeschritteneren cerebralen Abbaus (Reglementierung von Kostzusammensetzung, Mahlzeitenfolge und Trinkmengen). Berücksichtigung evtl. *Schluckstörungen und häufiger *chronischer *Obstipation.* Erforderlichenfalls Fütterung oder Sondenernährung (PEG). Vgl. *Cerebralsklerose.

Präventiv wichtig die rechtzeitige Verhütung jeder Form einer calorischen Überernährung (*Adipositas), von *Hypercholesterinämie* und *arterieller* *Hypertonie. Reichlich Vitamin E- und Vitamin C-Träger.

Depressive Syndrome; endogene Depression

Bedarfsgerechte, fettarm und zuckerarm abgewandelte *leichte Vollkost* ● oder *Vollkost* ● mit bestmöglicher Anpassung an individuelle Wünsche und Berücksichtigung diätetisch relevanter Sekundärstörungen. Beseitigung der bei diesen Patienten meist objektivierbaren Energie-, Flüssigkeits- und Nährstoffdefizite (→ akute *Psychosen).* Minimierung von chronischem Coffeinkonsum.

Symptombezogene Maßnahmen. Bei anorexiebedingter *protein-calorischer *Unterernährung schrittweiser Aufbau hypercalorischer Kost von hoher Nährstoffdichte (Proteine, B-Vitamine, Vitamin C) in häufigen kleinen Mahlzeiten (energie- und nährstoffangereicherte *Aufbaukost* ●; → *Appetitlosigkeit).* Auffüllung insbesondere des häufig begleitenden

Folsäuremangels und *Cobalaminmangels.* Steigende Nahrungsaufnahme oftmals erstes objektives Zeichen für Effektivität der antidepressi-
ven Medikation. Bei therapiebedingter *überhöhter* Gewichtszunahme,
ebenso bei vorbestehender genuiner Adipositas, rechtzeitig vorsichtige
Calorienrestriktion, zweckmäßigerweise beginnend mit dem Ersatz der
von diesen Patienten oft besonders reichlich genossenen zuckerreichen
Limonaden u. ä. durch calorienarme Getränke (→ *Adipositas).* Alkoholkarenz empfehlenswert. Beachtung auch der Möglichkeit eines okkulten
Alkoholabusus (Ernährungsanamnese!). Bei *chronischer *Obstipation*
(bei diesen Kranken sehr häufig!) flüssigkeitsangereicherte *ballaststoffreiche Kost* ●, bei *Hypotonie-Syndrom* und bei Neigung zu *Hypoglykämie* entsprechende Kostabwandlung. Erhöhtes *Osteoporose-*Risiko und
möglicherweise begleitende *Hypothyreose* beachten. Adäquate Zufuhr
langkettiger Polyensäuren maritimer Herkunft (5–10 g/Tag; → *Eikosapentaensäure* ▲) soll die Depressionsneigung verringern können (insbesondere bei coronarer Herzkrankheit, multipler Sklerose, Alkoholismus
oder post partum). Adjuvante diätetische Maßnahmen bei antidepressi-
ver Medikation → *Arzneimitteltherapie: Lithium; Monoaminoxidase-
(MAO-)Hemmer; Psychopharmaka.* In Fällen schwerer Depression mit
Unmöglichkeit ausreichender oraler Nahrungszufuhr *Sondenernährung* ● oder *parenterale Ernährung* ●.

Dermatitis herpetiformis Duhring (Duhring'sche Krankheit)

Glutenfreie Kost ● führt in einem Teil der Fälle zum Rückgang der Haut-
erscheinungen, indiziert insbesondere bei gleichzeitiger intestinaler Symptomatik *(*Diarrhoe, *Steatorrhoe, *Malabsorption, *Lactasemangel;*
vgl. *Coeliakie)* in Verbindung mit dem Nachweis coeliakietypischer
dünndarmbioptischer und serologischer Befunde. Auffüllung des häufiger bestehenden *Cobalaminmangels* und *Eisenmangels.* Im Erfolgsfall
(oft erst nach 1–2 Jahren erkennbar) ist glutenfreie Kost lebenslang beizubehalten. In Problemfällen verhilft *Oligopeptiddiät* ▲ innerhalb weniger Wochen zu weitgehender Rückbildung der Hautveränderungen. Bei
langzeitig unbefriedigendem Behandlungserfolg und nicht auszuschlie-
ßender Empfindlichkeit gegen *jodhaltige Nahrungsbegleitstoffe („Jod-
Idiosynkrasie")* versuchsweise zudem Ausschaltung jodhaltiger Lebensmittelzusatzstoffe (z. B. Farbstoff Erythrosin = E 127) und allfälliger
nichtnutritiver Jodzufuhr (Rückstände jodhaltiger Reinigungsmittel aus
Küche und Lebensmittelbetrieben, jodhaltige Heilwässer oder Medikamente) für 1–2 Jahre. Vermutete Jodempfindlichkeit dieser Kranken
möglicherweise nur gegen jodhaltige Fremdstoffe gerichtet, so daß auf

Teil 3

Einschränkung der physiologischen Jodzufuhr verzichtet werden sollte. Die zur Behandlung der Dermatitis herpetiformis vieldiskutierte *jodarme Kost* ist angesichts der weithin defizitären Jodversorgung hierzulande (→ **Jodmangelstruma)* als Dauerkost nicht mehr vertretbar. Rolle des Jods bei dieser Erkrankung ohnehin letztlich noch ungeklärt.

Dermatosen, großflächig exfoliativ-nässende

Hypercalorische eiweißreiche Ernährung (z. B. energie- und eiweißreiche **Aufbaukost* ●, zusätzlich **nährstoffdefinierte Formeldiät* ● als Trinknahrung). Ausgleich des meist bestehenden Flüssigkeits- und Elektrolytdefizits. Erforderlichenfalls **Sondenkost* ● (ggf. durch PEG) oder **parenterale Ernährung* ●. Diätetische Technik und Kostaufbau im übrigen in etwa wie bei **Verbrennungskrankheit.*

Dermatosen ungeklärter Ursache

Beseitigung möglicherweise beteiligter alimentärer Ursachen: **Nahrungsmittelallergien und -pseudoallergien, *Biotinmangel, *Niacinmangel, *Riboflavin-(Vitamin B_2-)Mangel, *Pyridoxin-(Vitamin B_6-)Mangel, *Linolsäuremangel, α-*Linolensäuremangel.* Erster Schritt in jedem Fall eine umfassende Ernährungsanamnese!

Diabetes insipidus; Wasserharnruhr

Renale und vasopressinresistente cerebrale Formen
Behandlungsprinzip. Verminderung des Anfalls osmotisch wirksamer harnpflichtiger Substanzen (Natriumchlorid, Harnstoff), Substitution zu Verlust gehender Flüssigkeit und Elektrolyte.

Praktisches Vorgehen. Flüssigkeitsreiche (Trinkmenge 3–5 Liter/Tag, erforderlichenfalls wesentlich mehr, je nach Harnvolumen), **natriumarme Kost* ● (< 50 mmol Na = < 1,2 g Na/Tag). Flüssigkeitszufuhr möglichst auf Tag- und Nachtstunden verteilen. *Keine Versuche einer Flüssigkeitsrestriktion!* Gefahr verstärkter *hypertoner *Dehydratation.* Bei fehlender Artikulationsfähigkeit von Durstgefühl (Bewußtseinsstörungen, Säuglinge, Kleinkinder) ggf. kontinuierliche bilanzierte Gabe natriumfreier Flüssigkeit durch Magendauersonde. Im Falle einer evtl. Infusionstherapie zunächst keine NaCl-haltigen Lösungen verwenden! Überwachung des Natriumspiegels im Blutserum (Möglichkeit korrekturbedürftiger **Hypernatriämie* oder **Hyponatriämie). Begrenzung der Protein-*

zufuhr in Höhe der Untergrenze der Empfehlungen für die jeweilige Altersstufe beim Gesunden (im Säuglingsalter möglichst lange Muttermilchernährung), beim Erwachsenen kontrollierte *eiweißarme Kost* ● (0,6 g Protein/kg/Tag). Sicherstellung ausreichender Kaliumzufuhr (Obst, Gemüse, Säfte; erforderlichenfalls medikamentöse Substitution) je nach Höhe des (besonders unter Thiazidtherapie) laufend zu kontrollierenden Serumkaliumwertes. Übrige Kostgestaltung je nach Grundleiden und begleitenden sonstigen Nierenfunktionsstörungen.

Vasopressinresponsive cerebrale Formen
Zu Beginn der Vasopressintherapie kontrollierte *Einschränkung der Flüssigkeitszufuhr* (Gefahr der *hypotonen *Hyperhydratation*). Im weiteren Verlauf meist rasche Auflockerung des Trinkmengenlimits möglich. Überwachung des Elektrolythaushalts.

Diabetes mellitus (Zuckerkrankheit)

Behandlungsziel. Bedarfsgerechte Energie- und Nährstoffversorgung bei normalen Blutzuckerwerten (80–150 mg/dl = ca. 4,5–8,5 mmol/l im Tagesverlauf, *postprandiale Spitzen nur ausnahmsweise bis 160 mg/dl = < 8,9 mmol/l*; Nüchternwert im capillären Vollblut maximal 110 mg/dl = 6,1 mmol/l, im Plasma 126 mg/dl = 7,0 mmol/l), normalem Glykohämoglobin ($HbA_{1c} < 6,5\%$), Harnzucker- und Ketonkörperfreiheit, normalem Körpergewicht, normalen Plasmalipidwerten, Ausbleiben von Stoffwechselentgleisungen und Spätkomplikationen, uneingeschränkter Vitalität und bei Kindern zudem altersgemäß normaler körperlicher und geistiger Entwicklung.

Diätetisches Prinzip. Ballaststoffreich und (speziell bei Typ-2-Diabetes) fettarm modifizierte Vollkost mit Anpassung der Zufuhr von Kohlenhydraten (Art, Menge, Verteilung über den Tag) an die jeweilige individuelle Toleranz. Beseitigung ernährungsabhängiger Begleit- und Folgestörungen (Übergewicht, Adipositas, Hypertriglyceridämie usw.).

Allgemeine Richtlinien. *Energiezufuhr* nach individuellem Bedarf (20–45 kcal = 85–190 kJ/kg). Ziel: Stabilisierung des Körpergewichts bei BMI 18,5–25 kg/m², Broca-Index ca. 0,85–1,0; „individuelles Idealgewicht". Anzustrebende *Relation der Hauptnährstoffe*: ca. 55–60 Energie % *Kohlenhydrate* (teilweise durch einfach ungesättigte Fette ersetzbar, z. B. in Form von Olivenöl oder Rapsöl), maximal 30 Energie % *Fett* (= in den meisten Fällen ca. 60–80 g/Tag, bestehend aus 10–20 Energie % cis-einfach ungesättigter, höchstens 10 Energie % mehrfach ungesättigter und maximal 8–10 Energie % gesättigter Fette, einschliesslich trans-Fettsäuren) und etwa 15 % *Eiweiß* (0,8 g/kg Normalgewicht/Tag; Erwachsene).

Kohlenhydratzufuhr überwiegend in Form ballaststoffreicher Stärketräger (ca. 20 g Ballaststoffe/1000 kcal) mit niedrigem glykämischem Index. *Reine Zucker vom Glucosetyp* (Glucose, Saccharose = Haushaltszukker, Invertzucker, Maltose) und Süßigkeiten aller Art *sind möglichst sparsam zu verwenden* (Ausnahme: akute Hypoglykämie). Immer mehr favorisierte sehr weitgehende Liberalisierung des Zuckerkonsums (10 Energie % und mehr), wenn überhaupt, nur in mit Stärke und Ballaststoffen „verpackter" Form und nur für gut geschulte disziplinierte Typ-1-Diabetiker unter intensivierter Insulintherapie ratsam; Vorteile und Nachteile evtl. Konzessionen sind in jedem Einzelfall sorgfältig gegeneinander abzuwägen, insbesondere bei ohnehin schwieriger Stoffwechseleinstellung, bei Übergewicht, Adipositas (Typ-2-Diabetes!), Hypertriglyceridämie u. ä. Zum Süßen alternativ, wenn unvermeidlich, *Zuckeraustauschstoffe* (Fructose, Sorbit, Xylit, Isomalt, Lactit, Mannit; im Brennwert anrechnungspflichtig!) und nichtnutritive *Süßstoffe* (Saccharin, Cyclamat, Aspartame, Acesulfam-K u. a.). In einem Teil der unkomplizierten Fälle kann alleinige Festlegung der Kohlenhydratzufuhr unter Verzicht auf strengere Direktiven für Fett, Eiweiß und Gesamtcalorien ausreichend sein (bei disziplinierten normalgewichtigen normolipämischen Patienten, insbesondere unter intensivierter Insulintherapie).

Sicherstellung bedarfsgerechter Versorgung mit *Vitaminen, Mineralstoffen* (*Magnesium* ▲!) und *Spurenelementen* (incl. *Zink* ▲ und *Chrom* ▲) entsprechend den Empfehlungen für die Ernährung des Gesunden. Vermeiden überhöhter Kochsalzzufuhr (< 6–7 g NaCl/Tag). *Trinken* generell besser zwischen den Mahlzeiten als zu den Mahlzeiten. Limitierung des Konsums von alkoholischen Getränken (auf die Energiezufuhr anrechnungspflichtig!) nach Quantität (Empfehlung: nicht über ♂ 30, ♀ 15 g Ethanol/Tag, aber nicht unbedingt täglich!) und Art der Getränke. Keine hochprozentigen Alkoholica ohne gleichzeitige Kohlenhydratzufuhr (Hypoglykämiegefahr!). Beim insulinbehandelten Diabetes und beim Typ-2-Diabetes unter Sulfonylharnstoffbehandlung kann abendliche Alkoholaufnahme bereits in durchaus üblicher Menge zu erhöhtem Hypoglykämierisiko am darauffolgenden Vormittag führen! Erwägenswert in derartigen Fällen der Rat zum völligen Alkoholverzicht. In Nahrungsmittelauswahl und -zubereitungsweise im übrigen *weitestgehende Wahrung des Vollkostcharakters* unter Berücksichtigung individueller Ernährungsgewohnheiten und -wünsche (→ *Diabeteskost* ●). Bei sehr labiler Stoffwechsellage versuchsweise 6–7 Mahlzeiten (3 Hauptmahlzeiten, 3–4 Zwischenmahlzeiten incl. ballaststoffreicher Spätmahlzeit) pro Tag in etwa 2–2 $^1/_2$-stündigem Abstand.

Typ-1-Diabetes (nach früherer Nomenklatur: Insulin dependent diabetes mellitus, IDDM): Diätetische Führung je nach Art der zur Anwendung kommenden Insulinbehandlungsmethode.

1. *Intensivierte ("flexible", mahlzeitenangepaßte) Insulintherapie* (funktionelle intensivierte Insulintherapie FIT, nahenormoglykämische Insulinsubstitution NIS, Basis-Bolus-Insulinkonzept, kontinuierliche subcutane Insulin-Infusion CSII, Insulinpumpenbehandlung): *"Liberalisierte" Diät* (S. 548) mit flexiblerer Nahrungsaufnahme und Wegfall des strikten zeitlichen Regimes. Essenszeitpunkt und Mahlzeitenzahl dürfen variieren, ebenso Kohlenhydratgehalt der einzelnen Mahlzeit (Selbstbemessung durch den Patienten). *Vorbedingung:* Zuverlässige regelmäßige Selbstkontrolle (Blutzucker!) und Fähigkeit zur Taxierung des Kohlenhydratgehalts der vorgesehenen Mahlzeit zwecks Abschätzung der präprandial benötigten Normalinsulindosis (ca. 1,3–1,5 Einh./BE) und ggf. Kalkulation des Spritz-Ess-Abstands. 5–6 Mahlzeiten im Tagesverlauf empfehlenswert, ebenso eine Spätmahlzeit. Zu große Essenszeitverschiebungen von Tag zu Tag und übergroße Variationen im Kohlenhydratgehalt der Mahlzeiten nicht zur Regel werden lassen! *Zucker vom Glucosetyp*, insbesondere reiner Kochzucker (Haushaltszucker, Saccharose), sollten bei dieser Kost, wenn überhaupt, *nur knappe Verwendung* finden; Expertenmeinung in dieser Frage bisher widersprüchlich. Strengere Vorschriften über Fett- und Energiezufuhr im allgemeinen nicht erforderlich (solange Körpergewicht und Blutfette im Normbereich), ratsam jedoch einige grundsätzliche Empfehlungen zur wünschenswerten Nahrungsmittelauswahl (gesättigte und ungesättigte Fette, Vitamine, Kochsalz, Ballaststoffe usw.). *Warnung vor zu weitgehender Liberalisierung der Diät* (Calorien! Alkohol! Zucker!) und unerwünschter Gewichtszunahme. Trotz vielfältiger Erleichterungen stellt diese Behandlungsform höchste Ansprüche an Kooperationsbereitschaft, Disziplin und Ernährungswissen der Patienten. *Optimale Schulung ist unerläßliche Voraussetzung.*

2. *Traditionelle ("starre") Insulintherapie* (ein in der Allgemeinpraxis immer noch häufig angewandtes Verfahren): Feststehendes ("konventionelles") Diätprogramm mit zeitlich konstanter Mahlzeitenfolge, festliegendem Kohlenhydratgehalt zu jeder Mahlzeit und streng nach Plan einzuhaltender Menge insbesondere der kohlenhydratreicheren Nahrungsmittel. Kosteinstellung zweckmäßigerweise ausgehend von einer Basisdiät mit 15 BE (150–180 g KH; → *Diabeteskost* ●) unter schrittweiser Abwandlung entsprechend den Erfordernissen des Einzelfalls (Kohlenhydrat- und Energiebedarf, Mahlzeitengestaltung, Nahrungsmittelauswahl usw.) *bis zum Erreichen uneingeschränkter Akzeptanz als Dauerkost durch den Patienten.* Fortgesetzte detaillierte

Teil 3

Diätberatung (insbesondere für spätere Aktualisierungen) unerläßlich, frühzeitige Mitwirkung der Diätassistentin oder Diabetesberaterin empfehlenswert.

Diabetes im Kindesalter. Energie- und Nährstoffzufuhr entsprechen den Bedarfszahlen für gesunde Kinder der jeweiligen Altersstufe. Annähernd gleiche Relation der Hauptnährstoffe (55:30:15) wie beim Erwachsenendiabetes: Kohlenhydrate 6–8 g/kg (Kleinkinder und Säuglinge 10–12 g/kg), Fett 2–4 g/kg (Säuglinge bis 5 g/kg), Eiweiß 1,5–2 g/kg Normalgewicht. Bei normalgewichtigen und normalgroßen Kindern genügt in einem Teil der Fälle alleinige Bilanzierung der diabetesgerecht auszuwählenden Kohlenhydrate.

Typ-2-Diabetes (nach früherer Nomenklatur: non insulin dependent diabetes mellitus, NIDDM; sog. „Alterszucker"): Bei Neuerkrankten *vor Einleitung einer Tabletten- oder Insulintherapie* erste Maßnahme eine konsequente Diäteinstellung über genügend lange Zeit (je nach Effektivität für einige Wochen bis Monate), was allein schon, besonders bei zugleich bestehendem Übergewicht oder bestehender Adipositas, in der Mehrzahl der Fälle zur Normalisierung des Blutzuckers und damit zur Rückführung der Erkrankung ins Stadium der Latenz führt. Weitaus am wirkungsvollsten und jahrzehntelang bewährt der Beginn mit *8–10 ballaststoffreichen Gemüsetagen* (angereichert mit ca. 35 g Protein aus Magermilchprodukten, Fisch oder fettarmem Fleisch und Zugabe von 15–25 ml Pflanzenöl pro Tag; → **Gemüsekost* ●; keine Indikation für Kinder und Jugendliche!) und anschliessendem schrittweisem Aufbau einer zunächst untercalorischen, ballaststoffreichen **Mischkostreduktionsdiät* ● (→ **Adipositas*), die in diabetesgerechter Abwandlung (einschliesslich weitgehender Zucker- und Alkoholkarenz) mindestens bis zur unbedingt anzustrebenden Gewichtsnormalisierung beizubehalten, aber auch als Grundlage der anschliessenden Dauerkost sehr zweckmäßig ist (Prinzip des „Kostaufbaus von unten"). Innehaltung häufiger kleinerer (anstelle weniger großer) Mahlzeiten zwar auch bei alleiniger Diätbehandlung vorteilhaft, aber nicht in jedem Fall vonnöten. Sulfonylharnstoffbehandlung[1] erfordert adäquate Festlegung der Menge und tageszeitlichen Verteilung der Kohlenhydratzufuhr, eine (traditionelle) Insulintherapie[1] darüber hinaus die Einhaltung konstanter Essenszeiten einschliesslich einer Spätmahlzeit. Wichtig auch die diätetische Korrektur begleitender weiterer Manifestationen des **metabolischen Syndroms*: **Hypertriglyceridämie*, **Hypercholesterinämie* (Ziel: LDL-Cholesterin

---

[1] Insulin und/oder Sulfonylharnstoffe unter standardisierter **Gemüsekost* ● kontraindiziert.

< 100 mg/dl!), *HDL-Hypocholesterinämie*, arterielle *Hypertonie*, ferner der häufigen *Hyperhomocysteinämie* und allfälliger *Hypomagnesiämie.* Gezielte Kostanreicherung mit langkettigen n-3-Fettsäuren (→ *Eikosapentaensäure* ▲) bei Typ-2-Diabetes ist Ermessenssache; in moderater Dosis (5– 6 g/Tag) senkt Fischöl oder Lebertran den Plasmatriglyceridspiegel und verbessert die Hämostaseparameter (vgl. *Thromboseprävention*) ohne ernsthafte Beeinträchtigung der Stoffwechseleinstellung. *Häufigster Fehler* bei unkompliziertem initialem Typ-2-Diabetes: *Vorzeitiger* Einsatz von Metformin, Sulfonylharnstoffpräparaten, Insulinsensitizern oder Insulin, und damit Verzicht auf die Chance der in vielen dieser Fälle erfolgreichen, dabei sehr viel risikoärmeren und weniger kostenaufwendigen Stoffwechseleinstellung allein mit diätetischen Mitteln.

Prävention. Durch Einhalten eines normalen Körpergewichts (BMI 18,5–24,9 kg/m^2) bei calorisch knapper, ballaststoffreicher Ernährung läßt sich in der Mehrzahl der Fälle die Manifestation eines Typ-2-Diabetes verhindern. Auch körperliche Aktivität und Alkoholkarenz verringern das Diabetesrisiko.

MODY-Diabetes, LADA-Diabetes. Gleiches diätetisches Vorgehen wie bei Typ-2-Diabetes.

Verminderte Glucosetoleranz (WHO-Klassifikation). Abbau bestehender Überernährung (Calorien-, Fett-, Alkoholrestriktion) mit dem Ziel einer Normalisierung des Körpergewichts (→ *Adipositas*). Minimierung der Zufuhr gesättigter Fette, Beseitigung evtl. Magnesiummangels, Steigerung der Ballaststoffzufuhr (> 40 g/Tag: Vollkornprodukte, Hülsenfrüchte, Grobgemüse, Kleie usw.). Häufige (6–7) kleine Mahlzeiten. Vgl. *Metabolisches Syndrom.*

Körperliche Belastungen. Individuelle toleranzgerechte Belastungen sind unbedingt wünschenswert (solange Nüchternblutzucker nicht über 300 mg/dl). Hauptproblem ist das Vermeiden belastungsinduzierter Hypoglykämien; Blutzuckerabfall auf < 100 mg/dl unter Belastung ist Indikation für zusätzliche Kohlenhydratgabe (eine Scheibe Brot o. ä.). Wenn Belastung unvorhergesehen und Reduktion der Insulindosis nicht mehr möglich: Zusätzliche Kohlenhydrataufnahme (1–4 BE) in leicht resorbierbarer Form. Je kürzer letzte Insulininjektion zurückliegt, desto höher meist der zusätzliche Kohlenhydratbedarf. Bei kurzdauernder sportlicher Belastung (etwa bis zu 1 Stunde) zusätzliche Kohlenhydratzufuhr (etwa 2 BE), bei längerer nicht alltäglicher Belastung (anstrengende Bergtour o. ä.) dagegen Reduktion der Insulindosis empfehlenswert. Sicherstellung ausreichender Flüssigkeitsversorgung. Nach Beendigung einer körperli-

Teil 3

chen Belastung stets Blutzuckerkontrolle über einen etwas längeren Zeitraum und erforderlichenfalls Erhöhung der Kohlenhydratmenge. *Stets Traubenzuckerreserve für den Notfall einer Hypoglykämie bereithalten lassen!*

Labiler Diabetes (unter traditioneller Insulintherapie): Exakte Einhaltung und gegebenenfalls bessere Koordinierung von Insulingabe und Essenszeit. Vermehrung der Zahl der Mahlzeiten. Erhöhung des Ballaststoffgehalts der Kost (Hülsenfrüchte, Grobgemüse, Kleie, Guarmehl usw.). Geringer verarbeitete Vegetabilien bevorzugen (grobes Schrot statt Feinmehl, Rohkost statt gegarten Gemüses usw.). Versuchsweise Erhöhung des Anteils der Nicht-Kohlenhydrate: Fett (durch Olivenöl) und Eiweiß; geringere Trinkmengen zu den Hauptmahlzeiten. Fahndung nach verborgenen Diätfehlern (wiederholte Ernährungsanamnese!). Häufigere Blutzuckerkontrollen. *Prüfung der Möglichkeit eines Übergangs auf intensivierte Insulintherapie* (S. 229).

Insulinresistenz. Bei jeder Form von Übergewicht und Adipositas energische Calorienrestriktion in Form einer diabetesgerecht abgewandelten Reduktionsdiät, z. B. proteinangereicherter *Gemüsekost* ● (zu beachten: Ggf. Absetzen des Insulins!), zum Zweck einer durchgreifenden Gewichtsreduktion (→ *Adipositas*). Abbau von *Hypertriglyceridämie* und *Hypercholesterinämie* (vgl. S. 236). Versuchsweise Kostanreicherung mit *Magnesium* ▲ und/oder mit *Chrom* ▲. Im übrigen → *metabolisches Syndrom.*

Hypoglykämie (Unterzuckerung). Sofort 2–6 Stück Würfelzucker oder besser 20 g Glucose (Kinder: 0,3 g/kg) mit Flüssigkeit oder ein Glas kräftig gezuckerten Tees, Fruchtsafts, Limonade, Cola-Getränks o. ä., notfalls auch Fructose oder Sorbitlösung trinken lassen, erforderlichenfalls wiederholt. Dazu Gabe eines langsam resorbierbaren Kohlenhydrats (z. B. 1–2 Scheiben Brot, einige Kekse o. ä.). Bei Handlungsunfähigkeit Zuckerapplikation buccal (durch Hilfsperson) und baldmöglichst 50–100 ml 20–40 %iger Glucose i. v. (ggf. gleichzeitig mit Gabe von Glucagon). Bei mit Glucosidaseinhibitor (z. B. Acarbose) behandelten Patienten möglichst keine Disaccharide oder Polysaccharide, sondern oral ausschliesslich Glucose geben. *Prävention* bei traditioneller Insulin- und bei Sulfonylharnstoffbehandlung: Einhalten der vorgeschriebenen Essenszeiten. *Keine Mahlzeit ausfallen lassen!* Keine außerplanmäßige Verringerung der Kohlenhydrataufnahme. Keine außergewöhnliche körperliche Belastung ohne vorbeugende Maßnahmen (S. 231). Größere Vorsicht mit dem Genuß von Alkohol und Bohnenkaffee. *Keine konzentrierten Alkoholica außerhalb der Mahlzeiten oder am späten Abend.* Bei gehäuften Hypoglykämien stets um die gleiche Tageszeit Frage der Kohlenhydratanreicherung der vorangegangenen Mahlzeit (oder Kürzung der präprandialen oder der basalen Insulindosis) prüfen. Bei Neigung speziell zu *nächtlichen Hypoglykämien* (wenn Reduzierung oder Vorverlegung der abendlichen Insulingabe ohne Effekt) KH-reichere, ballaststoffreiche Spätmahlzeit, beispielsweise basierend auf ungekochter Hafergrütze oder ungekochter Maisstärke, kalt eingerührt in abgekochte fettarme Milch, mit beliebigem Obstzusatz. Häufigere Blutzuckerselbstkontrollen! *Stets eine griffbereite Traubenzuckerreserve mitführen lassen!*

Leichtere Ketoacidose. Je nach auslösender Ursache vorübergehende oder dauerhafte Erhöhung des Kohlenhydratanteils der Diät auf Kosten des Fettanteils (erforderlichenfalls mit Anpassung der Insulindosis). *In der Praxis immer wieder bewährt* (und bei richtiger Handhabung für diese Indikation keineswegs veraltet) *die einfache, in vielfältiger Weise schmackhaft zu variierende* *Haferdiät ● mit Obstzulage (KH-Tagesmenge 120–200 g = 10–16 BE), auch *Reis-Obst-Diät ● und ähnliche relativ kohlenhydratreiche Kostformen mit sehr reichlich Flüssigkeit (und ggf. Kaliumanreicherung) für einige Tage bis zum meist raschen Verschwinden der Ketonurie. Anschliessend Aufbau der (ggf. korrigierten) Dauerkost. Kontraindikation für MCT-Fette.

Coma diabeticum. Flüssigkeits-, Elektrolyt- und Glucosesupplementierung adjuvant zur Insulintherapie:

1. *Isotone Kochsalzlösung* (0,9 %ig = 0,15 molar): 2 Liter während der ersten 4 Stunden, 2 Liter während der nächsten 8 Stunden, danach 1 Liter alle 8 Stunden je nach Fortbestehen von *Dehydratation und *Hyponatriämie.
2. *Hypotone Salzlösung* (1/3 0,9 %ige Kochsalzlösung + 1/3 Aqua dest + 1/3 1,4 %ige Natriumhydrogencarbonatlösung[1] *nur*, solange Plasma-Natrium über 155 mmol/l (*Hypernatriämie): 1 Liter über je 8 Stunden.
3. *Kalium*: Mit Beginn der Insulininfusion i. v. 20 mmol K pro Stunde. Bei Plasma-K-Werten < 4,0 mmol/l (*Hypokaliämie) K-Infusionsrate erhöhen, bei Plasma-K-Werten > 6,0 mmol/l (*Hyperkaliämie) Kaliumzufuhr vorübergehend unterbrechen. EKG-Monitoring!
4. *Glucose*: Mit Abfall des Blutzuckers unter 230 mg/dl (< 13,0 mmol/l) Beginn der kombinierten Glucose-Kalium-(Insulin-) Infusion (500 ml 10 %iger Glucose + 20 mmol Kalium), Infusionsrate zunächst ca. 80 ml/Std. *Ziel*: Blutzuckerspiegel 180–230 mg/dl (10,0–13,0 mmol/l) bei Normokaliämie. Erforderlichenfalls Supplementierung von Magnesium und von Phosphat.

---

[1] NaHCO$_3$-Anteil nur, wenn pH des Blutplasmas 6,9 oder darunter.

Korrektur des gesamten Flüssigkeits- und Elektrolytdefizits möglichst innerhalb von etwa 48–72 Stunden, *jedoch keine übereilte Rehydrierung anstreben* (→ **Dehydratation*). Baldmöglichst Übergang zu oraler Flüssigkeitszufuhr (Mineralwasser, Tee, verdünnter Obstsaft, gesalzene Brühe). Mit weiterem Abklingen der Ketose über **Haferdiät* ● o. ä. Aufbau einer adäquaten Diabetesdauerkost.

Hyperosmolares, hyperglykämisches, nichtketoacidotisches Dehydratationssyndrom. Ausgiebiger parenteraler Flüssigkeitsersatz mittels isotoner (0,9 %iger), bei **Hypernatriämie* (> 155 mmol Na/l) halbisotoner Kochsalzlösung unter niedrigdosierter kontinuierlicher Insulinzufuhr. Nach (nicht vor 24–48 Std. und nicht schneller als 50–100 mg/dl je Stunde anzustrebendem) Blutzuckerabfall auf < 300 mg/dl Übergang auf 5 %ige Glucoselösung. Keine Fructoseinfusionen. Kalium-, Magnesium- und Phosphatsubstitution wie vorstehend bei Coma diabeticum. Frühestmöglich Beginn mit oraler Flüssigkeitszufuhr (vgl. *hypertone *Dehydratation*) und Aufbau einer adäquaten Diabetesdauerkost. Kontraindikation für MCT-Fette.

Schwangerschaft bei Diabetes. Kostgestaltung nach den gleichen Grundsätzen wie allgemein bei Typ-1-Diabetes mit traditioneller bzw. (vorzuziehen) intensivierter Insulintherapie (S. 229), jedoch mit noch strengerer, scharf an die Grenze der Hypoglykämie gehender *normoglykämischer Einstellung* (Ziel: Blutzucker präprandial < 90 mg/dl, 1 Std. postprandial 120–140 mg/dl, 2 Std. postprandial < 120 mg/dl, HbA$_{1c}$ < 6,5 %), bei geplanter Schwangerschaft unbedingt schon zum Zeitpunkt der Konzeption. *Behandlungsziel der weitestmögliche Ausschluß sowohl hyperglykämischer und ketoacidotischer als auch hypoglykämischer Episoden* von Beginn der Schwangerschaft an. 7–8 Mahlzeiten incl. Spätmahlzeit in maximal 2-stündigem Abstand. Berücksichtigung des in der Schwangerschaft erhöhten Nährstoff- und Energiebedarfs. Ab 4. Monat etwa 1,3–1,5 g Protein/kg/Tag (80–100 g). Orientierung im übrigen an den Bedarfszahlen für die gesunde **Schwangere* (S. 111 f.). Energiezufuhr bei übergewichtigen oder adipösen schwangeren Diabetikerinnen nicht unter 30 kcal (125 kJ)/kg prägravides Sollgewicht/Tag (nicht unter 1500 kcal/Tag; vgl. Schwangerschaft bei **Adipositas* S. 158), davon mindestens 50 % als Kohlenhydrate. *Prävention der Makrosomie des Neugeborenen:* Mäßig fettreduzierte Kost mit mindestens 250 g Kohlenhydraten, sorgfältig über den Tag verteilt. Präkonzeptionell Vermeiden bzw. Beseitigung von Übergewicht und Adipositas. *Unter der Entbindung* kontrollierte Glucoseinfusion (5 %ige Lösung i. v., ca. 10–12 g Glucose/Std.) unter Insulinabdeckung (ca. 1,5–2,5 Einh./Std.) und laufender Blutzuckerüberwachung. *Postpartal* rascher Neuaufbau adäquater Dauerkost (Insulinneueinstellung). Stillen eines Kindes erschwert die Diäteinstellung der

Mutter nicht, erfordert jedoch Kostanpassung an erhöhten Nährstoffbedarf (→ *stillende Mütter*). Gut geführter Diabetes in der Regel **kein Grund zum Stillverzicht** (zu beachten: Möglicherweise erhöhte Hypoglykämieneigung der stillenden Diabetikerin, da Insulinbedarf in der Stillperiode gegenüber dem vor der Schwangerschaft häufig verringert!).

Prinzipiell gleiches Vorgehen bei **Gestationsdiabetes**. Gestationsdiabetes bei Übergewicht, **häufig Vorbote eines späteren permanenten Typ-2-Diabetes**, ist auch im Fall spontanen Abklingens der diabetischen Störung nach der Entbindung Indikation für konsequente postpartale Gewichtsreduktion (→ *Adipositas*) und regelmäßige Nachkontrollen mit dem Ziel dauerhafter Sicherstellung von Normalgewicht, Normoglykämie, normalen Blutfett- und Blutdruckwerten. Erforderlichenfalls weitere Kostführung wie bei **Typ-2-Diabetes** (S. 230). **Prävention des Gestationsdiabetes**: Vermeiden bzw. Abbau von Übergewicht, Adipositas, überhöhtem Fettkonsum, Polyensäuremangel und Ballaststoffmangel rechtzeitig vor Eintritt einer Schwangerschaft.

Perioperative Ernährung bei Diabetes. Voraussetzung für elektive Eingriffe: Guter Ernährungszustand und ausgeglichene Stoffwechsellage (Blutzucker-Zielbereich 125–185 mg/dl; HbA_{1c} < 8 %). Bis zum Tag vor der Operation (abgesehen von aus Gründen der Operationsvorbereitung erforderlichen Abwandlungen; → *perioperative Ernährung*) in der Regel Beibehaltung der gewohnten Diabeteskost. Größere Eingriffe nach Möglichkeit verschieben, wenn Nüchternblutzucker > 185 mg/dl (10,3 mmol/l), postprandialer Blutzucker > 230 mg/dl (13,0 mmol/l) oder HbA_{1c} > 9 %. Mängel der Stoffwechseleinstellung sind, soweit möglich, präoperativ zu korrigieren (intensivierte Insulintherapie, ggf. i. v. Glucose-, Kalium- und Insulininfusion, Beseitigung von Elektrolyt- und Flüssigkeitsimbalancen). Am Operationstag ab morgens kontinuierliche i. v. Infusion einer Glucose-Insulin-Kalium-Lösung (16 Einh. Human-Normal-Insulin und 10 mmol Kaliumchlorid auf jeweils 500 ml 10 %iger Glucose-Lösung; Infusionsrate ca. 80 ml/Std.) präoperativ, intraoperativ und postoperativ unter fortlaufender Blutzucker-, Kalium- und Natriumüberwachung, bis nach chirurgisch-anästhesiologischer Indikation (ggf. nach zwischenzeitlicher parenteraler Ernährung und/oder Sondenernährung) perorale Nahrungsaufnahme wieder möglich. Ziel zunächst 1,5 g Protein/kg und 30–35 kcal/kg/Tag. Weiterer Kostaufbau über diabetesgerecht abgewandelte *Flüssigkost* ●, *Schleimdiät* ●, *flüssig-breiige (pürierte) Kost* ●, *Haferdiät* ● o. ä. zur meist der vorherigen Stoffwechseleinstellung entsprechenden Diabeteskost.

Bei **Pankreastransplantation** prinzipiell gleiches Vorgehen wie vorstehend, jedoch unter besonderer Beachtung der diätetischen Korrekturbedürftigkeit von Operationskomplikationen (*akute *Pankreatitis, *Pankreasfistel, *Magenlähmung, *Malabsorption, *Diarrhoe, *Steatorrhoe* usw.), metabolischen und nutritiven Auswirkungen der immunsuppressiven Medikation (→ *Arzneimitteltherapie: Cortisonderivate, Ciclosporin*) und nach erfolgreicher Transplantation zu erwartender Verbesserung der Kohlenhydrattoleranz (Cave: Hypoglykämieneigung!); vgl. **Organtransplantation.* Während der ersten 3–4 Wochen nach Pankreastransplantation *mikrobenarme Kost* (S. 471 f.). Ableitung des Pankreassekrets in die Harnblase erfordert natrium- und flüssigkeitsreiche Ernährung (Gefahr der **Dehydratation*).

Nach **Noteingriffen** vordringlich Korrektur akuter Stoffwechselentgleisungen sowie Flüssigkeits- und Elektrolytdefizite, bevor je nach chirurgischer Situation mit Ernährung nach Plan (diabetesgerechte parenterale Ernährung, Sondenernährung, peroraler Kostaufbau s. o.) begonnen werden kann.

Adipositas bei Typ-1-Diabetes. Calorienrestriktion durch kontrollierte Herabsetzung der Fett- und Kohlenhydratzufuhr (Anpassung der Insulindosierung!). Alkoholkarenz. Strengere Kurzzeitreduktionsdiäten (→ **Adipositas*) sind zwar unter sachkundiger diabetologischer Führung praktikabel, beinhalten im Vergleich zur „sanften" Calorienrestriktion nach dem Prinzip der **Mischkostreduktionsdiät* ● für die meisten Typ-1-Diabetiker jedoch mehr Nachteile als Vorteile.

Sekundäre Hyperlipidämien bei Diabetes. Wichtigste diätetische Maßnahme die Optimierung der KH-Stoffwechseleinstellung (normnahe Blutzucker- und HbA$_{1c}$-Werte), was allein schon in vielen Fällen zum Absinken der Blutfette (insbesondere der Triglyceride) führt. Zusätzliche Maßnahmen: Calorienrestriktion bei Übergewicht und Adipositas, Alkoholkarenz, isocalorische Erhöhung des Monoensäureanteils (Olivenöl) auf Kosten der Kohlenhydrate, Steigerung auch des Polyensäureanteils, erhöhte Ballaststoffzufuhr, gänzlicher Verzicht auf Verwendung von Zukker und Zuckeraustauschstoff Fructose (→ **Hypertriglyceridämie, *Hypercholesterinämie*). Bei therapieresistenter Hypertriglyceridämie versuchsweise Fischöl (9–18 g/Tag) oder Lebertran (5 ml/Tag). Zielwerte: LDL-Cholesterin < 130 mg/dl, beim Vorliegen einer coronaren Symptomatik (speziell bei Typ-2-Diabetes, häufig!) < 100 mg/dl; LDL/HDL-Quotient < 3,5; Triglyceride < 150 mg/dl.

Hyperuricämie und Gicht bei Diabetes. Purinarme Abwandlung der jeweils indizierten Diabeteskost (→ **purinarme Kost* ●). Calorienrestriktion bei Übergewicht und **Adipositas*. Strengere Limitierung des Alkoholgenusses. Bei parenteraler Ernährung Vermeiden von Fructose, Sorbit, Xylit.

Arterielle Hypertonie bei Diabetes. Normnahe Blutzuckereinstellung mit nahezu normalem HbA$_{1c}$-Wert! Kochsalzarme ($<$ 100 mmol Na = $<$ 2,3 g Na/Tag; → *natriumarme Kost* ●) und kaliumreiche ($>$ 150 mmol = $>$ 6 g Kalium/Tag; → *kaliumreiche Kost* ●) Abwandlung der jeweils indizierten Diabeteskost. Calorienrestriktion bei Übergewicht und *Adipositas*. Abbau begleitender *Hypercholesterinämie* und *Hypertriglyceridämie*. Strengere Limitierung des Alkoholkonsums. RR-Zielwert: $<$ 130/80 mm Hg. Im übrigen → *arterielle *Hypertonie*.

Diabetische Nephropathie. Anpassung der Diabeteskost an die eingeschränkte Nierenfunktion nach gleichen Grundsätzen wie beim Nichtdiabetiker: Eiweiß- und Phosphatlimitierung, Bilanzierung von Natrium (Hypertonie s. o., *Oedeme*), Kalium, Flüssigkeit usw. je nach Lage des Einzelfalls (→ *chronische *Niereninsuffizienz*, *Hämodialyse*). Bei *Peritonealdialyse* Berücksichtigung der Glucoseaufnahme aus dem Dialysat. *Wichtigste vorbeugende Maßnahme eine dauerhaft optimale (normnahe) Stoffwechseleinstellung* mit *Normalisierung von HbA$_{1c}$-Wert, Körpergewicht, Lipidstatus und Blutdruck.* Von präventiver Bedeutung, insbesondere beim Typ-1-Diabetes und bei bereits nachweisbarer Mikroalbuminurie ($>$ 20mg/l), das *Vermeiden einer zu kochsalz- und eiweißreichen Ernährung* (maximal 0,8 g, besser wahrscheinlich 0,6 g Protein/kg Normalgewicht/Tag, bevorzugt Fischeiweiß, zweckmäßigerweise in Form einer *lactopiscovegetabilen Kost* ●); in Fällen ineffizienter Schulung jedoch zu beachten: Gefahr der Proteinunterernährung!

Diabetische Gastroparese. Fett- ($<$ 40 g Fett/Tag) und ballaststoffreduzierte flüssig-breiige oder flüssige Abwandlung der jeweils indizierten Diabeteskost in 6–8 kleinen Mahlzeiten/Tag (vgl. *fettarme Kost* ●, *ballaststoffarme Kost* ●, *flüssig-breiige [pürierte] Kost* ●, nährstoffkomplette *Flüssigkost* ●). Alkoholkarenz. Im übrigen → *Magenlähmung*. *Prävention*: Dauerhafte Gewährleistung korrekter Stoffwechseleinstellung.

Diabetische Polyneuropathie. → *Polyneuropathie* (S. 430f.).

Diabetische Retinopathie. *Prävention*: Normoglykämische Stoffwechselführung, jedoch unter Vermeiden **abrupter** Absenkungen des durchschnittlichen Blutzuckerniveaus (und dementsprechend des HbA$_{1c}$-Wertes [28]). Minimierung des Anteils gesättigter Fettsäuren (vgl. *cholesterinreduzierende Kost* ●) bei relativ hoher Kohlenhydrat- und Ballaststoffzufuhr. Protektiver Effekt von hochdosiertem Vitamin E (1200 mg/Tag oral) noch Gegenstand der Diskussion. Unerläßlich die **dauerhafte** Optimierung der Blutzucker- und Blutdruckeinstellung. Vgl. *senile *Maculadegeneration*.

Diabetischer Fuß, diabetische Gangrän. Normoglykämische Stoffwechselführung. Bestmögliches Vermeiden von Übergewicht, Adipositas, Hyperlipidämien und Polyneuropathie.

Pankreopriver Diabetes (Diabetes Typ-3c). Anpassung der Diabeteskost an die Bedingungen der herabgesetzten oder ausfallenden Pankreasfunktion (Details → **chronische *Pankreasinsuffizienz**).

*Flüssigkost ● und *Sondenernährung ● bei Diabetes. Bedarfsgerecht bilanzierte stoffwechseladaptierte, meist nährstoffdefinierte Trink- oder Sondennahrung, zweckmäßigerweise aus dem großen diesbezüglichen kommerziellem Angebot, in etwa 8 kleinen Portionen über den Tag verteilt oder in kontrollierter kontinuierlicher gastraler (bzw. bei Verwendung einer ***Oligopeptiddiät ●** jejunaler) Zufuhr. Mindestens 200 g Kohlenhydrate/Tag.

*Parenterale Ernährung ● bei Diabetes. Nach Korrektur von Dehydratation oder Hyperhydratation, Elektrolyt- und Stoffwechselentgleisungen (Blutzucker < 250 mg/dl) kontrollierter stufenweiser Aufbau einer adäquaten parenteralen Nährstoff- und Energiezufuhr innerhalb mehrerer Tage (Insulinabdeckung). Relation der Hauptnährstoffe: Glucose (gegebenenfalls incl. Xylit, maximal 0,125 g/kg/Std., sowie nach Ausschluß diesbezüglicher Intoleranz auch Fructose und Sorbit, zusammen maximal 0,25 g/kg/Std.; vgl. S. 587) ca. 50 Energie% (mindestens 200 g/24 Std.), Fett bis 30 Energie% (MCT/LCT-Mischlösungen; zu Kontraindikationen → S. 588), Aminosäuren 15–20 Energie% (0,8–1,6 g/kg/Tag). Energie: ca. 30–35 kcal (125–150 kJ)/kg/Tag (Ruheumsatz + 25% + ggf. „bedingter Zuschlag"). Natrium 40 mmol/l, Kalium 30–40 mmol pro 1000 kcal (4200 kJ), Magnesium 5–7 mmol/l. Etwa 2000–3000 ml Flüssigkeit pro Tag unter Bilanzierung von Ein- und Ausfuhr.

Vegetarische Ernährung bei Diabetes. *Ovolactovegetabile Kostabwandlung* (Fleisch und evtl. Fischersatz durch andere Proteinträger) meist problemlos realisierbar. *Streng vegetarische (veganische) Kostabwandlung* erfordert sorgfältige Planung bedarfsgerechter Versorgung, u.a. mit Protein (Soja!), Vitamin B_{12}, Vitamin D, Calcium, Eisen und Zink (vgl. S. 132f.).

Fernflugreisen bei insulinpflichtigem Diabetes. → S. 126.

Diarrhoe; Durchfallserkrankungen

Behandlungsprinzip. Unabhängig von Ätiologie und Pathogenese rasche Auffüllung des bestehenden Elektrolyt- und Flüssigkeitsdefizits. Kostaufbau unter Anpassung an jeweilige digestive Funktionsminderung. Beseitigung primärer und/oder sekundärer Mangelernährung.

Akute Diarrhoe. Einleitung der Behandlung je nach Krankheitsschwere und verfügbaren diätetischen Mitteln mit Rehydratationsmaßnahmen der

Stufe 1 oder (für die große Mehrzahl banaler Durchfallsstörungen vorzuziehen) der Stufe 2. Mit Abklingen der diarrhoischen Störung stufenweiser Kostaufbau über Stufe 3 (kann in leichteren Fällen übersprungen werden) zu Stufe 4.

Stufe 1
Orale Rehydratation. Erster und wichtigster Behandlungsschritt für jeden Fall einer schweren Diarrhoe die frühzeitige perorale (notfalls nasogastrale) Zufuhr einer der Standardempfehlung der WHO (ORS, S. 203)
entsprechenden *Glucose-Elektrolyt-Lösung.* Selbstbereitung möglich aus
Kochsalz (3,5 g = 1 knapper Teelöffel), Kaliumchlorid (1,5 g = $^1/_3$ Teelöffel, alternativ knapp $^1/_2$ l Orangensaft), Natriumhydrogencarbonat =
Backnatron (2,5 g = $^1/_2$ Teelöffel), Traubenzucker (20 g = $1^1/_2$–2 Esslöffel)
oder Kochzucker (40 g = 3–4 Esslöffel) auf 1 Liter nach Möglichkeit abgekochtes Wasser (auch Tee, Obst- oder Gemüsesaft). Geeignete Handelspräparate in Deutschland, Österreich und der Schweiz z. B. Elotrans®,
Saltadol®, Milupa GES 60®, Oralpädon®, Normolytoral®, Santalyt® u. a.
(leicht unterschiedliche Zusammensetzung). Benötigte *Tagesmenge* abhängig vom Grad der Dehydratation, beim Erwachsenen meist 2–3 Liter
(weitere Getränke daneben in beliebiger Menge). *Alternativmöglichkeit*
für Komplettlösungen vorstehend genannter Art: Gesalzene Brühe, kaliumreiche Obstsäfte (auch Getränke aus kaliumhaltigen Brausetabletten),
gezuckerter Tee, verdünnte und gesalzene zuckerhaltige Limonaden oder
Colagetränke in adäquater Kombination und Menge (Ziel: Etwa 15–20 g
Glucose, 60 mmol Natrium und 20 mmol Kalium pro Liter; einfachstes
Rezept für Notfälle: Saft von 5 Orangen mit abgekochtem Wasser oder
mit Tee auf 1 Liter auffüllen, Zusatz von 1 Teelöffel Kochsalz und 10 Teelöffeln Kochzucker). Teepause alter Art (ohne Zucker, ohne Salzzulage)
allenfalls für leichteste Fälle vertretbar. *Orale Rehydratation ausschliesslich in Form vorgenannter Lösungen in der Regel nicht länger als
24 Stunden*, danach Übergang auf substanzreichere Form der Elektrolyt-
und Flüssigkeitssubstitution (Stufe 2). Falls ausreichende Flüssigkeitszufuhr oral oder per Sonde nicht möglich (Bewußtseinsstörung, persistierendes Erbrechen, Schock): Bilanzierte Flüssigkeits- und Elektrolytsubstitution auf parenteralem Wege. Korrektur evtl. sekundärer *Hypoglykämie, *Hypokaliämie* und *Hypomagnesiämie.*

Stufe 2
Zwischendiät. Alle Formen von *Schleimdiät* ● (Haferschleim, Reisschleim, Gerstenschleim, auch als Fertigpräparate) und *Pectinkost* ●
(Karottensuppe, geriebener Rohapfel, geschlagene Banane usw.) in variabler Kombination in kleinen Portionen über den Tag verteilt unter Beibehaltung eines gewissen Quantums an Zucker-Elektrolyt-Lösungen, gesal-

Teil 3

zener Brühe, kaliumreicher Säfte usw. (Stufe 1) je nach Besserung des klinischen Bildes. *Keine mengenmäßige Begrenzung der Kost.* Weiterhin flüssigkeitsreiches Regime.

Stufe 3

Toleranzgerechter Kostaufbau (Realimentation): Mit fortschreitender Besserung von Allgemeinbefinden und Stuhlbeschaffenheit schrittweise Erweiterung der für einige Tage noch beizubehaltenden Schleim- und Pectinmahlzeiten der Stufe 2 durch Zulage vor allem von *lactose- und fettarmem Eiweiß*, in zweiter Linie von *ballaststoffarmen Kohlenhydraten* und schliesslich von *leicht verdaulichem Fett* (flexible Handhabung, Kriterium für Möglichkeit der Kosterweiterung das subjektive Befinden sowie die jeweile Beschaffenheit und Frequenz der Stühle). *Eiweiß:* Buttermilchsuppe (gekocht), kommerzielle sog. *antidiarrhoische *Heilnahrungen* ● auf Milchbasis (in Kombination mit Schleim-, Karotten- oder Kakaosuppe, geriebenem Rohapfel, geschlagener Banane oder als Milchmischgetränk sehr empfehlenswert für problematische Fälle auch bei älteren Kindern und bei Erwachsenen; besonderer Vorteil das gut tolerable breite Spektrum der enthaltenen Nährstoffe), Magerquark, gekochtes Ei, mageres Kalbfleisch, mageres Geflügel (ggf. passiert), gekochter Fisch, Gelatinespeisen mit Kakao. *Kohlenhydrate:* Stärkemehl, Griess, feine Teigwaren, Reis, Zwieback, Toast, Weißbrot, sog. Butterkeks, Kartoffelpüree, leichtverdauliche Gemüse püriert (Karotte, Spinat usw.). *Fett:* Verwendung nur von Butter, Diätmargarine und Pflanzenölen. Fettarme Zubereitung aller Gerichte. Fett nicht miterhitzen, sondern erst nach dem Garen zusetzen. Häufige kleine Mahlzeiten. Weiterhin viel trinken lassen (schwarzer Tee, Wasserkakao, Obstrohsäfte), auch zwischen den Mahlzeiten. Keine zu kalten Speisen oder Getränke. Medikamentöse Vitaminsubstitution. *Hilfreich bei verzögertem Abklingen der Diarrhoe:* Pectinkostanteil der Kost (geriebener Rohapfel, geschlagene Banane) nicht zu früh absetzen. Häufiger am Tage eine Portion Wasserkakao, Heidelbeersaft, Heidelbeertee (Aufguß aus getrockneten Heidelbeeren) oder einfach 3–4 Esslöffel getrockneter Heidelbeeren. Bittere Schokolade. Johannisbrotmehl 20–60 g über den Tag verteilt (3–10 %ig in abgekochtem Wasser, gekochter Milch oder Suppen). Bei Möglichkeit kunstgerechter Ernährungsbehandlung sind *antidiarrhoische („stopfende") Medikamente fast immer entbehrlich!*

Stufe 4
Übergang zur normalen Dauerkost. Mit dem Erreichen normaler Stuhlfrequenz und -beschaffenheit vorsichtiger Übergang auf gewohnte Normalkost *(*leichtverdauliche Kost ●, *leichte Vollkost ●, *Vollkost ●)* unter besonderer Beachtung verbliebener Nahrungsmittelunverträglich-

keiten und der Notwendigkeit des Ausgleichs unter der diarrhoischen Erkrankung entstandener Defizite an Nährstoffen und Energie.

Durchfallsprävention: → *Reisediarrhoe, bakterielle *Lebensmittelvergiftung.

Chronische Diarrhoe (symptomatische Behandlung). Leicht aufschliessbare, im Nährstoff- und Energiegehalt bedarfsgerechte Kost nach den vorstehenden Grundsätzen des toleranzgerechten Kostaufbaus (Stufe 3) bei akuter Diarrhoe. Auffüllung allfälliger Flüssigkeits- und Elektrolytdefizite. Zulage von Pectinkostgerichten und/oder Haferkleie (!), Magermilchpulver, entfettetem Sojamehl zu 2–4 Mahlzeiten täglich (→ *Pectinkost ●). Ausschaltung aller für Durchfallskranke erfahrungsgemäß wenig bekömmlichen Nahrungsmittel (Hülsenfrüchte, Kohlgemüse, grobes Brot, Fettgebratenes, Mayonnaise, Pilze, Nüsse, Trockenobst, kühlschranktemperierte Getränke usw.); späterer Wiedereinsatz nur nach Bekömmlichkeitsprüfung. Sorgfältige Ernährungsanamnese zwecks Ermittlung und Eliminierung individuell unverträglicher Erzeugnisse und Zubereitungsweisen. Bei Therapieresistenz versuchsweise vorübergehend *Elementardiät (*Oligopeptiddiät ●)* mit überlappendem vorsichtigem neuerlichem Kostaufbau. Beseitigung bestehender *protein-calorischer *Unterernährung,* Substitution defizitärer Nährstoffe (Kalium, Kochsalz, Calcium, Magnesium, Zink, Vitamine). Bei begleitender *Steatorrhoe partieller Fettaustausch mit MCT-Fetten (→ *MCT-Kost●; vgl. *chologene Diarrhoe).* Im Falle akuter diarrhoischer Exacerbationen Rehydratationsmaßnahmen und Diätaufbau wie eingangs bei akuter Diarrhoe. In Problemfällen mit ungeklärter Pathogenese Ausschaltung allfälliger Belastung durch Sorbit, Isomalt, Maltit, Mannit o. ä., z. B. in Medikamenten, sog. Polyoldiarrhoe; vgl. *Sorbitintoleranz) oder durch Vitamineinnahme in Megadosen (Ascorbinsäure, Pantothensäure, Niacin). Überprüfung eventueller Wirksamkeit von *glutenfreier ●, *laktosearmer ●, *fructosereduzierter ●, *saccharosearmer ●, *milcheiweißfreier ●, *kohlenhydratarmer Kost ●, *Malassimilationsdiät ● und *Eliminationsdiäten* (Ausschluß einer *Nahrungsmittelallergie) mit gegebenenfalls zu ziehenden diätetischen Folgerungen. Möglichkeit der Durchfallauslösung durch überhöhte (meist medikamentöse) *Magnesium*zufuhr bedenken, wenn Mg-Ausscheidung mit dem Stuhl höher als 15 mmol/Tag oder 45 mmol/Liter Faeces. Beachtung weiterer ursächlich evtl. beteiligter spezieller Funktionsstörungen (*Laxantienabusus, Zustand nach *Magenresektion, *Kurzdarm-Syndrom, *Pankreasinsuffizienz, *Malabsorption, *Disaccharidasemangel, *Colitis ulcerosa, *Crohn'sche Krankheit, *chologene Diarrhoe, *Colon irritabile u. ä.).

Disaccharidasemangel, generalisierter; allgemeine Disaccharidmaldigestion

Kohlenhydratarme Kost ● (KH-Anteil anfangs 10–15 % der Energiezufuhr) mit individuell toleranzgerechter Einschränkung der Lactose-, Saccharose-, Maltose- und Stärkezufuhr (→ *zuckerarme Kost* ●, *lactosearme Kost* ●, *saccharosearme Kost* ●, *maltosearme Kost* ●). Glucose wird toleriert. Säuglinge: Muttermilch oder lactosearme Semielementardiäten (Nutramigen®, Pregestimil®) nach individueller Toleranz. Übrige Kostgestaltung (einschliesslich eventueller späterer Reexpositionsversuche mit Lactose, Saccharose usw. zwecks Klärung der Frage möglicher Kostliberalisierung) je nach Art und Entwicklungstendenz des Grundleidens (vgl. *Lactasemangel, *Saccharase-Isomaltase-Mangel, *Malabsorption, *Coeliakie, *Kwashiorkor, protein-calorische *Unterernährung). Sorgfältige Kalkulation bedarfsgerechter Nährstoffversorgung (wasserlösliche Vitamine! Calcium!), u. U. mit Hilfe kommerzieller KH-freier Spezialnahrung (z. B. M-3423 Nestlé), der die im Einzelfall verträglichen Kohlenhydrate zugegeben werden.

Zu beachten: Häufige Neigung zu *Diarrhoe* und *Hypoglykämie.*

Dolichocolon; Sigma elongatum („Langdarm")

Ausreichende Deckung des bei dieser Anomalie beträchtlich erhöhten Ballaststoff- und Flüssigkeitsbedarfs („Je länger der Darm, desto höher der Ballaststoffbedarf!"): *Ballaststoffreiche Kost* ● (> 60 g Ballaststoffe/ Tag, > 2 Liter tägliche Trinkmenge), bei Kleinkindern in altersstufengemäß adäquater Abwandlung, als lebenslange Dauerkost. Häufige kleine Mahlzeiten. Für Zwischenmahlzeiten besonders geeignet Rohkost aller Art, Backobst, Frischkornbrei (Müsli), Sauermilchen. Phantasiereiches Variieren zum Herausfinden der im Einzelfall wirksamsten Nahrungsmittel und Gerichte. Generelle Zurückhaltung mit Schokolade, kakaohaltigen Zubereitungen, Bananen und zu reichlichem Fleischverzehr. Entscheidendes Kriterium erfolgreicher Kostgestaltung: Regelmäßiger Stuhlgang (in höchstens 2–3tägigem Abstand) ohne Defäkationsprobleme (→ *chronische *Obstipation).*

Down-Syndrom (Trisomie 21)

Sicherstellung bedarfsgerechter Energie- und Nährstoffversorgung entsprechend den D-A-CH-Empfehlungen für die jeweilige Altersstufe. Variation der Speisenkonsistenz nach individueller Toleranz (ggf. pürierte

Kost o.ä.). Kostanpassung an evtl. *Schluckstörungen*. Vermeiden von *Adipositas* und *Obstipation* (häufig!). Vgl. *Hypothyreose*.

Zur Frage der Präventionsmöglichkeit. Im Hinblick auf eine denkbare Beteiligung mangelnder Folsäureaktivität an der Ätiopathogenese des Down-Syndroms (aufgrund neuerer biochemischer Befunde zu vermuten) Sicherstellung dauerhaft bedarfsgerechter diätetischer, erforderlichenfalls auch medikamentöser (0,4–1,0 mg/Tag) Folatversorgung für jede im gebärfähigen Alter stehende Frau (→ *Folsäuremangel*), d. h. Beginn mit entsprechender **Kostkorrektur nicht erst nach Eintritt einer Schwangerschaft!** Erfahrungen bleiben abzuwarten.

Drogenabhängigkeit; Suchtkrankheiten

Beseitigung der in fortgeschritteneren Stadien fast immer bestehenden *protein-calorischen* *Unterernährung* oder sonstigen groben qualitativen Fehlernährung (Ernährungsanamnese!) ist wichtige Voraussetzung einer erfolgreichen Entzugs- und Rehabilitationsbehandlung: Leichtverdauliche hypercalorische Kost von hoher Nährstoffdichte *(*Aufbaukost •)* in häufigen kleinen Mahlzeiten. Einzelheiten des diätetischen Vorgehens entsprechen denen bei *Alkoholismus*. Besonders zu berücksichtigen abnorme Essgewohnheiten, die häufig bestehende *Appetitlosigkeit*, der fast nie fehlende Mangel an essentiellen Fettsäuren, an Vitaminen (B-Vitamine, Vitamin C) und Spurenelementen (Eisen, Zink etc.), Zustände von *Dehydratation* und chronischer *Obstipation* oder Neigung zu *Diarrhoe* und *Malabsorption*. Vgl. *Tabakabusus*.

Dünndarmresektion

Präoperativ nach Möglichkeit hochcalorische, erforderlichenfalls parenterale Ernährung zur Korrektur von allfälliger Mangelernährung, Flüssigkeits- und Elektrolytdefiziten. *Postoperativ* nach Erreichen ausgeglichener Flüssigkeits- und Elektrolytbilanz [75] totale *parenterale Ernährung* • (40–45 kcal = 170–190 kJ/kg/Tag, davon ca. 60 Energie % Kohlenhydrate, 25 Energie % Fett, 15 Energie % Aminosäuren, 40–50 ml/kg/Tag Flüssigkeit) für je nach Resektionsausmaß und Anastomosenverhältnissen etwa 2–10 Tage. Frühestmöglich (auch bei noch erhöhten Stuhlvolumina) Beginn mit behutsamem, stufenweisem, enteral-oralem Kostaufbau (pumpengesteuerte *Oligopeptiddiät* •, anfangs verdünnt auf physiologische Osmolarität von ca. 300 mOsmol/l, ggf. *nährstoffdefinierte Formeldiät* • von 25 ml/Std. ansteigend bis ca. 125 ml/Std. gastral, *Malassimilationsdiät* •, *leichtverdauliche Kost* •) bei zunächst noch (für 1-3 Wochen, bis zur Stufe 4 der Malassimilationsdiät) beizubehaltender, schrittweise zu reduzierender adjuvanter parenteraler Ernährung. Ziel eine der jeweiligen Toleranz angepaßte (Problem: Ermittlung der individuellen Fetttoleranz!), hochcalorische, im Nährstoffgehalt bedarfsgerechte, anfangs zu pürierende Kost. Fettzufuhr (LCT-Fette) ist in Abhängigkeit von fortbestehender *Steatorrhoe und *chologenen Diarrhoen zu begrenzen (< 40 g/Tag) unter Anreicherung mit MCT-Fetten (→ *MCT-Kost ●). Kost eiweißreich, lactose-, oxalat- und ballaststoffarm (< 15 g Ballaststoffe/Tag; vgl. *ballaststoffarme Kost ●). Mindestens 6-8 Mahlzeiten über den Tag verteilt. Substitution defizitärer Nährstoffe (Natrium, Kalium, Calcium, Magnesium, Folsäure, Vitamin B_{12}, fettlösliche Vitamine). Bei anhaltender Durchfallsneigung versuchsweise Pectinzulage (*Pectinkost ●). Wenn bei zu geringer verbliebener Resorptionsfläche positive Natrium- und Flüssigkeitsbilanz nicht mehr erreichbar, kann Natriumsupplementierung in Form von Glucose-Elektrolyt-Lösungen (Elotrans®, Oralpädon® u. ä.; → *Diarrhoe) oder Reisstärke-Elektrolyt-Lösung hilfreich sein. Nach 6 bis 9 Monaten durch Probebelastung Austestung des Regenerationsgrades der Dünndarmfunktion zwecks Ermittlung möglicher Diätauflockerungen und Festlegung geeigneter Dauerkost (→ *Kurzdarmsyndrom). Bei End-zu-End-Resektionen von weniger als 50 % des Dünndarms und fehlender Beteiligung des distalen Ileums in vielen Fällen dann keine größeren diätetischen Einschränkungen mehr erforderlich.

Dünndarmtransplantation

Präoperativ Versuch einer Korrektur der gravierendsten Ernährungsmängel mittels totaler *parenteraler Ernährung ● (TPE).
Postoperativer Kostaufbau:
1. Totale *parenterale Ernährung ● (Energie- und Nährstoffbedarf individuell zu bemessen) über einige Wochen bis Monate, mindestens solange, bis 50 % des Bedarfs auf enteralem Weg toleriert werden.
2. Mit schrittweisem Auslaufenlassen der TPE Übergang (5-10 ml-Schritte pro Tag) auf *Sondenernährung ●, zunächst mit *Oligopeptiddiät ●, ab etwa 2. Monat mit *nährstoffdefinierter Formeldiät ● meist durch *Jejunostomie oder *Gastrostomie (PEG). Osmolaritätssteigerung nach Toleranz. Glutaminsupplementierung (→ *Immundefizienz). Völlige Entwöhnung von der TPE kann mehrere Monate dauern.
3. *Oraler Kostaufbau* zunächst niederosmolar, zucker-, lactose-, LCT-fett- und ballaststoffarm (vgl. *Dünndarmresektion, *Kurzdarm-Syndrom). Fernziel eine auch bei reduzierter Toleranz voll bedarfsgerechte Dauerkost.

Dumping-Syndrom (jejunales Hyperosmose-Syndrom)

Relativ eiweiß- und fettreiche *zuckerarme Kost ● (Kohlenhydrate maximal 40 %, Eiweiß ca. 20 %, Fett 40 % der Energiezufuhr), schonkostgerecht (Basis: *Leichte Vollkost ●), ballaststoffangereichert (Vollkornerzeugnisse, Haferkleie, Pectinzulage; vgl. *Pectinkost ●). Kohlenhydrate weitestmöglich in polymerer Form (Stärke), gleichmäßig über den Tag verteilt. Nichtnutritive Süßstoffe unbedenklich. *Häufige (6-8) kleine „trockene" Mahlzeiten.* Keine stark gesalzenen Gerichte. Flüssigkeit jeder Art (auch Kaffee und Tee) nur zwischen den Mahlzeiten (frühestens 45-60 Min. nach Aufnahme fester Nahrung), Einzelportion nicht über 0,125 Liter. Keine zu kalten, keine CO_2-haltigen Getränke, keine Obstsäfte, kein Bier. Milch nach Toleranz. Im Hinblick auf möglicherweise bestehende *Malabsorption sorgfältige Kalkulation bedarfsgerechter Nährstoff- (Calcium-, Eisen-, Vitamin-)Versorgung. Ausschaltung individuell unverträglicher Kostbestandteile (Ernährungsanamnese!). Patienten sollen langsam und in Ruhe speisen und sorgfältig kauen. Halbstündiges Liegen postprandial oder Einnahme der Mahlzeiten im Liegen kann in Problemfällen hilfreich sein. Symptombezogene Maßnahmen → *Übelkeit, gehäuftes *Erbrechen, *Diarrhoe. Im Laufe der Zeit meist Kostauflockerung möglich. Im übrigen → *Magenresektion.

Dyschezie[1]; rectale Obstipation (fecal impaction)

Rezidivprophylaxe nach Beseitigung des rectalen Kotstaus: Verkürzung der gastrointestinalen Transitzeit (auf < 48 Std.) durch schrittweise Steigerung des Ballaststoff- (auf > 50 g/Tag) und Flüssigkeitsgehalts der Kost (Trinkmenge > 2 Liter/Tag). Begrenzung der Proteinzufuhr in Höhe der Empfehlungen für die Ernährung des Gesunden (0,8 g/kg/Tag). Zufuhr der *Ballaststoffe* bei diesen Patienten *nur im natürlichen Verband pflanzlicher Nahrungsmittel (→ *ballaststoffreiche Kost ●)*, nicht in Form medikamentöser Konzentrate (Kleietabletten u. ä.), die erfahrungsgemäß oft mit unzureichender Flüssigkeitsmenge eingenommen werden (häufige Dyschezieauslöser!). Haferkleie für diese Indikation nicht empfehlenswert. Zulage von Milchzucker, Sorbit oder *Lactulose ▲. Im Falle einer *Kauinsuffizienz (häufig bei den von Dyschezie betroffenen Senioren) Verabfolgung der Kost in passierter Form bis zur Wiederherstellung der Kaufunktion. Kriterium für ausreichende und qualitativ adäquate Ballaststoffzufuhr: Regelmäßiger Stuhlgang (in höchstens 2-3tägigem Abstand) ohne Defäkationsprobleme *(→ chronische *Obstipation).* Vgl. *Enddarmstenose.

---

[1] Sprich: *Dys-chezie!*

Dysenterie (bakterielle Ruhr)

Rehydratation, Kostaufbau und Beseitigung verbleibender Mangelernährung nach den gleichen Grundsätzen wie bei anderen schweren Durchfallerkrankungen (→ *Diarrhoe*). Aufbau einer bedarfsgerechten Dauerkost (*leichte Vollkost* ●, *Vollkost* ●) nicht selten nur mit Verzögerung möglich. Diätetisch zu berücksichtigende *unspezifische *Nahrungsmittelintoleranzen* und *Colon irritabile* (Ernährungsanamnese!) verbleiben häufig für längere Zeit.

Diätetische Prävention wie bei *Cholera*.

Echinostomiasis (Befall durch kleinen Darmegel)

Diätetische Prävention (südostasiatische Endemiegebiete). Keinen Verzehr roher oder ungenügend gegarter (auch marinierter) Schnecken und Fische!

EHEC-(enterohämorrhagische Escherichia Coli-)Infektion

Symptombezogene Maßnahmen → *Diarrhoe, *hämolytisch-urämisches Syndrom*.

Diätetische Prävention. Strengste Beachtung korrekter Milchhygiene. Keine Rohmilch, keine Rohmilcherzeugnisse! Kein unzureichend gegartes Fleisch von Wiederkäuern, insbesondere kein rohes Rindfleisch.

Einheimische Eingeweidewürmer

Wurmkuren. *Ballaststoffarme Kost* ● ab 3. Tag vor Kurbeginn bis zum letzten Tag der Anthelminticaeinnahme. Nach Ende der Kur Ausgleich evtl. verbleibender Nährstoffdefizite (Eisen, Vitamin B_{12} usw.).

Alternative rein diätetische Wurmkur (bei Arzneimittelintoleranz). Versuchsweise *pro Tag* 1–1,5 kg roher geriebener Mohrrüben, 150–200 g roher, grob gemahlener Kürbiskerne (diese früh nüchtern in etwas Milch) und 250–300 g Salzhering (Portionsmengen für Erwachsene); alleinige Nahrung erforderlichenfalls für bis zu 5 Tage. Unterstützend ein laxierendes sulfatreiches Mineralwasser (Kissinger, Mergentheimer o. ä. [12]), ca. 300 ml jeweils 1 Stunde nach dem Frühstück.

Stuhluntersuchung auf Wurmeier. *Ballaststoffarme Kost* ● ab 3. Tag vor bis Ende der Stuhlprobenentnahmen.

Diätetische Prävention

1. *Rinder- und Schweinebandwurm:* Verhindern der Aufnahme vitaler Bandwurm*finnen* mit der Nahrung. Nur gut durchgegartes Fleisch zum Verzehr kommen lassen (kein Tatar, kein rohes Schweine- oder Rindermett, keine kurz gegrillten Steaks, kein roher Schinken, keine Rohwurst wie Plockwurst, Teewurst u. ä., kein Räucherfleisch). Besondere Sorgfalt beim Garen im Mikrowellengerät. Einfrieren auf unter –20 °C für 10 Tage tötet Bandwurmfinnen zuverlässig ab. Vgl. *Cysticercose.*

2. *Fischbandwurm (Bothriocephalosis); Heringswurm (Anisakiasis); sonstige Fischparasiten:* Nur ausreichend durchgegarten Fisch anbieten. Sicheren Schutz bietet Erhitzen auf > 75 °C Kerntemperatur für mindestens 5 Minuten oder Einfrieren auf –20 °C für 3 Tage. Alleiniges Räuchern, Pökeln oder Marinieren ist nicht zuverlässig wirksam.

3. *Spulwurm (Ascaris), Peitschenwurm (Trichuris):* Gründliche Säuberung von zum Rohverzehr bestimmtem Gemüse und am Boden wachsenden Gartenbeeren unter fliessendem Wasser. In Endemiegebieten (Jauchedüngung!) zuvor Wässern in 2 %iger Kochsalzlösung oder kurzes Eintauchen in kochendes Wasser, besser der Verzicht auf Rohverzehr derartiger Produkte, speziell bei bekannterweise möglicher Kontamination mit menschlichen Fäkalien.

4. *Kleiner Fuchsbandwurm (Echinococcus multilocularis):* Fallobst, am Boden wachsende Beeren, sonstige bodennahe Früchte, Freilandgemüse aller Art von Flächen, zu denen Füchse Zugang haben, ebenso Beeren und wildwachsende Pilze nur gut gegart zum Verzehr kommen lassen. Einfrieren tötet Fuchsbandwurmeier nicht sicher ab.

Durch vorbeugende diätetische Maßnahmen **vermeidbare Wurmkrankheiten bei Reisen in tropischen und subtropischen Ländern** → *Angiostrongyliasis*, *Bilharziose* (Schistosomiasis), *großer *Darmegel* (Fasciolopsiasis), *Echinostomiasis*, *Gnathostomiasis*, *Hakenwurmkrankheit* (Ancylostomiasis), *Heterophyiasis*, *Capillariasis*, großer *Leberegel* (Fascioliasis), *kleiner *Leberegel* (Clonorchiasis), *Lungenegel* (Paragonimiasis), *Medinawurminfektion* (Dracunculose), *Zwergfadenwurmkrankheit* (Strongyloidiasis).

Generell sollten Touristen den in manchen außereuropäischen Ländern vielerorts landesüblichen *Rohverzehr* bestimmter Arten von einheimischem Gemüse und Obst, von Fleisch, Geflügel, Fisch, Krebsen, Krabben, Muscheln, Schnecken, Fröschen u. ä. *konsequent vermeiden*. Für Getränke und zur Nahrungszubereitung sollte in Endemiegebieten *nur frisch abgekochtes Wasser* verwendet werden. Weitere Details → Prävention der *Reisediarrhoe.*

Einzelniere

In Anbetracht des Risikos eines vorzeitigen Verschleißes gesunden Nierenparenchyms durch ständig überhöhten Eiweißverzehr empfiehlt sich Ausschaltung insbesondere eines übermäßigen Fleischkonsums (Ernährungsanamnese!) und *Begrenzung der Proteinzufuhr in Höhe der Empfehlungen für die Ernährung des Gesunden* (0,8 g/kg Normalgewicht/ Tag; Erwachsene). Bei guter Compliance darüber hinaus zu erwägen: Moderate weitergehende Eiweißbeschränkung (0,6–0,7 g/kg/Tag; → *eiweißarme Kost* ●). Bisherige Befunde lassen vermuten, daß auch eine überhöhte *Phosphatzufuhr* das residuale Nierengewebe gefährden kann; weitere Erfahrungen bleiben abzuwarten.

Eisenmangel, exogener

Verbesserung des alimentären Eisenangebotes und der Resorptionsbedingungen für Eisen durch Zulage von Fleisch und Fleischwaren aller Art (auch Innereien), Fisch, C-vitaminreichem Obst und Gemüse, Fruchtsäften, Gemüsesäften, Hülsenfrüchten *(→ *Eisen* ▲). Gleichzeitiger* Verzehr von Molkereierzeugnissen (Milch, Käse usw.) verschlechtert die Ausnutzung des Nichthämeisens. Zurückhaltung mit schwarzem Tee, Bohnenkaffee, Getreiderohbreien und Kleie. Häufig reicht verbesserte alimentäre Eisenzufuhr allein zur Beseitigung des Defizits innerhalb angemessenen Zeitraums nicht aus. Problematisch dann oftmals die für einen Teil der Patienten nicht verträgliche, aus Gründen der besseren Resorption aber prinzipiell anzustrebende, interprandiale bzw. Nüchterneinnahme des verordneten medikamentösen Eisenpräparats. Vertretbarer Kompromiß in leichteren Fällen die Eiseneinnahme in Verbindung mit einer vom Patienten auszuprobierenden kleinen fleisch- oder obsthaltigen Zwischenmahlzeit (ohne Milchprodukte!). Behandlungsziel: Serumferritin > 50 µg/l. Vgl. *Säuglinge: Eisenmangel.*

Ekzem, endogenes; atopische Dermatitis; Neurodermitis

Eine spezielle, generell wirksame Ekzemdiät gibt es nicht. In Einzelfällen, insbesondere im Säuglings- (S. 516 f.) und Kleinkindesalter sowie bei Fehlernährungszuständen kann eine adjuvante diätetische Korrektur jedoch zu nachhaltiger Besserung führen.

In jedem Fall zu empfehlende Maßnahmen

1. *Vollkost* ● mit bedarfsgerechtem Energie- und Nährstoffgehalt. Beseitigung jeder Art von Überernährung (*Adipositas, ernährungsabhängige Hyperlipoproteinämien,* Fett-, Fleisch-, Zuckerhyperalimentation) oder Unterernährung (*protein-calorische *Unterernährung, *Linolsäuremangel,* Vitaminmangel, Zinkmangel u. ä.), auch Ballaststoffmangelobstipation und Alkoholbelastung.

2. Ausschaltung *gesicherter* Nahrungsmittelallergene (Kuhmilch, Ei, Fisch, Erdnüsse usw.; → *Nahrungsmittelallergie*).

3. Zurückhaltung mit nutritiven Pruritogenen (Juckreizverstärker): Scharfe Gewürze, Citrus- u. ä. saure Säfte, starker Bohnenkaffee, konzentrierte Alkoholica *(→ *Pruritus).*

4. Eliminierung aller Nahrungsmittel, von denen der Patient glaubt, daß sie sein Ekzem verschlechtern (Ernährungsanamnese! Ernährungstagebuch führen lassen!).

Zur Diskussion stehende *in Problemfällen zu erwägende weitere Maßnahmen:* „Unspezifische Umstimmung" *(→ *Allergosen),* ballaststoffangereicherte *lactovegetabile Kost* ●, *zuckerarme Kost* ●, Reduktion überhöhter Kochsalzzufuhr *(→ *natriumarme Kost* ●),* Anhebung des Gehalts der Kost an ungesättigten Fettsäuren auch ohne Vorliegen einer Hypercholesterinämie *(→ *cholesterinreduzierende Kost* ●),* Zulage von langkettigen n-3-Fettsäuren (vgl. *Seefischdiät* ●, bei Kindern zu erwägen: Lebertranzulage) oder von *γ-*Linolensäure* ▲ (orale Supplementierung von 2–6 g Nachtkerzenöl pro Tag). Praktizieren eines jeden der genannten probatorischen Verfahren über mindestens einige Monate, ehe erzielbarer Effekt erkennbar wird. Frühere Erfolgsvoraussage für den Einzelfall meist nicht möglich.

Enddarmstenose

„Austitrierung" *der Ballaststoffmenge und Ballaststoffart,* welche zur beschwerdefreien Defäkation noch ausreichend weiche Stuhlbeschaffenheit, jedoch kein zu großes Stuhlvolumen bewirkt. Steinobst (bevorzugt als Trockenobst), Beerenobst, Hülsenfrüchte, grobes Gemüse (alle Kohlarten, Sauerkraut, erforderlichenfalls püriert) bei dieser Indikation erfahrungsgemäß zweckmäßiger als Kleie oder pharmazeutische Ballaststoffkonzentrate. *Reichlich Flüssigkeit* ($> 2^1/_2$ Liter/Tag, Obst- und Gemüsesäfte, Mineralwasser u. ä.; Zurückhaltung mit schwarzem Tee). Sauermilchen. Milchzucker- oder Lactulosezulage. Kein überhöhter Fleischkonsum! Keine Kakaoerzeugnisse. Keine Quarkgerichte. Keine Bananen (vgl. *chronische *Obstipation*).

Enkopresis („obstipierte Überlaufenkopresis")

Adjuvante diätetische Maßnahme. Altersstufengerecht variierte *ballaststofffreie Kost* ● mit reichlich Flüssigkeit (vgl. *chronische *Obstipation*).

Enteritis, eosinophile

Kostgestaltung entsprechend der jeweils vordergründigen Manifestationsform: *Diarrhoe, *exsudative Gastroenteropathien, *Steatorrhoe, *Malabsorption, unspezifische *Nahrungsmittelintoleranz, *Nahrungsmittelallergie, protein-calorische *Unterernährung, *Ascites.*

Enuresis nocturna („Bettnässen")

Mehrzahl der Patienten bedarf, abgesehen von Einschränkung gewohnheitsmäßigen Vieltrinkens und Vermeiden einer zu reichlichen abendlichen Flüssigkeitsaufnahme, keiner besonderen Ernährungsbehandlung. *In schwierigen Fällen können adjuvante diätetische Maßnahmen jedoch hilfreich sein:*
1. Flüssigkeitszufuhr hauptsächlich in den Morgen- und Vormittagsstunden. Ab 17 Uhr keine Getränke mehr zulassen. Zur Abendmahlzeit keine Suppen, keine Breie, kein Obst, kein Gemüse.
2. Zum Abendbrot reichlich Salz zugeben (2–3 g Kochsalz).
3. Altersstufengerecht gestaltete *ballaststoffreiche Kost* ● zur Beseitigung der häufig begleitenden, pathogenetisch möglicherweise mit beteiligten *chronischen *Obstipation.*

Epidermolysis bullosa (gravis)

Kostgestaltung wie allgemein bei *großflächig exfoliativ-nässenden *Dermatosen.* Symptombezogene Maßnahmen → *protein-calorische *Unterernährung, *Kauinsuffizienz, *Schluckstörungen, chronische *Obstipation, *Pruritus.*

Zu beachten. Häufig Defizit an Flüssigkeit, Elektrolyten, Spurenelementen und Vitaminen!

Epilepsie (cerebrale Anfallsleiden)

Flüssigkeitszufuhr nur in kleinen Portionen über den Tag verteilt. Keine Trinkstöße. Am Abend keinen Bohnenkaffee, keinen starken schwarzen Tee, keine Colagetränke. Dringend empfehlenswert ist *Alkoholkarenz*, unbedingt erforderlich das Vermeiden von Alkoholexzessen. Beachtung des möglicherweise erhöhten Energiebedarfs. Magnesium- und B-vitaminreiche Ernährung (B_2, B_{12}, Folsäure, B_6, Biotin; → *Arzneimitteltherapie: Anticonvulsiva*), aber zunächst kein Vitamin B_6 in Megadosen.

Bei *Kindern* Vermeiden übermäßigen Trinkens. Keine coffeinhaltigen oder alkoholischen Getränke. Zurückhaltung mit dem Gebrauch von Kochsalz und Glutamat. Wenn Kleinkinder oder Vorschulkinder mit akinetischen oder myoklonischen Anfällen auf Anticonvulsiva nicht genügend ansprechen oder erforderliche höhere Dosis schlecht tolerieren: Versuch mit adjuvanter *ketogener Diät* ● für einige Wochen bis Monate (schrittweiser Aufbau, Calcium-, C- und B-Vitaminsupplementierung; anticonvulsiver Effekt nur bei kompromißloser Einhaltung der auf Dauer nicht ganz einfach zu praktizierenden Kost!). Pyridoxinabhängige Krampfleiden → *Pyridoxin-(Vitamin B_6-)Mangel*.

An Epilepsie leidende *junge Mütter:* Wenn unter Phenobarbital stehend, nach der Entbindung frühestmöglich mit dem Stillen beginnen, um stärkeren Entzugserscheinungen und möglichen Anfällen ihres an dieses Anticonvulsivum gewöhnten Neugeborenen vorzubeugen. Wenn Stillperiode zu Ende, kein zu schnelles Abstillen, sondern besonders vorsichtiges „Ausschleichen" mit der Muttermilchernährung. Säuglinge unter Phenytoin stehender Mütter bedürfen erhöhter Vitamin K-Supplementierung (1 mg/kg).

Erbrechen, gehäuftes

Auffüllung des entstandenen Flüssigkeits- und Elektrolytdefizits (Natriumchlorid, Kalium, Magnesium) nach Möglichkeit auf oralem Wege: Flüssigkeitsreiche (meist > 3,5 Liter/24 Std. erforderlich), kochsalzangereicherte (> 10 g NaCl/24 Std.) *kaliumreiche Kost* ● in toleranzgerechter Form (*Schleimdiät* ●, *Flüssigkost* ●, *flüssig-breiige (pürierte) Kost* ●, *leichtverdauliche Kost* ●, *leichte Vollkost* ● o. ä.). Stündliche kleine Mahlzeiten (Wunschkost!). Immer wieder zum Trinken animieren (schluckweise gesalzene Brühe, eisgekühlte, kaliumangereicherte Obstsäfte u. ä.). Diätetisches Vorgehen im übrigen wie bei *Übelkeit*. Bei unzureichender oraler Flüssigkeitsaufnahme oder unbeherrschbarem Erbrechen parenterale Substitution von Flüssigkeit, Kochsalz (→ *isotone Dehydratation*), Kalium (40–60 mmol KCl pro Liter physiologischer NaCl-

Lösung) und Magnesium (6–12 mmol/Liter) sowie vorübergehend *parenterale Ernährung* ●. Vgl. *Acetonämisches Erbrechen*.

ERCP (endoskopisch-retrograde Cholangio-Pankreaticographie)

Ab Vorabend des Untersuchungstages *klare *Flüssigkost* ●. Trinken bis 4 Std. vor der Untersuchung. Am Untersuchungstag, frühestens 6 Stunden nach erfolgter ERCP, nur Tee und Zwieback. Ab folgendem Tag normale Kost bzw. vorgegebene Diätkost (vgl. *perioperative Ernährung*).

Erektile Dysfunktion (Störung der Erektionsfähigkeit)

Diätetische Korrektur potentieller Risikofaktoren: *Adipositas*, *Hypercholesterinämie*, *metabolisches* Syndrom, arterielle *Hypertonie*, fehlerhafte Stoffwechselführung bei *Diabetes mellitus*, *Alkoholismus*, Hypovitaminosen, *protein-calorische *Unterernährung*, *Tabakabusus*, *Drogenabhängigkeit*. Im übrigen → *Infertilität*.

Ergometrie; Belastungselektrokardiogramm

Zum *Ausschluß nahrungsabhängiger Störfaktoren* standardisierter leichter Imbiß (ca. 20 g KH als Weißbrot oder Brötchen mit 10 g Margarine, und 10 g Marmelade, coffeinfreies Getränk nach Wunsch) 3–4 Stunden vor der Untersuchung. Zwischenzeitlich keine weitere Nahrungsaufnahme.

Erkältungskrankheiten; grippale Infekte

Flüssigkeits- und frischobstangereicherte *leichte Vollkost* ● o. ä.; symptombezogene Maßnahmen → *Fieber, *Rachenentzündung, akute *Infektionskrankheiten*.

   Diätetische Prävention in Form der Beseitigung jeder Form von Fehlernährung (auch calorische Überernährung und *Adipositas!*) und dauerhafter Sicherstellung einer biologisch vollwertigen Ernährung kann die Anfälligkeit für sog. Erkältungskrankheiten (*„banale" Grippe*) wesentlich herabsetzen. Details → *Infektresistenzschwäche*. Ernährungsanamnese!

Erythema exsudativum multiforme (majus)

Diätetisches Vorgehen entspricht dem bei *großflächig exfoliativ-nässenden *Dermatosen.* Symptombezogene Maßnahmen →**Fieber, *Dehydratation.*

Ethanolintoleranz (absolute Alkoholunverträglichkeit)

Nicht ganz seltene, insbesondere im Rahmen defektgeheilter Hepatitiden (sog. Posthepatitissyndrome) verbleibende *Unverträglichkeit für schon kleinste Alkoholmengen* (gelegentlich als vermeintliche „Alkoholallergie" fehlgedeutet). Erfordert systematische Ausschaltung nicht nur aller alkoholischen Getränke (von den Patienten zumeist schon selbst eliminiert) einschliesslich sogenannten alkoholfreien Biers und Weins, von Zubereitungen mit Essig, von Weinbrandkirschen, Cognacbohnen u. ä., sondern auch sämtlicher Ethylalkohol nur in sehr viel geringerer Menge enthaltenden Produkte wie etwa Kefir und alkoholversetzter Zubereitungen aller Art (Fruchtsuppen, Fruchtsoßen, Obstsalate, Konfitüren, Joghurtdesserts, Milchmischgetränke, Cremespeisen, Speiseeis, Süßwaren, Marzipan, Kuchenfüllungen, Savarinkuchen, Würzsoßen, Aromen, Kräftigungsmittel u. v. a.). *Zur Geschmacksverbesserung den Speisen zugesetzter Alkohol (Weine, Spirituosen) verkocht nicht hundertprozentig!* Problematisch die (im Gegensatz zu ethanolhaltigen Arzneimitteln) *meist fehlende Deklaration des für den Konsumenten nicht immer rechtzeitig wahrnehmbaren Alkoholzusatzes zu Lebensmitteln und Restaurantgerichten.* Auch bei handelsüblichen Fruchtsäften und Fruchtsaftgetränken ist ein geringer Ethanolgehalt deklarationsfrei zulässig (bis zu 0,3 g/100 g; wird in dieser Höhe allerdings nur selten erreicht).

Exsudative Gastroenteropathien; enterale Eiweißverlustsyndrome

Energiereiche, leichtverdauliche **MCT-Kost* ● (Minimierung der Zufuhr langkettiger Fette; > 50 g MCT-Fett/Tag) unter ausreichender Versorgung mit essentiellen Fettsäuren (**Linolsäure* ▲, *α-*Linolensäure* ▲, **Eikosapentaensäure* ▲) und fettlöslichen Vitaminen (A, D, E, K). Bei Proteinexsudation vornehmlich in distalen Darmbereichen (Ileum, Colon) Eiweißanreicherung (1,2–2,0 g Protein/kg/Tag; → **eiweißreiche Kost* ●) entsprechend der zu vermutenden Höhe des Verlustes. Bei Dünndarmerkrankungen mit Störung der Aminosäurenresorption parenterale Zufuhr von Aminosäuren oder (insbesondere präoperativ) Eiweiß (Humalbumin). Im Hinblick auf häufig bestehende Ödemneigung Kochsalzrestriktion (→ *Ödeme; *natriumarme Kost ●). Supplementierung defizitärer Nährstoffe (Kalium, Calcium, Magnesium, Eisen, Zink, Kupfer). Formeldiäten oft hilfreich. Alkoholkarenz empfehlenswert. Kostgestaltung im übrigen je nach Grundleiden. Vgl. *protein-calorische *Unterernährung, chronische *Diarrhoe, *Colitis ulcerosa, *Crohn'sche Krankheit, *Steatorrhoe, *Malabsorption.*

Fäulsnisdyspepsie

1–2 Tage *klare *Flüssigkost ●* (gezuckerter Tee, gesalzene Gemüsebrühe, Obstpresssäfte) mit Zwieback oder getoastetem Weißbrot. Übergang auf eine flüssigkeitsreiche, zunächst kein tierisches Eiweiß enthaltende, nicht zu fettreiche Kohlenhydratkost: *Schleimdiät ●, *Haferdiät ●, *Reis-Obst-Diät ●, *Pectinkost ●, *Obstdiät ●* in toleranzgerechter (Stuhlüberwachung!) und den individuellen Wünschen entgegenkommender Kombination. Zulage von Milchzucker oder *Lactulose ▲* (2–3mal 1 Esslöffel pro Tag). Nach Normalisierung der Stühle schrittweiser Aufbau adäquater Eiweißzufuhr, zweckmäßigerweise beginnend mit fettarmen Sauermilchen (Joghurt, Dickmilch, Buttermilch), Magerquark und zartem magerem Fleisch. Kein Überschreiten der empfehlenswerten Tagesmenge an Eiweiß (0,8 g/kg, Erwachsene). Weiterer Kostaufbau über *leichtverdauliche Kost ●* und *leichte Vollkost ●.* Übrige Kostdetails je nach Grundleiden (Pankreasinsuffizienz, postdystrophische Zustände, beschleunigte Dünndarmpassage u.ä.). Prävention bei bekannter Gefährdung: Vermeiden überhöhten Fleischkonsums.

Fanconi-(de Toni-Debré-)Syndrom; Phosphoglucosaminoacidurie

Wenn auslösende Grundkrankheit bekannt und einer Diättherapie zugänglich (*Galactosämie, hereditäre *Fructoseintoleranz, *Hypertyrosinämie Typ I, *Hartnup-Syndrom, *Wilson'sche Krankheit, *Cystinose, *Glykogenosen* u. a.) Versuch einer entsprechenden speziellen Behandlung, die bei rechtzeitigem Einsatz zu weitgehender Rückbildung der Phosphoglucosaminoacidurie führen kann. Unterstützende symptombezogene Maßnahmen → *Dehydratation* (Ausgleich der renalen Verluste an Flüssigkeit und Elektrolyten, erforderlichenfalls mit Alkalisupplementierung), *Hypokaliämie, *Phosphatdiabetes, *Hypercalciurie, nichtdiabetische *Hypoglykämie, *Carnitinmangel, chronische *Niereninsuffizienz.*

Sog. Fatigue-(Erschöpfungs-)Syndrom, chronisches

Beseitigung objektivierbarer Nährstoffmängel (Vitamine, Natrium, Eisen, Zink usw.). Unterbindung überhöhten Alkoholkonsums. Diätetisches Vorgehen im übrigen wie bei *Hypotonie-(Orthostase-)Syndrom*.

Fettbestimmung im Stuhl

Erfordert *Standardisierung der Fettzufuhr* (Erwachsene meist auf 80–100 g/Tag, Kinder auf 2 g Fett/kg/Tag oder 35 % der Energiezufuhr) während 4tägiger Testperiode und (falls keine Markierung von deren Beginn und Ende erfolgt, z. B. durch Einnahme von Kohletabletten) vorangehender 3tägiger Vorbereitungsperiode. Herstellung der Kost aus auf festgelegte Gesamtfettmenge kalkulierter *leichter Vollkost* ● bzw. indizierter Diätkost oder durch Zulage definierter Fettmenge in Form von Butter, Diätmargarine, Vollmilcherzeugnissen u. ä. zu einer weitgehend fettfreien, mäßig ballaststoffhaltigen Basiskost. Letztgenanntes Vorgehen nach entsprechender Beratung auch für ambulante Patienten praktikabel (Ernährungstagebuch führen lassen!). Formeldiäten für Probekost ungeeignet.

Fettleber (Hepatosteatose)

Behandlungsprinzip. Beseitigung häufig bestehender Fehlernährung. Einstellung auf calorisch angemessene, nährstoffkomplette Dauerkost. Ausschaltung individuell unverträglicher Nahrungsmittel und Zubereitungsweisen. Alkoholkarenz.

Praktisches Vorgehen
1. *Mastfettleber:* Behutsamer, aber konsequenter Abbau erhöhten Körpergewichts (→ *Adipositas*). Herabsetzung insbesondere des Konsums an Zucker und feinen Teigwaren. Reichlich Ballaststoffe in jeder Form. Begrenzung der Fettzufuhr auf die Höhe der Empfehlungen für die Ernährung des Gesunden (< 30 % der Energiezufuhr, entsprechend ca. 65–80 g Fett pro Tag) mit reichlich ungesättigten Fettsäuren einschliesslich maritimer n-3-Polyensäuren (→ *Seefischdiät* ●), auch in Fällen ohne Hyperlipoproteinämie. Alkoholkarenz.
2. *Alkoholische Fettleber:* Wichtigste Maßnahme die Unterbindung jeglichen Alkoholgenusses. Ausschaltung der häufig zugleich bestehenden Mastkomponente (s. o.) und sonstiger alkoholassoziierter Ernährungsmängel (→ *Alkoholismus*).

3. *Marantische* oder *Mangelfettleber:* Beseitigung der zugrundeliegenden Mangelernährung *(→ protein-calorische *Unterernährung, *Kwashiorkor,* Mangel an *Cholin* ▲, insbesondere unter totaler parenteraler Ernährung, *Malabsorption).*
4. *Diabetische Fettleber:* Optimierung der Stoffwechseleinstellung (→ *Diabetes mellitus).*
5. *Hypertriglyceridämische Fettleber:* *Triglyceridreduzierende Kost ● (vgl. *Hyperlipoproteinämie Typ IV).*
6. *Fettleber bei Fructoseintoleranz:* *Fructosereduzierte Kost ● (→ *Fructoseintoleranz).*
7. *Galactosämie-Fettleber:* *Galactosefreie Kost ● (→ *Galactosämie).*
8. *Coeliakie-Fettleber:* *Glutenfreie Kost ● (→ *Coeliakie).*
9. *Kryptogene („idiopathische")* Fettleber, nach Ausschluß bzw. Beseitigung allfälliger vorstehender alimentärer Ursachen fortbestehend: Im Energie- und Nährstoffgehalt bedarfsgerechte Kost *(*leichte Vollkost ●, *Vollkost ●).* Berücksichtigung individueller Nahrungsmittelintoleranzen. Alkoholkarenz. In Problemfällen versuchsweise fettangereicherte (Ölsäure, Polyensäuren) *kohlenhydratarme Kost ●.*

Fieber; Status febrilis

Flüssigkeits-, kochsalz- und kaliumreich zu gestaltende (Trinkmenge mindestens 2 Liter + 0,5 Liter pro Grad Übertemperatur, NaCl > 10 g, Kalium > 4 g pro Tag) gut gewürzte *leichtverdauliche Kost ●* oder *leichte Vollkost ●* (Zulage von C-vitaminreichen Obst- und Gemüsesäften, Rohkostsalaten, Kompott, Fruchtsuppen, Milchmischgetränken, nährstoffdefinierten Trinknahrungen, Quarkspeisen, Speiseeis), erforderlichenfalls in Form einer *flüssig-breiigen (pürierten) Kost ●* oder beim Schwerkranken einer *nährstoffkompletten *Flüssigkost●.* Kostdetails nach Möglichkeit individuell wunschgerecht. Häufige kleine Mahlzeiten. Überwachung und ggf. Korrektur von Flüssigkeits- und Elektrolythaushalt. Bei länger als 3 Tage anhaltenden Fieberzuständen und in der Rekonvaleszenz erhöhten Bedarf an Energie (etwa 10–13 % Mehrbedarf je 1 °C Temperaturerhöhung) und essentiellen Nährstoffen, insbesondere an Eiweiß (1,3–1,5 g/kg/Tag) und Vitaminen, einkalkulieren! (→ *Aufbaukost ●).* Symptombezogene Maßnahmen → *Appetitlosigkeit, hypertone *Dehydratation, akute *Infektionskrankheiten.* Kostgestaltung im übrigen je nach Grundleiden und Begleitstörungen.

Finale Krankheitszustände (terminal illness)

Bedarfsgerechte Versorgung mit beliebiger fester und flüssiger Nahrung in Form einer freien *Wunschkost* (sehr hilfreich dabei die Einbeziehung der Angehörigen und die von Krankenhauspatienten häufig gewünschte Erweiterung durch Zubereitungen aus ihrer häuslichen Küche), solange es die Umstände irgend zulassen. Kein Beharren auf in diesem Krankheitsstadium nicht mehr sinnvollen, den Kranken nur unnötig belastenden diätetischen Einschränkungen. Reichliches Flüssigkeitsangebot in abwechslungsreicher Auswahl. Erlaubt ist alles, was der Patient wünscht und toleriert (auch alkoholische Getränke). Handhabung aller Maßnahmen unter dem Gesichtspunkt der geringstmöglichen Beschwerlichkeit für den Patienten [66].

Spätestens beim Eintreten eines offensichtlich *moribunden Zustandes* gänzlicher Verzicht auf spezielle Ernährungspraktiken und störende Prozeduren jeder Art. Beschränkung auf behutsame orale Fütterung (z. B. **Flüssigkost* ●), gute Mundpflege sowie allenfalls vorsichtige peripher-venöse Flüssigkeits-, Elektrolyt- und Glucosezufuhr, wenn Patient über Durst klagt, aber nicht mehr schlucken kann. Versuchsweise gleiches Vorgehen im Falle einer zu respektierenden rechtswirksamen Verweigerung aller lebensverlängernden Maßnahmen seitens eines Schwerstkranken in prognostisch infauster Situation, *auch wenn die künstliche Ernährung ausdrücklich abgelehnt wird.* Keinerlei Zwangsfütterung. In Zweifelsfällen Konsultation der örtlichen Ethikkommission.

Fisteln, gastrointestinale äußere

Behandlungsprinzip. Bedarfsgerechte Versorgung mit Nährstoffen und Energie sowie Beseitigung der durch Fistelausfluß und Malabsorption bedingten Mangelernährung bei weitestmöglicher Entlastung des Magendarmtrakts.

Praktisches Vorgehen. Hochcalorische künstliche Ernährung (3000–4000 kcal = 12 500–16 750 kJ/Tag) über genügend lange Zeit (einige Wochen bis 1–2 Monate), je nach Schweregrad und sonstigen Umständen der Erkrankung (insbesondere bei starkem Fistelausfluß) in Form totaler **parenteraler Ernährung* ●, bei distaler Darmfistel mit nicht zu großem Fistelausfluß (< 500 ml/Tag) und in ausreichender Länge erhalten gebliebenem proximalem Dünndarm versuchsweise in Form vollbilanzierter **Oligopeptiddiät* ● oder ballaststofffreier **nährstoffdefinierter Formeldiät* ● jejunal bzw. gastral *(→ *Sondenernährung* ●*).* Bei Magen- oder proximaler Dünndarmfistel **Oligopeptiddiät* ● und Plazierung der Sondenspitze im Ileum mindestens 30–40 cm distalwärts vom Sitz der Fistel (evtl. durch *Jejunostomie*). Zusätzlich gezielter Ausgleich der oftmals beträchtlichen Energie-, Eiweiß-, Flüssigkeits- und Elektrolytdefizite (→ *protein-calorische* *Unterernährung, *Dehydratation, *Hypokaliämie, *Hypomagnesiämie;* auch *Zinkmangel*). Erst nach dem (unter dieser Ernährung häufig spontan eintretenden) Verschluß der Fistel Beginn mit vorsichtigem weiterem oralem Kostaufbau: *flüssig-breiige (pürierte) Kost ●, *leichtverdauliche Kost ●, *leichte Vollkost ●, *Vollkost ●.

Foetor ex ore (Halitose; schlechter Mundgeruch)

Soweit durch überhöhten Anteil *resorbierter fötider Darmgase* in der Exspirationsluft bedingt, ist Foetor ex ore in Einzelfällen durch diätetische Maßnahmen reduzierbar: Versuchsweise radikaler Abbau überhöhten Fett- und Fleischkonsums. Zweckmäßig ein weitgehend lactovegetabiles, obst- und flüssigkeitsreiches Kostregime unter Ausschluß aromaintensiver Pyrolyseprodukte (Röststoffe, hocherhitztes Fett, gebratenes oder geschmortes Fleisch, größere Mengen Bohnenkaffee) und bestmöglicher Einschränkung erfahrungsgemäß stark geruchsbildender Nahrungsmittel (Ei und Eiprodukte, Fisch, scharfer Käse, Zwiebel, Schnittlauch, Sellerieknollen, Spargel, scharfe Gewürze, Knoblauch). Vermeiden stärker blähend wirkender Produkte (Hülsenfrüchte, Rosenkohl, frisches Brot, CO_2-haltige Getränke usw.; → *Meteorismus)*, Zurückhaltung mit alkoholischen Getränken, insbesondere Bier, aromareichen Likören, Wermut u. ä. Berücksichtigung pathogenetisch möglicherweise beteiligter Begleitstörungen *(chronische *Obstipation, *Malabsorption, *Steatorrhoe, *Lactasemangel, *Pankreasinsuffizienz, *Lebercirrhose, chronische *Gastritis, *Niereninsuffizienz, *Parodontopathie, *Tabakabusus*).

Folsäuremangel

Adjuvant zur medikamentösen Substitution (zunächst meist oral 3×5 mg/Tag oder bei Resorptionsstörungen parenteral 15–20 mg Folsäure 2–3mal pro Woche) in Anpassung an das jeweilige Grundleiden folsäure- und ballaststoffreiche Ernährung unter reichlicher Verwendung von grünen Gemüsen, Hülsenfrüchten, Vollkornerzeugnissen, Weizenkeimen usw. (→ *Folsäure* ▲). Täglich Getreiderohbrei und andere pflanzliche Rohkost (*Vitamin C* ▲!). Alkoholkarenz. *Behandlungsziel:* >7 μmol Folsäure/l Serum. Medikation allein mit Folsäure (ohne gleichzeitige Zufuhr von Vitamin B_{12} in adäquater Dosis) nur zulässig, wenn Möglichkeit eines zugleich bestehenden *Cobalaminmangels* sicher ausgeschlossen. Seltene hereditäre Folatmalabsorption erfordert Folsäuregabe in Megadosen und erforderlichenfalls Folinsäure (Tetrahydrofolsäure) parenteral. Zur Frage der Folatsubstitution bei Behandlung mit *Folsäureantagonisten* → S. 183.

Vgl. *Hyperhomocysteinämie, *Neuralrohrdefekte.*

Kollektivprävention des Folsäuremangels: Folatfortifikation des Getreidemehls (USA 1,4 mg/kg; ähnliche gesetzliche Regelungen auch in Australien, Südafrika, Kanada u. a. Ländern).

Fructose-1,6-diphosphatasemangel

Weitgehender Ausschluß von Saccharose, Fructose und Sorbit aus der Ernährung (→ *fructosereduzierte Kost ●*). Gleiches diätetisches Vorgehen wie bei *hereditärer *Fructoseintoleranz.* Wichtig das Einhalten häufiger kleiner Mahlzeiten. Keine längeren Nüchternperioden. Dauer der nächtlichen Nahrungskarenz maximal 8–10 Stunden. Bei hypoglykämischen und ketoazidotischen Krisen Glucose und Natriumbicarbonat parenteral. Fettzufuhr maximal 25 Energie%. Zur Hypoglykämieprävention in Problemfällen versuchsweise hochdosierte Folsäuremedikation (30 mg/Tag); im übrigen → *nichtdiabetische *Hypoglykämien.*

Fructoseintoleranz, hereditäre (erbliche Fruchtzuckerintoleranz)

*Lebenslang weitestgehender Ausschluß von Saccharose, Invertzucker, Fructose und dem Fructosepräcursor Sorbit aus der Ernährung (→ *fructosereduzierte Kost ●*).* Altersstufengerecht normale Relation der Hauptnährstoffe. Häufige kleine Mahlzeiten. Keine längeren Nüchternperioden. Im Säuglingsalter als einzige Milchnahrung Muttermilch, zuverlässig saccharose- und fructosefreie Milchen (Definition der Inhaltsstoffe beachten!) oder sonstige saccharose- und fructosefreie Säuglingsnahrung. Im ersten Lebensjahr kein Obst oder Gemüse. Keinen Honig. Medikamentöse Supplementierung wasserlöslicher Vitamine. Bei intercurrenten Erkrankungen mit Inappetenz und Notwendigkeit parenteraler Ernährung Kohlenhydratzufuhr ausschliesslich in Form von Glucose. Bei massiver *Fructoseintoxikation* (Hypoglykämie) intravenöse Glucosegabe (unter engmaschiger Überwachung und ggf. Korrektur von Blutzucker und Plasmaelektrolyten). Symptombezogene Maßnahmen → *nichtdiabetische *Hypoglykämie, *Übelkeit, gehäuftes *Erbrechen, *Hypophosphatämie, *Hypokaliämie, *Leberinsuffizienz, akutes *Nierenversagen.*

Teil 3

Zu beachten. Hereditäre Fructoseintoleranz ist *Kontraindikation* für fructose-, saccharose- oder sorbithaltige Medikamente (auch Deklaration der Hilfsstoffe daraufhin beachten!), für fructose-, invertzucker- oder sorbithaltige Infusionslösungen, fructose- oder sorbithaltige Zuckeraustauschstoffe sowie für *Lactulose* ▲ und Lactitol (S. 42).

Diagnostische Hilfe in Zweifelsfällen: *Ernährungsanamnese* (Intoleranz für zuckerhaltige Nahrungs- und Genußmittel, ausgeprägte Aversion gegen Obst und Süßspeisen) und/oder i. v. *Fructosetoleranztest* (0,25 g/kg Fructose in 40 %iger Lösung über 2 – 5 min i. v.; Test pathologisch, wenn Blutglucoseabfall binnen 30 min auf < 50 mg/dl. Glucoselösung bereithalten, Hypoglykämiegefahr!).

Fructosemalabsorption

Einschränkung der Fructosezufuhr entsprechend dem Grad der auszutestenden individuellen Toleranz *(→ *fructosereduzierte Kost* ●)*. Aufnahme zugleich mit Glucose (z. B. in Form von Saccharose oder Invertzucker) und/oder Galactose (jeweils Probebelastung!) kann in Fällen eines glucoseabhängigen enteralen Fructosecotransports die Fructoseresorption verbessern.

Fructosurie, essentielle; hepatischer Fructokinasemangel

Bis zu 20 % zugeführter Fructose verlassen den Körper ungenutzt. Besondere diätetische Maßnahmen in der Regel jedoch nicht erforderlich. Bei begleitender Hefemykose des Urogenitaltrakts *fructosereduzierte Kost* ●.

Frühgeburt, drohende

Unter *Tokolysebehandlung* mit β_2-Sympathicomimetica (Fenoterol, Buphenin, Ritodrin) *kaliumreiche Kost* ● (> 6 g = 150 mmol Kalium/Tag). Reichlich *Magnesium* ▲, erforderlichenfalls medikamentös. Überhöhter Bohnenkaffeekonsum ist Risikofaktor. Als Präventivmaßnahme zur Stabilisierung der Schwangerschaft in der Diskussion: Fischölzulage (3 – 6 g n-3-Fettsäuren/Tag) ab 30. Schwangerschaftswoche; weitere Erfahrungen bleiben abzuwarten.

Gärungsdyspepsie

1–2 Tage flüssigkeitsbilanzierte kohlenhydratarme *klare* **Flüssigkost* ●
(ungezuckerter Tee, gesalzene Fleischbrühe, verdünnter ungezuckerter
Obstpresssaft). Frühzeitig Beginn mit Aufbau einer fett- und kohlenhydratarmen, weiterhin flüssigkeitsreichen Eiweißkost (Buttermilchsuppe,
Magerquark, zartes mageres Fleisch usw.) in gleicher Weise wie allgemein
bei Durchfallserkrankungen (→ **Diarrhoe:* Aufbaustufe 3). Erst nach
Eintritt wesentlicher Besserung mit Normalisierung der Stühle schrittweise Wiedereinführung leicht aufschliessbarer Polysaccharide
(**Schleimdiät* ●, Stärkemehle, feiner Griess, Sago, Zwieback, Pectinträger
usw., vgl. S. 240 f.) und leichtverdaulicher Fette (ggf. **MCT-Fette* ▲) in
den Ernährungsplan. Keine eisgekühlten oder CO_2-haltigen Getränke.
Weiterer Kostaufbau über **leichtverdauliche Kost* ● und **leichte Vollkost* ●. Bei chronischen Störungen überhöhtes Kohlenhydratangebot vermeiden. Ballaststoffzufuhr (Art, Menge) nach individueller Toleranz.
Frage der Indikation für **kohlenhydratarme Kost* ● oder **zuckerarme
Kost* ● (selten) prüfen. Spezieller Diät bedürftige Grundleiden berücksichtigen (**Malabsorptions*-Zustände, **Lactasemangel*, **Fructosemalabsorption*, **Sorbitintoleranz*, **Glucose-Galactose-Malabsorption*, **Saccharase-Isomaltase-Mangel*, **Kurzdarm-Syndrom*, **Jejunoileostomie*).

Galactosämie, hereditäre (erbliche Galactoseintoleranz)

Galactose-1-phosphat-uridyl-transferasemangel, **Galactokinase-
mangel.** Vom Zeitpunkt der Verdachtsdiagnose an konsequent lactose-
und galactosefreie, hinsichtlich aller essentiellen Nährstoffe (kritisch:
Calcium, Riboflavin, Vitamin D, Zink) bedarfsgerechte Ernährung (→
*galactosefreie Kost ●), bei gesicherter Diagnose *lebenslang beizubehalten.* Keinerlei Milchprodukte! Auch keine Muttermilch! Anstelle üblicher
Säuglingsmilchen galactosefreie Säuglingsnahrungen auf Proteinhydrolysatbasis oder auf Sojabasis (bevorzugt Präparate, in denen die Galacto-
side Raffinose und Stachyose nicht mehr enthalten sind). Ausschluß
milchzucker- oder milchpulverhaltiger Arzneizubereitungen, lactosehaltiger Zahnpasta u. ä. Kontraindikation auch für **Lactulose* ▲ und Lactitol. Kriterium korrekter Diätführung der regelmäßig zu kontrollierende
Galactose-1-phosphatgehalt der Erythrocyten (< 4 mg/dl), der Galactose
im Serum (< 4,3 mg/dl, Erwachsene) oder im Urin (< 20 mg/dl, Säuglinge, bzw. < 10 mg/dl, Kinder u. Erwachsene). Symptombezogene Maßnahmen → **Übelkeit, gehäuftes* **Erbrechen*, **Diarrhoe.*

Teil 3

Schwangerschaft. Einhaltung streng galactosefreier Kost erforderlich bei

1. Galactosämiepatientinnen,
2. bekannterweise heterozygoten Frauen,
3. Müttern, die bereits früher ein Kind mit Galactosämie geboren haben.

In der Regel *kein Stillen eines Kindes durch an Galactosämie leidende Mutter* (Indikation zum frühestmöglichen Stoppen der Lactation, auch wenn das Neugeborene keine Galactosämiesymptome aufweist).

Duarte-Galactosämie. **Galactosefreie Kost* ●, solange Neigung zu erhöhten Galactose-1-phosphatwerten der Erythrocyten besteht (meist nur bis etwa 2. Lebensjahr).

UDP-Galactose-4-epimerasemangel. (generalisierte und periphere = „isolierte" Form). Entgegen früherer Annahme konsequente **galactosefreie Kost* ● vom Zeitpunkt der Verdachtsdiagnose an.

Gastritis (Magenschleimhautentzündung)

Akute Gastritis. 1–3 Tage *klare *Flüssigkost* ● (Auswahl) schluckweise bzw. in häufigen kleinen Einzelportionen bis zum Schwinden von **Übelkeit, *Erbrechen* und den übrigen akuten Symptomen. Beseitigung begleitender Elektrolytimbalancen. Danach meist rascher Kostaufbau möglich: **Schleimdiät* ●, *nährstoffkomplette *Flüssigkost* ●, **flüssig-breiige (pürierte) Kost* ● (in variabler Kombination), flüssigkeitsreiche **leichte Vollkost* ● je nach Besserungsgrad. Wiedereinsatz uneingeschränkter **Vollkost* ● im allgemeinen nicht vor Ablauf von etwa 8 Tagen.

Chronische Gastritis. Ziel diätetischer Maßnahmen die Linderung subjektiver Beschwerden und die Gewährleistung dauerhaft bedarfsgerechter Nährstoff- und Energieversorgung. Zweckmäßig zunächst Einstellung auf **leichte Vollkost* ● unter Ermittlung (Ernährungsanamnese!) und Ausschaltung individuell unverträglicher Kostbestandteile und fehlerhafter Ernährungsgewohnheiten. Generell Zurückhaltung mit schwerverdaulichen Fetten, Bohnenkaffee, Alkohol, eisgekühlten und CO_2-haltigen Getränken. Supplementierung defizitärer Nährstoffe (B-Vitamin-Komplex, Ascorbinsäure, Cobalamin, Calcium, Eisen). Zeitlich geregelte häufigere (6–7) kleine Mahlzeiten. Baldmöglichst versuchsweiser Übergang auf stets anzustrebende **Vollkost* ●, die nach Anpassung an individuelle Wünsche, Aversionen und Intoleranzen in vielen Fällen problemlos beibehalten werden kann. *Zu beachten:* Für Akzeptanz als Dauerkost unerläßliche Ausschaltung unerwünschter und unverträglicher Nahrungsbestandteile darf Vollwertigkeit des Nährstoffgehalts (B-Vitamine, Ascorbinsäure, Calcium, Ballaststoffe) nicht beeinträchtigen. Alternativen anbieten, bis auch bei sehr ausgeprägter Magenempfindlichkeit befriedigende Lösung gefunden! Vgl. *Reizmagen*.

Gastroenterocolitis, akute infektiöse

Adjuvante diätetische Maßnahmen je nach vordergründiger Symptomatik: → *Diarrhoe, akute *Gastritis, *Dehydratation, *Fieber.*

Gastrojejunostomie (sog. Magen-Bypass)
(bei morbider Adipositas, BMI > 40 kg/m^2)

Frühe postoperative Phase → *Magenchirurgie, *Magenverkleinerungsplastik.*

Dauerkost. *Prinzipien der Entfettungskost (→ *Adipositas) bleiben weiterhin indiziert,* insbesondere die Negativierung der Energiebilanz bei bedarfsgerechter Versorgung mit allen essentiellen Nährstoffen. Anpassung an die nach Gastrojejunostomie verringerten Volumina möglicher Nahrungsaufnahme und an die häufig veränderte individuelle Nahrungswahl (weniger Fleisch oder Milch und Milchprodukte, weniger Gemüse, Rohobst usw.; Ernährungsanamnese!). Calorisch knappe Kost von hoher Nährstoffdichte (Basis: *Mischkostreduktionsdiät ●)* in 5–7 kleineren Einzelportionen. Patient ist anzuhalten besonders langsam zu essen und gründlich zu kauen. In vielen Fällen gezielte Anreicherung mit den Trägern defizitärer Nährstoffe erforderlich (Protein, Kalium, Calcium, Magnesium, Eisen, B-Vitamine incl. Folsäure und Cobalamin, Retinol, Tocopherol). Polyvitaminpräparat empfehlenswert. Ballaststoffzufuhr nach individueller Toleranz; Beachtung möglicher Gefährdung durch Phytobezoar des Magens (→ *alimentärer *Ileus).* Symptomatische Behandlung möglicher Sekundärstörungen: → *Dumping-Syndrom, *Malabsorption, *Cobalamin-(Vitamin B$_{12}$-)Mangel, *Eisenmangel, Geschmackssinnstörung, *Lactasemangel,* Neigung zu *Übelkeit, gehäuftem *Erbrechen, *Diarrhoe, *Osteomalacie.* In ungünstig verlaufenden Fällen kann das magenbypassbedingte Beschwerdebild mit den daraus resultierenden diätetischen Indikationen weitgehend dem nach ausgedehnter *Magenresektion* gleichen.

Gastrostomie, percutane endoskopische (PEG-Ernährungsfistel)

Indikation. Voraussichtlich längerdauernde Unmöglichkeit bedarfsdeckender Nahrungsaufnahme auf oralem oder transnasalem Wege. Sondennahrung je nach digestiver Belastbarkeit und Position des Ernährungskatheters eine **nährstoffdefinierte Formeldiät* ● (günstigere Osmolarität, weniger kostenaufwendig) oder eine **Oligopeptiddiät* ● (Details → **Sondenernährung* ●). Unter überlappend auslaufender parenteraler Ernährung toleranzgerechte schrittweise Steigerung von Volumen und Konzentration der zunächst mit Wasser zu verdünnenden Nährlösung, bis binnen etwa 5–7 Tagen anzustrebende Caloriendichte (1 kcal/ml) und adäquates Energie- und Nährstoffquantum erreicht. Sondenfähiger antidiarrhoischer Kostzusatz → **Pectinkost* ●. Regelmäßige biochemische und klinische Überwachung erforderlich. *Kontraindikation:* Gastrooesophageale Refluxkrankheit, unbeherrschbares Erbrechen, gestörte Magenentleerung, erhöhte Aspirationsgefahr, Malabsorption, Subileus.

Gaucher'sche Krankheit (Glucocerebrosidasemangel)

Unter Enzymersatztherapie (Imiglucerase) *Korrektur der häufig begleitenden Ernährungsmängel:* Calcium- und Vitamin-D-Defizit (**calciumreiche Kost* ●, ggf. medikamentöse Calcium- und Calciferolsupplementierung), *protein-calorische *Unterernährung.* Fettzufuhr nicht über 25 Energie %.

Geschmackssinnstörungen (Hypogeusie, Dysgeusie, Parageusie)

Flüssigkeitsreiche reizarme Ernährung mit reichlich Obst und rohem Gemüse. Versuchsweise Variation des Anteils und der Verteilung der besonders aromaintensiven Nahrungsbestandteile (gegrilltes, gebratenes, geschmortes, geräuchertes Fleisch, Gewürze, Zwiebeln, saure Säfte, Kakaoerzeugnisse, Speiseeis, Bohnenkaffee, Alkoholica usw.) und des Kochsalzgehalts, bis für den Patienten akzeptable Lösung zur dauerhaften Sicherstellung ausreichender Energie- und Nährstoffaufnahme gefunden (vgl. **Appetitlosigkeit*). Ovolactovegetabile Kost meist besser verträglich als übliche Fleischkost. Vermeiden überhöhter Proteinzufuhr. Starkes Süßen, Salzen oder Würzen oft nicht zweckmäßig. Geschmacklich indifferente

Zusätze (Stärkemehl, Maltodextrin, Pflanzenöle, nährstoffdefinierte Formuladiäten) zur Energieanreicherung oft hilfreich. Hitzezubereitete Speisen probeweise nur zimmerwarm servieren. Gerichte bevorzugen, die der Patient schon in gesunden Tagen besonders gern gegessen hat. Zwischen den Mahlzeiten öfter einen zuckerfreien Kaugummi, einen sauren Bonbon oder einige Schlucke Citrussaft o. ä.; Einnahme möglicherweise Dysgeusien auslösender Medikamente nur zugleich mit voluminöserer Mahlzeit und mit reichlich Flüssigkeit (→ *Arzneimitteltherapie, unterstützende diätetische Maßnahmen)*. Absetzen aller entbehrlichen Arzneimittel. Bei sehr hartnäckiger Bitter-Parageusie versuchsweise keine metallenen Koch- oder Essgefäße benutzen lassen. Beseitigung allfälliger Nährstoffdefizite, insbesondere *Zinkmangel (!)*, *Cobalaminmangel*, *Niacinmangel*, *Retinol-(Vitamin A-)Mangel* und *Kupfermangel*. Bestmögliche therapeutische Führung evtl. ursächlich beteiligter *Grundleiden* (Diabetes mellitus, Lebererkrankungen, Niereninsuffizienz u.v.a.).

Gicht (Harnsäuregicht)

Behandlungsprinzip. Ausschaltung hyperuricämiebegünstigender Ernährungsfaktoren, insbesondere calorischer Überernährung, überhöhter exogener Purinzufuhr und übermäßigen Alkoholkonsums. Kriterium des Behandlungserfolgs: Abklingen der Hyperuricämie unter den Sättigungsbereich ($<$ 6,5 mg/dl = 385 µmol/l Harnsäure im Serum), in leichteren und incipienten Fällen allein durch konsequente Diätbehandlung erreichbar.

Praktisches Vorgehen

1. Abbau von häufig bestehendem Übergewicht und *Adipositas* durch überwiegend lactovegetabile *Mischkostreduktionsdiät* ● mit anfangs strengerer (ca. 1200 kcal = 5000 kJ; Überwachung der Serumharnsäurewerte!), später aufzulockernder Calorienrestriktion. *Keine strengen Fastenkuren*, kein sog. Heilfasten, keine fleisch- und fettreichen Außenseiterdiäten!

2. *Purinarme Kost* ● (300–500 mg Purin pro Tag): Beschränkung des Konsums von Fleisch, Fleischwaren und Fisch auf 100 g pro Tag. Ausschaltung aller Innereien. Bevorzugung fettarmer Milchprodukte als Quelle tierischen Eiweißes. *Lactovegetabile Kost* ● unter bevorzugter Verwendung purinarmer Gemüsearten erwägenswert. Proteinzufuhr nicht über 1,0 g/kg Normalgewicht/Tag. Besonders zu beachten: Hoher Anfall von Harnsäurebildnern aus bestimmten nur mäßig purinreichen Vegetabilien, wenn in mehr als verzehrsüblicher Menge zur Verwendung kommend! Ob mengenmäßige Begrenzung erforderlich, zu-

Teil 3

verlässig realisierbar oder gar genereller Verzicht auf einzelne Produkte zweckmäßig, ist von Fall zu Fall zu entscheiden[1]. Falls harnsäuresenkende Medikamente nicht anwendbar, kann bei manifester Gicht gelegentlich weitergehende Purinrestriktion erforderlich werden (→ streng *purinarme Kost* ●: < 300 mg Purin/Tag).

3. *Beschränkung des Alkoholkonsums* →*purinarme Kost* ●.
4. *Flüssigkeitsreiches Regime.* Trinkmenge > 2,5 Liter/Tag (auch Bohnenkaffee und schwarzer Tee). Alkalisierende hydrogencarbonatreiche Mineralwässer. Kein Bier, auch kein sog. alkoholfreies Bier.

Übrige Kostgestaltung. Sicherstellung bedarfsgerechter Versorgung mit allen essentiellen Nährstoffen. Reichlich Ballaststoffe. Energiezufuhr je nach Entwicklung des Körpergewichts. Zufuhr von Fett und purinfreiem (Milch-)Eiweiß sollte auch nach Gewichtsnormalisierung die Höhe der Empfehlungen für die Ernährung des Gesunden nicht überschreiten. Beschränkung des Alkoholkonsums ist in jedem Fall, Purinrestriktion in der Mehrzahl der Fälle auf Dauer anzustreben. Kein Niacin in Megadosen. Bei Diabetikern Zurückhaltung mit Fructose, Sorbit und Xylit.

Akuter Gichtanfall. Flüssigkeitsangereicherte (Tee, Säfte, alkalisierende Mineralwässer), streng purinarm abgewandelte *leichtverdauliche Kost* ● oder *leichte Vollkost* ●, auch *Reis-Obst-Diät* ● oder *Obstkost* ●, für die Dauer der akuten Phase.

Uratnephropathie, Gichtniere. *Purinarme Kost* ● mit Trinkmenge > 3 Liter/Tag (möglichst auch abends und nachts zwecks ausreichender Verdünnung des Nachturins). Gesteigerte Flüssigkeitsverluste (Schwitzen, Fieber, Durchfall usw.) durch Erhöhung der Trinkmenge ausgleichen. Ziel: Harnvolumen > 2,5 Liter/24 Std. Im übrigen → *Nephrolithiasis, chronische *Niereninsuffizienz.*

Weitere diätetisch zu berücksichtigende häufige Begleitstörungen: → *Hypertriglyceridämie, *Hypercholesterinämie, *Diabetes mellitus, *Fettleber, arterielle *Hypertonie, *coronare Herzkrankheit, *metabolisches Syndrom.*

---

[1] Es ist in diesem Zusammenhang bemerkenswert, daß während der Notjahre 1944–1947 in Mitteleuropa trotz mancherorts sehr hohen Konsums auch an **purinreichen** Vegetabilien (u. a. Torulahefe und Sojamehl im sog. Bratlingspulver) Neuerkrankungen an Gicht kaum vorkamen, und daß Vegetarier generell selten an Gicht erkranken. Purine im Verband pflanzlicher Lebensmittel scheinen demnach weniger belastend zu sein als solche aus animalischen Quellen (Folge basenüberschüssiger Ernährung?).

Gilbert-Meulengracht-Syndrom (Icterus juvenilis intermittens)

Leichte Vollkost ●. Vermeiden längerer Nüchternperioden. Keine strengen Fastenkuren. Verzicht auf alkoholische Getränke (häufig Auslöser von Ikterusschüben).

Gingivitis; Parodontitis (Zahnfleischentzündung)

In schweren Fällen und bei bestehender *Kauinsuffizienz* vorübergehend *flüssig-breiige (pürierte) Kost* ●. Beseitigung eventueller primärer (z. B. *Ascorbinsäuremangel*) und sekundärer Fehlernährungszustände (Ernährungsanamnese!).

Glaukom, chronisches (grüner Star)

Keine exzessiv „stoßweise" Zufuhr größerer Flüssigkeitsmengen (> 0,5 Liter innerhalb ½ Stunde)! Kein *übermäßiger* Konsum coffeinhaltiger Getränke! Je 1–1½ Tassen Bohnenkaffee oder schwarzen Tees zu Frühstück, Mittagessen, Nachmittagsmahlzeit und Abendbrot gelten als unbedenklich. *Mäßiger* Alkoholgenuß braucht nicht eingestellt zu werden. Gesamtflüssigkeitszufuhr mindestens 2 l/Tag. Zugleich bestehende *chronische* *Obstipation* sollte beseitigt werden *(→ *ballaststoffreiche Kost* ●)*. Ausschaltung überhöhter Kochsalzzufuhr erwägenswert (Ernährungsanamnese! → *natriumarme Kost* ●).

Bei *akutem Glaukomanfall* läßt sich der intraoculare Druck gelegentlich, wenn geeignetes Medikament nicht rechtzeitig verfügbar, durch 1–2 Gläschen eines hochprozentigen Alkoholicums senken.

Glomerulonephritis (Nierenentzündung)

Akute Glomerulonephritis. Eingreifendere diätetische Maßnahmen, insbesondere strenge Eiweiß- und Kochsalzrestriktion, nach heutigem Wissensstand bei *unkompliziertem Verlauf* ohne objektivierbaren Nutzen (Kostempfehlung: *leichte Vollkost* ●, *Vollkost* ●). Dennoch wird von vielen Nephrologen vorsorglich zu eiweiß- und natriumarmer Ernährung (0,4–0,6 g Protein/kg/Tag, ca. 50 mmol Natrium entsprechend 1,2 g Na/Tag, Erwachsene; → *eiweißarme Kost* ●, *natriumarme Kost* ●) für mindestens die ersten etwa 8–10 Tage einer akuten Glomerulonephritis geraten, auch wenn Nierenfunktionsstörungen, Ödeme, Hypertonie usw.

nicht objektivierbar. Wichtig in jedem Fall eine *bedarfsgerechte Energie-zufuhr*, um Eiweißkatabolismus zu vermeiden.

Symptombezogene Maßnahmen

1. *Hypertonie, *Herzinsuffizienz, *Ödeme.* Strenge Natriumrestriktion (maximal 50 mmol Natrium, entsprechend 1,2 g Na/Tag, → *natrium-arme Kost ●).* Flüssigkeitsbilanzierung: Maximal zulässige Flüssigkeits-menge = Harnmenge des Vortages (plus evtl. Verluste durch Erbrechen und Durchfall) plus 500 ml (bei Kindern: + 40 ml/kg Körpergewicht oder 500 ml/m² Körperoberfläche). Im Fall von Ödemen und Herzinsuffizienz ist negative Flüssigkeitsbilanz anzustreben. Tägliche Gewichtskontrolle.

2. *Hyperkaliämie.* Kaliumrestriktion (< 40 mmol = 1,6 g pro Tag; → *kaliumarme Kost ●).*

3. *Oligurie, Retention harnpflichtiger Substanzen:* Streng *eiweißarme Kost ●* (25 g Protein/Tag, bei Kindern < 35 % der altersentsprechen-den Proteinzufuhr, ggf. proteinselektiv), hochcalorisch (kohlenhydrat-reich, fettreich), kaliumarm (s. o.), flüssigkeitsbilanziert *(→ akutes *Nierenversagen).*

Nach Rückbildung der genannten Störungen spezielle diätetische Maß-nahmen in der Regel nicht weiter erforderlich.

Chronische Glomerulonephritis.

Stadium der vollen Kompensation. Vermeiden über dem Bedarf lie-gender Proteinzufuhr (nicht über 0,8 g/kg/ Tag; Erwachsene). Bei *Hyper-tonie, *Herzinsuffizienz, *Ödemen, *Oligurie: *Natriumarme Kost ●* (50–100 mmol Natrium, entsprechend 1,2–2,4 g Na/Tag). „Austitrieren" individuell optimaler Salzmenge. Berücksichtigung der Möglichkeit eines renalen *Salzverlustsyndroms.* Bei Ödemneigung Flüssigkeitsbilanzie-rung und Gewichtskontrolle. Zur Verbesserung der Fernprognose zur Diskussion stehend auch für Fälle im Stadium der vollen Kompensation: Vorsorgliche Reduktion der Eiweißzufuhr auf die ungefähre Höhe des Mi-nimalbedarfs des Gesunden (0,6 g/kg/Tag; Erwachsene); weitere Erfah-rungen bleiben abzuwarten.

Stadium der kompensierten Retention. Bei hochcalorischer Ernäh-rung Einschränkung der Eiweißzufuhr entsprechend dem Anstieg des Se-rumharnstoffwertes: Bis 100 mg/dl maximal 0,6 g Protein/kg/Tag, bis 150 mg/dl 0,5 g Protein/kg/Tag *(→ *eiweißarme Kost ●),* über 150 mg/dl 0,35–0,4 g Protein/kg/Tag. Trinkmenge nicht zu knapp (Flüssigkeitsbilan-zierung s.o.). Individuell zu bemessende, nicht zu strenge Natriumre-striktion (meist etwa 70–85 mmol Natrium, entsprechend ca. 1,6–2,0 g Na/Tag). Ggf. Bilanzierung der Kaliumzufuhr. Details → *chronische *Nie-reninsuffizienz.* Vgl. *IgA-Nephropathie.*

Nephrotische Verlaufsform. Proteinzufuhr, solange keine stärkere Retention harnpflichtiger Substanzen besteht, zunächst in Höhe der Empfehlungen für die Ernährung des Gesunden (alle Altersstufen), weitestmöglich in biologisch hochwertiger Form. Bei stärkerem Eiweißverlust mit Hypoproteinämie zusätzliche Proteinzulage in Höhe des renalen Verlusts (→ *Proteinurie*). Natriumrestriktion je nach Stärke der *Ödeme* (50–100 mmol Natrium, entsprechend 1,2–2,4 g Na/Tag: → *natriumarme Kost* ●). Flüssigkeitsbilanzierung (S. 268). Überwachung des Körpergewichts. Im Fall zunehmender Einschränkung der glomerulären Filtration vorsichtige stufenweise Reduzierung der Eiweißzufuhr (Vorgehen entsprechend demjenigen im Stadium der kompensierten Retention, s. o.) unter kritischer Abwägung der Risiken Eiweißverarmung einerseits und Niereninsuffizienz andererseits. Im übrigen → *nephrotisches Syndrom*.

Bei der Behandlung von Nephritispatienten besonders zu beachten: *Keine schematische Verordnung einer sog. „Nierendiät"* ohne präzise Definition des Gehalts an Eiweiß, Natrium (Kochsalz), Kalium, Flüssigkeit! *Keine unnötigen diätetischen Restriktionen* in Fällen ohne Retention harnpflichtiger Stoffe, ohne Hypertonie, ohne Ödeme!

Glossitis („Zungenentzündung")

Beseitigung ursächlich möglicherweise beteiligter Nährstoffdefizite: → *B-Vitaminmangel* (speziell *Cobalaminmangel, *Folsäuremangel, *Niacinmangel, *Riboflavinmangel, *Thiaminmangel), *Eisenmangel; vgl. *Malabsorption, *Zungenbrennen.

Glucose-Galactose-Malabsorption

Behandlungsprinzip. Oral-enterale Kohlenhydratzufuhr allein in Form von *Fructose* ▲ und dem Polyfructosan Inulin. Ausschluß aller anderen Zucker und Polysaccharide aus der oralen Ernährung.

Akute Phase. Beseitigung hypertoner Dehydratation. *Parenterale* Rehydratation mit Glucose-Elektrolytlösungen. *Parenterale Ernährung* ●. Weiterer Kostaufbau:

Säuglinge. Kohlenhydratfreie Milchersatznahrung (Aminosäurengemische, K-AM Maizena, M-3423 Nestlé, Präparat 3232A Mead Johnson oder RCF Ross Laboratories, Fleischhomogenisate) mit toleranzgerecht schrittweise zu steigerndem Pflanzenöl- und Fructosezusatz. Auch zur Behandlung evtl. Durchfallstörungen nur Formeldiäten, die als einziges Kohlenhydrat Fructose enthalten. Medikamentöse Supplementierung von Vit-

aminen, Mineralstoffen (Calcium!) und Spurenelementen. Keine Muttermilch, keine üblichen Säuglingsmilchen, keine Sojamilch, keine sog. Heilnahrungen, keine semielementaren Proteinhydrolysatnahrungen.

Jenseits des Flaschenalters. Fleisch, Fisch, Käse, Quark, Eier, pflanzliche und tierische Fette in beliebiger Auswahl, Menge und Zubereitung.
Kein Brot, keine Teigwaren, kein Reis, kein Mais, keine Kartoffeln usw.
Einziges verträgliches vegetabiles Produkt zunächst die Erdartischocke
(Topinambur) als Brei, Gemüse und Rohsalat. Phantasievolle Kostgestal-
tung unter reichlicher Verwendung von Fructose (auch Sorbit). Weiterhin
Supplementierung defizitärer Nährstoffe (s. o.). Immer wieder die Mög-
lichkeit einer Kosterweiterung durch andere Gemüsearten (Spinat, Kohl-
gemüse usw.), zuckerarmes Obst, später auch stärkereichere Vegetabilien,
Milch etc. prüfen, da mit dem Heranwachsen der Kinder möglicherweise
Verbesserung der Glucose- und Galactosetoleranz zu erwarten.

Glucose-6-phosphat-dehydrogenase-Mangel (G-6-PD-Mangel); Favismus (Bohnenkrankheit)

Akuter Hämolyseschub. Reichliche Flüssigkeitszufuhr oral, erforderlichenfalls enteral oder parenteral (→ *hämolytische Krise)*. Vitamin E
medikamentös (800 mg/Tag).

Prävention bei bekanntem G-6-PD-Mangel. Verzicht auf den Genuß
von Saubohnen (= große Bohnen, Pferdebohnen, Puffbohnen, Speckboh-
nen; Vicia faba) und allen daraus oder mit Saubohnenmehl hergestellten
Speisen. Keine Ascorbinsäuremedikation in Megadosen (Grammbereich).
Empfehlenswert auch für gesunde stillende Mütter als Prävention für potentiell vom G-6-PD-Mangel betroffene Säuglinge.

Glucose-Toleranz-Test (oral, i. v.); Insulinbelastungstest; Tolbutamidtest; Glucagontest

Diätetische Vorbereitung. Vor dem Test mindestens 3 Tage lang Normalkost mit einem Kohlenhydratanteil von > 50 % der Energiezufuhr
(> 150 g Kohlenhydrate/Tag); Alkoholkarenz. Ab 18 Uhr des Vortages
nichts mehr essen, keine caloriehaltigen Getränke, keinen coffeinhaltigen Bohnenkaffee oder Tee. Nüchternperiode vor Testbeginn jedoch nicht
länger als 16 Stunden. Eventuell vorangegangene Behandlung mit Reduktionskost sollte mindestens 5 Tage zurückliegen.

Glucosurie, hereditäre renale; sog. renaler Diabetes

Ersatz der mit dem Harnzucker zu Verlust gehenden Energie (bis 400 kcal = 1700 kJ pro Tag und mehr) durch ausreichende Fett- und Kohlenhydratzufuhr, zur Vermeidung unnötiger Blutzuckerspitzen mit reichlich Ballaststoffen (→ *ballaststoffreiche Kost* ●) und reduziertem Zuckeranteil (auf unter 10 % der Energiezufuhr = < 25 g/1000 kcal; vgl. *zuckerarme Kost* ●). Bei Neigung zu *Hypoglykämie* oder Acetonurie Zufuhr der Kohlenhydrate in häufigeren, gleichmäßig über den Tag verteilten kleinen Mahlzeiten. In vielen leichteren Fällen erübrigen sich diätetische Korrekturen. *Kohlenhydratarme Kost ist kontraindiziert.*

Glutamatintoleranz; sog. Chinarestaurant-Syndrom

Prävention. Vermeiden zu reichlicher Aufnahme (> 1,5 g/Mahlzeit) des als „Geschmacksverstärker" in zahlreichen Produkten und Gerichten (besonders reichlich in chinesischen Speisen) enthaltenen freien (Mono-)Natrium-L-Glutamats und anderer Glutamate (E 621 bis E 625). Glutamathaltig vor allem Soßen (Sojasoße!), Suppen, Fleisch- und Fischerzeugnisse (insbesondere Fertiggerichte, Restaurant- und Kantinenverpflegung), Würzmittel, Kochsalzersatzpräparate; natürliches Vorkommen (z. B. Pilze, Tomaten, Erbsen) dagegen unbedeutend. *Problem:* Glutamatgehalt wird in den Zutatenlisten der Gaststätten erfahrungsgemäß häufig nicht angegeben! Zulässige Glutamathöchstmenge in Fleischwaren 10 g/kg, in Soßen 20 g/kg, in Würzmitteln 500 g/kg. Hoch dosierte Zufuhr von Vitamin B_6 soll die Toleranz für Glutamate verbessern können. Empfehlung für den Fall einer unerwünschten Glutamatexposition: Reichlich hinterher trinken lassen (0,75–1 Liter alkoholfreier Flüssigkeit).

Glutaracidämie; Glutaraturie

Typ I (Glutaryl-CoA-Dehydrogenase-Mangel). Calorisch knapp bedarfsgerechte *eiweißarme Kost* ● oder Reduktion der Lysin- und Tryptophanzufuhr auf das Bedarfsminimum (mittels Lys- und Trp-freier Formeldiät, z. B. Milupa Metabolics® GA 1/2 oder SHS Analog® LT-AM 1/2) verringert die Glutaraturie, in der Mehrzahl der Fälle jedoch, besonders bei verspätetem Behandlungsbeginn, ohne entsprechende Besserung der klinischen Symptomatik. Versuchsweise hochdosiert Riboflavin (200–300 mg/Tag) und Supplementierung von Carnitin (100 mg/kg/Tag; → *Carnitinmangel).*

Typ II (multipler Acyl-CoA-Dehydrogenase-Mangel). Behandlung mit fettreduzierter *eiweißarmer Kost* ●, Riboflavin (100–300 mg/Tag) und Carnitin (→ *Carnitinmangel)* in einzelnen leichteren Fällen erfolgreich.

Glykogenosen; Glykogenspeicherkrankheiten

Glykogenose Typ Ia, Ib (Glucose-6-phosphatase- bzw. -translocasemangel). Vorrangiges Behandlungsziel die Beseitigung und Verhütung von Hypoglykämie und Lactatacidose. Relativ *kohlenhydratreiche Kost* mit zunächst weitgehendem *Ausschluß von Galactose/Lactose* und *Fructose/ Saccharose* (Kohlenhydrate 70 %, Eiweiß und Fett je 10–20 % der Energiezufuhr). Kohlenhydratzufuhr vornehmlich in Form der langsam resorbierbaren Glucosepolymere Stärke und Maltodextrin (einfache Glucose und Maltose, z. B. 4–6 mg/kg/min, weniger zweckmäßig; → *fructose- und galactosearme, kohlenhydratreiche Kost* ●*),* ohne längere Nahrungspausen (maximal 3–4 Stunden) gleichmäßig über Tag und Nacht verteilt. Anstelle üblicher Säuglingsnahrung maltodextrin- oder stärkeangereicherte galactose- und fructosearme Ersatznahrungen. *Nachtsüber kontinuierliche Kohlenhydratversorgung* durch Nasogastralsonde (Maltodextrin ca. 4 g/kg Körpergewicht/12 Std., Glucose bis 10 mg/kg/min) oder ab etwa 2. Lebensjahr oral ungekochte Maisstärke (z. B. Mondamin), ungekochte Gerstengrütze, Hafergrütze o. ä. in abwechslungsreicher Auswahl (1,5–3,0 g KH/kg in abgekochter fettarmer Milch kalt eingerührt, 2–6mal innerhalb 24 Stunden, individuell optimale Dosierung anhand von Blutzuckerverlauf, Lactatspiegel und gastrointestinaler Verträglichkeit zu ermitteln). Im Fall ausnahmsweiser Muttermilchernährung 6–8 Brustmahlzeiten/24 Std. jeweils unter Supplementierung angemessener Glucosemenge. Mit dem Heranwachsen der Kinder meist Vergrößerung der Mahlzeitenabstände und Liberalisierung der nächtlichen Kohlenhydratzufuhr möglich. Galactose- und Fructosekarenz ist jedoch im wesentlichen beizubehalten (Milch nur, wie oben angegeben; kein Obst, kein Kochzucker, Verzicht auf viele Gemüsearten). Sicherstellung dauerhaft bedarfsgerechter Versorgung mit essentiellen Nährstoffen (Protein, Linolsäure, Ascorbinsäure, fettlösliche Vitamine, Calcium, Spurenelemente) und Ballaststoffen. Berücksichtigung möglicherweise verbleibender Sekundärstörungen: *Adipositas, *Diabetes mellitus, *Hyperuricämie, *Gicht, *Hypertriglyceridämie, *Hypercholesterinämie, chronische *Niereninsuffizienz, *Osteoporose.*

Akute Stoffwechselentgleisungen. Glucose i. v. Bei Acidose Bicarbonat. *Parenterale Ernährung* ● (fructose- und sorbitfrei). Bei *Schwangeren* mit Glykogenose sind Hypoglykämie und Lactatacidose unbedingt zu vermeiden.

Glykogenose Typ II (Pompe-Krankheit, α-1,4-Glucosidasemangel, myopathische Form). Versuchsweise *eiweißreiche Kost* ●. Symptombezogene Maßnahmen → *Herzinsuffizienz, *respiratorische Insuffizienz.*

Glykogenose Typ III (Amylo-1,6-glucosidasemangel). Vollkostähnliche, jedoch *relativ eiweißreiche und fettarme Kost* (Kohlenhydrate ca. 50 %, Eiweiß 25 %, Fett ca. 25 % der Energiezufuhr) ohne Begrenzung des Gehalts an Galactose/Lactose und Fructose/Saccharose, jedoch prinzipiell *nicht zu zuckerreich* (Zuckeranteil maximal 10 % der Energiezufuhr = < 25 g/1000 kcal; vgl. *zuckerarme Kost* ●). Fettzufuhr überwiegend in Form polyensäurereicher Produkte (→ *Fett* ▲). Häufigere kleine Mahlzeiten (alle 3–4 Stunden). Nächtliche Nüchternperiode höchstens 8 Stunden. Falls eiweiß- und kohlenhydratreiche Spätmahlzeit zur *Prophylaxe nächtlicher Hypoglykämien* nicht ausreichend: Kontinuierliche Kohlenhydratversorgung durch Nasogastralsonde oder perorale Zufuhr ungekochter Maisstärke (wie bei Glykogenose Typ I, S. 272). Im Fall verbleibender Hyperlipoproteinämien zusätzlich entsprechende Kostabwandlung (→ *Hypercholesterinämie, *Hypertriglyceridämie).*

Glykogenose Typ IV (Amylopektinose). Altersstufengerecht normale Ernährung, zusätzlich Kohlenhydratanreicherung (u. a. ungekochte Maisstärke s. o.) in häufigeren kleinen Mahlzeiten (4-Std.-Intervalle oder kontinuierlich über 24 Std. durch Nasogastralsonde). Kriterium angemessener Versorgung: Stabile Normoglykämie. In Problemfällen zuckerreduzierte, eiweißangereicherte Typ III-Diät (s. o.).

Glykogenose Typ V (Muskelphosphorylasemangel). Altersstufengerechte *Vollkost* ●. Zusätzliche Zuckerzufuhr (Glucose, Fructose, Saccharose) vor und während körperlicher Anstrengungen. Fettreiche Kost erhöht die motorische Belastbarkeit.

Glykogenose Typ VI (Hepatischer Phosphorylase-b-Kinasemangel). Spezielle Maßnahmen im allgemeinen nur indiziert bei bestehender Hypoglykämieneigung (vgl. *nichtdiabetische *Hypoglykämien*), bei Infekten und bei Wachstumsverzögerung. Diätetisches Vorgehen dann wie bei Glykogenose Typ III (s. o.). Art der Zuckerzufuhr ohne Bedeutung. Häufige kleine Mahlzeiten. Vermeiden längerer Nüchternperioden. Übrige Fälle: Altersstufengerechte *Vollkost* ●.

Glykogensynthasemangel; Aglykogenose

Vorrangig die Verhütung der nächtlichen und morgendlichen Hypoglykämiezustände: *Häufige kleine kohlenhydrathaltige Mahlzeiten* einschliesslich einer spätabendlichen und erforderlichenfalls einer Nachtmahlzeit. Ernährung eiweißreich (Proteinanteil mindestens 25 % der Energiezufuhr) und ballaststoffreich. In Problemfällen zu erwägen: Zulage in Flüssigkeit eingerührter ungekochter Maisstärke oder kontinuierliche nächtliche Kohlenhydratzufuhr durch Nasogastralsonde *(→ *Glykogenose Typ I)*. Vgl. *nichtdiabetische *Hypoglykämien: Ketotische Hypoglykämie.*

Gnathostomiasis (Magenwurmkrankheit)

Diätetische Prävention (Endemiegebiete in Südostasien, Süd- und Mittelamerika). Verzicht auf rohes oder ungenügend gegartes Fleisch von Geflügel, Fisch und Fröschen.

Granulocytopenie; Agranulocytose (Granulocytenmangel im Blut)

Absinken der Granulocytenzahl im peripheren Blut unter 500/mm^3 (0,5 G/l) ist Indikation für „mikrobenarme" sog. *Sterilkost* (S. 471 f.).

Hämochromatose (Eisenspeicherkrankheit)

Idiopathische Hämochromatose. Als adjuvante Maßnahme zur Aderlaßtherapie **eiweißreiche Kost* ● (> 1 g Protein/kg/Tag), an bereits manifeste siderophiliebedingte Organ- und Stoffwechselstörungen erforderlichenfalls anzupassen *(→ *Lebercirrhose, *Diabetes mellitus, *Herzinsuffizienz)*. Reichlich Ballaststoffe in Form phytatreicher (Vollkornerzeugnisse, Kleie) und insbesondere pektinreicher (Apfel, Banane Beerenobst, Steinobst, Karotten, Rüben) Produkte. Schwarzer Tee zu jeder Mahlzeit. *Alkoholkarenz!* Keine Bereitung oder Aufbewahrung von Speisen und Getränken in Stahlgefäßen. Keine Vitamin C-Medikation in Megadosen! Keine eisenhaltigen Roborantien! Nur eisenarme Mineralwässer (< 0,05 mg Fe/l).

Vom Prinzip her erstrebenswerte *eisenarme Diät* aufgrund des verbreiteten Vorkommens von Eisen in Lebensmitteln praktisch nur schwer realisierbar: Verzicht auf Fleisch, Wild, Wurst, Innereien, Geflügel, Eigelb und eine Vielzahl eisenreicher pflanzlicher Produkte. Vertretbarer Kompromiß für Patienten mit guter Compliance, insbesondere in Frühstadien der Erkrankung: **Lactovegetabile Kost* ● unter Ausschluß der besonders eisenreichen Vegetabilien *(→ *Eisen* ▲).

Nutritive Hämochromatose. Ausschaltung der übermäßigen alimentären Eisenzufuhr, u. a. aus dem Kontakt von Speisen und Getränken (z. B. Bier!) mit Eisenbehältern. Beseitigung zugleich bestehender *protein-calorischer *Unterernährung* und sonstiger Ernährungsmängel.

Hämodialyse (extracorporale „Blutwäsche")

Konsequente Innehaltung adäquater Kost kann Zahl der benötigten Dialysesitzungen erheblich reduzieren.

Diätetisches Prinzip. Flüssigkeitslimitierte, protein- und elektrolytdefinierte, calorisch bedarfsgerechte Kost, zur Kompensation des durch Dialyse und Nierenausfall bedingten Mehrbedarfs selektiv mit Nährstoffen anzureichern.

Praktisches Vorgehen (bei einer Dialysefrequenz von 2–3 Sitzungen pro Woche):
1. Flüssigkeitszufuhr individuell je nach Restdiurese. Trinkmenge (incl. Suppen u. ä.) pro Tag etwa 500 ml plus ggf. 24 Std.-Urinvolumen des Vortages (und eventueller sonstiger Flüssigkeitsverluste). „Unsichtbarer" Wassergehalt der Lebensmittel von nichtflüssiger Konsistenz (schätzungsweise 750 ml/Tag) bleibt daneben in der Regel unberechnet. Täglich morgendliche und abendliche Kontrolle des Körpergewichts. Ziel: Gewichtszunahme (= Flüssigkeitseinlagerung) zwischen 2 Dialysen nicht über 1,5–2,0 kg (bei Kindern maximal 5 % des Sollgewichts)!
2. *Eiweiß* 1,2–1,4 g/kg/Tag, davon etwa $^2/_3$ in biologisch hochwertiger Form (tierische, auch selektiv-kombinierte Proteine), zusätzlich Ersatz allfälliger höherer Verluste durch *Proteinurie.*
3. *Kalium* 40–50 mmol = 1,5–2,0 g/Tag (vgl. *kaliumarme Kost* ●).
4. *Natrium* 50–100 mmol = 1,2–2,4 g Na/Tag je nach Hypertonie- oder Ödemneigung (Gewichtszunahme zwischen zwei Dialysen). Keine sog. Diätsalze! Keine (kaliumhaltigen!) Kochsalzersatzpräparate! (→ *natriumarme Kost* ●).
5. *Calcium* 1500–2000 mg (37,5–50 mmol)/Tag (→ *calciumreiche Kost* ●, soweit mit dem Prinzip der Phosphatrestriktion vereinbar; erforderlichenfalls Calcium medikamentös).
6. *Phosphat.* < 1200 mg/Tag oder < 15 mg PO_4 pro g Nahrungseiweiß; bei *Hyperphosphatämie* Begrenzung auf < 750 mg/Tag oder 10 mg/kg/Tag (→ *phosphatreduzierte Kost* ●), zusätzlich ggf. Calciumcarbonat medikamentös (Grammdosen; Überwachung des Calciumhaushalts!). Vgl. *sekundärer *Hyperparathyreoidismus.*

Teil 3

7. *Wasserlösliche Vitamine.* B- und C-vitaminreiche Kost. Daneben medikamentöse Supplementierung von täglich 800–1000 μg Folsäure, 10 mg Vitamin B_6 und 60 mg Vitamin C, ferner Thiamin, Riboflavin, Vitamin B_{12}, Niacin, Pantothensäure und Biotin in jeweils einfacher Höhe der D-A-CH-Empfehlungen für die Nährstoffzufuhr beim Gesunden.

8. *Fettlösliche Vitamine.* Vitamin D oder D-Metabolite (speziell bei chronischer *Hypermagnesiämie* mit *Hypoparathyreoidismus* und renaler Osteodystrophie) und Vitamin K je nach Lage des Einzelfalls (Überwachung von Calciumhaushalt bzw. Blutgerinnung). *Keine* Substitution von Vitamin A.

9. *Energiezufuhr* 35–45 kcal (150–190 kJ)/kg Sollgewicht/Tag, Kinder gewichtsbezogen der Altersstufe entsprechend. Kriterium für angemessene Versorgung das (ödemfreie) Körpergewicht. Deckung des Bedarfs an Fett (incl. Polyensäuren!) und Kohlenhydraten entsprechend den Empfehlungen für die Ernährung des Gesunden.

Zusätzliche Maßnahmen. Erforderlichenfalls Supplementierung von *Eisen* ▲ 100 mg/Tag oral (solange Plasmaferritin unter 65 ng/ml) und *Zink* ▲. Bei dialyseassoziierter *Hypertriglyceridämie* und *Hypercholesterinämie* entsprechende Abwandlung der Dialysediät *(→ *triglyceridreduzierende Kost* ●, *cholesterinreduzierende Kost* ●)*. Bei *Diabetes mellitus* diabetesgerechte Gestaltung der Kohlenhydratzufuhr (Auswahl, Menge, Verteilung über den Tag) unter bestmöglicher Wahrung insbesondere der dialyseindizierten Flüssigkeits-, Kalium- und Natriumrestriktion (auch während eventueller hypoglykämischer und hyperglykämisch-ketoacidotischer Episoden und ihrer Behandlung). Bei häufig begleitender *chronischer *Obstipation* behutsame Ballaststoffaufwertung der Kost (dabei besonders zu beachten: Dialysegerechte Einschränkung der Flüssigkeits-, Kalium- und Phosphatzufuhr!); Indikation auch für *Lactulose* ▲ oder *Lactitol.* Für eine evtl. adjuvante *Sondenernährung* ● oder (auch intradialytisch anwendbare) *parenterale Ernährung* ● indikationsangepaßte Energie- und Nährstoffkalkulation (s. o.) unter Verwendung der allgemein gebräuchlichen kommerziellen Nährlösungen.

Besonderheiten im Kindesalter. *Flüssigkeit:* 30–35 ml/100 kcal oder 500 ml/m² Körperoberfläche/Tag, jeweils plus Urinvolumen des Vortags. *Eiweiß* (g/kg/Tag): >2,2 (1.–6. Mo); > 2,0 (7.–12. Mo); >1,8 (1–3 Jahre); > 1,5 (4–6 Jahre); >1,2 (7–10 Jahre); >1,0 (ab 11 Jahre). *Kalium:* 1–3 mmol = 40–120 mg/kg (Säuglinge) bzw. Mindestbedarfswerte für Kinder ab 2. Lebensjahr (→ S. 35). *Natrium:* 2–3 mmol = ca. 50–70 mg/ 100 kcal (alle Altersstufen). *Calcium:* 360 mg (1.–6. Mo); 540 mg (7.–12. Mo); >800 mg (1–10 Jahre); >1200 mg/Tag (ab 11 Jahre). *Phosphat:* 12–15 mg PO_4/g Nahrungseiweiß (alle Altersstufen). Weitere Details → [7].

**Besonders folgenschwere Fehler
bei Hämodialyselangzeitbehandlung**
1. Überhöhte Kaliumaufnahme: Gefahr der Hyperkaliämie
2. Überhöhte Kochsalzaufnahme: Gefahr von Hypervolämie, arterieller Hypertonie und Ödementwicklung
3. Trinken über die limitierte Flüssigkeitsmenge hinaus: Gefahr der Überwässerung.
4. Übersehen drohender *protein-calorischer *Unterernährung* (Warnzeichen: Eiweißzufuhr ständig < 0,8 g/kg Normalgewicht, Gewichtsverlust ödemunabhängig > 5 %/6 Monate, Body mass index < $20/kg/m^2$, Serum-Albumin < 4,0 g/dl u.a.; vgl. S. 146), Nichtbeachtung häufiger *Appetitlosigkeit.*

Bewährte Tips zum leichteren Einhalten des Trinkmengenlimits
1. Strikte Beachtung der verordneten Kochsalzeinschränkung.
2. Trinken nur bei wirklichem Durst, nicht aus bloßer Gewohnheit oder gesellschaftlichem Zwang.
3. Nährstoffhaltige Flüssigkeiten (erlaubte Säfte, Milchgetränke, Suppen, Mineralwässer) den nährstoffmäßig ungünstigeren Getränken (Kaffee, Tee, Limonaden, Alkoholica) vorziehen.
4. Für Getränke und Suppen möglichst *kleine* Gläser und Tassen verwenden.
5. Der Genuß erlaubter Säfte in Form von Eiswürfeln stillt den Durst besser als die gleiche Saftmenge in flüssiger Form.
6. Zwischen den Mahlzeiten öfter eine Zitronenscheibe, einen sauren Bonbon lutschen oder einen Kaugummi kauen lassen.
7. Häufiger Mundspülen mit Wasser, ohne das Wasser zu schlucken.
8. Bei Durstgefühl zunächst ein Marmeladenbutterbrot oder etwas erlaubtes Obst (eisgekühlt) essen, was ähnlich durststillend wirken kann wie ein Getränk.
9. Häufigere kleine Mahlzeiten gleichmäßig über den Tag verteilen.
10. Herausfinden der ungefähren individuellen Flüssigkeitstoleranz und Steuerung der Flüssigkeitsaufnahme im Tagesverlauf rechtzeitig von früh an so, daß Gewichtszunahme vom morgendlichen zum abendlichen Wiegen im Durchschnitt 500 g nicht übersteigt.

Hämolytische Krise (akuter hämolytischer Blutzerfall)

Flüssigkeitsreiche *leichtverdauliche Kost* ● oder *leichte Vollkost* ● (Trinkmenge > 2,5 Liter/Tag, Überwachung der Urinausscheidung!). Praktisches Vorgehen ähnlich der Kostgestaltung bei *Fieber (Status febrilis).* Falls Trinkmenge unzureichend, Flüssigkeitszufuhr enteral

(Sonde) oder parenteral. Substitution von Folsäure (→ *Folsäuremangel). **Prävention bei bekannter Hämolyseneigung** (Hämoglobinopathien u. ä.): Vermeiden bzw. frühestmögliche Beseitigung von Dehydratationszuständen aller Art (→ *Dehydratation) und *Tocopherol-(Vitamin E-)Mangel.

Hämolytisch-urämisches Syndrom

Vordringlich die Beseitigung der meist schwerwiegenden, von Fall zu Fall variierenden Flüssigkeits- und Elektrolytimbalancen (→ *Dehydratation, *Hyperhydratation, Verdünnungs-*Hyponatriämie, *Hyperkaliämie, *Hyperphosphatämie, *Hypocalcämie). Weitere Kostgestaltung je nach Art und Grad der Nierenfunktionsstörung sowie evtl. zum Einsatz kommender Dialyseverfahren → akutes *Nierenversagen, *Niereninsuffizienz, *Hämodialyse, *Peritonealdialyse. Symptombezogene Maßnahmen → *Fieber, gehäuftes *Erbrechen, *Diarrhoe, *Hypertriglyceridämie, arterielle *Hypertonie. Prävention → *EHEC-Infektion, bakterielle *Lebensmittelvergiftung. Verzicht auf Rohmilch und rohes Fleisch aller Art.

Hämorrhoidalleiden

Wichtigste Maßnahme zur Prävention, kurativen Versorgung und Rezidivprophylaxe die Ballaststoffaufwertung der Kost zwecks Erzielung eines weichen, geschmeidigen Stuhls, problemloser Defäkation und Beseitigung der häufig zugleich bestehenden **chronischen habituellen *Obstipation** (→ *ballaststoffreiche Kost ●). Zulage von Weizenkleie (30–50 g/Tag, zweckmäßigerweise zu Frischkornbreien mit geweichtem Weizenschrot und Backobst; Haferkleie für diese Indikation weniger geeignet), Frischobst, Gemüserohkost, Sauermilchen, Milchzucker oder Sorbit. Flüssigkeitsreiches Regime (Trinkmenge > 2 l/Tag). Keine Bitterschokolade, keine Bananen. Ausschaltung individuell als anal irritierend empfundener Produkte (Ernährungsanamnese!), wie etwa zu reichlich genossenes säurereiches Obst und Obstsäfte (Citrusfrüchte!), Rhabarber, blähend wirkende Gemüse, scharfe Gewürze, bestimmte Alkoholica, starker Kaffee, zu spitzen Bruchstücken geschroteter Leinsamen oder Leinsamenbrot. Abbau des bei diesen Patienten überdurchschnittlich häufigen Übergewichts (→ *Adipositas).

Hakenwurmkrankheit (Ancylostomiasis)

Symptombezogene Maßnahmen → *Eisenmangel, protein-calorische *Unterernährung.

Diätetische Prävention (Endemiegebiete weltweit). Kein Rohverzehr von Vegetabilien, keine Verwendung rohen Trinkwassers, solange eine Kontamination mit menschlichen Fäkalien nicht sicher auszuschliessen ist.

Harnableitung, suprapubische; Verweilkatheterbehandlung

Flüssigkeitsreiche Kost. Reichlich trinken lassen. Ziel: Harnausscheidung > 2,5 Liter/Tag. Evtl. Zulage der Aminosäure *Methionin* ▲ zur Harnsäuerung.

Harninkontinenz, senile („altersbedingte Blasenschwäche")

Ausreichende, aber keine übermäßige Zufuhr von Flüssigkeit. *Keine „Wasserstöße"!* Flüssigkeitsversorgung in häufigen, kleineren, gleichmäßig über den Tag verteilten Portionen. Individuell besonders diuresewirksame Getränke vermeiden (Ernährungsanamnese!). Vorsicht insbesondere mit Bier und kalten Erfrischungsgetränken. Zur Abendmahlzeit nach Möglichkeit nichts mehr trinken lassen, keine Suppen (jedoch großzügig salzen, sofern keine Kochsalzrestriktion indiziert); andernfalls ist die abends noch tolerable Flüssigkeit nach Art und Menge individuell empirisch zu ermitteln. Verzehr von Obst, Gemüse und Kartoffeln zweckmäßigerweise vornehmlich über Tage, weniger am Abend. Beseitigung von *chronischer *Obstipation* und evtl. *Cobalaminmangel*. Beim Diabetiker bestmögliches Vermeiden hyperglykämischer Entgleisungen.

Harnverhaltung, akute

Limitierung der Flüssigkeitszufuhr in Höhe der Perspiratio insensibilis (maximal 750 ml H_2O/Tag; Zufuhr ausschliesslich als „unsichtbares" Wasser in Form einer kochsalzfreien *Trockenkost* ●) bis zur Beseitigung der Störung. Zur Prophylaxe → *Prostatahyperplasie.*

Harnwegsinfektion, akute

Flüssigkeitsreiche Kost. Trinkmenge so bemessen, daß Harnvolumen von > 2,5 l/24 Std. resultiert. Trinkenlassen nach Möglichkeit auch nachtsüber. Im übrigen → *Pyelonephritis.*

Hartnup-Syndrom
(erbliche niacindefizitäre Hyperaminoacidurie)

Alterstufengerechte *Eiweißreiche Kost* ● (Erwachsene: > 1,0 g Protein/ kg/Tag, davon etwa ²/₃ tierischer Herkunft). Reichlich Vollkornerzeugnisse. Weizenkleie. Bei dermatologischer oder neurologisch-psychiatrischer Symptomatik zusätzlich *Niacin* ▲ medikamentös (50–200 mg/ Tag). Vgl. *Niacinmangel (Pellagra)*.

Hautalterung, vorzeitige

Neben der Intensität der Sonnenlichtexposition und der Zahl der gerauchten Zigaretten (!) scheint die Runzelbildung („Alterung") der Gesichtshaut auch durch die Art der Ernährung wesentlich mit bestimmt zu werden. Gewohnheitsmäßiger hoher Konsum von Gemüse, Hülsenfrüchten und als Fett überwiegend Olivenöl wirkt protektiv, hoher Fleisch- und sonstiger Fettverzehr andererseits beschleunigt die Faltenbildung, insbesondere der lichtexponierten Hautpartien. Vgl. *aktinische *Keratose.*

HDL-Hypocholesterinämie (Hypoalphalipoproteinämie)

Behandlungsziel. Anhebung pathologisch erniedrigter HDL-Cholesterinwerte auf wünschenswerte Höhe (♂ > 40 mg/dl = 0,9 mmol/l; ♀ > 45 mg/dl = 1,2 mmol/l; LDL/HDL-Quotient < 4,0). „Schutzfaktor" mindestens 60 mg HDL/dl.

Praktisches Vorgehen. Ausgehend von zuckerarmer (!) *Hyperlipoproteinämie-Basisdiät* ● bei rohkostbetonter überwiegend vegetarischer Ernährung weitestmöglicher Ersatz von Fleisch und Fleischwaren aller Art durch entsprechende Menge Fisch unter Bevorzugung n-3-polyensäurereicher Arten (Makrele, Lachs, Hering usw.; → *Eikosapentaensäure* ▲; vgl. *Seefischdiät* ●). Reichlich lecithinhaltige vegetabile Produkte (kaltgepresste pflanzliche Öle, Soja, Hülsenfrüchte) und carotinreiche Gemüse. Sehr reichlich *Ballaststoffe* aller Art: Pectine (Apfel, Birne, Beerenobst, Citrusfrüchte, Trockenfeigen, Karotten, Rüben), Pflanzengummi (Backpflaumen, Kirschen, Guarkernmehl), Pflanzenschleime (Leinsamen, Quitte), Haferkleie (auch Hafergrütze, Vollkornhaferflocken), Weizenkleie, Weizenkeime. Unerläßlich der Abbau etwaigen Übergewichts (→ *Adipositas*) und die konsequente dauerhafte Unterdrückung allfälliger Neigung zu *Hypertriglyceridämie* oder LDL-*Hypercholesterinämie* durch flexible Anpassung der Kost an die jeweilige Plasmalipidkonstellation. Auch bereits „normales" LDL-Cholesterin ($<$ 160 mg/dl = 4,14 mmol/l) dabei weiter absenken bis auf exzessiv erreichbaren Minimalwert ($<$ 100 mg/dl = 2,6 mmol/l; → *cholesterinreduzierende Kost ●) unter bestmöglichem Ausschluß auch von Stearinsäure (Kakaofett, Sheabutter etc.) und trans-Monoenfettsäuren (S. 547). Extreme Fettrestriktion zugunsten erhöhter KH-Zufuhr meist nicht hilfreich (kann u. a. zur Hypertriglyceridämie führen). Zweckmäßiger statt dessen der erhöhte Einsatz von (bis ca. 15 Energie %) Olivenöl. Optimierung der Stoffwechseleinstellung bei sonstigen Manifestationen eines *metabolischen Syndroms*, insbesondere *Diabetes mellitus*, sowie bei *Niereninsuffizienz* und chronischen Lebererkrankungen. Die Frage der Eignung von *Alkohol* ($<$ 15 g Ethanol/Tag!) als Mittel zur Anhebung erniedrigter Werte der antiatherogenen HDL-Subfraktionen ist umstritten; größte Vorsicht mit diesbezüglichen Empfehlungen! Kontraindikation: Hypertriglyceridämie.

Im Gegensatz zur LDL-Hypercholesterinämie ist die diätetische Beeinflußbarkeit der isolierten HDL-Hypocholesterinämie in vielen Fällen noch unbefriedigend; die bisherige Erfahrung läßt jedoch vermuten, daß der HDL-Mangel an sich kein gravierendes coronares Risiko beinhaltet, solange es gelingt, die LDL-Cholesterin- und die Triglyceridwerte des Blutes durch konsequente Kostführung (*cholesterinreduzierende Kost ●, *triglyceridreduzierende Kost ●) auf einem sehr niedrigen Limit zu halten. HDL-Hypocholesterinämie in Verbindung mit niedrigem Gesamtcholesterin infolge calorisch knapper, fettarmer Ernährung gilt coronarprognostisch als unbedenklich.

Hefe-Mykosen (Levurosen)

In therapieresistenten Fällen einer invasiven *Candidainfektion*, ausgehend vom Magendarmkanal (z. B. bei schwerer Immuninsuffizienz), Versuch einer adjuvanten Ernährungsbehandlung: In Anpassung an die Erfordernisse des jeweiligen Grundleidens Verabreichung einer weitgehend zuckerfreien, kohlenhydratarmen, milchsäure- (Sauermilchprodukte aller Art) und ballaststoffreichen Kost (sog. *Anti-Pilz-Diät* nach H. RIETH). Nach heutigem Erfahrungsstand jedoch kein sehr vielversprechendes diätetisches Prinzip.

Helicobacter-pylori-Infektion

Ernährungsfaktoren, insbesondere eine C-vitamin-, carotin-, polyensäure- und milchreiche Kost mit sehr reichlich Obst und Gemüse, möglicherweise auch eine verbesserte Versorgung mit B-Vitaminen und mit

Eisen, scheinen nach bisherigem Kenntnisstand die Empfänglichkeit der Magenschleimhaut für eine Helicobacterbesiedlung herabzusetzen, ebenso das Vermeiden von Bohnenkaffee. Möglicher Nutzeffekt des probiotischen Keims *Lactobacillus johnsonii La1* (Präparat Nestlé® LC1) bei Helicobacter-Gastritis derzeitig noch Gegenstand der Diskussion. Weitere Erfahrungen bleiben abzuwarten.

Hemicolektomie (Dickdarmteilresektion), Zustand nach

Linksseitige Hemicolektomie, wenn Resektion nicht zu ausgedehnt, in der Regel ohne diätetische Konsequenzen. Rechtsseitige Hemicolektomie kann Kostanpassung notwendig werden lassen, wenn zugleich größerer Teil des Ileums reseziert wurde (→ *Kurzdarm-Syndrom)*. Erhöhte Anfälligkeit für Durchfallsstörungen und enterale Infekte nach Colonteilresektion erfordert gelegentlich entsprechende Kostabwandlung (Einschränkung der Ballaststoffzufuhr, *Pectinkost* ●-Zulage u. ä. → *Diarrhoe)*.

Hemicranie-Syndrom; Migräne

An Anfallstagen. *Saftdiät* ●, *Obstkost* ●, *vegetabile Rohkost* oder beliebige sonstige „Entlastungskost" je nach individueller Neigung und Toleranz. Symptombezogene Maßnahmen → *Übelkeit, gehäuftes *Erbrechen, *Dehydratation.* Gelegentlich kupiert eine rechtzeitig genommene Portion starken Kaffees oder (nur mit aller Vorsicht zu empfehlen) ein doppelter Cognac den Anfall.

Prävention. Rolle von Ernährungsfaktoren bei der Auslösung von Migräneanfällen letztlich noch ungeklärt. Sorgfältige Erfassung vom Patienten als Anfallsauslöser verdächtigter Nahrungsmittel jedoch in jedem Fall empfehlenswert (Ernährungsanamnese! Ernährungstagebuch führen lassen!), ihre strikte Ausschaltung in Einzelfällen hilfreich. Besonders häufig in diesem Zusammenhang genannte Produkte: stark fermentierter Käse, Schokolade, Citrusfrüchte, überreife Bananen, große Bohnen, Alkoholica, coffeinhaltige Getränke, Gewürzmischungen (jeweils bestimmte Sorten), ferner gepökelte und stark gesalzene Fleischwaren, Fischmarinaden, Geflügelleber, Hefeextrakt, Sojasoße, Natriumglutamat (E 621), Tomatenketchup, Eier, Speiseeis, Honig, Aspartame. Versuchsweise *tyramin- und dopaminarme Kost* ●. Eliminierung *gesicherter* nutritiver Allergene und Pseudoallergene (→ *Nahrungsmittelallergie)*. Vermeiden sehr unregelmäßiger Essenszeiten und längerer Nüchternperioden. Bekämpfung eventueller Neigung zu *Hypoglykämie* und arterieller Hypotension (→

Hypotonie-Syndrom). Neuerdings in der Diskussion: streng *fettarme Kost* ●, an maritimen n-3-Fettsäuren reiche Kost (→ *Seefischdiät* ●), Magnesiumzulage (600 mg/Tag); diesbezügliche Erfahrungen bleiben abzuwarten.

Häufigste einer diätetischen Prävention zugängige **sonstige Kopfschmerzformen:** Alkoholkopfschmerz, Alkoholentzugskopfschmerz („Kater-Kopfschmerz"), Coffeinentzugskopfschmerz, Nitrat- oder Nitritkopfschmerz („Hot-dog-Kopfschmerz"), Glutamat-Kopfschmerz („Chinarestaurant-Syndrom"), sog. Eiscremekopfschmerz.

Hepatische (portosystemische) Encephalopathie; hepatocerebrales Syndrom

Diätetisches Prinzip. „Austitrierung" der individuellen Proteintoleranz und Regelung der Proteinzufuhr dahingehend, daß neuropsychiatrische Störungen vermieden werden, der Eiweißbedarf des Körpers jedoch ausreichend gedeckt wird. Ausschaltung potentiell encephalopathiebegünstigender Ernährungsfaktoren. Ziel: Plasmaammoniak $< 60\,\mu mol/l$ ($\male$) bzw. $< 50\,\mu mol/l$ ($\female$).

Praktisches Vorgehen. Zunächst streng *eiweißarme Kost* ● (je nach Krankheitsschwere 20–25 g Protein/Tag, auf alle Mahlzeiten des Tages verteilt) unter voller Deckung des Bedarfs an Energie (35–40 kcal = 150–170 kJ/kg/Tag) und nichtproteinogenen essentiellen Nährstoffen, insbesondere an Mineralstoffen (*Kalium* ▲!; *Zink* ▲), bis zum Schwinden der hauptsächlichen klinischen und biochemischen Encephalopathiesymptome. Sodann vorsichtige stufenweise (je 10 g) Steigerung der Proteinzufuhr in 3–5tägigen Abständen, bis optimale Menge (0,8 g/kg/ Tag; Erwachsene) *oder* nicht überschreitbare niedrigere Toleranzgrenze erreicht (Kriterium: Klinisches Bild incl. neuropsychiatrischem Befund, Schriftprobe, Zahlenverbindungstest, erneut ansteigender Plasmaammoniakspiegel). Zur Verhütung eines Eiweißmangels erforderliche und auf Dauer unbedingt anzustrebende Mindestmenge: 50 g Protein/Tag ($> 0,5$ g/kg Körpergewicht; Erwachsene). Zu prüfende *weitere Maßnahmen,* falls Eiweißversorgung in dieser Höhe aufgrund herabgesetzter Toleranz allein mit konventionellen Eiweißträgern, d. h. vorwiegend mit Fleisch und Fleischwaren, nicht dauerhaft realisierbar:

1. Einsatz möglicherweise *besser tolerabler Proteinträger*; Ersatz von Fleisch, Fleischwaren und Ei durch NH_3-arme Milchprodukte (auch sog. Bifidum-Milch) und proteinreiche Vegetabilien. Verträglichkeit für Encephalopathiepatienten nimmt zu in der Reihenfolge Fleisch- (= Eier-) < Fisch- < Milch- < Pflanzeneiweiß. Ballaststoffreiche *lac-*

tovegetabile Kost ● (unter Ausschluß scharfer Käsesorten) kann Proteintoleranz wesentlich verbessern.

2. Versuchsweise Zulage von *verzweigtkettigen Aminosäuren* (Valin, Leucin, Isoleucin: ca. 0,25 g/kg/Tag; z. B. Bramin-hepa®, Falkamin®-Pellets, Lactostrict® spezial) oder teilweiser Ersatz des Nahrungsproteins durch mit verzweigtkettigen Aminosäuren angereicherte („leberadaptierte") Proteingemische (Falkamin®-Pulver, Lactostrict®, Fresubin® hepa)[1]. Lohnend auch ein Versuch mit dem Dipeptid Ornithinaspartat (Hepa-Merz®).

3. Zusätzlich in jedem Fall *Lactulose*▲ (30-150 g/Tag, individuelle Dosierung; Dosis angemessen, wenn 2-3mal täglich Entleerung eines weichen Stuhls), *Lactitol* oder ein Fructooligosaccharidpräparat.

Symptombezogene Maßnahmen → *nichtdiabetische* *Hypoglykämie, *Übelkeit, gehäuftes *Erbrechen, *Diarrhoe, *hepatorenales Syndrom, *Ascites;* Beseitigung von Flüssigkeits- und Elektrolytimbalancen.

Für die Dauerkost zu beachten. Konsequentes *Vermeiden überhöhter Eiweißzufuhr* (nicht über 0,7-0,8 g/kg Sollgewicht/Tag; Erwachsene), insbesondere in Form von Fleisch und Fleischwaren. *Ballaststoffreiche Kost* ●. Verhütung bzw. Beseitigung von *Obstipation, *Hypokaliämie, *Hyponatriämie* und *Dehydratation. Absolute Alkoholkarenz!* Im übrigen → *Lebercirrhose.*

Hepatische Encephalopathie Stadium III und IV (ausreichende orale Ernährung nicht mehr möglich) → *Leberinsuffizienz; akutes Leberversagen.*

Hepatitis (Leberentzündung)

Akute Hepatitis (Virushepatitis)
Leichte Verlaufsformen. Flüssigkeitsreiche, obstangereicherte *leichte Vollkost* ●, angesichts der nicht seltenen Fleisch- und Fettaversion dieser Patienten anfangs zweckmäßigerweise überwiegend ovolactovegetabil und nicht zu fettreich (50-60 g Fett/Tag) zu gestalten. Ausschaltung individuell unverträglicher Nahrungsmittel. Häufige kleine Mahlzeiten. Alkoholkarenz.

Schwere Verlaufsformen. Solange Möglichkeit eines ungünstigen Verlaufes nicht auszuschliessen (drohende Entwicklung zur *Leberinsuffizienz*): Calorisch nicht zu knappe (> 20-25 kcal = 85-100 kJ/kg/Tag), lac-

---

[1] Vergleichbare Präparate des USA-Marktes: Hepatic-Aid® II Instant Drink (Fa. Kendall McGraw Laborat. Irvine/California), Travasorb® Hepatic Diet (Fa. Baxter Healthcare Corp. Deerfield/Illinois).

tovegetabile, eiweißarme (< 0,5 g Protein/kg/Tag), fettreduzierte (30–50 g Fett/Tag), kohlenhydrat-, vitamin- und flüssigkeitsreiche, im übrigen weitgehend individuell wunschgerecht zu variierende *leichtverdauliche Kost* ● (auch als *flüssig-breiige = pürierte Kost* ● oder *nährstoffkomplette *Flüssigkost* ●) in häufigen kleinen Mahlzeiten. Nutzung aller mit dem Kostprinzip zu vereinbarenden Möglichkeiten zur Verbesserung des darniederliegenden Appetits (→ *Appetitlosigkeit). Überwachung des Elektrolyt- und Spurenelementhaushalts. Supplementierung von B-Vitaminen, Ascorbinsäure und Vitamin K. Erforderlichenfalls (unbeeinflußbare Inappetenz, Übelkeit, Erbrechen) adjuvante „leberadaptierte" *Sondenkost* ● (z. B. Fresubin® hepa) oder *parenterale Ernährung* ●. Bei Ödemneigung Kochsalzrestriktion (→ *natriumarme Kost* ●), bei Cholestase mit *Steatorrhoe Fettaustausch mit *MCT-Fetten* ▲ und parenterale Substitution fettlöslicher Vitamine (A, D, E, K; → *cholestatische Syndrome). Bei Plasmaammoniakanstieg und Auftreten encephalopathischer Symptome weitergehende Proteinrestriktion und Lactulosegabe (→ *hepatische Encephalopathie, *Leberinsuffizienz). Der Wert einer therapeutischen Hyperalimentation in Fällen ohne vorbestehende Mangelernährung ist zweifelhaft.

Mit eintretender Besserung toleranzangepaßte schrittweise Kosterweiterung zu nunmehr eiweißreicherer (bis 1 g Protein/kg/Tag), normal fetthaltiger (bis 30 % der Energiezufuhr), im Energie- und übrigen Nährstoffgehalt bedarfsgerechter *leichter Vollkost* ● unter weiterhin sorgfältigem Ausschluß individuell unverträglicher Nahrungsmittel. Kein zu früher Übergang auf *Vollkost* ●. Alkoholkarenz weiter für mindestens 1/2 Jahr.

Diätetische Prävention (Hepatitis A, Endemiegebiete). Einwandfreies Trinkwasser, nur abgekocht zu verwenden. Kein rohes Gemüse, keine rohen Salate. Details → Prävention der *Reisediarrhoe.

Alkoholhepatitis
Diätetisches Vorgehen folgt, je nach Schwere der Krankheitserscheinungen, den gleichen Grundsätzen wie vorstehend bei Virushepatitis. Von besonderer Wichtigkeit die Beseitigung der häufig zugleich bestehenden *protein-calorischen *Unterernährung und sonstiger Ernährungsmängel (*B-Vitaminmangel, *Folsäuremangel usw.; Ernährungsanamnese!). Wichtigste Maßnahme der dauerhafte völlige Alkoholentzug (→ *Alkoholismus).

Chronische Hepatitis (alle Formen), Posthepatitissyndrome
Sicherstellung bedarfsgerechter Nährstoff-, Energie- und Ballaststoffversorgung in toleranzgerechter Form, zumeist möglich in Form von *leich-

ter Vollkost ● oder **Vollkost* ● unter Ausschaltung individuell unverträglicher Nahrungsbestandteile. Richtwert für die Eiweiß- und Fettzufuhr die Empfehlungen für die Ernährung des Gesunden. **Lactovegetabile Kost* ● wird häufig besser toleriert als übliche Fleischkost. Abbau von Übergewicht (→ **Adipositas*). *Absolute Alkoholkarenz*, solange irgendwelche hepatischen Störungen objektivierbar oder hepatogene Nahrungsmittelintoleranzen fortbestehen. Symptombezogene Maßnahmen bei chronisch aggressiver Hepatitis → **Lebercirrhose.*

Klinisch gesunde Hepatitisvirus-(Antigen-)Träger („Carrierstatus"). Bedarfsgerechte **Vollkost* ●. Vorsorglich Einschränkung des Alkoholgenusses, besser völlige Alkoholkarenz, insbesondere nach Hepatitis-C-Infektion.

Hepatorenales Syndrom (Nierenversagen bei dekompensierter Lebercirrhose)

Flüssigkeitsrestriktion (beginnend mit 500–800 ml/Tag) unter strenger Bilanzierung (tägliche Harnmengen- und Körpergewichtskontrolle; Ziel: Negativierung der Flüssigkeitsbilanz). Streng **natriumarme Kost* ● (auch bei *Verdünnungs-*Hyponatriämie*, weitere Details siehe dort!). **Eiweißarme Kost* ● (0,5 g Protein bzw. Aminosäuren/kg/Tag, proteinselektiv; Einzelheiten → *chronische *Niereninsuffizienz; akutes *Nierenversagen*). Korrektur von Acidose, Blutzucker- und Elektrolytimbalancen. Bei Hypokaliämie *vorsichtige* Kaliumsubstitution. Im übrigen → **Ascites, *Lebercirrhose, *hepatische Encephalopathie, *Leberinsuffizienz, *Magenblutung.*

Bei prärenalem Nierenversagen infolge reduzierten Plasmavolumens durch forcierte Diurese, Diarrhoen, Erbrechen o. ä. (sog. *pseudohepatorenales Syndrom*) kontrollierte orale, gastral-enterale oder parenterale Auffüllung des Kreislaufs mit Flüssigkeit und Elektrolyten.

Herzchirurgie

Präoperativ (elektive Eingriffe). Beseitigung vorbestehender Fehlernährungszustände: *„Kardiale Kachexie" (protein-calorische *Unterernährung* bei schwerer chronischer **Herzinsuffizienz*), andrerseits **Adipositas, *Hypercholesterinämie, *Hypertriglyceridämie, *B-Vitaminmangel.* Adäquate Versorgung mit Nahrungsenergie und essentiellen Nährstoffen (0,8–1,0 g Protein/kg/Tag oral bzw. 1,5 g Aminosäuren/kg/24 Std. parenteral). **Natriumarme Kost* ● und Flüssigkeitsrestriktion je nach Grad der **Herzinsuffizienz.* Häufigere kleine Mahlzeiten anstelle weniger großer.

Postoperativ. Vordringlich die Substitution defizitärer Elektrolyte (Kalium!). *Parenterale Ernährung* ●. Kohlenhydrate (Glucose, Nichtglucose-KH) 2–6 g/kg/24 Std., Aminosäuren 1–1,5 g/kg/24 Std., Fett (ab 4.–5. Tag postoperativ) 1–2 g/kg/24 Std., Flüssigkeit zunächst weitestmöglich restriktiv, erst ab 3.–4. Tag 30–40 ml/kg/24 Std. Nach unkomplizierten leichteren Eingriffen ab 1.–2. postoperativem Tag enterale *Sondenernährung* ● (Nährstoffverteilung s. o.). Frühestmöglich, nach coronarer Bypassoperation im allgemeinen von Anfang an, oraler Kostaufbau: *Flüssigkost* ●, *flüssig-breiige (pürierte) Kost* ●, modifizierte *leichte Vollkost* ● usw. Flexible Handhabung der Nährstoffkalkulation je nach Lage des Einzelfalls. Empfehlungen für *Natriumrestriktion:* 20–50 mmol Na/Tag (Kinder: 1–3 mmol/100 kcal) nach größeren und komplizierteren kardiologischen Eingriffen, 100 mmol Na/Tag (Kinder: 4 mmol/100 kcal) nach Operation einfacherer Herzfehler (Vorhofseptumdefekt, isolierte Pulmonalstenose) und coronarer Bypassoperation. Dauer der Natriumrestriktion je nach Herzfunktion und Blutdruckverhalten. Meist indizierte symptombezogene Maßnahmen → *Dehydratation, *Appetitlosigkeit, *Obstipation, *Hypokaliämie, *Eisenmangel. Nach Eingriffen bei coronarer Herzkrankheit:* Weitere konsequente Einhaltung einer Coronarpräventivkost (→*coronare Herzkrankheit) ist unerläßlich!

Herztransplantation

1. *Präoperative Phase* s. o.
2. *Frühe postoperative Phase.* Schrittweiser Aufbau zunächst leicht hypercalorischer Ernährung (35 kcal und 1,2–1,5 g Protein/kg ödemfreies Normalgewicht), in Anbetracht erhöhter Infektgefährdung der immunsupprimierten Patienten zum frühestmöglichen Zeitpunkt auf gastral/enteralem Wege (→ *Sondenernährung* ●). Oraler Kostaufbau anfangs unter Sterilkostbedingungen (vgl. S. 471 f.): Hochcalorische *nährstoffkomplette *Flüssigkost* ●, *flüssig-breiige (pürierte) Kost* ●, *Aufbaukost* ●. Häufige (8–10) kleine Mahlzeiten. Beachtung diätetischer Konsequenzen der fortan laufenden immunsuppressiven Dauermedikation (→ *Arzneimitteltherapie: Cortisonderivate, Ciclosporin) und evtl. erhöhter Kochsalzsensibilität des Blutdrucks (→ *Kochsalzsensibilitätstest).
3. *Dauerkost.* Bedarfsgerechte *Hyperlipoproteinämie-(HLP-)Basisdiät* ● (auch bei primär nichtcoronaren Herzleiden), weiterhin unter individueller Anpassung an die jeweiligen metabolischen und nutritiven Auswirkungen der immunsuppressiven Medikation; → *Organtransplantation. Am häufigsten indizierte symptombezogene Kostabwandlungen → *Adipositas (!), *Hypercholesterinämie, *Hypertriglyceridämie, *Diabetes mellitus (Typ 2), arterielle *Hypertonie, *Herzinsuffizienz, tachycarde *Herzrhythmusstörungen, *Osteoporose.

Herzinfarkt (Myocardinfarkt)

Akutphase (1. Woche). Calorisch knappe (800–1000 kcal = ca. 3350–4200 kJ/Tag) leichtverdauliche Kost in häufigen kleinen Mahlzeiten (coffeinfreie *klare *Flüssigkost* ●, fettarme *nährstoffkomplette *Flüssigkost* ●, fettarme **flüssig-breiige (pürierte) Kost* ●, modifizierte **Reis-Obst-Diät* ● o. ä.). Gesamtflüssigkeitszufuhr 1,5–2,5 Liter. Vorsorglich zunächst Natriumrestriktion (100 mmol Na/Tag; → **natriumarme Kost* ●), reichlich Kalium (> 1 mmol K/kg/Tag; vgl. **Hypokaliämie*) und Magnesium (> 400 mg/Tag).

Intermediärphase (2.–3. Woche). **Leichte Vollkost* ● in fettmodifizierter Abwandlung (vgl. **cholesterinreduzierende Kost* ●) von ca. 2000 kcal = 8400 kJ/Tag. Natriumrestriktion nur bei fortbestehender **Herzinsuffizienz* oder arterieller **Hypertonie*. Für problemlose Defäkation ausreichende Ballaststoffzufuhr (vgl. **ballaststoffreiche Kost* ●), jedoch zunächst unter Vermeiden insbesondere von Hülsenfrüchten und Kohlgerichten. Noch keine coffeinhaltigen Getränke.

Rehabilitationsphase (ab 4. Woche), **Sekundärprävention.** Übergang auf konsequente Coronarpräventivkost (→ **coronare Herzkrankheit;* Ziel in diesen Fällen: LDL-Cholesterin < 100 mg/dl = 2,6 mmol/l) unter besonderer Beachtung der möglicherweise darüber hinaus indizierten diätetischen Maßnahmen (**Herzinsuffizienz, arterielle *Hypertonie, tachycarde *Herzrhythmusstörungen, *Adipositas* usw.). Zur Herabsetzung der Restenosierungsrate nach Coronarangioplastie (PTCA), Stent oder Bypassoperation Kostanreicherung mit maritimen n-3-Polyensäuren (ca. 3–4 g **Eikosapentaensäure* ▲/**Dokosahexaensäure* ▲/Tag; vgl. **Seefischdiät* ●) unter Beachtung auch der weiteren diätetischen Empfehlungen zur Verringerung des Thromboserisikos (→ **Thromboseprävention*).

Herzinsuffizienz („Herzmuskelschwäche")

Behandlungsprinzip. Negativierung der Natrium- und Flüssigkeitsbilanz. Beseitigung bestehender Fehlernährungszustände. Ausgleich diureticabedingter Nährstoffdefizite (→ **Arzneimitteltherapie: Diuretica).* In vielen leichteren Fällen einer Herzinsuffizienz macht die diätetische Natriumrestriktion eine medikamentöse diuretische Therapie entbehrlich, in anderen Fällen erlaubt sie eine beträchtliche Reduzierung der benötigten Diureticadosis.

Praktisches Vorgehen. **Natriumarme Kost* ●, flüssigkeitslimitiert, kaliumreich (> 4 g = > 100 mmol Kalium/Tag), magnesiumreich (> 400 mgMg/Tag), B- und C-vitaminreich, erforderlichenfalls (Stau-

ungsgastritis, *Meteorismus) schonkostgerecht abgewandelt (→ *leichte Vollkost ●), in häufigen kleinen Mahlzeiten. Grad der Natriumrestriktion (100, 50 oder 20 mmol Na/Tag) je nach Krankheitsschwere, diätetischer Praktikabilität im Einzelfall und evtl. begleitender natriuretischer Medikation. Natriumarme Schalttage (*Saftdiät ●, *Obstkost ●, *Reis-Obst-Diät ●, *Mixfasten ● u. ä.) 1–2mal wöchentlich können hilfreich sein. Flüssigkeitslimitierung empfehlenswert auf zunächst etwa 1500 ml/Tag (Trinkmenge maximal 0,5–0,7 ml pro kcal Nahrungsaufnahme), bei Verdünnungshyponatriämie strenger (500-800 ml Flüssigkeit/Tag). Bei Neigung zu nächtlichem Asthma cardiale ab spätem Nachmittag nichts mehr trinken lassen. *Je strenger die Natriumrestriktion* (oder je effektiver die natriuretische Medikation), *um so liberaler kann im allgemeinen die Flüssigkeitszufuhr gehandhabt werden* (Ausnahme: *Verdünnungs-*Hyponatriämie!*). Grenzen für tägliche Natrium- und Flüssigkeitszufuhr bei *parenteraler Ernährung* ● oder sonstiger Indikation zur Infusionstherapie:
1. Rekompensierte Herzinsuffizienz: 50 mmol Natrium, 30 ml Flüssigkeit/kg (1500–2000 ml);
2. Herzinsuffizienz mit *Ödemen*. 20 mmol Natrium, 15–20 ml Flüssigkeit/kg (1000–1500 ml);
3. Herzinsuffizienz mit *Verdünnungs-*Hyponatriämie: Kein* Natrium, 10–15 ml Flüssigkeit/kg/Tag (500–1000 ml).

Weitere Maßnahmen. Wichtig der behutsame Abbau eventuellen Übergewichts (→ *Adipositas)* sowie allfälliger *Hypercholesterinämie* und *Hypertriglyceridämie*. Beseitigung sonstiger, insbesondere in schweren und chronifizierten Fällen und bei Kindern nicht ganz seltener Fehlernährungszustände: *Protein-calorische *Unterernährung* („kardiale Kachexie"), Vitaminmangel, Ballaststoffmangel (Ernährungsanamnese!). Überwachung und ggf. Korrektur des Natrium-, Kalium- und Magnesiumhaushalts, insbesondere unter Diureticatherapie. *Gewichtskontrolle!* In Fällen ohne Hochdruck- und Alkoholanamnese kann Ethanolkonsum bis etwa 25 g/Tag (♂) toleriert werden.

Herzrhythmusstörungen, tachykarde; Extrasystolie

Ausschaltung potentiell arrhythmogener Ernährungsfaktoren:
1. Beseitigung nutritiv beeinflußbarer Elektrolytimbalancen: → *Hypokaliämie, *Hyperkaliämie, *Hypocalcämie, *Hypomagnesiämie*, Kochsalzverarmung *(*Hyponatriämie, *Hypochlorämie)* sowie eines evtl. *Selenmangels*.
2. Zurückhaltung mit kohlensäurehaltigen und mit coffeinhaltigen Getränken (Colagetränke, Bohnenkaffee, schwarzer Tee), Prüfung der individuellen Verträglichkeit und ggf. Karenz.

3. Ausschaltung überhöhten (→ S. 23) Alkoholkonsums (speziell bei Neigung zu paroxysmalem Vorhofflimmern). *Besser absolute Alkoholkarenz.*

4. Vermeiden blähend wirkender Produkte (→ *Meteorismus*).

5. Keine zu üppigen (zu fettreichen, zu voluminösen) Mahlzeiten.

6. Abbau von Übergewicht (→ *Adipositas*).

7. Beseitigung *chronischer habitueller *Obstipation.*

8. Bei chronischem Vorhofflimmern indiziert: Herabsetzung des Thromboembolierisikos durch antithrombogene Kostgestaltung (→ *Thromboseprävention*).

9. Zur Prävention ventrikulärer Rhythmusstörungen (incl. Kammerflimmern): Kostanreicherung mit maritimen n-3-Polyensäuren (→ *Eikosapentaensäure* ▲; vgl. *Seefischdiät* ●), auch in Form von Fischöl oder Lebertran (5–10 ml/Tag). Reichlich *Kalium* ▲ und *Magnesium* ▲.

10. Nach Kardioversion zu beachten: Möglicherweise korrekturbedürftige *Hypokaliämie.*

Kostgestaltung im übrigen je nach Grundleiden (*coronare Herzkrankheit, *Herzinfarkt, *Herzinsuffizienz, *Hyperthyreose* usw.).

Heterophyiasis (Zwergdarmegelkrankheit)

Diätetische Prävention (mediterrane und asiatische Endemiegebiete). *Kein Verzehr von rohem oder ungenügend gegartem* (geräuchertem, gepökeltem oder mariniertem) *Fisch!*

HHH-Syndrom (Hyperornithinämie, Hyperammoniämie, Homocitrullinurie)

Altersstufenentsprechend *eiweißarme Kost* ● bei im übrigen normaler Nährstoff- und Energiezufuhr. Austesten der individuell noch tolerablen, normales Gedeihen ermöglichenden Proteinmindestmenge (Ziel: Plasmaornithin < 200 µmol/l). Meist Verbesserung der Toleranz mit dem Heranwachsen der Kinder. Bei erwachsenen Kranken kann in Einzelfällen allein das Vermeiden stoßweiser reichlicher Eiweißzufuhr (z. B. zu großer Fleischportionen) ausreichend sein. Zusätzliche Citrullin- oder Argininsupplementierung kann Proteintoleranz weiter verbessern. Symptombezogene Maßnahmen → *Hyperammoniämie.*

Hiatushernie (Zwerchfellbruch)

Abbau des häufig bestehenden Übergewichts (→ *Adipositas). Beseitigung von *Meteorismus und chronischer *Obstipation. Bei Refluxbeschwerden ballaststoffangereicherte fett- und zuckerreduzierte *leichte Vollkost ●. Details → *Refluxoesophagitis.

Hirn- und Rückenmarkserkrankungen, chronisch-degenerative

Nach jeweiliger Ernährungsanamnese individuell zu planende, im Energie- und Nährstoffgehalt bedarfsgerechte Kost zur Korrektur der bei diesen Kranken häufigen Fehlernährung: Protein-calorische *Unterernährung, Vitaminmangel, Calciummangel, *Eisenmangel, Ballaststoffmangel, bei bestehender *Immobilität nicht selten auch *Adipositas, *Hypertriglyceridämie, *Hypercholesterinämie. Vgl. *Querschnittslähmung, *Decubitus.

Histaminausscheidung, Bestimmung der

*Histaminarme Kost ● vom Morgen des Vortages bis zum Ende der Urinsammelperiode. Referenzbereich < 60 µg Histamin/l Urin.

Histaminintoleranz; enterale Histaminose

Weitestmögliche Ausschaltung potentiell histaminhaltiger Nahrungsmittel (→ *histaminarme Kost ●) für die Dauer des Bestehens der Störung. Vgl. *Arzneimitteltherapie: Diaminoxidasehemmer; *Scombroid-Fischvergiftung.

Histidinämie (erbliche Hyperhistidinämie)

Entgegen früherer Annahme in der Regel keine Indikation für histidinarme oder eiweißarme Kost. Empfehlenswert jedoch das Vermeiden überhöhten Eiweißkonsums.

Hitzekollaps; Hitzschlagsgefahr

Trinkenlassen nach Belieben (Obstsaft, Limonade, Colagetränke, Mineralwasser; keine Alkoholica!), möglichst zugleich mit Zufuhr von Kochsalz. Bei Einschränkung der Bewußtseinslage und/oder Schockzeichen 5 %ige Glucose- und 0,9 %ige Kochsalzlösung zu gleichen Teilen, Ringer-Lactat-Lösung o. ä. intravenös. Weiter erforderliche Flüssigkeits- und Elektrolytsubstitution je nach Exsiccoseform; saloprive Form → *hypotone *Dehydratation*, hydroprive Form → *hypertone *Dehydratation*. Korrektur allfälliger **Hypoglykämie, *Hypernatriämie, *Hyperkaliämie, *Hypocalcämie, *Hypomagnesiämie*.

Diätetische Prävention bei Hitzearbeit und Aufenthalt in heißem Klima: Ausreichende Flüssigkeits- und Kochsalzzufuhr, **kaliumreiche Kost* ●, Zurückhaltung im Alkoholkonsum. Zusätzlicher Flüssigkeitsbedarf bei körperlicher Aktivität in Hundstagshitze kann 3–5 Liter pro Tag und mehr betragen (Kriterium bedarfsgerechter Versorgung: Der Urin behält seine normal helle Farbe). Vgl. *Hitzearbeiter* (S. 118 f.).

Hitzewallungen, klimakterische

Prävention: Phytooestrogenreiche Ernährung (Sojaerzeugnisse, Leinsamen, meiste Kohlarten, isoflavonhaltige Nahrungssupplemente). Im übrigen → *generalisierte essentielle *Hyperhidrosis*.

Homocystinurie (endogener Cystathionin-β-synthetase-Mangel)

Zweckmäßig zunächst Prüfung auf Pyridoxin-(Vitamin B_6-)Abhängigkeit durch bis zu hohen Dosen (1500 mg/Tag) ansteigende Pyridoxinmedikation über etwa 2–3 Monate. *1. Pyridoxinabhängige Form* (etwa die Hälfte der Patienten). Hochdosierte Pyridoxingaben unter „Austitrierung" der in weitem Rahmen variierenden individuell benötigten Menge (30–1200 mg, Säuglinge bis 500 mg/Tag). Zusätzlich Folsäure (10 mg/Tag). Limitierung der Eiweißzufuhr in Höhe der Empfehlungen für die Ernährung Gesunder der entsprechenden Altersstufe. Häufige kleine Mahlzeiten. *2. Pyridoxinunabhängige Form.* Reduktion der Methioninzufuhr auf die eben lebensnotwendige Menge unter gleichzeitiger Anreicherung mit L-Cystin (100–150 mg/kg/Tag), Cholin (ersatzweise Betain, optimale Dosis 100–250 mg/kg/Tag?) und Folsäure (10 mg/Tag). Ausgehend von einem methioninfreien, cystin- und cholinangereicherten Aminosäurengemisch (SHS Analog® M-AM 1/2/3, Milupa Metabolics® HOM 1/2)

Methioninzulage (ca. 20 mg/kg/Tag) in Form der natürlichen Proteine eines sorgfältig zu bemessenen Quantums an Milchnahrung (Säuglinge) bzw. geeigneten eiweißarmen sonstigen Lebensmitteln (ab 2. Lebensjahr). Pyridoxin- bzw. Methioninzufuhr ist so zu steuern, daß Methioninblutspiegel im normalen Bereich bleibt (< 0,04 μmol/ml), Homocystinausscheidung weitgehend verschwindet, andererseits Gedeihen und Vitalität nicht beeinträchtigt werden (→ *methioninarme Kost ●). 3. Partiell pyridoxinabhängige Form.* Hochdosierte Pyridoxinsupplementierung s. o. Zusätzlich je nach Schwere der verbleibenden Reststörung (Hypermethioninämie, Homocystinausscheidung) altersstufengerechte *eiweißarme Kost ●* oder toleranzangepaßte weitergehende Restriktion der Methioninzufuhr (wie vorstehend).

Bei allen Formen eines Cystathionin-β-synthetase-Mangels sind die genannten Ernährungsmaßnahmen wahrscheinlich *lebenslang beizubehalten*, nach derzeitigem Wissensstand zweckmäßigerweise in Verbindung mit coronar- und thromboseprotektiver Kost (→ *coronare Herzkrankheit, *Thromboseprävention*). Vgl. *folatdefizitäre *Hyperhomocysteinämie.*

5-Hydroxyindolessigsäurebestimmung im Urin

Während der Urinsammelphase und der 3 vorangehenden Tage *serotoninarme Kost.* Ausschaltung aller serotoninreichen Vegetabilien aus der Kost (Walnüsse, Vanille, Banane, Ananas, Mirabelle, Zwetschge, Stachelbeeren, Johannisbeeren, Tomate, Melone, Passionsfrucht, Avocado, Kiwi, Papaya, Aubergine und entsprechende Öle bzw. Säfte). Vermeiden von Eiweißexzessen. Alkoholkarenz.

3-Hydroxy-3-methylglutaracidurie;
3-Hydroxy-3-methylglutaryl-CoA-lyase-Mangel

Nach Beseitigung von Hypoglykämie und Acidose versuchsweise altersstufengerechte *eiweißarme Kost ●* oder *leucinreduzierte Kost* (Basis: Präparate SHS Analog® LEU-AM 1/2/3, Milupa Metabolics® LEU 1/2). Leucingehalt der wichtigsten Lebensmittel: [11]. Weitere Erfahrungen bleiben abzuwarten.

Hydroxyprolinbestimmung im Urin

Während der Urinsammelperiode und der 2 vorangehenden Tage *kollagenarme (hydroxyprolinarme) Kost.* Völlige Ausschaltung aller Arten von

Fleisch (auch Wild, Fisch und Geflügel), Fleischwaren (auch Fleischbrühe, Knochenbrühe, Suppenwürze u. ä.) und gelatinehaltigen Erzeugnissen (Gelees, Aspik, Sülze, Gelatinezuckerwaren). *Zu beachten:* Gelatinezusatz bei vielen Lebensmitteln nicht ohne weiteres zu erkennen (Saucen, Fruchtjoghurt, Speiseeis, Cremegebäck, Süßigkeiten u. a.). Zu erwägende Alternative: Gelatinefreie Formuladiät.

Hyperaldosteronismus, primärer (Conn-Syndrom); Aldosteronom

Präoperativ und bei Inoperabilität: *Natriumarme Kost* ● ($<$ 50 mmol = 1,2 g Na/Tag), kaliumreich ($>$ 6 g = 150 mmol K/Tag, *kaliumreiche Kost* ●, meist zusätzliche medikamentöse Supplementierung erforderlich; → *Hypokaliämie*) und magnesiumreich ($>$ 400 mg Mg/Tag; → *Hypomagnesiämie*) zu gestalten. Anfangs Flüssigkeitslimitierung je nach Schwere der zunächst bestehenden *hypertonen* *Hyperhydratation*, im weiteren Verlauf Flüssigkeitszufuhr harnmengengerecht (Harnmenge des Vortags plus 500–750 ml). Stoppen eines evtl. Lakritzkonsums. Vgl. *arterielle* *Hypertonie*.

Hyperammoniämie (Blut-NH₃ überhöht) infolge hereditärer Stoffwechselstörungen (Harnstoffcyclusstörungen)

Akute Phase. Hochcalorische ($>$ 100 kcal = 420 kJ/kg/Tag) eiweiß- und aminosäurenfreie Ernährung, je nach Lage des Einzelfalls parenteral (Elektrolyte, Glucose, ggf. mit Insulin) oder oral-enteral (Elektrolyte, Glucose, Maltodextrin, Sonnenblumenöl, Vitamine), *auch bei noch ungeklärtem Grundleiden* unverzüglich einzuleiten, wenn Plasmaammoniak 200 μmol/l überschreitet *oder* Bewußtseinsstörung besteht. Zusätzlich L-Arginin (100–200 mg/kg/Tag i. v. bis zum Erreichen eines Plasmaargininwertes von 50–200 μmol/l, außer bei *Hyperargininämie* und *lysinurischer* *Proteinintoleranz*) oder in schweren Fällen Citrullin (170 mg/kg/Tag) und Natriumbenzoat (250–500 mg/kg/Tag i. v., außer bei schwerer Leberschädigung und bei Organoacidurien) und/oder Natriumphenylbutyrat (250–500 mg/kg/Tag), ferner evtl. *L-*Carnitin* ▲ (bis 150 mg/kg/Tag), jeweils baldmöglichst auch peroral zu geben. Mit fortschreitendem Absinken des Plasmaammoniakspiegels (spätestens jedoch binnen 3–5 Tagen) Beginn mit schrittweise steigender Zufuhr einer geeigneten speziellen Aminosäurenmischung (bis 0,5 g/kg/Tag, Präparat Milupa Metabolics® UCD 1/2 oder SHS Analog® E-AM 1/2/3), entsprechender Ketoanaloge oder (in leichteren Fällen) natürlichen Proteins (zunächst bis ca. 0,7 g/kg/Tag) unter fortgesetzter Kontrolle des Plasma-NH₃-Spiegels (Details: [32]). Behandlungsziel: Plasma-NH₃ < 35 μmol/l (60 μg/dl).

Langzeiternährung. *Eiweißarme Kost* ●, im Energie- und Nährstoffgehalt altersstufenentsprechend bedarfsgerecht zu kalkulieren. Proteinrestriktion je nach Lebensalter und Schwere der metabolischen Störung. Ziel: Normalisierung des Plasmaammoniaks ohne Unterschreiten des Proteinbedarfsminimums. Erforderlichenfalls zusätzlich weiter spezielle Aminosäurengemische, Ketoanaloge, L-Arginin, Natriumbenzoat und L-Carnitin (s. o.). Lactulose peroral. Bei langdauernder Benzoatzufuhr Supplementierung von Folsäure und Pyridoxin. Kostgestaltung im übrigen je nach Grundleiden.

Hyperargininämie („Argininämie"); Arginasemangel

Argininfreies, cystein- und tyrosinangereichertes spezielles Aminosäurengemisch (Präparat Milupa Metabolics® UCD 1/2; 2 g/kg/Tag) als zunächst einzige Aminosäurenquelle für einige Wochen. Schrittweiser Übergang auf altersstufengerecht *eiweißarme Kost* ●. Weitere Kostdetails → *Hyperammoniämie*. Diätetische Indikation auf Lebenszeit.

Hypercalcämie, absorptive (Blutcalcium überhöht)

Behandlungsziel. Serumcalcium < 2,7 mmol/l (< 5,4 mval/l). *Calciumarme Kost* ● (< 400 mg Ca/Tag), ballaststoffreich (> 60 g Ballaststoffe/Tag; → *ballaststoffreiche Kost* ●), sehr flüssigkeitsreich (3–4 l/Tag) sowie kochsalz-, kalium- und magnesiumreich (> 15 g NaCl; > 100 mmol = 4 g Kalium; > 400 mg Mg/Tag). Vermeiden besonders D-vitaminreicher Lebensmittel (fetter Fisch, Leber, vitaminangereicherte Margarine, Eigelb, Lebertran). Frage der Zweckmäßigkeit einer Phosphatanreicherung im Hinblick auf mögliches Risiko umstritten. Übrige Kostgestaltung entsprechend dem jeweiligen Grundleiden.

Hypercalcämie-Syndrom, hypercalcämische Krise. Kochsalz- und flüssigkeitsreiche Kost (Voraussetzung: Ausreichende Belastbarkeit von Kreislauf und Nieren). Maximal mögliche Trinkmenge (> 3 Liter/Tag). Hochdosierte parenterale Flüssigkeits- und Kochsalzzufuhr (3–10 Liter 0,9 %iger NaCl-Lösung mit KCl-Zusatz/24 Std.). Beseitigung der meist bestehenden *Dehydratation* und allfälliger Elektrolytdefizite (Natrium, Kalium, Magnesium) vor Einleitung einer forcierten Diurese. *Calciumarme*

Teil 3

Kost ● vor allem in den Fällen indiziert, in denen erhöhte intestinale Calcium- und D-Vitaminresorption pathogenetisch am Krankheitsgeschehen wesentlich beteiligt (Sarkoidose, D-Hypervitaminose), ergänzt durch Maßnahmen zur Herabsetzung der Calciumresorption (Anreicherung mit Ballaststoffen, Natriumcellulosephosphat, Phytinsäure). Kostgestaltung im übrigen je nach Grundleiden. Symptombezogene Maßnahmen → **Appetitlosigkeit, *Übelkeit, gehäuftes *Erbrechen.*

Hypercalciurie, idiopathische absorptive (renale Ca-Ausscheidung überhöht)

Behandlungsziel. Herabsetzung der renalen Calciumausscheidung auf < 4 mg/kg (oder < 0,22 mg Ca/mg Kreatinin)/24 Std. *Diätetisch beeinflußbar praktisch nur die intestinale („absorptive") Form der Hypercalciurie: Probeweise über einige Wochen *calciumarme Kost* ● (< 400 mg Ca/Tag), natrium*arm* (< 100 mmol Na = 2,4 g Na/Tag; → **natriumarme Kost* ●), flüssigkeitsreich (Ziel: Harnmenge > 2,5 l/Tag) sowie *kalium- und magnesiumreich* zu gestalten (> 100 mmol = 4 g Kalium/Tag; > 400 mg Mg/Tag). Vermeiden besonders D-vitaminreicher Lebensmittel. Reichlich Ballaststoffe (> 60 g/Tag, → **ballaststoffreiche Kost* ●). Ausschaltung überhöhten Fleisch- und Milchkonsums, *Begrenzung der Proteinzufuhr auf Höhe der Empfehlungen für die Ernährung des Gesunden* (0,8 g Protein/kg/Tag; Erwachsene); für jede 50 g Proteinmehrzufuhr werden zusätzlich ca. 60 mg Calcium mit dem Urin ausgeschieden. Reichlich (phosphatreiche) Sojaerzeugnisse. Vermeiden zu hoher Zuckerzufuhr (zuckerhaltige Getränke!), Zuckerlimitierung auf maximal 10 % der Energiezufuhr (< 25 g/1000 kcal; vgl. **zuckerarme Kost* ●). Zurückhaltung im Konsum coffeinhaltiger Getränke (< 300 mg Coffein/Tag). Abbau von **Adipositas.* Überwachung von Calciumhaushalt und Mineralgehalt des Skeletts. Renale Hypercalciurie und Immobilisationshypercalciurie sind keine Indikation für diätetische Calciumrestriktion (→ **Immobilität).* Vgl. **Nephrolithiasis.*

Idiopathische Hypercalciurie im Kindesalter. Altersstufenangepaßtes, prinzipiell gleiches diätetisches Vorgehen wie bei Hypercalciurie im Erwachsenenalter, jedoch zurückhaltendere Calciumrestriktion, um Negativierung der Calciumbilanz zu vermeiden (Überwachung des Calciumhaushalts!).

Screening auf Hypercalciurie. Auf Calciumgehalt von 1000 mg/Tag (Erwachsene) bzw. altersstufenentsprechend reduzierten Wert (Kinder) standardisierte Kost ab 5.–3. Tag vor Untersuchungsbeginn (→ **Calciumbilanzanalysen).*

Hyperchlorämie (Chloridgehalt des Blutes überhöht)

Behandlungsziel. Plasmachlorid < 110 mmol/l. Abbruch allfälliger überhöhter Kochsalzzufuhr. Übergang zu flüssigkeitsreicher, kochsalz- und kalium*chlorid*armer Ernährung (vgl. **natriumarme Kost* ●). Keine kalium*chlorid*haltigen Kochsalzersatzpräparate! Beseitigung meist begleitender *hypertoner *Dehydratation* und **Hypokaliämie* unter Verwendung chloridarmer (acetat-, lactat-, malathaltiger) hypotoner (auch Natrium enthaltender) Gesamtelektrolyt- und Glucoselösungen. Orale Kaliumsupplementierung in Form von Obst, Obstsäften, Gemüsesäften, chloridfreien Kaliumbrausegetränken (Kalinor® u. ä.).

Teil 3

Hypercholesterinämie (Cholesteringehalt des Blutes überhöht)

Maßstab für Behandlungsbedürftigkeit die Höhe des *LDL-Cholesterins* im Blutserum, unabhängig vom Grad der exogenen (alimentären) oder endogenen (genetischen, sekundär-metabolischen) Bedingtheit.

Bewertung des LDL-Cholesterin-Blutspiegels:

unter 100 mg/dl	= optimal
bis 129 mg/dl	= noch gut
ab 130 mg/dl	= grenzwertig hoch
ab 160 mg/dl	= hoch
ab 190 mg/dl	= sehr hoch

Behandlungsziel. Herabsetzung des LDL-Cholesterins auf mindestens < 160 mg/dl (4,14 mmol/l), beim Vorliegen von zwei oder mehr coronaren Risikofaktoren (arterielle Hypertonie, Zigarettenrauchen, Adipositas, Diabetes mellitus, periphere obliterierende Arteriosklerose, Cerebralsklerose, HDL-Cholesterin unter 35 mg/dl = 0,91 mmol/l) auf < 130 mg/dl (3,36 mmol/l), LDL/HDL-Quotient < 3, bei bereits manifester **coronarer Herzkrankheit* auf < 100 mg/dl (2,6 mmol/l). Behandlungsziel bei Kindern und Jugendlichen: LDL-Cholesterin < 110 mg/dl (2,8 mmol/l). *Gesamtcholesterin* allein als Kriterium erfolgreicher Therapie weniger aussagefähig; traditioneller Zielwert für diätetische Intervention: Gesamtcholesterin < 190 mg/dl (4,91 mmol/l), bei unter 30jährigen < 180 mg/dl (4,66 mmol/l), bei über 65jährigen < 240 mg/dl (6,21 mmol/l), bei Kindern < 160 mg/dl (4,14 mmol/l).

Diätetisches Prinzip. Energiekontrollierte, fettreduzierte, fettmodifizierte, cholesterinarme, ballaststoffreiche Kost (sehr reichlich Gemüse und Obst!). Ermöglicht bei langfristiger konsequenter Einhaltung in vielen Fällen als alleinige Maßnahme ohne Medikamenteneinsatz eine Normalisierung der Cholesterinwerte. *Keine lipidsenkende Medikation ohne vorausgegangenen 3–6-monatigen Versuch einer Beseitigung der Hypercholesterinämie allein auf diätetischem Wege* (Ausnahme: Manifeste *coronare Herzkrankheit, ferner LDL-Cholesterin > 350 mg/dl = 9,1 mmol/l, familiäre Hypercholesterinämien)! Keine Lipidsenkerbehandlung ohne Beibehaltung einer cholesterinreduzierenden Kost!

Praktisches Vorgehen. Wichtigste Maßnahme der *Abbau von zumeist bestehender calorischer Überernährung, Fett- und Fleischhyperalimentation.* Dem individuellen Übergewicht entsprechende Calorienrestriktion (Ziel: Body mass Index < $25/m^2$; → *Adipositas). *Reduktion der Fettzufuhr* auf < 30 % → 25 % → 20 %, bei guter Compliance auf 15 % → 10 %(!) der Energiezufuhr (je nach therapeutischem Ansprechen) auf Kosten der gesättigten Fette (Schlachtfett, Milchfett, Hartfette)[1] unter Anhebung des Anteils überwiegend einfach ungesättigter Fette (z.B. *Olivenöl* oder *Rüböl*; vgl. S. 26 f.) und hochungesättigter Fette (polyensäure- und phytosterinreicher Pflanzenöle, diese jedoch nicht über 10 % der Energiezufuhr). Beschränkung der Aufnahme von *Cholesterin ▲ (Fleisch, Innereien, Eigelb, Milchfett) auf < (100–)200 mg/Tag (*je niedriger der P/S-Quotient des Nahrungsfettes* verbleibt, *desto strenger* ist *die Cholesterinrestriktion* zu handhaben!). Unter der unerlässlichen dauerhaften Minimierung der Aufnahme gesättigter Fette (< 7 % der Energiezufuhr) zeitigt Herabsetzung der Cholesterinzufuhr auf < 200 mg/Tag nach bisheriger Erfahrung jedoch oftmals keinen nennenswerten zusätzlichen cholesterinspiegelsenkenden Effekt. Kohlenhydrate weitgehend in Form ballaststoffreicher Polysaccharide (Vollkornprodukte, Weizenkeime, Haferflocken, Haferkleie, Hülsenfrüchte, Gemüse; reichlich Äpfel, Orangen und anderes pectinreiches Obst). Zucker < 10 Energie%. *Gesamtballaststoffmenge möglichst > 50 g/Tag*, davon 15–30 g wasserlösliche Ballaststoffe, z.B. aus Haferkleie, pectinreichem Obst, Flohsamen oder teilhydrolysiertes Guarmehl (Benefiber®). Lactovegetabile oder piscovegetabile Kostvariation (S. 132 f.) sehr zu empfehlen. Streng vegetarische (veganische) Kost kann das LDL-Cholesterin im Blut maximal absenken. Limit für die Eiweißzufuhr die Empfehlungen für die Ernährung des Gesunden (0,8 g Protein/kg/Tag), Sojaeiweiß (20–30 g/Tag) und Seefisch besonders vorteilhaft. Anstelle weniger großer besser häufigere kleine Mahlzeiten. Aus-

---

[1] LDL-Cholesterin wird erhöht durch die „atherogenen" gesättigten Fettsäuren Palmitinsäure (C16:0), Myristinsäure (C14:0) und wahrscheinlich Laurinsäure (C12:0; → *Fett ▲), ferner durch einfach ungesättigte Transfettsäuren (z.B. Elaidinsäure C18:1), nicht jedoch durch die ebenfalls gesättigten Fettsäuren Stearinsäure (C18:0), Caprylsäure (C8:0) und Caprinsäure (C10:0), die beiden letzteren Hauptbestandteil der *MCT-Fette ▲.

schaltung eines eventuellen Bohnenkaffeeabusus (insbesondere bei bevorzugtem Konsum ungefilterten Kaffees; in Problemfällen Auslaßversuch!). *Mäßiger* Alkoholgenuß (♂ 20 g, ♀ 10 g Ethanol/Tag) kann bei schlanken Patienten, solange Serumtriglyceride nicht erhöht, nach bisher überwiegender Auffassung beibehalten werden. (Weitere Details → *cholesterinreduzierende Kost* ●). Cholesterinsenkender Effekt von Knoblauch zweifelhaft.

Familiäre Hypercholesterinämie. Frühestmöglich (ab 2. Lebensjahr) Beginn mit lebenslanger, altersstufengerecht anzupassender, den vorstehenden Richtlinien entsprechender, auch bei zusätzlicher Lipidsenkerbehandlung ohne Unterbrechung konsequent beizubehaltender *cholesterinreduzierender Kost* ●.

Zu beachten. *Homozygote* familiäre Hypercholesterinämie ist absolute Indikation für eine extrakorporale lipidsenkende Therapie mittels Apherese!

Sekundäre (symptomatische) Hypercholesterinämien. An die Erfordernisse des Grundleidens (*Diabetes mellitus, *nephrotisches Syndrom, *Cushing-Syndrom usw.) anzupassende *cholesterinreduzierende Kost* ●.

Isolierte *HDL-Hypocholesterinämie → S. 280f.

Anmerkung: Auch sehr niedrige LDL-Cholesterinblutspiegel aufgrund diätetischer Korrektur verursachen an sich, solange die Energie- und Nährstoffzufuhr bedarfsgerecht bleibt, kein erhöhtes Gesundheitsrisiko.

Hyperemesis gravidarum, schweres („pathologisches") Schwangerschaftserbrechen

Behandlungsprinzip. Beseitigung von *Dehydratation, *Hypochlorämie, *Hypokaliämie, *Thiaminmangel, Eiweißdefizit u. a. sekundären Nährstoffmängeln.

Praktisches Vorgehen. Nach ausreichender Substitution von Flüssigkeit (ca. 3000 ml/Tag), Elektrolyten (Kochsalz, Kalium, Magnesium) und B-Vitaminen (hochdosiert B_1, B_6) *parenterale Ernährung* ●, baldmöglichst jedoch (unter antiemetischer Medikation) behutsamer Aufbau isoosmolarer nasogastraler oder -enteraler *Sondenernährung, in Problemfällen mittels *Gastrostomie (PEG). Nach Sistieren der Übelkeit vorsichtiger oraler Kostaufbau: *Flüssigkost ●, *flüssig-breiige Kost ● (zunächst fett- und eiweißarm), *leichtverdauliche Kost ●, *leichte Vollkost ● unter allmählicher Anpassung an die Ernährungsbedürfnisse der gesunden

Schwangeren (S. 111 f.). Häufige kleine Mahlzeiten. Größte Zurückhaltung mit Bohnenkaffee. Vgl. *physiologisches* *Schwangerschaftserbrechen, gehäuftes* *Erbrechen,* *Übelkeit,* *Appetitlosigkeit,* *Sialorrhoe.*

Hyperfibrinogenämie
(Fibrinogengehalt des Blutes überhöht)

In vielen Fällen Komponente des *metabolischen Syndroms* und Begleiterscheinung der atherogenen „unspezifischen Mesenchymreaktion" nach W. H. HAUSS. Diätetisches Vorgehen → *Thromboseprävention.*

Zu beachten. Die nicht primär metabolisch bedingte Hyperfibrinogenämie (unspezifische Bluteiweißreaktion bei entzündlichen Erkrankungen aller Art, bei malignen Tumoren usw.) ist keine Indikation für antiatherogene diätetische Maßnahmen.

Hyperglycerinämie, familiäre
(überhöhter Glyceringehalt des Blutes)

Herabsetzung der Glycerinzufuhr in Form einer *fettarmen Kost* ● (Fettanteil maximal 15 % der Energiezufuhr). *Vermeiden längerer Nüchternperioden,* insbesondere unter körperlicher Belastung. Bestmögliche Wahrung eines konstanten Normalgewichts. Bei Übergewicht oder *Adipositas* behutsame Gewichtsreduktion. Keine extremen Reduktionsdiäten.

Hyperglycinämie, nichtketotische
(überhöhter Glycingehalt des Blutes)

Glycin- und serinfreie Formuladiäten sowie *eiweißarme Kost* ● (je nach Altersstufe 1,3–0,6 g Protein/kg/Tag) können erhöhten Plasmaglycinspiegel herabsetzen, ohne jedoch das klinische Bild und den Krankheitsverlauf nennenswert zu bessern. Auch Ergebnisse supplementierender Maßnahmen (Folsäure, Folinsäure, Vitamin B_6, Methionin, Cholin) bisher unbefriedigend; gesicherte diätetische Empfehlungen noch nicht möglich.

Hyperhidrosis, generalisierte essentielle (Neigung zu krankhaft vermehrter Schweißbildung)

Vermeiden überhöhter Flüssigkeitszufuhr und „stoßweisen" Trinkens größerer Mengen, insbesondere kalter Getränke. Den Obstverzehr gleichmäßig über den Tag verteilen. Häufigere kleine Mahlzeiten anstelle weniger großer. Abbau von Übergewicht (→ *Adipositas*). In Einzelfällen hilfreich die Einschränkung überhöhten Konsums von scharfen Gewürzen, coffeinhaltigen Getränken und von Spirituosen. → *Nachtschweiße, klimakterische *Hitzewallungen.*

Hyperhomocysteinämie, folatdefizitäre (überhöhter Homocysteingehalt des Blutes)

Dauerhafte Beseitigung des zugrundeliegenden *B-Vitaminmangels* (*Folsäure* ▲, Vitamin B_6, Vitamin B_{12}). Interventionspunkt: 9 µmol/l Plasmahomocystein. Reichlich Vollkornerzeugnisse (auch Weizenkeime, Kleie, Haferflocken), grüne Gemüse, Hülsenfrüchte, Obst usw. → *Folsäuremangel.* Vorsorglich Begrenzung der Proteinzufuhr in Höhe der Empfehlungen für die Ernährung des Gesunden (0,8 g/kg/Tag; Erwachsene). Zurückhaltung im Bohnenkaffeekonsum. Alkoholkarenz. Erforderlichenfalls zusätzliche medikamentöse B-Vitaminsupplementierung (ca. 400 µg Folsäure + 2 mg Vitamin B_6 + mindestens 6 µg Vitamin B_{12}/Tag). Medikation allein mit Folsäure nur zulässig, wenn Möglichkeit eines zugleich bestehenden *Cobalaminmangels* sicher ausgeschlossen. *Behandlungsziel:* Plasmahomocystein < 10 µmol/l. Mit jedem 5 µmol/l-Anstieg des Homocysteinwertes erhöht sich die 5-Jahresmortalität um ca. 17 %. Vgl. *Homocystinurie (endogener Cystathionin-β-synthetase-Mangel).*

Zu beachten. Kumuliertes atherogenes und thrombogenes Risiko durch zugleich bestehende *Hypercholesterinämie, *Hypertriglyceridämie und *Adipositas!*

Hyperhydratation; Überwässerungszustände

Behandlungsprinzip. Beseitigung der Übersättigung des Körpers mit Flüssigkeit und ggf. mit Natrium unter Beibehaltung bzw. Wiederherstellung einer ausgewogenen (isotonen) Relation. Art des diätetischen Vorgehens richtet sich danach, ob Flüssigkeits- und Natriumüberhang in ausgewogenem Verhältnis (isotone Hyperhydratation) oder in unausgewogenem Verhältnis (hypotone oder hypertone Hyperhydratation) vorliegen.

Isotone Hyperhydratation (Übersättigung des Körpers mit Wasser und Natrium im isotonen Verhältnis, z. B. nach übergroßer Infusion physiologischer NaCl-Lösung oder bei allgemeinen Ödemen aufgrund von Herzinsuffizienz, dekompensierter Lebercirrhose oder nephrotischem Syndrom): *Natriumarme Kost* ● (< 50 mmol Na, entsprechend < 1,2 g Na/Tag) mit weitestmöglicher Flüssigkeitsbeschränkung (0,5–0,8 l/Tag; „kochsalzfreie" *Trockenkost* ●); Ziel: Negative Flüssigkeits- und Natriumbilanz.

Hypotone Hyperhydratation, „Wasservergiftung" (Übersättigung des Körpers mit Wasser ohne entsprechende Zunahme des Natriumbestands, z. B. bei überhöhter Zufuhr salzfreier Flüssigkeit und/oder verminderter renaler Wasserausscheidung): Absolute Flüssigkeitskarenz. *Trockenkost* ●. (Ziel: Negative Flüssigkeitsbilanz). Bei *höhergradigem* Natriumdefizit (Serumnatrium < 110 mmol/l) oder Auftreten cerebraler Störungen vorsichtige Zulage von Kochsalz (3–10 g NaCl/Tag). Falls Kochsalzzufuhr peroral nicht möglich: 3 %ige NaCl-Lösung unter häufigerer Plasma-Na-Kontrolle *langsam* i. v. (200–300 ml), bis Serumnatriumwert von höchstens 130 mmol/l erreicht. *Keinen übereilten Ausgleich des Salzdefizits anstreben! (→ Verdünnungs *Hyponatriämie).* Bei chronischer Hyponatriämie keine Anhebung des Serumnatriumspiegels um mehr als 0,6 mmol/l/Std. (bei i. v. Zufuhr von 3 %iger NaCl-Lösung maximal 1,5–2,0 mmol/l/Std.) oder 12 mmol/l/24 Std. oder 25 mmol/l in den ersten 48 Stunden. *Keine Überkorrektur zur Hypernatriämie!* Bei finalen Krankheitszuständen mit Hyperhydratation Flüssigkeitsrestriktion *(*Trockenkost ●)* nur im Falle einer klinisch-symptomatologisch belastenden Hyponatriämie (Serum-Na < 110 mmol/l).

Hypertone Hyperhydratation (Natriumübersättigung des Körpers vergleichsweise stärker als die Übersättigung mit Wasser, z. B. nach übergroßer Infusion hypertoner NaCl-Lösung oder nach Trinken von Meerwasser): Prinzipiell gleiches Vorgehen wie bei isotoner Hyperhydratation. *Natriumarme Kost* ● (< 50 mmol Na, entsprechend < 1,2 g Na/Tag) mit zunächst weitestmöglicher Flüssigkeitseinschränkung („kochsalzfreie" *Trockenkost* ●, Ziel: Negative Flüssigkeits- und Natriumbilanz). Mit fortschreitender Entwässerung (Gewichtskontrolle!) und Abklingen der *Hypernatriämie* (Serumnatrium < 145 mmol/l) allmählicher Übergang zu normaler Flüssigkeitszufuhr und Abbau der Kochsalzrestriktion.

Sonstige Kostgestaltung bei allen Hyperhydratationszuständen je nach Grundleiden und Begleitstörungen. In vielen Fällen erforderliche *Kaliumanreicherung* (bei *Trockenkost* ● im allgemeinen nur medikamentös möglich) ist zu beachten (vgl. *Ödeme).*

Hyperinsulinismus; Insulinom (überhöhte Insulinaktivität)

Ballaststoffreiche Kost ● (> 60 g Ballaststoffe/Tag), relativ eiweißreich (Protein > 1,5 g/kg/Tag, > 20 % der Energiezufuhr) und fettreich (Fett > 40 % der Energiezufuhr, P/S-Quotient > 1,0) zu gestalten, außerhalb hypoglykämischer Phasen mit weitgehender Zuckerrestriktion (→ *zuckerarme Kost* ●, Zuckeraustauschstoffe bis etwa 40 g/Tag zulässig, nichtnutritive Süßstoffe unbedenklich). Häufige (6–8) kleine Mahlzeiten. Unter Behandlung mit Diazoxid *natriumarme Kost* ●. Bei *hypoglykämischen Exazerbationen* rasche Zufuhr adäquater Menge leicht resorbierbarer Kohlenhydrate *(→ *Hypoglykämie)*. In schweren Fällen mit nächtlicher Hypoglykämieneigung Einlegen kohlenhydrathaltiger spätabendlicher und nächtlicher Zwischenmahlzeit oder nachtsüber kontinuierliche Kohlenhydratzufuhr durch Nasogastralsonde (Maltodextrin 10–30 g/ Std.). Ersatzweise ungekochte Maisstärke oral (z. B. Mondamin®, 1,5–2,0 g/kg, in Flüssigkeit kalt eingerührt, 2–4mal innerhalb 24 Stunden, individuell optimale Dosierung anhand des Blutzuckerverlaufs zu ermitteln). Alkoholkarenz.

Insulinomoperation. Kontinuierliche Glucoseinfusion perioperativ bis etwa 8 Stunden post op. (Blutzuckerüberwachung). Weitere Kostgestaltung je nach Operationsergebnis und postoperativer Blutzuckerentwicklung.

Hyperkaliämie (Kaliumgehalt des Blutes überhöht)

Behandlungsziel. Serumkalium < 5,5 mmol/l. Strikte Einschränkung kaliumreicher Lebensmittel (Kaliumzufuhr < 40 mmol = < 1,6 g Kalium/ Tag; → *kaliumarme Kost* ●). Abbau überhöhten Konsums von (kaliumreichem!) Fleisch, Begrenzung der Eiweißzufuhr auf Höhe der Empfehlungen für die Ernährung des Gesunden (0,8 g Protein/kg). Sicherstellung ausreichender Energieversorgung zwecks Vermeidens eines Kalium freisetzenden Proteinkatabolismus. Keine (kaliumreichen!) Kochsalzersatzpräparate verwenden. Versuchsweise peroral Sorbit, Milchzucker, *Lactulose* ▲ oder *Lactitol* mit reichlich Flüssigkeit zwecks Beschleunigung der Darmpassage und damit Herabsetzung der enteralen Kaliumresorption. Kostgestaltung im übrigen je nach Grundleiden.

Hyperkaliämie als Notfall (Serumkaliumspiegel > 6,5 mmol/l und/oder Hyperkaliämie-EKG):
1. Calcium i. v. (20 ml Calciumgluconat 10 %ig, 2 ml/min, EKG-Monitoring, in 5-min-Abständen 3mal wiederholbar; relative Kontraindikation: Digitalis-Therapie).

2. Kochsalz i. v. (40–70 mmol in 10 %iger Lösung; Vorsicht bei stärkerer extracellulärer Volumenexpansion!).
3. Glucose i. v. (0,5–1,5 g/kg/Std. in 10–20 %iger Lösung) mit Insulin (0,3 Einh./g Glucose).

Weitere Überwachung von Elektrolythaushalt (Kalium, Natrium, Calcium!) und Blutzucker.

Hyperkatabole Zustände (überhöhter Abbaustoffwechsel)

Behandlungsprinzip. Deckung des im *Postaggressionsstoffwechsel* erhöhten Energie- und Nährstoffbedarfs *("therapeutische Hyperalimentation")*. Korrektur von Flüssigkeits- und Elektrolytdefiziten.

Praktisches Vorgehen. Hypercalorische, zunächst meist parenterale Ernährung (bis etwa 60 kcal = 250 kJ/kg/Tag). Schrittweise zu steigernde Energiezufuhr, während der kritischen Phase des Stressstoffwechsels (meist erste 3–6 Tage) zweckmäßigerweise in Form von Glucose und Xylit (4–7 g/kg/24 Std.), ggf. unter Gabe von Insulin (Blutzuckerüberwachung). Reichlich Flüssigkeit (> 40 ml/kg). Natrium individuell nach Bilanz und Plasmaspiegel. Kalium 40–50 mmol/1000 kcal. Phosphat 0,5 mmol/kg/24 Std. Frühzeitig Beginn mit ebenfalls schrittweise zu steigernder Aminosäurenzufuhr (1,0–2,5 g/kg/24 Std. einschliesslich Glutamin) bzw. entsprechender Proteinmenge gastral/oral. Mit Abklingen der kritischen Phase (meist etwa 4.–7. Tag) Beginn mit i. v. Fettzufuhr unter tageweiser Steigerung (0,5–2,0 g Fett/kg/24 Std.) bis etwa zur Hälfte der in Form von Kohlenhydraten zugeführten Energiemenge (d. h. $^1/_3$ der nichtproteinogenen Energiezufuhr als Fett, $^2/_3$ als Kohlenhydrat). Kostgestaltung im übrigen je nach Grundleiden. *Frühestmöglich Übergang von parenteraler zu enteraler und oraler Ernährung.* In vielen Fällen entsprechende *jejunale Ernährung* per Sonde von Anfang an möglich. Generell zu beachten: „Je schwerer die Stoffwechselveränderung, je schlechter der Zustand des Patienten, um so vorsichtiger der Aufbau der Ernährungstherapie!" (F. W. AHNEFELD). Vgl. *Refeeding-Syndrom.*

Hyperkinetisches Syndrom (HKS) bei Kindern (Aufmerksamkeitsdefizit-, „Zappelphilipp"-Syndrom)

Bisherige diätetische Behandlungsversuche basieren auf der Hypothese, daß Ausschaltung bestimmter Nahrungsbestandteile Verhaltensstörung und kognitive Fähigkeiten der HKS-Kinder günstig beeinflussen könne.

Vermuteter ursächlicher Zusammenhang für die inkriminierten Einzel-
komponenten (künstliche Farb- und Aromastoffe, Antioxidantien, Salicylate, Benzoate, Saccharose, Phosphate, Aspartam u. a.) bisher jedoch
nicht eindeutig objektivierbar. *Wirksamkeit auf dieser Annahme beruhender Kostformen nach bisherigem Wissensstand zweifelhaft* (**Feingold-Diät* ●, sog. phosphatarme Diät nach H. HAFER u. a.) bzw. noch
nicht anhand genügend großer kontrollierter Studien gesichert („oligoan-
tigene" Diät). Bloßer Suggestiveffekt vorerst nicht auszuschliessen. Weitere Erfahrungen bleiben abzuwarten.

Praktisches Vorgehen. Altersstufengemäße, im Nährstoff- und Energiegehalt bedarfsgerechte, nicht zu zuckerreiche **Vollkost* ●, ggf. unter Ausschaltung individuell unverträglicher Nahrungsbestandteile. Jedoch keine
Bedenken gegen den häufigen Wunsch nach Beibehaltung einer der vorgenannten Kostformen (Feingold-Diät usw.), *solange bedarfsgerechte
Nährstoff- und Energieversorgung dabei gewährleistet* (Ernährungsanamnese!) und körperliche Entwicklung des Kindes (Gewicht, Längenwachstum!) darunter nicht beeinträchtigt. Beseitigung eventuellen **Eisenmangels* und Mangels an *langkettigen n-3-Polyensäuren* (Lebertran
5 ml/Tag). Ausschaltung überhöhter Coffeinzufuhr (Colagetränke).

Hyperlipoproteinämien (Blutfetterhöhungen), primäre „familiäre"

Diätetisches Vorgehen entsprechend den die einzelnen Phänotypen kenn-
zeichnenden Lipidveränderungen (Hypercholesterinämie, Hypertriglyceridämie, Chylomikronämie usw.):

Hyperlipoproteinämie Typ I, familiärer Lipoproteinlipasemangel.
Streng **fettarme Kost* ● (Fettanteil zunächst < 10 % der Energiezufuhr)
mit Zulage von **MCT-Fetten* ▲ (bis ca. 30 g/Tag), zugleich zuckerarm:
*Zuckerarme Kost ● (< 15 g Zucker/1000 kcal). Alkoholkarenz. Abbau
von Übergewicht *(→ *Adipositas).* Für Dauerkost anzustrebende Nährstoffrelation: Protein 20–25 %, Fett 20–25 % (incl. MCT-Fett, Fischfett
und 20 g polyensäurereicher Pflanzenöle; dabei Minimierung des Anteils
gesättigter Fette), überwiegend polymere Kohlenhydrate 50–60 % der
Energiezufuhr. Akute Phase: → **Chylomikronämie-Syndrome,* akute
*Pankreatitis.

Hyperlipoproteinämie Typ IIa, familiäre Hypercholesterinämie. →
*Hypercholesterinämie.

Hyperlipoproteinämie Typ IIb, familiäre kombinierte Hyperlipoproteinämie. Kostgestaltung je nach Art, Kombination und Schweregrad der

im Einzelfall vorliegenden Lipidstörungen *(→ *Hypercholesterinämie, *Hypertriglyceridämie).* Abbau von Übergewicht *(→ *Adipositas).* Meist zunächst indizierte Kostform: Energiereduzierte **Hyperlipoproteinämie-(HLP-)Basisdiät* ●.

Hyperlipoproteinämie Typ III, familiäre Dysbetalipoproteinämie. Fettarme, fettmodifizierte **cholesterinreduzierende Kost* ● und ggf. **triglyceridreduzierende Kost* ●. Cholesterinrestriktion (< 300 mg/Tag). Weitestmögliche Einschränkung der Zuckerzufuhr *(→ *zuckerarme Kost* ●*).* Alkoholkarenz. Abbau von Übergewicht *(→ *Adipositas).*

Hyperlipoproteinämie Typ IV, familiäre Hypertriglyceridämie. → **Hypertriglyceridämie.*

Hyperlipoproteinämie Typ V. Wichtigste Maßnahme der Abbau von Übergewicht *(→ *Adipositas)* und die Verhinderung neuerlicher Gewichtszunahme (Body mass index < 25 kg/m^2). Fettmodifizierte **fettarme Kost* ● mit MCT-Supplementierung und versuchsweiser Anreicherung mit n-3-(Fisch-)Fetten (Gesamtfettanteil beim Normalgewichtigen steigerungsfähig bis maximal 25 % der Energiezufuhr, ca. 60–65 g/Tag). Begrenzung der Cholesterinzufuhr (< 300 mg/Tag) je nach Lage des Einzelfalls (Grad zugleich bestehender **Hypercholesterinämie*). Häufige kleine Mahlzeiten. Diätetisches Vorgehen im übrigen (Zuckerrestriktion, Alkoholkarenz usw.) wie bei Hyperlipoproteinämie Typ I (s. o.). → **Chylomikronämie-Syndrome,* akute **Pankreatitis.*

Lp(a)-Hyperlipoproteinämie → S. 363.

Hyperlysinämie (Lysingehalt des Blutes überhöht); familiäre Lysinintoleranz

Behandlungsbedürftig wahrscheinlich nur in Ausnahmefällen: Beschränkung der Zufuhr von Lysin auf das lebensnotwendige Minimum (Senkung des Serumlysinspiegels auf < 3,0 mg/dl = < 0,2 mmol/l) mittels lysinfreier Aminosäuremischungen (Präparate SHS Analog® L-AM 1/2/3, Milupa Metabolics® LYS 1/2) und altersstufengerecht **eiweißarmer Kost* ●. Weitere Erfahrungen bleiben abzuwarten.

Hypermagnesiämie (überhöhter Mg-Gehalt des Blutes)

Behandlungsziel. Serummagnesium < 1,2 mmol/l (2,4 mval/l). Strikte Einschränkung magnesiumreicher Lebensmittel (Vollkornprodukte, Kleie, Weizenkeime, Hülsenfrüchte, Soja, Nüsse, Mandeln, Kakaoerzeugnisse, größere Mengen an Kartoffeln, Gemüse und Beerenobst sowie Obst- und Gemüsesäften; → *Magnesium* ▲). Keine Mg-reichen Mineralwässer und Medikamente (z. B. Antacida, Laxantien)! *Calciumreiche Kost* ● (alle Arten Käse!). Reichlich Flüssigkeit (Trinkmenge > 2,5 l/Tag), insbesondere bei zugleich bestehender *Dehydratation*. Kostgestaltung im übrigen je nach Grundleiden.

Hypermagnesiämie als Notfall. Calcium i. v. (Calciumgluconat 10 %ig, 2 ml/min, EKG-Monitoring; Kontraindikation: Digitalis-Therapie), Infusion von Glucose (0,5–1,5 g/kg in 20–40 %iger Lösung) mit Insulin (0,3 Einh./g Glucose). Überwachung von Elektrolythaushalt und Blutzucker.

Hypernatriämie (überhöhter Natriumgehalt des Blutes)

Behandlungsprinzip. Ausschaltung beteiligter alimentärer Ursachen (Flüssigkeitsmangel, übermäßige Kochsalzzufuhr) und Korrektur der bestehenden Natrium/Flüssigkeits-Imbalance. *Behandlungsziel.* Serumnatrium < 145 mmol/l.

Praktisches Vorgehen. *Natriumarme Kost* ● (< 50 mmol Na ▬ 1,2 g Na/Tag). Flüssigkeitszufuhr je nach Art der begleitenden Störung des Wasserhaushalts (Ernährungsanamnese, insbesondere Flüssigkeitsanamnese!): *1. Flüssigkeitsdefizit* (nach Verlust hypotoner Flüssigkeit, z. B. bei hohem *Fieber* oder *Diabetes insipidus*): Flüssigkeitsreiches Regime[1] (→ *hypertone *Dehydratation*)* und Supplementierung von natriumfreiem Wasser. Sorgfältige Bilanzierung bei Niereninsuffizienz mit Oligurie. *2. Überwässerung* (nach überhöhter Zufuhr hypertoner Flüssigkeit, z. B. hyperosmolarer NaCl-Lösungen): Natriumarme („salzfreie") *Trockenkost* ● (→ *hypertone *Hyperhydratation*)*.

Keinen übereilten Ausgleich von Natriumüberladung und Wasserhaushaltsstörung (< 48–72 Std.) anstreben, insbesondere in Fällen einer chronischen Hypernatriämie und bei parenteraler Zufuhr hypotoner Lösungen (Gefahr eines Hirnödems). Keine Absenkung des Serumnatriumspiegels um mehr als 0,5–1,0 mmol/l/Std.! Erforderlichenfalls (begleitende *Hypokaliämie*) *kaliumreiche Kost* ● und medikamentöse Substitution von Kalium. Kostgestaltung im übrigen je nach Grundleiden.

---

[1] Quantitative Abschätzung des Gesamtdefizits an Flüssigkeit (= gesamte zu substituierende Wassermenge) in Litern nach der Formel: 0,6 (♂) bzw. 0,5 (♀) mal Körpergewicht in kg mal [(aktuelles Serumnatrium in mmol/l, geteilt durch 140) minus 1].

Hyperornithinämie
(Ornithingehalt des Blutes überhöht)

Versuchsweise zunächst hochdosiert Vitamin B_6 (120–1500 mg Pyridoxin/Tag; kleinste wirksame Dosis ist ggf. auszutesten). Falls erfolglos, Restriktion der Argininzufuhr (< 15 mg Arginin/kg/Tag): Streng *eiweißarme Kost* ● (ab 0,2 g Protein/kg/Tag) mit Supplementierung eines argininfreien Aminosäurengemischs (Präparat Milupa Metabolics® UCD 1/2, Analog® E-AM 1/2/3, ab ca. 0,25 g/kg/Tag) unter individuell toleranz- bzw. bedarfsgerechter Bemessung der Protein- und Aminosäurenmenge (Überwachung des Plasmaornithin- und NH_4-Spiegels; Ziel: Plasmaornithin < 200 µmol/l). Zur Diskussion stehende weitere Maßnahmen: Zulage von Lysin, α-Aminoisobuttersäure, Prolin oder Kreatin; diesbezüglich gesicherte Empfehlungen noch nicht möglich.

Hyperoxalurie
(überhöhte Oxalatausscheidung im Urin)

Behandlungsziel. Herabsetzung der renalen Oxalatausscheidung auf < 45 mg (500 µmol)/24 Std.

Hereditäre primäre Hyperoxalurie (Oxalose), Typ I (Glykolat-Typ), Typ II (L-Glycerat-Typ). Reichlich Flüssigkeit (> 2 l/m²) in harnmengenentsprechender Bilanzierung (Ziel: Urinmenge > 2,5 l/24 Std.). Magnesiumanreicherung (> 500 mg Mg/Tag; erforderlichenfalls medikamentös). *Abbau überhöhten Eiweißkonsums* (Erwachsene: Maximal 0,8 g Protein/ kg/Tag; Kontraindikation für Supplementierung von *Methionin* ▲). Phosphatzulage 500 mg/Tag (siehe Rezept S. 62, Überwachung des Serumphosphatspiegels; Kontraindikation: Niereninsuffizienz). Beim Glykolat-Typ (Typ I) Versuch mit hochdosiertem *Vitamin B_6* über mindestens 6 Monate. *Oxalatarme Kost* ● und Calciumanreicherung ohne Einfluß auf *basale* (endogene) Hyperoxalurie, kann jedoch die Gesamtoxalatausscheidung geringgradig weiter reduzieren. Kostgestaltung im übrigen je nach Begleitstörungen und Nierenfunktion (→ *Nephrolithiasis, Niereninsuffizienz).*

Sekundäre (enterale) Hyperoxalurie. *Oxalatarme Kost* ●! Bei *Steatorrhoe* Fettrestriktion und Substitution von MCT-Fetten (→ *MCT-Kost* ●). Flüssigkeitsreiches Regime, besonders beim Bestehen chronischer Diarrhoen (Ziel: Urinmenge > 2,5 l/24 Std.). Reichlich Calcium (> 2 g/Tag, → *calciumreiche Kost* ●, ggf. zusätzliche Calciummedikation zu den Mahlzeiten), außer bei Unmöglichkeit ausreichender Flüssigkeitszufuhr oder zugleich bestehender intestinaler *Hypercalciurie.* Versuchsweise hochdosiert Vitamin B$_6$ (s. o.). Magnesiumanreicherung (> 500 mg Mg/Tag). Keine überwiegend oder streng vegetarische Kost. Kostgestaltung im übrigen je nach Grundleiden und Begleitstörungen *(→ *Nephrolithiasis, *Niereninsuffizienz).*

Hyperparathyreoidismus (Nebenschilddrüsenüberfunktion)

Primärer Hyperparathyreoidismus. Weitestmögliche Einschränkung der Calciumzufuhr (< 200 mg Ca/Tag; → **calciumarme Kost* ●). Reichlich Ballaststoffe (> 50 g/Tag; → **ballaststoffreiche Kost* ●) und Flüssigkeit (Trinkmenge > 2,5 Liter/24 Std., Trinkenlassen auch des nachts!). Vermeiden besonders D-vitaminreicher Lebensmittel *(→ *Hypercalcämie).* Ggf. (Serummagnesiumspiegel < 0,7 mmol/l) Substitution von Magnesium. *Präoperative Vorbereitung* vor Parathyreoidektomie: Beseitigung von **Dehydratation* und Elektrolytimbalancen. Flüssigkeitsreiches Regime (ggf. 0,9 %ige Kochsalzlösung parenteral). Weiterhin calciumarme Ernährung (s. o.) *Postoperativ: *Calciumreiche Kost* ● (ca. 2 g Calcium/Tag), magnesiumreich (> 400 mg Mg/Tag), phosphatreduziert (< 750 mg PO$_4$/Tag; →**phosphatreduzierte Kost* ●), für die Dauer der Recalzifizierungsphase des Skeletts (meist mehrere Monate). Erforderlichenfalls zusätzlich Calcium (oral, parenteral) und Vitamin D medikamentös (persistierende stärkere postoperative Hypocalcämie, Tetanie, schwere Osteodystrophie). Engmaschige Überwachung des Calciumhaushalts! In Fällen fehlender oder nur geringer Skelettbeteiligung sind besondere postoperative Diätmaßnahmen oftmals nicht erforderlich.

Sekundärer Hyperparathyreoidismus. **Calciumreiche Kost* ● (ca. 2 g = 50 mmol Calcium/Tag), phosphatreduziert (< 700 mg PO$_4$/Tag, insbesondere bei **Niereninsuffizienz;* → **phosphatreduzierte Kost* ●). Bei persistierender Hypocalcämie oder Hyperphosphatämie zusätzlich medikamentöse Supplementierung von Calciumcarbonat (PO$_4$-Binder) und (wenn Serumphosphat normal) Vitamin D und/oder D-Metaboliten (Dosierung nach Serumcalcium- und Serumcalciferolspiegel). Harnmengengerechte Flüssigkeitsbilanzierung. Kostgestaltung im übrigen je nach Grundleiden. Bei dysalimentationsbedingtem sekundärem Hyperparathyreoidismus Korrektur der calciferoldefizitären Ernährungsweise (Vgl. **Vitamin D* ▲; **Calciferol-(Vitamin D-)Mangel, alimentärer; Rachitis. *Säuglinge: Rachitis; Vitamin D-Mangel).*

Tertiärer Hyperparathyreoidismus. In Abhängigkeit vom Grad der Hypercalcämie diätetisches Vorgehen wie bei primärem Hyperparathyre-

oidismus (s. o.). Anpassung der Kost an die Erfordernisse der zugrundeliegenden Nierenerkrankung.

Hyperphosphatämie (überhöhter Phosphatgehalt des Blutes)

Behandlungsziel. Serumphosphatspiegel < 1,6 mmol/l (< 5 mg/dl).
Calciumreiche Kost ● (> 1200 mg Ca/Tag), weitestmöglich phosphatre-
duziert (Ca/PO₄-Quotient > 0,8), jedoch unter Wahrung bedarfsgerechter
Nährstoff- und Energieversorgung (→ *phosphatreduzierte Kost* ●). Cal-
ciumcarbonat hochdosiert peroral (Überwachung des Ca- und Mg-Se-
rumspiegels). Keine parenterale Calciumzufuhr (Ausnahme: Dringliche
Korrektur einer Hypocalcämie). Kostgestaltung im übrigen je nach
Grundleiden.

Hyperthyreose (Schilddrüsenüberfunktion)

Energie- und nährstoffreiche (*Kalium* ▲!) *Aufbaukost* ● (schrittweise
Steigerung auf ca. 3500 kcal und 1,3 – 1,5 g Protein/kg/Tag) bis zur Beseiti-
gung der häufig bestehenden *protein-calorischen *Unterernährung*. Flüs-
sigkeitsreiches Regime. Häufige kleine Mahlzeiten. Zurückhaltung mit
coffeinhaltigen Getränken, insbesondere Bohnenkaffee. Bei Durchfalls-
neigung Pectinzulage (→ *Pectinkost* ●; vgl. *Diarrhoe*). Bei stärkerer
Steatorrhoe Reduzierung der langkettigen (LCT-)Fette und ggf. MCT-
Zulage (→ *MCT-Kost* ●). Versorgung mit *Jod* ▲ in Höhe der D-A-CH-
Referenzwerte für den Gesunden (S. 34), jedoch Vermeiden überhöhter
Jodzufuhr (z. B. in Form sehr jodreicher fernöstlicher Algengerichte).

Thyreotoxische Krise. Schrittweiser Aufbau einer nährstoffkompletten
hochcalorischen Ernährung (> 40 kcal/kg Sollgewicht/Tag), je nach Lage
des Einzelfalls oral (*Flüssigkost* ●, *flüssig-breiige [pürierte] Kost* ●,
Aufbaukost ●), gastral/jejunal (→ *Sondenernährung* ●) oder parenteral (→ *parenterale Ernährung* ●). Auffüllung begleitender Flüssigkeits-
und Elektrolytdefizite (Kalium, Calcium, Magnesium, Phosphat).

Hypertonie, arterielle (Bluthochdruck)

Ernährungskorrekturen allein führen in der Mehrzahl der leichteren Fälle
von essentieller Hypertonie (RR > 140/90 mm Hg) zur Normalisierung
des Blutdrucks. Bei einem Großteil der schwereren Fälle verbessern sie

die Blutdruckeinstellung und ermöglichen eine Dosisreduktion bei der antihypertensiven Medikation. Die rechtzeitige diätetische Korrektur des zugrundeliegenden *metabolischen Syndroms* kann vielen Patienten eine lebenslange medikamentöse Therapie mit allen ihren potentiellen Nebenwirkungen (und dem Kostenträger einen gewaltigen finanziellen Aufwand!) ersparen.

Behandlungsziel. RR < 135/85 mm Hg; Optimalwert 120/80 mm Hg (WHO).

Gesicherte Maßnahmen

1. *Abbau von Übergewicht* durch Begrenzung der Energiezufuhr (Ziel: Body mass index dauerhaft < 25 kg/m^2; → *Adipositas*). Jedes Kilogramm Gewichtsabnahme bewirkt eine Blutdrucksenkung von 0,5–1,0 mm Hg.

2. Bei aufgrund der Ernährungsanamnese zu vermutendem überhöhtem Kochsalzkonsum (> 6–7 g Gesamt-NaCl/Tag, sehr häufig!): *Natriumrestriktion* auf unter 80–100 mmol Na, entsprechend < 5–6 g NaCl/Tag (→ *natriumarme Kost* ●), im Fall gesicherter oder wahrscheinlicher Kochsalzsensibilität (ca. 30–50 % der Hypertoniker; vgl. *Kochsalzsensibilitätstest*) sowie unter Antihypertonicamedikation auf Dauer beizubehalten. Kochsalzbeschränkung steigert die Wirksamkeit fast aller blutdrucksenkenden Medikamente. Darüberhinaus gehen Adipositas und überhöhter Alkoholkonsum in der Regel nur dann mit Hypertonie einher, wenn eine hohe Kochsalzzufuhr besteht. Andere Natriumsalze (außer NaCl) wahrscheinlich ohne entscheidenden Einfluß auf den Blutdruck.

3. *Erhöhung der Kaliumzufuhr* auf > 150 mmol = > 6 g Kalium/Tag, d. h. insbesondere sehr reichlich Obst und Gemüse (→ *kaliumreiche Kost* ●; Kontraindikation: Niereninsuffizienz, Behandlung mit kaliumsparenden Diuretica oder ACE-Hemmern). Natrium/Kalium-Quotient offenbar enger mit der hypotensiven Effektivität korrelierend als absolute Zufuhrwerte für Natrium (d. h. Kochsalz) oder Kalium allein [50].

4. *Abbau inadäquat hohen Konsums an gesättigten Fetten* zugunsten einer erhöhten Zufuhr an ungesättigten Fetten (ca. ^{2}/$_3$ der Fettzufuhr) einschliesslich der an n-3-Fettsäuren (α-Linolensäure + Eikosapentaensäure + Dokosahexaensäure ca. 3–4 g/Tag) reichen Fette (Gesamtfettmenge < 30 % der Energiezufuhr; → *cholesterinreduzierende Kost* ●), auch in Fällen ohne begleitende *Hypercholesterinämie* oder *Hypertriglyceridämie*. Reichlicher Seefischverzehr empfehlenswert (vgl. *Seefischdiät* ●).

5. *Limitierung des Alkoholkonsums* (Empfehlung: ♂ nicht über 20 g, ♀ nicht über 10 g Ethanol/Tag; in Problemfällen besser absolute Alkoholkarenz).

6. Ausschaltung eines evtl. Bohnenkaffee*abusus* (im Zweifelsfall: Auslaß-versuch!) und Lakritzkonsums (vgl. **Lakritzabusus*).

7. Wichtig die diätetische Berücksichtigung etwaiger weiterer Manifesta-tionen eines **metabolischen Syndroms.*

Zur Diskussion stehende *zusätzliche Maßnahmen.* Kostanreicherung mit **Calcium* ▲ (> 1000 mg Ca/Tag; → **calciumreiche Kost* ● [18]), Vit-amin D und **Magnesium* ▲ (> 400 mg/Tag), in jedem Fall indiziert bei bis dahin unzureichender Versorgung mit diesen Nährstoffen (Ernäh-rungsanamnese! Plasmaionogramm! Knochendichtemessung!). Ballast-stoffanreicherung (> 40 g/Tag; **ballaststoffreiche Kost* ●). Bei gegebener Bereitschaft des Patienten sehr zu empfehlen: Nach den eingangs genann-ten Richtlinien gestaltete *lactovegetabile* oder *piscovegetabile Kost* (S. 132 f.). Wichtig auch die Beachtung der metabolischen Nebenwirkun-gen einer evtl. Langzeittherapie mit Diuretica, Betareceptorenblockern und ACE-Hemmern (→ **Arzneimitteltherapie*).

Sekundäre Hypertonieformen. Prinzipiell gleiches diätetisches Vorge-hen wie bei essentieller Hypertonie, jedoch unter Anpassung an die Er-fordernisse der jeweiligen besonderen Umstände (z. B. **Schwanger-schaftshypertonie*). Bei *renaler Hypertonie* Natriumrestriktion erst nach Ausschluss einer Salzverlustniere (vgl. **Salzverlustsyndrome*).

Hypertriglyceridämie (überhöhter Neutralfettgehalt des Blutes)

Behandlungsziel. Verringerung der Triglyceride im Blutserum auf < 200 mg/dl (2,3 mmol/l), bei **Diabetes mellitus*, **coronarer Herzkrank-heit*, **metabolischem Syndrom*, primären **Hyperlipoproteinämien* Typ II_b und Typ III auf < 150 mg/dl (1,7 mmol/l), bei unter 20jährigen auf < 140 mg/dl (1,6 mmol/l), bei Kindern unter 14 Jahren auf < 100 mg/dl (1,14 mmol/l).

Diätetisches Prinzip. Energie- und fettkontrollierte, ballaststoffreiche Kost mit weitestgehender Ausschaltung von Zucker und alkoholischen Getränken. *Ernährungskorrektur* dieser Art bei konsequenter Durchfüh-rung in der Masse der Fälle *als alleinige Maßnahme zur Normalisierung des Trigylceridspiegels ausreichend.* Auch im Falle einer Behandlungsbe-dürftigkeit mit Lipidsenkern als Dauerkost beizubehalten.

Praktisches Vorgehen. Herausfinden und Ausschaltung der Quellen bis-heriger überhöhter Energiezufuhr (Ernährungsanamnese!). *Calorienre-striktion* entsprechend dem Grad von Übergewicht oder **Adipositas* (Ziel: Body mass index < 25 kg/m^2). **Saccharosearme Kost* ● (Vorsicht auch mit zuckerhaltigen Säften und Limonaden!). Keine nutritiven (calorienhaltigen) Zuckeraustauschstoffe (Fructose, Sorbit, Xylit u. a.)! Nichtnutritive Süßstoffe dagegen unbedenklich. Einschränkung der polymeren Kohlenhydrate (Stärke) darüberhinaus, soweit zur Begrenzung der Energiezufuhr erforderlich. Wenn Zweifel an Indifferenz der Polysaccharide für Blutfette: Austestung der Reaktion der Serumtriglyceride auf schrittweise Herabsetzung der Stärkezufuhr und ggf. isocalorischen Ersatz durch Monoensäuren (z. B. Olivenöl). *Reichlich Ballaststoffe* in jeder Form (> 50 g/Tag; → *ballaststoffreiche Kost* ●). *Absolute Alkoholkarenz. Limitierung der Fettzufuhr* auf < 25 % der Energiezufuhr, Verringerung des Anteils der gesättigten zugunsten von monoensäurereichen (Olivenöl!) und polyensäurereichen Fetten und Ölen. Reduzierte Fettmenge gleichmäßig auf alle Mahlzeiten des Tages verteilen. Reichlich (> 1,5 g/Tag) maritime n-3-Fettsäuren (→ *Eikosapentaensäure* ▲; vgl. *Seefischdiät* ●, ersatzweise Lebertran 5 ml/Tag). Strengere Cholesterinrestriktion (< 250 mg/Tag) nur bei zugleich bestehender *Hypercholesterinämie*. Weitere Details → *triglyceridreduzierende Kost* ●.

Zu beachten. Auch eine nur postprandial in Erscheinung tretende Hypertriglyceridämie kann ein coronarer Risikofaktor sein!

Sekundäre Hypertriglyceridämien. An die Erfordernisse des Grundleidens (*metabolisches Syndrom, *Diabetes mellitus, *nephrotisches Syndrom, *Hypothyreose, *Alkoholismus* usw.) anzupassende *triglyceridreduzierende Kost* ●. Bei diabetesassoziierter Hypertriglyceridämie Ersatz gesättigten Fettes möglichst nicht durch Kohlenhydrate, sondern durch ungesättigte Fette, vornehmlich Olivenöl (Ölsäure).

Hypertyrosinämie, erbliche; „Tyrosinämie"; „Tyrosinose" (überhöhter Tyrosingehalt des Blutes)

Typ I (hepatorenale Form). Kontrollierte Beschränkung der Zufuhr aromatischer Aminosäuren je nach individueller Reaktion (Kriterium: Plasmatyrosin < 110 μmol/l, Phenylalanin dabei nicht unter 60 μmol/l) und altersstufengerechtem Mindestbedarf (ca. 90–10 mg Phenylalanin plus Tyrosin/kg/Tag) mittels *eiweißarmer Kost* ● und phenylalanin- und tyrosinfreier Aminosäuremischungen (→ *phenylalanin- und tyrosinarme Kost* ●). In der akuten Phase schwerer Fälle zunächst phenylalanin- und tyrosinfreie (für 1–2 Tage), kohlenhydratreiche, hochcalorische, ggf. parenterale Ernährung; bei Hypermethioninämie (> 45 μmol/l) zusätzlich Einschränkung der Methioninzufuhr und Supplementierung von L-Cystein (→ *methioninarme Kost* ●). Symptombezogene Behandlung allfälliger renaler Störungen (→ *Fanconi-Syndrom), hepatischer *Porphyrie* und begleitender *Fructoseintoleranz*. Trotz Besserung von biochemischen Befunden und Nierenfunktion vermag alleinige Ernährungsbehandlung den ungünstigen Ausgang des Leidens letztendlich nicht zu verhindern. Nach Lebertransplantation ist dagegen Phenylalanin- und Tyrosinrestriktion nach bisheriger begrenzter Erfahrung nicht mehr erforderlich.

Typ II (oculocutane Form, Richner-Hanhart-Syndrom). *Phenylalanin- und tyrosinarme Kost* ●, meist jedoch nicht ganz so streng wie bei Typ I. Kriterium ausreichender Restriktion der aromatischen Aminosäuren: Dauerhaftes Verschwinden der Haut- und Augenerscheinungen.

Hyperuricämie, asymptomatische primäre (überhöhter Harnsäuregehalt des Blutes)

Bedarf als Präkursor der manifesten Gicht der gleichen Ernährungsbehandlung wie diese. Indikation für diätetische Korrekturen Serumharnsäurewerte ab > 6,5 mg/dl (385 µmol/l). Bei asymptomatischen Harnsäurewerten bis zu 10 mg/dl (595 µmol/l) ist alleinige Diätbehandlung meist ausreichend. Praktisches Vorgehen → *Gicht, *purinarme Kost* ●.

Hyperuricosurie, alimentäre (überhöhter Harnsäureausscheidung im Urin)

Bei renaler Harnsäureausscheidung von mehr als 800 mg (4,8 mmol)/24 Std. Beschränkung der Purinzufuhr mit der Nahrung auf < 300–500 mg/Tag (→ *purinarme Kost* ●) und des Eiweißkonsums auf die Höhe der Empfehlungen für die Ernährung des Gesunden (0,8 g/kg Sollgewicht/Tag; Erwachsene). Reichlich Flüssigkeit (Ziel: Harnmenge > 2,5 Liter, Harnsäureausscheidung < 500 mg = 3 mmol/24 Std.). Alkalisierende Mineralwässer. Keine Ascorbinsäuremedikation in Grammdosen. Kostgestaltung im übrigen je nach Grundleiden und begleitenden Störungen. → *Nephrolithiasis*.

Hypoaldosteronismus (Aldosteronmangel)

Kaliumarme Kost ●. Bedarfsgerechte Natrium- und Flüssigkeitszufuhr. Details → *Nebenniereninsuffizienz*.

Hypobetalipoproteinämie, familiäre

Bei Triglyceridmalabsorption mit *Steatorrhoe* und Gewichtsrückstand Ersatz der langkettigen LCT- durch MCT-Fette *(→ *MCT-Kost ●)*. Substitution fettlöslicher Vitamine (A, D, E, K). Bei neurologischer Symptomatik versuchsweise hochdosierte Vitamin E-Medikation (50–300 mg/kg/ Tag). In klinisch symptomlosen Fällen besondere diätetische Maßnahmen nicht erforderlich.

Hypocalcämie (Calciummangel im Blut)

Behandlungsziel. Serumcalcium > 2,2 mmol/l (4,4 mval/l).

Chronische Hypocalcämien diätetisch im allgemeinen soweit beeinflußbar, wie alimentäres Defizit (Calcium, Vitamin D), Resorptionsstörungen, gesteigerter Calciumbedarf oder erhöhte Verluste pathogenetisch am Krankheitsbild mitbeteiligt. In diesen Fällen zur je nach Grundleiden *(*Malabsorption, *Steatorrhoe, *Pankreatitis, *Hyperphosphatämie, *Niereninsuffizienz* usw.) zu gestaltenden Basiskost deshalb als adjuvante Maßnahme Erhöhung des Calciumgehalts (> 1,5–2 g Ca/Tag; → *calciumreiche Kost ●)*, orale Calciummedikation (2–2,5 g Ca/Tag zu den Mahlzeiten) und, falls beides nicht ausreichend, medikamentöse Supplementierung von *Vitamin D* ▲ oder D-Metaboliten (Dosierung und Wahl des Präparats je nach Lage des Einzelfalls). Überwachung der Blutwerte (Ca, PO_4) und der Calcium- und Phosphatausscheidung mit dem Urin. Begleitender Magnesiummangel ist zu beseitigen *(→ *Hypomagnesiämie)*. Zu beachten: *Hypalbuminämiebedingte Hypocalcämie* (Abnahme des Serumcalciums um ca. 0,20 mmol/l je 1 Gramm/dl abfallenden Serumalbumins) bedarf keiner erhöhten Calciumzufuhr.

Akute symptommanifeste Hypocalcämie. Indikation für intravenöse Calciumzufuhr (10 %iges Calciumgluconat 2 ml/min oder 10 %iges Calciumchlorid 1 ml/min[1]) i. v. bis Wirkungseintritt, EKG-Monitoring; relative Kontraindikation: Digitalistherapie).

Hypochlorämie (Chloridmangel im Blut)

Kochsalzreiche Kost (> 15 g NaCl/Tag). Orale oder parenterale Zufuhr von Kochsalz und Kalium*chlorid* im Mengenverhältnis von etwa 3:1 unter

---

[1] 10 ml Calciumgluconat (10 %) enthalten 93 mg, 10 ml Calciumchlorid (10 %) 272 mg Calcium.

Überwachung von Serumelektrolyten und Nierenfunktion (Ziel: Plasmachlorid > 95 mmol/l; Erscheinen von Chloridionen im Urin). Beseitigung begleitender *hypotoner *Dehydratation* bzw. *Hyperhydratation* und sonstiger Elektrolytimbalancen *(*Hypokaliämie!)*. Kostgestaltung im übrigen je nach Grundleiden und Begleitstörungen (→ *gehäuftes *Erbrechen, salzresponsive metabolische *Alkalose, *villöses Adenom, kongenitale *Chloriddiarrhoe)*.

Zu beachten. Wenn Hypochlorämie Begleiterscheinung einer *Verdünnungs-*Hyponatriämie*, gleiche Behandlung wie bei dieser („kochsalzfreie" Trockenkost usw.; vgl. S. 320).

Hypogammaglobulinämie, primäre (γ-Globulinmangel im Blut)

Bedarfsgerechte Energie- und Nährstoffversorgung in leicht verdaulicher Form (Basis: *Leichtverdauliche Kost ●, *leichte Vollkost ●*) unter symptombezogener Abwandlung je nach vordergründiger Krankheitsmanifestation *(*Diarrhoe, *Malabsorption, *Steatorrhoe, *Disaccharidasemangel, protein-calorische *Unterernährung, *Infektresistenzschwäche*). In Problemfällen versuchsweise *glutenfreie Kost ●*.

Hypoglykämie (Unterzuckerung), nichtdiabetische

Akute Unterzuckerung. Unverzügliche Zufuhr eines rasch resorbierbaren Kohlenhydrats je nach momentaner Verfügbarkeit (Zuckerwasser, gezuckerter Tee, zuckerhaltige Limonade, Obstsaft, Cola-Getränk, beliebiges leichtes Gebäck o. ä.; vgl. S. 232). Bei eingeschränkter Handlungsfähigkeit oder Bewußtseinsstörung zunächst Zuckerwürfel oder Traubenzuckerplättchen buccal applizieren und baldmöglichst i. v. Gabe von Glucose (20 oder 40 %ig). Mit Rückkehr der Möglichkeit oraler Nahrungsaufnahme weitere Kohlenhydratzufuhr in überwiegend polymerer Form (Brot, Zwieback, Haferflocken usw.; 40–50 g KH, erforderlichenfalls mehr) bis zum Erreichen stabiler Normoglykämie.

Präventivkost. *Zuckerarme Kost ●*, ballaststoffangereichert (> 50 g Ballaststoffe/Tag; → *ballaststoffreiche Kost ●*) in häufigen kleineren Mahlzeiten. Gleichmäßige Verteilung des Kohlenhydrat-, Eiweiß- und Fettanteils auf alle Mahlzeiten. *Keine zu KH-reiche Einzelmahlzeit!* Kohlenhydrate immer zugleich mit Eiweiß und Fett! Kein Trockenobst. Keine Feinmehlerzeugnisse. Bei Neigung zu nächtlichen oder morgendlichen Hypoglykämien kleine spätabendliche und ggf. Nachtmahlzeit zulegen (auch Zubereitungen von ungekochter Maisstärke; → S. 233 u. 272), zweckmäßigerweise mit Zusatz von Kleie oder ähnlicher Ballaststoffaufwertung. Alkoholkarenz. Bei Unter- oder Übergewicht Normalisierung des Körpergewichts anstreben. Flexible Handhabung der Kostempfehlungen je nach Lage des Einzelfalls unter Berücksichtigung der vielfältigen möglicherweise beteiligten Grundleiden (*Hyperinsulinismus, *Lebercirrhose, *Hepatitis, *Glykogenosen, *Nebenniereninsuffizienz, *Disaccharidasemangel etc.).

Intraktable nächtliche Hypoglykämie. Nachtsüber kontinuierliche Kohlenhydratzufuhr durch Nasogastralsonde (Maltodextrin 10–30 g/ Std.), alternativ ungekochte Maisstärke (→ S. 233 u. 272).

Ketotische Hypoglykämie. *Zuckerarme Kost ●, fettreduziert (Fett 20 %, Protein 20 %, Kohlenhydrate 60 % der Energiezufuhr), altersstufengerecht ballaststoffangereichert. 6–8 gleichmäßig über den Tag verteilte kohlenhydrathaltige kleinere Mahlzeiten incl. Spätmahlzeit und evtl. Nachtmahlzeit. Vermeiden längerer Nüchternperioden, insbesondere bei körperlichen Anstrengungen und bei Infekten. Häufigere Harnkontrolle auf Ketonurie (Präkursor der ketotischen Hypoglykämie) ermöglicht frühzeitige Erfassung und *diätetische Prävention* drohender Unterzuckerungen.

Leucinsensible Hypoglykämie. Begrenzung der Leucinzufuhr auf auszutestende optimale Höhe zwischen Minimalbedarf (Kriterium: Normales Gedeihen, normale Plasmaproteinwerte, ungestörte Vitalität) und individueller Toleranz (Kriterium: Ausbleiben hypoglykämischer Episoden) mittels altersstufengerechter *eiweißarmer Kost ● und erforderlichenfalls Zulage leucinfreier Aminosäurengemische (Präparat SHS Analog® LEU-AM 1/2/3 oder Milupa Metabolics® MSUD 1/2, zu supplementieren mit Isoleucin und Valin). Häufige kleinere Mahlzeiten (auch Spät- und Nachtmahlzeit, wenn nötig). Vermeiden längerer Nüchternperioden. Eiweiß-(= Leucin-)Zufuhr gleichmäßig auf alle Mahlzeiten im Tagesverlauf verteilen. *Kein Eiweißverzehr ohne gleichzeitigen oder spätestens binnen ¹/₂ Stunde anschliessenden Kohlenhydratverzehr!* Dabei nach Möglichkeit polymere Kohlenhydrate bevorzugen. Jenseits des Säuglingsalters *zuckerarme Kost ● mit altersstufengerechter Ballaststoffanreicherung (→ *ballaststoffreiche Kost ●). Leucinreduzierte Ernährung ist im allgemeinen bis zum beginnenden Schulalter, erforderlichenfalls darüber hinaus auf Dauer beizubehalten. Leucingehalt der wichtigsten Lebensmittel: [11].

Teil 3

Hypokaliämie (Kaliummangel im Blut)

Behandlungsziel. Serumkalium $> 3,5$ mmol/l. Kaliumsubstitution je nach zu vermutender Höhe des Defizits im Ganzkörperkaliumbestand und nach technischer Möglichkeit der Kaliumzufuhr im konkreten Einzelfall. *Gesamtdefizit* ist bei Serumkaliumwerten von 2,5–3,0 mmol/l auf etwa 300–375 mmol (ca. 12–15 g), bei 2,0–2,5 mmol/l auf etwa 500 mmol (ca. 20 g), bei 1,5–2,0 mmol/l auf annähernd 750 mmol (ca. 30 g), bei Werten unter 1,5 mmol/l auf bis zu 1000 mmol (ca. 40 g) Kalium zu veranschlagen (Erwachsene). Für gut tolerierte Kaliumaufnahme in dieser Größenordnung ist von vornherein *ausreichend lange Behandlungsdauer* (5–8 Tage und mehr) einzukalkulieren, zumal neben der Beseitigung des Defizits auch der laufende Kaliumbedarf (> 50 mmol $= > 2$ g/Tag) zu decken ist. *Kein Versuch einer übereilten medikamentösen* (insbesondere parenteralen) *Auffüllung des Kaliumdefizits!*

Praktisches Vorgehen

1. *Kaliumreiche Kost* ● (150–200 mmol $= 6$–8 g Kalium/Tag), die „physiologischste" und risikoärmste Form der Kaliumsupplementierung, in der Mehrzahl der leichten und mittelschweren Hypokaliämiefälle zur Beseitigung des Kaliumdefizits innerhalb angemessenen Zeitraums ausreichend.
2. Bei unzureichender Nahrungsaufnahme oder höhergradigem Kaliummangel (Serumkalium $< 3,0$ mmol/l) ergänzende *perorale Medikation* mit Kaliumhydrogencarbonat oder Kaliumsalzen organischer Säuren (metabolische Acidosen) bzw. Kaliumchlorid (hypochlorämische metabolische Alkalosen). Dosierung: ca. 40–120 mmol $= 1,6$–4,7 g Kalium/Tag.
3. Bei Unmöglichkeit ausreichender oraler Aufnahme sowie in Notfällen *parenterale Kaliumzufuhr* (20–40 mmol Kalium/l Infusionslösung, 0,2–0,3 mmol Kalium/kg Körpergewicht/Std., maximal 20 mmol Kalium/Std., nur ausnahmsweise > 200 mmol Kalium/24 Std.) unter engmaschiger Überwachung des Serumkaliums und EKG-Kontrolle.

Kontraindikationen für kaliumreiche Kost und jede Art medikamentöser Kaliumzufuhr: Niereninsuffizienz mit Oligurie, Anurie oder Hyperkaliämie. Vorsicht bei Behandlung mit kaliumsparenden Diuretica oder ACE-Hemmern! *Besonders zu beachten*: Bei Hypokaliämie häufig zugleich bestehender Magnesiummangel (→ *Hypomagnesiämie*). Kostgestaltung im übrigen je nach Grundleiden. Stoppen eines evtl. Lakritzkonsums.

Hypomagnesiämie (Magnesiummangel im Blut)

Behandlungsziel. Serummagnesium $> 0,7$ mmol/l ($> 1,4$ mval/l), renale Ausscheidung > 6 mmol Mg/Tag. Magnesiumsubstitution je nach zu vermutender Höhe des Defizits und gegebener Zufuhrmöglichkeit:

1. Erhöhung des Magnesiumgehalts der Kost auf 500–600 mg (ca. 20–25 mmol)/Tag durch bevorzugte Verwendung Mg-reicher Lebensmittel (Vollkornerzeugnisse, Hülsenfrüchte, Kartoffeln, Gemüse, Beerenobst, Kleie, Weizenkeime usw. → *Magnesium ▲*) und den Mg-Gehalt schonende Zubereitungsweise, in vielen leichteren Fällen allein zur Beseitigung des Mangels ausreichend. Zu beachten: Häufig zugleich auch Defizit an Kalium (→ *Hypokaliämie*) und/oder Calcium (→ *Hypocalcämie*).

2. Bei unzureichender Nahrungsaufnahme oder höhergradigem Magnesiummangel ergänzende *perorale Mg-Medikation* (4,5–9 mg, entsprechend 0,185–0,375 mmol pro kg Körpergewicht/Tag oder mehr).

3. Bei Unmöglichkeit ausreichender oraler oder enteraler Aufnahme und in dringlichen Fällen *parenterale Zufuhr* (je nach Grad der Hypomagnesiämie und klinischer Symptomatik 0,125–0,5 mmol Mg pro kg Körpergewicht/24 Std. in kontinuierlicher Infusion; Überwachung des Magnesiumblutspiegels, Vorsicht bei eingeschränkter Nierenfunktion und bei Dehydratationszuständen!).

Kostgestaltung im übrigen je nach Grundleiden und Begleitstörungen (*Malabsorption, protein-calorische *Unterernährung, *Alkoholismus, *Verbrennungskrankheit, chronische *Diarrhoe, *Coeliakie, *Laxantienabusus, *Diabetes mellitus, *Arzneimitteltherapie: Ciclosporin* usw.). Vgl. primäre *Magnesiummalabsorption*.

Hyponatriämie (Natriummangel im Blut)

Voraussetzung für diätetische Korrektur ist Unterscheidung der jeweils zugrundeliegenden Balancestörung im Natrium- und Wasserhaushalt: Normaler oder erhöhter Natriumbestand mit Flüssigkeitsüberladung (= hypervolämische oder Verdünnungshyponatriämie, z. B. bei *Herzinsuffizienz, *Lebercirrhose, *nephrotischem Syndrom* oder überhöhter Zufuhr Na-armer Flüssigkeit) oder Natriumdefizit mit Flüssigkeitsdefizit (= hypovolämische Mangel- oder Depletionshyponatriämie, z. B. bei *gehäuftem *Erbrechen, *Diarrhoe, akuter *Pankreatitis, *Verbrennungskrankheit* oder diabetischer Ketoacidose). Behandlungsziel: Serumnatrium > 140 mmol/l.

Verdünnungshyponatriämie ("Wasservergiftung"). *Natriumarme (!)*
Kost ● mit weitestmöglicher Flüssigkeitsbeschränkung (< 50 mmol Na/
Tag, *"kochsalzfreie" *Trockenkost* ● mit maximal 500–800 ml Gesamt-
flüssigkeit/24 Std.; Ziel: Negative Flüssigkeitsbilanz)[1]. Nur bei (z. B. unter
Diureticatherapie) sich entwickelndem höhergradigem Natriumdefizit
(Serumnatrium < 110–115 mmol/l oder Auftreten cerebraler Störungen)
vorsichtige Kochsalzzulage (3–10 g NaCl/Tag peroral oder 3 %ige NaCl-
Lösung 200–400 ml *langsam* i. v., zunächst jedoch möglichst nur bis zur
Höhe der äquivalenten Natriumausscheidung im 24 Stunden-Urin) unter
laufender Überwachung von Serumnatriumspiegel und renaler Natriumausscheidung. *Keinen übereilten Ausgleich des extracellulären Natrium-
defizits, keine Normalisierung des Serumnatriumspiegels unbedingt vor
Ablauf von etwa 48 Std. anstreben* (vgl. hypotone *Hyperhydratation*)!
Keine Überkorrektur zur Hypernatriämie! Kostgestaltung im übrigen je
nach Grundleiden und Begleitstörungen. Vgl. *Schwartz-Bartter-Syndrom, *Hypochlorämie.*

Mangel- oder Depletionshyponatriämie (Salzmangelexsiccose).
Kochsalzangereicherte (> 10–20 g NaCl = 175–350 mmol Na/24 Std.)[2]
flüssigkeitsreiche (!) Kost. Praktisches Vorgehen → *hypotone *Dehydratation. Keinen übereilten Ausgleich des Natrium- und Flüssigkeitsdefizits
anstreben!* Bei chronischer Hyponatriämie keine Erhöhung des Serumnatriumspiegels um mehr als 0,6 mmol/l/Std. (bei i. v. Zufuhr von 3 %iger
NaCl-Lösung maximal 1,5–2,0 mmol/l/Std.) oder 12 mmol/l/24 Std. oder
25 mmol/l in den ersten 48 Stunden; keine unbedingte Normalisierung
der Serumwerte vor Ablauf von 2 Tagen! Häufigere Plasma-Na-Kontrollen
unerlässlich. Kostgestaltung im übrigen je nach Grundleiden und Begleitstörungen. Überwachung des Körpergewichts.

Pseudohyponatriämie. Beseitigung der zugrundeliegenden Hyper-
glykämie[3] oder Hyperlipoproteinämie *(→ *Diabetes   mellitus,
*Hypertriglyceridämie, *Hypercholesterinämie).* Keine Indikation für
Flüssigkeitsrestriktion oder Kochsalzanreicherung.

---

[1] Quantitative Abschätzung des zu eliminierenden Flüssigkeitsüberhangs (= durch Flüssigkeitsrestriktion einzusparende Gesamtmenge) in Litern nach der Formel: 0,6 (♂)
bzw. 0,5 (♀) mal Körpergewicht in kg mal [1 minus (aktuelles Serumnatrium in mmol/l,
geteilt durch 140)].

[2] Quantitative Abschätzung des Gesamtdefizits an Natrium (= zu substituierende Gesamtmenge in mmol Na) nach der Formel: Summe aus *A.* 0,6 (♂) bzw. 0,5 (♀) mal Körpergewicht in kg mal (140 minus aktuelles Serumnatrium in mmol/l) plus *B.* 140 mal kg durch
Wasserverlust bedingter Körpergewichtsabnahme.

[3] Aufgrund reaktiver intra-/extracellulärer Flüssigkeitsverschiebung ist je 100 mg/dl Blut-
zuckeranstieg ein Abfall des Serumnatriums um 1,6 mmol/l zu erwarten.

Hypoparathyreoidismus, chronischer (Nebenschilddrüsenunterfunktion)

Calciumreiche Kost ● (> 2 g Ca/Tag), erforderlichenfalls zusätzliche perorale Calciummedikation (0,5–1,5 g Ca/Tag). Vitamin D oder (teurer) D-Metabolite (Calcifediol, Calcitriol) in individuell auszutestender Dosierung (nach engmaschig zu überwachendem Serumcalciumspiegel und renaler Calciumausscheidung; Ziel: Serumcalcium 2,0–2,2 mmol/l bei Normocalciurie). *Phosphatreduzierte Kost* ● (meist calciumarm!) außer bei calciferolinduzierter Hypercalcämie, Hypercalciurie und Hyperphosphatämie in der Regel entbehrlich. Im übrigen → *Hypocalcämie.*

Hypophosphatämie (Phosphatmangel im Blut)

Behandlungsziel. Serumphosphatspiegel > 0,95 mmol/l (> 3,0 mg/dl), renale Phosphatausscheidung > 300 mg (9,7 mmol)/Tag.

Phosphatanreicherung der Kost auf Gesamtzufuhrmenge von 1,5–2 g (45–60 mmol) Phosphat/Tag durch reichliche Verwendung von Milcheiweiß (insbesondere Käse und Magermilchpulver), Hülsenfrüchten, Vollkornerzeugnissen, Weizenkeimen u. ä. phosphatreichen Produkten *(→ *Phosphat* ▲)*, unter Anpassung an die diätetischen Erfordernisse des jeweiligen Grundleidens (*protein-calorische *Unterernährung, *Kwashiorkor, *Malabsorption, dekompensierter *Diabetes mellitus, *Alkoholismus, *Phosphatdiabetes, *Verbrennungskrankheit, *Sepsis* usw.). Im Bedarfsfall zusätzliche medikamentöse Phosphatsubstitution (peroral 0,3 mmol = 10 mg PO$_4$/kg/Tag oder mehr). Überwachung auch des Calcium- und des Magnesiumhaushalts. Erhaltungsdosis bei totaler *parenteraler Ernährung* ●. 10–15 mmol Phosphat/l Nährlösung.

Akute Phosphatdepletion (Serumphosphatspiegel < 0,35 mmol/l bzw. < 1,0 mg/dl): Intravenöse Phosphatzufuhr (0,25–0,5 mmol PO$_4$/kg/Tag oder mehr; maximal 5 mmol/Std.) unter Überwachung von Phosphat, Calcium, Magnesium und Kalium im Serum sowie renaler Phosphatausscheidung.

Hypophysenvorderlappeninsuffizienz; Simmonds-Sheehan-Syndrom

Bedarfsgerechte energie- und nährstoffreiche *Aufbaukost* ● mit reichlich Flüssigkeit in häufigen kleinen Mahlzeiten. Keine längeren Nüchternperioden (vgl. *nichtdiabetische *Hypoglykämien*).

Krisenhafte Hypophyseninsuffizienz. Erforderlichenfalls **Sonden-ernährung* ●, partielle oder totale **parenterale Ernährung* ●. Beseitigung häufig bestehender Störungen des Elektrolyt- und Wasserhaushalts, insbesondere *Verdünnungs-*Hyponatriämie,* sowie allfälliger Neigung zur **Hypoglykämie.*

Hypothyreose (Schilddrüsenunterfunktion); Myxödem

Bedarfsgerechte **Vollkost* ●. Symptombezogene Kostabwandlungen → **Adipositas, *Hypercholesterinämie, *Hypertriglyceridämie, chronische *Obstipation, *depressive Syndrome.* Frage der Notwendigkeit einer Jodanreicherung der Kost prüfen (Ernährungsanamnese; → **Jodmangelstruma).* Bei manifestem Myxödem Korrektur pathogenetisch beteiligter Störung des Wasser- und Elektrolythaushalts (→ *Verdünnungs-*Hyponatriämie).*

Myxödemkoma. Vorsichtiger Ausgleich begleitender Flüssigkeits- und Elektrolytimbalancen (Natrium, Kalium, Magnesium). **Parenterale Ernährung* ● bis zur Normalisierung der Stoffwechselsituation und Möglichkeit enteral/oraler Ernährung. Weiteres Vorgehen nach eingangs genannten Gesichtspunkten.

Hypotonie-(Orthostase-)Syndrom; Kollapsneigung

Akuter orthostatischer Notfall (drohender Kreislaufkollaps). Erste Hilfe bis zum Eintreffen des Arztes: Versuch einer „Kreislaufbelebung" durch ein Glas Sekt, wenn verfügbar, einen scharfen „Schnaps" oder einen starken Kaffee.

Dauerkost. Eiweißreiche (ca. 1,2 g Protein/kg/Tag), kochsalzangereicherte flüssigkeitsreiche Kost (NaCl-Zulage individuell bedarfsgerecht; Kontraindikation: Herzinsuffizienz, Ödemkrankheiten). Beseitigung der bei diesem Syndrom nicht selten pathogenetisch beteiligten Ernährungsmängel (Untergewicht, Proteinmangel, Vitaminmangel, Dehydratation; Ernährungsanamnese!). Häufig (5–6 mal) am Tage etwas essen lassen! Keine zu großen Einzelmahlzeiten, kein zu opulentes Mittagessen, Zurückhaltung mit alkoholischen Getränken bei Tisch. Nach jeder voluminöseren Mahlzeit empfiehlt sich ein guter Kaffee. Größere Ballaststoffmengen (Müsli u. ä.) erst zur Abendmahlzeit. Von besonderer Wichtigkeit die zweckmäßige Gestaltung des *unter keinen Umständen verzichtbaren ersten und zweiten Frühstücks.* Brot mit „kräftigem" Belag (Wurst, Käse o. ä.) mit Salzzusatz. Bohnenkaffee oder schwarzer Tee. Zum zweiten Frühstück ebenfalls ein gut belegtes Butterbrot (anstelle nur einiger

Plätzchen oder Pralinen!) mit Kaffee. Nicht ganz selten beruht spätvormittägliche „Kreislaufschwäche" auf unerkannter funktioneller *Hypoglykämie*. *Aufdeckung und Eliminierung bisheriger Ernährungsfehler bei diesen Patienten meist wirkungsvoller als jede medikamentöse Therapie.*

Ichthyosis vulgaris (Fischschuppenkrankheit)

Ernährung nach den Grundsätzen der *mediterranen Diät* (S. 130 f.); versuchsweise zusätzlich Anreicherung mit A-Vitaminträgern (Fisch, Lebertran), Sojaerzeugnissen und Kochsalz. Patienten reichlich trinken lassen!

IgA-Mangel, selektiver familiärer

Symptombezogene Maßnahmen: Bei *Steatorrhoe* Fettreduktion, *MCT-Kost* ● und Substitution fettlöslicher Vitamine (A, D, E, K). Bei sprueähnlichen Erscheinungen (→ *Coeliakie) *glutenfreie Kost* ●.

IgA-Nephropathie

Versuchsweise „hypoallergene" Diät (*glutenfreie Kost* ●, Ausschluß auch von Milch- und Eiereiweiß) mit Fischölzulage (3–4 g EPA + DHA/Tag) oder sorgfältig proteinbilanzierte *Seefischdiät* ●. Bisherige Resultate noch widersprüchlich. Symptombezogene Maßnahmen → *Glomerulonephritis, *Proteinurie, arterielle *Hypertonie, chronische *Niereninsuffizienz*.

Ileorectostomie; ileoanaler Pouch (sphinctererhaltende Proktocolektomie)

Diätetisches Vorgehen zunächst wie bei *Ileostomie*. Mehrbedarf an Flüssigkeit jedoch meist nicht ganz so groß. Cave: *Hypokaliämie!* Schrittweiser Kostaufbau (*Flüssigkost* ●, *flüssig-breiige Kost* ● usw.). Mehrzahl der Patienten bedarf auf Dauer keiner strengeren Restriktionen (modifizierte *leichte Vollkost* ●, flüssigkeitsangereichert). Bei Entwicklung einer chronischen Obstipation nach Anlegen eines Pouch (etwa 10 % der Fälle) stuhlgangsfördernde Kostabwandlung wie bei obstipierter *Colostomie*.

Teil 3

Ileostomie (Dünndarmafter, alle Formen); Zustand nach totaler Proktocolektomie

Postoperativer Kostaufbau und Einstellung auf individuell bestverträgliche und bedarfsgerechte Dauerkost nach gleichen Grundsätzen wie bei *Colostomie.*

Zusätzlich ist jedoch zu beachten

1. Ausgehend von *eiweißreicher Kost* ● Einstellung der *Kochsalzzufuhr* auf Gesamtmenge von etwa 6–10 g (100–170 mmol Na)/Tag (bei Schwitzen, Fieber oder Durchfall ggf. mehr). Für den Einzelfall optimale NaCl-Menge austesten (Übermaß führt zu Diarrhoen, Untermaß ebenfalls zu Natrium-, Kalium- und Flüssigkeitsbilanzstörungen). Zusalzen bei hierzulande meist üblicher Ernährungsweise im allgemeinen nicht erforderlich, eher schon Unterbindung zu reichlichen Salzkonsums. Zurückhaltende Indikationsstellung für natriumarme Kost im Falle von Ödemen, Hypertonie o. ä. (erhöhte Gefahr einer *Mangel-*Hyponatriämie*). Sicherstellung ausreichender Kalium-, Calcium- und Magnesiumversorgung. Überwachung der Serumelektrolyte, besonders zu Beginn des Kostaufbaus und im Fall diarrhoischer Episoden. Beseitigung eines allfälligen *Zinkmangels.*
2. Regulierung der *Flüssigkeitszufuhr.* Flüssigkeitsbedarf (um durchschnittlich etwa 500–750 ml pro Tag) höher als bei Colostomie. Zufuhr so bemessen, daß Harnvolumen > 1200 ml/24 Std. Trinkenlassen zwischen den Mahlzeiten häufig bekömmlicher als zu den Mahlzeiten. *Ileostomiepatienten sehr empfindlich gegen Dursten und Flüssigkeitsverlust* durch Schwitzen, Durchfall u. ä. (Gefahr rascher *Dehydratation*). Übermäßiges Trinken andererseits ebenfalls unzweckmäßig (Steigerung des Volumens der Stomaentleerungen mit erhöhtem Natriumverlust; Na-Gehalt des Stomaeffluats ca. 130 mmol/l).
3. Größere Gefährdung *(Stomablockade)* durch feste, nicht ausreichend zerkleinerte faserreiche Nahrungsbestandteile (zähes Fleisch, grüne Bohnen, Pilze, Spargel, Obstschalen, Kerngehäuse, Mandarinen- und Orangenstücke, Ananas, Nüsse, Mandeln u. ä.). *Sorgfältiges Kauen!* Notfalls pürierte Kost oder Verzicht auf derartige Produkte.
4. Geringere Toleranz für blähend wirkende Vegetabilien (→ *Meteorismus*) und viele *Ballaststoffträger,* insbesondere Hülsenfrüchte, Rüben, Kohl, Gemüserohkost, rohes Obst, Trockenobst, Getreiderohbreie („Müslis"), Kleie u. ä. (vgl. *ballaststoffarme Kost* ●). Oftmals Unverträglichkeit auch für Bohnenkaffee, CO_2-haltige und alkoholische Getränke.

5. Versuchsweise Erhöhung des Fettangebots (bis 60 Energie %, vor allem Pflanzenöle). Beachtung evtl. Neigung zu *Steatorrhoe, ggf. *MCT-Kost ●.

6. Individuell zweckmäßigste Frequenz und Verteilung der Mahlzeiten über den Tag ermitteln! *Keine zu voluminöse Einzelmahlzeit.* Abendmahlzeit möglichst klein und spätestens 2 Std. vor dem Schlafengehen (zum Vermeiden größerer nächtlicher Stomaentleerungen).

7. Bei vermehrtem Volumen der Stomaentleerungen und *Durchfall* neben den bei *Colostomie* genannten antidiarrhoischen Maßnahmen zusätzlich Glucose- und Maltodextrinlösung (je 2,5 %ig) mit 80–110 mmol NaCl/l peroral oder per Sonde. *Keine Einschränkung der Flüssigkeitszufuhr!* Bei übermäßigem Stomaausfluß, schwerer Ileostomiediarrhoe oder Ileitis vorübergehend totale *parenterale Ernährung* ● mit anschliessendem vorsichtigem Kostaufbau über *Oligopeptiddiät* ● und ballaststofffreie *nährstoffdefinierte Formeldiät* ● zu ileostomiegerechter Dauerkost.

In der ersten Zeit nach Ileostomaanlage engmaschige *Überwachung* von Stomaausfluß, Stuhlfettgehalt, Harnmenge, Serumelektrolyten (speziell Kalium!), Serumeiweißen und Körpergewicht. Beachtung häufiger Vitamin B_{12}-Malabsorption *(→ *Cobalaminmangel).* Trotz unvermeidlicher Restriktionen ist bedarfsgerechte Nährstoff- und Energieversorgung mittels geeigneter diätetischer Techniken für jeden Ileostomiefall realisierbar (Problemfälle → *Kurzdarm-Syndrom*). Im Laufe der Zeit sich einstellende Toleranzverbesserungen verhelfen dazu, daß ein größerer Teil dieser Patienten sich auf Dauer – wenn auch mit gewissen Einschränkungen – wieder weitgehend konventionell ernähren kann.

Ileus (Darmverschluss)

Nach frühestmöglich einzuleitender Korrektur der oftmals erheblichen Störungen im Flüssigkeits- und Elektrolythaushalt und in Anpassung an die Bedingungen nach der meist erforderlichen chirurgischen Intervention bedarfsadaptierte totale *parenterale Ernährung* ●. Zunächst keine Indikation für Sondenernährung. Späterer oraler Kostaufbau *(*Flüssigkost, *flüssig-breiige = pürierte Kost* ● usw.)* je nach Grundleiden, Operationsfolgen und Begleitstörungen. Vgl. *perioperative Ernährung.* Bei inoperabler *hochsitzender Dünndarmobstruktion* versuchsweise *Oligopeptiddiät* ● durch auf chirurgischem Wege distal der Stenose plazierte Nährsonde, wenn dort genügend nichtobstruierter Darm (Ileum) für ausreichende Nährstoffresorption verfügbar.

Teil 3

Alimentärer Ileus. Bei Kenntnis des Risikos in vielen Fällen diätetische *Prävention* möglich.

1. *Phytobezoarileus.* Beim Vorliegen von Risikofaktoren (peritoneale Verwachsungen, Dünndarmstenosen, Magenlähmung, Zustand nach Magenresektion, Kauinsuffizienz) ist Aufnahme grober Ballaststoffträger in übergroßer Menge, ungenügend gekaut oder (speziell bei Kleie) mit unzureichender Flüssigkeitszufuhr, zu vermeiden (Orangen, Pampelmusen, Feigen, Datteln, Cocosnuß, Ananas, Rettich, rohe Steckrübe, Sauerkraut, Rosenkohl, Schnittbohnen, dicke Bohnen, Kartoffelschalen, Kürbis, Pilze, nicht enthülste Sonnenblumenkerne, trockene Weizenkleie u. ä.).

2. *„Gärungsileus"* (Dünndarmileus infolge exzessiver Gasbildung): Vermeiden des Genusses übermäßiger Mengen rohen Obstes (insbesondere unreifer oder pilzbefallener Früchte, auch roher Gurken) in Verbindung mit dem Trinken von reichlich Wasser, Saft oder CO_2-haltigen Getränken.

Immobilität; langdauernde Bettlägerigkeit

Flüssigkeitsreiche (Ziel: Harnmenge > 2,5 l/Tag), ballaststoffangereicherte (> 50 g Ballaststoffe/Tag) *säuernde Kost* ● von bedarfsgerechtem Nährstoffgehalt (Basis: *leichte Vollkost* ●, *Aufbaukost* ●). Energiezufuhr je nach Lage des Einzelfalls (Kriterium: Körpergewicht, verbliebene Restbeweglichkeit; bei Paraplegie und bei Tetraplegie Schätzwert ca. 25 kcal/kg/Tag). Zu korrigieren die nicht ganz seltene *protein-calorische Unterernährung!*. Calciumzufuhr in Höhe der Empfehlungen für die Ernährung des Gesunden (800–1000 mg/Tag). Calciumrestriktion bewirkt keine nennenswerte Verringerung von Immobilisationshypercalciurie und Nierensteinrisiko, zusätzliche Calciumanreicherung der Kost andererseits vermag immobilisationsbedingte Skelettentkalkung meist nicht zu verhindern, begünstigt jedoch unerwünschte *Hypercalcämie*. Vitamin D ca. 15 µg (600 I. E.)/Tag. Notwendigkeit *oxalatarmer Kost* ● ist je nach etwaiger *Hyperoxalurie* und Manifestationstendenz von Oxalatnierensteinen (→ *Nephrolithiasis)* von Fall zu Fall zu entscheiden. Bei Schluckstörungen, Aspirationsneigung u. ä. zu erwägen: Sondenernährung durch *Gastrostomie* (PEG) oder *Jejunostomie.* Weitere symptombezogene Maßnahmen → *Adipositas, metabolisches Syndrom, chronische Obstipation, Dyschezie, Refluxoesophagitis, Pyelonephritis, Osteoporose, Decubitus, Zinkmangel, Dehydratation, Thromboseprävention.* Kostgestaltung im übrigen je nach Grundleiden.

Immundefizienz (belastungsbedingte Herabsetzung der Immunität)

Diätetisches Vorgehen → *Infektresistenzschwäche, *AIDS, *Arzneimitteltherapie: Cytostatica*; *Sterilpflege*. Beim kritisch Kranken (Polytrauma, Verbrennungskrankheit, aktue Strahlenschädigung, Subileus, Zustand nach großen Operationen, hohem Risiko für septische Komplikationen, Multiorganversagen u. ä.) versuchsweise jejunale Supplementierung sog. immunsystemmodulierender Nährstoffe: Glutamin, Arginin, RNA-Nucleotide, n-3-Fettsäuren, Glycin, Vitamine A, C, E, Zink, Selen in Form kommerzieller Spezialnahrungen (sog. *Immunonutrition*). Erste Erfahrungen vielversprechend.

Infektionskrankheiten, akute

Häufigstes Problem. Einerseits erhöhter Bedarf an Energie und essentiellen Nährstoffen (Aminosäuren, Vitaminen, Mineralstoffen, Spurenelementen), andererseits Appetitmangel und darniederliegende Nahrungsaufnahme. *Diätetische Konsequenz:* Energiereiche Kost von hoher Nährstoffdichte. Richtwert für die Zufuhr von Eiweiß und Vitaminen: etwa 125–150 % der D-A-CH-Empfehlungen für die Ernährung des Gesunden (auf oralem Wege oftmals erst mit dem Abklingen der akut-febrilen Phase realisierbar).

Praktisches Vorgehen. Je nach Verträglichkeit und Akzeptanz *Flüssigkost* ●, *flüssig-breiige Kost* ●, *leichtverdauliche Kost* ●, *leichte Vollkost* ●, energie- und nährstoffreiche *Aufbaukost* ● o. ä. in flexibler Kombination. *Flüssigkeitsreiches Regime*. Weitestgehende Berücksichtigung individueller Wünsche. Symptombezogene Kostvariationen → *Appetitlosigkeit, *Fieber, *Übelkeit, *Erbrechen, *Diarrhoe, *Malabsorption, *Dehydratation, *hyperkatabole Zustände*. In Problemfällen rechtzeitig *Sondenkost* ● oder *parenterale Ernährung* ●. Nach Abklingen der klinischen Erscheinungen weiterhin energie- und nährstoffangereicherte Kost (*Aufbaukost* ●) bis zur Beseitigung von Gewichtsverlust und verbliebenen Nährstoffdefiziten.

Infektresistenzschwäche; nutritiv bedingte Infektanfälligkeit

Korrektur bestehender Fehlernährung kann zur Verbesserung gestörter Immunabwehr sehr wesentlich beitragen. Diätetisches Eingreifen hat dabei von der Tatsache auszugehen, daß nicht nur *protein-calorische *Unterernährung, Dystrophie, *Kwashiorkor* und ähnliche offenkundige Nährstoffdefizite, sondern *auch sehr diskrete, unter Umständen isoliert nur einzelne Nährstoffe* (essentielle Aminosäuren, Retinol, Carotine, Calciferol, Tocopherol, Ascorbinsäure, nahezu jedes einzelne B-Vitamin, essentielle Fettsäuren, Magnesium, Eisen, Zink, Kupfer, Mangan, Selen) *betreffende Mangelzustände* die verschiedensten Teilfaktoren der humoralen und zellulären Immunität sowie der unspezifischen Resistenz beeinträchtigen können mit der Konsequenz einer erhöhten Infektanfälligkeit. Bei klinischem Verdacht detaillierte Ernährungsanamnese (indiziert nicht nur bei starken Rauchern und bei Anhängern sog. alternativer Ernährungsweisen!) meist ausreichend, in Zweifelsfällen biochemische Objektivierung aus Blut- und Harnanalyse (aufwendig!).

Praktisches Vorgehen. Optimierung der *Energie- und Nährstoffversorgung entsprechend den Empfehlungen für die Ernährung des Gesunden* unter besonderer Berücksichtigung der im speziellen Fall zu vermutenden Mängel. Supplementierung der altersstufengerechten Normalkost (→ *Vollkost ●)* bzw. der vorgegebenen Diätkost durch geeignete *im Nährstoffgehalt möglichst polyvalente Zulagen.* Milch und Milchprodukte, Obst- und Gemüserohkost (> 400 g/Tag), Vollkornerzeugnisse, Weizenkeime, polyensäurereiches Pflanzenöl usw. je nach Lage des Einzelfalls (→ *Retinolmangel, *Ascorbinsäuremangel, *B-Vitaminmangel, *Cobalaminmangel, *Tocopherolmangel, *Linolsäuremangel, *Eisenmangel, *Zinkmangel).* Medikamentöse Nährstoffsubstitution nur im kleineren Teil der Fälle erforderlich (Cobalamin, Eisen, Zink). Hilfreich gelegentlich, nicht nur bei Kindern, der altbewährte, an n-3-Polyensäuren, Retinol und Calciferol reiche Lebertran (4–10 g/Tag). *Von über den Bedarf hinausgehender Nährstoffzufuhr,* z. B. hochdosierter sog. Megavitamintherapie[1] oder *überhöhter* Zufuhr n-3-polyensäurereicher Fisch- und Pflanzenöle, *ist bei bereits voll bedarfsgerechter Ernährung keine weitere Verbesserung der Infektresistenz zu erwarten.* Unbedingt zu empfehlen der Abbau von Übergewicht (→ *Adipositas)* und *Hypercholesterinämie,* die bestmögliche Stoffwechseleinstellung bei *Diabetes mellitus* und generell der Verzicht auf übermäßigen Fett- und Alkoholkonsum. Darüber hinaus in der Diskussion: Herabsetzung vermeidbarer Kostbelastung durch potentiell immunsuppressive Nahrungsbestandteile, z. B. chemische Cancerogene (S. 341 f.), Schwefeldioxid, schweflige Säure, Sulfite (S. 475 u. 604), chlorierte Kohlenwasserstoffe, Schwermetalle (Cadmium, Quecksilber, Blei) u. ä.; diesbezügliche Erfahrungen bleiben abzuwarten.

---

[1] Als *Megadosis* gilt gemeinhin eine Nährstoffmenge von mehr als 10facher Höhe der D-A-CH-, DGE- oder RDA-Empfehlungen für die tägliche Nährstoffzufuhr beim Gesunden.

Bei künstlicher Ernährung von Schwerkranken (*Intensivbehandlung, *perioperative Ernährung, *Polytrauma, *Verbrennungskrankheit usw.) zu beachten: Weitestmögliche Bevorzugung des enteralen Zufuhrweges (*Sondenernährung ● mit Supplementierung von Glutamin, Arginin, n-3-Polyensäuren, RNA-Nucleotiden u. a.; → *Immundefizienz) anstelle parenteraler Ernährung (zwecks besserer Erhaltung der intestinalen Immunbarriere durch Verhüten einer Atrophie der Darmzotten).

Infertilität (Sterilität, ungewollte Kinderlosigkeit)

Beseitigung möglicherweise ursächlich beteiligter **Fehlernährung** (pro-tein-calorische *Unterernährung, Hypovitaminosen, *Eisenmangel, *Zinkmangel, *Jodmangelstruma, chronische *Obstipation, *Bulimie, *Anorexia nervosa, fehlerhafte Kostführung bei *Diabetes mellitus, *Adipositas, *Alkoholismus, Bohnenkaffee- und/oder sonstiger Coffeinabusus, *Tabakabusus). Fahndung auch nach verborgenen Ernährungsfehlern (besonderes Augenmerk: Unsachgemäße „Schlankheitsdiäten", sog. alternative Ernährungsweisen!). Detaillierte Ernährungsberatung zwecks Sicherstellung dauerhaft bedarfsgerechter Energie- und Nährstoffversorgung.

Bei beiden Geschlechtern zu beachten: Erhebung der Ernährungsanamnese in jedem Fall von ursächlich ungeklärter Infertilität!

Inkontinenz, anorektale (Stuhlinkontinenz)

Operative Behandlung. Prä- und postoperative Ernährung: → *Colonchirurgie. Dauerkost nach erfolgreicher Operation: → *Ballaststoffreiche Kost ● (bis ca. 50 g Ballaststoffe/Tag) unter reichlicher Verwendung von Hülsenfrüchten, Gemüse, Rohobst und Trockenobst. Flüssigkeitsreiches Regime (Fruchtsäfte, Mineralwasser o. ä.; Trinkmenge > 2 Liter/Tag). Keine Kakaoerzeugnisse. Keine Bananen. Ziel: Weicher geschmeidiger Stuhlgang ohne Zwang zu stärkerer Betätigung der Bauchpresse (vgl. chronische *Obstipation).

Konservative Behandlung (inoperable Fälle). Antidiarrhoische *ballaststoffarme Kost ● mit begrenzter Trinkmenge (nicht über 35 ml/kg/Tag) und, falls nötig, Zulage „stopfender" Produkte (*Pectinkost ●, Kakao, Bitterschokolade, Magerquark usw.; vgl. chronische *Diarrhoe). Einschränkung von säurereichem Obst (speziell Citrusfrüchten), sauren Säften, Bier und scharfen Gewürzen. Ziel: Seltenere Stuhlentleerungen, festere Stuhlkonsistenz, Verhütung analer Schleimhautirritationen. Vermeiden blähend wirkender Produkte (→ *Meteorismus*). Keinen Bohnenkaffee. Flexibles diätetisches Vorgehen unter Vermeiden der Entwicklung einer stärkeren Obstipation. In Einzelfällen gelingt wirksamere Kontinenzverbesserung durch kontrollierte schrittweise Anreicherung geeigneter Gerichte mit *Hafer*kleie.

Insult, apoplektischer (Hirnblutung, Hirninfarkt, Schlaganfall)

Je nach Lage des Einzelfalls orale (→ *Flüssigkost* ●, *flüssig-breiige Kost* ●), enterale (→ *Sondenernährung* ●), adjuvante oder totale *parenterale Ernährung* ●. Ausreichende Flüssigkeitszufuhr, wichtig in Anbetracht der häufig begleitenden *Dehydratation*, mengenmäßig zunächst jedoch nicht zu sehr über das Harnvolumen des Vortages hinausgehend. Erst mit Stabilisierung leidlich ausgeglichener Flüssigkeitsbilanz und wenn keine Gefahr drohenden Hirnödems erkennbar, volles Einkalkulieren auch der Perspiratio insensibilis (d. h. Flüssigkeitszufuhr in Höhe der Urinausscheidung des Vortages + 750 ml/Tag, pro Grad Temperaturerhöhung jeweils 750 ml zusätzlich). Überwachung und ggf. Korrektur des Elektrolythaushalts. Beginn der Fettzufuhr im Rahmen parenteraler Ernährung frühestens nach Abklingen der kritischen Phase (d. h. meist nicht vor 4.–7. Krankheitstag). Symptombezogene Kostabwandlungen → arterielle *Hypertonie* (*natriumarme Kost* ●), *Kauinsuffizienz*, *Schluckstörungen, cerebrales *Koma*, *hyperkatabole Zustände, proteincalorische *Unterernährung*, *Osteoporose*, *Calciferol-(Vitamin D-)Mangel, chronische *Obstipation*. Schrittweiser Aufbau realisierbarer Dauerkost. Ziel: Adäquate Kost zur Sekundärprävention → *Cerebralsklerose*. Vgl. *Thromboseprävention*.

Intensivbehandlung

Bedarfsorientierte Energie- und Nährstoffversorgung in einer den speziellen Erfordernissen der intensivmedizinisch zu behandelnden Erkrankung anzupassenden Form:
1. Orale Ernährung (*Flüssigkost* ●, *flüssig-breiige Kost* ●, *leichtverdauliche Kost* ●, großzügig zu handhabende *Wunschkost*). Problem: Definierbarkeit der tatsächlich aufgenommenen Energie- und Nährstoffmenge, Gefahr unbemerkt bleibender unzureichender Nahrungs- und Flüssigkeitsaufnahme.
2. Gastral/enterale *Sondenernährung* ● mit Formeldiäten (*nährstoffdefinierte Formeldiät* ●, *Oligopeptiddiät* ●).

3. Peripher-venöse (adjuvante) *parenterale Ernährung* ●. Ermöglicht Zufuhr von etwa 1000–1500 kcal und 75 g Aminosäuren pro Tag.
4. Zentral-venöse (adjuvante oder totale) *parenterale Ernährung* ●.

Wichtigstes biochemisches Kriterium für die Notwendigkeit intensivierter Ernährungsmaßnahmen: Serumalbumin < 3,0 g/dl. Keine unkritische routinemäßige Verwendung von Fructose (Laevulose) und Sorbit für i. v. Infusionen und parenterale Ernährung (Gefahr lebensbedrohlicher Unverträglichkeitsreaktionen bei okkulter *Fructoseintoleranz*). Bevorzugung des jeweils „physiologischeren" Zuführweges. Wo immer möglich ist orale Ernährung (meist zunächst *Flüssigkost* ●) der Sondenernährung, Sondenernährung (Kontraindikation: Magenatonie, Subileus usw., S. 603) der parenteralen Ernährung vorzuziehen. Gastrale Sondenernährung wird von den meisten Intensivpatienten, soweit ohne Beteiligung des Bauchraums erkrankt, von Anfang an toleriert. Beginn mit Nahrungszufuhr möglichst frühzeitig nach Stabilisierung des Kreislaufs und Beseitigung gröberer Flüssigkeits- und Elektrolytimbalancen, *schrittweiser Aufbau* binnen 2–4 Tagen auch bei Sonden- und parenteraler Ernährung. Ziel: Nichteiweißenergie 20–30 kcal/kg/24 Std., Protein bzw. Aminosäuren 1,0–1,5 g/kg/24 Std., jeweils bezogen auf das individuelle Sollgewicht (Broca-Index 0,85–1,0, Body mass index 20–25; Erwachsene). Hilfen zur Beurteilung des aktuellen Ernährungszustands in Problemfällen: Plasmaproteine von kurzer biologischer Halbwertszeit (S. 146). Berücksichtigung eines möglicherweise erhöhten Energie- und Nährstoffbedarfs (→ *hyperkatabole Zustände*) und evtl. *Immundefizienz*. Diätetische Details im übrigen je nach zugrundeliegender Erkrankung und Begleitstörungen.

Intertrigo („Hautwolf"); intertriginöse Dermatitis

Unerläßliche Voraussetzung dauerhaften Behandlungserfolgs: Beseitigung des zumeist bestehenden Übergewichts (→ *Adipositas*).

Isovalerianacidämie

Behandlungsprinzip. Toleranzgerechte Beschränkung der Zufuhr von Leucin. Supplementierung der Aminosäure Glycin (Glykokoll) und/oder des Betains Carnitin zwecks Steigerung der renalen Ausscheidung von Isovaleriansäure (in Form von Isovalerianylglycin bzw. Isovalerianylcarnitin) und Verbesserung der Eiweißtoleranz.

Praktisches Vorgehen

1. Altersstufenbezogen *eiweißarme Kost* ●, flüssigkeitsreich. Ermittlung der individuellen Protein-(= Leucin-)Toleranz anhand des zu kontrollierenden Leucin- und Isovaleriansäurespiegels im Blutplasma bzw. Urin. Leucingehalt der wichtigsten Lebensmittel: [11]. Erforderlichenfalls, d. h. beim Unterschreiten des Proteinbedarfsminimums (junge Säuglinge, selten), Zulage leucinfreien Aminosäurengemischs (z. B. Milupa Metabolics® LEU 1/2 oder SHS Analog® LEU-AM 1/2/3).

2. *Glycin* peroral zu den Mahlzeiten oder per Nasogastralsonde (125–800 mg/kg/Tag in 10%iger wäßriger Lösung). Individuell benötigte Dosis (meist ca. 250 mg/kg/Tag; Ziel: 200–500 μmol Glycin/l Nüchternplasma) ist anhand der Plasmawerte von Isovaleriansäure und Glycin auszutesten.

3. *L-Carnitin* ▲ (100 mg/kg/Tag) anstelle von oder zugleich mit Glycin. Bei intercurrenten Infekten Glycin und L-Carnitin vorsorglich in erhöhter Dosis.

Acidotische Krise. Sistieren der Proteinzufuhr. Glucose (5–10%ig in 0,3%iger Kochsalzlösung, ggf. mit $NaHCO_3$-Zusatz) parenteral. Glycin- und L-Carnitingaben s. o.; bei Unmöglichkeit peroraler oder gastraler Verabfolgung Glycin per Rectalklysma (200 mg/kg in 30–90 ml 0,45%iger Kochsalzlösung alle 6 Stunden).

Hyperammoniämiekrise. → *Hyperammoniämie*. Nach bisheriger Erfahrung keine Kontraindikation für Glycinzufuhr, wenn NH_4-Stau allein durch Isovalerianacidämie bedingt.

Diätetische Prävention akuter metabolischer Entgleisungen: Konsequentes Vermeiden überhöhter Eiweißzufuhr bei im übrigen bedarfsgerechter Energie- und Nährstoffversorgung.

Jejunoileitis ulcerosa (geschwürige Dünndarmentzündung)

Versuchsweise *glutenfreie Kost* ● für 1/2 bis 3/4 Jahr, bei Erfolg auf Dauer beizubehalten (→ *Coeliakie*). Symptombezogene Maßnahmen → *Diarrhoe, *Steatorrhoe, *Malabsorption, *exsudative Gastroenteropathien, protein-calorische *Unterernährung*.

Jejunoileostomie; jejunoilealer Bypass; Ileum-Bypass
(bei morbider Adipositas)

Kostgestaltung je nach Auswirkungen des mit dem Bypass entstandenen *Kurzdarm-Syndroms* und Schweregrad der postoperativ verbliebenen *Adipositas* bzw. *Hypercholesterinämie.*

Praktisches Vorgehen

1. Eiweißreiche, fettlimitierte (< 30 % der Energiezufuhr), kalium-, calcium- und magnesiumreiche Kost (> 150 mmol = 6 g Kalium, > 1000 mg Calcium, > 400 mg Magnesium pro Tag) mit reichlich Flüssigkeit (> 2,5 l/Tag). Medikamentöse Substitution von Vitamin B_{12}, erforderlichenfalls auch Vitamin D, Folsäure, Zink und Kalium. Einschränkung des Genusses von saurem Obst und sauren Säften. Alkoholkarenz. Symptombezogene Maßnahmen → *Kurzdarm-Syndrom, *Diarrhoe, *chologene Diarrhoe, *Steatorrhoe, sekundäre *Hyperoxalurie, *Nephrolithiasis, *Meteorismus, *Malabsorption, *Gärungsdyspepsie, *Fettleber, *Lebercirrhose.*

2. Bei noch bestehendem Übergewicht Calorienrestriktion (modifizierte *Mischkostreduktionsdiät* ●), bei persistierender Hypercholesterinämie fettmodifizierte *cholesterinreduzierende Kost* ●, jeweils in Anpassung an die Erfordernisse des *Kurzdarm-Syndroms.*

Jejunostomie (Feinnadelkatheterjejunostomie); enterale Sondenernährung

Alternative zur totalen parenteralen Ernährung bei Patienten, die nach einer Laparotomie mit hoher Wahrscheinlichkeit längerdauernd künstlicher Ernährung bedürfen (*Oligopeptiddiät* ●, *nährstoffdefinierte Formeldiät* ●). Stufenweise Steigerung von Zufuhrrate (Durchflußgeschwindigkeit von 25 bis maximal 150 ml/Std.) und Nährstoffkonzentration (Osmolarität; Ziel: 300–400 mOsm/l) binnen etwa 4–6 Tagen auf durch Toleranz und Bedarf bestimmte Endhöhe. Keine gleichzeitige Veränderung von Zufuhrrate (Volumen) und Nährstoffkonzentration, sondern *Volumensteigerung vor Osmolaritätssteigerung!* Laufende Überwachung der Verträglichkeit (→ *Sondenernährung* ●). Korrekturbedürftig insbesondere Neigung zu *Meteorismus, *Diarrhoe, *Lactasemangel, *Dumping-Syndrom.*

Jejunotransversostomie
(Leerdarm-Dickdarm-Anastomose)

Diätetisches Vorgehen wie bei *Dünndarmresektion*, in Anbetracht erhöhter Ausscheidungsverluste jedoch meist noch strengere Bilanzierung von Flüssigkeit und Elektrolyten erforderlich. Im Experimentierstadium: Fettreiche Kost (Fettanteil 60 % der Energiezufuhr); gesicherte diesbezügliche Empfehlungen noch nicht möglich.

Jodmangelstruma; endemischer Kropf

Prävention. Weite Teile Mitteleuropas sind endemisches Jodmangelgebiet. Selbst bei einer ausgewogenen, hinsichtlich aller übrigen essentiellen Nährstoffe bedarfsgerechten Ernährung wird Jodbedarf überwiegend nicht ausreichend gedeckt (durchschnittliche alimentäre Jodaufnahme pro Kopf der Bevölkerung nur knapp 100 µg/Tag, entsprechend etwa der Hälfte des Bedarfs). *Anhebung der Jodzufuhr auf Höhe des physiologischen Bedarfs* (ca. 2 µg Jod/kg Körpergewicht/Tag = 100–200 µg/Tag je nach Lebensalter) *ist einziger Weg zur Verhütung der Jodmangelstruma und ihrer vielfältigen leidvollen und kostenträchtigen Folgestörungen*, von besonderer Bedeutung für Kinder, Jugendliche, Schwangere und Stillende. Kriterium ausreichender Versorgung: Jodurie von mindestens 150 µg pro Gramm Kreatinin (Erwachsene).

Möglichkeiten der Jodsupplementierung

1. Einfachste, preiswerteste und zuverlässigste Methode die ausschliessliche Verwendung von *jodiertem (Deklaration!) Speisesalz* (bei 20 mg Jod pro kg = 20 µg pro 1 g Salz), in der Schweiz und Österreich meist das handelsübliche Regelsalz. Meersalz ohne definierten Jodzusatz für Strumaprävention nicht geeignet. Bei üblicher Ernährungsweise benötigte Zusatzmenge 5 g = 1 gehäufter oder 2 gestrichene Teelöffel Jodsalz (= 100 µg Jod) pro Tag. Kritischer Punkt dabei: Durchschnittlicher individueller Konsum *im Haushalt* erreicht diese (unter dem Gesichtspunkt der Hochdruckprävention auch keineswegs immer wünschenswerte) Salzmenge nicht, insbesondere bei Kindern; dazu kommen unkalkulierbare Salzverluste mit Kochwasser u. ä. Effektivere Lösung des Problems wahrscheinlich die Freigabe eines stärker jodierten Speisesalzes (z.B. USA: 76 µg Jod/1 g Salz) zur begrenzten Verwendung (2 g Salz/Tag pro Person) nur im Haushalt (in Deutschland bisher nicht verfügbar) oder die obligate *generelle* Jodsalzverwendung (20 µg Jod/1 g) sowohl im Haushalt als auch für Produkte der Lebens-

mittelindustrie, für Backwaren, Molkereiwaren, Fleischwaren, Fertiggerichte, in der Gemeinschaftsverpflegung (Gaststätten, Kantinen, Heime) usw. Jodiertes Salz als *Regelsalz* in anderen Ländern seit langem bewährt, von der WHO und zahlreichen nationalen und internationalen wissenschaftlichen Gremien empfohlen, in Deutschland jedoch aus vielfältigen Gründen bisher nicht realisierbar. Alimentärer Jodmangel auf Basis der Freiwilligkeit offensichtlich nicht zu beheben. In der Praxis hierzulande deshalb um so wichtiger das *überzeugende Beratungsgespräch* mit *Appell an die Initiative des einzelnen* zur Verwendung von jodiertem Salz und mit Jodsalz verarbeiteter Lebensmittel wenigstens im Haushalt und ggf. medikamentöser Jodsupplementierung.

2. Als unterstützende Maßnahme höchstmögliche *Steigerung des Seefischkonsums* (Dorsch, Heilbutt, Hering, Makrele, Rotbarsch, Schellfisch, Scholle, Thunfisch u. a.; vgl. **Seefischdiät* ●). 200–250 g-Portion bei vielen Arten für ergänzende Deckung des Tagesbedarfs an Jod ausreichend. Der Fettsäurengehalt des Fischs spielt für diese Indikation keine Rolle.

3. *Medikamentöse Supplementierung* in Tabletten- oder Drageeform (200 Mikrogramm Jod/Tag oder 1mal 1500 μg/Woche), in Tropfenform (S. 35) oder als Depot in Form oraler oder intramuskulärer Applikation eines jodierten Pflanzenöls. Beim *Säugling* empfiehlt sich Erweiterung der routinemäßigen Vitamin D- und Fluoridsupplementierung um einen Zusatz von Jod (z. B. Frühgeborene 100 μg/Woche; Termingeborene < 6 Monate 200 μg/Woche, > 6 Monate 300 μg/Woche). Jodschäden bei Zufuhr in der Größenordnung des physiologischen Bedarfs (Mikrogrammbereich; < 300 μg/Tag) für den Gesunden nicht zu erwarten; kritische Indikationsstellung jedoch in Fällen einer bekanntterweise vorbestehenden Autonomie der Schilddrüse.

4. Vermeiden des *gewohnheitsmäßigen* Konsums von *rohem Kohlgemüse* (enthält die thyreoidale Jodaufnahme hemmende „strumigene" Substanzen).

5. *Schilddrüsenrest* nach Resektion einer Jodmangelstruma: Weitere effektive Jodprophylaxe (200 μg Jod/Tag) unerläßlich!

Zur Frage des Risikos. „In der Abwägung von Handeln und Nicht-Handeln kommen wir zu dem Schluß, daß das bei weitem größte Risiko der Jodprophylaxe darin liegt, daß man sie *nicht* anwendet" (SCRIBA u. GÄRTNER 2000 [78]).

Kaliumbestimmung im Urin

Kaliumausscheidung mit dem Urin ist ernährungsabhängig. Bestimmung deshalb möglichst unter definierter oraler Zufuhr (z. B. 3 g = 77 mmol Kalium/24 Std.), zweckmäßigerweise basierend auf einer definierten Formeldiät, vom Vortag bis zum Untersuchungsende.

Kaliummangelnephropathie (Kaliummangelniere)

Kaliumreiche Kost ● (> 150 mmol = 6 g Kalium/Tag), erforderlichenfalls zusätzliche medikamentöse Kaliumsubstitution (→ *Hypokaliämie*). Engmaschige Überwachung des Serumkaliums! Kostgestaltung im übrigen (Kochsalz, Flüssigkeit, Protein usw.) je nach Grundleiden und begleitenden renalen Störungen (→ chronische *Niereninsuffizienz*, *Ödeme*).

Katarakt (grauer Star, „Altersstar")

Prävention. Natriumarme vitaminreiche Ernährung (speziell Ascorbinsäure, Tocopherol, Carotine, Niacin, Thiamin, Riboflavin). *Sehr reichlich Obst und Gemüse*, alternativ notfalls ein Polyvitaminpräparat. Frühzeitig vermeiden und ggf. Abbau von Übergewicht (→ *Adipositas*). Zurückhaltung im Alkoholkonsum.
Bei *Diabetes mellitus*, *Galactosämie*, *Wilson'scher Krankheit* und *Phenylketonurie* Optimierung der Stoffwechseleinstellung. Bei *Hypoparathyreoidismus*, *Calciferol-Mangel* u. ä. dauerhafte Beseitigung der *Hypocalcämie*. Frage der möglichen ursächlichen Bedeutung sehr hohen Konsums von lactosereichen Milchprodukten, reinem Milchzucker und reiner Fructose für die Kataraktbildung beim Stoffwechselgesunden noch ungeklärt; gesicherte diesbezügliche Empfehlungen bisher nicht möglich.

Kauinsuffizienz; temporomandibuläre Gelenkdysfunktion

Bedarfsgerechte Energie- und Nährstoffversorgung unter Anpassung von Zerkleinerungsgrad und Konsistenz der Nahrung an reduzierte Kaufähigkeit.

Akute Kauinsuffizienz (Zustand nach chirurgischen Eingriffen im Bereich von Mundhöhle und Kauorgan). *Flüssigkost* ●, ggf. zu trinken mit Strohhalm (Strohhalm jedoch unzulässig nach frischer *Zahnextrak-*

tion!), *flüssig-breiige (pürierte) Kost* ●, *leichte Vollkost* ● oder indizierte spezielle Diätkost in pürierter Form für die Dauer der Beeinträchtigung der Kaufunktion. Keine sauren Säfte, solange Mundschleimhaut lädiert. In Problemfällen *Sondenernährung* ●.

Chronische Kauinsuffizienz

1. Pürieren oder Eliminieren der festen Kostbestandteile, die im Einzelfall Schwierigkeiten bereiten: Zähes Fleisch, Schnittkäse, harte Brotrinden, Gurke, Rettich, Radieschen, Blattsalat, Citrusfrüchte, Äpfel, Nüsse u. ä. Brot erforderlichenfalls einweichen lassen. Keine klebrigen Bonbons, keinen Kaugummi (Ernährungsanamnese!). *Keine unnötigen Einschränkungen!* Einzelne zahn- und prothesenlose Patienten haben bemerkenswerte Kaufähigkeit entwickelt ("Alveolarkammkauer").
2. Sicherstellung quantitativ und qualitativ ausreichender Nahrungszufuhr und Auffüllung allfälliger, besonders bei zahnlosen Senioren nicht ganz seltener Nährstoffdefizite (Eiweiß, B-Vitamine, Vitamin C, Kalium, Magnesium, Ballaststoffe). Häufigste zu empfehlende Zulagen: Milch und Milchprodukte, Hafergerichte (pikant oder süß), Obst- und Gemüsesäfte, passierte vegetabile Rohkost.

Zu beachten. Häufige Folgestörung *chronische *Obstipation*, Indikation für *pürierte *ballaststoffreiche Kost* ●.

Keratose, aktinische; Basaliom, Spinaliom (Hautkrebs)

Prävention. Frage der Effektivität einer mit Olivenöl angereicherten *fettarmen Kost* ● adjuvant zur Einschränkung der Sonnenlichtexposition noch Gegenstand der Diskussion. Versuchsweise hochdosierte Supplementierung von Carotinen und/oder Retinol. Vgl. *Krebsprävention, vorzeitige *Hautalterung*.

Kinetose (Reisekrankheit, Seekrankheit, Luftkrankheit)

Keine zu reichliche Nahrungsaufnahme, kein opulentes Essen vor und während der Reise, andrerseits aber auch keine zu lange Nüchternperiode. Zweckmäßig häufiger eine kleine leichtverdauliche Mahlzeit, zwischenzeitlich öfter einen Keks, Bonbon, Kaugummi, etwas Obst oder ein Stück Schokolade. Schwarzer Tee oder Colagetränk meist besser verträglich als Bohnenkaffee. Bei beginnender Übelkeit kann ein Glas Cognac oder Whisky hilfreich sein. Reichlicherer Alkoholgenuß jedoch nicht empfehlenswert!

Knochenmarktransplantation

Ernährung während reverser Isolation → *Sterilpflege*. In den ersten 3 Wochen nach dem Eingriff medikamentöse Substitution von Folsäure (5–10 mg/Tag peroral) und Glutamin → *Immundefizienz*.

Graft-versus-host-Krankheit nach allogener Knochenmarktransplantation: Diätetisches Vorgehen je nach vordergründiger Symptomatik im Einzelfall. Details → *protein-calorische *Unterernährung* (häufig!), *Stomatitis, *Mundtrockenheit, *Appetitlosigkeit, *Übelkeit, gehäuftes *Erbrechen, *Refluxoesophagitis, *Diarrhoe, *Steatorrhoe, *Malabsorption, *Geschmackssinnstörungen, *Fieber, *Arzneimitteltherapie: Cortisonderivate, Ciclosporin, Cytostatica*. Überwachung und ggf. Korrektur des Kalium-, Vitamin- (speziell B_{12}, E und K) und Spurenelementhaushalts (Fe, Zn, Mn, Cu).

Zu beachten. „Mikrobenarme" sog. *Sterilkost* (S. 471 f.), solange die Neutrophilenzahl im peripheren Blut unter 500/mm^3 (0,5 G/l)!

Kochsalzsensibilitätstest

Bestimmung der Kochsalzempfindlichkeit beim Hypertoniker durch stufenweise Variation der Kochsalzzufuhr für jeweils eine Woche unter fortlaufender Blutdruckmessung.
Phase 1. Normalkost von unbegrenztem Salzgehalt (12–15 g/Tag).
*Phase 2. Streng *natriumarme Kost* ● (50 mmol Na/Tag).
Phase 3. Schrittweise Kochsalzzulage zur natriumarmen Kost (jeweils 3 g NaCl/Tag) zwecks Ermittlung des individuell hypertensiven Salzschwellenwerts. Kriterium: Diastolischer RR-Abfall bzw. -Anstieg um mindestens 5 mm Hg (im Sitzen). Der Test ermöglicht in vielen Fällen eine liberalere Handhabung der Natriumrestriktion ohne Gefährdung des Therapieerfolgs (→ *arterielle *Hypertonie)*.

Körperbehinderte

Bedarfsgerechte Nährstoffversorgung unter Anpassung an den beim Erwachsenen meist herabgesetzten Energiebedarf. *Ballaststoffreiche Kost* ● von hoher Nährstoffdichte, d. h. Zurückhaltung mit „leeren" Calorienträgern aller Art (Zucker, Feinmehlprodukte, Fett, Alkohol). *Jeder übergewichtige Rollstuhlfahrer demonstriert die Versäumnisse seiner Ernährungsberatung!* Wünschenswertes Körpergewicht bei Amputierten:

Individuelles Normalgewicht nach Körpergröße (Body mass index, vgl. S. 152) abzüglich des prozentualen Gewichtsanteils der amputierten Gliedmaße (Oberarm 6,5 %, Unterarm 3 %, Oberschenkel 18,5 %, Unterschenkel 7 %; vgl. [86]). Bei *Hirnverletzten* *Adipositas* möglicherweise durch traumatogen bedingtes übermäßiges Essbedürfnis (chronische Hyperphagie) begünstigt.

Bei *Kindern* und *Jugendlichen* zu beachten: Mögliche Gefährdung von Entwicklung und Längenwachstum bei in dieser Altersstufe häufiger zu beobachtender defizitärer Ernährung (Ernährungsanamnese!).

Kollagencolitis

Symptombezogene Maßnahmen → *chronische *Diarrhoe, *Malabsorption, protein-calorische *Unterernährung.* Verzicht auf coffeinhaltige Getränke, speziell Bohnenkaffee.

Kollagensprue

Versuchsweise *glutenfreie Kost ● über genügend lange Zeit (¹/₂–³/₄ Jahr), bei Erfolg (kleinerer Teil der Fälle) auf Dauer beizubehalten (→ *Coeliakie).* Erforderlichenfalls zwischenzeitlich adjuvante oder totale *parenterale Ernährung ●.* Symptombezogene Maßnahmen → *Diarrhoe, *Steatorrhoe, *Malabsorption, protein-calorische *Unterernährung.*

Koma, cerebrales
(Bewußtlosigkeit infolge Gehirnerkrankung)

Je nach Lage des Einzelfalls bedarfsadaptierte (ggf. hypercalorische) *parenterale Ernährung ●* oder (nach Abklingen initialer Darmatonie) kombiniert enteral/parenterale oder (frühestmöglich anzustreben) ausschliesslich jejunale *Sondenernährung ●* unter schrittweiser Steigerung der Energie- und Nährstoffzufuhr. Bilanzierung von Flüssigkeit und Elektrolyten. Beseitigung häufig zugleich bestehender *Hypoglykämie* und *hypertoner *Dehydratation.* Beginn mit oralem Nahrungsangebot nicht vor völligem Abklingen von Bewußtseinstrübung und Schluckstörungen. Bei prolongiertem Koma Überwachung der biochemischen Parameter des Ernährungszustands (Plasmaproteine von kurzer biologischer Halbwertszeit usw., vgl. S. 146).

Kontaktekzem (hämatogenes, allergisches)

Ausschaltung gesicherter chemischer Auslöser oder Verstärker aus der Nahrung, z. B. Nickel (→ *nickelarme Kost* ●; vgl. *Nickeldermatitis*), Cobalt, Chromate, Chinin (Tonic water, Gin, alle Getränke und Konfitüren mit Zusatz „Bitter Lemon"), Penicillin- und Phenothiazinspuren (Fleisch; → *penicillinfreie Kost* ●), Perubalsam (Kaugummi), Zimt, Colagetränke, Konservierungsstoffe, Süßstoff Cyclamat. In Zweifelsfällen wiederholte Exposition mit vermutetem schädlichen Agens und ggf. anschliessend erneut Karenz. Das häufig versteckte Vorkommen der Noxe in den verschiedenartigsten Lebensmitteln erfordert subtile Ernährungsanamnese und detaillierte Diätberatung (vgl. *Nahrungsmittelallergien und -pseudoallergien*).

Kotsteine (Koprolithiasis); Koprom (Kotgeschwulst)

Rezidivprophylaxe nach Beseitigung der Koprolithen bzw. Koprome: Flüssigkeitsangereicherte *ballaststoffreiche Kost* ●. Diätetisches Vorgehen wie bei *Dyschezie*.

Krebsprävention

Eine Vielzahl epidemiologischer, biochemischer und tierexperimenteller Befunde belegt den *potentiellen Einfluß von Ernährungsfaktoren auf die Entstehung bestimmter Krebsformen* (Colon, Rectum, Mamma, Endometrium, Ovar, Prostata, Oropharynx, Oesophagus, Magen, Leber, Pankreas, Gallenblase u. a.). Für etwa ein Drittel aller Krebsfälle sind nach heutigem Wissensstand alimentäre Noxen als ursächlich beteiligt zu vermuten. Nach jahrzehntelangen erfolglosen Bemühungen um eine „krebsfeindliche" Kost beginnen sich damit erste rationale Grundlagen einer möglichen Verringerung des Erkrankungsrisikos mittels Korrekturen der Ernährungsweise (*„präventive Onkologie"*) abzuzeichnen, auch wenn noch viele Details zu klären bleiben und der definitive Stellenwert einzelner Maßnahmen in der Reihe der sich ergebenden Empfehlungen noch nicht sicher festzulegen ist.

Diätetisches Prinzip. Beseitigung indirekt die Tumorentstehung begünstigender Fehlernährungszustände („modifying factors") und weitestmögliche Ausschaltung vermeidbarer Kostbelastung durch Cancerogene, Cancerogenvorstufen und Cocancerogene („promoting agents"), nach Möglichkeit von Jugend an. Häufig ist es eine *Kombination von Risikofaktoren*, die zu eliminieren sind.

Basisernährung. Eine im Energie- und Nährstoffgehalt bedarfsgerechte, überwiegend vegetarische (lactovegetabile, piscovegetabile), jeden Luxuskonsum vermeidende Kost, lebenslang.

Korrektur krebsbegünstigender Fehlernährung

1. *Weitestmögliche Reduzierung überhöhter Fettzufuhr* (Herabsetzung vor allem der Aufnahme gesättigter Fette) unter das Limit der in den westlichen Industrieländern zur Zeit gültigen Empfehlungen für die Ernährung des Gesunden (15–30 % der Energiezufuhr). Zu bevorzugen ungesättigte Pflanzenöle.

2. *Abbau übermäßigen Fleischkonsums;* Begrenzung der Eiweißzufuhr auf die Höhe des physiologischen Bedarfs (0,8 g/kg/Tag; Erwachsene) unter Erhöhung des Anteils von Soja- und fettarmem Milcheiweiß. Rotes Fleisch (Rind, Schwein, Lamm, Pferd, Hochwild) < 80 g/Tag.

3. *Erhöhte Zufuhr von Vitaminen* (insbesondere Vitamin C, Folsäure, Vitamin E, β-Carotin und Retinol, möglichst im genuinen natürlichen Verband der jeweiligen Nahrungsquelle) *und Ballaststoffen* (> 40 g Ballaststoffe/Tag); sehr reichlich Obst und Gemüse aller Art (> 7 % der Energiezufuhr, WHO-Empfehlung: > 400 g/Tag)[1], Hülsenfrüchte und Vollkornerzeugnisse.

4. Weitestmögliche *Einschränkung des Alkoholgenusses* (Untergrenze für Unschädlichkeit im Sinne der Krebsprävention nicht sicher definierbar).

5. *Einschränkung überhöhten Konsums an Kochsalz* (< 5–6 g NaCl/Tag) *und scharfen Gewürzen.*

6. *Getränke und Suppen nicht gewohnheitsmäßig zu heiß* einnehmen lassen.

7. Dauerhafte Beseitigung allfälliger **Adipositas, *Hypercholesterinämie, *Hypertriglyceridämie* und *chronischer *Obstipation.*

Reduktion des Cancerogengehalts der Kost

1. *Polycyclische aromatische Kohlenwasserstoffe (PAK), Fett-, Cholesterin- und Aminosäurenpyrolysate, Maillard-Produkte, heterocyclische Arylamine u. ä.:* Einschränkung des Verzehrs von *Räucherwaren* aller Art. PAK-belastetes Gemüse (für den Verbraucher als solches nicht ohne weiteres erkennbar) gilt aufgrund einerseits seines hohen Ballaststoffgehalts, andererseits der Möglichkeit bis zu einem gewissen Grad wirksamer Reinigung (Blattgemüse), als wahrscheinlich weniger gefährdend. *Beachtung optimaler Technik beim Hocherhitzen* (Backen, Braten, Schmoren, Rösten, Grillen, Fritieren) von Lebensmitteln. Die

---

[1] Empfehlung des National 5-a-Day for Better Health Program des National Cancer Institute der USA: 5mal täglich eine Portion Obst (3mal) und Gemüse (2mal), d. h. zusammen ca. 0,5–1 kg pro Tag; Empfehlung der DGE: 650 g Obst und Gemüse pro Tag.

Brattemperatur soll 185 °C nicht überschreiten; der besonders cancerogenreiche Rückstand in der Pfanne ist zu verwerfen. Generell vermeiden zu scharfen Durchbratens, insbesondere bei rotem Fleisch. Kein Rösten oder Grillen von Fleisch in direkter Flamme. Möglichst nur fettarme Fleisch- und Wurstsorten grillen; die Oberfläche des Grillguts darf nicht verkohlen. *Bevorzugung thermisch schonender Garverfahren* (Kochen, Dünsten, Dämpfen). Verzicht auf den gewohnheitsmäßigen Verzehr „knuspriger" (verbrannter) Anteile bei gebratenem, gegrilltem oder geschmortem Fleisch, bei Bratwurst, bei Bratkartoffeln, von angebrannten Brotrinden, überröstetem Toastbrot, Kartoffelchips, Pommes frites u. ä. Frage möglicher Cancerogenität langzeitigen sehr reichlichen *Röstkaffee*genusses (u. a. für Blasencarcinom und Pankreascarcinom) noch Gegenstand der Diskussion.

2. *N-Nitrosoverbindungen und Vorstufen: Bevorzugung puren Frischfleisches* anstelle gepökelter, d. h. Nitrat (E 251, E 252) und/oder Nitrit (E 250) enthaltender Dauerfleischwaren (zahlreiche Sorten Wurst, Würstchen, Kochschinken, Rohschinken, Speck, Zunge, Rauchfleisch, Kasseler Rippenspeer u. v. a.). *Gepökelte Fleischwaren* (Speck, Schinken, Würstchen, Kasseler usw.) *nicht braten oder grillen!* Kein Überbacken von nitratversetztem Schnittkäse (Gouda, Edamer, Tilsiter u. a.). Möglichst kein Gemüse von offenkundig überdüngten Böden (im Winter deshalb Zurückhaltung mit Treibhausgemüse!). Wesentliche Nitratverringerung zu erreichen durch Verzicht auf Stiel- und Stengelanteile, Strünke, Außenblätter und größere Blattrippen, sowie durch Praktizieren adäquater küchenmäßiger Verarbeitung von Gemüse (Wässern, Blanchieren, Dämpfen, Kochen; Kochwasser verwerfen!). *Trotz aller Nitratprobleme jedoch unbedingt Beibehaltung reichlichen Gemüseverzehrs!* Sicherstellung der Versorgung mit nitrat- und nitritarmem *Trinkwasser*: EG-Grenzwerte 50 (angestrebt 25) mg NO_3^-/l bzw. 0,1 mg NO_2^-/l.

3. *Mykotoxine (Aflatoxine)*: Vorsichtshalber *Verwerfen eines jeden angeschimmelten oder angefaulten Lebensmittels*, bloßes Entfernen nur des verdorbenen Teils meist nicht ausreichend! Schimmelbefall nicht immer auf den ersten Blick erkennbar (besondere Aufmerksamkeit angezeigt bei feucht-warm gelagertem Schnittbrot, ungemahlenem Getreide, Haferflocken, Schrot, Kleie, vorzerkleinerten Nüssen, Leinsamen u. ä.). Kulturschimmel zur Käseherstellung gilt bisher als unbedenklich.

Nach derzeitigem noch sehr begrenztem Wissensstand darüber hinaus zu erwägende punktuell gezielte **diätetische Individualprävention** bei vermutetem erhöhtem Risiko für einen bestimmten, mit einer gewissen Wahrscheinlichkeit ernährungsmitbedingten primären Organtumor,

etwa bei Vorliegen einer diesbezüglichen familiären oder genetischen Belastung (Familial cancer syndromes), im Fall eines gesicherten Krebsvor-
oder -frühstadiums (Präneoplasie, Präcancerose, Carcinoma in situ) oder
zur Unterstützung der Rezidiv- und Metastasierungsprophylaxe (bei Zustand nach operativer, medikamentöser oder Strahlenbehandlung eines
derartigen Tumors):

1. **Bronchialcarcinom** („**Lungenkrebs**"): Fett- und fleischreduzierte E-
vitaminreiche Ernährung mit sehr reichlich Gemüse und Obst. Keine
Supplementierung von reinem β-Carotin! Erhöhter Konsum von Bier
und Spirituosen ist ein Risikofaktor (*die weitaus wichtigste Vorbeu-
gungsmaßnahme für alle* tabakabhängigen **Krebsformen**, z. B. auch
Rachen-, Kehlkopf- und Blasenkrebs, *ist das rechtzeitige kompromißlose Einstellen des Rauchens!*).

2. **Cervixcarcinom** (**Gebärmutterhalskrebs**): Gemüse- und obstreiche
Kost (Vitamin C, Carotine). Abbau von Übergewicht (→ **Adipositas*).

3. **Coloncarcinom** (**Dickdarmkrebs**), **Rectumcarcinom** (**Mastdarm-
krebs**): Calorisch knappe, ballaststoff (> 35 g/Tag)- und vitaminreiche
(insbesondere Folsäure), nur sehr knapp fett- (WHO: höchstens 20
Energie%) und fleischhaltige (besser lactovegetabile) Ernährung (vgl.
*ballaststoffreiche Kost ●; Ballaststoffe vor allem aus sehr reichlichem
Gemüse- und Hülsenfruchtverzehr). Rotes Fleisch maximal 80 g/Tag,
besser weniger (< 10 Energie%). Einschränkung vor allem der gesättigten Fette (z. B. in herkömmlicher Wurst!) und unter starker Hitze-
einwirkung (Braten, Schmoren, Rösten, Grillen) gebräunten Fleisches.
Vermehrt maritime n-3-Polyensäuren. Eier, Zucker und Süßwaren
(speziell Schokolade) nur knapp. Beseitigung etwaiger chronischer Obstipation. Abbau von Übergewicht (→ **Adipositas*) und **Hypercholesterinämie*. Alkoholkonsum und Rauchen sind Risikofaktoren.

4. **Endometriumcarcinom** (**Gebärmutterkrebs**): Ballaststoffreiche, fett-
und fleischarme Ernährung. Reichlich Obst, Gemüse und Hülsenfrüchte (speziell Sojaerzeugnisse). Abbau von Übergewicht (→ **Adipositas*).

5. **Harnblasencarcinom**: Flüssigkeitsreiche (> 2,5 l/Tag) , fettarme und
kochsalzarme Ernährung. Zurückhaltung mit dem Genuß von Röstkaffee, fritierten Produkten und Gebratenem aller Art. Reichlich Kohlgemüse und sonstige C-vitaminreiche Vegetabilien. Abbau von Übergewicht (→ **Adipositas*). Alkoholkonsum ist Risikofaktor.

6. **Magencarcinom**: Sehr reichlich Gemüse und Frischobst (im Winter erforderlichenfalls zusätzliche medikamentöse C-Vitaminsupplementie-
rung) und Vollkornerzeugnisse. Regelmäßig Zwiebeln und Lauch als
Gemüse und Würzzusatz. Kochsalzarme Kostgestaltung mit Verzicht
auf scharf gewürzte (Pfeffer, Paprika usw.), gepökelte, geröstete, gebratene und geräucherte Produkte. Alkoholkonsum ist Risikofaktor.

Teil 3

7. **Mammacarcinom:** Fett- und fleischreduzierte Ernährung (Gesamtfett 15–20 Energie %). Minimierung insbesondere gesättigter Fette (< 7 Energie %) und Vermeiden von hocherhitztem, durchgebratenem Fleisch. Empfehlenswert fetter (nicht geräucherter) Seefisch, Fischöle und (außer bei bereits ausgebildetem oestrogenreceptorpositivem Mammacarcinom) Sojaerzeugnisse aller Art. Empfehlenswert außerdem Vollkornerzeugnisse, sehr reichlich Gemüse und Obst (40 g Ballaststoffe/Tag). Frühzeitig (ggf. bereits im Schulalter) Abbau von Übergewicht (→ *Adipositas*). Alkoholkonsum ist Risikofaktor. Ausgiebiges Stillen von Kindern verringert das spätere Brustkrebsrisiko der Mutter.

8. **Nierencarcinom:** Vermeiden überhöhter Proteinzufuhr (nicht über 0,8 g/kg/Tag), speziell an Fleisch- und Milcheiweiß. Sehr reichlich Gemüse. Abbau von Übergewicht (→ *Adipositas*).

9. **Non-Hodgkin-Lymphom:** Fettarme lactovegetabile Kost. Minimierung insbesondere der gesättigten und hocherhitzten Fette.

10. **Oropharyngealcarcinom, Oesophaguscarcinom:** Abbau überhöhten Fett-, Fleisch- und Eierkonsums. Sehr reichlich Obst, Gemüse, thiaminreiche Vollkorn- und riboflavinreiche Molkereiprodukte. Vermeiden sehr heißer Getränke und Suppen. Abbau von Übergewicht (→ *Adipositas*). Alkoholkonsum ist Risikofaktor.

11. **Ovarialcarcinom:** Fettarme Ernährung. Nur knapper Fleischverzehr. Fisch unbedenklich. Sehr reichlich Gemüse und Obst. Abbau von *Hypercholesterinämie* und *Übergewicht* (→ *Adipositas*).

12. **Pankreascarcinom:** Vermeiden eines überhöhten Konsums an Zucker, Fett, Eiern und Fleisch. Reichlich Gemüse, Obst, Hülsenfrüchte, und (für Folsäure und Vitamin B_6) Vollkornprodukte. Alkoholkonsum ist wahrscheinlich Risikofaktor.

13. **Papillencarcinom, Gallenwegs- und Gallenblasencarcinom:** Ballaststoffreiche, fett- und zuckerarme Kost. Sehr reichlich Gemüse. Abbau von Übergewicht (→ *Adipositas*).

14. **Prostatacarcinom:** Fett- und fleischarme Ernährung mit betont hohem Anteil an Vollkornprodukten und Gemüse (speziell Kohlgemüse). Minimierung insbesondere der gesättigten Fette. Reichlich Seefisch und Sojaprodukte. Vitamin E- und Selen-Supplementierung. Abbau von Übergewicht (→ *Adipositas*).

15. **Schilddrüsencarcinom:** Kost mit sehr reichlich Gemüse. Bedarfsgerechte Jodversorgung (vgl. S. 34f. und 334f.), jedoch unter Vermeiden überhöhter Zufuhr (nicht über 300 µg/Tag). Supplementierung von Selen.

Auf den Verlauf bereits entwickelter Malignome sind Ernährungsmaßnahmen ohne nennenswerten Einfluß, abgesehen von der möglichen

Verbesserung des Allgemeinbefindens durch Beseitigung sekundärer tumorinduzierter Mangelernährung (→ *maligne *Tumoren; onkologische Erkrankungen*).

Kretinismus, endemischer

Diätetische Prävention erfolgversprechend, soweit alimentäre Faktoren pathogenetisch beteiligt: Ab frühestmöglichem Zeitpunkt während der Schwangerschaft im Energie- und Nährstoffgehalt bedarfsgerechte Ernährung der werdenden Mutter (→ **Schwangere) einschliesslich ausreichender Zufuhr von *Jod* ▲ (ca. 230 µg/Tag, nach Möglichkeit bereits präkonzeptionell) und Selen (30–70 µg/Tag ab 4. Schwangerschaftsmonat). Technik der Jodsupplementierung → **Jodmangelstruma.*

Zu beachten. Ausschliessliche Sojanahrung (möglicherweise goitrogenhaltig) an Stelle von Frauenmilch oder Kuhmilchnahrung kann erhöhten Jodbedarf des Säuglings und Strumabildung verursachen; entsprechende Jodsupplementierung (z.B. mit der verwendeten Formeldiät) ist sicherzustellen.

Kryptosporidiose

Symptombezogene Maßnahmen → **Diarrhoe, *Erbrechen, *Fieber.*

Diätetische Prävention (bei HIV-Infektion). *Strenge Trinkwasserhygiene.* Im Zweifelsfall nur frisch abgekochtes Wasser verwenden. Bestmöglicher Ausschluß faeco-oraler Ansteckung mit Kryptosporidien. Details → Prävention der **Reisediarrhoe.*

Kuhmilchallergie; Kuhmilchproteinintoleranz

Unter Gewährleistung im Energie- und Nährstoffgehalt voll bedarfsgerechter Ernährung konsequente Ausschaltung von Kuhmilch, Milchprodukten aller Art und sonstigen, Milcheiweiß auch nur in kleinsten Mengen enthaltenden, Lebensmitteln (altersstufengerechte **milcheiweißfreie Kost* ●) für die Dauer des gesicherten Bestehens der Störung. Versuchsweise folatsupplementierte Ziegenmilch. Ausschluß aller sonstigen Tiermilchen. Berücksichtigung der Möglichkeit zugleich bestehender weiterer Proteinintoleranzen (→ **Nahrungsmittelallergien*). In Fällen zu vermutender Intoleranz ausschliesslich für genuine *hitzelabile* Molkenproteine (β-Lactoglobulin, α-Lactalbumin) vorsichtig zu steigernder Einsatz von gekochter Milch (auch Kondensmilch, Sterilmilch und ähnlichen, Milcheiweiß nur in hitzedenaturierter Form enthaltenden Erzeugnissen

und Zubereitungen) unter sorgfältiger Überwachung der Verträglichkeit.
Generell in etwa halbjährlichen Abständen Probebelastung mit (nicht er-
hitzter) Milch zwecks rechtzeitiger Erfassung möglichen Verschwindens
der Kuhmilchunverträglichkeit, was insbesondere bei Kleinkindern mit
zunehmender Reifung des Verdauungsapparats zu erwarten ist.

Akute Phasen, schwere Verläufe. Beseitigung von Flüssigkeitsdefizit
und Elektrolytimbalancen. Initial **parenterale Ernährung* ●. Oraler
Kostaufbau über eine Oligopeptiddiät, eine alactogene hypoallergene Semielementardiät oder eine milchfreie nährstoffdefinierte Formeldiät (z. B.
Precitene® MCT 50), hilfsweise auch ein anallergenes Caseinhydrolysat
(z. B. Nutramigen®), zu altersstufengerechter **milcheiweißfreier Kost* ●.
Zusätzliche symptombezogene Maßnahmen → **Diarrhoe, *Lactasemangel, *Disaccharidasemangel, *Malabsorption, *Asthma bronchiale, *Nahrungsmittelallergien.*
Kuhmilchproteinintoleranz beim Säugling → S. 528.

Kupfermangel

Zulage kupferreicher Produkte in einer der jeweils indizierten Basiskost
angepaßten Auswahl und Zubereitungsweise: Getreidevollkornerzeugnisse, Haferflocken, Weizenkeime, Hülsenfrüchte, Trockenobst, Nüsse,
Sonnenblumenkerne, Leber, Trockenhefe usw. (→ **Kupfer* ▲). Von vornherein möglichst vielseitige Kostgestaltung unter Einbeziehung auch von
reichlich Gemüse. Bei unzureichender Nahrungsaufnahme perorale Supplementierung von 3‰iger Kupfer (II)-sulfat-Lösung (Dosierung je nach
Schwere des Defizits) unter Überwachung des Serumkupferspiegels (Referenzbereich: 90–160 µg/dl = 14–25 µmol/Cu/l) und der Cu-Ausschei-
dung mit dem Urin (>50 µg/24 Std.).

Prävention bei Säuglingen. Vermeiden überzogen einseitiger
Kuhmilchernährung. Rechtzeitiger Beginn mit altersstufengerechter Beikost.

Kurzdarm-Syndrom
(Zustand nach Dünndarmresektion)

Diätetisches Prinzip. Den erhöhten Bedarf deckende, der reduzierten
enteralen Resorptionskapazität und begleitenden Störungen angepaßte
Energie- und Nährstoffversorgung auf je nach Lage des Einzelfalls möglichst „physiologischem" (oralem > enteralem > parenteralem) Zufuhrweg.

Praktisches Vorgehen. Stufenweiser Aufbau der postoperativen Anfangskost → *Dünndarmresektion.* Gestaltung der *Dauerkost* je nach erhalten gebliebener bzw. im Verlauf bisherigen Kostaufbaus erreichter individueller Toleranz und enteraler Resorptionsfähigkeit [75]:

1. *Orale Ernährung.* Hochcalorische (50–60 kcal/kg/Tag), flüssigkeitsreiche (stuhl- und harnmengengerecht bilanzierte) *ballaststoffarme Kost* ● (< 15 g Ballaststoffe/Tag) von hoher Nährstoffdichte in weitestmöglicher Annäherung an bisherige konventionelle Ernährungsweise (Ziel: *leichtverdauliche Kost* ●, *leichte Vollkost* ● o. ä.). Toleranzbestimmte Begrenzung der langkettigen (LCT-)Fette (Kriterium: Stuhlfett nicht über 15–20 g/Tag; leichtere *Steatorrhoe* kann meist in Kauf genommen werden) und Ersatz durch MCT-Fette (bis maximal ca. 50 % der Energiezufuhr: → *MCT-Kost* ●). Ausreichende Versorgung mit (meist relativ gut resorbierbaren) essentiellen Fettsäuren (ca. 10–12 g/Tag; → *Linolsäure* ▲, *α-Linolensäure* ▲, *Eikosapentaensäure* ▲). Eiweißanteil ca. 20 % der Energiezufuhr (1,5–2,0 g/kg/Tag). Milcheiweiß (Calcium!) toleranzgerecht erwünscht (Joghurt, Quark, Magerkäse; limitierender Faktor der Restgehalt an Fett und Milchzucker). Reichlich Kohlenhydrate in polymerer Form (Maltodextrin, Stärkemehl, Reis), wichtig bei voll erhaltenem Colon. Lactose oft unverträglich *(→ *lactosearme Kost* ●).* Vollkornbackwaren (Grahambrot, Knäckebrot usw.) und zartes Gemüse nach individueller Toleranz. Anstelle vegetabiler Rohkost zunächst besser frische, nicht zu saure, sorbitarme (vgl. S. 469) verdünnte Rohpresssäfte. Wenn bedarfsgerechte Energie- und Nährstoffversorgung auf konventionelle Weise nicht möglich: Supplementierung durch MCT-haltige nährstoffdefinierte oder chemisch definierte Formeldiäten (als Trinknahrung oder per Sonde; → *Sondenernährung* ●) und *medikamentöse Substitution* defizitärer Nährstoffe: Calcium (1–3 g/Tag), Magnesium (> 400–600 mg/Tag), Kalium, Eisen, Zink, Vitamine. Zur Elektrolyt- und Flüssigkeitssupplementierung in Problemfällen kommerzielle Glucose-Elektrolyt-Lösungen oral (Elotrans®, Oralpädon®, Saltadol® u. ä.; →*Diarrhoe)* und Zulage von *Pectinkost* ●-Gerichten. Vorschlag für anfängliche *Vitaminsupplementierung* bei Zustand nach ausgedehnter Dünndarmresektion: Peroral *täglich* 100 mg Ascorbinsäure, 100 mg Vitamin E; parenteral *7–14-täglich* 1 Ampulle B-Vitaminkomplex, *monatlich* 30 mg (100 000 I. E.) Retinol, 15 mg Cholecalciferol oder (oral besser resorbierbar) 50–150 µg Calcifediol, 10 mg Vitamin K, 200 µg Vitamin B_{12}, 20 mg Folsäure. Weitere symptombezogene Maßnahmen → *Malabsorption, chronische *Diarrhoe, *chologene Diarrhoe, *Steatorrhoe, *Tocopherol-(Vitamin E-)Mangel, *Disaccharidasemangel, *Lactasemangel, *Sorbitintoleranz, *Dehydratation, *Hyperoxalurie, *Nephrolithiasis, protein-calorische *Unterernährung, *Ileostomie, *Osteomalacie, *Osteoporose, D(-)-*Milchsäure-Intoleranz (D-Lactat-Acidose).* Häufige (6–9) kleinere Mahlzeiten. Anfangs Trinkenlassen nur zwischen den

Mahlzeiten. Keine hyperosmolaren (Zucker-)Lösungen! Bestmögliche Berücksichtigung individueller Unverträglichkeiten, Wünsche und Aversionen. Alkoholkarenz. Zurückhaltung mit coffeinhaltigen Getränken.

2. *Gastrale/enterale* *Sondenernährung* ●. Als meist adjuvante Maßnahme für die Langzeiternährung indiziert, wenn Nahrungsaufnahme auf oralem Wege nicht in ausreichendem Maße möglich. Pumpengesteuerte (u. U. zweckmäßigerweise nächtliche) Zufuhr stoffwechseladaptierter, MCT-haltiger, zunächst verdünnter *nährstoffdefinierter Formeldiät* ● bzw. (bei Verlust von mehr als 75 % des gesamten Dünndarms) *Oligopeptiddiät* ●. Kalkulation von Energiegehalt, Nährstoffzusammensetzung und medikamentöser Nährstoffsupplementierung nach gleichen Grundsätzen wie bei oraler Ernährung.

3. *Parenterale Ernährung* ●. Für die Langzeiternährung indiziert, ggf. als adjuvante Maßnahme, wenn bei stark verkürztem Restdarm (z. B. verbliebener Dünndarm bei jejunocolischer Anastomosierung unter 90 cm) orale Ernährungsmöglichkeit unzureichend und auch unter Sondenernährung Ernährungszustand unbefriedigend oder unerwünschte Effekte zu gravierend (Verlust der nutritiven Autonomie). Neben der parenteralen Ernährung stets Versuch des Inganghaltens beschränkter *gleichzeitiger oraler oder gastral/enteraler Nahrungszufuhr*, soweit praktikabel, zwecks Anregung der Regeneration und funktioneller Adaptation *("Resorptionstraining")* der Mucosa des Restdarms. Zum gleichen Zweck versuchsweise Supplementierung von Glutamin.

Bei jeder Form der Nahrungszufuhr Erfolgskontrolle durch Überwachung von Körpergewicht, Plasmaproteinen (vgl. S. 146), Serumelektrolyten, Flüssigkeits-, Vitamin- und Spurenelementhaushalt sowie Stuhlvolumen und Harnausscheidung. Von Zeit zu Zeit, auch bei Sonden- und parenteraler Ernährung, Austestung der mit der Zeit sich meist bessernden Funktion des Restdarms durch *orale Probebelastung* zwecks Prüfung der Möglichkeit einer Kosterweiterung und diätetischer Erleichterungen.

Kwashiorkor
(tropische Form protein-calorischer Unterernährung)

Akute Phase. Vordergründig indiziert die Beseitigung der meist gravierenden Elektrolytimbalance und Hypoglykämieneigung durch kontinuierliche orale (8–10 Fütterungen/24 Std.), nasogastrale oder parenterale Zufuhr einer geeigneten Elektrolyt-Glucose-Lösung (z. B. 1:1 mit 5 %iger Glucose verdünnte Ringer- oder Darrow-Lösung[1],

---

[1] *Darrow-Lösung.* Isotone Elektrolytlösung, enthält 120 mmol Na, 35 mmol K, 105 mmol Cl und 50 mmol Bicarbonat pro Liter.

100–125 ml/kg/24 Std.). Richtwerte für anfängliche perorale Tagesmenge: Kaliumchlorid 3–6 mmol/kg, Kochsalz 1–3 mmol/kg, Magnesium 100–150 mg (ggf. auch als Suspension von gebrannter Magnesia), Glucose > 5 g/kg (nach Möglichkeit unter Überwachung der Blutwerte). Therapieinduzierte Überwässerung ist unbedingt zu vermeiden! Vorsichtiger weiterer Aufbau oraler, notfalls gastral/enteraler oder in schwersten Fällen parenteraler Ernährung. Symptombezogene Maßnahmen → *Diarrhoe, *Hypokaliämie, *Hypomagnesiämie, *Hypoglykämie, *Hypophosphatämie, *Dehydratation, *Pankreasinsuffizienz.*

Nutritive Rehabilitation. Unter flexibler Nutzung der örtlich verfügbaren Nahrungsquellen und in Anpassung an die zunächst reduzierte digestive Kapazität *schrittweiser Aufbau einer calorisch bedarfsgerechten, protein- und vitaminreichen altersstufengerechten Ernährung.* Zu nach Möglichkeit beizubehaltender gewohnter Art heimischer Kohlenhydratnahrung (Mais, Reis, Hirse, Tapioka, Bananenmehl usw., schonkostgerecht als Suppe oder Brei) *Proteinzulage* (Säuglingsmilchnahrung, Magermilchpulver, Fleisch, Fisch, Soja) toleranzgerecht in adäquater Zubereitung und langsam steigender Menge (Ziel: 2–4 g Protein/kg/Tag). Beachtung häufiger Durchfallsneigung *(→ *Diarrhoe)* und Disaccharid-, speziell Lactoseintoleranz *(→ *Disaccharidasemangel, *Lactasemangel).* Polyensäurereiche Pflanzenöle meist relativ gut verträglich. Frühzeitig *reichliche Vitaminzufuhr* in Form geeigneter Kostzulagen *(→ *B-Vitaminmangel, *Retinolmangel, *Ascorbinsäuremangel, *Niacinmangel, *Cobalaminmangel, *Folsäuremangel),* erforderlichenfalls zusätzlich medikamentös (Indikation für Multivitaminpräparat). Erhöhte Zufuhr weiterhin an Kalium, Calcium, Magnesium, ggf. auch an Eisen. Häufige kleine Mahlzeiten. In Problemfällen Sondenernährung oder parenterale Ernährung *(→ *Säuglinge: Chronische Ernährungsstörungen;* ferner *protein-calorische *Unterernährung, *Ödeme).*

Rezidivprophylaxe, Primärprävention. Instruktion der Mutter über Notwendigkeit einer qualitativ und quantitativ adäquaten Ernährung des Kindes auch weiterhin zu Hause. Information über Möglichkeiten ausreichender Protein- und Vitaminbedarfsdeckung bei landesüblicher Ernährungsweise. Beratung stillender Mütter über vollwertige Gestaltung auch der eigenen Kost. Kein zu frühes Abstillen der Kinder. Sicherstellung ausreichenden Eiweiß- und Vitamingehalts der Beikost sowie der Nahrung des älteren Säuglings und des Kleinkindes. Unterbinden des in Kwashiorkorendemiegebieten besonders verbreiteten Konsums schimmelhaltiger Lebensmittel.

Teil 3

Lactasemangel (Lactoseintoleranz)

Verträglichkeit von Lactose variiert bei diesen Patienten in weiten Grenzen. Empfehlenswert deshalb zwecks Vermeidens unnötig strenger Restriktion und Erfassung evtl. Spontanbesserung *Austestung der individuellen Toleranz* (subjektive Verträglichkeit und Stuhlverhalten dabei aussagefähiger als H_2-Atemtest; dieser pathologisch, wenn nach 25 g Lactose H_2-Konzentration > 20 ppm) durch in weiteren Abständen zu wiederholende Probebelastung mittels abgestufter Milchdosis, für praktisch-diätetische Zwecke informativer als Lactosetoleranztest mit reinem Milchzukker. Je nach anzunehmendem Schweregrad der Störung *Einschränkung oder* (in seltenen Fällen) völlige Ausschaltung des Konsums von Milch und *lactosehaltigen Produkten (→ *lactosearme Kost ●)* unter Deckung des verbleibenden Eiweiß- und Calciumbedarfs aus anderen Nahrungsquellen (lactosearme Molkereiprodukte, Fleisch, Fisch, Geflügel, Ei, Soja, Nüsse usw.). Medikamentöse Calciumsupplementierung nur selten indiziert. Lactosearmer oder lactoseaktiver Joghurt und andere fermentierte Milchprodukte mit Lebendkeimen, Schnittkäse, Sauermilchkäse (Harzer, Mainzer u. ä.), Milchkakao, gelegentlich auch einfache heiße Milch, im Gegensatz zu anderen Milcherzeugnissen vergleichsweise gut verträglich. *In vielen leichteren Fällen genügt als alleinige Maßnahme Einschränkung nur des Genusses von kalter Milch* (auf ca. $1/4$ l/Tag), Aufteilung des Konsums lactosehaltiger Erzeugnisse fortan auf 4–5 kleinere Portionen im Tagesverlauf und evtl. Gestatten des Milchtrinkens nur in Verbindung mit Einnahme fester Nahrung. In Problemfällen kommerzielle lactosefreie Milch oder Versuch einer medikamentösen Lactase-(β-Galactosidase-) Substitution[1] zu den Mahlzeiten. Seltene Fälle extremer Lactoseintoleranz sind unter Umständen Indikation für *streng *lactosearme Kost* ● (< 1 g Lactose/Tag). Kostgestaltung im übrigen je nach Grundleiden. Möglichkeit zugleich bestehender **Kuhmilchallergie* beachten. Keine lactosehaltigen Formeldiäten oder Arzneizubereitungen. Keine Lactulose, keine Fructooligosaccharide. Symptombezogene Maßnahmen → **Meteorismus, *Diarrhoe, *Osteoporose* (in der Perimenopause).

Lactoseintoleranz im Säuglingsalter. Ausschaltung aller lactosehaltigen Säuglingsnahrungen, bei primärem kongenitalem Lactasemangel (Durand-Syndrom; sehr seltene und streng zu stellende Indikation) auch der Muttermilch. Ersatz durch lactosefreie oder lactosearme kommerzielle Nahrungen (Deklaration beachten!).

---

[1] Präparate: Lactaid®, Fa. Mc Neil Consumer Products Co USA, Kerutabs®, Fa. APH-Allergie GmbH 46421 Emmerich, Lactrase®, Fa. Pro Natura 60322 Frankfurt a. M.

Lactatacidose (Milchsäureacidose)

Nach erfolgreicher parenteraler Behandlung von Volumenmangel, Schock und Acidose anschliessender schrittweiser Kostaufbau je nach Grundleiden (Diabetes, Lebercirrhose, Herzinsuffizienz usw.). In jedem Fall frühestmöglich *hochdosiert Thiamin* (100 mg/Tag i.v.). Keine Zuckeraustauschstoffe (Fructose, Sorbit, Xylit)! Symptombezogene Maßnahmen → **Hypoglykämien, *Hypernatriämie, *Ödeme, *Niereninsuffizienz, *Diarrhoe, gehäuftes *Erbrechen, *Übelkeit.*
Rezidivierende *D-Lactatacidose* → S. 380.

Kongenitale Defekte des Pyruvatdehydrogenasekomplexes. **Ketogene Diät* ● (Fettanteil ca. 65 %, P/S-Quotient > 1,0; Proteinanteil ca. 15 %, Kohlenhydrate 15–20 % der Energiezufuhr).

In jedem neu entdeckten Fall kongenitaler Lactatacidose versuchsweise in Einzelfällen als wirksam befundene hochdosierte Zufuhr von Thiamin (25–150 mg/kg/Tag parenteral), Riboflavin (20 mg/Tag und mehr) und Carnitin (100 mg/kg/Tag).

Akute Phasen. Beseitigung von Acidose (Natriumbicarbonat), **Hypoglykämie, *Dehydratation* und Elektrolytimbalancen.

Lähmungen, periodische kaliumabhängige (dyskaliämische Myopathien)

Familiäre hypokaliämische Lähmung (Hypokaliämische Adynamle)
1. *Akute Phase.* Medikamentöse Kaliumgabe peroral (120 mmol = 4,7 g Kalium mit reichlich Flüssigkeit, bis zur Gesamttagesmenge von 10–15 g Kalium zu wiederholen). Bei sehr niedrigen Serumkaliumwerten (< 2,0 mmol/l) i. v. Infusion (20–40 mmol Kalium/Std.; erforderlich meist > 120 mmol, maximale i. v.-Zufuhr 200 mmol Kalium/ 24 Std.). *Keine zu rasche oder überschiessende Kaliumsubstitution!* Engmaschige Überwachung des Serumkaliumspiegels. Nährstoff- und Energieversorgung im übrigen je nach Entwicklung des Einzelfalls (**flüssig-breiige, pürierte Kost* ●, **Sondenernährung* ●, **parenterale Ernährung* ●).
2. *Intervallernährung, Präventivkost.* Kohlenhydratarme (KH ca. 25–30 % der Energiezufuhr; → **kohlenhydratarme Kost* ●), zuckerarme (→ **zuckerarme Kost* ●), kochsalzarme (< 100 mmol = 2,4 g Na/Tag; → **natriumarme Kost* ●), ausreichend kaliumhaltige (> 150 mmol = 6 g Kalium/Tag; vgl. **kaliumreiche Kost* ●), reichlich B-Vitamine (Thiamin!) und Ballaststoffe enthaltende Kost. Keine belastende Kohlenhydrat- oder Kochsalzakkumulation zu einer Einzel-

Teil 3

mahlzeit, Vorsicht dieserhalb besonders mit der (im übrigen möglichst kaliumreich zu gestaltenden) Abendmahlzeit. Behutsame Handhabung von Glucose und Kochsalz bei allen Indikationen für parenterale Zufuhr, auch im Rahmen eventueller (in diesem Fall zweckmäßigerweise frühzeitig weitestmöglich mit Fett zu komplettierender) parenteraler Ernährung.

Hereditäre hyperkaliämische Lähmung (Adynamia episodica hereditaria)

1. *Akute Phase.* Perorale Zuckergabe (50 g Glucose oder Saccharose, ggf. wiederholt). In schwereren Fällen intravenös 1–2 g Calcium (Calciumgluconat 10%ig, 2 ml/min, EKG-Monitoring; Kontraindikation: Digitalis-Therapie), Kochsalz (20–40 mmol Na und mehr), Glucose (0,5–1,5 g/kg in 20%iger Lösung) mit Insulin (0,3 Einh./g Glucose). *Kaliumarme Kost* ●. Überwachung von Elektrolythaushalt und Blutzucker.
2. *Intervallernährung, Präventivkost.* Kochsalzreiche Kost (> 200 mmol Na = > 12 g NaCl/Tag). Häufige kleinere kohlenhydrathaltige Mahlzeiten. Keine längeren Nüchternperioden. Keine zu opulenten Einzelmahlzeiten. Vermeiden überhöhter, insbesondere stoßweiser Kaliumzufuhr (z. B. Obst oder Obstsaft in größeren Portionen). Alkoholkarenz.

Normokaliämische periodische Lähmung (Normokaliämische Adynamie)

1. *Akute Phase.* Kochsalz hochdosiert oral (> 300 mmol = > 18 g/Tag) oder in schweren Fällen intravenös (100–400 mmol Na/Tag und mehr). Weiteres Vorgehen erforderlichenfalls wie bei hereditärer hyperkaliämischer Lähmung (s. o.).
2. *Intervallernährung, Präventivkost* wie bei hereditärer hyperkaliämischer Lähmung (s. o.).

Lakritzabusus (> 60 g/Tag)

Symptombezogene Maßnahmen → *Hypokaliämie*, *Hypernatriämie*, *arterielle *Hypertonie*, *Ödeme*, *Hyperaldosteronismus*.

Lambliasis (Darmflagellatenbefall)

Prävention: Gleiches Vorgehen wie zur Prophylaxe des Spulwurm-(Ascaris-)Befalls (S. 247). Einwandfreie Trinkwasserversorgung (→ Prävention der *Reisediarrhoe*)!

Laryngektomie (Kehlkopfentfernung)

Nach Möglichkeit *Sondenernährung ● durch percutane endoskopische *Gastrostomie (PEG) für 2 – 3 Wochen post op., ersatzweise totale *parenterale Ernährung ● (komplikationsreicher, teurer). Nasogastralsonde ungeeignet.

Lateralsklerose, amyotrophische (Seitenstrangsklerose)

Versuchsweise langzeitig *Vitamin E ▲ in (überhöhter!) Megadosis (bis 5000 mg!/Tag; C. HAGER[1]) zur Riluzolmedikation.
Bedarfsgerechte Energie- und Nährstoffversorgung in einer der Lage des Einzelfalls angepaßten Form (*leichte Vollkost ● püriert, *flüssig-breiige Kost ● o. ä.; > 2 Liter Flüssigkeit/Tag). Beseitigung allfälliger protein-calorischer *Unterernährung und sonstiger begleitender Ernährungsmängel (Kalium, Magnesium, Zink, Vitamine; Ernährungsanamnese!). 6 – 8 kleinere Mahlzeiten im Tagesverlauf. Herausfinden der individuell bestgeeigneten Speisenkonsistenz. In Fällen herabgesetzter Trinkfähigkeit Unterbringung von möglichst viel Flüssigkeit in Breien, Puddings, sämigen Suppen u. ä. Zubereitungen (→ *Schluckstörungen; vgl. *Kauinsuffizienz). Behindertengerechtes Essgeschirr. In Spätstadien nasogastrale oder PEG-*Sondenernährung ●. Ultima ratio: *Parenterale Ernährung ●.
Möglichkeit diätetischer Prävention bisher nur für pazifische Endemiegebiete gesichert: Ausschaltung des β-N-methylaminoalaninhaltigen Mehls der falschen Sagopalme (Cycas circinalis L.) aus der Kost. Hierzulande handelsüblicher, aus der echten Sagopalme (Metroxylon sagu) oder verwandten Palmenarten gewonnener Sago und Sago aus Kartoffelstärke ist unbedenklich. Neuere epidemiologische Daten lassen auch für die westlichen Industrieländer eine diätetische Prävention möglich erscheinen: *Fettarme Kost ●, ballaststoffangereichert (→ *ballaststoffreiche Kost ●) unter Minimierung der Glutamataufnahme (vgl. *Glutamatintoleranz) [63]. Weitere Erfahrungen bleiben abzuwarten.

Latex-Diät-Syndrom

Kreuzsensibilität des Latexallergikers auch gegenüber dem Kautschuk- und Latexallergen biochemisch nahestehenden Proteinen und Peptiden bestimmter pflanzlicher Nahrungsmittel: Banane, Avocado, Marone, Ap-

---

[1] Schleswig-Holsteinisches Ärzteblatt 1996: 267 – 268

fel, Karotte, Sellerie, Tomate, Papaya, Kiwi, Mango u. a. Diätetisches Vorgehen → *Nahrungsmittelallergien* [71].

Lathyrismus (Kicher- oder Platterbsenvergiftung)

Unterbindung des weiteren Konsums von Platterbsen (Samen verschiedener Lathyrusarten, einige davon mancherorts als „deutsche Kichererbse" bezeichnet) und allen daraus hergestellten Produkten. Beseitigung zugleich bestehender *protein-calorischer *Unterernährung* und begleitender Vitamindefizite. B-vitaminreiche Kost *(→ *B-Vitaminmangel)* und parenterale Substitution von B-Vitaminen, insbesondere von Vitamin B_6 (Pyridoxin).

Prävention. Weitestmögliche Reduzierung des Anteils von Lathyrusprodukten an der Ernährung. Versuchsweise Hitzeinaktivierung der toxischen Bestandteile mittels gründlichen Kochens oder besser mittels Röstens (150 °C). Hauptproblem die Sicherstellung geeigneter anderer Nahrungsquellen. *Gemischte Kost mit ausreichendem Gehalt insbesondere an essentiellen Aminosäuren und B-Vitaminen* verhütet Entwicklung dieses in späteren Stadien meist irreversiblen Krankheitsbildes. Auf Dauer unbedingt anzustreben der völlige *Ausschluß der Lathyruserbsen* (L. cicera, L. sativus) *aus der Kost.*

Laxantienabusus (Abführmittelmißbrauch)

Unerläßliche Voraussetzung für dauerhafte Beendigung eines Abführmittelmißbrauchs ist die *Beseitigung der der Obstipation zugrundeliegenden Fehlernährung (Ballaststoffmangel)* in Verbindung mit *Auffüllung laxantieninduzierter Nährstoffdefizite* (Kalium, Magnesium, Calcium, Vitamine): *1.* Flüssigkeitsreiche (Kriterium: Harnmenge > 2 Liter/Tag), *ballaststoffreiche Kost* ● (> 60 g Ballaststoffe/Tag!; → *chronische habituelle *Obstipation*). Anfangs Zulage von Milchzucker oder Lactulose. Das Überzeugen des Patienten von den Vorzügen der diätetischen Behandlungsalternative erfordert geduldige, behutsame und phantasievolle Austestung der im Einzelfall wirksamsten und akzeptabelsten Art und Form der Ballaststoffzufuhr und aller unterstützenden Maßnahmen. *Es gibt (beim organisch Gesunden) praktisch keine habituelle Obstipation, die nach Beseitigung begleitenden Kaliummangels der kunstgerechten Auffüllung des Darms mit Ballaststoffen auf Dauer widersteht!* Zu beachten: Je länger und je schwerer der vorangegangene Laxantienmißbrauch, um so höher in der Regel die zur Stuhlregelung anfangs benötigte Ballaststoffmenge und um so länger die Zeitdauer bis zum Wiedereintritt der Fähigkeit zu regelmäßiger spontaner und beschwerdefreier Darmentleerung. 2. Kostanreicherung mit den Trägern defizitärer Nährstoffe, insbesondere von Kalium (anfangs 150–200 mmol = 6–8 g Kalium/Tag; → *Hypokaliämie), Magnesium (> 500 mg = 20 mmol Mg/Tag; → *Hypomagnesiämie), Calcium (→ *Hypocalcämie), erforderlichenfalls auch von Protein und B-Vitaminen (→ *B-Vitaminmangel). Zusätzliche medikamentöse Substitution der fettlöslichen Vitamine (A, D, E, K) für 1–2 Wochen, besonders nach längerem Gebrauch paraffinölhaltiger Laxantien. Symptombezogene Maßnahmen → *Malabsorption, *Steatorrhoe, *Dehydratation, *Calciferol-(Vitamin D-)Mangel.

Häufiger Fehler. Einsatz von Kleiekonzentraten oder pharmazeutischen Ballaststoffpräparaten ohne ausreichende Flüssigkeitszufuhr!

Lebensmittelvergiftung, bakterielle

Akute Erkrankung. Mindestens 24-stündige Karenz für feste Nahrung („Teetag"). *Klare *Flüssigkost* ● für einige Tage. Flüssigkeits- und Elektrolytsubstitution, erforderlichenfalls auch parenteral. Kostaufbau je nach Besserungstendenz (*nährstoffkomplette *Flüssigkost ●, *flüssig-breiige, pürierte Kost* ● usw.). Symptombezogene Maßnahmen → *Diarrhoe, *Reisediarrhoe, *Übelkeit, gehäuftes *Erbrechen.

Prävention. Betrifft den Umgang mit Lebensmitteln und Zubereitungen bei Einkauf, Vorbereitung, Verarbeitung, Lagerung.

Keimvermehrung vermeiden, deshalb u. a.:
1. Kühllagerung bei 6–10 Grad C.
2. Tiefkühllagerung bei –18 Grad C (Tiefkühlkette nicht unterbrechen!).
3. Kerntemperatur von > 70 Grad C für mindestens 10 min erreichen: beim Garen von Lebensmitteln (Geflügel, Fleisch, Fisch, Ei – Spiegeleier von beiden Seiten – durchbraten!), Erhitzen vorgefertigter Gerichte, Heißhalten von Zubereitungen (von Fertigstellung bis Verzehr maximal 3 Std., bei Thermophorenverpflegung maximal 4 Std.).
4. Vorrätighalten von kalten Zubereitungen (z. B. Salatbüfett!) bis zum Verzehr nicht länger als 4 Std. bei Raumtemperatur nach Kühllagerung.
5. Verbrauch von rohem Hackfleisch nur am Tag der Herstellung.
6. Für Zubereitungen mit rohem Ei (Eischnee, Tiramisu u. ä.) nur ganz frische Eier verwenden, die nicht älter als 5 Tage nach Legedatum sind (Legedatum = Mindesthaltbarkeitsdatum minus 28 Tage). Sicherer ist es, auf Speisen mit rohem Ei ganz zu verzichten, wie es für Großkü-

chen und Bäckereien ohnehin generell vorgeschrieben ist. Eier immer im Kühlschrank aufbewahren (für gegarte Zubereitungen bis höchstens 28 Tage nach Legedatum bzw. 10 Tage nach Verpackungsdatum verwendbar)[1].

Keimverschleppung geringhalten, deshalb u. a.:

1. Küchenräume, Arbeitsflächen, Geräte, Arbeitskleidung sauberhalten.
2. Vor und während der Küchenarbeit möglichst oft die Hände mit warmem Wasser und Seife reinigen.
3. Verzehrsfertige Zubereitungen nicht mit rohen Lebensmitteln in Berührung kommen lassen.
4. Lebensmittel, die als mögliche Träger von Salmonellen gelten (insb. Geflügel, Eier, Wild, Fleisch, Krebs- und Weichtiere in ungegarter Form), getrennt von anderen Lebensmitteln aufbewahren und vorbereiten.
5. Tauwasser tiefgekühlter tierischer Lebensmittel sorgfältig sofort beseitigen, nicht mit anderen Lebensmitteln in Berührung kommen lassen. Diese tierischen Lebensmittel nur auf gut zu reinigenden Unterlagen verarbeiten.
6. Lebensmittel und Zubereitungen vor Insekten schützen.

Keimarme Lebensmittel auswählen, deshalb u. a.:

1. Mindesthaltbarkeitsdatum, insbes. bei leichtverderblichen Lebensmitteln, soll nicht überschritten sein.
2. Verwerfen aller nicht eindeutig einwandfreien Lebensmittel und Zubereitungen (vergl. *Botulismus*!). Erfahrungsgemäß besonders gefährdet sind: rohes Hackfleisch, Fleischmischgerichte aller Art, frische Mettwurst, Brühwurstsorten, Zubereitungen mit Mayonnaise (Kartoffelsalat, Geflügelsalat u. ä.), ungegarte Meerestiere, Eier- und Milchzubereitungen (Cremes, Cremegebäck, Soßen u. ä.).
3. Verwendung einwandfreien Wassers (im Zweifelsfall abkochen!).

Häufigste Fehler. Zu langer zeitlicher Abstand zwischen Zubereitung der Speisen und Verzehr. Zu lange Aufbewahrung der Speisen bei einer Temperatur, die ein Bakterienwachstum ermöglicht. Unzureichende Erhitzung. Bakterienübertragung von rohen Zutaten auf bereits zubereitete Speisen. Übertragung von Krankheitskeimen auf die Lebensmittel durch das verarbeitende Personal.

---

[1] Darüber hinaus ist zu bedenken: *fast alle* bisher gebräuchlichen Zubereitungsweisen von Eierspeisen (auch gekochtes Ei, Spiegelei, Rührei) sind nicht in der Lage, im Eiinnern enthaltene Salmonellen zuverlässig abzutöten.

Leberchirurgie (Leberresektion, Lebertransplantation)

Präoperativ. Einsatz aller Möglichkeiten zur Verbesserung des meist mangelhaften Ernährungszustands (→ *protein-calorische *Unterernährung)* unter subtiler Anpassung des diätetischen Vorgehens an die zugrundeliegende Lebererkrankung und ihre Komplikationen *(*Lebercirrhose, *Ascites, *hepatische Encephalopathie, *Ödeme, *Diabetes mellitus,* Elektrolytimbalancen usw. [74]). Der individuellen Proteintoleranz entsprechende, im übrigen Nährstoffgehalt (Vitamine, Elektrolyte, Spurenelemente, Flüssigkeit) und im Energiegehalt (30–35 kcal/kg ödemfreies Gewicht) bedarfsangepaßte Ernährung, je nach gegebenen Voraussetzungen auf oralem, gastral/jejunalem oder parenteralem Wege. Vor Lebertransplantation, wenn möglich, schon präoperativ einige Tage mikrobenarme sog. Sterilkost (vgl. S. 471).

Postoperativ bilanzierte parenterale Substitution von Flüssigkeit (anfangs 3000–4000 ml/24 Std. und mehr) und Elektrolyten bis zur Möglichkeit ausreichender gastral/enteraler oder oraler Versorgung. *Parenterale Ernährung* ●. 35 kcal/kg/Tag (Nichteiweißcalorien, davon 50–70 % Glucose, maximal 5 mg/kg/min, und 30–50 % Fettemulsion) mit in der Regel 1,5 g Standardaminosäuren/kg/24 Std. (partieller Ersatz durch verzweigtkettige Aminosäuren nach bisheriger Erfahrung ohne nennenswerten Vorteil); am 1. Tag post op. halbes Quantum, ab 2. Tag volle Dosis für 5–10 Tage. Nach Schwinden der postoperativen Darmatonie (Auftreten von Darmgeräuschen, Abgang von Darmgasen, meist etwa 5.–6. Tag) schrittweiser Übergang auf gastral/enterale *Sondenernährung* ● und von dieser auf orale Zufuhr flüssiger und fester Nahrung. Weiterer Kostaufbau, bei Immunsuppression *(Lebertransplantation)* von Anfang an unter Sterilkostbedingungen (vgl. S. 471), über hochcalorische *nährstoffkomplette *Flüssigkost* ●, *flüssig-breiige Kost* ●, *leichtverdauliche Kost* ●, lactovegetabil abgewandelte *Aufbaukost* ● u. ä. je nach im Einzelfall erreichter Toleranz. Ziel: Protein zunächst 1,5 g/kg Normalgewicht, übrige Nährstoffe etwa das 1,3fache der D-A-CH-Empfehlungen für den Gesunden. Häufige kleine Mahlzeiten. Beachtung diätetischer Konsequenzen der nach Lebertransplantation nicht seltenen Begleitstörungen *(*Hypokaliämie, *Hyponatriämie, *Hypomagnesiämie, *Hypophosphatämie, *Ascites, *Ödeme, *hyperkatabole Zustände, *hepatische Encephalopathie* usw.) und der immunsuppressiven *Arzneimitteltherapie: Cortisonderivate, Ciclosporin.*

Dauerkost. Zustände nach erfolgreicher Leberresektion oder Lebertransplantation sind an sich in der Regel keine Indikation für dauerhafte weitere Innehaltung spezieller Diät. Bedarfsgerechte Energie- und Nährstoffversorgung unter Berücksichtigung evtl. verbliebener Defizite und individueller Nahrungsmittelintoleranzen (Basis: *Leichte Vollkost* ●). Ausgleich etwaiger metabolischer Nebenwirkungen immunsuppressiver Langzeittherapie (s. o.) → *Organtransplantation*. Symptombezogene Maßnahmen → *Adipositas, *Diabetes mellitus, *Hypercholesterinämie, *Hypertriglyceridämie, *Osteoporose*. Bestmögliches Vermeiden *bakterieller* *Lebensmittelvergiftungen*. Außer bei fortbestehender Leberparenchymschädigung oder bei an Primärerkrankung ursächlich beteiligt gewesener Alkoholbelastung (→ *Alkoholismus)* kann bescheidener Alkoholgenuß (keine konzentrierten Alkoholica!) in sorgfältig zu prüfenden Einzelfällen wieder gestattet werden.

Lebercirrhose

Unkomplizierte, kompensierte Cirrhose. Meist keine spezielle Diät erforderlich, in jedem Fall jedoch *Sicherstellung bedarfsgerechter Energie- und Nährstoffversorgung* unter Ausschaltung individuell unverträglicher Nahrungsmittel (Basis: *Leichte Vollkost* ●, *Vollkost* ●). Ausgleich erkennbarer Nährstoffdefizite (Eiweiß, Vitamine, Mineralstoffe, Spurenelemente), Beseitigung andrerseits auch jeder Art von Luxuskonsumption (Ernährungsanamnese!). *Reduktion überhöhten Eiweiß- und Fettkonsums* auf die Höhe der Empfehlungen für die Ernährung des Gesunden (0,8 g Protein/kg/Tag; Fett < 30 % der Energiezufuhr). Vermehrter Einsatz von Milcheiweiß anstelle des oft weniger gut tolerierten Schlachteiweißes. Kohlenhydratzufuhr überwiegend in polymerer Form (Zuckeranteil < 10 % der Energiezufuhr, < 25 g/1000 kcal). Behutsamer Abbau von Übergewicht (→ *Adipositas)*. Korrektur der häufig unzureichenden Versorgung mit Vitaminen (→ *B-Vitaminmangel, *Ascorbinsäuremangel, *Retinolmangel, *Calciferolmangel, *Phyllochinonmangel, *Tocopherolmangel), *Linolsäure* ▲, α-*Linolensäure* ▲, Kalium (→ *kaliumreiche Kost* ●), Calcium (→ *calciumreiche Kost* ●), Magnesium (→ *Hypomagnesiämie)*, Zink (→ *Zinkmangel)*, Selen (→ *Selenmangel)* und Ballaststoffen (→ *ballaststoffreiche Kost* ●) je nach Ergebnis von Ernährungsanamnese bzw. klinischen und biochemischen Befunden. Zurückhaltung im Kochsalzkonsum. *Absolute Alkoholkarenz*. Keine zu langen Nahrungspausen, besser öfter am Tage etwas essen lassen (Hypoglykämieneigung). Parenterale Ernährung bei unkomplizierter Lebercirrhose: Glucose ca. 6,0 g/kg, Fett 0,2–0,5 g/kg, Aminosäuren 1,0–1,2 g/kg/Tag. Keine Fructose, keinen Sorbit oder Xylit. Keinen Alkoholzusatz. *Wenn irgend möglich, ist statt parenteraler Ernährung eine entsprechende Sondenernährung vorzuziehen*.

Fortgeschrittenere Cirrhosestadien, symptombezogene Maßnahmen: → *Appetitlosigkeit, *Meteorismus, *Steatorrhoe, *Diabetes mellitus,*

*Malabsorption, *Ascites, *Ödeme, Verdünnungs-*Hyponatriämie, protein-calorische *Unterernährung, *Oesophagusvarizen, *Osteomalacie, *hepatische Encephalopathie, *Leberinsuffizienz, *hepatorenales Syndrom.

Primäre biliäre Cirrhose. Diätetisches Vorgehen nach gleichen Grundsätzen wie bei gewöhnlichen Cirrhosen (s. o.), entsprechend der mit der Zeit meist ausgeprägteren *Steatorrhoe jedoch strengere Restriktion langkettiger (LCT-)Fette (*fettarme Kost ●) mit vorsichtiger ersatzweiser MCT-Anreicherung (→ *MCT-Kost ●) und reichlicherer Calciumzufuhr (> 1,5 g Calcium/Tag, → *calciumreiche Kost ●; ggf. Calcium zusätzlich medikamentös grammweise peroral). Kontrollierte Substitution fettlöslicher Vitamine, sobald ein entsprechender Mangel objektivierbar (z. B. monatlich 30 mg Retinol, 250 µg Calciferol, 100–400 mg α-Tocopherol, 10 mg Phyllochinon i. m., als Prophylaxe spätestens bei Beginn der Gelbsucht). Überwachung des Calcium- und D-Vitaminhaushalts. Diätetische Kupferrestriktion verspricht keinen therapeutischen Gewinn. Wichtig jedoch die Berücksichtigung allfälliger *Nahrungsmittelallergien und -pseudoallergien. Symptombezogene Maßnahmen →protein-calorische *Unterernährung, *Malabsorption, *Coeliakie, Glutenenteropathie, *Osteomalacie.

Cuprurische Lebercirrhose (Indian childhood cirrhosis): Weitestmögliche Negativierung der Kupferbilanz. Gleiches diätetisches Vorgehen wie bei *Wilson'scher Krankheit.

Leberegel, großer (Fascioliasis)

Prävention. Kein Rohverzehr von wildwachsenden Wasserpflanzen, z. B. Brunnenkresse. Kein Kauen auf Grashalmen! Kein Trinken von unabgekochtem Wasser aus Bächen, Teichen, Flüssen oder Seen; auch keine Verwendung bei der Nahrungszubereitung.

Leberegel, kleiner (Clonorchiasis, Opisthorchiasis)

Prävention. Süßwasserfisch nur vollständig durchgegart zum Verzehr kommen lassen. Alleiniges Räuchern, Pökeln oder Trocknen des Fischs bietet keinen Schutz.

Leberinsuffizienz; akutes Leberversagen

Diätetisches Prinzip. Vorübergehende Unterbrechung jeglicher Eiweiß- und Aminosäurenzufuhr bei ausreichender Energieversorgung und Sicherstellung der Flüssigkeits- und Elektrolytbalance. Mit Schwinden der Intoxikationssymptome toleranzgerechter Aufbau angemessener Aminosäuren- bzw. Proteinversorgung.

Behandlungsziel. Überbrückung des Zeitraums bis zur Regeneration des Lebergewebes oder bis zur Lebertransplantation.

Praktisches Vorgehen. *Parenterale Ernährung* ● mit schrittweise binnen etwa 48 Std. auf adäquate Endstufe zu steigerndem Energiegehalt: Glucose 3,0–7,0 g/kg/24 Std., ggf. auch Glucose oder Maltodextrin per Sonde (keine Fructose! Keinen Sorbit, Xylit oder sonstige Polyole!); Ziel: Blutzucker kontinuierlich > 90 mg/dl (5 mmol/l). Fett 0,25–0,65 g/kg/24 Std. (bis knapp 50 % der Nichteiweiß-Calorien, kontinuierliche Infusion über 12–24 Std.). Nach etwa 2–3 Tagen mit verzweigtkettigen Aminosäuren angereicherte „leberadaptierte" Aminosäurengemische (Aminosteril® N-Hepa, Aminoplasmal® Hepa, Comafusin® Hepar u. a.) 10 g-weise pro Tag ansteigend 0,3–0,8 g/kg/24 Std. (Aminosäurenzufuhr *nicht* indiziert bei Hypoglykämie < 55 mg/dl in Verbindung mit Hyperlactatämie > 7 mmol/l, bei überhöhtem Gesamtaminosäurenspiegel im Blutplasma (> 3 mmol/l), bei Harnstoff-N-Produktionsrate < 5 g/24 Std. mit Hyperammoniämie > 100 μmol/l sowie bei „endogenem" sog. Leberzerfallscoma). Bei günstigem Verlauf ab etwa 4.–5. Tag schrittweiser partieller Ersatz der leberadaptierten durch allgemein übliche Aminosäurengemische. *Frühestmöglich Beginn mit enteraler Ernährung.* Lactulose. Energiezufuhr bedarfsdeckend 25–40 kcal = 100–170 kJ/kg/Tag. Engmaschige Überwachung der biochemischen Parameter (Blutzucker, Kalium, Natrium, PO_4, Magnesium, Ammoniak usw.) und rasche Vornahme erforderlicher Korrekturen. Vermeiden sowohl von *Dehydratation* als auch von *Hyperhydratation* (Kontrolle des zentralen Venendrucks; vgl. *hepatorenales Syndrom*). Wasserlösliche Vitamine und Vitamin K parenteral. Symptombezogene Maßnahmen → *hepatische Encephalopathie, *Hypoglykämie, *Hypokaliämie, *Hypophosphatämie, *Hyperkaliämie, Verdünnungs-*Hyponatriämie, *Hypomagnesiämie, gehäuftes *Erbrechen, *Diarrhoe, protein-calorische *Unterernährung.*

Über viele Details der klinischen Ernährung bei akutem Leberversagen, insbesondere die Protein-, Aminosäuren- und Fettzufuhr betreffend, sind Auffassungen noch nicht konform, bisherige diesbezügliche spezielle Empfehlungen deshalb überwiegend als vorläufige zu werten.

Mit Rückbildung der Symptomatik (Erreichen von Encephalopathie-Stadium I/II) und Wiederkehr der Möglichkeit oral-enteraler Nahrungszufuhr schrittweiser Aufbau proteinbilanzierter Dauerkost → *hepatische (portosystemische) Encephalopathie.*

Lecithin-Cholesterin-Acyltransferase-(LCAT-)Mangel, familiärer

Weitgehende Einschränkung der langkettigen (LCT-)Fette *(→ *fettarme Kost ●)*. Detailliertere Empfehlungen noch nicht möglich. Symptombezogene Maßnahmen → **Hypertriglyceridämie, *Hypercholesterinämie, *HDL-Hypocholesterinämie, *coronare Herzkrankheit, chronische *Niereninsuffizienz.*

Leistenhernie, Bruchbandträger

*Ballaststoffreiche Kost ● (> 50 g Ballaststoffe/Tag) unter Einschränkung stark blähend wirkender Produkte (Hülsenfrüchte, Kohlarten, backstubenfrisches Brot, CO_2-haltige Getränke u. ä.; → **Meteorismus).* Kriterium quantitativ und qualitativ adäquater Ballaststoffversorgung: Regelmäßige problemlose Darmentleerungen ohne Zwang zu übermäßiger Betätigung der Bauchpresse. Keine zu voluminösen Einzelmahlzeiten. Behutsamer Abbau von Übergewicht *(→ *Adipositas).* Gleiche Kostempfehlung für erste 4–6 Wochen nach Hernioplastik. Auch weiterhin Vermeiden *chronischer *Obstipation.*

Lichterythem

Prävention. Adjuvant zur Einschränkung der UV-Lichtexposition reichliche Zufuhr carotinreicher Vegetabilien (vgl. **Carotinämie*) in Verbindung mit medikamentöser Supplementierung von Carotinen (25 mg/Tag) und Vitamin E (335 mg = 500 I.E. RRR-α-Tocopherol/Tag).

α-Linolensäuremangel; n-3-Polyensäurenmangel

Im Energie- und Nährstoffgehalt bedarfsgerechte Kost (meist **leichte Vollkost ●* oder **Vollkost ●*) mit Zulage von Dorschlebertran (10 ml/Tag) und einem α-linolensäurereichem Pflanzenöl (Leinöl 5 ml/Tag, Walnuß-, Weizenkeim-, Soja- oder Rüböl 20 ml/Tag) für etwa 4 Wochen. Sicherstellung fortan ausreichender n-3-Polyensäurenversorgung in Höhe der Empfehlungen für die Ernährung des Gesunden (S. 43).

Teil 3

Linolsäuremangel

Bei Möglichkeit *oraler Nahrungszufuhr* Zulage von täglich 30–50 g eines linolsäurereichen Pflanzenöls (Distel-, Sonnenblumen-, Walnuß-, Weizenkeim-, Soja-, Kürbiskern-, Maiskeim-, Baumwollsamenöl) in geeigneter Zubereitung für etwa 4 Wochen zur im übrigen bedarfsgerechten Kost. Sicherstellung fortan ausreichender Linolsäureversorgung in Höhe der Empfehlungen für die Ernährung des Gesunden (10 g *Linolsäure ▲/ Tag; Erwachsene).

Linolsäuremangel bei fettdefizitärer *parenteraler Ernährung ●:* Supplementierung von Linolsäure in Form 10 %iger Fettemulsion (Intralipid®, LipofundinS®, Lipovenös®, Liposyn® o. ä.) 500 ml/Tag über 1–2 Wochen. Vitamin E parenteral (100 mg/Tag). *Prävention:* Erweiterung bisher fettfreier parenteraler Ernährungsprogramme um 500 ml Fettemulsion (s. o.) 2mal pro Woche.

Lipid- und Lipoproteindiagnostik; Cholesterin- und Triglyceridbestimmung im Blutserum

12–15 Stunden vor Blutentnahme Nahrungs- und 24 Stunden Alkoholkarenz bei bis dahin unverändert beizubehaltenden individuellen Ernährungs- und Trinkgewohnheiten. Bestimmung der Triglyceride (nach z. B. 75 g Fett und 500 mg Cholesterin/m^2 peroral) nach 8, 10 und 12 Std. postprandial. In Fällen bekannter isolierter Hypercholesterinämie brauchen spätere Nachkontrollen nicht unbedingt nüchtern vorgenommen zu werden, solange nur das Gesamt-, das LDL- und das HDL-Cholesterin erfaßt werden sollen.

Lipodystrophie, kongenitale

Fettreduzierte, streng zuckerarm abgewandelte *MCT-Kost ●.* Kohlenhydrate weitestmöglich nur in Form von Polysacchariden (Stärke).

Listerioseprävention

Indikation. Schwangerschaft, Stillperiode, Säuglingsalter, hohes Greisenalter, Zustände von Immunschwäche, langdauernde hochdosierte Cortisonbehandlung, Cytostaticatherapie, Strahlentherapie, konsumierende Erkrankungen aller Art.

Völlige Eliminierung der in der Umwelt (insbesondere im Erdboden) weitverbreiteten Listerien (L. monocytogenes) aus der Nahrung ist kaum praktikabel. Für besonders gefährdete Personen empfiehlt sich jedoch das Vermeiden der hauptsächlichen alimentären Infektionsquellen: Rohes und halbgares Fleisch aller Art (diesbezügliches Vorgehen wie bei *Toxoplasmoseprävention)*, Rohwurst, kommerzielle Fleischpasteten, rohe (auch pasteurisierte!) Milch, Sauermilchen, Milchmischgetränke, Eier und alle daraus ohne Erhitzen hergestellten Zubereitungen, ferner Rohmilchkäse, weiche Käsesorten (Camembert, Feta, Brie u. ä.), Käserinden, Gemüserohkost (insbesondere von mist- und jauchegedüngten Böden), kommerzielle Gemüsefertigsalate, rohe Erdbeeren, rohes Fallobst. Kühlschranklagerung bei 3–6 °C verhindert die Vermehrung von Listerien nicht. Sichere Listerienfreiheit der Kost letztlich nur erreichbar durch konsequentes Erhitzen aller Nahrungsmittel und penibles Vermeiden neuerlicher Kontamination (etwa durch Küchengeräte) vor dem Verzehr. Vgl. *Bakterielle *Lebensmittelvergiftung*.

Lp(a)-Hyperlipoproteinämie

Unabhängiger, selbständiger Risikofaktor für *coronare Herzkrankheit* und *apoplektischen *Insult*, nach bisherigem Wissensstand diätetisch nur wenig beeinflußbar. Bei erhöhten Lp(a)-Blutwerten (> 30 mg/dl) deshalb von besonderer Wichtigkeit die konsequente Minimierung der häufig zugleich bestehenden deutlicher ernährungsabhängigen Risikofaktoren *Adipositas, LDL-*Hypercholesterinämie* (Ziel: Senkung des LDL-Cholesterins auf < 100 mg/dl!), *HDL-Hypocholesterinämie, *Hypertriglyceridämie, *Diabetes mellitus, arterielle *Hypertonie* usw. Versuchsweise Kostanreicherung mit langkettigen n-3-Fettsäuren (*Seefischdiät* ●, Lebertran, Fischöl). Konsequentes Vermeiden transfettsäurenreicher Produkte (einfache Haushaltsmargarinen, Bratfette, Kartoffelchips, Pommes frites u. ä.; vgl. S. 547) und ungefilterten Bohnenkaffees. *Moderater* Alkoholkonsum (ca. 40–135 g Ethanol pro Woche) soll die Lp(a)-Konzentration im Plasma herabsetzen können, ebenso Calciumcaseinat (ca. 150 g/Tag) oder Supplementierung von *Zink* ▲. Bestätigungen bleiben abzuwarten.

Lumbalpunktion, postpunktionelles Syndrom (Liquorunterdrucksyndrom)

Versuchsweise Trinkenlassen großer Mengen hypotoner oder isotoner Flüssigkeit (bis 3 Liter/24 Std. und mehr): Verdünnte Säfte, Mineralwasser, auch reichlich Bohnenkaffee und schwarzer Tee. Bei Unmöglichkeit ausreichender oraler Flüssigkeitszufuhr 5 %ige Glucose-Lösung und halbisotone Ringer-Lösung zu gleichen Teilen i. v. (1000–2000 ml/24 Std. und mehr). *Natriumarme Kost* ● (< 100 mmol = 2,4 g Na/Tag) bis zum Abklingen der hauptsächlichen Beschwerden. Überwachung der Serumelektrolyte. Symptombezogene Maßnahmen → *Übelkeit*, *Erbrechen*, *Dehydratation*.

Prävention. Vornahme von Lumbalpunktionen möglichst nur bei Patienten im Zustand ausreichender Flüssigkeitssättigung. Vor und nach der Punktion Vermeiden dehydratationsfördernder Maßnahmen (längeres Durstenlassen, ungenügende Flüssigkeitszufuhr z.B. beim Fieberkranken, nach einer Spinalanaesthesie u.ä.).

Lungenegel (Paragonimiasis)

Diätetische Prävention (zahlreiche überseeische Endemiegebiete). *Keine rohen oder ungenügend gekochten Krabben- oder Krebsgerichte!* Kein ungegartes Fleisch von Schwein, Wildschwein, Kaninchen oder Geflügel. Mit Wasserverunreinigung (Bäche, Flüsse, Seen) durch pathogene Trematodenlarven ist zu rechnen!

Lymphangiopathie, abdominelle obstruktive; intestinale Lymphangiektasie

Vordringliche Maßnahme der weitestmögliche Ersatz der langkettigen (LCT-)Fette durch MCT-Fette (→ *MCT-Kost* ●) unter Sicherstellung des Bedarfs an essentiellen Fettsäuren, fettlöslichen Vitaminen, sonstigen defizitgefährdeten Nährstoffen (Calcium, Kalium, Eisen usw.) und Nahrungsenergie. Vorgehen im Detail wie bei *exsudativen Gastroenteropathien*. Symptombezogene Maßnahmen → *Steatorrhoe*, *Malabsorption*, *Ascites*, protein-calorische *Unterernährung*.

Macula-(Netzhaut-)Degeneration, senile

Prävention. Fettmodifizierte Ernährung (z.B. *Seefischdiät* ●, alternativ Fischöl oder Lebertran 5 ml/Tag). Sehr reichlich Gemüse, speziell grüne Blatt- und Kohlgemüse. Sicherstellung bedarfsgerechter Versorgung mit Vitamin A, C und E sowie Zink, Kupfer und Selen; erforderlichenfalls medikamentöse Supplementierung. Maßvoller Weinkonsum möglich. Symptombezogene Maßnahmen → *coronare Herzkrankheit*. *metabolisches Syndrom* (von immer mehr Experten wird antiatherogene Kostabwandlung für *jeden* Fall seniler Maculadegeneration empfohlen → *cholesterinreduzierende Kost* ●).

Häufiger Fehler. Unzureichende Flüssigkeitsversorgung. Mindestbedarf 2 l/Tag.

Magenausgangs-(Pylorus-)Stenose

*Nährstoffkomplette *Flüssigkost* ● oder **flüssig-breiige (pürierte) Kost* ● (in weniger schweren Fällen auch *leichte Vollkost* ● püriert) von hoher Energie- und Nährstoffdichte in häufigen (etwa 1–2stündlichen) kleinen Portionen. Beseitigung oftmals bestehender Flüssigkeits- und Elektrolytdefizite (Chlorid, Kalium, Natrium; → *isotone *Dehydratation*) sowie *protein-calorischer *Unterernährung*. Vermeiden überhöhten Fettanteils der Kost (maximal 25–30 % der Energiezufuhr). Wenn Möglichkeit oraler Flüssigkeits- und Nahrungszufuhr unzureichend, nasogastrale *Sondenernährung* ● mit nährstoffdefinierten Formeldiäten (auch nasojejunale Verabfolgung einer *Oligopeptiddiät* ● nach transpylorischer Sondenpassage) sowie adjuvante oder (insbesondere präoperativ) totale *parenterale Ernährung* ●. Sorgfältige Flüssigkeitsbilanzierung unter Berücksichtigung allfälliger gastraler Verluste. Vgl. *gehäuftes *Erbrechen*.

Magenballonbehandlung

Magenballon ist nur mechanisches Hilfsmittel zur Herabsetzung unangemessenen Nahrungsverlangens bei morbider Adipositas, entbindet nicht von der Notwendigkeit weiterhin konsequenter Innehaltung einer Reduktionskost.

Praktisches Vorgehen. Beibehaltung energiereduzierter, im Nährstoffgehalt bedarfsgerechter, flüssigkeits- und ballaststoffreicher Dauerkost, am zweckmäßigsten *Mischkostreduktionsdiät* ● von etwa 1000–1200 kcal = 4–5 MJ/Tag in häufigen kleinen Mahlzeiten (→ *Adipositas)*. Langsames Essen, sorgfältiges Kauen. Berücksichtigung durch den Ballon bedingter Nahrungsmittelintoleranzen und veränderten Appetitverhaltens (Ernährungsanamnese!). *Keine Indikation für Kostliberalisierung* hinsichtlich calorienreicher Getränke (Alkoholica, gezuckerte Limonaden), Konditoreiwaren, Süßigkeiten u. ä. Die verringerten Nahrungsvolumina erfordern besonders sorgfältige Kalkulation ausreichender Versorgung mit allen essentiellen Nährstoffen (Problem: *Kost von hoher Nährstoff-, aber geringer Energiedichte!*). Supplementierung mit energiereduzierten Formeldiäten (Modifast®, Bionorm®, DEM® u. ä.) kann hilfreich sein. Symptombezogene Maßnahmen → *Übelkeit, gehäuftes *Erbrechen*.

Magenblutung; obere gastrointestinale Blutung

In der akuten Phase großer Blutungen zunächst totale *parenterale Ernährung* ● mit Ausgleich allfälliger Flüssigkeits- und Elektrolytimbalancen. Mit dem Schwinden von Schock und Übelkeit (in leichteren Fällen von vornherein) frühzeitig Beginn mit oralem Kostaufbau: *Nährstoffkomplette *Flüssigkost* ● in 1-2stündlichen Portionen während der ersten 1-2 Tage (auch eisgekühlte Getränke! Keinen Bohnenkaffee oder CO_2-haltige Getränke). Bei ohnehin (zwecks Kontrolle und Blutabsaugung) liegender Magensonde zweckmäßigerweise *nährstoffdefinierte Formeldiät* ● kontinuierlich mittels Pumpe. Etwa ab 2.-3. Tag Kosterweiterung über *flüssig-breiige (pürierte) Kost* ● oder pürierte *leichtverdauliche Kost* ● (8-10 kleine Mahlzeiten pro 24 Std.) zu an das jeweilige Grundleiden (*peptische *Ulcuskrankheit, *Lebercirrhose* usw.) anzupassender, im Energie- und Nährstoffgehalt bedarfsgerechter Dauerkost (Basis meist *leichte Vollkost* ●). Bei jüngeren Patienten mit intakter Kaufunktion und in leichteren Fällen kann auf Pürieren meist verzichtet werden. Bei bekannter Lebercirrhose vorsorglich für ein paar Tage Einschränkung der Eiweißzufuhr (< 30 g Protein/Tag) und Gabe von Lactulose (→ *hepatische Encephalopathie). Vgl. *Stressulcusprävention.

Magenchirurgie

Präoperativ (elektive Eingriffe). Wichtigste Maßnahme die Beseitigung von *protein-calorischer *Unterernährung*, Elektrolyt- und Flüssigkeitsdefiziten (→ *Dehydratation) sowie sonstigen Ernährungsmängeln, je nach Lage des Einzelfalls auf oralem Wege, mittels *Sondenernährung* ● oder *parenteraler Ernährung* ●.

Postoperativ. Parenterale Substitution von Flüssigkeit (3000-4000 ml/24 Std.) und Elektrolyten (Kalium!). Totale *parenterale Ernährung* ● (1,2-1,8 g Aminosäuren/kg/24 Std.; 30-40 kcal = 125-165 kJ/kg/24 Std.), bis ausreichende Ernährung auf oralem Wege (oder ggf. durch *Jejunostomie) möglich. Trinkenlassen mit Einsetzen der Darmfunktion und Ende der Magendrainage (Tee, zuckerarme *klare *Flüssigkost* ●; schluckweise ca. 50 ml/Std., langsam zu steigern). Etwa 1-3 Tage später Beginn mit schrittweisem weiterem Kostaufbau (*nährstoffkomplette *Flüssigkost* ●, *flüssig-breiige Kost* ● oder *leichte Vollkost* ● pürierte usw.) in 6-8 kleinen Mahlzeiten zur je nach Grundleiden und Operationsfolgen zu gestaltenden Dauerkost (→ *Vagotomie, *Magenresektion, Gastrektomie). Keine Entlassung aus stationärer Behandlung, bevor Patient mindestens 1500 kcal = 6300 kJ/Tag problemlos zu sich nehmen kann.

Magenerosionen

Leichte Vollkost ● unter Ausschaltung individuell unverträglicher Nahrungsbestandteile und Zubereitungsweisen (Ernährungsanamnese!). Häufigere (5–6) kleine Mahlzeiten. Keinen Bohnenkaffee oder schwarzen Tee, keine sehr sauren Obstsäfte oder kohlensäurehaltigen Getränke auf nüchternen Magen! Vermeiden thermischer Irritation der Magenschleimhaut durch zu heiße oder zu kalte Getränke. Alkoholkarenz. Zurückhaltung mit säurereichem Obst, scharfen Gewürzen und stark gesalzenen Gerichten. Weitere zu erwägende Maßnahmen → *peptische *Ulcuskrankheit.*

Teil 3

Magenfistel, Duodenalfistel (gastrocutane, duodenocutane), postoperative

Totale **parenterale Ernährung* ●. Keine orale Nahrungszufuhr vor Schluß der Fistel; im übrigen → *gastrointestinale *Fisteln.*

Magenlähmung (Gastroparese)

Bedarfsgerechte Energie- und Nährstoffversorgung unter *Ausschaltung jeder Art von fester Nahrung.* An die Erfordernisse des jeweiligen Grundleidens (**Diabetes mellitus, *Vagotomie, *Hypothyreose,* schwere *proteincalorische *Unterernährung* usw.) adaptierte fett- und ballaststoffarme *nährstoffkomplette *Flüssigkost* ● oral in häufigen kleinen Mahlzeiten oder **nährstoffdefinierte Formeldiät* ● kontinuierlich per Nasogastralsonde. Flüssignahrungen und Getränke anfangs mit Wasser auf Isoosmolarität (ca. 275–300 mOsm/l) verdünnen. Von Zeit zu Zeit vorsichtige Probebelastung mit konsistenteren, fett- und ballaststoffreicheren Speisen (Breie, pürierte Gerichte) und ggf. entsprechende Kosterweiterung. Bei leichteren Verläufen von vornherein versuchsweise **flüssig-breiige (pürierte) Kost* ●. In Problemfällen jejunale **Sondenernährung* ● (*Oligopeptiddiät ●), erforderlichenfalls durch *Gastrostomie,* oder totale **parenterale Ernährung* ●. Symptombezogene Maßnahmen → **Appetitlosigkeit, *Übelkeit, gehäuftes *Erbrechen,* Neigung zu *Diarrhoe* oder *Obstipation,* gastrale Phytobezoarbildung (→ **Ileus*).

Magenresektion

Behandlungsziel. Sicherstellung eines auf Dauer annähernd normalen Körpergewichts (Body mass index $> 19 \text{ kg/m}^2$). Bedarfsgerechte Versorgung mit allen essentiellen Nährstoffen in tolerabler Form. Minimierung von postprandialen Beschwerden und sonstigen resektionsbedingten Sekundärstörungen.

Diätetisches Vorgehen. Präoperative und frühe postoperative Phase → *Magenchirurgie*. Je ausgedehnter die Magenresektion, um so differenzierter in der Regel die zur adäquaten Gestaltung der *Dauerkost* erforderlichen Maßnahmen.

Totale Magenresektion (Gastrektomie). Hochcalorische, leichtverdauliche Kost von hoher Energie- und Nährstoffdichte (2500–3500 kcal = 10,5–14,5 MJ, mindestens 40 kcal = 170 kJ/kg/Tag), annähernd normaler Nährstoffrelation (Eiweiß 15–20 %, Fett 30 %, Kohlenhydrate 50–55 % der Energiezufuhr) und nach bester Möglichkeit erhaltenem Vollkostcharakter. *Kohlenhydrate vornehmlich in polymerer Form* (Stärke, Maltodextrin), gleichmäßig auf alle Mahlzeiten verteilt. Zuckeranteil < 5 % der Energiezufuhr (< 15 g/1000 kcal; → *zuckerarme Kost* ●). Keine Konditoreiwaren. Keine Süßigkeiten. Keine Zuckeraustauschstoffe (Polyole). Süßstoffe unbedenklich. Langkettige (LCT-)Fette nach Toleranz, erforderlichenfalls Deckung des Restbedarfs an Fett mit MCT-Fetten *(→ *MCT-Kost* ●)*. Eiweiß in leichtverdaulicher Form. Reichlich Quark, Käse, Trockenmilcherzeugnisse (Calcium!). Zurückhaltung mit unverdünnter Trinkmilch, mit gebratenem, geschmortem, gegrilltem Fleisch und Räucherwaren. Säurearmes Obst, Feingemüse, leichtverdauliche Vollkornerzeugnisse (Haferflocken u. ä.) unbedingt wünschenswert, Auswahl nach Verträglichkeit unter Bevorzugung zunächst der ballaststoffärmeren Produkte (kein Trockenobst, keine Getreiderohbreie). Zur Nährstoffkomplettierung *nährstoffdefinierte Formeldiäten* ● in geeigneter Zubereitung als Trinknahrung oder *Oligopeptiddiät* ● durch (nächtliche) duodenojejunale Sonde. 8(–10) zeitlich festgelegte, nicht zu voluminöse Mahlzeiten, letzte Nahrungsaufnahme spätestens 2 Stunden vor dem abendlichen Zubettgehen. *Flüssigkeit nur zwischen den Mahlzeiten* (frühestens 45–60 min. nach dem Essen, Einzelportion nicht über 0,125 Liter, langsames Trinken). Keine sehr heißen oder sehr kalten Getränke, keine gezuckerten, sauren oder CO_2-haltigen Getränke. Größte Zurückhaltung mit Alkohol. *Medikamentöse Substitution* von Vitamin B_{12} (1000 µg parenteral alle 3 Monate lebenslang), Vitamin D (10 µg/Tag), im Bedarfsfall auch von Folsäure, Vitamin C u. a. (Polyvitaminpräparat), Eisen (solange Hb < 12 g/dl), Calcium (1–2 g/Tag), Zink. Bei hochgradiger Inappetenz (häufig!) fester Ernährungsplan zweckmäßig. Gewichtskurve führen lassen. Sicherstellung guter Kaufunktion (ggf. vorübergehend pürierte Kost). Im übrigen flexible Handhabung aller Empfehlungen! Von Zeit zu Zeit versuchsweise Kosterweiterungen auf Bekömmlichkeit prüfen. *Alles darf zugelegt werden, was Patient beschwerdefrei toleriert.* Mit

jeder Befundkontrolle neuerliche Ernährungsanamnese und ggf. diätetische Korrektur.

Symptombezogene Kostabwandlungen → *Appetitlosigkeit, *Meteorismus, *Refluxoesophagitis, *Malabsorption, *Steatorrhoe, *Diarrhoe,
*Lactasemangel, *Pankreasinsuffizienz, *Dumping-Syndrom, protein-
calorische *Unterernährung, *Eisenmangel, *Kupfermangel, *B-Vitaminmangel, *Cobalamin-(Vitamin B_{12}-)Mangel, *Osteomalacie.

Magenteilresektion (Billroth I und II). Nach Abschluß der frühen postoperativen Phase (→ *Magenchirurgie) verträgt Mehrzahl der Patienten
*leichte Vollkost ● in 5–6 Mahlzeiten pro Tag. Zuckerlimitierung, beson-
ders nach Billroth-II-Resektion, zunächst empfehlenswert (→ *zuckerarme Kost ●). Molkereierzeugnisse, Vollkornprodukte, Hülsenfrüchte,
grobe Gemüse, pflanzliche Rohkost nach individueller Verträglichkeit.
„Trockene" Mahlzeiten (d. h. Flüssigkeitszufuhr ausschliesslich zwischen
den Mahlzeiten) nur beim Vorliegen von Beschwerden im Sinne eines
*Dumping-Syndroms. Notwendigkeit weiterer diätetischer Abwandlungen
variiert mit Ausdehnung der Magenresektion, Art und Schwere verbliebener subjektiver Beschwerden, resektionsbedingten Folgestörungen sowie
zeitlichem Abstand zur Operation (Nahrungstoleranz verbessert sich
meist im Laufe der Zeit). Symptombezogene Kostabwandlungen wie bei
Zustand nach totaler Magenresektion (s. o.; ferner → alkalische *Reflux-
gastritis, *Afferent-loop-Syndrom). Immer wieder ausprobieren lassen,
was im Einzelfall bekömmlich ist! *Erlaubt ist alles, was Patient wünscht
und auch auf Dauer anstandslos verträgt.* In praxi daraus resultierende
Kost kann individuell in weiten Grenzen variieren, zwischen strenger
Gastrektomiediät (s. o.) einerseits und uneingeschränkter *Vollkost ● andererseits. Kriterien für Eignung als Dauerkost allein die Gewährleistung
bedarfsgerechter Energie- und Nährstoffzufuhr, gute Bekömmlichkeit sowie Akzeptanz durch den Patienten.

Magenspiegelung (Oesophagogastroduodenoskopie)

Nahrungskarenz ab morgens am Untersuchungstag. Aufnahme klarer
Flüssigkeit erlaubt bis 90 min vor der Endoskopie. Essen und Trinken
danach nicht vor Abklingen der Rachenanästhesie.

Magenverätzung (Gastritis corrosiva)

Erste Hilfe. Sofortiges Trinkenlassen von reichlich Wasser (> 1 Liter),
auch Saft, Tee, Milch o. ä., falls gerade greifbar (keine CO_2-haltigen Getränke!). In schwereren Fällen (Verätzungen II. und III. Grades) und bei

Schluckunfähigkeit nach parenteralem Ausgleich allfälliger Flüssigkeits- und Elektrolytimbalancen zunächst totale *parenterale Ernährung* ●. Zu von Fall zu Fall zu bestimmendem Zeitpunkt (in leichteren Fällen von Anfang an) Übergang auf *nährstoffdefinierte Formeldiät* ● oder sonstige Form *nährstoffkompletter* *Flüssigkost* ●. Weiterer Kostaufbau über *flüssig-breiige (pürierte) Kost* ● und pürierte *leichte Vollkost* ● zu adäquater Dauerkost. Für einige Wochen keine scharfen Gewürze, keine heißen Suppen oder Getränke, keine sauren Säfte, keine Alkoholica. Berücksichtigung häufig verbleibender Nahrungsmittelintoleranzen.

Magenverkleinerungsplastik (Gastroplastik)

Bezweckt Herabsetzung inadäquaten Nahrungsverlangens bei morbider Fettsucht (d. h. BMI > 40 kg/m^2), entbindet nicht von der Notwendigkeit weiterhin konsequenter Innehaltung einer Reduktionsdiät (→ *Adipositas*).

Postoperativer Kostaufbau. 1. *Nulldiät* (bei bedarfsgerechter *parenteraler Ernährung* ●). 2. *Klare* *Flüssigkost* ●. 3. *Nährstoffkomplette* *Flüssigkost* ●. 4. *Flüssig-breiige (pürierte) Kost* ●, proteinreich, fettarm. 6–8 kleine Mahlzeiten/24 Std., beginnend mit je 2 Esslöffel (initiale Magenkapazität nur 30–60 ml!), schrittweise ansteigend bis 8 Esslöffel pro Mahlzeit. Langsam essen, gut kauen lassen. Trinken nur zwischen den Mahlzeiten (je 120–150 ml). Polyvitamin- und Spurenelementsupplementierung. Weiteres diätetisches Vorgehen nach gleichen Grundsätzen wie bei *Magenballonbehandlung* und/oder *Gastrojejunostomie*.

Zu beachten. Möglichkeit der Entwicklung eines Protein-, Calcium-, *Cobalamin-(Vitamin B$_{12}$-)Mangels* und anderer Nährstoffdefizite. Symptombezogene Maßnahmen → *gehäuftes* *Erbrechen, *Dehydratation, *Dumping-Syndrom*.

Magnesiummalabsorption, primäre (kongenitale Hypomagnesiämie)

Magnesiumreiche Kost (Vollkornerzeugnisse, Hülsenfrüchte, Kartoffeln, Gemüse, Nüsse, Weizenkeime, Kleie) allein zur Behebung des Defizits in der Regel nicht ausreichend. *Zusätzliche hochdosierte medikamentöse Dauersubstitution von Magnesium lebenslang erforderlich.* Individuelle Dosierung (oral 1,5–5,0 mmol = 35–125 mg Mg/kg/Tag oder mehr) nach Höhe des Blutspiegels (Ziel: 0,7–1,1 mmol Mg/l). Erforderlichenfalls antidiarrhoische Kostabwandlung (→ *Diarrhoe*). In akuten Phasen hypomagnesiämischer tetanischer Krämpfe Magnesium parenteral (0,5–1,5 mmol Mg/kg/24 Std. verteilt auf 2–4 Einzelgaben, z. B. in Form 3 %igen MgSO$_4$ i. v.) unter Kontrolle von EKG und Blutspiegel. Überwachung des Calciumhaushalts.

Magnesiumverlustniere

Praktisches Vorgehen wie bei *primärer* *Magnesiummalabsorption*.

Malabsorption; Malassimilationssyndrome (mangelhafte Nährstoffaufnahme durch den Dünndarm)

Hypercalorische totale *parenterale Ernährung* ● oder *Oligopeptiddiät* ● per Sonde (akute Phasen, schwere Verläufe). Frühestmöglich Beginn mit überlappendem, schrittweisem Aufbau einer der jeweiligen Darmfunktion angepaßten, leicht aufschliessbar modifizierten MCT-Kost (→ *Malassimilationsdiät* ●, Aufbaustufen 1–5 für je 2–5 Tage). Häufige (6–9) kleine Mahlzeiten. Adjuvante *parenterale Ernährung* ● (meist bis Aufbaustufe 3). In leichteren Fällen sofort Beginn mit ausschliesslich oraler Ernährung (Aufbaustufe 4–5). Mit zunehmender Restitution der Darmfunktion weiterer Kostaufbau entweder zu regulärer *MCT-Kost* ● (bei Persistieren stärkerer Steatorrhoe, Stuhlfett > 20 g/Tag) oder *leichtverdaulicher Kost* ● mit anzustrebendem schliesslichem Übergang auf im Idealfall etwa der *leichten Vollkost* ● entsprechende Dauerkost. Auf jeder Stufe des Kostaufbaus Sicherstellung bedarfsgerechter, gegebenenfalls auch erhöhtem Bedarf genügender (oral/enteraler oder parenteraler) Energie- und Nährstoffversorgung. Mehrbedarf häufig für Eiweiß (> 1 g/kg/Tag), Calcium (> 1000 mg/Tag), Kalium (> 4 g/Tag), Magnesium (> 400 mg/Tag), Eisen, Zink, Vitamine und für Nahrungsenergie. *Nährstoffdefinierte Formeldiäten* ● als Trinknahrung und Maltodextrinpräparate oft hilfreich. Erforderlichenfalls medikamentöse Supplementierung (Calcium, Magnesium, Eisen, Zink; Überwachung der Blutwerte!). Richtwerte zur anfänglichen Auffüllung malabsorptionsbedingter Vitamindefizite: Vitamin A > 3 mg, Vitamin D 50 μg, Vitamin E > 100 mg, Vitamin K 5–10 mg (ggf. parenteral), Vitamin C 500 mg, Thiamin > 5 mg, Riboflavin > 5 mg, Niacin > 25 mg, Vitamin B$_6$ 2–25 mg, Pantothensäure 5–20 mg, Biotin 0,3–1 mg, Folsäure 5 mg (jeweils orale Tagesdosis). Empfehlung für Vitamin B$_{12}$: 500 μg (parenteral) alle 3 Monate.

Kostgestaltung im übrigen je nach Grundleiden und Begleit- oder Residualstörungen (*Disaccharidasemangel, *Lactasemangel usw.) im Einzelfall. Vgl. *Kurzdarm-Syndrom, *Diarrhoe, *Steatorrhoe, *Calciferol-(Vitamin D-)Mangel, *Osteomalacie.

Malta-Fieber (Bang'sche Krankheit)

Diätetische Prävention (mediterrane u. a. Endemiegebiete). Als Trinkmilch sowie zur Weiterverarbeitung zu Milchprodukten *nur abgekochte Milch* verwenden!

Manganmangel

Zulage manganreicher Produkte in einer der jeweils indizierten Basiskost angepaßten Auswahl und Zubereitungsweise: Vollkornprodukte, Weizenkeime, Weizenkleie, Hülsenfrüchte (→ *Mangan ▲). Besonders reich an Mangan ist schwarzer Tee.

Mastocytose, systemische (generalisierte Mastzellenwucherung)

Symptombezogene Maßnahmen → *Diarrhoe, *Malabsorption, *exsudative Gastroenteropathien. Alkoholkarenz. In Problemfällen versuchsweise *tyramin- und dopaminarme Kost ●, *glutenfreie Kost ● oder *salicylatarme Kost ●.

Mastopathie, cystische (Cystenbrust)

Häufig empfohlener Verzicht auf Methylxanthine (coffeinhaltige Getränke und Kakaoerzeugnisse aller Art) nach bisheriger Erfahrung für diese Indikation ohne therapeutischen Wert, ebenso Kochsalzrestriktion, Nachtkerzenöl (γ-Linolensäure), Jodanreicherung, Vitaminsupplementierung in Megadosen (Tocopherol, Pyridoxin, Thiamin, Retinol, β-Carotin). Erwägenswert allenfalls (aufgrund gewisser indirekter Effekte und theoretischer Überlegungen; vgl. [41]), auch wenn praktischer Nutzen noch nicht sicher objektivierbar:
1. *Fettarme Kost ● (15–20 Energie % Fett)
2. *Ballaststoffreiche Kost ● (25 g Ballaststoffe je 1000 kcal)
3. *Sojareiche Ernährung* (Isoflavon-Phytoöstrogene!).
Weitere Erfahrungen bleiben abzuwarten.
Unter dem Gesichtspunkt der Herabsetzung des Risikos einer Entwicklung zum Mammacarcinom empfiehlt sich darüber hinaus Reduzierung überhöhten Konsums an Fleisch und gesättigtem Fett (→ *Krebspräven-

tion), reichlicher Obst und Gemüseverzehr, Abbau von Übergewicht (→ **Adipositas)* und Zurückhaltung im Alkoholkonsum.

Maul- und Klauenseuche (MKS)

Mit möglicher Infektion des Menschen durch mit MKS-Virus kontaminierte Lebensmittel ist in Epidemiezeiten zu rechnen (W. Mohr[1]).

Diätetische Prävention. Keine rohe Milch, keinen Rohmilchkäse, keine sonstigen rohen Molkereierzeugnisse, kein ungegartes Fleisch, wenn möglicherweise von MKS-infizierten Tieren (Rind, Ziege, Schwein, Schaf) oder bisher unauffälligen Tieren einer MKS-befallenen Herde stammend. Im unmittelbaren Bereich (Sperrbezirk) einer MKS-Epidemie zum Trinken bzw. zur Weiterverarbeitung zu Milchprodukten *nur gekochte Milch!* Verzicht auf jegliche Rohwurst (Mettwurst, Salami usw.) und alle sonstigen rohen oder halbgaren Fleischzubereitungen der o.g. Tierarten (auch von Hirsch, Reh und Wildschwein), sofern aus eigener aktueller Herstellung kommend.

Die Expertenmeinung über die reale Existenz dieses Krankheitsbildes beim Menschen ist noch nicht einstimmig.

Medinawurminfektion (Dracunculose)

Diätetische Prävention (asiatische und afrikanische Endemiegebiete). Verwendung von Wasser nur nach Abkochen oder notfalls nach Filtrieren durch sehr engmaschigen Filter.

Megacolon, funktionelles atonisch-idiopathisches (Dickdarmerweiterung)

Rezidivprophylaxe nach Entleerung des gestauten Darminhalts: Altersstufengerechte **ballaststoffreiche Kost* ● mit reichlich Flüssigkeit (Trinkenlassen zu jeder Mahlzeit). Langsame Steigerung der nach individueller Akzeptanz (meist Kleinkinder und Schulkinder) auszuwählenden Bal-

[1] „Gerade die Beobachtungen bei der Epidemie in Schleswig-Holstein 1951/52 haben gezeigt, dass entgegen früheren Ansichten die orale Infektion durch ungekochte und unpasteurisierte Milch und ihre Produkte sowie auch der Genuss von Fleisch erkrankter Tiere als Infektionsweg doch eine Rolle spielt" (W. Mohr in Gsell-Mohr: Infektionskrankheiten, Band I/1, 138–150, Springer 1967).

laststoffträger (Rohobst, Backobst, Rohsalate, grobe Gemüse, Hülsenfrüchte, Vollkornbrot usw.). Einschränkung des Kakao- und Schokolade-
konsums. Lactose- oder Lactulosezulage anfangs oft hilfreich. Kriterium
für ausreichende Ballaststoffzufuhr: Problemloser regelmäßiger Stuhlgang in höchstens 2–3tägigen Abständen (→ *chronische *Obstipation*).

Megacolon, toxisches
(schwerste Form einer Colitis ulcerosa)

Absolute orale Nahrungs- und Flüssigkeitskarenz. Rasche parenterale
Korrektur begleitender Flüssigkeits- und Elektrolytdefizite (Kalium, Natrium, Chlorid, Magnesium). Totale *parenterale Ernährung* ●. Späterer
oraler Kostaufbau → *Colitis ulcerosa* (konservativ behandelte Patienten)
bzw. *Colonchirurgie* (operativ behandelte Patienten).

Melkersson-Rosenthal-Syndrom
(orofaciale Granulomatose)

Systematische Erfassung (Ernährungsanamnese!) und Ausschaltung vom
Patienten als Symptomenauslöser verdächtigter Nahrungsmittel (bestimmte Gewürze, Getreidearten oder Molkereiprodukte, Schokolade,
Eier u. a.) soll in einem Teil der Fälle die Krankheitserscheinungen reduzieren können. Diätetisches Vorgehen (Eliminationsdiät, Additionsdiät,
resultierende Dauerkost) wie bei *Nahrungsmittelallergien und -pseudo-
allergien.*

Ménétrier-Syndrom (Riesenfaltengastritis)

Eiweißangereicherte *leichte Vollkost* ● (1,2 g Protein/kg/Tag und mehr,
je nach Höhe des zu vermutenden Defizits; → *Aufbaukost* ●) unter Ausschaltung individuell unverträglicher Nahrungsmittel und Zubereitungsweisen. Häufige kleine Mahlzeiten. Überwachung und ggf. Korrektur des
Flüssigkeits- und Elektrolythaushalts. Beseitigung evtl. *Eisenmangels.*
Weitere symptombezogene Maßnahmen → *exsudative Gastroenteropathien*. Vgl. *protein-calorische *Unterernährung.*

Meningitis; Encephalitis (Hirnhautentzündung; Gehirnentzündung)

Je nach individueller Appetenz und Aufnahmefähigkeit flüssigkeitsangereicherte *leichte Vollkost* ●, *flüssig-breiige (pürierte) Kost* ●, *nährstoffkomplette *Flüssigkost* ● o. ä. Bei Unmöglichkeit ausreichender oraler Nahrungszufuhr jejunale *Sondenernährung* ● oder *parenterale Ernährung* ● (Flüssigkeitszufuhr nicht über 50 ml/kg/Tag). Symptombezogene Maßnahmen → *Fieber, gehäuftes *Erbrechen, *Schluckstörungen, cerebrales *Koma, *Intensivbehandlung, *Lumbalpunktion, postpunktionelles Syndrom.

Teil 3

Menopause; Zustand nach Ovariektomie bds. (Schwinden der Eierstockfunktion)

Optimierung der Versorgung mit *Calcium* ▲ (1200–1500 mg Ca/Tag) und *Vitamin D* ▲ (5–10 µg Calciferol/Tag), d. h. meist Erhöhung des Konsums an Milchprodukten und Seefisch, in Problemfällen medikamentöse Supplementierung. Begrenzung der Energiezufuhr auf die Höhe des tatsächlichen Bedarfs (Kriterium: Body mass index stabil bei 20–25 kg/m^2). Kostanpassung an etwaige Entwicklung von Dyslipidämien (→ *Hypercholesterinämie, *HDL-Hypocholesterinämie, *Hypertriglyceridämie, ferner *Hyperhomocysteinämie und *Osteoporose).

Menorrhagie; Metrorrhagie (verstärkter menstrueller bzw. sonstiger uteriner Blutverlust)

Substitution der die normale alimentäre Zufuhr oftmals beträchtlich übersteigenden Eisenverluste durch eisenreiche und die Eisenresorption begünstigende Kostführung (→ *Eisenmangel) und erforderlichenfalls ergänzende Eisenmedikation. Sicherstellung einer auch im übrigen Nährstoffgehalt (Eiweiß, Vitamine) bedarfsgerechten Ernährung.

Menstruationscyclusstörungen, alimentär bedingte

Beseitigung möglicherweise ursächlich beteiligter Fehlernährungszustände (Untergewicht, *protein-calorische *Unterernährung*, Hypovitaminosen, *Anorexia nervosa, *Bulimie, fehlerhafte Kostführung bei *Diabe-

tes mellitus, höhergradige *Adipositas*, unsachgemäß durchgeführte Entfettungskuren, nährstoffdefizitäre sog. alternative Ernährungsweisen, Bohnenkaffee- oder Tabakabusus u. ä.; Ernährungsanamnese!) und Sicherstellung dauerhaft bedarfsgerechter Energie- und Nährstoffzufuhr. Präpubertär überhöhter Fettkonsum korreliert mit akzelerierter Menarche. Fettarme Ernährung verlängert den Menstruationscyclus. Vermehrte Aufnahme langkettiger n-3-Polyensäuren maritimer Herkunft (→ *Eikosapentaensäure* ▲) soll die Schwere dysmenorrhischer Beschwerden herabsetzen können. Vgl. *prämenstruelles Syndrom (PMS)*.

Metabolisches Syndrom; Prä-Typ-2-Diabetes

Leitsymptome: Bauchumfang ♂ > 102 cm, ♀ > 88 cm; Triglyceride > 150 mg/dl; HDL-Cholesterin ♂ < 40 mg/dl, ♀ < 45 mg/dl; Blutdruck > 130/85 mm Hg; Nüchternblutzucker ≥ 110 mg/dl.

Diätetisches Vorgehen je nach vordergründiger klinischer Manifestation: *Adipositas*, *Diabetes mellitus* (Typ 2), *Hypertriglyceridämie* (zu Beginn oft nur postprandial), *Hypercholesterinämie*, *HDL-Hypocholesterinämie*, *Hyperuricämie*, *Hyperfibrinogenämie, arterielle *Hypertonie, *coronare Herzkrankheit*. Unerläßlich in jedem Fall der Abbau der zugrundeliegenden calorischen Überernährung, die Beseitigung der Zuckerüberfütterung, des Ballaststoffmangels und die weitestmögliche Herabsetzung der Zufuhr gesättigter Fette (< 7% der Energiezufuhr). Kostaufbau zweckmäßigerweise beginnend mit etwa 1–3 wöchiger proteinangereicherter *Gemüsekost* ● in Kombination mit *Obstkost* ●. Auf Dauer empfehlenswert eine etwa der *mediterranen Diät* (S. 130) entsprechende Ernährungsweise, jedoch unter Einschränkung des Alkoholkonsums. Reichlicher Seefischverzehr. *Therapieziel:* LDL-Cholesterin < 100 mg/dl. Vgl. *pastöser (sog. dysplastischer) Habitus*.

Meteorismus (Blähsucht, Flatulenz)

Soweit Folge inadäquater Kostzusammensetzung, durch diätetische Maßnahmen linderungsfähig. Ausgewogene Verteilung der Hauptnährstoffe. Kein einseitiges Übermaß an Ballaststoffträgern. Herausfinden und Ausschalten der im Einzelfall als blähend empfundenen Nahrungsmittel und Gerichte (Ernährungsanamnese! Im Zweifelsfall Auslaß- und Reexpositionsversuch!). *Häufigste Auslöser* Hülsenfrüchte (Bohnen > Erbsen > Linsen), fettreiche Kohlzubereitungen, Zwiebeln, Schwarzwurzeln, Steckrüben, Knollensellerie, Rettich, rohe Pflaumen, Trockenobst, grobes

Schwarzbrot, frisches Hefegebäck, Getreiderohbreie, Apfelsaft, CO_2-haltige Getränke (Bier!), Sorbit u. a. Polyol-Zuckeraustauschstoffe, Milchzucker, Lactulose. Besonderer Sorgfalt bedarf Regelung der *Ballaststoffzufuhr.* Ausreichende Ballaststoffversorgung auch bei Neigung zu Meteorismus aus vielen Gründen unverzichtbar, nicht ganz unproblematisch jedoch die Ermittlung der individuell optimalen Menge und Auswahl der im Einzelfall am wenigsten blähend wirkenden Ballaststoffträger (am ehesten geeignet altbackenes Vollkornbrot, Grahambrot, Vollkornknäckebrot, gekochte Vollkornhaferflocken, schwedische Kruska, Leinsamenschrot, Flohsamenmehl). Ballaststoffarme Ernährung schützt keineswegs immer vor Meteorismus und Flatulenz, führt meist jedoch zu unerwünschter Obstipation. Mit Beseitigung *chronischer habitueller *Obstipation* durch Ballaststoffanreicherung der Kost verschwindet andrerseits häufig zugleich bestehender Meteorismus! Wichtig in jedem Fall die Einhaltung kunstgerechter Ernährung bei *Lebercirrhose, *Ascites, *Pankreasinsuffizienz, *Lactasemangel, *Sorbitintoleranz, *Coeliakie, *Herzinsuffizienz* usw.; vgl. *Malabsorption, *Gärungsdyspepsie, *Fäulnisdyspepsie.* Keine zu opulenten Einzelmahlzeiten! Patient soll langsam essen, sorgfältig kauen (mit geschlossenem Mund) und versuchen, möglichst „geräuschlos", d. h. ohne viel Luftschlucken, zu trinken. Kein Trinken mit Strohhalm, kein Lutschen von Bonbons, kein Kaugummikauen. Blähungswidrige Tees (Anis, Fenchel, Kümmel u. ä.) oftmals hilfreich. In sehr hartnäckigen Fällen empirischer Aufbau „blähungsfreier Kost" von indifferenter Basisdiät (*nährstoffkomplette *Flüssigkost* ●, *Schleimdiät* ●, *Reis-Obst-Diät* ●, *leichtverdauliche Kost* ● o. ä.) ausgehend, unter schrittweiser Zulage auf Toleranz zu prüfender Produkte. Versuchsweise auch *kohlenhydratarme Kost* ●. Trotz aller Einschränkungen muß *bedarfsgerechter Energie- und Nährstoffgehalt* der schliesslich als bestgeeignet befundenen Kost gewährleistet bleiben.

2-Methylacetoacaturie, β-Keto(3-Oxo-)thiolasemangel

Toleranzgerechte *Beschränkung der Isoleucinzufuhr* durch altersstufenentsprechende *eiweißarme Kost* ●. In Phasen unvermeidlichen vorübergehenden Unterschreitens des Proteinbedarfsminimums (drohende metabolische Entgleisungen, Infekte, Operationen) Zulage eines isoleucinfreien Aminosäurengemischs (z. B. Milupa Metabolics® MSUD 1/2, anzureichern mit Leucin und Valin). Beseitigung allfälliger Flüssigkeits- und Elektrolytimbalancen. Supplementierung von Carnitin.

Diätetische Prävention metabolischer Komplikationen (Ketoacidose, *Hypoglykämie, *Hyperammoniämie): Konsequentes Vermeiden überhöhter Eiweißzufuhr bei im übrigen bedarfsgerechter Energie- und Nähr-stoffversorgung. Keine längeren Fastenperioden, speziell bei intercurren-ten Erkrankungen.

3-Methylcrotonylglycinurie

Toleranzadaptierte *Beschränkung der Leucinzufuhr* in Form einer alters-stufengerechten **eiweißarmen Kost* ●. Korrektur allfälliger **Hypoglyk-ämie, *Dehydratation* und Acidose. Versuchsweise hochdosierte Supple-mentierung von Biotin (10–100 mg/Tag), Carnitin (50–100 mg/kg) und Glycin (bis 150 mg/kg). Weitergehende Empfehlungen noch nicht mög-lich. Leucingehalt der wichtigsten Lebensmittel: [11]. Leucinfreie Amino-säurengemische: Milupa Metabolics® LEU 1/2, SHS Analog® LEU-AM 1/2/3.

Methylmalonacidurie (Methylmalonacidämie)

Behandlungsprinzip. Bei B_{12}-Abhängigkeit hochdosierte Cobalamin-applikation, bei B_{12}-Resistenz kontrollierte Einschränkung der Zufuhr der Methylmalonsäurepräkursoren *Isoleucin, Methionin, Threonin* und *Valin* soweit, daß Methylmalonsäureausscheidung im Urin zurück-geht (< 200 mg/Tag), Stoffwechselkrisen ausbleiben, andererseits aber Gedeihen und Vitalität des Patienten nicht ernsthaft beeinträchtigt werden.

Praktisches Vorgehen

1. In jedem Fall zunächst unter altersstufengerechter Normalkost *Prü-fung auf B_{12}-Abhängigkeit* (Kriterium: Rückgang der Methylmalon-säureausscheidung im Urin): Intramuskuläre Gabe von 1 mg Vitamin B_{12}/Tag, wenn erfolglos, Steigerung auf 5 mg/Tag, über jeweils 10 Tage. Wenn *B_{12}-Responsivität* vorhanden, anschliessend Ermittlung der in weitem Rahmen variierenden minimalen Erhaltungsdosis (i. m. 1 mg/ Monat bis 5 mg/Tag; in Einzelfällen auch hochdosierte perorale Zu-fuhr von 1–10 mg B_{12} / Tag wirksam). *Lebenslange Supplementierung mit B_{12}-Erhaltungsdosis bei bedarfsgerechter Vollkost.*

2. Bei *B_{12}-Resistenz* anstelle weiterer B_{12}-Medikation *Limitierung der proteinogenen Methylmalonsäurepräkursoren* in Form einer alters-stufengerechten **eiweißarmen Kost* ● (junge Säuglinge: Muttermilch, Säuglingsanfangsnahrung auf Kuhmilchbasis). Von 1–2tägiger Prote-inkarenz bei im übrigen bedarfsgerechter Ernährung ausgehend, stu-fenweise Steigerung der Zufuhr hochwertiger natürlicher Proteine bis

zum Erreichen (an ansteigender Methylmalonsäureausscheidung erkennbarer) individueller Toleranzgrenze. Liegt diese wesentlich unter der für die Altersstufe empfehlenswerten Höhe der Proteinzufuhr, Deckung restlichen N-Bedarfs für Dauerkost durch isoleucin-, methionin-, threonin- und valinfreies Aminosäurengemisch (SHS Analog® IMTV-AM 1/2/3, Milupa Metabolics® OS 1/2; 0,2–0,8 g/kg/Tag). Proteinrestriktion bei unbedingtem Vermeiden calorischer Überernährung in diesen Fällen Indikation auf Lebenszeit. Als weitere Maßnahme in der Diskussion: *L-Carnitin* ▲ (30–100 mg/kg/Tag). Reichlich Flüssigkeit. Keine zu langen Nüchternperioden. Nächtliche Nahrungspause höchstens 8 Std. Bei Inappetenz, Trinkschwäche (Säuglinge) und Neigung zu Erbrechen gastral/enterale Dauersonde. Symptombezogene Maßnahmen → *gehäuftes *Erbrechen, *Dehydratation, *Hypoglykämie*.

3. **Ketoacidotische Krise** (Cave: Intercurrente Infekte!): Vorübergehende Unterbrechung der Eiweißzufuhr. Glucose parenteral. Korrektur von Blutzucker-, Elektrolyt-, Flüssigkeits- und pH-Imbalancen (Natriumbicarbonat). Präkursorfreie Aminosäurengemische (s. o.) per Sonde. In B_{12}-responsiven oder auf B_{12}-Responsivität noch nicht getesteten Fällen Cobalamin parenteral (1–2 mg B_{12}/Tag). Überwachung von Methylmalonsäureausscheidung und Blut-pH.

4. **Hyperammoniämische Krise:** → *Hyperammoniämie*.

5. Parenterale Ernährung bei Methylmalonacidurie: [45].

Milch-Alkali-Syndrom; Burnett-Syndrom

Flüssigkeitsreiche (> 3 l/Tag), ballaststoffangereicherte (> 50 g/Tag), streng *calciumarme Kost* ● (< 200 mg Ca/Tag) mit reichlich Kochsalz, Kalium und Magnesium (> 15 g NaCl; > 100 mmol = 4 g Kalium; > 400 mg Mg/Tag). Keine alkalischen oder calciumreichen Mineralwässer. Keine besonders D-vitaminreichen Lebensmittel (→ *Hypercalcämie*). Kostgestaltung im übrigen je nach Grundleiden und Begleitstörungen (→ *Ulcuskrankheit, *Dehydratation, chronische *Niereninsuffizienz*).

Prävention. Vermeiden langdauernder überhöhter Calciumzufuhr, insbesondere in Form großer Mengen Milch (mehr als 1,5 l/Tag) und calciumreicher Milchprodukte, in Verbindung mit leicht löslichen, relativ gut resorbierbaren „systemischen", in dieser Zusammensetzung (Calciumcarbonat, Natriumbicarbonat) obsoleten Antacida. Die Gesamtzufuhr an Calcium soll 2500 mg/Tag nicht überschreiten.

D(–)-Milchsäure-(Linksmilchsäure-)Intoleranz

Wenn Intoleranz objektivierbar (z. B. durch Auslaß- und Reexpositionsversuch für einzelne in Frage kommende Erzeugnisse), Ausschaltung der Zufuhr von Linksmilchsäure aus fermentierten Lebensmitteln (Sauermilchen, Käse, milchsaures Gemüse) oder aus lebensmitteltechnologischem Zusatz (E 270, z. B. in Zuckerwaren, Getränken, Obst- und Gemüseerzeugnissen). Ersatzweise Produkte, deren Lactatgehalt weitgehend in der L(+)-Form (Rechtsmilchsäure) vorliegt (Fa. Heirler/Gauting, Fa. Eden/ Bad Soden u. a.). Auch in Fällen hartnäckiger Beschwerden ohne Objektivierbarkeit einer vom Patienten behaupteten Milchsäureintoleranz kann nach Ausschluß anderer Ursachen Verzicht auf Linksmilchsäure enthaltende Lebensmittel gelegentlich hilfreich sein. Bei jüngeren Säuglingen (erstes Lebenshalbjahr) ist generell mit Unverträglichkeit für D(–)-Milchsäure und racemische DL-Milchsäure enthaltende Nahrung zu rechnen.

Rezidivierende D-Lactat-Acidose bei *Kurzdarm-Syndrom,* *Jejunoileostomie* u. ä.: Bei akuter encephalopathischer Krise oral Nahrungskarenz, knappe *parenterale Ernährung* ● für einige Tage, hochdosiert Thiamin, erforderlichenfalls Bicarbonatgabe. *Dauerkost* zur Prävention weiterer Acidoseschübe: Weitgehende Eliminierung von Saccharose, Glucose und Lactose (bei Unverträglichkeit auch von Fructose) aus der Kost (*streng *zuckerarme Kost* ●). Vermeiden von handelsüblichen Sauermilcherzeugnissen (Joghurt!), milchsaurem Gemüse (Sauerkraut!) usw. s. o. Abbau von jeder Art calorischer Überernährung.

Minderwuchs (Kleinwuchs; Zwergwuchs)

Erste Maßnahme und Voraussetzung für den Erfolg jeder evtl. Hormontherapie ist *Sicherstellung einer altersstufengemäßen, im Energie- und Nährstoffgehalt (Proteine, Vitamine, Zink, Eisen) bedarfsgerechten Ernährung.* Detaillierte Ernährungsanamnese mit besonderem Augenmerk auf fragwürdige alternative Ernährungsweisen! Überprüfung und ggf. Korrektur jeder über längere Zeit laufenden Diätverordnung (*Diabetes mellitus,* *Coeliakie,* *Colitis ulcerosa,* *Crohn's'sche Krankheit,* *Mucoviscidose,* *Kuhmilchallergie,* *Herzinsuffizienz* (angeborene Herzfehler), *Phenylketonurie,* *Glykogenosen, hereditäre *Fructoseintoleranz,* *Hypothyreose, endogenes *Ekzem,* *Malabsorption,* *Niereninsuffizienz,* *Körperbehinderte,* *AIDS* usw.).

Mucoviscidose (cystische Fibrose, CF)

Behandlungsprinzip. An erhöhten Bedarf und herabgesetzte Verträglichkeit für einzelne Nahrungsbestandteile angepasste Energie- und Nährstoffzufuhr je nach Grad bestehender *protein-calorischer *Unterernährung*, begleitender sonstiger Nährstoffdefizite (Kochsalz, Kalium, Calcium, Magnesium, Eisen, Kupfer, Zink, essentielle Fettsäuren, Vitamine), durch Funktionseinschränkungen von Bauchspeicheldrüse (**Pankreasininsuffizienz, *Diabetes mellitus)* und Dünndarm (**Malabsorption, *Steatorrhoe, *chologene Diarrhoe, *Lactasemangel, *exsudative Gastroenteropathie, *Darmstenosen)* sowie allfälliger **Cholelithiasis, *cholestatischer Syndrome, *Lebercirrhose, chronischer *Niereninsuffizienz, *respiratorischer Insuffizienz* und **Osteoporose*.

Praktisches Vorgehen. Ausgehend von flüssigkeitsreicher altersstufengerechter **leichter Vollkost* ● bedarfsgerechte Anhebung des Gehalts an Nährstoffen und Nahrungsenergie (auf etwa das 1,2–1,5fache des Normalbedarfs der Altersstufe;→ **Aufbaukost* ●). *Erhöhte Energiezufuhr* erforderlichenfalls in Form amylasefrei verwertbarer Kohlenhydrate (Maltodextrin, Zucker; Diabetesrisiko beachten!), nach Möglichkeit auch in Form toleranzgerecht ausgewählter Fette (Gesamtfettmenge in diesen Fällen bis etwa 40 % der Energiezufuhr). Zurückhaltung mit hocherhitzten Fetten und Hartfetten. Mindestens 3–5 % der Energiezufuhr in Form polyensäurereicher Pflanzenöle (→ **Linolsäure* ▲, *α-*Linolensäure* ▲). Überwachung des Serumcholesterins und ggf. Anhebung des Polyensäureanteils. Bei **Steatorrhoe* toleranzentsprechender Ersatz der langkettigen (LCT-)Fette durch MCT-Fette (→ **MCT-Kost* ●). Fetteinschränkung auf unter 30 % der Energiezufuhr höchstens dann zu erwägen, wenn stärkere Steatorrhoe (> 40 g Fett/24 Std.) sehr belastend und trotz aller diätetischen Bemühungen (und optimaler Enzymsubstitution) anders nicht zu beheben ist. *Kochsalzanreicherung* (zusätzlich 2–5 g NaCl/Tag), insbesondere in der heißen Jahreszeit, nach körperlichen Anstrengungen und bei Fieber. Kalium- und Selenzusatz fallweise je nach Blutspiegel. Erhöhte, ggf. medikamentöse Zufuhr der *Vitamine* A (1,5–3 mg/Tag), D (10–20 µg/Tag), E (1–3 mg/kg/Tag), K (5 mg 2mal wöchentlich, insbesondere bei Blutungsneigung, Lebercirrhose, Behandlung mit Breitbandantibiotica und bei jungen Säuglingen), B_{12} (1000 µg alle 3 Monate) und übriger B-Vitaminkomplex (in Höhe etwa des 2fachen physiologischen Bedarfs, besonders wichtig bei langzeitiger Behandlung mit Breitbandantibiotica). Gegen erhöhte Lipidperoxidation β-Carotin (3×5 mg/Tag). *Ballaststoffe* nach Toleranz. Ausschaltung individuell unverträglicher Nahrungsbestandteile und Zubereitungsweisen. In Problemfällen (→ **Appetitlosigkeit*) hilfreich stoffwechseladaptierte (fettreiche, evtl. semielemen-

tare) Formeldiäten, auch in Form vorübergehender oder langzeitiger adjuvanter *Sondenernährung* ● (nächtliche Nasogastralsonde oder PEG-*Gastrostomie)*, notfalls auch vorübergehende adjuvante (peripher-venöse) oder totale *parenterale Ernährung* ●. Häufige kleine Mahlzeiten (Enzympräparat auch zu jeder Zwischenmahlzeit!). *Von Zeit zu Zeit Überprüfung der Kost auf Vollwertigkeit und Erweiterungsfähigkeit.*
Diätetisches Ziel für jedes Lebensalter: *Weitestmöglicher Charakter einer altersstufengerechten Normalkost (*Vollkost ●) mit einem Minimum an Einschränkungen (für Säuglinge: Muttermilch[1], supplementiert mit einer Proteinhydrolysatnahrung und Kochsalz, oder bei fehlender Muttermilch eine Säuglinsanfangsnahrung, 150–200 kcal/kg/Tag). Bestes Kriterium für Effizienz der Ernährung mucoviscidosekranker Kinder und Jugendlicher die Entwicklung von Körpergewicht, Längenwachstum und Infektresistenz.

Multiple Sklerose (MS)

Seit langem vermutete Einflüsse der Ernährung auf Entwicklung der multiplen Sklerose noch nicht im einzelnen präzisierbar. In jedem Fall indiziert ist *Beseitigung der bei dieser Erkrankung besonders häufigen Zustände von Fehlernährung* (calorische Überernährung, überhöhter Konsum gesättigter Fette, B-Vitaminmangel, Ballaststoffdefizit u. a.; Ernährungsanamnese!) und dauerhafte Sicherstellung bedarfsgerechter Versorgung mit allen essentiellen Nährstoffen. Nach neueren, jedoch noch nicht allgemein bestätigten Studien führt eine nur wenig gesättigtes Fett enthaltende, polyensäurereiche, mit maritimen n-3-Fettsäuren angereicherte, überwiegend *lactovegetabile Kost* ● zu leichteren Verlaufsformen, häufigeren und längeren Remissionen und wesentlich besseren Überlebenszeiten. Auch in Fällen ohne begleitende Hypercholesterinämie ist nach bisherigem Wissensstand eine dauerhafte strikte Reduktion des Konsums gesättigter Fette (auf < 15 g/Tag) in Verbindung mit Zulage von polyensäurereichem Pflanzenöl (10–40 g/Tag; vgl. S. 26 f.) und Dorschlebertran (5 g/Tag; ersatzweise eine Portion Makrele, Hering o. ä., vgl. S. 15 f.) anzustreben (vgl. *cholesterinreduzierende Kost* ● [83]). Symptombezogene Maßnahmen → *Adipositas, chronische *Obstipation, *Kauinsuffizienz, *Schluckstörungen.*

---

[1] Auch mucoviscidosekranke Mütter können zum Stillen in der Lage sein, bedürfen jedoch (ebenso wie das Gedeihen des gestillten Kindes) der besonderen Überwachung.

Mundhöhlen-, Nasen-, Rachen-, Kehlkopfchirurgie

Hochcalorische nährstoffkomplette Ernährung, bei elektiven Eingriffen nach Möglichkeit schon präoperativ, sofern reduzierter Ernährungszustand das wünschenswert erscheinen läßt. Nahrungszufuhr je nach Art und Ausmaß bestehender Beeinträchtigung von oralem Aufnahmevermögen, Kau- und Schluckfähigkeit sowie erforderlicher Ruhigstellung der Gesichtsmuskulatur:
1. oral (pürierte *leichte Vollkost* ●, *flüssig-breiige, pürierte Kost* ●, *Flüssigkost* ●, Formuladiäten) oder
2. (meist zuverlässiger quantifizierbar) per Sonde (nasogastral, nasojejunal, **perkutane endoskopische** *Gastrostomie;* → *Sondenernährung* ●) oder
3. parenteral (adjuvante oder totale *parenterale Ernährung* ●).

Am Operationstag orale Nahrungskarenz mit ausschliesslich parenteraler Flüssigkeits-, Elektrolyt- und Glucosezufuhr. Postoperativ stufenweiser Wiederaufbau zu oraler Ernährung entsprechend der Rückkehr von Kau- und Schluckfähigkeit. Vgl. *Kauinsuffizienz, *Schluckstörungen, *Tonsillektomie.

Teil 3

Mundtrockenheit (Xerostomie); Hyposalivation; Sialosen mit hyperviskösem Speichel

Flüssigkeitsreiche Kost. Trinkmenge > 2 l/Tag. Dünnflüssige, möglichst ungezuckerte Getränke (Tee, verdünnte Säfte, Mineralwasser) in häufigen kleinen Portionen, auch zwischen den Mahlzeiten. Milch nur in Form von Milchmischgetränken, dünnem Milchkakao oder Café au lait. Saftiges Obst, Kompotte, Flammeris, Joghurt, Fruchteis. Trockene Nahrungsmittel (Fleisch, Kartoffeln usw.) nur mit Flüssigkeit (Soße, Bratensaft, Brühe, Suppe, zerlassener Butter, Mayonnaise) servieren, Brot, Zwieback u. ä. eintunken, während jeder Mahlzeit häufiger trinken lassen. Nicht zu stark salzen. Keine scharfen Gewürze. Nützlich gelegentlich ein Aperitif, jedoch keine konzentrierten Alkoholica. Häufige (5–8) kleine Mahlzeiten am Tage. Erforderlichenfalls *nährstoffkomplette *Flüssigkost ● oder *flüssig-breiige (pürierte) Kost ●. Bei intakter Kaufunktion bevorzugt mechanisch zerkleinerungsbedürftige Nahrung anbieten, die zu intensivem Kauen zwingt (festes Fleisch, Brot mit solider Rinde, Rettich, Radieschen, rohe Mohrrübe, Rohkost von Blattgemüsen, Orangen, Äpfel, Nüsse u. ä.). Zwischen den Mahlzeiten öfter einen ("zahnfreundlichen") Kaugummi oder zuckerfreien sauren Bonbon nehmen oder eine Zitronenscheibe oder ein Eisstückchen lutschen lassen. Häufiger den Mund spülen (Tee, verdünnter Zitronensaft). Bei Zuständen einer chronischen Xerostomie Beseitigung der häufig begleitenden sekundären Nährstoffdefizite (insbesondere Kalium, B-Vitamine, Eisen, Calcium, Zink, Ballaststoffe) und Beachtung der Grundsätze einer cariespräventiven Kost (→ *Zahncariesprävention*). Kostgestaltung im übrigen je nach Grundleiden und Begleitstörungen.

Myasthenie (Myasthenia gravis pseudoparalytica)

Kaliumreiche Kost ● (>6 g = 150 mmol Kalium/Tag), eiweißreich (1,2–1,5 g/kg), flüssigkeitreich (> 2 l/Tag), von hoher Nährstoffdichte, erforderlichenfalls flüssig oder flüssig-breiig (püriert) abzuwandeln (→ *Kauinsuffizienz, *Schluckstörungen*), in häufigen kleinen Mahlzeiten mit Schwergewicht auf dem ersten Frühstück (d. h. zum Zeitpunkt der dann meist größten Muskelkraft). Das Essen in Ruhe und ohne Zeitdruck einnehmen lassen; ggf. behindertengerechtes Essgeschirr. Ausreichende Calciumversorgung (Überwachung des Serumspiegels). Keine medikamentöse Magnesiumzufuhr! Vermeiden heißer Getränke. Bei lebensbedrohlicher Myasthenie (myasthenische Krise) frühzeitig totale *parenterale Ernährung* ●. Symptombezogene Maßnahmen → *Hypokaliämie, *Hypocalcämie, *Hypermagnesiämie, *Hyperphosphatämie, *Zinkmangel*.

Myelinolyse, zentrale pontine; osmotisches Demyelinationssyndrom

Dem aktuellen Bedarf angepaßte Energie- und Nährstoffversorgung, je nach Lage des Einzelfalls auf oralem (z. B. *nährstoffkomplette *Flüssigkost* ●, *flüssig-breiige, pürierte Kost* ●), gastral/enteralem (→ *Sondenernährung* ●) oder parenteralem Wege (→ *parenterale Ernährung* ●). Spezielle Kostdetails entsprechend dem Grundleiden und allfälliger Begleitstörungen. Engmaschige Überwachung und ggf. Korrektur des Elektrolyt- und Flüssigkeitshaushalts.

Prävention. Vermeiden von übereilter Korrektur oder gar Überkorrektur prämorbider Natrium- und Flüssigkeitsimbalancen. In Fällen von *Hyponatriämie* und *Dehydratation* (nicht nur bei Alkoholikern!) stets nur vorsichtigen protrahierten (besser oral/gastralen als parenteralen) Ausgleich des Natrium- und Flüssigkeitsdefizits anstreben! Keine Erhöhung des Serumnatriumspiegels um mehr als 0,6 mmol/l/Std. (bei i. v. Zufuhr von 3 %iger NaCl-Lösung nicht mehr als 1,5–2,0 mmol/l/Std.) oder

12 mmol/l/24 Std. oder 25 mmol/l in den ersten 48 Stunden; keine unbedingte Normalisierung der Serumwerte vor Ablauf von 2 Tagen erzwingen wollen!

Myelose, funiculäre (cobalamindefizitäre Rückenmarkdegeneration)

Hochdosierte parenterale Substitution von Vitamin B_{12}: 1000 μg Hydroxocobalamin/Tag i. m. für die Dauer von 2–6 Wochen. Keine gleichzeitige Folsäuremedikation. Weitere B_{12}-Dosierung je nach Erfolg: 1000 μg Hydroxocobalamin 1–2mal wöchentlich über 3–12 Monate, anschliessend 1000 μg 1mal monatlich bis 1mal vierteljährlich ohne Unterbrechung lebenslang. Wo Notwendigkeit der B_{12}-Substitution absehbar (z. B. nach totaler Magen- oder Ileumresektion), Beginn damit frühzeitig und womöglich prophylaktisch. Ausgleich begleitender sonstiger Nährstoffdefizite (z. B. bei Zuständen von *Malabsorption*). Vgl. *Cobalamin-(Vitamin B_{12}-)Mangel*.

Myotonia congenita

Versuchsweise *calciumreiche* und *kaliumarme Kost* ●. Überwachung des Calcium- und Kaliumhaushalts. Vermeiden längerer Nüchternperioden.

Nachtblindheit (Hemeralopie), nutritive

Sicherstellung bedarfsgerechter Versorgung mit *Vitamin A (Retinol)* ▲. Beachtung evtl. Resorptionsstörungen für Fett und fettlösliche Vitamine (Ernährungsanamnese!). Vgl. *Retinol-(Vitamin A-)Mangel*.

Nachtschweiße, afebrile

Einschränkung diaphoresebegünstigender Nahrungsbestandteile: Begrenzung der Zufuhr an Flüssigkeit (Getränke, Suppen) auf 1 Liter/Tag, des Verzehrs von Obst (auch Obstspeisen und Kompotte) und Gemüserohkost auf zusammen maximal 500 g/Tag. Ab 16 Uhr keine Getränke reichen, keine Suppen, kein Obst, kein Gemüse. Ultima ratio in Problemfällen die Zulage von 3–5 g Kochsalz zur Abendmahlzeit (ein probates Mittel aus dem therapeutischen Repertoire der alten Tuberkuloseärzte); Kontraindikation: Ödemkrankheiten, Herzinsuffizienz, arterielle Hypertonie, Ascites.

Nahrungsmittelallergien und -pseudoallergien

Behandlungsprinzip. Erzielen von Symptomfreiheit oder Reduzierung der Symptome auf ein tolerables Maß durch Ermittlung und weitestmögliche Ausschaltung auslösender nutritiver Allergene bzw. anaphylaktoider Noxen.

Diagnostisches Vorgehen

1. Detaillierte *Ernährungsanamnese* (vgl. S. 144; systematisches Abfragen einzelner Lebensmittelgruppen und Lebensmittel, Ernährungsgewohnheiten im Alltag, Ernährung im Säuglings- und Kindesalter, Nahrungsmittelallergien in der Familie) mit Schwergewicht auf Art, Zufuhrmenge und Zubereitungsweise der einzelnen vom Patienten vermuteten alimentären Auslöser sowie Art, Häufigkeit und letztem Auftreten der jeweiligen Intoleranzreaktion und ihrem Abstand zur Nahrungsaufnahme. Vermerken auch etwaiger nichtnutritiver Allergien (Arzneimittel-, Inhalations-, Kontaktallergien usw.).

2. Prospektives *Ernährungstagebuch* über genügend lange Zeit (> 3 Wochen) führen lassen mit detaillierter tageszeitlicher Aufzeichnung *aller* genossenen Speisen und Getränke, ggf. deren küchenmäßiger Zubereitung (Gartechnik, Würzung) und beobachteten Intoleranzreaktionen nach Art und Intervall zur Nahrungsaufnahme (nach sorgfältiger Einweisung durch Arzt oder Diätassistentin).

3. *Eliminationsdiät (→ *allergenfreie Kost ●)* über etwa 8–14 Tage, möglichst bis zum Verschwinden aller vermuteten Intoleranzsymptome, z. B. – wenn anamnestisch kein suspektes eliminierbares Einzelprodukt zu ermitteln ist – in Form einer blanden Kartoffel-Reis-Diät (ohne weitere Zusätze) mit dünnem schwarzem Tee und Mineralwasser oder der empirical elimination diet nach BINDSLEV-JENSEN (Details → [85]). Nährstoffaufwertung durch Zulage einer *Elementardiät (*Oligopeptiddiät ●)* oder hypoallergenen Formuladiät (z. B. Pregestimil®, Nutramigen®) ist bei längerer Anwendung einer derartigen Karenzkost im allgemeinen störungsfrei möglich. Wichtig das Absetzen aller nicht vital indizierten Medikamente. Bleibt Beschwerdebild nach 2wöchiger Eliminationsdiät unverändert, wird Verdacht auf Nahrungsmittelallergie in der Regel hinfällig.

4. *Additionsdiät (Allergensuchkost)*, d. h. gezielte Exposition *(„orale Provokation")* durch stufenweise Zulage auf Intoleranz zu prüfender Nahrungsmittel in jeweils 3–5tägigen Abständen. Spektrum der zu testen-

den Erzeugnisse möglichst *anamnesebezogen*, d. h. Beginn mit den aus Ernährungsanamnese und Ernährungstagebuch sich ergebenden allergenverdächtigen Produkten. Erst in zweiter Linie Vorgehen nach *Standardschema*, z. B. in der Reihenfolge Milch und Milchprodukte, Eier, Soja, Fisch, Sellerie, Rohgemüse, Citrusfrüchte, Nüsse (und Erdnüsse), Getreideprodukte, Fleisch, Geflügel, Schalentiere, Hülsenfrüchte, Hefe, Gewürze usw. (zu variieren je nach regional vorherrschenden und individuellen Ernährungsgewohnheiten). *Größte Vorsicht mit Expositionsversuchen bei Asthmatikern!* Symptomlos tolerierte Nahrungsmittel können beibehalten werden. Intoleranzreaktionen sind durch zweimalige, nach Möglichkeit doppelblinde, plazebokontrollierte Reexposition (nach jeweils neuerlicher Karenzpause) zu bestätigen. Separate Prüfung in einem als positiv befundenen Produkt möglicherweise enthaltener Lebensmittelzusatzstoffe (Farbstoffe, Konservierungsstoffe usw.) ist empfehlenswert.

Therapeutisches Vorgehen (indiziert nur in symptommanifesten Fällen mit klarem ursächlichem Zusammenhang): Basierend auf den Ergebnissen der Additionsdiät Aufbau *allergenfreier oder allergenreduzierter Dauerkost* durch weitestmögliche Ausschaltung als kausal identifizierter Allergene und Nahrungsmittel, deren Bestandteil sie sind *(→ *allergenfreie Kost ●)*. Dabei Beachtung der zahlreichen „Allergenfamilien" (Vorkommen gleichwirkender Allergene in unterschiedlichen Produkten), der häufigen Mehrfachallergien (multiple Sensibilisierungen) und möglicherweise Kreuzreaktionen zwischen Pollen- und Nahrungsmittelallergenen *(→ orales *Pollensyndrom). Keine Gefährdung einer bedarfsgerechten Energie- und Nährstoffversorgung durch zu weitgehende Restriktionen, besonders bei alltäglichen Nahrungsmitteln (Milch, Milcherzeugnisse, Getreideprodukte u. ä.)!* Gesichtspunkt der „Lebensqualität" im Auge behalten und für jedes auszuschaltende Produkt vertretbare Alternative anbieten! Bloße Verbotslisten sind wenig sinnvoll, zweckmäßiger das Erarbeiten einer individuellen „Erlaubnisliste" mit dem Patienten. Mitunter genügt es, ein Nahrungsmittel nur in anderer Form (z. B. kurz aufgekocht anstatt roh) oder in geringerer Menge oder weniger häufig zum Verzehr kommen zu lassen oder die Kombination bestimmter Nahrungsmittel zu vermeiden. Manche Nahrungsmittelallergie (im Gegensatz zu vielen Pseudoallergien, s. u.) ist rückbildungsfähig, besonders bei Erkrankung im frühen Kindesalter; deshalb in etwa jährlichen Abständen *Probeexposition mit allergenbelasteten Produkten zwecks Prüfung der Möglichkeit einer Kostauflockerung.* Auch in Fällen ohne Objektivierbarkeit eines Nahrungsmittelallergens kann gelegentlich ein diätetischer Behandlungsversuch gerechtfertigt sein (z. B. in Form einer „unspezifischen Umstimmung"; → **Allergosen; allergische Diathese*). Symptombezogene Maßnahmen → *Diarrhoe, gehäuftes *Erbrechen, *Meteorismus.*

Nahrungsmittelpseudoallergien (anaphylaktoide Syndrome). Ermittlung und konsequente Ausschaltung der als Auslöser objektivierten Nahrungsbestandteile (Azofarbstoffe, Konservierungsstoffe und sonstige Lebensmittelzusatzstoffe, bestimmte Obst-, Gemüse- und Getreidearten, Schalentiere u. a.) mittels prinzipiell gleichen diätetischen Vorgehens wie vorstehend bei Nahrungsmittelallergien (→ *Benzoat-, *Salicylat-, *Sulfit-, *Tartrazinintoleranz).* Erforderliche Diätmaßnahmen meist sehr eingreifend, verlangen subtile lebensmittelkundliche Kenntnisse, stellen hohe Ansprüche an laufende Betreuung durch Diätassistentin und an Compliance des Patienten. Sprechen zunächst als pseudoallergisch gedeutete Intoleranzerscheinungen binnen etwa 2–4 Wochen auf Eliminationsdiät (s. o.) nicht an, scheidet nutritiv-pseudoallergische Genese weitgehend aus, d. h. eine diesbezügliche diätetische Behandlung (z. B. in Form einer additivafreien Kost) ist nicht länger indiziert.

Zu beachten. Benzoat-, Sulfit- oder Farbstoffzusätze in *Fertigarzneimitteln* als mögliche Auslöser pseudoallergischer Reaktionen!

Nahrungsmittelintoleranz, unspezifische

Gezielte Ausschaltung der im Einzelfall unverträglichen Nahrungsmittel und Zubereitungsweisen (fettreich zubereitete Hülsenfrüchte, Gurkensalat, fritierte Produkte, fette Kohlgerichte, Mayonnaise, Sahnekuchen, frisches Schwarzbrot, Räucherwaren usw.; Ernährungsanamnese!), zweckmäßigerweise ausgehend von im Energie- und Nährstoffgehalt bedarfsadaptierter *leichter Vollkost.* Abbau des häufig überhöhten Fett- und Fleischkonsums, Begrenzung der Fett- und Eiweißzufuhr in Höhe der Empfehlungen für die Ernährung des Gesunden (Fett bis 30 % der Energiezufuhr, Protein 0,8 g/kg/Tag). In der Praxis bewährt der „Hafter-Trick": Detaillierte anamnestische Ermittlung aller verträglichen und unverträglichen Nahrungsmittel und Gerichte, darauf basierend später Verordnung einer Diät, die allein aus den bekömmlichen Speisen zusammengesetzt ist (zu beachten dabei: Gewährleistung ausreichender Versorgung mit allen essentiellen Nährstoffen!). Vgl. *Reizmagen, *Colon irritabile.*

Die verharmlosende Deutung der vermeintlich idiopathischen unspezifischen Nahrungsmittelintoleranz als nur „persönlichkeitsgebundenes" oder psychogenes, nicht jedoch krankheitsbedingtes Merkmal reflektiert einen verbreiteten, der kunstgerechten therapeutischen Führung dieser Kranken sehr abträglichen Irrtum. Ein Großteil *wirklicher* Intoleranzen (häufig verwechselt mit falsch interpretierter einfacher subjektiver Aversion gegen einzelne Produkte oder bestimmte Geschmacksqualitäten bei durchaus erhaltener objektiver Verträglichkeit; *Pseudointoleranz)*[1] erweist sich bei klinischer Abklärung als Korrelat zugrundeliegender, oftmals sehr diskreter krankhafter Veränderungen. Empfehlenswert deshalb in jedem Fall genaue *Eruierung und diätetische Berücksichtigung möglicherweise auslösender Grundleiden* (Posthepatitissyndrome, stumme Lebercirrhosen, Fettleber, Cholelithiasis, Postcholecystektomiesyndrome, chronische Pankreopathien, alte postdysenterische und postdystrophische Zustände, latente Glutenenteropathie, Lactasemangel, Sorbitintoleranz, gewohnheitsmäßige Aerophagie u. ä.). Immer wieder auch die Möglichkeit des Zugrundeliegens einer echten **Nahrungsmittelallergie oder -pseudoallergie* ausschliessen!

Nebenniereninsuffizienz, primäre; Addison-Syndrom

Geeignete Kostführung kann die Effizienz der Hormonsubstitution unterstützen und zur Verringerung der benötigten Hormondosen beitragen.

Chronische Nebenniereninsuffizienz

1. *Stadium der Dekompensation* (solange Hormonsubstitution noch nicht zu voller Wirkung gekommen): Kochsalzangereicherte **kaliumarme Kost* ● (10–15 g NaCl/Tag; < 40 mmol = < 1,6 g Kalium/Tag), magnesiumarm, schonkostgerecht abgewandelt (Basis: **Leichte Vollkost* ●), flüssigkeitsreich, in häufigen kleinen kohlenhydratreichen Mahlzeiten (einschliesslich Spätmahlzeit). Keine zu langen Nüchternperioden. Bei stärkerem Schwitzen, Durchfällen, Infekten usw. zusätzlich erhöhten Flüssigkeits- und Kochsalzbedarf einkalkulieren. Bei **Steatorrhoe* Reduzierung der (LCT-)Fettzufuhr und ggf. **MCT-Kost* ●. Überwachung von Serumelektrolyten und Blutzucker ($\rightarrow$ **Malabsorption, nichtdiabetische *Hypoglykämie, *Hyperkaliämie, *Hyponatriämie, protein-calorische *Unterernährung, *Appetitlosigkeit*).

---

[1] Größte Fehlerquelle bei statistischen Erhebungen zur Verträglichkeit von Nahrungsmitteln ist bekanntlich die unzureichende Präzisierung des Begriffs der Intoleranz; „geschmacklich nicht zusagend" wird erfahrungsgemäß von vielen Probanden mit „unverträglich" gleichgesetzt. So erscheint es wenig glaubhaft, daß z. B. Hülsenfrüchte – in Deutschland generationenlang bis in die fünfziger Jahre des 20. Jahrhunderts eines der Grundnahrungsmittel des Menschen – heutzutage für über 30 % der Bevölkerung nicht mehr verträglich sein sollen.

2. *Stadium der Kompensation* (unter adäquater Hormonsubstitution): Außer Sicherstellung ausreichender Kochsalzversorgung und Kaliumbilanzierung je nach Höhe des Serumkaliumwertes (erhöhte Zufuhr im Fall corticoidinduzierter *Hypokaliämie!*) in der Regel keine besonderen diätetischen Maßnahmen erforderlich.

Akute Nebenniereninsuffizienz (Addison-Krise). Initial 10 %ige Kochsalz-Lösung (10–20 ml) und 40 %ige Glucose-Lösung(50 ml) i. v. Flüssigkeitssubstitution (2500–5000 ml i. v. in den ersten 24 Std.) in Form von 0,9 %iger NaCl-Lösung (zum überwiegenden Anteil zu geben bei durch Salzverlust ausgelösten Krisen, erforderlichenfalls unter weiterer Zugabe 10 %iger NaCl-Lösung) und 5 %iger Glucose-Lösung (zum überwiegenden Anteil zu geben bei durch ungenügenden Glucocorticoideffekt, Infektionskrankheiten u. ä. ausgelösten Krisen). Symptombezogene Maßnahmen → hypotone *Dehydratation, *Hyponatriämie, *Hyperkaliämie, nichtdiabetische *Hypoglykämie. Kaliumarme totale *parenterale Ernährung ● oder *Sondenernährung ●, bis Patient wieder zu oraler Nahrungsaufnahme fähig. Später an Ausgleich durch Corticoidtherapie evtl. bedingter überhöhter renaler Kaliumverluste denken (ggf. *kaliumreiche Kost ●). Überwachung der Blutwerte. Weitere Kostgestaltung s. o.

Nephrolithiasis; Urolithiasis; Harnsteinleiden

Akute Ureterkolik. *Leichte Vollkost ●, *flüssig-breiige (pürierte) Kost ●, *Flüssigkost ● je nach Aufnahmefähigkeit und Toleranz, erforderlichenfalls parenterale Flüssigkeits- und Elektrolytsubstitution. Im kolikfreien Intervall bzw. unter erfolgreicher Dauerspasmoanalgesie reichlich Flüssigkeit (dünner Tee, verdünnte Obstsäfte, Mineralwasser 2–3 l/ 24 Std.; Kontraindikation: Herzinsuffizienz, Ödemkrankheiten, oligoanurische Niereninsuffizienz). Frage der Zweckmäßigkeit sog. Trinkstöße (750–1000 ml Flüssigkeit/60 min) ist von Fall zu Fall zu entscheiden. Überwachung des Plasmaionogramms. Mit Abklingen der akuten Erscheinungen Übergang auf metaphylaxegerechte Dauerkost (s. u.).

Zustand nach Lithotripterbehandlung. Flüssigkeitsreiche Kost (2–3 l Wasser/24 Std.) mit Trinkstößen (s. o.).

Rezidivprophylaxe (Metaphylaxe), Primärprävention. Behandlungsprinzip die dauerhafte Ausschaltung die Konkrementbildung begünstigender („lithogener") Ernährungsfaktoren durch Korrektur der Ess- und Trinkgewohnheiten, wodurch sich etwa 50 % aller Steinepisoden vermeiden lassen.

Allgemeine Maßnahmen (bei jeder Art von Nierensteinleiden). *Reichliche Flüssigkeitszufuhr* (> 2–4 l/24 Std.), in häufigen kleinen Portionen nach Möglichkeit gleichmäßig auf Tages- und Nachtstunden verteilt. Trinkenlassen auch vor dem abendlichen Zubettgehen und nach jedem nächtlichen Wasserlassen. Beachtung eventuellen Mehrbedarfs an Flüssigkeit (warme Jahreszeit, heißes Klima, Hitzearbeit, Fieber, Durchfall usw.). Richtwerte für Trinkmenge bei Schulkindern 1,8–2,5 l, Vorschulkindern 1,5–1,8 l, Kleinkindern 1,2–1,5 l, Säuglingen 0,9–1,2 l/24 Std. Zu überwachende Kriterien ausreichender Flüssigkeitsversorgung *adäquates Harnvolumen* (Erwachsene: > 2,5 l/24 Std.) und *adäquate Harnverdünnung* (mittels Urometer oder Teststreifen zu kontrollierendes spezifisches Gewicht, auch bei nächtlichen Miktionen, nicht über D = 1012). Mengenmäßig unbeschränkt je nach Wunsch und Bekömmlichkeit zu empfehlen: Früchte- und Kräutertees (einschliesslich sog. Nieren- und Blasentees, ungezuckert), verdünnte Obstsäfte (keinen Grapefruitsaft), natürliche Mineralwässer sowie Leitungswasser praktisch aller in Mitteleuropa anzutreffenden Härtegrade. Weniger zweckmäßig Bohnenkaffee, schwarzer Tee, Colagetränke, sonstige gezuckerte Limonaden. Zurückhaltung auch mit Bier und sonstigen alkoholischen Getränken. Strenge Indikationsstellung (unter Umständen Kontraindikation) für erhöhte Flüssigkeitszufuhr bei *Herzinsuffizienz, *Ödem-Krankheiten und oligurischer *Niereninsuffizienz. Im Energie- und Nährstoffgehalt bedarfsgerechte *Vollkost ● oder indizierte Diätkost unter Ausschaltung jeder Art von Luxuskonsumption. Reduktion überhöhten Konsums an Fleisch (Empfehlung vieler Urologen: Maximal 100 g Fleisch, Fleischwaren oder Fisch pro Tag), Fett (< 30 % der Energiezufuhr), Zucker (< 10 % der Energiezufuhr, < 25 g/ 1000 kcal), Kochsalz (< 6 g NaCl, entsprechend < 100 mmol Na/Tag; vgl. *natriumarme Kost ●). *Limitierung der Eiweißzufuhr* in Höhe der Empfehlungen für die Ernährung des Gesunden (0,8 g Protein/kg/Tag). Unter *lactovegetabiler Kost ● (Soja!) geringere Nierensteinincidenz als unter vergleichbarer Fleischkost. Vermeiden calorischer Überernährung. Abbau von Übergewicht (→ *Adipositas). Reichlich Ballaststoffe (> 40 g/ Tag), Magnesium (> 500 mg Mg/Tag; auch Mg-reiche natürliche Mineralwässer) und Kalium (Gemüse, Gemüsesäfte, Obst, Obstsäfte, insbesondere zur Abendmahlzeit zwecks Förderung der nächtlichen Diurese).

Zusätzliche spezielle Maßnahmen je nach Ergebnis der Steinanalyse:
Calciumoxalatsteine. Bei *Hyperoxalurie* von über 45 mg (500 μmol) Oxalat/24 Std. Ausschaltung oxalatreicher Vegetabilien (→ *oxalatarme Kost ●), entgegen früherer Auffassung zugleich mit bedarfsgerechter Calciumzufuhr; *calciumarme Kost ● erwägenswert, wenn überhaupt, beim Vorliegen einer *absorptiven *Hypercalcämie* mit *Hypercalciurie. Fälle mit zugleich bestehender *Hyperuricämie* sind Indikation für zusätzliche

purinarme Kostabwandlung *(→ *purinarme Kost ●)*. Keine hochdosierte (Grammbereich) Methionin- oder Ascorbinsäuremedikation. Unterstützung der medikamentösen Harnalkalisierung (Ziel: Urin-pH 7,0–7,2) durch harnalkalisierende diätetische Maßnahmen: Citrusfrüchte, Citrussäfte, bicarbonat- und magnesiumreiche alkalisierende Mineralwässer *(→ *alkalisierende Kost ●)*.

Harnsäure-(Urat-)Steine. Beseitigung von **Hyperuricosurie* und **Hyperuricämie* durch **purinarme Kost ●* ($<$ 300–500 mg Gesamtpurin pro Tag; → **Gicht*). Weitgehender Alkoholverzicht. Unterstützung der medikamentösen Korrektur des Urin-pH (Ziel: pH 6,2–6,8) durch alkalisierende diätetische Maßnahmen: Citrusfrüchte, Citrussäfte (400–500 g pro Tag), bicarbonatreiche alkalisierende Mineralwässer (→ **alkalisierende Kost ●*). Kontraindikation für hochdosierte Zufuhr von Methionin und für Ascorbinsäuremedikation in Grammdosen.

Xanthinsteine (Xanthinurie). Wenn renale Xanthinausscheidung auf über 12 mg/24 Std. erhöht: **Purinarme Kost ●* ($<$ 300 mg Purin pro Tag; bei Normoxanthinurie ohne Effekt). Harnalkalisierende Maßnahmen wie bei Harnsäuresteinen, jedoch unter noch stärkerer Harnverdünnung (Ziel: Urinvolumen $>$ 3–4,5 l/Tag).

Ammoniumuratsteine;   2,8-Dihydroxyadeninsteine. **Purinarme Kost ●* wie bei Harnsäuresteinen, jedoch ohne harnalkalisierende diätetische Maßnahmen.

Calciumphosphatsteine. Bei Normocalciurie Vermeiden höherer Calciumaufnahme (maximal 800 mg Ca/Tag). In Fällen von absorptiver **Hypercalciurie* Calciumrestriktion ($<$ 400 mg Ca/Tag; → **calciumarme Kost ●*). Bei Hyperphosphaturie zusätzlich PO_4-Reduktion (**phosphatreduzierte Kost ●*). Nach Möglichkeit Unterstützung der medikamentösen Harnsäuerung (Ziel: Urin-pH $<$ 6,0) durch angepasste harnsäuernde diätetische Maßnahmen→ **säuernde Kost ●*. Möglichst wenig Citrusfrüchte und Citrussaft (z. B. maximal 1 kleine Apfelsine pro Tag). **Methionin ▲* peroral.

Ammonium-Magnesium-Phosphat-(Tripelphosphat-, Struvit-)Steine. Adjuvante harnsäuernde Maßnahmen wie vorstehend bei Calciumphosphatsteinen.

Cystinsteine. Aufrechterhaltung einer kontinuierlichen maximalen Diurese. Flüssigkeitszufuhr $>$ 4 l/24 Std., davon 500 ml beim abendlichen Zubettgehen und weitere 500 ml gegen 2 Uhr nachts (Ziel: Harnmenge $>$ 3,5 ml/24 Std., spezifisches Gewicht ständig D $<$ 1010). Adjuvante harnalkalisierende Maßnahmen (Citrusfrüchte, Citrussäfte, alkalisierende Mineralwässer usw.; vgl. **alkalisierende Kost ●*) wie bei Calciumoxalatsteinen (s. o.). Ziel: Urin-pH $>$ 8,0. Zwecks Reduktion von Harncystin zu besser löslichem Cystein hochdosiert Vitamin C (5× 1 g Ascorbinsäure/Tag in natriumfreier Pulverform). Eiweißlimitierung in Höhe der Empfehlungen für die Ernährung des Gesunden (Erwachsene: 0,8 g Protein/kg/Tag) bei Cystinsteindiathese besonders zu beachten. Kontraindikation für hochdosierte Zufuhr von Methionin. Versuchsweise zu empfehlen: Streng *natriumarme Kost* ● (< 50 mmol Na/Tag; [69]). Vgl. *Cystinurie.*

Mischsteine. Kostgestaltung je nach Kombination der enthaltenen Einzelbestandteile.

1. *Whewellit-Weddellit-Mischsteine.* Ernährung wie bei Calciumoxalatsteinen.
2. *Calciumoxalat-Calciumphosphat-Mischsteine.* Regelung der Calcium-, Oxalat- und Purinzufuhr wie bei Calciumoxalatsteinen. Je nach Überwiegen der Oxalat- oder der Phosphatkomponente harnalkalisierende oder harnsäuernde Maßnahmen.
3. *Calciumoxalat-Harnsäure-Mischsteine.* Ernährung wie bei Calciumoxalatsteinen mit zugleich bestehender Hyperuricämie. Harnalkalisierende Maßnahmen.
4. *Ammoniumurat-Struvit-Mischsteine.* Ernährung wie bei Harnsäure-(Urat-) Steinen. Anstelle alkalisierender Maßnahmen jedoch Harnsäuerung wie bei Calciumphosphatsteinen.

Sonstige Kostdetails bei allen Formen der Nierensteindiathese je nach evtl. Grundleiden und begleitenden Störungen, insbesondere der Nierenfunktion.

Nephrotisches Syndrom

Kostgestaltung je nach aktueller Symptomatik und Krankheitsschwere:

Symptommanifestes Stadium

1. *Natriumarme Kost* ● (< 0,7 mmol = 16 mg Na/kg/Tag) bis zum Verschwinden von Ödemen, Ascites und Hydrothorax. Diätetisches Vorgehen bei stärkerem Abfall des Serumnatriumspiegels → *Verdünnungs-*Hyponatriämie.*
2. *Flüssigkeitsbegrenzung* in Höhe der Harnmenge des Vortags. *Kein Zuschlag für Perspiratio insensibilis, solange Ödeme bestehen!* Tägliche Kontrolle des Körpergewichts (zwecks Objektivierung eventueller Flüssigkeitseinlagerung).
3. *Eiweißzufuhr* je nach Höhe des Proteinverlusts durch *Proteinurie* (dort weitere Details). Bei Retention harnpflichtiger Stoffe (Serumkreatinin > 3 mg/dl = 260 µmol/l) entsprechend reduzierte, die ver-

bliebene Toleranz jedoch bestmöglich ausnutzende Bemessung der Eiweißmenge (→ *chronische *Niereninsuffizienz).*
4. *Bedarfsgerechte Energiezufuhr* (bis 50 kcal = 210 kJ/kg/Tag und mehr).
Angesichts häufig begleitender *Hypercholesterinämie, *Hypertriglyceridämie* und erhöhtem Thromboserisiko Begrenzung der Fettzufuhr
in Höhe der Empfehlungen für die Ernährung des Gesunden (< 30 %
der Energiezufuhr), Fettmodifizierung (→ *cholesterinreduzierende
Kost* ●), Limitierung der Zuckerzufuhr zugunsten der polymeren Kohlenhydrate (*triglyceridreduzierende Kost* ●) und Vermeiden überhöhter Proteinzufuhr in Form von Fleisch; gesicherte Aussagen zur Lang-
zeiteffizienz letztgenannter Empfehlungen bei nephrotischem Syndrom (z. B. hinsichtlich der coronaren Prognose) noch nicht möglich.
Vgl. *Thromboseprävention.*
5. Bedarfsadaptierte Versorgung mit Kalium (→ *Hypokaliämie, *Hyperkaliämie)*, Magnesium (→ *Hypomagnesiämie)*, Calcium und Vitamin D (→ *Hypocalcämie).*
6. Diätetische Berücksichtigung der Nebenwirkungen evtl. *Arzneimitteltherapie: Cortisonderivate, Diuretica.*

Latenzstadium (Fehlen von Ödemen, Ascites, Hypoproteinämie, Dyslipidämien, stärkerer Proteinurie). Bedarfsgerechte *Vollkost* ●. Bei latenter Ödemneigung zu erwägen: Vorsorglich Begrenzung der Natriumzufuhr auf 1,5–2,0 mmol (90–120 mg NaCl)/kg/Tag (→ *natriumarme
Kost* ●).

Neuralrohrdefekte (Spezielle Fehlbildungen des ZNS)

Prävention bei bekannterweise erhöhtem Risiko (z. B. bei Frauen mit einer vorausgegangenen Schwangerschaft mit Neuralrohrdefekt): Zulage
von *Folsäure* ▲ (medikamentös 4 mg/Tag von 4 Wochen präkonzeptionell bis zur 12. Schwangerschaftswoche) bei im übrigen voll bedarfsgerechter Ernährung der *Schwangeren* (incl. *Vitamin B_{12}* ▲ und *Vitamin
B_6* ▲). Wichtig zudem der Abbau etwaiger *Adipositas* (neben dem Mangel an den genannten B-Vitaminen ein weiterer unabhängiger Risikofaktor für Neuralrohrdefekte!) bereits vor der Konzeption. Generelle Empfehlung für Frauen im gebärfähigen Alter mit zweifelhafter Ernährungsanamnese: 0,4 mg Folsäure/Tag, weitestmöglich aus geeigneten Nahrungsquellen (→ *Folsäuremangel)*, erst in zweiter Linie in medikamentöser Form. Weitere Empfehlungen zur Optimierung der Nährstoffversorgung (u. a. Zink!) bereits präkonzeptionell → S. 112.

Niacinmangel; Tryptophan-Niacin-Mangelsyndrom; Pellagra

Mit Eiweiß- und B-Vitaminträgern angereicherte Kost (anzustreben modifizierte *leichte Vollkost* ● oder *Vollkost* ●). Wünschenswerte Proteinzufuhr zunächst 1,2–1,8 g/kg/Tag. Zulage von Fleisch, Fisch, Vollkornerzeugnissen, Hülsenfrüchten, Trockenhefe. Behutsamer Aufbau bedarfsgerechter Nährstoffversorgung. Keine radikalen Umstellungen landesüblicher Ernährungsweise (gewohnte Maisgerichte nicht abrupt absetzen!). Bei unzureichender Nahrungsaufnahme, Resorptionsstörungen (→ *Malabsorption)* und schwereren Defizitzuständen (manifeste Pellagra) zusätzlich medikamentöse Substitution von Niacin (100–200 mg/Tag) und übrigen B-Vitaminen (B-Vitaminkomplexpräparat), erforderlichenfalls auch parenteral. Kriterium ausreichender Versorgung: Renale Niacinausscheidung > 1600 μg pro Gramm Kreatinin. Beseitigung von *Dehydratation,* Elektrolytimbalancen und zugleich bestehenden sonstigen Ernährungsmängeln (*protein-calorische *Unterernährung, *Ascorbinsäuremangel* usw.). Kostgestaltung im übrigen je nach Grundleiden und Begleitstörungen (*Diarrhoe, *Cheilitis angularis, *Achylia gastrica).

Prävention. In Endemiegebieten Aufwertung der meist einseitigen und proteinunterwertigen Maiskost durch erhöhte Zufuhr von biologisch hochwertigem Eiweiß (Fleisch, Milch, Ei usw.), anderen im Lande verfügbaren Getreidevollkornerzeugnissen sowie Hülsenfrüchten und sonstigen niacinreichen Vegetabilien (→ *Niacin* ▲).

Nickeldermatitis (nickelinduziertes allergisches Kontaktekzem)

Bei Vorliegen entsprechender Hinweise in der Ernährungsanamnese und Bestätigung durch positiven Ausfall des oralen Provokationstests (nach Placebotestung Verabfolgung z. B. von 2,5–5 mg Nickel-II-sulfat als Tablette, Exacerbation des Ekzems innerhalb 48 Stunden) versuchsweise Einschränkung besonders nickelreicher Nahrungsmittel, insbesondere Hülsenfrüchte (Linsen, Bohnen, Erbsen, Sojaprodukte), Vollkornerzeugnisse, Kleie, Nüsse, Mandeln (→ *nickelarme Kost* ●). Ernährungstagebuch führen lassen. Zu Hautexacerbationen führende Produkte auch unabhängig von ihrem nativen Nickelgehalt eliminieren. Aufzeigen geeigneter Alternativen zwecks Gewährleistung weiterhin voll bedarfsgerechten Nährstoffgehalts der Kost! Vorsorglich keine Verwendung von Küchengeräten (Kochtöpfe, Schüsseln, Kaffeeautomaten, Wasserkocher mit freiliegender Heizschlange usw.) aus chromnickelhaltigem Edelstahl; Ersatz durch Geschirr aus Glaskeramik, Glas, Silargan, Plastik. Übliche Dosenkonserven nach derzeitigem Wissensstand unbedenklich.

Niereninsuffizienz, chronische (prädialytische Phase)

Behandlungsziel. Verlängerung der prädialytischen Phase durch funktionelle Entlastung der Niere mit bestmöglicher Annäherung des milieu interne an die Norm (Kriterium: Blutspiegel von Harnstoff, Kreatinin, Proteinen, Elektrolyten) bei bedarfsgerechter Versorgung mit Energie und essentiellen Nährstoffen.

Praktisches Vorgehen bestimmt vom Stadium der Niereninsuffizienz sowie von Art und Schweregrad der jeweiligen Partialstörungen:
1. *Eiweiß.* Proteinrestriktion zwecks Reduktion des Anfalls N-haltiger Stoffwechselendprodukte; Minimalziel die Deckung des altersentsprechenden physiologischen Mindestbedarfs (Eiweißminimum; vgl. S. 551 f.). Höhe der darüber hinaus möglichen Proteinzufuhr abhängig vom Grad der Retention harnpflichtiger Stoffe im Blut. Richtwerte für Gesamtzufuhr: *a.* Serumharnstoff bis 100 mg/dl ($<$ 17 mmol/l), Kreatinin 3–4 mg/dl (260–350 µmol/l), glomeruläre Filtrationsrate (GFR) $<$ 20 ml/min: Zufuhrmenge beim Erwachsenen 0,6 g Protein/kg/Tag. Zwei Drittel der Eiweißmenge in biologisch hochwertiger Form (Milch, Ei, Fleisch, Fisch). *b.* Serumharnstoff bis 150 mg/dl (25 mmol/l), Kreatinin 4–6 mg/dl (350–530 µmol/l), GFR $<$ 15 ml/min: 0,5 g Protein/kg/Tag, $2/3$–$3/4$ der Eiweißmenge in biologisch hochwertiger Form (→ **eiweißarme Kost* ●). *c.* Serumharnstoff über 150 mg/dl (25 mmol/l), Kreatinin über 6 mg/dl (530 µmol/l), GFR $<$ 10 ml/min: 0,35–0,4 g Protein/kg/Tag, auf Dauer jedoch nicht unter 25 g pro Tag, z. B. als weitgehend *vegetarische Diät* oder als mit essentiellen Aminosäuren oder Ketoanalogen zu supplementierende **Schwedendiät* ●. Pflanzliches Eiweiß, speziell Sojaeiweiß, gilt bei Niereninsuffizienz im Vergleich zum tierischen Eiweiß als besser tolerabel. Überwiegend oder ausschliesslich vegetarische Ernährung erfordert jedoch besonders sorgsame Kalkulation der Proteinzufuhr (vgl. S. 132 f.) und strengere Überwachung des Phosphat- und des Kaliumhaushalts. Durch stärkere **Proteinurie* ($>$ 5 g/Tag) zu Verlust gehende Eiweißmenge ist nach bisher überwiegender Auffassung (unabhängig vom Grad der indizierten diätetischen Eiweißrestriktion) in biologisch hochwertiger Form zu substituieren; Details noch Gegenstand der Diskussion (vgl. S. 438). Eiweißkalkulation bei Niereninsuffizienz im *Kindesalter* [7]: *Säuglinge*, 1. Lebenshalbjahr: GFR $>$ 15 % der Altersnorm = 2,2 g Protein/kg/Tag, GFR $<$ 15 % = 1,5–1,6 g/kg. – 2. Lebens halbjahr: GFR $>$ 15 %

= 2,0 g/kg, GFR < 15 % = 1,5–1,6 g/kg. *Kinder 1-3 Jahre:* GFR > 15 % = 1,8 g/kg, GFR < 15 % = 1,0–1,4 g/kg. *Kinder 4-6 Jahre:* GFR > 15 % = 1,5 g/kg, GFR < 15 % = 0,9–1,2 g/kg. *Kinder 7-10 Jahre:* GFR > 15 % = 1,2 g/kg, GFR < 15 % = 0,8–1,1 g/kg. *Kinder ab 11 Jahre und Jugendliche:* GFR > 15 % = 1,0 g/kg, GFR < 15 % = 0,7–1,0 g/kg.

2. *Energiezufuhr* bedarfsgerecht: 35–40 kcal (150–170 kJ)/kg/Tag. Kinder je nach Altersstufe 50–100 kcal (200–400 kJ)/kg und mehr. 60–65 % der Energie in Form von Kohlenhydraten, ca. 30 % als Fett (davon knapp $^1/_3$ polyensäurereiches Pflanzenfett). Kriterium ausreichender Calorienversorgung ein annähernd normales (ödemfreies) Körpergewicht. In Fällen stärkeren Gewichtsverlusts (Body mass index < 18 kg/m^2) trotz adäquater Energiezufuhr versuchsweise kontrollierte, vorsichtige Proteinzulage bis zum Erreichen von Gewichtsstabilität. Bei häufig begleitender Inappetenz an Möglichkeit appetitverbessernder Zusatzmaßnahmen denken *(→ *Appetitlosigkeit).*

3. *Flüssigkeitszufuhr* nach Durstgefühl und täglich zu kontrollierendem Körpergewicht, bei höhergradiger Niereninsuffizienz und abnehmender Diurese nach sorgfältig zu führender Bilanz. Vermeiden sowohl von Dehydratation (häufiger Fehler in der polyurischen Phase!) als auch von Überwässerung (Hyperhydratation). Maximum der Ausscheidungsfähigkeit von Harnstoff anzunehmen bei einer Diurese von etwa 2,5–3,0 l/Tag. Flüssigkeitsgehalt der festen Nahrung kann im Interesse einfacherer Berechnung meist vernachlässigt werden, wenn Perspiratio insensibilis (0,5–0,75 l/Tag) nicht in Ansatz gebracht wird; Trinkmenge sonst = Urinvolumen des Vortags plus 500 ml. Zusätzliche extrarenale Flüssigkeitsverluste (Erbrechen, Durchfall, stärkeres Schwitzen, Fieber) sind zu berücksichtigen.

4. *Natrium: Keine generelle streng natriumarme Diät!* Flexible Handhabung der Kochsalzzufuhr je nach klinischen Befunden (Hydratationszustand, arterielle Hypertonie, renaler Salzverlust usw.). Vorsichtige NaCl-Reduktion bei gegebener Indikation (Ödeme, Herzinsuffizienz, Hypertonie). Ausgehend von moderater Natriumbeschränkung (100 mmol Na = 2,4 g Na/Tag; → *natriumarme Kost ●)* Austestung der im Einzelfall angemessenen Salzmenge (Untergrenze: Salzmangelexsiccose, Anstieg des Serumharnstoffs; Obergrenze: Entwicklung von Hypertonie und/oder Ödemen). Vermeiden einer Natriumdepletion, besonders in der polyurischen Phase *(→ *Hyponatriämie).* Kontrollierte schrittweise Kochsalzzulage bei hypotoner *Dehydratation*, Hypovolämie und Salzverlustnephropathien *(→ *Salzverlustsyndrome).*

5. *Kalium.* Zufuhr bilanzgerecht, meist etwa 1,5–3,0 g (40–80 mmol)/Tag. Vermeiden sowohl von *Hypokaliämie* (Serumkalium < 3,6 mmol/l, Indikation für *kaliumreiche Kost ●;* vgl. *Kaliummangelnephropa-*

thie) als auch, speziell in fortgeschrittenerem Stadium der Niereninsuffizienz, von **Hyperkaliämie* (GFR < 10 ml/min oder Serumkalium > 5,5 mmol/l, Indikation für **kaliumarme Kost* ●).

6. *Calcium.* Soweit im Rahmen indizierter Protein- und Phosphateinschränkung realisierbar: > 1200 mg (30 mmol)/Tag (→ **calciumreiche Kost* ●). Bei ausgeprägter Hypocalcämie und bei Eiweißzufuhr unter 0,6 g/kg/Tag meist zusätzliche medikamentöse Supplementierung erforderlich (1,0–1,5 g Ca/Tag und mehr).

7. *Phosphat.* Bei **Hyperphosphatämie* und **Hypocalcämie* Einschränkung der alimentären Phosphatzufuhr (< 10 mg PO_4/kg/Tag oder 10–12 mg PO_4 pro g Nahrungseiweiß; → **phosphatreduzierte Kost* ●).

8. *Vitamine.* Strengere Eiweißrestriktion (< 0,5 g Protein/kg/Tag) erfordert meist perorale medikamentöse Supplementierung der wasserlöslichen Vitamine (B-Vitaminkomplex, Vitamin C; Ziel: Zufuhr in etwa 1,3–2 facher Höhe der D-A-CH-Referenzwerte). Vitamin-D-Metabolit Calcitriol frühzeitig je nach Lage des Einzelfalls (Serumcalcium < 2 mmol/l; „renale Rachitis" → **Osteomalacie*). Keine medikamentöse Substitution von Vitamin A.

9. *Ballaststoffe* > 40 g/Tag (Erwachsene).

Frage der speziellen Behandlungsbedürftigkeit einer die Niereninsuffizienz begleitenden **Hypercholesterinämie* und **Hypertriglyceridämie* wird von den Experten zunehmend bejaht (Indikation für entsprechende lipidsenkende Kostvariation, versuchsweise auch zusätzlich weitere Proteinrestriktion). Evtl. indizierte sonstige Kostabwandlungen je nach Grundleiden, Begleitstörungen und schliesslich zur Anwendung kommendem Dialyseverfahren (**Hämodialyse, *Peritonealdialyse*). *Keine schematische Verordnung einer sog. „Nierendiät"* ohne präzise Definition des Gehalts an Eiweiß, Natrium, Kalium, Flüssigkeit! *Keine unnötigen diätetischen Restriktionen* (Eiweiß, Kochsalz usw.) in Fällen ohne Retention harnpflichtiger Stoffe, ohne Hypertonie, ohne Ödeme. Sicherstellung bedarfsgerechter Energie- und Nährstoffversorgung in jedem Stadium der Nierenerkrankung, jedoch Unterbindung jeder Art von Luxuskonsumption (tierisches Eiweiß, gesättigte Fettsäuren, Kochsalz). *Präventivmedizinische Perspektive:* Über den entlastenden Effekt auf das milieu interne hinaus (Serumkreatinin, -phosphat usw.) kann dauerhafte mäßiggradige Protein- und Phosphatrestriktion (< 0,6 g Eiweiß/kg und < 750 mg Phosphat pro Tag; Erwachsene) offenbar auch die natürliche Progression eines Nierenleidens nachhaltig verlangsamen.

*Sondenernährung ● bei chronischer Niereninsuffizienz. Nierenadaptierte Formuladiäten (z. B. Salvipeptid® nephro, Sonana Ren-o-mil®, Survimed® renal). Bilanzierung individuell nach vorstehend genannten Gesichtspunkten.

*Parenterale Ernährung ● bei chronischer Niereninsuffizienz. 0,4–0,6 g Aminosäuren/kg/24 Std. in Form eines nierenadaptierten Gemischs (z. B. Präparat Aminomel® nephro, Nephrosteril®), 35–55 kcal (150–230 kJ)/kg/24 Std., überwiegend aus hochprozentiger Glucose (bei stärkerer Hyperglykämieneigung: nach Ausschluß einer Fructoseintoleranz Fructose-Glucose-Xylit-Mischlösung 2:1:1), restliche 20–25 % der Energiezufuhr als Fett (bis 1 g Fett/kg/24 Std.). Flüssigkeit und Elektrolyte individuell nach Bilanz.

Nierenerkrankungen im Stadium der vollen Kompensation (d. h. keine Retention harnpflichtiger Substanzen, keine Einschränkung der glomerulären Filtrationsrate): **Vollkost ●*, jedoch unter Begrenzung des Eiweißkonsums in Höhe der Empfehlungen für die Ernährung des Gesunden (0,8 g Protein/kg/Tag). Im Falle von *arterieller *Hypertonie* oder Neigung zu **Ödemen* Einschränkung der Kochsalzzufuhr (→ **natriumarme Kost ●).*

Niereninsuffizienz im *Kindesalter:* [7].

Nierentransplantation

Präoperativ. Optimierung des Ernährungs- und Hydratationszustands sowie Ausgleich allfälliger Elektrolytimbalancen. Evtl. **Adipositas* sollte in der Wartezeit weitestmöglich abgebaut worden sein.

Postoperativ. Flüssigkeitszufuhr nach Bilanz (geschätzte operationsbedingte Verluste + Urinmenge + ca. 0,75 l Perspiratio insensibilis). Elektrolytsubstitution nach Plasmaionogramm. Parenterale Ernährung wie bei *chronischer *Niereninsuffizienz.* Trinkenlassen im allgemeinen ab 1. postoperativem Tag. Oraler Kostaufbau, nach Möglichkeit beginnend mit einer flüssigen Kost, je nach Funktionieren des Transplantats. Ziel: 30–35 kcal/kg ödemfreies Normalgewicht. Bei postoperativer Oligoanurie (primäres Transplantatversagen) und im polyurischen Stadium diätetisches Vorgehen nach gleichen Gesichtspunkten wie gemeinhin im prädialytischen (oligurischen) bzw. postdialytischen (polyurischen) Stadium des *akuten *Nierenversagens.* Sorgfältige Flüssigkeits- und Elektrolytbilanzierung unter Umständen noch über Wochen hinaus vonnöten (→ **Hypokaliämie, *Hyponatriämie, *Hypomagnesiämie, *Hypophosphatämie).* Proteinzufuhr in der frühen Transplantationsphase möglichst 1,3–1,5 g/kg. Fettmodifizierung. **Zuckerarme Kost ●.* Alkoholkarenz.

Dauerkost. Bei voll funktionierendem Transplantat in der Regel keine eingreifenderen diätetischen Beschränkungen erforderlich (modifizierte **Vollkost ●*); vgl. **Organtransplantation.* Vermeiden überhöhten Fleischkonsums. Kein zu starkes Überschreiten der für die Ernährung unter Behandlung mit Cortisonderivaten empfehlenswerten Proteinmenge (1,0–1,3 g/kg/Tag). Zur Verlängerung der Transplantatüberlebenszeit zu erwägen: Begrenzung der Proteinzufuhr auf 0,6–0,7 g/kg Sollgewicht/Tag (→ *eiweißarme Kost* ●); engmaschige Überwachung des Proteinhaushalts und der Transplantatfunktion dabei unerläßlich. Auch Kostanreicherung mit maritimen n-3-Polyensäuren (z.B. 6 g Fischöl/Tag, → *Eikosapentaensäure* ▲; vgl. *Seefischdiät* ●) soll Transplantatabstoßung retardieren können. Bei fortbestehender arterieller *Hypertonie* und/oder *Ödemen* weiterhin Kochsalzbeschränkung (< 80–100 mmol = 5–6 g NaCl/Tag; → *natriumarme Kost* ●). Wichtig die Korrektur diätetisch relevanter Nebenwirkungen der immunsuppressiven Langzeitbehandlung (*Hypertriglyceridämie, *Hypercholesterinämie, *Adipositas, *Diabetes mellitus, *Hypokaliämie, *Hyperkaliämie, *Hypomagnesiämie, *Hypocalcämie; → *Arzneimitteltherapie: Cortisonderivate, Ciclosporin, Tacrolimus*), in der Mehrzahl der Fälle eine Indikation für überwiegend lactovegetabile, natriumarme, calciumreiche, fettmodifizierte *Mischkostreduktionsdiät* ●. Im Verlauf fortschreitender Transplantatnephropathie rechtzeitig Kostabwandlung entsprechend Art und Schweregrad der sich entwickelnden renalen Symptomatik (→ chronische *Niereninsuffizienz*).

Besonderheiten im *Kindesalter*: Erhöhter Bedarf an *Eiweiß* (Säuglinge 3,0, Kinder ab 2. Lebensjahr 2,0–3,0 g/kg/Tag), möglicherweise auch an *Phosphat* (Überwachung des PO_4-Plasmaspiegels).

Nierenversagen, akutes; akute Niereninsuffizienz

Behandlungsprinzip. Überbrückung der Zeit des Nierenfunktionsausfalls durch Korrektur seiner Auswirkungen auf das milieu interne (Retention harnpflichtiger Substanzen, Überwässerung, Elektrolytimbalancen) mittels gezielter symptombezogener diätetischer Maßnahmen.

Prädialytisches (oligurisches) Stadium, weniger schwere Fälle

1. *Flüssigkeit* (einschliesslich des in nichtflüssigen Nahrungsmitteln enthaltenen Anteils) nach Bilanz (Basis: *Trockenkost* ●), d. h. Harnmenge des Vortags plus 0,5–0,75 Liter (für Perspiratio insensibilis), zusätzlich Ersatz allfälliger extrarenaler Flüssigkeitsverluste (Erbrechen, Durchfall, Fistelsekrete, Fieberschweiß usw.). Überwachung des Flüssigkeitshaushalts durch **tägliche Kontrolle des Körpergewichts.** Tolerable Gewichtsabnahme ca. 0,2–0,3 kg/Tag. Bei ständig geringerer oder fehlender Abnahme Verdacht auf korrekturbedürftige zu hohe Salz- und Flüssigkeitszufuhr, bei ständig größerer Abnahme Verdacht auf Volumendepletion oder Hyperkatabolie.

2. *Eiweiß* 0,6–0,8 g/kg (wenn nicht dialysiert wird), jedoch nicht unter 25 g pro Tag, Kinder ca. 50 % der altersstufenentsprechenden Normalempfehlung, in biologisch hochwertiger oder proteinselektiver Form (z. B. *Schwedendiät* ●) und/oder als im Aminosäurengehalt variierte „Nephro-Lösung".

3. *Energiezufuhr* bedarfsgerecht, d. h. 35–40 kcal (150–170 kJ)/kg/Tag, Kinder altersstufenentsprechend 50–100 kcal (200–400 kJ)/kg/Tag, bei hyperkatabolen Zuständen in schrittweiser Steigerung 50–100 % mehr. Beispiel für anzustrebende Relation der Hauptnährstoffe (bei 2200 kcal = 9,2 MJ): Eiweiß 4,5 %, Fett bis ca. 35 %, KH > 60 % der Energiezufuhr. Hilfreich die adjuvante Verwendung von Maltodextrin, Olivenöl, nierenadaptierten Formuladiäten (Survimed® renal u. ä., auch per Sonde) sowie bei hyperkatabolen Zuständen von 40 %iger Glucose zugleich mit Aminosäuren (Aminomel® nephro o. ä.) zentralvenös. Glucose i. v. maximal 3 g/kg/Tag, erforderlichenfalls zusätzlich Xylit. Fettzufuhr 0,5–0,8–1,2–2,0 g/kg/Tag.

4. *Kalium* < 25 mmol (1 g)/Tag (vgl. *Hyperkaliämie;* → *kaliumarme Kost* ●).

5. *Natrium* < 17 mmol (1 g NaCl)/Tag (bei Hypovolämiezuständen erforderlichenfalls mehr; → *natriumarme Kost* ●). Vordringlich die engmaschige Überwachung und ggf. Korrektur der Plasmaelektrolyte incl. Phosphat.

6. *B-Vitamine* 2–3fache Menge des altersentsprechenden Normbedarfs.

In *Problemfällen* eines eine schwere sonstige Erkrankung (Verbrennung, Polytrauma, Sepsis u. ä.) komplizierenden akuten Nierenversagens frühzeitig nierenadaptierte totale *parenterale Ernährung* ●. Mindestens 1500 kcal (6,3 MJ) Nichteiweißenergie pro Tag, ca. ²/₃ KH (3–5 g/kg Glucose), ¹/₃ Fett (0,8–1,2 g/kg, solange Plasmatriglyceride < 350 mg/dl). Nierenadaptierte Aminosäurenlösungen (z. B. Aminomel® nephro, Aminosteril® KE Nephro, EAS Pfrimmer, Nephroplasmal®, Nephrosteril®; 0,6 g Aminosäuren/kg/24 Std., unter Dialysebehandlung 1,0–1,5 g/kg/ 24 Std.) kontinuierlich über Tag und Nacht. Volumenzufuhr je nach Lage des Einzelfalls *(*Hyperhydratation, *Dehydratation)*. Engmaschige Überwachung von ZVD, Elektrolyt- und Säure-Basen-Status.

Dialysestadium

1. *Flüssigkeit* nach Bilanz (s. o.).
2. *Eiweiß* 0,7–1,5 g/kg/Tag (Kinder ca. 65–125 % der altersstufenentsprechenden Normalempfehlung) und mehr je nach Dialysehäufigkeit und allfälliger Hyperkatabolie.
3. *Energiezufuhr* bedarfsgerecht (s. o.).
4. *Kalium, Natrium, Calcium, Phosphat, Vitamine.*

Details → *Hämodialyse, *Peritonealdialyse.

Postdialytisches (polyurisches) Stadium

1. *Flüssigkeit* reichlich (zunächst, insbesondere bei noch bestehenden Ödemen, bilanzgerecht, baldmöglichst jedoch nur nach Durst).
2. *Eiweiß.* Mit Abklingen der Retention von Harnstoff und Rückgang der Hyperkatabolie schrittweiser Übergang auf altersstufengemäß normale Zufuhr.
3. *Energiezufuhr* bedarfsgerecht (s. o.).
4. *Kalium* je nach Serumkaliumspiegel und Harnvolumen (ab > 1500 ml Urin/24 Std. meist *kaliumreiche Kost* ●, häufig auch medikamentöse Kaliumsupplementierung indiziert).
5. *Natrium* (Kochsalz) je nach Lage des Einzelfalls (Serumnatriumspiegel, Natriumausscheidung mit dem Urin). Behutsamer Ausgleich allfälliger *Hyponatriämie* bzw. *Hypernatriämie.* Im Fall fortbestehender *Ödeme, *Herzinsuffizienz* oder *arterieller *Hypertonie* weiterhin *natriumarme Kost* ●.
6. Gewährleistung ausreichender Versorgung mit sonstigen essentiellen Nährstoffen (Vitamine, Calcium, Magnesium, Eisen usw.).

Weitere Kostgestaltung je nach Grundleiden und verbliebenen Reststörungen.

Prävention. Beim Vorliegen bekannter *Risikofaktoren* für die Entwicklung eines akuten Nierenversagens (Sepsis, Verbrennungskrankheit, Polytrauma, Hämolyse, akute Pankreatitis, Leberinsuffizienz usw.) vorsorglich *Sicherstellung bedarfsgerechter Flüssigkeitsversorgung* (erforderlichenfalls auch in Form halbisotoner Vollelektrolytlösungen parenteral) und frühzeitige Beseitigung von Hypovolämie, Natriummangelzuständen und sonstigen Elektrolytimbalancen.

Nitritprobe im Urin

Am Vortag der Untersuchung zur Mittags- und Abendmahlzeit reichlich Gemüse (nach Möglichkeit Blattsalat, Spinat, Rote Bete beliebiger Zubereitung; vgl. *Gemüsekost* ●). Keine Vitamin C-Medikation! Ab 20 Uhr nichts mehr trinken lassen.

Nykturie (krankhaft gesteigertes nächtliches Wasserlassen)

Im Rahmen adäquater diätetischer Führung des Grundleidens (*Herzinsuffizienz*, polyurisches Stadium *chronischer *Niereninsuffizienz, *Diabetes mellitus, *Prostatahyperplasie* usw.) Verlagerung der hauptsächlichen

Flüssigkeits- und Kaliumaufnahme (Getränke, Suppen, Obst, Gemüse) in die früheren Stunden des Tages. Etwa ab 17 Uhr *Trockenkost* ●. Sofern keine Notwendigkeit einer Kochsalzeinschränkung besteht (arterielle Hypertonie, Herzinsuffizienz, Ödemkrankheiten), versuchsweise zur Abendmahlzeit reichlich zusalzen lassen (2–3 g NaCl).

Obstipation, chronische (Ballaststoffmangelobstipation, „Darmträgheit", „Verstopfung")

Behandlungsprinzip. Diätetische Nutzung der Tatsache, daß Stuhlvolumen, Stuhlkonsistenz und Defäkationsfrequenz weitgehend eine Funktion der alimentären Ballaststoff- und Flüssigkeitsaufnahme sind. Dem individuell variierenden Bedarf *angepaßte Ballaststoff- und Flüssigkeitszufuhr* unter Ermittlung der für den einzelnen Patienten je nach Ernährungsgewohnheiten, Essenswünschen, Bekömmlichkeit und Wirksamkeit zweckmäßigsten Auswahl und Menge ballaststoffreicher Nahrungsmittel. *Behandlungsziel* und Kriterium ausreichender Ballaststoffversorgung: Regelmäßiger weicher Stuhlgang und problemlose Defäkation (mindestens 3mal wöchentlich) ohne Notwendigkeit des Gebrauchs von Laxantien.

Praktisches Vorgehen
1. *Ballaststoffaufwertung der konventionellen Kost.* Reichlicher Einsatz von Vollkornbrot und sonstigen Vollkornerzeugnissen, Kartoffeln, Gemüse (insbesondere alle Arten Kohl und Rüben, möglichst auch als Rohkost), Hülsenfrüchten (Linsen, Erbsen, Bohnen) sowie jeder Art frischen Obstes je nach Jahreszeit *(→ *ballaststoffreiche Kost* ●)*, dafür Einschränkung der ballaststoffarmen Lebensmittel (Feinmehlbackwaren und -teigwaren, Zucker usw.), Verzicht auf Schokolade und Kakao sowie Reduzierung *überhöhten* Fleischkonsums. Allein schon diese Kostumstellung, konsequent durchgeführt und auf Dauer beibehalten, führt in der Masse der Fälle binnen weniger Wochen zur Beseitigung der Obstipation[1].
2. *Spezielle Kostzulagen.* Weizen- oder Roggenkleie (20–50 g/Tag), Leinsamenschrot (20–50 g/Tag, außer bei *Hämorrhoidalleiden*), einge-

---

[1] Das unfreiwillige Massenexperiment des fast völligen Verschwindens der habituellen Obstipation unter dem allgemeinen Zwang zu grober pflanzlicher Kost während der Notjahre 1944–1947 im größten Teil Mitteleuropas und das vergleichsweise seltene Vorkommen einer Obstipation bei der sich ballaststoffreich ernährenden Bevölkerung vieler tropischer Länder sowie bei Vegetariern hierzulande demonstrieren die zuweilen immer noch in Frage gestellte Ernährungsabhängigkeit dieses Leidens in überzeugender Weise.

weiches Backobst (auch püriert), Sorbit (15–40 g), Milchzucker (20–40 g/Tag), *Lactulose* ▲, alles vorteilhaft zu verwenden als Zusatz zu Frischkornbreien („Müslis") auf Basis von Haferflocken oder (noch wirkungsvoller) geweichtem Weizenschrot mit Milchzusatz (auch Sauermilchen), zerkleinertem Frischobst, Weizenkeimen, Nüssen u. ä. Zubereitungen dieser Art bewährt als „Starthilfe" zu Beginn der Behandlung sowie als Bestandteil der Dauerkost insbesondere dann, wenn Ballaststoffaufwertung der konventionellen Kost in eingangs genannter Weise nicht möglich (z. B. bei überwiegender Kantinen- und Restaurantverpflegung). Ohne sonstige Kostveränderung *genügt in vielen Fällen allein schon der Verzehr von täglich 1–2 entsprechend bereiteten Getreiderohbreien zur Beseitigung aller Obstipationsbeschwerden.*

3. *Reichliche Flüssigkeitszufuhr* (> 2000 ml/Tag) unverzichtbarer Bestandteil jeder Obstipationsbehandlung! Beliebige Getränkeauswahl. Bohnenkaffee (häufig als Auslöser von Stuhldrang wirksam) geeigneter als Tee. Keine sog. Abführtees. Bewährt morgens auf nüchternen Magen ein Glas kalten Wassers oder Obstsafts. Wichtig ist ausreichendes Trinken insbesondere bei Einnahme trockener Kleie (150–200 ml Getränk je 1 Esslöffel Kleie). Kriterium genügender Flüssigkeitsaufnahme: Urinmenge > 1500 ml/Tag. Bei Dehydratationszuständen zu beachten: Beginn mit Ballaststoffaufwertung der Kost erst, nachdem Flüssigkeitsdefizit vollkommen beseitigt!

4. *Ballaststoffzufuhr in medikamentöser Form* (Kleie-Tabletten, Guarmehl, Karayagummi, Methylcellulose, Fructoseoligosaccharide, Plantagopräparate) bei Möglichkeit adäquater Kostgestaltung entbehrlich, als Alternative erwägenswert für Reise, Urlaub u. ä. Einnahme mit reichlich Flüssigkeit auch dabei unerlässlich.

In jedem Fall behutsamer schrittweiser Aufbau der erforderlichen Ballaststoffzulage unter Rücksichtnahme auf die nicht seltenen anfänglichen *Toleranz- und Anpassungsprobleme!* Art der bestwirksamen Ballaststoffträger, individuell benötigte Ballaststoffmenge (gelegentlich bis 80 g/Tag und mehr, insbesondere bei zugleich bestehendem *Dolichocolon*) und damit der Umfang notwendiger Kostkorrekturen können in weitem Rahmen variieren. Voraussetzung für den Behandlungserfolg ist das Herausfinden der für den Einzelfall bestgeeigneten Form (bei pädiatrischen Patienten der am ehesten „kindergerechten" Gestaltung) der Ballaststoffanreicherung. Flexibles Vorgehen von Arzt und Diätassistentin, ihre Fähigkeit zum Individualisieren und die Bereitschaft zu gegebenenfalls immer neuem Ausprobieren und neuerlicher geduldiger Beratung sind wichtige Hilfen zur gemeinsamen Erarbeitung einer effektiven, vom Patienten schliesslich voll akzeptierten Dauerkost. Das verbreitete Übel der Ballaststoffmangelobstipation gehört zu den dankbarsten Objekten einer Diätbehandlung; ein Versagen dieser Therapie muß, wenn technische Fehler und Compliancemängel ausscheiden, den Verdacht auf das Zugrundeliegen einer Organerkrankung (stenosierender Prozess am Colon o. ä.) erwecken.

Häufigste Fehler. Unterschätzung der im Einzelfall benötigten Ballaststoffmenge, Überschätzung des tatsächlichen Ballaststoffgehalts einzelner Lebensmittel, zu schnelle Steigerung der angebotenen Ballaststoffmenge, unzureichende Flüssigkeitszufuhr. Vgl. *Laxantienabusus.*

Obstruktive Lungenerkrankung, chronische (chronic obstructive pulmonary disease COPD; „Raucherlunge")

Versuch der Verbesserung des meist schlechten Ernährungszustands dieser Patienten durch eine leichtverdauliche, hochcalorische, salzarme (100 mmol Na/Tag), fettreiche (40–50 Energie %), mit maritimen n-3-Polyensäuren angereicherte Kost (vgl. *Seefischdiät* ●) mit sehr reichlich Obst und Gemüse (ausgehend z. B. von einer entsprechend abgewandelten *Aufbaukost* ●). Behandlungsziel die Beseitigung der Folgen langzeitiger *Appetitlosigkeit, *Malabsorption, protein-calorischer *Unterernährung und des häufig begleitenden *Alkoholismus.* Korrektur der nicht seltenen Elektrolytimbalancen (*Hypophosphatämie, *Hypokaliämie, *Hypocalcämie). Fortgeschrittene Fälle → *respiratorische Insuffizienz.* Die entscheidende präventive Maßnahme bleibt das *frühzeitige kompromisslose Einstellen des Rauchens!* (→ *Tabakabusus).

Ödeme (Gewebswassersucht)

Behandlungsprinzip. Negativierung der Natrium- und Flüssigkeitsbilanz. Ausgleich diureticainduzierter Nährstoffverluste (Kalium, Magnesium). In leichteren Fällen können diätetische Maßnahmen eine Diureticamedikation ersetzen, in schwereren Fällen deren Effektivität verbessern, eine Herabsetzung der Diureticadosis ermöglichen und damit das Therapierisiko verringern.

Praktisches Vorgehen

1. *Einschränkung der Natriumzufuhr* (100, 50 oder 20 mmol, entsprechend 2,4, 1,2 oder 0,45 g Na/Tag) je nach Krankheitsschwere, diätetischer Praktikabilität und therapeutischem Ansprechen im Einzelfall (→ *natriumarme Kost* ●). Natriumarme Schalttage (*Saftdiät* ●, *Obstkost* ●, *Reis-Obst-Diät* ● u. ä.) dabei oft hilfreich.

Teil 3

2. *Flüssigkeitsrestriktion* harnmengenbezogen (Ziel: Negative Flüssigkeitsbilanz, Überwachung durch tägliche Kontrolle des Körpergewichts). *Je strenger die Natriumrestriktion* (bzw. je effektiver die natriuretische Medikation), *um so großzügiger kann im allgemeinen die Flüssigkeitszufuhr gehandhabt werden* (Ausnahme: *Verdünnungs-*Hyponatriämie*).

3. **Kaliumreiche Kost* ● (2,0–2,5 mmol, entsprechend 80–100 mg Kalium/kg/Tag), in Anbetracht ihrer durchaus ins Gewicht fallenden originären diuretischen Potenz (Wirkprinzip des alten Liquor Kalii acetici DAB 6) zweckmäßig auch in Fällen ohne **Hypokaliämie* und ohne Diureticatherapie (Überwachung des Serumkaliumspiegels!), jedoch kontraindiziert bei **Hyperkaliämie*, **Niereninsuffizienz* und bei Behandlung mit kaliumsparenden Diuretica oder ACE-Hemmern.

4. Kostgestaltung im übrigen je nach Grundleiden und Begleitstörungen (→ **Herzinsuffizienz*, **nephrotisches Syndrom*, **Lebercirrhose*, *protein-calorische *Unterernährung*, **Thiamin-Mangel: Beriberi*).

Bei sog. *idiopathischen (cyclischen) Ödemen* der Frau ist überhöhte Kochsalzzufuhr (> 6 g NaCl/Tag) zu vermeiden, der evtl. Nutzen strengerer Natriumrestriktion (< 100 mmol Na/Tag) fallweise empirisch zu ermitteln. Versuchsweise Supplementierung von Magnesium (200 mg Mg/Tag). Im übrigen vgl. **prämenstruelles Syndrom*.

Diureticainduzierte Ödeme: Beendigung der Diureticamedikation, Verordnung **natriumarmer Kost* ●, bei *Verdünnungs-*Hyponatriämie* in Verbindung mit **Trockenkost* ●; mit *vorübergehend* (einige Tage bis Wochen) verstärkter Natrium- und Flüssigkeitseinlagerung ist zu rechnen. Sog. *Diureticaresistenz*: Versuchsweise verstärkte Natriumrestriktion (< 20 mmol Na/Tag).

Oesophagospasmus, idiopathischer diffuser (Speiseröhrenkrampf)

*Leichte Vollkost ●, ggf. püriert, unter sorgfältiger Ausschaltung aller spasmusauslösenden und ansonsten individuell unverträglichen Speisen und Getränke (Ernährungsanamnese!). Vermeiden insbesondere kohlensäurehaltiger und sehr kalter Getränke. Vorgehen im übrigen wie bei *oesophagealer *Achalasie (sog. Cardiospasmus)*.

Oesophagusdivertikel (Speiseröhrendivertikel)

Gut zu kauende **leichte Vollkost* ● oder indizierte Diätkost unter Vermeiden von scharfen Gewürzen, stärker sauren Speisen und Getränken sowie jeder Art gröberer Nahrungspartikel (harte Brotrinden, Nüsse, Mandeln, grobfaserige Rohkost, strohige Citrusfrüchte, Obstkerne u. ä.). Bei schlechtem Kauvermögen pürierte Kost (→ *Kauinsuffizienz)*. Reichliches langsames Trinken zu den Mahlzeiten in den meisten Fällen hilfreich (Vorsicht: Aspirationsmöglichkeit!). In Problemfällen vorübergehend nasogastrale *Sondenernährung* ●.

Oesophagus-(Speiseröhren-)geschwür; entzündliche oesophageale Dysphagien

Nasogastrale *Sondenernährung* ● oder *nährstoffkomplette* *Flüssigkost* ● für etwa 7–10 Tage. Sodann Übergang auf *flüssig-breiige (pürierte) Kost* ● und gut zu kauende *leichte Vollkost* ● in 4–6 kleinen Mahlzeiten. Keine heißen Suppen oder heißen Getränke. Keine sauren Säfte. Alkoholkarenz. Bei schlechtem Kauvermögen auch weiterhin pürierte Kost (→ *Kauinsuffizienz)*. Weitere Details → *Refluxoesophagitis.*

Oesophagusresektion; Oesophagektomie; Speiseröhrenchirurgie

Präoperativ. Nach Möglichkeit Beseitigung der häufig bestehenden Mangelernährung (*protein-calorische *Unterernährung, *Dehydratation* usw.) durch adäquate Energie-, Nährstoff- und Flüssigkeitssupplementierung: hypercalorische *Sondenernährung* ●, adjuvante oder totale *parenterale Ernährung* ●.

Postoperativ. Ersatz von Flüssigkeit (3000–4000 ml/24 Std.) und Elektrolyten (Überwachung des Plasmaionogramms). Hochcalorische totale *parenterale Ernährung* ● (schrittweiser Aufbau, Aminosäuren ab 2. postoperativem Tag, Fettemulsionen etwa ab 4. Tag) mit Übergang auf *Sondenernährung* ● je nach Lage des Einzelfalls (nasogastral, *Gastrostomie, *Jejunostomie). Schluckweises Trinken etwa ab 6. Tag, *Flüssigkost* ● etwa ab 7.–8. Tag post op. Weiterer oraler Kostaufbau (*flüssigbreiige = pürierte Kost* ●, pürierte *leichte Vollkost* ● u. ä.) je nach Schluckfähigkeit, Restitution der Oesophaguspassage und individueller Toleranz. Häufige kleine Mahlzeiten. Symptombezogene Maßnahmen → *Diarrhoe, *Steatorrhoe, *Malabsorption*, Zustand nach *Vagotomie, *Dumping-Syndrom.

Oesophagusstenose (Speiseröhrenverengung); Oesophagusendoprothese

Je nach Stenosegrad, Kau- und Schluckfähigkeit entweder hochcalorische *leichte Vollkost* ● (Ausschluß von zähem Fleisch, grober Gemüserohkost, Sauerkraut, Brechbohnen, Pilzen, Rettich, Radieschen, Orangen, harten Äpfeln u. ä.), erforderlichenfalls püriert, oder *flüssig-breiige (pürierte) Kost* ● von hoher Energie- und Nährstoffdichte (calorische Aufwertung durch Maltodextrinzusatz, energiereiche Milchmischgetränke, Formula-Trinknahrungen, Pflanzenöl usw.). Einnahme der Mahlzeiten möglichst bei aufrechtem Oberkörper. Nach jeder Aufnahme fester Nahrung reichlich trinken lassen. Berücksichtigung des jeweiligen Grundleidens (z. B. *maligne *Tumoren*). Mit fortschreitender Stenosierung Übergang auf *nährstoffkomplette *Flüssigkost* ●, *Sondenernährung* ● (nasogastral, ggf. durch *Gastrostomie* oder *Jejunostomie*) sowie adjuvante oder totale *parenterale Ernährung* ●.

Oesophagusendoprothese (Celestintubus). 1–2 Tage nach Legen des Tubus *nährstoffkomplette *Flüssigkost* ●, anschliessend für 3–4 Tage *flüssig-breiige (pürierte) Kost* ●, danach schrittweiser Übergang auf toleranzgerechte *leichte Vollkost* ●, *Aufbaukost* ● o. ä. Sorgfältiger Ausschluß aller Produkte, die leicht zur Verstopfung des Tubus führen (zähes Fleisch usw., s. o.). Gut kauen und zum Essen zwischendurch immer wieder etwas trinken lassen. In vielen Fällen ist auf Dauer nur *flüssig-breiige (pürierte) Kost* ● zufriedenstellend praktikabel.

Oesophagusvarizen (Speiseröhrenvenenerweiterung)

Im Rahmen der diätetischen Erfordernisse des Grundleidens (→ *Lebercirrhose, *hepatische Encephalopathie)* ballaststoffreiche, überwiegend *lactovegetabile Kost* ● (Ziel der Ballaststoffanreicherung: Weiche, geschmeidige Stühle, problemlose Defäkationen). Eiweiß maximal 0,8 g/kg/Tag (Erwachsene). Eliminierung aller harten und spitzen Nahrungspartikel (harte Brotrinden, Nüsse, Mandeln, schlecht gekaute harte Äpfel, Radieschen u. ä.). Keine zu heißen Getränke. Alkoholkarenz. Häufigere kleine Mahlzeiten zweckmäßiger als wenige große. Sicherstellung guter Kaufunktion. Anhalten des Patienten zu diszipliniertem gründlichem Kauen und zum Vermeiden des Schluckens zu großer Einzelbissen. In Problemfällen Empfehlung pürierter Kost. Bei sehr ausgeprägten Varizen keine gastrale oder jejunale Sondenernährung (moderne filiforme Sonden möglicherweise ohne erhöhtes Blutungsrisiko?). Unter prophylaktischer endoskopischer Sklerosierungsbehandlung Pürieren der Kost wahrscheinlich nicht erforderlich, solange Kaufunktion intakt (vgl. *Kauinsuffizienz*).

Oesophagusvarizenblutung. Unterbrechung bisheriger oraler Nahrungsaufnahme, insbesondere der Eiweißzufuhr (auch keine kalte Milch!). In der akuten Phase *parenterale Ernährung* ● (Glucose 5–6 g/kg/Tag, „leberadaptierte" Aminosäurengemische ca. 0,6 g/kg/Tag, Elektrolyte nach Bilanz und Plasmaionogramm, Flüssigkeit > 2000–2500 ml/24 Std.), zusätzlich nach Möglichkeit 200–300 g Maltodextrin oral (ggf. über die Sengstaken-Sonde). *Lactulose* ▲ (3× 10–50 ml/Tag). Vitamin K parenteral (10 mg/Tag). Etwa 3–5 Tage nach Sistieren der Blutung Beginn mit weiterem oralem Kostaufbau (*Flüssigkost* ● nicht über 20°C, *flüssig-breiige, pürierte Kost* ● usw.) zu bedarfsgerechter, je nach Grundleiden (*Lebercirrhose*) und Begleitstörungen (*hepatische Encephalopathie*) zu gestaltender, in den ersten 2–3 Wochen vorsorglich zu pürierender Dauerkost (s. o.).

Oesophagusverätzung (Speiseröhrenverätzung)

Notfallmäßige erste Hilfe (sofortiges Trinkenlassen von reichlich gerade greifbarer Flüssigkeit, jedoch keine CO_2-haltigen Getränke!) und weiteres diätetisches Vorgehen wie bei (häufig zugleich eingetretener) *Magenverätzung* (S. 369).

Oligurie; verringerte Harnproduktion und/oder -ausscheidung (Urintagesmenge < 500 ml)

Diätetisches Vorgehen je nach Art der zugrundeliegenden Störung:
1. Renaler Funktionsausfall: Versuch mit eiweiß-, natrium- und kaliumarmer *Trockenkost* ●. Flüssigkeitsbilanzierung (→ akutes *Nierenversagen*).
2. Extracelluläres Flüssigkeitsdefizit (Hypovolämie): Flüssigkeitsreiche Kost. Elektrolytbilanzierung (→ *Dehydratation*).

Organtransplantation (Niere, Leber, Pankreas, Herz); Dauerkost

Ernährung je nach ursprünglichem Grundleiden (→ *Niereninsuffizienz, Leberinsuffizienz, diabetogene terminale Niereninsuffizienz, Herzinsuffizienz*) unter flexibler Nutzung der mit der Transplantation gewonnenen Verbesserung der diätetischen Toleranz, erforderlichenfalls (unter Immunsuppression häufig!) zugleich mit „antiatherogener" Kostgestaltung (→ *cholesterinreduzierende Kost ●, *triglycerid-reduzierende Kost ●). Beachtung der diätetischen Konsequenzen der jeweiligen immunsuppressiven Medikation (→ *Arzneimitteltherapie, unterstützende diätetische Maßnahmen: Cortisonderivate, Ciclosporin, Tacrolimus u.a.). Grapefruits und Grapefruitsaft sind zu meiden. Die Frage der Realisierbarkeit einer an sich hier wünschenswerten *hefe- und schimmelpilzfreien Kost ● ist zu prüfen.

Weitere Details → S. 287, 357, 399, 235 und [33, 74].

Ornithintranscarbamylase-(OTC-)Mangel, hereditärer (Hyperammoniämie Typ II)

Altersstufengerecht *eiweißarme Kost ●, zu supplementieren mit einer speziellen Mischung essentieller Aminosäuren (Milupa Metabolics® UCD 1/2, SHS Analog® E-AM 1/2/3, Dosierung je nach Körpergewicht, Lebensalter und individueller Proteintoleranz; Zulage von Arginin oder Citrullin). Ausreichend hohe Energiezufuhr! Striktes Vermeiden überhöhter Proteinzufuhr! In Problemfällen *Lactulose ▲. Versuchsweise auch L-*Carnitin ▲ und *Folsäure ▲. Detailliertere Empfehlungen: *Hyperammoniämie infolge hereditärer Stoffwechselstörungen. Diätetische Indikation auf Lebenszeit.

Osteomalacie („Knochenerweichung")

*Calciumreiche Kost ● (> 1,5 g Ca/Tag), erforderlichenfalls zusätzlich Calcium grammweise medikamentös (Dosierung je nach Calciumhaushalt). Reichlich trinken lassen. Supplementierung von *Vitamin D ▲ (25–125 µg/Tag, bei Malabsorptionszuständen ggf. wesentlich mehr) oder hydroxylierten D-Metaboliten (Calcifediol, Calcitriol; Voraussetzung: möglichst normnaher Serumphosphatspiegel!), letztere insbesondere bei hepatischen und bei renalen Osteopathien. Benötigte Dosis variiert von Fall zu Fall in weitem Rahmen je nach Ernährungsanamnese (Vitamin D) und sorgfältig zu überwachenden klinischen Befunden, Serumwerten für Calcium, Phosphat, alkalische Phophatase, Calciferole und der Calciumausscheidung mit dem Urin (Ziel: 100–200 mg = 2,5–5,0 mmol Urin-Ca/24 Std. nach Normalisierung des Serumcalciums). Beseitigung begleitenden Magnesiummangels (→ *Hypomagnesiämie). Bei renaler Osteomalacie („renaler Rachitis") Limitierung der Phosphatzufuhr (Erwachsene: < 700 mg PO_4/Tag; → *phosphatreduzierte

Kost •), **eiweißarme Kost* •, Calciumcarbonat, Vitamin-D-Metabolite); bei exogen-alimentärer oder phosphaturischer hypophosphatämischer Osteomalacie phosphatreiche Kost und medikamentöse Phosphatsubstitution (Grammdosen). Kostgestaltung im übrigen je nach Grundleiden und Begleitstörungen *(*Malabsorption, *Steatorrhoe, *Magenresektion, *Kurzdarm-Syndrom, chronische *Pankreasinsuffizienz, *Mucoviscidose, *Coeliakie, *Lebercirrhose, chronische *Niereninsuffizienz, *Calciferolmangel, *Phosphatdiabetes, protein-calorische *Unterernährung).*

Prävention. Geregelte Versorgung mit **Vitamin D* ▲, **Calcium* ▲ und **Phosphat* ▲ entsprechend den D-A-CH-Empfehlungen unter Berücksichtigung allfälliger krankheitsbedingter Bedarfssteigerung. *Zu beachten*: Möglicherweise defizitäre Vitamin D-Versorgung infolge ineffizienter Sonnenlichtexposition bei dunkelhäutigen Einwanderern nach Mittel- und Nordeuropa (sog. *Immigrantenosteomalacie*).

Osteopetrose („Marmorknochenkrankheit")

Vordringlich die Sicherstellung bedarfsgerechter Energie- und Nährstoffversorgung unter Beachtung der häufig bestehenden chronischen **Kauinsuffizienz.* Symptombezogene Maßnahmen → *protein-calorische *Unterernährung, *Minderwuchs, absorptive *Hypercalcämie.*

Osteoporose („verstärkter Knochenschwund")

Diätetisches Prinzip. Verhütung bzw. Ausschaltung der in unausgewogener (z. T. mangelhafter, z. T. überhöhter) Zufuhr einzelner Nährstoffe und sonstiger Nahrungsbestandteile bestehenden *alimentären Risikofaktoren,* unter Reduktion der Säurelast des Stoffwechsels, unerläßliche Voraussetzung für die Effektivität jeglicher medikamentösen und physikalischen Osteoporosetherapie.

Behandlungsziel. Maximierung der Knochenmasse bis zum frühen Erwachsenenalter und Minimierung des Knochenschwundes im Verlauf des weiteren Lebens. Prinzipiell gleiches diätetisches Vorgehen bei beiden Geschlechtern.

Prävention
1. **Calcium* ▲. Sicherstellung ausreichender Versorgung für jedes Lebensalter *(Beginn nicht erst im Klimakterium!):* 1000–1200 mg Ca/ Tag. Bei Frauen ab etwa 50. Lebensjahr in Anbetracht abnehmender intestinaler Ausnutzbarkeit zu erhöhen auf 1200–1500 mg Ca/Tag (→

*calciumreiche Kost ●). Falls Calciumzufuhr in dieser Höhe mit der Nahrung nicht praktikabel, zumal in Fällen eines offensichtlich erhöhten Osteoporoserisikos (z. B. bei vorzeitigem Oestrogenmangel): Zusätzlich medikamentöse Supplementierung (500–1000 mg Ca/Tag; Vorsicht bei Nephrolithiasis mit calciumhaltigen Konkrementen und Hypercalciurie von > 300 mg Ca/Tag). Reichlich trinken lassen!

2. *Vitamin D* ▲. Steigerung des Fischkonsums (Hering, Makrele, Thunfisch, Lachs). Alternativ Lebertran (ca. 5 g/Tag). Bei diätetisch nicht führbaren, bei sehr alten und bei immobilen Patienten (Calcidiolspiegel < 20 nmol/l) statt dessen medikamentöse Supplementierung in Tablettenform (500–1000 I. E. = 12,5–25 µg Calciferol/Tag, z. B. täglich 1–2 Vigantoletten® 500; Überwachung des Calciumhaushalts!)

3. *Übrige Nährstoffe (Eiweiß; Vitamin K*, wasserlösliche Vitamine, *Kalium, Magnesium*, Spurenelemente, d. h. *reichlich Obst und Gemüse*) und *Energiezufuhr* bedarfsgerecht. Bei der Diätbehandlung der Adipositas die Prinzipien der Osteoporoseprävention beachten. Verzicht auf *übertriebene* Schlankheit! Strikte Beseitigung evtl. Proteinunterernährung!

4. Abbau *übermäßigen* Fleischkonsums (Empfehlung: nicht über 2 Fleischmahlzeiten pro Woche), Reduzierung überhöhter Proteinzufuhr auf die Höhe der Empfehlungen für die Ernährung des Gesunden (0,8 g/kg/Tag); für jede 50 g Eiweiß darüberhinaus gehen ca. 60 mg Calcium mit dem Urin verloren. Kaliumreiche *lactovegetabile Ernährungsweise* (Soja!) vorteilhaft (unter Sicherstellung ausreichender Calciumzufuhr s.o.); von streng veganischer Küche ist dagegen abzuraten.

5. Vermeiden überhöhter Zufuhr an Phosphat (möglichst nicht über 1200 mg/Tag; vgl. *phosphatreduzierte Kost ●*), an Zucker (< 10 % der Energiezufuhr), an oxalatreichen Produkten (vgl. *oxalatarme Kost ●*), an groben Ballaststoffen (z. B. Kleie) und an Kochsalz (erweiterte *natriumarme Kost ●*). Jedes Gramm Natrium der Kost bewirkt einen Verlust von ca. 20 mg Calcium mit dem Urin. Bei *Diabetes mellitus* Optimierung der Stoffwechseleinstellung. Trinkwasserfluoridierung (1 mg/l) kann die Osteoporosehäufigkeit verringern.

6. Maßhalten im Konsum von alkoholischen Getränken (< 30 g Ethanol/ Tag) und coffeinhaltigen Getränken; 1 Tasse Bohnenkaffee beispielsweise erhöht den Calciumbedarf um ca. 40 mg. Eine entsprechende Wirkung des schwarzen Tees wird neuerdings in Frage gestellt.

Behandlung manifester Osteoporose. Adjuvante diätetische Maßnahmen identisch mit den vorstehenden Empfehlungen für die Prävention, jedoch in der Regel höher dosierte medikamentöse Calcium- und Vitamin D-Supplementierung (1500 mg Ca/Tag, 1000–3000 I. E. = 25–75 µg Calciferol/Tag oder 0,25 µg Calcitriol 2× täglich; Vorsicht bei *Ne-*

phrolithiasis mit calciumhaltigen Konkrementen und ausgeprägter
*Hypercalciurie), Überwachung des Calciumhaushalts (Serumspiegel,
Calciumausscheidung im Urin). Maximal 2 Tassen Bohnenkaffee/Tag.
Kostgestaltung im übrigen je nach Grundleiden und Begleitstörungen
(**Malabsorption*, Zustand nach **Magenresektion, chronische *Pankreasinsuffizienz, *Crohn's sche Krankheit, *Colitis ulcerosa, *Coeliakie, *Kurzdarm-Syndrom, *Lactasemangel, *Lebercirrhose, *Hämochromatose, *Diabetes mellitus, *Alkoholismus, *Anorexia nervosa, protein-calorische *Unterernährung* u.a.).

Pankreas-(Bauspeicheldrüsen-)Fistel, äußere

Hochcalorische, natrium-, kalium- und flüssigkeitsbilanzierte Ernährung, zur sekretorischen Ruhigstellung des Pankreas am zweckmäßigsten
in Form einer *Elementardiät (*Oligopeptiddiät* ●) durch tiefe Jejunalsonde, ersatzweise totale **parenterale Ernährung* ●. Weiterer Kostaufbau
je nach Entwicklung im Einzelfall und erhalten gebliebener exkretori-
scher Pankreasfunktion (→ chronische **Pankreasinsuffizienz).*

Pankreas-(Bauchspeicheldrüsen-)Insuffizienz, chronische

Behandlungsprinzip. Kostanpassung an herabgesetzte exokrine und en-
dokrine Potenz des Pankreas zwecks Ermöglichung bedarfsgerechter
Energie- und Nährstoffversorgung und Beseitigung der meist bestehenden Mangelernährung. Behandlungsziel und Kriterium adäquater diätetischer Führung: Annähernd normales Körpergewicht (Body mass index
> 18,5 kg/m^2; bei Kindern altersstufenentsprechendes Längenwachstum),
Steatorrhoe unter 20 g Stuhlfett/Tag, Stuhlgewicht unter 350 g/Tag, tolerable Defäkationsfrequenz.

Praktisches Vorgehen

1. Zunächst fettarm modifizierte (ca. 20 g Fett/Tag; vgl. **Pankreasdiät* ●), ballaststoffarme **leichtverdauliche Kost* ● in 6–8 kleineren
   Mahlzeiten unter Ausschaltung individuell unverträglicher Kostbestandteile.
2. Ermittlung der im Einzelfall zweckmäßigsten Form der *Zulage von
   Fett* (Kriterien: Subjektiv Verträglichkeitsgefühl, objektiv Grad der
   Steatorrhoe) nach Menge (10 g-weise Steigerung von Woche zu Woche
   bis etwa 1 g Fett/kg/Tag) und Art. Größte Zurückhaltung mit hocherhitzten Fetten (in Gebratenem, Geschmortem, Fettgebackenem

usw.), Schlachtfetten, Hartfetten, Mayonnaise, fettdurchzogenen Zubereitungen sowie fetten Fleisch-, Molkerei- und Konditoreiwaren aller Art. Sicherstellung ausreichender Versorgung mit essentiellen Fettsäuren (polyensäurereiche Pflanzenöle). Verteilung der Fettzufuhr auf häufigere, nicht zu große Einzelmahlzeiten. Eine verbleibende *Steatorrhoe mäßigen Grades (unter 20 g Stuhlfett/Tag) gilt als unbedenklich. Bei stärkerer Steatorrhoe schrittweiser Austausch langkettiger (LCT-)Fette gegen MCT-Fette (→ *MCT-Kost ●). *In vielen leichteren Fällen kann Reduktion, Verteilung und richtige qualitative Gestaltung des Fettangebots eine aufwendige jahrelange Fermentsubstitution ersparen.*

3. *Protein.* 1,0–1,5 g/kg/Tag in leichtverdaulicher Form, überwiegend in Form von magerem Milcheiweiß.

4. *Energie.* 3000–4000 kcal (12,5–16,8 MJ)/Tag, zum größeren Teil in Form leichtverdaulicher polymerer Kohlenhydrate. Erforderlichenfalls Kostaufwertung durch Maltodextrin (außer bei manifestem Diabetes mellitus), Oligopeptid- oder nährstoffdefinierte Formeldiäten.

5. In Fällen bisher unbehandelter oder therapierefraktärer stärkerer Steatorrhoe parenterale Substitution der fettlöslichen *Vitamine A, D, E und K* (bei Zustand nach Pankreatektomie fast immer, sonst bei guter diätetischer Einstellung nur selten indiziert), erforderlichenfalls auch von Cobalamin und Folsäure.

6. *Calcium* > 1200 mg/Tag *(→ *calciumreiche Kost ●)*, beim Persistieren stärkerer Steatorrhoe zusätzlich medikamentöse Supplementierung (0,5–1 g Ca/Tag).

7. Zurückhaltung mit Bohnenkaffee. Keine eisgekühlten oder CO_2-haltigen Getränke. *Absolute Alkoholkarenz (→ *Alkoholismus).*

8. Bei *pankreoprivem Diabetes* (Diabetes Typ 3 c; Zustand nach *Pankreasresektion* oder *Pankreatektomie*) zusätzlich diabetesgerechte Kostgestaltung *(→ *Diabetes mellitus).* Keine Verwendung von Sorbit, kein Isomalt. 7–9 gleichmäßig über den Tag verteilte ausreichend kohlenhydrathaltige Mahlzeiten (einschliesslich einer Spätmahlzeit). Keine zu langen Nüchternperioden. In Anbetracht besonderer *Hypoglykämiegefährdung* dieser Patienten keine zu scharfe Insulineinstellung (nicht unbedingt Normoglykämie anstreben, Blutzucker nicht unter 110 mg/dl, Restglucosurie belassen!).

Symptombezogene Kostabwandlungen → *Appetitlosigkeit, *Steatorrhoe, *Malabsorption, *Diarrhoe, *Meteorismus, sekundäre *Hyperoxalurie, protein-calorische *Unterernährung, *Cobalamin-(Vitamin B 12-)Mangel, *Magenresektion, *Osteomalacie.* Kostgestaltung im übrigen je nach Grundleiden und Begleitstörungen. Bei allen diätetischen Einschränkungen unbedingt zu beachten die *dauerhafte Sicherstellung* *bedarfsgerechter Versorgung mit Energie und dem gesamten Spektrum essentieller Nährstoffe* (auch B-Vitaminkomplex, Vitamin C, Kalium, Magnesium, Eisen, Zink)! Weitestmögliche Berücksichtigung individueller Essenswünsche. Gewichtskurve führen lassen. Immer wieder ausprobieren lassen, was im Einzelfall bekömmlich ist, ggf. Erweiterung der Diät anregen und möglicherweise unverträgliche Kostbestandteile ausschalten. *Bei jeder Befundkontrolle erneute Ernährungsanamnese und aktualisierte Diätberatung!*

Pankreas-(Bauchspeicheldrüsen-)Pseudocysten

Jejunale *Sondenernährung* ● (*Oligopeptiddiät* ●) für ca. 3–4 Wochen (führt häufiger zur Spontanheilung als totale parenterale Ernährung) mit anschliessendem schrittweisem Kostaufbau über *leichtverdauliche Kost* ● und *leichte Vollkost* ●.

Pankreas-(Bauchspeicheldrüsen-)Resektion; Pankreatektomie

Präoperativ. Nach Möglichkeit Beseitigung der meist bestehenden Mangelernährung (hypercalorische totale *parenterale Ernährung* ●).

Postoperativ. Ausgleich von Flüssigkeits- und Elektrolytimbalancen. Kontrollierte Glucoseinfusion (ca. 10–12 g Glucose/Std.), ggf. unter Insulinabdeckung (2–4 Einh./Std.; laufende Blutzuckerüberwachung). Totale *parenterale Ernährung* ●, ggf. diabetesadaptiert, oder jejunal eine entsprechende *Oligopeptiddiät* ● (sub op. angelegte Katheter-*Jejunostomie*), Trinkenlassen etwa ab 5. postoperativen Tag (Tee), *klare *Flüssigkost* ● 1–2 Tage später. Toleranzgerechter stufenweiser Aufbau einer ggf. diabetesgerecht abzuwandelnden *Pankreasdiät* ● (binnen etwa 3–4 Wochen) unter entsprechendem Abbau der parenteralen bzw. jejunalen Ernährung.

Dauerkost. Entspricht der Endstufe (Stufe 6) der *Pankreasdiät* ●. Details des diätetischen Vorgehens → *chronische *Pankreasinsuffizienz.* Richtwerte für die parenterale Vitaminsubstitution bei Zustand nach Pankreatektomie: Vitamin A 30 mg (100 000 I. E.), Vitamin D 250 µg (10 000 I. E.), Vitamin E 100 mg, Vitamin K 10 mg (jeweils alle 4–6 Wochen), Vitamin B_{12} 1000 µg (alle 3 Monate). Kostanpassung an allfälliges *Dumping-Syndrom*, Neigung zu *Diarrhoe*, *Steatorrhoe*, *Lactasemangel*, Mineralstoffmängel und *pankreopriven *Diabetes mellitus* (S. 414).

Pankreastransplantation s. S. 235.

Pankreatitis (Bauchspeicheldrüsenentzündung)

Akute (nekrotisierende) Pankreatitis. Orale Nahrungs- und Flüssigkeitskarenz (Nulldiät) für 2–4 Tage, bei schwerem Verlauf länger (bis zur Schmerzfreiheit). Bedarfsgerecht bilanzierte parenterale Versorgung mit Flüssigkeit (> 3 l, u. U. bis 10 l/24 Std. und mehr; Ziel: Hämatokrit 30–35 %, ZVD-Überwachung!) und Elektrolyten (Natrium, Kalium, Magnesium, Calcium, Phosphat!). Energiezufuhr zunächst nur in Form von Glucose (6–7 g/kg/24 Std. i. v.; zusätzlich Vitamine des B-Komplexes und ggf. Insulin). Mit Abklingen der Schockphase (spätestens ab 2. Woche) schrittweiser Übergang auf voll bilanzierte *parenterale Ernährung* ● (bis 40–50 kcal/kg/24 Std., davon ca. 60–70 % als Glucose; Aminosäuren 1,5 g/kg/24 Std.; Fett 0,6–1 g/kg/24 Std.). In Fällen einer nicht zu beherrschenden Hyperglykämie teilweiser Ersatz der Glucose durch Fructose, Sorbit oder Xylit, versuchsweise auch vorzeitiger Einsatz von (MCT-)Fettemulsionen (Kontraindikationen beachten! Vgl. S. 587 f.). Bei Hypertriglyceridämie > 500 mg/dl (5,6 mmol/l) keine Fettemulsionen und keine hochkonzentrierten Glucoselösungen. Engmaschige Überwachung der biochemischen Parameter. Günstigster Zeitpunkt für (zwecks besserer Erhaltung der Schleimhautintegrität) frühestmöglich anzustrebenden Beginn mit (fettarmer) nasojejunal-enteraler *Sondenernährung* ● (*Oligopeptiddiät* ●) ist individuell festzulegen (Amylase- und Lipase-Blutspiegel, Darmperistaltik, Schmerzen, Fieber); zurückhaltende Indikationsstellung bis zum Vorliegen weiterer Erfahrungen empfehlenswert (limitierender Faktor vor allem die häufig zugleich bestehende Dünndarmmotilitätsstörung und die Gefahr unerwünschter sekretorischer Stimulation des Pankreas). Zusätzliche Immunonutrition (S. 327) möglicherweise hilfreich. Symptombezogene Maßnahmen → *Hypocalcämie, *Hypokaliämie, *Hypomagnesiämie, *Hypertriglyceridämie, primäre familiäre *Hyperlipoproteinämien, *Diabetes mellitus, *Magenblutung, *Leberinsuffizienz, akutes *Nierenversagen.

Mit Rückkehr der Peristaltik und Normalisierung der Serumamylasewerte vorsichtiger Beginn oraler Nahrungszufuhr. Nach einigen Teetagen (ungezuckerter Kräutertee oder dünner schwarzer Tee), *nährstoffkomplette *Flüssigkost* ● (ohne Zucker) mit Zwieback für etwa 3–4 Tage. Im Falle guter Verträglichkeit sodann toleranzgerechter stufenweiser weiterer Kostaufbau in häufigen kleinen Mahlzeiten (→ *Pankreasdiät* ●), ggf. unter diabetesgerechter Abwandlung, zugleich mit entsprechendem Abbau der parenteralen Ernährung. Die Frage der Möglichkeit eines stufenlosen und somit schnelleren Übergangs von der Flüssigdiät direkt zur leichtverdaulichen Kost oder leichten Vollkost ist noch Gegenstand der Diskussion. Realisierbare Dauerkost je nach erreichtem Rückbildungsgrad der akuten pankreatischen Störung: *Leichtverdauliche Kost* ●, fettarme *leichte Vollkost* ● (Fett zunächst maximal 20 Energie %), seltener eine modifizierte *Vollkost* ●. Substitution defizitärer Nährstoffe (fettlösliche Vitamine, B-Vitamine, Calcium, Eisen). *Ballaststoffarme Kost* ●, solange *Steatorrhoe* besteht.

Rezidivprophylaxe, Prävention. Vermeiden von calorischer Überernährung (→ *Adipositas*), *Hypertriglyceridämie* sowie überhöhtem Fett- und Fleischkonsum. Begrenzung des Verzehrs von Fett (maximal 30 % der Energiezufuhr) und Eiweiß (0,8 g/kg/Tag) in Höhe der Empfehlungen für die Ernährung des Gesunden. *Absolute Alkoholkarenz!*

Chronisch-rezidivierende Pankreatitis. Basiskost → *chronische* *Pankreasinsuffizienz*, individuell zu gestalten je nach Art und Schwere der exokrinen (Maldigestion) und endokrinen Funktionsausfälle (Diabetes mellitus) und individueller Nahrungstoleranz (Ernährungsanamnese!). Alkoholkarenz lebenslang (→ *Alkoholismus*). Ernährung in Fällen akuter Schübe wie vorstehend bei akuter Pankreatitis.

Parkinson-Syndrom („Schüttellähmung")

Calorisch (Ruheenergieumsatz oft erhöht) und im Nährstoffgehalt bedarfsgerechte, im Hinblick auf (insbesondere unter Anticholinergica-medikation) häufig begleitende *chronische* *Obstipation* ballaststoffange-reicherte, ggf. seniorengerecht zu gestaltende *leichte Vollkost* ● oder *Vollkost* ●. In Fällen stärkerer Schweißneigung reichlich Flüssigkeit und (falls keine Indikation für Natriumrestriktion) erhöhtes Kochsalzangebot. Zurückhaltung im Konsum von alkoholischen Getränken. Bei gutem Ernährungszustand Begrenzung der Proteinzufuhr in Höhe der Empfehlungen für die Ernährung des Gesunden (0,8 g/kg/Tag). Bei Behandlung mit Levodopa Wirkungsverbesserung durch Vermeiden reichlicheren Eiweiß-verzehrs in zeitlichem Zusammenhang mit der Medikamenteneinnahme (Details → *Arzneimitteltherapie: Levodopa*). Herausfinden der im Einzelfall je nach Kau- und Schluckvermögen zu bevorzugenden Speisenkonsistenz. Häufige kleine Mahlzeiten. Zeit lassen zum Essen! Die verlangsamten Parkinson-Patienten benötigen meist das Zwei- bis Dreifache der Essenszeit eines Gesunden. Behindertengerechtes stabiles Essgeschirr ist zu empfehlen. Symptombezogene Maßnahmen → *protein-calorische* *Unterernährung, *Appetitlosigkeit, *Sialorrhoe, *Kauinsuffizienz, *Schluckstörungen, *Magenlähmung, *Meteorismus; *Mundtrockenheit (unter Anticholinergicabehandlung), *Osteoporose, *Hypotonie-Syndrom.

Parodontopathien (Zahnbetterkrankungen)

Seit langem vermutete Einflüsse von Ernährungsfaktoren auf die Entwicklung von entzündlichen und degenerativen Parodontopathien im Detail bisher nicht sicher präzisierbar. Als Präventivmaßnahme jedoch empfehlenswert Optimierung des Ernährungszustands, Beseitigung auch subklinischer Nährstoffdefizite (insbesondere Ascorbinsäure-, Retinol-, Calciferol-, Calcium-, Zink- und Ballaststoffmangel) sowie vorsorglich Kostgestaltung nach den Grundsätzen der *Zahncariesprävention*. Konsequenter Verzicht auf die Zigarette!

Parotisfistel („Speichelfistel"), äußere

Den geschätzten, unter Umständen beträchtlichen Sekretionsverlusten entsprechend mit Flüssigkeit, Natrium, Kalium und Eiweiß (1 g Protein/kg/Tag meist ausreichend) anzureichernde *leichte Vollkost* ● oder *Vollkost* ●. Darreichung in pürierter Form kann Fistelsekretion während der Mahlzeiten verringern. Vgl. *Sialorrhoe*.

Parotitis (Ohrspeicheldrüsenentzündung), akute

*Nährstoffkomplette *Flüssigkost* ●, *flüssig-breiige (pürierte) Kost* ● oder flüssigkeitsangereicherte (ggf. pürierte) *leichte Vollkost* ●. Beseitigung begleitender *Dehydratation* und Elektrolytdefizite. Kostgestaltung ggf. entsprechend dem häufig bestehenden hohen *Fieber*.

Prävention der marantischen Parotitis. Optimierung von Ernährungszustand (→ *protein-calorische *Unterernährung*) und Flüssigkeitshaushalt. Anregung des Speichelflusses durch Lutschenlassen von Zitronenscheiben oder sauren Drops sowie Kaugummikauen.

Pastöser (sog. dysplastischer) Habitus; „prämetabolisches Syndrom"

Die charakteristische teigig-schwammig-blasse „pseudoanämische" Aufgedunsenheit an der Grenze zur Adipositas („die Patienten sehen im Kopf- und Halsbereich dick aus, sind nach den gängigen Körpergewichtsindices aber noch nicht eindeutig übergewichtig"), häufig mit Neigung zu erhöhter postprandialer Hyperglykämie (Blutzucker > 180 mg/dl), meist Frühsymptom eines sich entwickelnden *metabolischen Syndroms*, oftmals der Vorläufer von Hypercholesterinämie und Hypertriglyceridämie (und ihrer Risiken), ist beim klinisch noch Gesunden fast immer Symptom einer *korrekturbedürftigen Fehlernährung*. Richtigstellung der Kost je nach Resultat der in jedem derartigen Fall sorgfältig zu erhebenden Ernährungsanamnese. Am häufigsten indizierte Maßnahmen: Herabsetzung überhöhten Konsums an gesättigten Fetten, Zucker, Kochsalz und (häufig!) alkoholischen Getränken; Erhöhung des Konsums an ungesättigten Fetten, Obst und Gemüse (Ballaststoffe!), in Problemfällen auch moderate Calorienrestriktion. Bei Kindern und Jugendlichen am häufigsten indiziert: Korrektur einseitiger Kohlenhydraternährung (Kleinkinder), Erhöhung des Obst- und Gemüseverzehrs, Einschränkung *überreichlichen* Milchtrinkens, Unterbindung übermäßigen Konsums von Fast-Food-Produkten, Süßigkeiten, zuckerhaltigen Limonaden u. ä..

Pentosurie (Xylulosurie), essentielle kongenitale

Energieverlust durch die endogen bedingte Xyluloseausscheidung kaum mehr als 20 kcal (85 kJ) pro Tag. Keine Indikation für spezielle diätetische Maßnahmen. Die gleichfalls harmlose *exogen-alimentäre Pentosurie* (Xylose, Arabinose) schwindet mit dem Stoppen sehr reichlichen Verzehrs pentosehaltigen Obstes (Pflaumen, Kirschen, Weintrauben).

Perioperative Ernährung

Prinzip. Bedarfsorientierte Energie-, Flüssigkeits- und Nährstoffversorgung in einer der jeweiligen prä- und postoperativen Situation bestmöglich anzupassenden Form (Art des Grundleidens und diätetisch relevanter Begleitstörungen, präoperativer Ernährungszustand, zu erwartendes Zeitintervall zwischen operativem Eingriff und Möglichkeit oraler Nahrungsaufnahme, Ausmaß der Operation als Determinante allfälliger postoperativer Hyperkatabolie). Flexible Anpassung an variablen Flüssigkeits-, Elektrolyt-, Eiweiß- und Energiebedarf unter Bevorzugung des je nach Lage des Einzelfalls der physiologischen Ernährungsweise am nächsten kommenden Zufuhrweges (oral > gastral/jejunal > parenteral; → *Intensivbehandlung*). Engmaschige Überwachung der Plasmaelektrolyte zwecks rechtzeitiger Erfassung etwaiger *Hyponatriämie*, *Hypernatriämie*, *Hypokaliämie* etc.

Präoperativ. Nach Möglichkeit (elektive Eingriffe) *Beseitigung vorbestehender Mangelernährung*, insbesondere *protein-calorischer *Unterernährung* (Serumalbumin < 3,5 g/dl, Lymphozytenspiegel < 2000 mm³), durch geeignete Kostabwandlung (Supplementierung von Maltodextrin- und Eiweißkonzentraten, Formula-Trinknahrungen u. ä.; zusätzlich ein Polyvitaminpräparat), auch adjuvante *Sondenernährung* ● (nährstoffdefinierte oder Oligopeptiddiät) oder hochcalorische *parenterale Ernährung* ● (1,0–1,5 g Aminosäuren/kg/Tag; 40 kcal/kg/Tag oder mehr). *Risikoerhöhende stärkere *Adipositas sollte bei nichtmalignen Erkrankungen bis zu geplanter Operation schonend abgebaut sein.* Etwaige *Seefischdiät* ● ist vorsorglich ab 3. präoperativer Woche zu unterbrechen. Auffüllung allfälliger Flüssigkeits- und Elektrolytdefizite. Bei Wahleingriffen orale Nahrungs- und Flüssigkeitskarenz 10–12 Std. (größere Kinder 8–12, Kleinkinder und Säuglinge 6–8, Neugeborene 4 Std.) vor Anästhesiebeginn. Am Vorabend des Operationstages Essen nur bis 18 Uhr, Trinken bis 22 Uhr. Viele Anästhesisten empfehlen Patienten ohne gastrale Entleerungsstörung jedoch das schluckweise Trinken klarer Flüssigkeit (Wasser, Tee, klare Fruchtsäfte) bis 2 Stunden vor Einleitung der Anästhesie; vorteilhafter möglicherweise eine standardisierte niedrigosmolale Kohlenhydrat (12,5 %)-Elektrolyt-Trinklösung (z. B. der Fa. Nutricia). Bei zu vermutendem labilem Flüssigkeitshaushalt vom Vorabend der Operation bis zum Beginn des Eingriffs 1000–1500 ml (2 ml/kg/Std.) einer Vollelektrolytlösung parenteral.

Am Operationstag. Peripher-venöse Flüssigkeits- und Elektrolytsubstitution (Vollelektrolytlösung, sog. Op-Lösung, mit 70–100 mmol Natrium und ca. 20 mmol Kalium pro Liter) in Höhe des *Basisbedarfs* (ca. 40 ml/kg/24 Std.) und zusätzlichen, durch evtl. präoperatives Defizit, Art und Verlauf des Eingriffs sowie akzidentelle Flüssigkeitsverluste bestimmten *Korrekturbedarfs.* In allen Phasen intraoperativ und postoperativ Sicherstellung ausreichender, relativ natriumreicher (> 70 mmol Na/l) Flüssigkeitszufuhr. *Keine größeren Volumina natriumfreier Flüssigkeit* (Gefahr der **Verdünnungs-*Hyponatriämie!**).

Weniger große Eingriffe, Operationen ohne Beteiligung des Bauchraums. Präoperativ bis zum Vortag Normalkost bzw. vorgegebene Diätkost. Postoperativ kann bei *kleineren Eingriffen* und gutem Ernährungszustand erforderliche 1–2tägige orale Nahrungskarenz ohne negativen Einfluß auf das Operationsergebnis allein mit einfachen Elektrolytlösungen in Höhe des Basis- plus Korrekturbedarfs (s. o.) unter Glucosezugabe überbrückt werden. Anschliessend meist (nach vielen leichteren Eingriffen sogar von Anfang an) liberaler rascher Kostaufbau möglich (*Flüssigkost* ●, *flüssig-breiige, pürierte Kost* ●, *leichte Vollkost* ●) zur *Vollkost* ● bzw. indizierten Diätkost. Bei reduziertem Ernährungszustand sowie nach Eingriffen mit zu erwartender 3tägiger oder längerer oraler Nahrungskarenz ab 1. postoperativem Tag zusätzlich zur Flüssigkeits- und Elektrolytversorgung Substratzufuhr zunächst (3–4 Tage) im hypocalorischen Bereich (0,8–1,0 g Aminosäuren/kg/24 Std., Energie ca. 20 kcal/kg/24 Std., entsprechend 1000–1500 kcal = 4,2–6,3 MJ/24 Std. peripher-venös; Komplettlösung plus separater Zufuhr einer Fettemulsion). Bei Notwendigkeit einer mehr als 4tägigen oralen Nahrungskarenz stufenweiser Übergang auf bedarfsadaptiert bilanzierte (zentral-venöse) totale *parenterale Ernährung ● unter Berücksichtigung eines evtl. gesteigerten Energie- und Nährstoffbedarfs in Form dann entsprechend zu erhöhender Aminosäuren-, Kohlenhydrat- und Fettzufuhr (→ *hyperkatabole Zustände). In jedem Fall Prüfung der Alternative einer (risikoärmeren und kostengünstigeren) *Sondenernährung ● von Anfang an. Jejunale Ernährung mit *Oligopeptiddiät ● oder gastrale Ernährung mit *nährstoffdefinierter Formeldiät ● in vielen Fällen ab 1. postoperativem Tag möglich. Schrittweiser („fliessender") Übergang von vorheriger parenteraler zur Sondenernährung und von dieser zur anschliessenden oralen Ernährung (zwecks Vermeidens zwischenzeitlicher Lücken in der Nährstoffversorgung). Übergang von flüssiger auf feste Kost dabei meist kurzfristig binnen eines Tages möglich.

Größere Eingriffe, Operationen mit Eröffnung der Bauchhöhle. Präoperativ bis zum Vortag *leichte Vollkost ●, mittags *Flüssigkost ●, abends nur Tee. Postoperative parenterale Versorgung (Elektrolytlösungen, stufenweiser Aufbau weiterer Substratzufuhr) nach etwa gleichem Vorgehen wie vorstehend bei Eingriffen ohne Beteiligung des Bauchraums. Ab zumeist 4.–5. postoperativem Tag (Ende der unmittelbar stressbeeinflußten Phase) voll bedarfsgerechte, erforderlichenfalls hypercalorische totale *parenterale Ernährung ●. Erstes Trinken (20–50 ml/Std.) und nachfolgender schrittweiser Aufbau einer *Sondenernährung ●, *Flüssigkost ● oder *Schleimdiät ●, sobald nach dem Urteil von Chirurgen und Anästhesisten der Gastrointestinaltrakt die Nahrung toleriert (meist nicht vor Ende des Magensaftausflusses und nicht vor dem Auftreten von Darmgeräuschen oder dem Abgang von Darmgasen). Beginn mit *flüssig-breiiger (pürierter) Kost ● in der Regel erst nach dem ersten Stuhlgang. Mit weiterem vorsichtigem Kostaufbau zugleich stufenweises Absetzen der parenteralen Ernährung. Vermeiden übereilter Auffütterung (Cave: *Refeeding-Syndrom). Laufende Überwachung und ggf. Korrektur des Flüssigkeits- und Elektrolythaushalts (incl. Serumphosphatspiegel). Bei Intoleranzerscheinungen vorübergehendes Zurückgehen auf zuvor tolerierte niedrigere Kostsstufe, notfalls auch kurzzeitige Rückkehr zu ausschliesslich parenteraler Substratzufuhr mit vorsichtigerem neuerlichem oralen Aufbau. Bei ungestörtem Verlauf wird modifizierte *leichte Vollkost ● (Ausschaltung individuell unverträglicher Bestandteile) im allgemeinen ab etwa 8.–14. postoperativem Tag toleriert. *Risikoärmere und kostengünstigere Alternative* zur parenteralen Ernährung auch bei vielen abdominellen Eingriffen: *Frühpostoperative jejunale *Sondenernährung* ● (binnen 4–6 Tagen auf Endstufe zu steigernde *Oligopeptiddiät* ● durch transnasale Sonde oder Katheter-*Jejunostomie;* Kontraindikation: Instabiler Kreislauf, Herzinsuffizienz, drohender Ileus, Peritonitis, akute Pankreatitis).

Zur Reduzierung postoperativer Infektionskomplikationen nach größeren chirurgischen Eingriffen versuchsweise zusätzliche Substitution sog. immunsystemmodulierender Nährstoffe (Arginin, Glutamin, n-3-Polyensäuren, RNA-Nucleotide, Selen u. a.) von ca. 7. Tag präop. bis 7.–10. Tag postop. peroral oder jejunal durch Sonde (*perioperative Immunonutrition;* → *Immundefizienz).*

Resezierende Eingriffe am Magen-Darm-Kanal. Präoperative diätetische Vorbereitung und postoperative Ernährung je nach Lokalisation und Art des Eingriffs (→ nachfolgend siehe spezielle operative Eingriffe).

Spezielle operative Eingriffe → *Augenoperationen, *Cholecystektomie, *Colonchirurgie, *Dünndarmresektion, *Herzchirurgie, *Leberchirurgie, *Magenchirurgie, *Mundhöhlen-, Nasen-, Rachen-, Kehlkopfchirurgie, *Laryngektomie, *Nierentransplantation, *Oesophagusresektion, *Pankreasresektion, *proktologische Chirurgie, Enddarmchirurgie, *Tonsillektomie, *urologische Chirurgie.*

Häufigster Fehler. Verkennung des nach jedem größeren operativen Eingriff noch tagelang stark erhöhten Flüssigkeitsbedarfs!

Peritonealdialyse („Bauchfelldialyse")

Kontinuierliche ambulante Peritonealdialyse (CAPD)
1. *Flüssigkeitszufuhr* individuell je nach Restdiurese (plus evtl. sonstige Flüssigkeitsverluste). Trinkmengenbeschränkung (meist zwischen 800 und 1200 ml/Tag plus Harnvolumen des Vortags) im allgemeinen weniger streng als bei *Hämodialyse* (bewährte Tips zum leichteren Einhalten des Trinkmengenlimits siehe S. 277); in problemlos laufenden Fällen Trinkmenge frei.
2. *Eiweiß* ca. 150 % der altersstufenbezogenen Kostempfehlungen für Gesunde, d.h. beim Erwachsenen 1,2–1,5 (bei florider CAPD-Peritonitis 1,5–1,8) g/kg/Tag, davon etwa $2/3$ in biologisch hochwertiger Form (tierisches Eiweiß). Proteinzufuhr in dieser Höhe berücksichtigt erhöhten Bedarf zum Ausgleich unvermeidlicher Eiweiß- und Aminosäurenverluste (bis ca. 10–15 g/Tag) mit dem Dialysat. Allfällige sonstige Verluste (über 5 g Protein/Tag, etwa durch *Proteinurie* oder mit dem Dialysat bei Dialyseperitonitis) sind gesondert zu ersetzen. Möglichkeit intraperitonealer Zufuhr (partieller Ersatz von Glucose durch

Aminosäuren in der Dialyselösung) bedenken, falls oral/enterale Einweißaufnahmefähigkeit unzureichend.

3. *Kalium* nach Serumspiegel (häufig keine Restriktion erforderlich).

4. *Natrium* zunächst versuchsweise 100 mmol = 2,4 g Na/Tag (→ **natriumarme Kost* ●), im weiteren Verlauf Korrektur je nach Bilanz, Verlusten mit dem Dialysat, verbleibenden **Ödemen, arterieller *Hypertonie* usw.

5. *Calcium* 1500–2000 mg (37,5–50 mmol)/Tag (→ **calciumreiche Kost* ●).

6. *Phosphat* möglichst < 1200 mg/Tag oder 15 mg PO_4/g Protein, bei **Hyperphosphatämie* Versuch der Begrenzung auf < 750 mg/Tag oder <12 mg PO_4/kg/Tag (→ **phosphatreduzierte Kost* ●), schwierig zu realisieren bei o. g. relativ hoher Eiweißzufuhr.

7. *Wasserlösliche Vitamine.* An B-Vitaminen und Ascorbinsäure reiche Kost. Notwendigkeit zusätzlicher medikamentöser Supplementierung wie bei **Hämodialyse.*

8. *Vitamin D* (oder D-Metabolite) je nach Lage des Einzelfalls (Serumcalcium < 2 mmol/l; → **Osteomalacie).*

9. *Energiezufuhr* zu bemessen nach dem (ödemfreien) Sollgewicht (35–45 kcal = 150–190 kJ/kg/Tag; Kinder altersstufenentsprechend 50–100 kcal/kg/Tag). Glucoseresorption aus dem Dialysat (kann bis zu 20 % des Calorienbedarfs decken) ist bei Kalkulation der Energiezufuhr (und bei Behandlung von Diabetikern) zu berücksichtigen. Konsequenz: *Begrenzung des Anteils oral zugeführter Kohlenhydrate* auf 35–40 % der Energiezufuhr, vor allem durch Einschränkung des Zukkerkonsums (→ **zuckerarme Kost* ●), besonders zu beachten bei Neigung zu **Hypertriglyceridämie* und **Adipositas* sowie bei **Diabetes mellitus.* Der Fettanteil dieser Kost darf 35 Energie % überschreiten, wenn überwiegend in Form von Olivenöl oder Kostgestaltung ansonsten nach dem Prizip einer lipidsenkenden Diät. In Fällen nicht befriedigend beeinflußbarer **Adipositas* strengere Limitierung der Energiezufuhr und/oder der Trinkmenge (zwecks Herabsetzung des Bedarfs an hochosmolarer Glucoselösung).

10. Zur Linderung abdomineller Mißempfindungen beim Essen häufigere kleine anstelle weniger größerer Mahlzeiten.

11. Regelmäßige Überprüfung des Ernährungszustands (Cave: Mangelernährung! Warnzeichen → **Hämodialyse).*

Kontinuierliche cyclische Peritonealdialyse (CCPD, NIPD). Gleiches diätetisches Vorgehen wie vorstehend bei CAPD.

Intermittierende Peritonealdialyse (IPD) erfordert meist strengere Handhabung der diätetischen Richtlinien (Flüssigkeit, Kalium, Natrium usw.) als CAPD.

Besonderheiten im Kindesalter: Flüssigkeitszufuhr wie bei Kindern unter *Hämodialyse, bei CAPD jedoch meist liberaler zu handhaben. *Eiweiß* (g/kg/Tag) 2,5–4,0 (Säuglinge); 3,0 (1–3 Jahre); 2,5 (4–10 J.); 1,5 (ab 11 J.). *Natrium:* 2–3 mmol = ca. 50–70 mg/kg/Tag (alle Alterstufen), im weiteren Verlauf Korrektur wie vorstehend beim erwachsenen Patienten. *Calcium:* 360 mg (1.–6. Mo); 540 mg (7–12. Mo); > 800 mg (1–10 J.); >1200 mg/Tag (ab 11 J.). *Phosphat:* Versuch einer Begrenzung auf 15 mg PO_4/g Nahrungseiweiß (alle Alterstufen). Weitere Details → [7].

Peritonitis (Bauchfellentzündung), akute

Nach Beseitigung von Flüssigkeits- und Elektrolytimbalancen totale *parenterale Ernährung* ● (vgl. *hyperkatabole Zustände*). Fortlaufende weitere Überwachung und ggf. Korrektur des Wasser- und Elektrolythaushalts. Keine Indikation für jejunale Sondenernährung. Oraler Kostaufbau toleranzentsprechend: *Flüssigkost* ●, *flüssig-breiige (pürierte) Kost* ●, *leichte Vollkost* ● usw. je nach Grundleiden, Begleitstörungen und allfälligen Operationsfolgen. Ausgleich verbliebener Defizite an Nährstoffen (Protein!) und Nahrungsenergie.

Phäochromocytom (Geschwulst des adrenosympathischen Systems)

Präoperativ und inoperable Fälle. Im Energie- und Nährstoffgehalt bedarfsgerechte, nicht zu kohlenhydratreiche Kost, weitgehend ohne Verwendung von Zucker (*zuckerarme Kost* ●), ballaststoffangereichert, kaliumreich (> 150 mmol = 6 g Kalium/Tag). Trotz bestehender Hypertonieneigung in der Regel keine Indikation für strengere Natriumrestriktion! Vermeiden coffeinhaltiger Getränke. Zu beachten: Möglicherweise begleitender *Diabetes mellitus.*

Postoperativ. Flüssigkeits- und kochsalzreiche Ernährung zur Auffüllung des Plasmavolumens (anfangs z.B. gesalzene *nährstoffkomplette Flüssigkost* ●) und Vermeiden der nach Entfernung catecholaminproduzierender Tumoren gehäuft auftretenden *Hypoglykämien*: Nunmehr an polymeren Kohlenhydraten reichere (>50 Energie %) *zuckerarme Kost* ●, frühestmöglich mit Ballaststoffen anzureichern (vgl. *ballaststoffreiche Kost* ●), anfangs gleichmäßige Verteilung des Kohlenhydrat-

verzehrs auf 6–8 kleinere Mahlzeiten im Tagesverlauf (weitere Details →
nichtdiabetische *Hypoglykämien).

Phenylketonurie (PKU); Hyperphenylalaninämien

Behandlungsprinzip. Senkung des erhöhten Plasmaphenylalaninspie-
gels durch frühestmöglich (erste Lebenswochen!) einsetzende Beschränkung der Phenylalaninzufuhr in der Weise, daß ihre Höhe bei im übrigen
voll bedarfsgerechter Nährstoff- und Energieversorgung dem individuellen physiologischen Bedarf gerade noch entspricht, die herabgesetzte metabolische Kapazität für Phenylalanin (Oxidation zu Tyrosin) aber nicht
überschreitet. Zufuhr der limitierten Phenylalaninmenge in Form natürlicher Nahrungsproteine, Deckung des restlichen Aminosäurenbedarfs
durch phenylalaninfreie, tyrosinangereicherte Aminosäurengemische
oder Proteinhydrolysate. *Behandlungsziel* und Kriterium adäquater Kosteinstellung: *Dauerhaft annähernd normaler Phenylalaninspiegel im But-
plasma (1–4 mg/dl, entsprechend 60–250 µmol/l,* ab 11. Lebensjahr bis
15 mg/dl, entsprechend 900 µmol/l, ab 16. Lebensjahr < 20 mg/dl, entsprechend < 1200 µmol/l) bei weitgehender klinischer Symptomenfrei-
heit und normaler körperlicher und geistiger Entwicklung [60].

Praktisches Vorgehen. In der *Einstellungsphase* zunächst phenylalaninfreie und tyrosinangereicherte, im übrigen altersstufengerecht bedarfsdeckende Kost (Spezialpräparate → **PKU-Diät ●*) bis zur Normalisierung des Phenylalaninplasmaspiegels (1–4 mg/dl = 60–250 µmol/l),
meist binnen etwa 3–8 Tagen. Unter fortgesetzter engmaschiger Kontrolle
der Phenylalaninwerte im Plasma sodann *schrittweise Zulage von
Phenylalanin ▲ in Form natürlichen Proteins (meist zunächst Milcheiweiß; 20 ml Vollmilch enthalten z. B. 35 mg, 20 ml Säuglingsanfangsnahrung 12–16 mg Phenylalanin), möglichst gleichmäßig auf alle Mahlzeiten
des Tages verteilt, bis zum Erreichen an erhöhten Plasmawerten (> 6 mg/
dl, entsprechend 365 µmol/l Phenylalanin) erkennbarer, von Fall zu Fall
variierender *Toleranzgrenze.* Auf das Körpergewicht bezogener Phenyl-
alaninbedarf nimmt mit dem Heranwachsen der Kinder ab; Richtwerte
für die Zufuhr → **Phenylalanin* ▲. Als individuell tolerabel „austitrierte"
Phenylalaninmenge (d. h. in praxi die ohne Überhöhung des Phenylalaninplasmaspiegels verträgliche Menge bestimmter natürlicher Eiweißträger) wird Grundlage der den Gegebenheiten des Einzelfalls bestmöglich
anzupassenden *Dauerkost* und zugleich Gradmesser für die Dosierung
des phenylalaninfreien Aminosäurengemischs. Austauschmöglichkeit der
verschiedenen eiweißhaltigen Nahrungsmittel entsprechend ihrem Phenylalaningehalt *(→ *PKU-Diät ●). Keine zu weitgehende, den individuellen Minimalbedarf unterschreitende Einschränkung der Phenylalaninzu-*

fuhr (anzustrebender Plasmaspiegel nicht unter 0,7 mg/dl, entsprechend 42 μmol Phenylalanin/l)! Andrerseits auch Vermeiden unbedachten diätetischen Unterschreitens des ermittelten Bedarfs an phenylalaninfreiem Protein oder an Nahrungsenergie (Gefahr des Eiweißkatabolismus mit Phenylalaninanstieg im Blut!). Problematisch in nicht befriedigend reagierenden Fällen die Frage einer zusätzlichen, über den üblichen Tyrosingehalt der phenylalaninfreien Formeldiäten hinausgehenden Supplementierung von Tyrosin [81, 48]. *Sicherstellung ausreichender Versorgung mit allen übrigen essentiellen Nährstoffen* (erfahrungsgemäß besonders zu beachten: Calcium, Eisen, Zink, Selen). Weitestmögliche Wahrung des Charakters einer altersstufengerechten Normalkost bzw. **Vollkost* ●. Sorgfältige Kalkulation toleranzgerechter Phenylalaninzufuhr auch für im Falle *interkurrenter Erkrankungen* indizierte Diätkost (Durchfallsstörungen, Fieber usw.). In regelmäßigen Abständen Kontrolle des Phenylalaninplasmaspiegels. Überwachung von Körpergewicht, Längenwachstum und Knochenmineraldichte. Berücksichtigung der Möglichkeit einer sich ändernden Phenylalanintoleranz und ggf. Anpassung der Kost. *In Verbindung mit jeder Befundkontrolle entsprechend aktualisierte Diätberatung.*

Beibehaltung der PKU-Diät bei klassischer Phenylketonurie nach heutigem Wissensstand *über das Pubertätsalter hinaus* mindestens bis etwa zum 18. Lebensjahr, nach Möglichkeit jedoch länger (Gefahr der Entwicklung neuropsychologischer und neurologischer Spätsymptome!). Wenn Compliance erschöpft, unter Fortsetzung der klinischen und biochemischen Überwachung sodann allmähliches Auslaufenlassen der Diät unter Beibehaltung überwiegend vegetabiler **eiweißarmer Kost* ● (etwa 0,6–0,7 g Protein/kg/Tag, ausgehend von **lacto-vegetabiler Kost* ●). Ab dieser Phase der Behandlung ansteigender Phenylalaninplasmaspiegel soll die Höhe von 15 mg/dl (900 μmol/l) zunächst möglichst nicht überschreiten. Auch im weiteren Erwachsenenalter moderate Begrenzung des Konsums an Fleischwaren und Molkereierzeugnissen und Limitierung der Eiweißzufuhr in Höhe der Empfehlungen für die Ernährung des Gesunden (0,7–0,8 g Protein/kg/Tag; Ziel: Phenylalaninplasmaspiegel < 20 mg/dl, entsprechend 1220 μmol/l). In nicht ganz seltenen Fällen bleibt partieller Proteinersatz durch phenylalaninfreies, tyrosinangereichertes Aminosäurengemisch lebenslang erforderlich. Besondere Gesichtspunkte für weibliche Patienten s. u. (maternale Phenylketonurie).

Spezielle Indikationen

1. *Klassische Phenylketonurie.* In jedem Fall altersstufengemäße phenylalaninarme, tyrosinangereicherte Kost *(*PKU-Diät* ●) s.o.
2. *Zu spät entdeckte Phenylketonurie* (sofern 5. Lebensjahr nicht überschritten und Ausgangs-IQ > 50): PKU-Diät über längere Versuchsperiode (> 1 Jahr). Im Falle positiven Ansprechens Beibehaltung der Kost.

3. Phenylketonurie durch *Tetrahydrobiopterinmangel.* Keine unbedingte Indikation für strenge PKU-Diät (statt dessen in der Regel medikamentöse Substitution des Folsäuremetaboliten Tetrahydrobiopterin BH_4); unter effektiver BH_4-Substitution aufgelockerte PKU-Diät oder altersstufengerechte *eiweißarme Kost* ● entsprechend der dann meist wesentlich besseren Phenylalanintoleranz.
4. *Persistierende (Non-PKU-)Hyperphenylalaninämien.* Diätetisches Vorgehen je nach Höhe des Phenylalaninplasmaspiegels. Bei Werten über 15 mg/dl (900 µmol/l) *PKU-Diät* ●, bei 10–15 mg/dl (600–900 µmol/l) altersstufengemäße *eiweißarme Kost* ●, bei Werten unter 10 mg/dl (600 µmol/l) und normaler körperlicher und geistiger Entwicklung altersstufenentsprechende Normalkost bzw. *Vollkost* ●.
5. *Transitorische Hyperphenylalaninämie Neugeborener.* Nach Klärung der Diagnose, abgesehen vom Vermeiden überhöhter Proteinzufuhr, keine Indikation mehr für spezielle diätetische Maßnahmen.

Maternale Phenylketonurie. Strenge *PKU-Diät* ● möglichst *bereits präkonzeptionell,* konsequent einzuhalten mindestens bis zur Entbindung. *Zulässiger Phenylalaninplasmaspiegel maximal 4 mg/dl (250 µmol/l),* perikonzeptionell 2,5 mg/dl (150 µmol/l), jedoch nicht unter 1 mg/dl (60 µmol/l). Dem erhöhten Bedarf während der Schwangerschaft (→ *Schwangere)* gerecht werdende Versorgung mit Energie und essentiellen Nährstoffen (Eiweiß, Vitamine, Spurenelemente; *Tyrosin* ca. 3,0 g/Tag, Ziel: Tyrosinkonzentration im Blut > 0,8 mg/dl = 45 µmol/l) ist sorgfältig zu kalkulieren. Wiederholte detaillierte Diätberatung und engmaschige Blutkontrollen in diesen Fällen besonders wichtig. Ununterbrochene Beibehaltung der PKU-Diät durch junge Patientinnen auch über das 18. Lebensjahr hinaus (unter Umständen in gelockerter Form) kann bei Realisierung ihres Kinderwunsches indizierte Wiederaufnahme strenger PKU-Kost wesentlich erleichtern und die Prognose für das Kind möglicherweise weiter verbessern. *Zu erwägen deshalb Beendigung der PKU-Diät – wenn überhaupt – erst, wenn keine Schwangerschaft mehr beabsichtigt.*

Stillen bei Phenylketonurie. *Wünschenwert!* An Phenylketonurie oder höhergradiger, persistierender Hyperphenylalaninämie leidende Säuglinge erhalten Muttermilch (Phenylalaningehalt variiert mit der Lactationsphase: Colostrum ca. 100, Zwischenmilch ca. 65, reife Frauenmilch ca. 40 mg/dl) in individuell je nach Phenylalanintoleranz zu bemessender Menge als Zusatz zur phenylalaninfreien, tyrosinangereicherten Spezialnahrung). Zweckmäßig die Vorfütterung der Spezialnahrung (30–50 ml) jeweils vor der anschliessenden Brustmahlzeit. Sollte die stillende Mutter selbst Phenylketonurikerin sein, so ist ihr die *Fortsetzung der PKU-Diät in laktationsgerechter Abwandlung (→ *stillende Mütter)* mindestens bis zum Abstillen anzuraten. Klinisch gesunde, biochemisch unauffällige

PKU-heterozygote Säuglinge tolerieren uneingeschränkte Muttermilchernährung auch dann, wenn ihre an Phenylketonurie leidende Mutter keine phenylalaninarme Diät mehr einhält.

Phosphat-Clearance, renale

Flüssigkeitsreich (Ziel: Urinvolumen > 1500 ml/24 Std.) und phosphatreich (1000–1500 mg = ca. 35–45 mmol PO_4/Tag) abgewandelte *leichte Vollkost* ● oder *Vollkost* ● ab Vortag der Untersuchung.

Phosphatdiabetes; hereditäre hypophosphatämische sog. Vitamin D-resistente Rachitis

Behandlungsziel. Kompensation und Herabsetzung der tubulären Phosphatverluste, weitestmögliche Anhebung des erniedrigten Serumphosphatspiegels zur Norm.

Praktisches Vorgehen
1. *Phosphatanreicherung* der Kost auf Gesamtzufuhrmenge von 50–100 mg/kg Phosphat/Tag (→ *Hypophosphatämie)*. Erforderlichenfalls zusätzlich medikamentöse Phosphatsubstitution (60–100 mg/kg/Tag = 2–5 g PO_4/Tag, z. B. Na-Phosphatlösung, S. 62) oral in 5–6 gleichmäßig über den Tag (incl. frühe Morgen- und späte Abendstunden) verteilten Einzelgaben. Überwachung von Harnacidität (Ziel: pH < 6,0) und renaler Phosphatausscheidung (Gefahr der Calciumphosphat-*Nephrolithiasis)*.
2. *Vitamin D* (Cholecalciferol 800–4000 I. E. = 20–100 µg/kg/Tag) oder Calcitriol (20–80 ng/kg/Tag) in individuell zu bemessender hoher Dosierung (während etwaiger Immobilisation reduzierte Dosis). Überwachung von Serumcalciumspiegel (maximal 10,5 mg/dl = 2,6 mmol/l) und renaler Calciumausscheidung (maximal 6 mg Ca/kg/Tag) zwecks Vermeidens von Hypercalcämie, Hypercalciurie und Nephrocalcinose.
3. Einschränkung der Natriumzufuhr (< 3 mmol = 70 mg Na/100 kcal; → *natriumarme Kost* ●).

Nach Abschluß der Wachstumsperiode kann auf die genannten Maßnahmen in vielen leichteren Fällen verzichtet werden (jedoch neuerliche Einleitung kontrollierter Phosphatsubstitution und Calciferolmedikation bei Schwangerschaft und Lactation).

Phosphomannose-Isomerase-Defizienz

Versuchsweise orale Zufuhr der Hexose D-Mannose.

Phrynoderma („Krötenhaut")

Beseitigung der häufig zugrundeliegenden Fehlernährung (→ *Retinolmangel, *Tocopherolmangel, *Riboflavinmangel, protein-calorische *Unterernährung; Ernährungsanamnese!).

Phyllochinon-(Vitamin K-)Mangel

Erhöhte diätetische Phyllochinonzufuhr (grüne Gemüse → *Vitamin K ▲; ausreichende Fettzufuhr beachten!) oder (meist rationeller) orale Medikation (5–30 mg Vitamin K₁/Tag) nur in Fällen eines exogenalimentären (Ernährungsanamnese!) oder eines antibioticaassoziierten Phyllochinonmangels erfolgversprechend. Bei häufigerem auf Resorptionsstörung beruhendem K-Vitaminmangel parenterale Substitution (10–20 mg Phyllochinon/Tag i. m. oder s. c.). Überwachung des Prothrombinwertes, insbesondere in der Routine der Intensivpflegestationen. Empfehlung für präventive Versorgung bei totaler parenteraler Ernährung: 5–10 mg Phyllochinon i. m. 1mal pro Woche. Prävention durch Vitamin K-Mangel bedingter hämorrhagischer Erkrankungen beim *Neugeborenen* (unabhängig von der Art der weiteren Ernährung): Orale medikamentöse Supplementierung von Phyllochinon (z. B. je 2 mg bei den ersten drei Vorsorgeuntersuchungen, d. h. spätestens bis Ablauf der 6. Lebenswoche). Beim vollgestillten Säugling kann dessen Vitamin K-Status durch orale Phyllochinonverabfolgung an die stillende Mutter (5 mg Phyllochinon/Tag während der ersten 3 Monate der Lactation) weiter verbessert werden [35].

Pica-Syndrom; Picazismus (abartige Nahrungswahl)

Unterbindung des dieser Störung zugrundeliegenden *abnormen Essverhaltens*, insbesondere des gewohnheitsmäßigen Verzehrs von Sand, Lehm, Kreide, Sägespänen und ähnlichen als Nahrungsmittel ungeeigneten Produkten (oftmals zunächst mehr ein psychiatrisches als ein diätetisches Problem). *Beseitigung häufig begleitender Nährstoffdefizite (*Eisenmangel, *Zinkmangel, *Hypokaliämie u. a.) und der Folgen gehäuften*

Teil 3

Erbrechens. Sicherstellung dauerhaft bedarfsgerechter Energie- und Nährstoffversorgung, von besonderer Wichtigkeit in Fällen eines schwangerschafts- oder dialyseassoziierten Pica-Syndroms.

Pneumatosis cystoides intestinalis („Darmwandemphysem")

*Ballaststoffarme Kost ● unter weitestmöglicher Einschränkung des Stärkegehalts („polysaccharidfreie Diät") und Ersatz durch dimere und monomere Kohlenhydrate (Zucker). Je nach Schwere der Krankheitsmanifestation Beginn mit entsprechend gestalteter *nährstoffkompletter *Flüssigkost* ●, mit **Oligopeptiddiät* ● oder totaler **parenteraler Ernährung* ●. *Keine Polyole* (Sorbit, Xylit, Lactit, Mannit, Isomalt, Lactitol)! Keine Lactulose! Keine Fructoseoligosaccharide! Keine Isomaltooligosaccharide!

Poliomyelitis (spinale Kinderlähmung)

Je nach Toleranz *nährstoffkomplette *Flüssigkost* ●, **leichte Vollkost* ● o. ä. Symptombezogene Maßnahmen → **Fieber, akute *Infektionskrankheiten, *Übelkeit, *Erbrechen, *Diarrhoe.*

Diätetische Prävention (Epidemiegebiete). Bestmögliche Ausschaltung faeco-oraler Kontaminationsmöglichkeiten. Händewaschen! Toilettenhygiene! Vgl. **Reisediarrhoe.*

Pollensyndrom, orales; Pollenallergie

Mögliche Kreuzreaktionen zwischen Pollen- und Nahrungsmittelallergenen sind möglich, z. B. bei *Birken-, Hasel- und Erlenpollinosis* (Vorsicht mit Kernobst, Steinobst, Nüssen, Mandeln, Kiwi, Erdbeere und vielen Gewürzen), *Beifußpollinosis* (Sellerie, Mohrrübe, Paprika, zahlreiche Gewürze) oder *Gräser- und Roggenpollinosis* (Getreidemehle, Soja, Erdnuß). Diätetisches Vorgehen →**Nahrungsmittelallergien.* Vgl. **Sellerie-Karotten-Beifuß-Gewürz-Syndrom.*

Polyneuropathie (systemisch-degenerative periphere Nervenerkrankung)

In nicht zu sehr chronifizierten Fällen *diätetisch soweit beeinflußbar, wie Ernährungsfaktoren* (Vitaminmangel, Eiweißmangel, Mangel an n-3-Fettsäuren) *ätiopathogenetisch beteiligt* (sog. nutritive oder Malnutritionspolyneuropathien):

1. Sicherstellung optimaler Versorgung mit allen essentiellen Nährstoffen und angemessener Energiezufuhr im Rahmen einer *Vollkost* ● oder indizierten Diätkost.
2. Beseitigung im Einzelfall objektivierter oder aufgrund der Ernährungsanamnese zu vermutender, insbesondere die B-Vitamine (Thiamin, Riboflavin, Vitamin B_6, Niacin, Pantothensäure, Biotin, Folsäure, Vitamin B_{12}), Vitamin E und die Proteinzufuhr betreffender Nährstoffmängel (→ *B-Vitaminmangel, *Thiaminmangel, *Riboflavinmangel, *Pyridoxinmangel, *Niacinmangel, *Biotinmangel, *Folsäuremangel, *Cobalaminmangel, *Tocopherolmangel, protein-calorische *Unterernährung, *Zinkmangel).* Dabei Berücksichtigung eines erhöhten Vitaminbedarfs bei Zuständen von *Malabsorption* (Indikation für parenterale Substitution) und bei Anwendung den B-Vitaminhaushalt belastender („neurotoxischer") Medikamente. *Von einer über den physiologischen Bedarf hinausgehenden Vitaminzufuhr bei nach Auffüllung aller Defizite voll gesicherter Versorgung ist im übrigen kein weiterer therapeutischer Nutzen zu erwarten.*
3. Optimierung der Diäteinstellung im Falle komplizierender metabolischer Polyneuropathien bei *Diabetes mellitus* (normnahe Blutzuckereinstellung von Anfang an, bestmögliches Vermeiden sowohl hyperglykämisch-ketoacidotischer als auch hypoglykämischer Phasen; versuchsweise Zulage von γ-*Linolensäure* ▲), *chronischer *Niereninsuffizienz, *Lebercirrhose, *Porphyrie* und *Alkoholismus.* In Problemfällen als Vitamin B_1-Substitut zu erwägen: Besser resorbierbares fettlösliches Thiaminpräparat (z.B. Benfotiamin).
4. Supplementierung von *n-3-Fettsäuren* (Leinöl, Lebertran) zugleich mit Tocopherol-Megadosis.
5. *Absolute Alkoholkarenz,* auch bei Nichtalkoholikern!

Polytrauma (lebensbedrohliche Mehrfachverletzung)

Nach Beseitigung von Schock sowie Flüssigkeits- und Elektrolytimbalancen (spätestens ab 2. posttraumatischem Tag) Beginn mit Aufbau adäquater Ernährung, je nach Zufuhrmöglichkeit im Einzelfall auf oralem (*nährstoffkomplette *Flüssigkost* ●, *flüssig-breiige Kost* ●, *leichte Vollkost* ● usw.), enteralem (→ *Sondenernährung* ●) oder parenteralem Wege (→ *parenterale Ernährung* ●). Richtwerte für Aufbau parenteraler Basisernährung: Flüssigkeit 30–45 ml/kg/Tag. *Unfalltag bzw. Op.-Tag.* 150 g KH (1,5 mg/kg/min) peripher-venös (ca. 8,5 kcal/kg/Tag); *erster posttraumatischer bzw. postop. Tag:* 300 g KH (3,0 mg/kg/min), 50 g Aminosäuren (0,7 g/kg/Tag) peripher-venös; *zweiter posttraumatischer bzw. postop. Tag:* 450 g KH (4,5 mg/kg/min), 100 g Aminosäuren (1,4 g/kg/Tag) zentral-venös (ca. 25 kcal/kg/Tag); *dritter posttraumatischer bzw. postop. Tag:* 450 g KH (4,5 mg/kg/min), 50 g Fett, 100 g Aminosäuren (1,4 g/kg/ Tag) zentral-venös (ca. 32 kcal/kg/Tag); *vierter posttraumatischer bzw. postop. Tag:* 450 g KH (4,5 mg/kg/min), 100 g Fett, 125 g Aminosäuren (1,8 g/kg/Tag) zentral-venös (ca. 39 kcal/kg/Tag). Kontraindikationen für parenterale Fettzufuhr: S. 587 f. In entsprechender Steigerung erfolgt (von Anfang an oder überlappend mit auslaufender parenteraler Ernährung) Aufbau einer gastral/jejunalen *Sondenernährung* ●. Versuchsweise Supplementierung von Glutamin, Arginin, n-3-Polyensäuren, RNA-Nucleotiden, Vitamin A, C, E, Zink, Selen (→ *Immundefizienz*). Berücksichtigung der Möglichkeit eines kataboliebedingten Ansteigens des Energie- und Nährstoffbedarfs um 30–70 % und mehr (Kriterium: Zunehmende Negativierung der N-Bilanz; → *hyperkatabole Zustände*). In jedem Fall, sofern orale oder Sondenernährung nicht von Anfang an bedarfsgerecht zu realisieren, frühestmöglich Übergang von parenteraler zu gastral/jejunaler und von dieser zu toleranzgerechter oraler Ernährung. Zum diätetischen Vorgehen vor und nach operativen Eingriffen siehe im übrigen *perioperative Ernährung.*

Porphyrien (Porphyrinstoffwechselstörungen)

Hepatische Porphyrien (akute intermittierende Porphyrie, Porphyria variegata, hereditäre Koproporphyrie):

1. *Manifestes Stadium, akute Krise.* Frühzeitig Glucose hochdosiert (0,3 g/kg/Std.) intravenös, ggf. auch oral oder per Sonde, bei flüssigkeitsreicher (> 2,5 l Wasser/24 Std.), kohlenhydratreicher, zweckmäßigerweise mit Maltodextrin angereicherter Basiskost (*nährstoffkomplette *Flüssigkost* ●, *flüssig-breiige Kost* ● o. ä., erforderlichenfalls auch *Sondenernährung* ● oder *parenterale Ernährung* ● je nach Lage des Einzelfalls). Energiezufuhr möglichst > 2500 kcal (10,5 MJ)/ Tag. Korrektur von Störungen des Wasser- und Elektrolythaushalts (Überwachung von Flüssigkeitsbilanz und Plasmaionogramm). Beseitigung häufiger *Dehydratation* oder *Hyperhydratation* sowie *Hyponatriämie, *Hypokaliämie* und *Hypomagnesiämie.* Weitere symptombezogene Kostabwandlungen → *Diarrhoe, *Erbrechen, akutes *Nierenversagen.*

2. *Latentes Stadium, Rezidivprophylaxe, Präventivkost.* Kohlenhydratreiche (400–500 g KH/Tag), B-vitaminreiche, im übrigen Nährstoffgehalt voll bedarfsgerechte, calorisch angemessene, flüssigkeitsreiche Kost (in der Regel entsprechend modifizierte *Vollkost* ● oder *leichte Vollkost* ●). Begrenzung der Fettzufuhr in Höhe der Empfehlungen für die

Ernährung des Gesunden (< 30 % der Energiezufuhr; Beachtung evtl. *Hypercholesterinämie). Etwa gleichbleibende Kohlenhydratzufuhr auch im Falle interkurrenter Erkrankungen.* Unbedingtes Vermeiden hypoglykämischer Zustände! Keine kohlenhydratarme Kost. Keine längeren Nüchternperioden. Kein Hungern. Keine strengen Entfettungskuren. *Absolute Alkoholkarenz.*

Porphyria cutanea tarda. Im *Latenzstadium* Präventiv- und Dauerkost wie vorstehend bei latenten hepatischen Porphyrien. Absolute Alkoholkarenz. *Manifestes Stadium.* Unterstützung der indizierten medikamentösen metabolischen Alkalisierung durch alkalisierende diätetische Maßnahmen (Citrusfrüchte, Citrussäfte, alkalische Mineralwässer usw.; → *alkalisierende Kost ●).* Supplementierung von *Vitamin B₆* und *Vitamin E.*

Erythropoetische Protoporphyrie. Kohlenhydratreiche Kost wie bei hepatischen Porphyrien (s. o.). Als adjuvante diätetische Maßnahme zur indizierten medikamentösen Supplementierung von β-Carotin (120– 180 mg/Tag oral; Ziel: Carotinserumspiegel > 600 µg/dl), reichliche Zufuhr *carotinreicher Vegetabilien,* S. 72; (vgl. → *Carotinämie).*

Portocavaler (portosystemischer) Shunt (Pfortader-Hohlvenen-Anastomose)

Ausgehend von Basisernährung für Kranke mit *Lebercirrhose* und *Ascites* weiterhin *natriumarme Kost ●.* Toleranzgerechte *Einschränkung der Eiweißzufuhr* (Kriterien: Erhöhter Blutammoniakspiegel, allfällige Encephalopathiesymptome), d. h. meist Limitierung in Höhe der unteren Grenze des altersentsprechenden physiologischen Bedarfs (Erwachsene: 0,5–0,6 g/kg/Tag, entsprechend etwa 45–50 g Protein/Tag, überwiegend in biologisch hochwertiger Form, am zweckmäßigsten Milcheiweiß). Berücksichtigung häufig *herabgesetzter Kohlenhydrattoleranz (*zucker-arme Kost ●;* vgl. *Diabetes mellitus).* Beseitigung begleitender Vitamin- und Spurenelementdefizite *(*Retinolmangel, *Zinkmangel* u. a.; Ernährungsanamnese!). Diätetisches Vorgehen bei Entwicklung von Hyperammoniämie und entsprechenden klinischen Erscheinungen (episodischer Stupor usw.) → *hepatische Encephalopathie.*

Teil 3

Sog. Postcholecystektomie-Syndrom
(Beschwerdenkomplex nach Gallenblasenentfernung)

Zweckmäßigerweise ausgehend von *leichter Vollkost* ● systematische Ausschaltung der im Einzelfall als unbekömmlich erkannten Nahrungsmittel und Zubereitungsweisen, am häufigsten hocherhitzte (Braten, Schmoren, Fritieren) Fette, fette Fleischwaren, fettreiche Kohlgerichte, Spiegelei, Mayonnaise, Schlagsahne, Speiseeis sowie Steinobst, Bohnenkaffee, CO_2-haltige Getränke (Ernährungsanamnese!). *Begrenzung der Fettzufuhr* in Höhe der Empfehlungen für die Ernährung des Gesunden (< 30 % der Energiezufuhr). Vermeiden zu voluminöser Einzelmahlzeiten. Berücksichtigung allfälliger Neigung zu *Meteorismus, *Diarrhoe oder (seltener) *Obstipation. Abbau noch bestehender *Adipositas und *Hypercholesterinämie. Sorgfältige Beratung des Patienten über geeigneten Ersatz für aus diätetischen Gründen aus dem Kostplan eliminierte Produkte zwecks *Gewährleistung dauerhaft bedarfsgerechter Versorgung mit allen essentiellen Nährstoffen.* Schrittweise Kostauflockerung mit zunehmendem zeitlichem Abstand von der Cholecystektomie meist möglich.

Prader-Willi-Syndrom
(dysgenitaler Minderwuchs mit Adipositas)

Bei Saug- und Schluckstörungen (Säuglingsalter) altersstufenentsprechende *Sondenernährung* ●. Zunehmende Neigung zu Fettleibigkeit (Kleinkindesalter) ist Indikation für energiereduzierte (7–8 kcal/cm Länge), im Nährstoffgehalt bedarfsangepaßte Kost (Basis: *Mischkostreduktionsdiät* ●) in häufigen kleinen Mahlzeiten, nur in sehr fortgeschrittenen Fällen (Jugendliche, Erwachsene) ausgehend von *modifiziertem Fasten* ● oder ähnlich strenger Kurzzeitreduktionsdiät (Details → *Adipositas). Symptombezogene Maßnahmen → *Diabetes mellitus (Typ 2), *Hypertriglyceridämie, *Hypercholesterinämie, arterielle *Hypertonie, *Herzinsuffizienz, *respiratorische Insuffizienz.

Präeklampsie; sog. EPH-Gestose;
Schwangerschaftsnephropathie

Prävention. Dem erhöhten Energie- und Nährstoffbedarf in der Schwangerschaft (→ *Schwangere)* gerecht werdende ausgewogene Kost von weitestmöglichem Vollkostcharakter. Eiweiß etwa 1,3 g/kg/Tag. Fett 25–35 %

der Energiezufuhr, davon ¹/₃ polyensäurereiche Pflanzen- und Fischfette. Reichlich Magnesium (> 400 mg/Mg/Tag) und Calcium (> 1200 mg Ca/ Tag); konsequente Beseitigung etwaigen Mg- und/oder Ca-Mangels. Bei vermutlich hohem Risiko versuchsweise Megadosen von Vitamin C (1000 mg/Tag) und Vitamin E (250 mg/Tag) ab 16. Schwangerschaftswoche bis zur Entbindung. *Vermeiden sowohl von Unterernährungs- als auch von Überernährungszuständen* (→ **Adipositas*) nach Möglichkeit schon präkonzeptionell, insbesondere bei bereits bekannter Gestosegefährdung. Keine Entfettungskuren in der Gravidität. Verbreiteter überhöhter Kochsalzkonsum der mitteleuropäischen Bevölkerung (ca. 12 g NaCl, 200 mmol Na/Tag) für Gestoseprophylaxe wahrscheinlich nicht von Vorteil. Eine *moderate Begrenzung der Natriumzufuhr* auf etwa 100 mmol, entsprechend 5,9 g Kochsalz/Tag (immer noch fast das Vierfache des derzeit angenommenen physiologischen Bedarfs der Schwangeren!) dürfte in Anbetracht erhöhter Hypertonie- und Ödemincidenz bei gefährdeten Patientinnen erwägenswert sein *(→ *natriumarme Kost ●);* Expertenmeinungen in dieser Frage bisher kontrovers.

Manifeste Spätgestose. Basisernährung entsprechend vorstehender Präventivkost. Bei stärkerem renalem Proteinverlust (Absinken des Serumeiweißwertes unter 5 g/dl) Erhöhung der Eiweißzufuhr auf ca. 1,5 g/kg/Tag. **Natriumarme Kost ●* (50–100 mmol Na/Tag) obligat bei Herzinsuffizienz und drohender fluid lung. Unter den Geburtswehen Flüssigkeitseinschränkung, ebenso bei oligoanurischen Zuständen (Bilanzierung nach Harnmenge des Vortages plus 0,5–0,75 l/Tag; → *akutes *Nierenversagen*). In Problemfällen schwerer Eklampsie natriumreduzierte **parenterale Ernährung ●.*

Prämenstruelles Syndrom (PMS); cyclische Mastopathie

Beseitigung objektivierbarer Ernährungsmängel, insbesondere **Adipositas* (vgl. *alimentär bedingte *Menstruationscyclusstörungen;* Ernährungsanamnese!) und Neigung zu **Ödemen.* Sicherstellung bedarfsgerechter Versorgung mit Energie, essentiellen Nährstoffen und Ballaststoffen. In Problemfällen versuchsweise **fettarme Kost ●* (Fettanteil < 20 % der Energiezufuhr), fettmodifiziert (Anreicherung mit **Ölsäure ▲* und n-3-Polyensäuren, auch **Eikosapentaensäure ▲*, vgl. **cholesterinreduzierende Kost ●),* zuckerarm (< 25 g Zucker/1000 kcal; → **zuckerarme Kost ●),* calciumreich (→ **calciumreiche Kost ●),* magnesiumreich. Zurückhaltung mit coffeinhaltigen Getränken. Kostanreicherung mit γ-Linolensäure, hochdosiertem Vitamin B₆ oder Vitamin E ohne sicheren Effekt. Symptombezogene Maßnahmen → **Curtius-Syndrom.*

Proktitis (Enddarmentzündung)

Ballaststoffreiche Kost ● (Ziel: Weicher, geschmeidiger Stuhl und problemlose Darmentleerung). Einzelheiten des diätetischen Vorgehens wie bei *Hämorrhoidalleiden*. In schweren Fällen und bei ausgedehnterem Schleimhautbefall Kostgestaltung nach den gleichen Grundsätzen wie bei *Colitis ulcerosa*.

Proktologische Chirurgie (Enddarmchirurgie)

Präoperativ. Ab etwa 3.–5. Tag vor der Operation vollbilanzierte ballaststofffreie *nährstoffdefinierte Formeldiät* ● oder *Oligopeptiddiät* ● zwecks weitestmöglicher Herabsetzung von Stuhlmenge und Keimbesiedlung des Enddarms. Am Vortag der Operation *klare *Flüssigkeit* ●.

Postoperativ. Schrittweiser Aufbau flüssigkeitsangereicherter *ballaststoffreicher Kost* ● unter Vermeiden jeder Art die Analschleimhaut irritierender (scharfe Gewürze, Citrusfrüchte und -säfte, Alkoholica, starker Kaffee, zu spitzen Bruchstücken geschroteter Leinsamen) oder möglicherweise diarrhoeauslösender (Rhabarber, Sauermilchen, Milchzucker, Lactulose) Nahrungsbestandteile.

Propionacidämie (Propionacidurie)

Behandlungsprinzip. Kontrollierte Einschränkung der Zufuhr der Propionsäure-(und Methylmalonsäure-)Präkursoren *Isoleucin, Methionin, Threonin* und *Valin* dahingehend, daß Akkumulation von Propionsäure und anderen Aminosäuremetaboliten in Blut und Urin zurückgeht, Stoffwechselkrisen (Ketoacidose, Hypoglykämie, Hyperammoniämie) ausbleiben, Vitalität und Gedeihen des meist jungen Patienten jedoch nicht ernsthaft beeinträchtigt werden. Diätetische Indikation auf Lebenszeit.

Praktisches Vorgehen

1. Nach mehrtägiger Proteinkarenz (meist im Anschluß an eine akute metabolische Störung) bei im übrigen bedarfsgerechter Energie- und Nährstoffversorgung schrittweise Steigerung der Zufuhr hochwertiger Proteine (junge Säuglinge: Muttermilch, Säuglingsanfangsnahrung auf Kuhmilchbasis) bis zum Erreichen an erneut ansteigendem Propionsäureblutspiegel (> 4 mg/dl) erkennbarer individueller Toleranzgrenze. Bleibt Proteingehalt der resultierenden *eiweißarmen Kost* ● unter dem altersstufenentsprechenden physiologischen Bedarf, erfolgt Deckung des Restbedarfs durch Zusatz eines isoleucin-, methionin-,

threonin- und valinfreien Aminosäurengemischs (Milupa Metabolics®
OS 1/2, SHS Analog® IMTV-AM 1/2/3; 0,2–0,6 g/kg/Tag). Reichlich
Flüssigkeit. Keine zu langen Nüchternperioden. In Phasen von Trink-
schwäche und Appetitlosigkeit frühzeitig nasogastrale Dauersonde.

2. In jedem Fall von Propionacidämie versuchsweise Zulage von *Biotin*
   (2 × 5 *mg*/Tag über zunächst mindestens 2 Wochen). In den seltenen
   Fällen einer vorliegenden Responsivität kann fortgesetzte Biotinmedi-
   kation die Proteintoleranz wesentlich verbessern.

3. Als adjuvante Maßnahme in Einzelfällen für zweckmäßig befunden:
   L-Carnitin ▲ (30–100 mg/kg/Tag, nicht nur bei erniedrigtem Carni-
   tinblutspiegel).

4. *Ketoacidotische Krise.* Vorübergehende Unterbrechung der Eiweiß-
   und Aminosäurenzufuhr. Bedarfsgerechte Energieversorgung in Form
   von parenteraler Glucosegabe. Korrektur von Blutzucker-, Elektrolyt-,
   Flüssigkeits- und pH-Imbalancen (Natriumbicarbonat). Biotin (10 *mg*/
   Tag).

5. *Hyperammoniämische Krise:* → *Hyperammoniämie.*

6. Parenterale Ernährung bei Propionacidämie: [45].

Prävention metabolischer Komplikationen. Vermeiden überhöhter
Protein- und Energiezufuhr (ältere Kinder, Jugendliche, Erwachsene) bei
im übrigen bedarfsgerechter Energie- und Nährstoffversorgung; besondere Vorsicht bei Infekten und Operationen.

Prostatahyperplasie (-hypertrophie), gutartige

Bedarfsgerechte ausgewogene Kost (meist seniorengerechte *Vollkost)*
unter Vermeiden von Überernährung und inadäquater Alkoholbelastung.
Abbau allfälliger *Adipositas* und *Hypercholesterinämie.*

Prophylaxe von akuter *Harnverhaltung* und *Nykturie.* Flüssigkeitszufuhr gleichmäßig auf Vormittags- und frühe Nachmittagsstunden verteilen (maximal 2 Liter/Tag). Keine größeren Trinkmengen innerhalb zu
kurzer Zeit (keine „Wasserstöße"). Keine kalten Getränke auf nüchternen
Magen oder in unangemessener Menge. Besondere Vorsicht mit harntrei-
benden Getränken (Bohnenkaffee, schwarzer Tee, Bier, Wein), speziell am
Abend. Ab 3 Stunden vor dem abendlichen Zubettgehen nur noch wenig
trinken lassen. Insbesondere zur Abendmahlzeit nicht zu scharf würzen,
aber (sofern keine Kontraindikation für Kochsalzgabe, etwa bei Hypertonie, Herzinsuffizienz, Ödemen) reichlich salzen lassen (→ *Nykturie).*
Ballaststoffreiche Kost ● (zwecks Erleichterung der Defäkation und damit Dekongestionierung der Prostata).

Teil 3

Transurethrale Prostataresektion. Intraoperativ Ringer-Lactat-Lösung mit 5 % Glucose (3–6 ml/kg/Std.) i. v. Postoperativ *leichte Vollkost* ● oder vorgegebene Diätkost mit reichlich Flüssigkeit (Ziel: Urinvolumen > 2500 ml/24 Std.). Weiterhin *ballaststoffreiche Kost* ●, in den ersten Wochen post op. zweckmäßigerweise mit Zulage von Sorbit oder Milchzucker (Ziel: weicher, geschmeidiger Stuhl). Zurückhaltung mit säurereichem Obst und sauren Säften.

TUR-Syndrom. Korrektur der zugrundeliegenden *hypotonen* *Hyperhydratation* und *Verdünnungs-*Hyponatriämie.*

Möglichkeiten einer wirksamen **diätetischen Prävention** der benignen Prostatahyperplasie noch weitgehend ungeklärt. Aufgrund bisheriger begrenzter epidemiologischer Daten (geringere Erkrankungsincidenz bei überwiegend vegetarisch lebenden Kollektiven) zur Diskussion stehend: Maßhalten im Fleischkonsum, Begrenzung der Eiweiß- und Fettzufuhr in Höhe der Empfehlungen für die Ernährung des Gesunden (0,8 g Protein/kg/Tag; Fett < 30 % der Energiezufuhr, Minimierung der Zufuhr gesättigter Fette), sehr reichlich Obst und Gemüse, Abbau von *Adipositas.*

Proteinintoleranz, lysinurische (dibasische Hyperaminoacidurie Typ II)

Langzeitsubstitution der Aminosäure L-Citrullin (2,5–8,5 g = 14–48 mmol/Tag, bis 1,5 mmol/kg/Tag oder 0,5 mmol pro Gramm zugeführten Proteins, aufgeteilt auf mindestens 4–5 eiweißhaltige Mahlzeiten), schrittweise zu steigern mit Aufbau altersstufenentsprechend knapp bedarfsgerechter Eiweißzufuhr *(*eiweißarme Kost* ●)*. Häufiger am Tage etwas essen lassen, Vermeiden längerer Nüchternperioden. Im ersten Lebenshalbjahr optimal: Muttermilchernährung. Symptombezogene Maßnahmen → *Säuglinge: Ernährungsstörungen, protein-calorische *Unterernährung, *Hyperammoniämie.*

Proteinurie (Eiweißverlustniere)

Zusätzlich zum Proteinnormbedarf des Gesunden (0,8 g Protein/kg/Tag; Kinder und Jugendliche altersstufenentsprechend mehr → S. 97 f.) Proteinzulage in gleicher Höhe des Verlusts, d. h. für je 1 g ausgeschiedenen Proteins 1 g Ersatz. Beispiel: Ein 70 kg schwerer Erwachsener mit einer Proteinurie von 10 g/Tag erhält demnach ca. 66 g Eiweiß pro Tag (70 × 0,8 g + 10 g = 66 g). Wichtig die Sicherstellung bedarfsgerechter Versorgung mit Energie und sonstigen essentiellen Nährstoffen. *Zu beachten:*

Gefahr der Entwicklung einer *protein-calorischen* *Unterernährung.*
Die *orthostatische Proteinurie* ist keine Indikation für Proteinzulagen.

Pruritus (Juckreiz)

Zurückhaltung mit allen möglicherweise die Hautdurchblutung erhöhenden und damit potentiell juckreizverstärkenden Nahrungsbestandteilen
(sog. *Pruritogenen*): Starker Bohnenkaffee und schwarzer Tee, Colagetränke, Alkoholica, saure Säfte, bittere Schokolade, scharfe Gewürze,
scharfer Käse, Hefeextrakte u. a. Ausschaltung aller Produkte, von denen
Patient annimmt, daß sie den Juckreiz verstärken (Ernährungsanamnese!). Fahndung nach *Nahrungsmittelallergien und -pseudoallergien.*
Beseitigung allfälligen Ballaststoffmangels (→ *chronische habituelle *Obstipation), *Zinkmangels* und übermäßigen Kochsalzkonsums. Abbau
von *Adipositas.* Kostgestaltung im übrigen je nach Grundleiden und Begleitstörungen (*Diabetes mellitus, *cholestatische Syndrome, *Hepatitis,
*Lebercirrhose, chronische *Niereninsuffizienz, *Ekzem, *Urticaria, *Psoriasis, *Allergosen* usw.).

Pseudo-Bartter-Syndrom

Kochsalz-, kalium-, magnesium- und flüssigkeitsreiche Kost unter Überwachung des Plasmaionogramms. Beseitigung von *Dehydratation* und
Ballaststoffmangel (→ *chronische *Obstipation). Abbau häufig begleitender *Adipositas* und qualitativer Fehlernährung (Ernährungsanamnese!).

Pseudohyperaldosteronismus; Liddle-Syndrom

Natriumarme Kost ● (50–100 mmol = 1,2–2,4 g Na/Tag), mit Kalium
anzureichern (> 150 mmol = 6 g Kalium/Tag; → *kaliumreiche Kost* ●),
erforderlichenfalls zusätzlich medikamentöse Kaliumsupplementierung.
Lakritzkonsum vermeiden. Überwachung des Plasmaionogramms.

Pseudohyperparathyreoidismus

Diätetisches Vorgehen wie bei *primärem *Hyperparathyreoidismus* und
ggf. *Hypercalcämie-Syndrom.* Anpassung der Kost an die Erfordernisse
des meist zugrundeliegenden Tumorleidens (→ *maligne *Tumoren).

Pseudohypoaldosteronismus Typ I (tubuläres Salzverlustsyndrom)

Altersstufengerechte Normalkost bzw. Vollkost in *kochsalzreicher, kaliumlimitierter* (Untergrenze des altersstufenentsprechenden physiologischen Bedarfs), *flüssigkeitsangereicherter Abwandlung*. Kontrollierte orale Substitution der zunächst beträchtlichen (10–50 mmol Na/kg/Tag), im Laufe der Zeit jedoch meist abnehmenden renalen Salzverluste. *Kochsalzanreicherung aller dafür in Frage kommenden Speisen und Getränke.* Auffüllung begleitenden Flüssigkeitsdefizits. Überwachung der diätetischen Einstellung anhand von Plasmaionogramm (Hyponatriämie? Hyperkaliämie?) und täglich zu bestimmendem Körpergewicht (Gewichtsverlust Hinweis auf neuerliche Elektrolytentgleisung und **Dehydratation*). Bei erhöhtem Natriumbedarf im Falle *interkurrenter Salzverlustkrisen* (akute Infekte, Erbrechen, Durchfälle) erforderlichenfalls parenterale Natrium- und Flüssigkeitssubstitution (NaCl, Na-Lactat, Na-Bicarbonat). *Keine Infusionsbehandlung unter Zusatz von Kalium!*

Pseudohypoaldosteronismus Typ II

Kochsalzrestriktion (**natriumarme Kost* ●).

Pseudohypoparathyreoidismus (parathormonrefraktäre PO₄-Ausscheidungsstörung)

Vitamin D (anfangs etwa 50 µg/kg/Tag) oder D-Metabolit Calcitriol entsprechend hochdosiert (Dosis je nach individuellem Ansprechen; nach Erreichen von Normocalcämie zunächst Auslaßversuch zwecks anschließender Ermittlung adäquater Dauerdosis). Ausreichende Calciumzufuhr (**calciumreiche Kost* ●), erforderlichenfalls zusätzliche medikamentöse Supplementierung (1–2 g Calcium/Tag). Notwendigkeit unterstützender Phosphatrestriktion (→ **phosphatreduzierte Kost* ●) ist von Fall zu Fall zu prüfen. Engmaschige Überwachung des Calciumhaushalts; renale Calciumausscheidung maximal 6 mg/kg/24 Std.

Pseudoobstruktion, chronisch-rezidivierende intestinale („Pseudoileus")

Exacerbationsphase. Nach Beseitigung von Elektrolyt- und Flüssigkeitsimbalancen totale **parenterale Ernährung* ● bis zum Schwinden der meist bestehenden groben Ernährungsmängel und Abklingen der hauptsächlichen Obstruktionssymptome. Überlappend vorsichtiger stufenweiser Aufbau zu toleranzgerechter fett-, lactose- und ballaststoffarmer *leichtverdaulicher Kost* ●. Zunächst keine Indikation für jejunale Sondenernährung!

Remissionsphase. Im Energie- und Nährstoffgehalt bedarfsgerechte, sorgfältig der oftmals eingeschränkt bleibenden individuellen Toleranz anzupassende *leichtverdauliche Kost* ● in häufigen kleinen Mahlzeiten mit versuchsweisem, schrittweisem Übergang auf *leichte Vollkost* ●. Symptombezogene Kostabwandlungen → *Übelkeit, *Erbrechen, *Diarrhoe, *Malabsorption, *Steatorrhoe, protein-calorische *Unterernährung.* Kostgestaltung im übrigen je nach Grundleiden und Begleitstörungen. In Problemfällen Beibehaltung (evtl. adjuvanter) parenteraler Ernährung oder, wenn tolerabel, jejunale *Sondenernährung* ● (*Oligopeptiddiät* ●) durch *Jejunostomie* (ggf. *künstliche Langzeiternährung).*

Pseudo-Vitamin D-Mangelrachitis Typ I

Medikamentöse Substitution von 1,25-Dihydroxycholecalciferol (Calcitriol 0,5–1,5 μg/Tag) oder 1-Hydroxycholecalciferol (Calcidiol = Calcifediol 0,5–1,3 μg/Tag) oder hochdosiertem Vitamin D_3 (1–2 *mg* = 40 000–80 000 I.E./Tag). Zur Rezidivprophylaxe dem individuellen Bedarf angepaßte reduzierte Dosis lebenslang (z.B. 0,5–1 mg Vitamin D_3/Tag oder 0,25 μg Calcitriol/Tag). Ausreichende Calciumzufuhr (1,5–2 g/Tag, → *calciumreiche Kost* ●; meist zusätzliche medikamentöse Supplementierung erforderlich). Überwachung des Calciumhaushalts.

Psoriasis (Schuppenflechte)

Eine spezielle, generell wirksame Psoriasisdiät ist bisher nicht definierbar. Empfehlenswert nach derzeitigem Erfahrungsstand jedoch die Normalisierung von Körpergewicht *(→ *Adipositas)* und Blutfettwerten *(→ *Hypercholesterinämie, *Hypertriglyceridämie).* Herabsetzung des Fettanteils der Kost auf 15–25 % der Energiezufuhr[1] unter Anhebung des Anteils an ungesättigten Fettsäuren. Versuchsweise Kostanreicherung mit maritimen n-3-Polyensäuren *(→ *Eikosapentaensäure* ▲; → *Seefischdiät* ●). Abbau überhöhten Fleischkonsums. Begrenzung der Proteinzufuhr auf den physiologischen Bedarf (Erwachsene: 0,8 g Protein/kg/Tag). Reichlich grobe Vegetabilien (rohes Obst, Gemüserohkost, Vollkorn-

---

[1] In Zeiten fettarmer Ernährung (z.B. I. und II. Weltkrieg) waren in Mitteleuropa Häufigkeit und Schwere psoriatischer Hautmanifestationen stark rückläufig.

erzeugnisse). Zurückhaltung mit potentiell juckreizverstärkenden Nahrungsbestandteilen, insbesondere mit scharfen Gewürzen (→ *Pruritus). Größte Zurückhaltung im Alkoholgenuß. Neuerdings in der Diskussion: Supplementierung von *Vitamin D*-Metaboliten; Bestätigungen erster günstiger Erfahrungen bleiben abzuwarten. Bei sehr ausgedehntem exfoliativem Hautbefall wichtig: Beseitigung der häufigen sekundären Nährstoffdefizite (Folsäure, Eisen, Calcium; → *protein-calorische *Unterernährung)*.

Psychosen, akute (schwerste Verlaufsformen psychischer Erkrankungen)

Bedarfsgerechte Energie- und Nährstoffversorgung in einer je nach Toleranz und Aufnahmefähigkeit zu gestaltenden Form: *Vollkost* ●, *leichte Vollkost* ●, *flüssig-breiige (pürierte) Kost* ●, *Flüssigkost* ●. Ausgleich allfälliger Folgen gestörter Nahrungsaufnahme *(protein-calorische *Unterernährung*, Hypovitaminosen, Ballaststoffmangel u.a.; Ernährungsanamnese!) und abnormen Trinkverhaltens (Oligodipsie, Polydipsie; → *hypertone *Dehydratation, hypotone *Hyperhydratation, Verdünnungs-*Hyponatriämie)*. Kalkulation dem Einzelfall angemessener Energiezufuhr (ca. 25 kcal/kg/Tag bei stuporösen Patienten, bis ca. 45 kcal/kg/Tag bei erregten Patienten). Berücksichtigung des erhöhten Nährstoffbedarfs bei unruhigen Psychotikern, ferner der häufigen *Appetitlosigkeit* und *chronischen *Obstipation* sowie diätetisch relevanter Nebenwirkungen der eingesetzten Psychopharmaka (→ *Arzneimitteltherapie)*. Vermeiden unerwünschter Gewichtszunahme. Zurückhaltung mit alkoholischen Getränken. In den Details der Kostgestaltung im übrigen weitestmögliche Rücksichtnahme auf Ernährungsgewohnheiten und individuelle Wünsche. Bei unzureichender oraler Nahrungsaufnahme rechtzeitiger Beginn mit adjuvanter und ggf. voll bedarfsdeckender *Sondenernährung* ● oder *parenteraler Ernährung* ●, insbesondere in Fällen von Katatonie, Halluzinationen, Paranoia, Vergiftungsfurcht oder schwerer Depression. Im Notfall kein unnötiges Hinauszögern indizierter Zwangsernährung.

Purpura, thrombocytopenische; allergische Vasculitis („Blutfleckenkrankheit")

Ausschluß gesicherter oder aufgrund der Ernährungsanamnese zu vermutender Nahrungsmittelallergene und -pseudoallergene, insbesondere Muscheln, Erdbeeren, Schokolade, Hefe, Lebensmittelfarbstoff Tartrazin

(E 102; → *Tartrazinintoleranz*), Salicylate (→ *Salicylatintoleranz*), Benzoate (E 210–219; → *Benzoatintoleranz*) und Chinin (enthalten in Limonaden mit „Bitter lemon"-Geschmack, tonic water, chininhaltigen Marmeladen u. ä.). Diätetisches Vorgehen wie bei *Nahrungsmittelallergien und -pseudoallergien*. Größte Vorsicht mit Expositionsversuchen!

Pyelonephritis (Nierenbeckenentzündung mit sekundärer Nierenentzündung)

Akute unkomplizierte Pyelonephritis. Flüssigkeitsangereicherte *leichtverdauliche Kost* ● oder *leichte Vollkost* ●. Etwa gleiches diätetisches Vorgehen wie allgemein bei fieberhaften Erkrankungen *(→ *Fieber; Status febrilis)*, jedoch noch reichlicher trinken lassen, nach Möglichkeit auch nachtsüber (Ziel: Harnmenge > 2,5 l/24 Std.). Zurückhaltung mit scharfen Gewürzen (Pfeffer, Paprika, Curry, Senf). In der Regel keine Einschränkung der Kochsalz- oder Eiweißzufuhr. Bei Erregerresistenz versuchsweise *säuernde Kost* ●.

Chronische Pyelonephritis. Im Energie- und Nährstoffgehalt bedarfsgerechte flüssigkeitsreiche *leichte Vollkost* ● oder *Vollkost* ●. Ausgleich allfälliger Flüssigkeits- und Elektrolytimbalancen. Reichlich Ballaststoffe (Kriterium ausreichender Versorgung: Problemlose Darmentleerungen ohne Obstipationsbeschwerden). *Keine* Natrium- oder Eiweißrestriktion, solange Verlauf der Pyelonephritis ohne Komplikationen (Bluthochdruck, Niereninsuffizienz usw.). Symptombezogene Kostabwandlungen → *arterielle *Hypertonie, chronische *Niereninsuffizienz, *Kaliummangelnephropathie, *Salzverlustsyndrome*.

Pyodermien (eitrige Hautkrankheiten); Furunkulose

Beseitigung der häufig zugrundeliegenden Fehlernährung, insbesondere *B-Vitaminmangel, *Ascorbinsäuremangel, *Eisenmangel, protein-calorischer *Unterernährung (→ *Infektresistenzschwäche)*, andrerseits auch calorischer Überernährung (→ *Adipositas)* und überhöhten Zuckerkonsums (Ernährungsanamnese!). Im Falle eines *Diabetes mellitus* Optimierung der Stoffwechseleinstellung. Abbau inadäquater Alkoholbelastung. Bei Nasen- oder Lippenfurunkeln in der akuten Phase *nährstoffkomplette *Flüssigkost* ●, in Problemfällen *Sondenernährung* ●.

Pyridoxin-(Vitamin B$_6$-)Mangel

Kostaufwertung durch Zulage von Fleisch, Fisch, Vollkornerzeugnissen, Weizenkeimen, Weizenkleie, Molkereiprodukten, Hülsenfrüchten, Blattgemüse, Trockenhefe. Berücksichtigung häufig zugleich bestehender Defizite an weiteren B-Vitaminen (→ *B-Vitaminmangel*) und an Spurenelementen (*Zinkmangel*, *Kupfermangel*, *Eisenmangel*). Bei schwererem B$_6$-Mangel, Unmöglichkeit ausreichender alimentärer Versorgung oder Zuständen von *Malabsorption* zusätzlich medikamentöse Supplementierung (20–40 mg Pyridoxin/Tag und mehr). Auch bei Behandlung mit *pyridoxin-inaktivierenden Arzneimitteln* (Anticonvulsiva, Oestrogene, Isoniazid, Penicillamin) neben B$_6$-reicher Kost meist zusätzliche medikamentöse B$_6$-Substitution indiziert (→ *Arzneimitteltherapie)*. In Fällen eines *pyridoxinabhängigen Krampfleidens* lebenslange B$_6$-Zufuhr in Höhe des 10–200fachen physiologischen Bedarfs (0,2–30 mg Pyridoxin kg/Tag und mehr, oral; wirksame Dosis individuell auszutesten), praktikabel nur in medikamentöser Form.

Querschnittslähmung (totale Rückenmarkslähmung)

Im Nährstoffgehalt bedarfsgerechte, calorisch dem reduzierten Bedarf angepaßte, ballaststoff- und flüssigkeitsreiche Kost (Ziel: Harnmenge > 2 l/ Tag), zweckmäßigerweise zunächst ausgehend von *leichter Vollkost* ● oder *Vollkost* ●. Details → chronisch-degenerative *Hirn- und Rückenmarkserkrankungen*, *Immobilität, langdauernde Bettlägerigkeit, *Decubitus, *Körperbehinderte.

Rachenentzündung; Diphtherie

Bedarfsdeckende, flüssigkeitsreiche, in ihrer Konsistenz der individuellen Aufnahmefähigkeit angepaßte, nach den Grundsätzen der Ernährung des *Fieber*-Kranken zu gestaltende Kost, je nach Lage des Einzelfalls ausgehend von *nährstoffkompletter *Flüssigkost* ●, *flüssig-breiiger (pürierter) Kost* ●, pürierter oder normal-konsistenter *leichter Vollkost* ●. Kühle Getränke, Eisgetränke, Speiseeis. Eisstückchen lutschen lassen. Keine stark gesalzenen, scharf gewürzten, übermäßig gezuckerten oder sehr sauren Gerichte. Keine zu heißen Suppen oder Getränke. Zu trockenen Nahrungsmitteln (Backwaren, Fleisch) stets Getränke reichen. Zurückhaltung mit CO$_2$-haltigen und alkoholischen Getränken.

Radionuklidincorporation bei kerntechnischem Unfall

Allgemeinmaßnahmen bei akuter Strahlenschädigung. Korrektur von Flüssigkeits- und Elektrolytimbalancen (oral, parenteral). Ernährung je nach örtlicher Verfügbarkeit geeigneter Nahrungsmittel sowie Aufnahmefähigkeit und Toleranz seitens des Patienten: *Flüssigkost* ●, *flüssigbreiige (pürierte) Kost* ●, *leichtverdauliche Kost* ●, *leichte Vollkost* ● o. ä., ggf. auch *Sondenernährung* ● oder *parenterale Ernährung* ●. Sofortige Einstellung des Konsums von Erzeugnissen, die wahrscheinlich radioaktiv kontaminiert sind. Warnung vor dem Verzehr im Katastrophengebiet frisch geernteter Vegetabilien! Symptombezogene Maßnahmen → *Appetitlosigkeit, *Übelkeit, *Erbrechen, *Diarrhoe, *Fieber, *Strahlenenteropathie, *Intensivbehandlung, *Sterilpflege.

Spezielle Maßnahmen zur Verkürzung der Radionuklid-Eliminationshalbwertszeit. Je nach Art und Schwere einer erfolgten oder unmittelbar bevorstehenden Strahlenexposition und besonderen Umständen des Einzelfalls ist zur Verdünnung und beschleunigten Ausscheidung aufgenommener Radionuklide zu erwägen:

1. *Jodsättigung.* Indiziert nur, wenn nach Lage des Strahlenunfalls tatsächlich eine erhebliche Freisetzung radioaktiven Jods befürchtet werden muß (d. h. anzunehmende Organdosis 200–1000 mSv). Beginn mit Jodzufuhr *nur nach öffentlicher, besonderer Aufforderung durch die zuständige Behörde!* Keine Jodzufuhr allein aus eigener Initiative! Nach erfolgter öffentlicher Aufforderung frühestmöglich Einleitung der mit gebotener Schnelligkeit nur auf medikamentösem Wege praktikablen Jodsättigung (Tabletten zu 100 *Milli*gramm Kaliumjodid, sog. Reaktor-Jodtabletten). *Dosierung: Erwachsene* (auch Schwangere und stillende Mütter) und *Kinder ab 13 Jahren* Anfangsdosis 2 Tabletten, danach etwa alle 8 Stunden 1 Tablette bis zu einer Gesamtzahl von 10 Tabletten innerhalb von 3–4 Tagen; *Kinder von 6–12 Jahren* (bis zu 40 kg Körpergewicht) Anfangsdosis 1 Tablette, danach etwa alle 8 Stunden ½ Tablette bis zu einer Gesamtzahl von 5 Tabletten innerhalb von 3–4 Tagen; *Säuglinge* (auch bei Muttermilchernährung) und *Kleinkinder bis 5 Jahre* (bis zu 20 kg Körpergewicht) täglich ½ Tablette bis zu einer Gesamtzahl von 2 Tabletten innerhalb von 4 Tagen. Einnahme der Tabletten möglichst zu oder nach einer Mahlzeit, evtl. unter Auflösung in einem sofort zu verbrauchenden beliebigen Getränk. Auf Anweisung der zuständigen Behörde kann Dauer der Anwendung verlängert und Gesamtzahl der einzunehmenden Tabletten erhöht werden. Mögliche *Kontraindikationen* für Einnahme von Jodtabletten der genannten Art (von Fall zu Fall individuell zu entscheiden): Unbehandelte thyreoidale Autoimmunprozesse Typ Morbus Basedow, noduläre

Teil 3

autonome Schilddrüsenadenome, bekannte Hochsensibilisierung gegen Jodverbindungen (sog. Jodismus, Jodallergie, Jod-Idiosynkrasie). *Hinweis*: Hochdosierte Jodprophylaxe bietet keinen Schutz gegen Schädigung durch andere radioaktive Stoffe!

2. Sehr reichliche *Flüssigkeitszufuhr* (3–6 Liter/Tag oral und ggf. parenteral) zwecks beschleunigter Ausscheidung von tritiiertem Wasser (T_2O, HTO) und anderen harnfähigen Radionukliden.

3. Erhöhte *Ballaststoffzufuhr* (→ *ballaststoffreiche Kost* ●) zwecks „Verdünnung", Herabsetzung enteraler Resorption und beschleunigter fäkaler Ausscheidung mit der Nahrung aufgenommener Radionuklide. Auch Zulage von Sauermilchen, Milchzucker, Lactulose. Einschränkung des Konsums von Kakao und Schokolade.

4. Zulage von (radionuklidfreier!) *Milch* und eiweißreichen Molkereiprodukten (ca. 100 g Milchprotein/Tag, vgl. *calciumreiche Kost* ●; ggf. zusätzlich Calcium in Tablettenform zu den Mahlzeiten) zur Herabsetzung der Incorporation von radioaktivem Calcium und Strontium (sowie möglicherweise Radiokupfer und Radioquecksilber).

5. *Kaliumanreicherung* (> 150 mmol = > 6 g Kalium/Tag; → *kaliumreiche Kost* ●) zur Verdünnung und beschleunigten renalen Ausscheidung von radioaktivem Kalium und Caesium.

6. *Kochsalzanreicherung* (20 g NaCl/Tag und mehr) zur Verdünnung von radioaktivem Natrium. Kontraindikationen: Herzinsuffizienz, arterielle Hypertonie, Ödemkrankheiten!

7. Erhöhte Zufuhr *essentieller Spurenelemente* zwecks Verdünnung aufgenommener radioaktiver Spurenelementisotope, am zweckmäßigsten in Form eines polyvalenten Mineralstoffkonzentrats (z. B. Präparat Basica® Fa. Klopfer/Protina).

Weitere Kostgestaltung je nach Manifestation von Folgen der Radionuklidincorporation und Verfügbarkeit radionuklidfreier Nahrungsmittel.[1]

Präventivmedizinische Perspektive. Dauerhafte Sicherstellung voll bedarfsgerechter Versorgung mit essentiellen Mineralstoffen und Spurenelementen, insbesondere Jod, Calcium und Kalium, kann aufgrund eines dann geringeren Incorporationssogs für die entsprechenden Radioisotope (und die im periodischen System gruppengleichen Radioelemente Strontium bzw. Caesium) die gesundheitliche Ausgangslage für den Fall

---

[1] Falls sich in einer Notsituation die Möglichkeit der Verwendung radioaktiv kontaminierter Lebensmittel nicht ganz vermeiden läßt, kann ausgiebiges *mehrfaches Wässern* der zerkleinerten Produkte (Fleisch, Gemüse, Obst, Getreideerzeugnisse), auch Einsalzen bzw. Einlegen in Essig, jeweils mit *Verwerfen des Einweichwassers und Kochwassers*, den Gehalt an Radionukliden, insbesondere aus den Gruppen der Alkalimetalle und Erdalkalimetalle, wesentlich verringern.

einer etwaigen Radionuklidbelastung wesentlich verbessern. So nimmt z. B. die Schilddrüse im Falle einer [131]Jodexposition bei ausreichender Jodversorgung sehr viel weniger Radiojod auf als im Zustand des alimentären Jodmangels (→ *Jodmangelstruma). Ähnliche Zusammenhänge sind für die Aufnahme von Radiostrontium (^{90}Sr) im Zustand des Calciummangels und von Radiocaesium (^{137}Cs, ^{134}Cs) im Zustand des Kaliummangels sowie für andere nutritiv relevante Elemente anzunehmen.

Raynaud'sche Krankheit (primäres vasospastisches Syndrom)

Versuchsweise Kostanreicherung mit maritimen n-3-Fettsäuren (ca. 4 g EPA + 2,5 g DHA/Tag; → *Eikosapentaensäure ▲, *Seefischdiät ●).

Rectumprolaps (Mastdarmvorfall); Beckenbodensenkungssyndrom

Wichtigste Maßnahme zur Prävention und Rezidivprophylaxe (auch postoperativ) die dauerhafte Verhütung bzw. Beseitigung einer *Obstipation durch Einstellung auf altersstufengerechte flüssigkeitsangereicherte *ballaststoffreiche Kost ● (Ziel: Weicher, geschmeidiger Stuhl und problemlose Defäkationen ohne Zwang zu stärkerer Betätigung der Bauchpresse). Unvorteilhaft und durch entsprechende Kostgestaltung ebenfalls bestmöglich zu limitieren sind Durchfallstörungen aller Art (→ *Diarrhoe). Vgl. anorectale *Inkontinenz.

Refeeding-Syndrom (Wiederauffütterungssyndrom)

Vordringlich die Beseitigung der meist objektivierbaren Phosphat- und sonstigen Elektrolytdefizite (*Hypophosphatämie, *Hypokaliämie, *Hypomagnesiämie), allfälliger Natriumretention (*Ödeme, *Hypernatriämie) und Flüssigkeitsimbalancen (*Hyperhydratation). Medikamentöse Supplementierung von B-Vitaminen, speziell Thiamin. Schrittweise zu steigernder Wiedereinsatz von Energie- und Nährstoffträgern (oral, enteral, parenteral) entsprechend der jeweiligen Toleranz (Kriterium: Phosphat-, Kalium-, Magnesium-, Natrium-, Glucosespiegel im Blut).

Prävention. Bei Inanitionszuständen aller Art (*protein-calorische *Unterernährung, *Anorexia nervosa, prolongiertem Fasten, fortgeschrittenem *Alkoholismus, *Kwashiorkor u. ä.) Beginn mit dem Ernährungsaufbau stets erst nach Beseitigung gröberer Flüssigkeits- und Elektrolytimbalancen. Ausgehend von etwa 15–20 kcal/kg/24 Std. behutsame schrittweise Erhöhung der Energie- und Proteinzufuhr („A little nutrition support is good, too much is lethal"). Medikamentöse (Poly-)Vitaminsubstitution. Engmaschige Überwachung von Phosphat, Kalium, Magnesium, Natrium und Glucose im Blut.

Refluxgastritis, postoperative alkalische (Stumpfgastritis, Magenstumpfentzündung)

Im Energie- und Nährstoffgehalt bedarfsgerechte *leichte Vollkost* ● unter sorgfältiger Ausschaltung aller individuell möglicherweise Beschwerden auslösenden Kostbestandteile (→ chronische *Gastritis). Beseitigung objektivierbarer Nährstoffdefizite, insbesondere *Cobalaminmangel* und *Eisenmangel.* In akuten Phasen mit sehr ausgeprägter Symptomatik vorübergehend totale *parenterale Ernährung* ● oder, wenn praktikabel, jejunale *Sondenernährung* ● (*Oligopeptiddiät* ●) mit anschliessendem vorsichtigem oralem Kostaufbau: *Schleimdiät, nährstoffkomplette *Flüssigkost* ●, *flüssig-breiige (pürierte) Kost* ●, *leichtverdauliche Kost* ● usw. Langzeiternährung in operativ nicht weiter korrigierbaren Fällen bedarf in besonderem Maße der Überwachung, um der Entwicklung von Fehlernährungszuständen vorzubeugen (→ *Magenresektion).

Refluxoesophagitis (gastrooesophageale Refluxkrankheit; Magensaftrückfluss in die Speiseröhre)

Behandlungsprinzip. Versuch einer Linderung der Auswirkungen des gastrooesophagealen Refluxes auf die Speiseröhrenschleimhaut, Verbesserung der Oesophagusclearance, Verminderung der Quantität und Aggressivität des Refluats, Tonisierung des unteren Oesophagussphincters, Vermeiden tonusschwächender alimentärer Einflüsse.

**Traditionelles praktisches Vorgehen
(indiziert vor jeder medikamentösen Refluxbehandlung)**
1. Nach bisher überwiegender Auffassung *Fett- und zuckerreduzierte* (Fett < 25 %, Zucker < 10 % der Energiezufuhr), mit Eiweiß (bis auf 1,0–1,2 g/kg/Tag) und Ballaststoffen angereicherte *leichte Vollkost* ● unter Ausschaltung individuell unverträglicher Bestandteile und Zubereitungsweisen (Ernährungsanamnese!). Vorsicht insbesondere mit hocherhitzten (Braten, Schmoren, Fritieren) Fetten, fetten Fleisch-

waren, Schweineschmalz, Mayonnaise, mit scharfen Gewürzen, Zwiebel, Knoblauch, Essiggemüse, Tomatenketchup, säurereichem Obst, sauren Säften, gezuckerten Limonaden, Kakao, Schokolade, Süßigkeiten, Pfefferminz, Speiseeis.

2. **Zurückhaltung mit Bohnenkaffee** (auch coffeinfreiem), schwarzem Tee, Cola- und anderen CO_2-haltigen Getränken, besonders bei leerem Magen.
3. Weitgehender **Verzicht auf alkoholische Getränke**, vor allem in konzentrierter Form und vor dem Schlafengehen.
4. Keine sehr heißen oder sehr kalten Getränke und Gerichte.
5. **Abbau des meist bestehenden Übergewichts** (kann allein schon zur Beschwerdefreiheit führen! → *Adipositas), Beseitigung von *chronischer* *Obstipation* und *Meteorismus.*
6. Anstelle einzelner relativ reichlicher, besser *häufigere (5–6) kleine,* *über den Tag verteilte Mahlzeiten.* Etwaige Mittagsruhe frühestens $1/2$ Stunde nach dem Essen. Nur knappe Abendmahlzeit, spätestens 2–3 Std. vor dem Schlafengehen. Zum Liegen und Schlafen Hochlagern des Oberkörpers.
7. In Phasen akut-oesophagitischer Exazerbation vorübergehend *flüssigbreiige (pürierte) Kost* ●, in Problemfällen, z.B. bei eosinophiler Oesophagitis, jejunale *Sondenernährung* ● (*Oligopeptiddiät* ●), mit anschliessendem vorsichtigem Kostaufbau.

Flexible Handhabung vorgenannter Empfehlungen je nach individuellen Intoleranzen sowie therapeutischem Ansprechen. *Sicherstellung bedarfsgerechter Nährstoffversorgung* (wasserlösliche Vitamine! Calcium!) in jeder Behandlungsphase.

Refsum-Syndrom (Phytansäure-Speicherkrankheit)

Behandlungsprinzip. Weitestmögliche Eliminierung von *Phytansäure* (3, 7, 11, 15-Tetramethylhexadecansäure; Hauptvorkommen: Milchfett, Fettanteil des Fleisches von Wiederkäuern) aus der Kost. Herabsetzung der Phytansäurezufuhr von ca. 60–90 mg/Tag bei üblicher Ernährungsweise (Erwachsene) auf < 20 mg/Tag. Ziel: Phytansäureplasmaspiegel < 10 μmol/l (< 3 mg/l).

Praktisches Vorgehen. Ausschaltung jeder Art von *fetthaltigen Molkereiprodukten* (Butter, Käse, Sahne, Vollmilch usw., auch Ziegenmilch, Ziegenkäse und Schafskäse) sowie von *Rind- und Kalbfleisch* (zu vermeiden auch das Fleisch von Lamm, Schaf, Hammel, Ziege, Hirsch, Reh, Elch, Ren, Kamel, Giraffe, Antilope, Büffel, vorsorglich auch Hase und Kaninchen). Auch Margarine kann Phytansäure in unerwünschter Menge enthalten, am wenigsten noch die deshalb bei dieser Erkrankung ausschliesslich zu verwendende Pflanzenmargarine (z. B. Diätmargarine, Analysenwerte des Phytansäuregehalts anfordern!). *Die im allgemeinen so resultierende relativ fett- und eiweißarme Kost erfordert sorgfältige Kalkulation ausreichender Versorgung mit allen essentiellen Nährstoffen* (besonders zu beachten: Calcium, Retinol, Calciferol). Erschwerend dabei das bisherige Fehlen zuverlässiger Phytansäureanalysedaten für viele Lebensmittel, u. a. auch für Fisch. Hilfreich unter Umständen der adjuvante Einsatz phytansäurearmer Formeldiäten. Auf *chlorophyllhaltige grüne Gemüse* (1 Mol Chlorophyll enthält 1 Mol des Phytansäurepräkursors Phytol) braucht entgegen früherer Annahme offenbar nicht verzichtet zu werden. Wichtig die dauerhafte Sicherstellung adäquater Energiezufuhr. Keine längeren Nüchternperioden, keine Fasten- oder sonstigen strengen Entfettungskuren! *Phytansäurearme Ernährung* ist zum frühestmöglichen Zeitpunkt zu beginnen und *lebenslang beizubehalten.*

Regurgitation, idiopathische (Rückbeförderung von Mageninhalt zur Mundhöhle ohne Antiperistaltik)

Vermeiden einer Überfüllung des Magens durch zu üppiges Essen. Häufiger (ca. 6–7 mal) am Tage eine kleinere Portion reichen, die Mahlzeiten ungestört und ohne Zeitdruck einnehmen lassen. Beseitigung allfälliger *Adipositas* und *chronischer *Obstipation. Vgl. *Rumination.*

Reisediarrhoe (Durchfallerkrankung bei Touristen)

Behandlung der in der Mehrzahl mild verlaufenden Fälle nach den gleichen Grundsätzen wie allgemein bei Durchfallerkrankungen (→ *Diarrhoe).* Wichtigste Maßnahme der unverzügliche Flüssigkeits- und Elektrolytersatz. Häufig genügen 2–3 Rehydratationstage (Zufuhr gezuckerter und gesalzener Flüssigkeit in ausreichender Menge, d.h. meist 2–3 l/Tag; den WHO-Empfehlungen entsprechendes Fertigpräparat für die Kompensierung von Elektrolytverlusten im Reisegepäck mitführen lassen! Präparateauswahl → S. 203) mit beibehaltener knapper leichter Kost oder einige Tage flüssigkeitsreicher *Schleimdiät ●* oder *Pectinkost ●* (bei Kindern unter 2 Jahren zweckmäßiger eine kommerzielle *antidiarrhoische *Heilnahrung ●*) mit anschliessendem raschem Kostaufbau.

Prävention (Expositionsprophylaxe) erfordert Essdisziplin, überlegte Nahrungswahl und konsequente Einhaltung einer strengen Nahrungsmittelhygiene:

1. Mäßigkeit im Essen, insbesondere bei ungewohnten Speisen. Keine zu großen Mahlzeiten. Zurückhaltung im Alkoholgenuß.
2. Zum Trinken (auch zum Zähneputzen) nur frisch abgekochtes Wasser (20 min, Reisetauchsieder!) oder kommerzielles CO_2-haltiges Mineralwasser (Originalverschluß!).
3. Kalte Getränke nur aus originalverschlossener Flasche oder Dose von Markenfirmen. Keine offenen Fruchtsäfte oder offene sonstige kalte Getränke. Trinken möglichst nur zwischen den Mahlzeiten.
4. Auf Eiswürfel verzichten.
5. Zum Rohverzehr bestimmtes Obst selbst waschen (frisch abgekochtes oder Mineralwasser!) und schälen. Kein Obst essen, das nicht geschält werden kann. Keine Melonen.
6. Vorsicht mit rohen Tomaten (sorgfältig zu waschen) und Gurken (zu waschen und zu schälen). Bei sonstigem Gemüse auf Rohverzehr besser verzichten.
7. Anstelle mit bakteriologisch zweifelhafter Rohkost Deckung des Vitaminbedarfs zweckmäßiger in medikamentöser Form (Polyvitaminpräparat).
8. Beim kalten Büffet Zurückhaltung mit allen kalt angerichteten oder länger offenstehend angebotenen Zubereitungen.
9. Keine Mayonnaise-, Gemüse- oder Obstsalate.
10. Keine rohen oder ungenügend durchgegarten Fleisch- oder Fischzubereitungen. Keine Muscheln, Austern, Krabben o. ä.
11. Gedünstete, gedämpfte, gekochte Speisen sind nur dann als unbedenklich zu betrachten, wenn sie so heiß auf den Tisch kommen, daß man sie nicht sofort verzehren kann.
12. Keine Cremespeisen, Cremetorten, Schlagsahne, süße Soßen u. ä.
13. Speiseeis nur aus unversehrter kommerzieller Originalverpackung.
14. Milch und Milchprodukte nur steril aus Originalbehältnis von Markenfirmen. Keine rohe Milch!
15. Keine Nahrungsmittel von suspektem Aussehen, Geruch oder Geschmack zum Verzehr kommen lassen.
16. Kein Essen aus Straßenverkauf, an offenen Imbißständen oder in hygienisch dubiösen Gaststätten.
17. Einwandfreie persönliche Hygiene (z. B. Qualität von Händewaschen und Nägelschneiden).

Im Zweifelsfall besser einmal verzichten und kurze Nahrungspause einlegen anstelle der Inkaufnahme eines nicht kalkulierbaren gesundheitlichen Risikos! Vgl. *Bakterielle *Lebensmittelvergiftung.*

Reizmagen; funktionelle (non ulcer-)Dyspepsie

Im Energie- und Nährstoffgehalt bedarfsgerechte, zunächst reizlose, leichtverdauliche Kost (Basis: *Leichte Vollkost* ●) unter Ausschaltung aller individuell unverträglichen Bestandteile und Zubereitungsweisen (Ernährungsanamnese!). Im Tagesablauf zeitlich geregelte, mit vernünftigem ersten Frühstück beginnende, häufigere (5–7), nicht zu voluminöse Mahlzeiten. Zurückhaltung mit starkem Kaffee und Tee, CO_2-haltigen und sauren Getränken, hochprozentigen alkoholischen Getränken und ähnlichen die Säureproduktion stimulierenden oder die Schleimhaut irritierenden Produkten. Abbau von überhöhtem Fett- und Zuckerkonsum (Ziel: Fett < 30 %, Zucker < 10 % der Energiezufuhr). Beseitigung von Ballaststoffmangel, B- und C-Hypovitaminosen, Magnesiummangel u. ä. *Am häufigsten indizierte Maßnahmen:* Umstellung von Feinbrot auf Vollkornbrot, allmähliche Erhöhung des Verzehrs von Gemüse (auch Kohl und Hülsenfrüchte in adäquater, nicht zu fettreicher Zubereitung) und Obst, wo möglich auch als Rohkost. *Einfluß der Ballaststoffaufwertung auf das Beschwerdebild bei kunstgerechter diätetischer Führung meist überraschend gut.* Korrektur der häufig nicht optimalen Essgewohnheiten (hastiges Herunterschlingen des Essens, zu heiße Suppen und Getränke, Bohnenkaffee oder eisgekühlte Getränke auf nüchternen Magen u. ä.). Von größter Wichtigkeit die nachdrückliche Anleitung des Patienten zu langsamem Essen und sorgfältigem Kauen. Überprüfung der Kaufunktion und ggf. Gebißsanierung. Auf die Besonderheiten des Einzelfalls abgestellte differenzierte Ernährungsberatung. Vgl. **Sodbrennen, unspezifische *Nahrungsmittelintoleranz.* Zum diätetischen Vorgehen bei durch Medikamente ausgelöstem Reizmagen-Syndrom → **Arzneimitteltherapie, adjuvante diätetische Maßnahmen.*

Renale tubuläre Acidosen
(RTA; Defekte einzelner Nierentubulusfunktionen)

„Klassische" hypokaliämische RTA Typ I oder II. Vor und neben medikamentöser Alkalitherapie flüssigkeitsangereicherte **kaliumreiche Kost* ●, erforderlichenfalls zusätzliche medikamentöse Kaliumsupplementierung (Blut-pH- und Ionogrammüberwachung). Weitestmögliche *Chloridrestriktion* („kochsalzfreie" **natriumarme Kost* ●, jedoch Natriumhydrogencarbonatzulage zwecks Korrektur der Acidose). Bedarfsgerecht Magnesium. Begrenzung der Eiweißzufuhr auf die Höhe des altersstufenentsprechenden physiologischen Bedarfs. Kontraindikation für hochdosierte Supplementierung von Methionin.

RTA Typ IV. Solange Mineralocorticoidsubstitution nicht ausreichend wirksam: Flüssigkeitsreiche *kaliumarme (!) Kost* ●. Natrium und Chlorid nach Plasmaionogramm.

Kostgestaltung bei sonstigen Formen einer renalen tubulären Acidose je nach Grundleiden, Nierenfunktion und allfälligen Begleitstörungen.

Renin-Test

Bestimmung der Reninaktivität im Blutplasma erfordert standardisierte Reduktion der Natriumzufuhr und Sicherstellung ausreichender Kaliumversorgung:

Vorperiode (3–4 Tage): „Normalkost" mit ca. 120 mmol = 2,9 g Natrium und 80–100 mmol = 3,2–4 g Kalium pro Tag.

Testperiode (1 Woche): Streng *natriumarme Kost* ● mit 20 mmol = 0,45 g Natrium und 80–100 mmol = 3,2–4 g Kalium pro Tag (in der Regel nur stationär zuverlässig praktikabel).

Teil 3

Respiratorische Insuffizienz („Lungeninsuffizienz"; Atemnotzustände)

Natriumarme Kost ● (50–100 mmol = 1,2–2,4 g Natrium/Tag), kaliumreich, im Zustand stärkerer Kongestion anfangs zugleich mit Flüssigkeitsbegrenzung nach gleichen Grundsätzen wie bei *Herzinsuffizienz* (Bohnenkaffee und schwarzer Tee im Rahmen evtl. Trinkmengenlimitierung hier durchaus erwünscht). Bedarfsgerechte Versorgung mit Energie und essentiellen Nährstoffen (1, 2 g Protein/kg/Tag). Erhöhung des Fettanteils (bis etwa 50 % der Nichteiweißcalorien; reichlich ungesättigte Fettsäuren) auf Kosten der Kohlenhydrate (*kohlenhydratarme Kost* ● in leichtverdaulicher Abwandlung). Häufige (6–8) kleine Mahlzeiten von höherer Nährstoffdichte. Vermeiden blähend wirkender Vegetabilien. *Flüssigbreiige (pürierte) Kost* ● wird oft besser toleriert als feste Kost. Als Flüssig- und evtl. Sondennahrung zweckmäßig eine COPD-adaptierte nährstoffdefinierte fettreiche Formeldiät (z. B. Präparat Pulmocare® → *apparative *Beatmung*). Korrektur der in chronischen Fällen nicht seltenen *protein-calorischen *Unterernährung* und sonstiger Nährstoffmängel (*Hypophosphatämie, *Hypokaliämie, *Hypomagnesiämie, *Ascorbinsäuremangel* usw.). Reichlich langkettige n-3-Polyensäuren (→ *Eikosapentaensäure* ▲, vgl. *Seefischdiät* ●). Überwachung von Körpergewicht und Plasmaproteinen kurzer biologischer Halbwertszeit (S. 146). Vgl. *chronische *obstruktive Lungenerkrankung COPD.*

Restless-legs-Syndrom (Syndrom der unruhigen Beine)

Beseitigung des ursächlich möglicherweise beteiligten Nährstoffdefizits (Kalium, Magnesium, B-Vitamine), speziell des häufigen *Eisenmangels.*

Retinol-(Vitamin A-)Mangel

Kostanreicherung mit *retinolreichen Nahrungsmitteln* (Leber, Butter, vitaminierte Margarine, Fettkäse, Lebertran usw.) und *carotinreichen Gemüsen* (Karotte, Spinat, Grünkohl, Chicorée, Broccoli u. ä.; bei dieser Indikation nicht als Rohkost!) in vielen leichteren Fällen ausreichend. Sicherstellung ausreichender Fett- und Proteinversorgung. Bei *symptommanifestem Retinolmangel* (Xerophthalmie, Hautveränderungen usw.) hochdosierte orale *medikamentöse Substitution* (je nach Akuität und Erkrankungsschwere 30–90 mg, entsprechend 100 000–300 000 I. E. Retinol/Tag über 3–5 Tage, anschliessend 6–15 mg, entsprechend 20 000–50 000 I.E./Tag über etwa 10–14 Tage). Bei Unmöglichkeit ausreichender oraler Zufuhr oder gestörter Fettresorption parenterale Applikation. Ziel: >200 µg Retinol/l Blutserum. Beseitigung eventuell begleitenden *Zinkmangels.*

Prävention. Kostgestaltung wie eingangs angegeben. In Problemfällen *Lebertranprophylaxe.* 4–5 g Dorschlebertran enthalten den ungefähren Tagesbedarf des Erwachsenen an Retinol (und Calciferol!).

Retinolüberdosierung (A-Hypervitaminose)

Diätetische Behandlungsmöglichkeit beschränkt sich neben dem sofortigen Stoppen weiterer medikamentöser Retinolzufuhr und dem Vermeiden retinolreicher Nahrungsmittel (Leber, Butter, vitaminierte Margarine, Fettkäse, Lebertran usw.) auf symptomatische Maßnahmen (→ *Appetitlosigkeit, *Übelkeit, *Erbrechen, *Hypercalcämie).* Versuchsweise hochdosiert Vitamin E (5–8 mg/kg/Tag).

Reye-Syndrom (postvirales Leberversagen)

Frühzeitig Unterbrechung jeglicher Eiweißzufuhr unter Sicherstellung bedarfsgerechter Energieversorgung (Maltodextrin per Sonde, Glucose parenteral; Überwachung des Blutzuckers). Beseitigung von Flüssigkeits-

und Elektrolytimbalancen (zu Beginn 10%ige Glucoselösung mit 40 mmol/l Natrium und 20 mmol/l Kalium). Praktisches Vorgehen wie bei *Leberinsuffizienz*. Als adjuvante Maßnahmen in der Diskussion: Supplementierung von L-Citrullin und L-Carnitin; gesicherte diesbezügliche Empfehlungen noch nicht möglich. Fahndung nach dem Krankheitsbild möglicherweise zugrundeliegenden hereditären Stoffwechselstörungen.

Riboflavin-(Vitamin B₂-)Mangel

Kostaufwertung durch *Zulage riboflavinreicher Produkte* (Milch, Käse, Ei, Leber, Fleisch, Vollkornerzeugnisse, Weizenkeime, Kohlgemüse, Hülsenfrüchte, Trockenhefe; → *Riboflavin* ▲) in der Mehrzahl der Fälle ausreichend. Bei schweren Mangelsymptomen *(Ariboflavinose)* oder Unmöglichkeit ausreichender Nahrungsaufnahme *zusätzlich medikamentöse Substitution* (10–20 mg Riboflavin/Tag über etwa 3–5 Tage, anschließend halbe Dosis weiter, bis Defizit behoben), am zweckmäßigsten in Form eines B-Vitaminkomplexpräparates *(→ *B-Vitaminmangel)*. Bei zu vermutender Resorptionsstörung (→ *Malabsorption*) parenterale Verabfolgung eines geeigneten Polyvitaminpräparates.

Riesenwuchs

Bei Tendenz zu unerwünschtem Längenwachstum sorgfältige Ernährungsanamnese im Hinblick auf möglicherweise pathogenetisch beteiligte Überfütterung. Frühzeitig empfehlenswert *Limitierung der Protein- und Energiezufuhr* in Höhe der unteren Grenze der Empfehlungen für die Ernährung von gesunden Kindern der entsprechenden Altersstufe (S. 98 f.); zugleich angemessene Ballaststoffaufwertung der Kost. Am häufigsten zu korrigierende Ernährungsfehler: *Übermäßiges* Milchtrinken, überhöhter Zuckerkonsum (Süßigkeiten, gezuckerte Getränke), Fastfood-Produkte, unzureichender Obst- und Gemüseverzehr.

Rosacea („rosenfarbige Gesichtsakne")

Vermeiden die Gesichtsdurchblutung (Hautröte) verstärkender Irritantien: Starker Kaffee und schwarzer Tee, Grog, Glühwein, konzentrierte Alkoholica, Übermaß scharfer Gewürze u. ä. Frage der diätetischen Beeinflußbarkeit der Rosacea im übrigen umstritten. Beseitigung häufig begleitender Fehlernährung *(*Adipositas, *Hypercholesterinämie, chronische *Obstipation)* jedoch in jedem Fall indiziert.

Ructatio (krankhaft gesteigertes Aufstoßen)

Zu den Mahlzeiten ausschliesslich feste Kost. Trinkenlassen nur zwischen den Mahlzeiten. Ausschalten gasproduzierender und blähend wirkender Nahrungsmittel sowie vermeidbaren Luftschluckens *(→ *Aerophagie, *Meteorismus)*. Darüber hinaus Eliminierung aller sonstigen vom Patienten als ructusauslösend empfundenen Produkte (Ernährungsanamnese!). Keine zu kalten Getränke! Kein hastiges Trinken! Keine zu große Einzelmahlzeit! Kein hastiges Herunterschlingen des Essens! Vgl. **Singultus.*

Rumination (Regurgitation und Wiederverschlucken von Mageninhalt; „Wiederkäuen")
(jenseits des Säuglingsalters)

Probeweise Variation von Zahl, zeitlicher Verteilung, Zusammensetzung, Volumen und Konsistenz der einzelnen Mahlzeiten zwecks Ermittlung möglichen Einflusses auf das Ruminieren und dementsprechend zweckmäßigerer Gestaltung des individuellen Kostplans. Erhöhung der Energie- und Nährstoffdichte. Vorübergehend keine gröbere pflanzliche Rohkost. Kein zu reichliches Trinken zu den Mahlzeiten. Patient ist anzuhalten, langsam zu essen und sorgfältig zu kauen. Beseitigung evtl. begleitender **Dehydratation* und *protein-calorischer *Unterernährung*. Sicherstellung dauerhaft bedarfsgerechter Energie- und Nährstoffversorgung. Vgl. **Säuglinge: Rumination.*

Saccharase-Isomaltase-Mangel (Saccharose- und Maltoseintoleranzsyndrom)

Behandlungsprinzip. Weitgehender Ersatz von Saccharose (Kochzukker) durch Glucose, Fructose, Lactose. Einschränkung der Zufuhr von Stärke und Dextrinmaltosegemischen (Maltodextrin, sog. Nährzucker) entsprechend der herabgesetzten individuellen Toleranz.

Praktisches Vorgehen

1. *Jüngere Säuglinge.* Frauenmilchernährung, ersatzweise eine saccharosefreie Säuglingsanfangsnahrung auf Kuhmilchbasis (→ **Säuglingsmilchnahrungen* ●; Deklaration des Kohlenhydratgehalts beachten!) oder ggf. eine *saccharosefreie *Heilnahrung* ● (z. B. Nestlé al 110®, Pregestimil®). Kein unnötiger Einsatz von Glucose, Fructose oder künstlichen Süßstoffen (zwecks Vermeidens vorzeitiger Geschmacksprägung für das Süße). Vorerst keine Getreideprodukte (Stärke, Schleime usw.). Symptombezogene Maßnahmen → **Säuglinge: Ernährungsstörungen, akute.*

2. *Ältere Säuglinge, Kleinkinder, ältere Kinder.* Altersstufengerechte **saccharosearme Kost* ● und/oder **maltosearme Kost* ●. Stärke, Schleime, Dextrinmaltosegemische, Getreideerzeugnisse aller Art nach jeweiliger individueller Toleranz. Sicherstellung ausreichender Versorgung mit B-Vitaminen und Vitamin C; erforderlichenfalls medikamentöse Supplementierung. Symptombezogene Kostabwandlungen → **Diarrhoe.* Als zusätzliche Maßnahme in der Diskussion: Saccharasesubstitution in Form lyophilisierter Hefe (Hefesaccharasekonzentrat oder Hefepräparat Perenterol®); weitere diesbezügliche Erfahrungen bleiben abzuwarten. Mit dem Heranwachsen der Kinder und Eintritt in das Erwachsenenalter, insbesondere in Fällen eines erworbenen Saccharase-Isomaltase-Mangels, meist zunehmende Lockerung und allmähliches Auslaufenlassen der Diät möglich.

Saccharopinurie (Lysinstoffwechselstörung)

Versuchsweise *Lysinrestriktion* (Beschränkung der Lysinzufuhr auf den physiologischen Minimalbedarf; Präparate SHS Analog® L-AM 1/2/3, Milupa Metabolics® LYS 1/2), basierend auf altersstufengerecht **eiweißarmer Kost* ●. Gesicherte Ergebnisse liegen nocht nicht vor.

Säuglingskrankheiten, altersspezifische → S. 508 f.

Salicylatintoleranz (Unverträglichkeit von Salicylsäurederivaten)

Intoleranz betrifft in erster Linie das in jedem derartigen Fall zu vermeidende Medikament Acetylsalicylsäure (Aspirin®, in pflanzlichen oder tierischen Lebensmitteln normalerweise nicht vorkommend). Die früher als Konservierungsmittel viel benutzte Salicylsäure ist aus toxikologischen Gründen in fast allen Ländern als Lebensmittelzusatzstoff jetzt verboten. Die Frage, ob (und ggf. wie weitgehend) darüber hinaus auch Salicylsäure in ihrer natürlich vorkommenden Form (freie Salicylsäure, Na-Salicylat, Salicylester und -glykoside) enthaltende Lebensmittel auszuschalten sind, ist von Fall zu Fall zu entscheiden, dürfte aber meist wohl zu verneinen sein. Völliger Verzicht auf das ganze Spektrum salicylsäurehaltiger Nahrungs- und Genußmittel (zahlreiche Obst- und Gemüsearten, Gewürze, Aromastoffe, bestimmte Teesorten, alkoholische Getränke, alkoholfreie Erfrischungsgetränke u. v. a.) ist mit letzter Konsequenz auf Dauer ohnehin kaum praktikabel (→ *salicylatarme Kost ●)*. Weitere Erfahrungen bleiben abzuwarten. In jedem Fall zu beachten: Häufig zugleich bestehende weitere Unverträglichkeiten (*Benzoatintoleranz, *Tartrazinintoleranz, *Sulfitintoleranz* u. a.; vgl. *Nahrungsmittelpseudoallergien,* S. 388).

Salmonellendauerausscheider

Gestaltung der Basiskost versuchsweise nach gleichen Grundsätzen wie bei sog. *Fäulnisdyspepsie* (eiweißarme Kohlenhydratkost). Zulage von *Lactulose* ▲ in individuell auszutestender Dosis bis zum dauerhaften Verschwinden der Salmonellen aus dem Stuhl. Lactulosedosis angemessen, wenn Entleerung von 2–3 weichen Stühlen pro 24 Std.

Salzverlustsyndrome (renale, adrenale, intestinale, cerebrale)

In schweren Fällen Kochsalz- und Flüssigkeitssubstitution zunächst auf parenteralem Wege (anfangs isotone, später je nach Plasmanatriumspiegel hypertone oder hypotone NaCl-Lösung; Kontrolle des zentral-venösen Drucks). Mit zunehmender Konsolidierung, in leichteren Fällen von vornherein, Übergang auf *kochsalzreiche Kost* mit exakter Bilanzierung von NaCl und Flüssigkeit. Überwachung von Plasmaionogramm, renaler Kochsalz- und Flüssigkeitsausscheidung, Blutdruck und Körpergewicht. Berücksichtigung begleitender Kalium-, Magnesium- und sonstiger Elektrolytimbalancen. Kostgestaltung im übrigen je nach Grundleiden und Begleitstörungen (*chronische *Niereninsuffizienz, *Nebennniereninsuffizienz, *Pseudohypoaldosteronismus, *adrenogenitales Syndrom, kongenitale *Chloriddiarrhoe* u. ä.; vgl. *Mangel-*Hyponatriämie, *Hypochlorämie, hypotone *Dehydratation).*

Schädel-Hirn-Trauma, Akutphase; Zustand nach Schädeloperation

Je nach Bewußtseinszustand, Art und Schwere neurologischer Ausfälle, Magen-Darmfunktion und oraler Nahrungsaufnahmefähigkeit zunächst *parenterale Ernährung* ●, nasojejunale *(*Oligopeptiddiät* ●) bzw. nasogastrale *(*nährstoffdefinierte Formeldiät* ●) **Sondenernährung* ● (ggf. auch durch *percutane endoskopische *Gastrostomie)* oder *nährstoffkomplette *Flüssigkost* ●. Berücksichtigung des in schweren Fällen möglicherweise erhöhten Energie- und Nährstoffbedarfs (→ **hyperkatabole Zustände).* Weiterer Aufbau bedarfsgerechter Kost nach individueller Toleranz *(*flüssig-breiige, pürierte Kost* ●, **leichte Vollkost* ●, vorgegebene Diätkost) und besonderen Erfordernissen des Einzelfalls (Flüssigkeitsmenge, Kochsalz, Ballaststoffe, evtl. **Kauinsuffizienz, *Schluckstörungen* usw.). Cave: Neigung zu Hirnödem (Indikation für **natriumarme Kost* ●). Vgl. **perioperative Ernährung, *Immobilität.*

Schlafstörungen

Gelegentlich durch unterstützende diätetische Maßnahmen günstig zu beeinflussen: Nicht zu voluminöse, nur mäßig eiweißhaltige, *leicht verdauliche Abendmahlzeit* ohne coffeinhaltige Getränke, spätestens 2 Stunden vor dem Schlafengehen. Sofern keine Kontraindikation für Alkohol, 1 kleine Flasche Bier oder 1 Glas Wein je nach Bekömmlichkeit und individuell auszutestendem Einfluß auf den Nachtschlaf. Jedoch kein größeres Alkoholquantum und keine zu große Flüssigkeitsmenge am Abend. Zu reichliche nächtliche Nahrungsaufnahme („Night-Eating-Syndrome"; Ernährungsanamnese!) meist nicht schlaffördernd. An die diätetische Beeinflußbarkeit den Schlaf beeinträchtigender Begleitstörungen *(*Herzinsuffizienz, *Nykturie, *Nachtschweiße, *Meteorismus, *respiratorische Insuffizienz, *Hypotonie-Syndrom usw.)* denken! In Einzelfällen, insbesondere bei Senioren mit Neigung zur Hypotonie, von überraschend guter Schlafwirkung: 1–2 Tassen eines nicht zu schwachen Bohnenkaffees vor dem Schlafengehen oder während nächtlicher Wachphase.

Schlafapnoesyndrom. Wichtigste Maßnahme der Abbau des bei dieser Störung häufig überhöhten Körpergewichts (→ **Adipositas).* Korrektur evtl. begleitender *arterieller *Hypertonie.* Alkoholkarenz.

Schluckstörungen (oropharyngeale Dysphagien)

Sicherstellung der Aufnahmefähigkeit für bedarfsgerechte Nahrungsmenge durch häufig wiederholtes Angebot mit individueller Variation von Kostkonsistenz und Zufuhrweg. Bei Beeinträchtigung des Schluckvermögens vornehmlich *für feste Kost* Ernährung mit *nährstoffkompletter *Flüssigkost* ●, *flüssig-breiiger (pürierter) Kost* ●, pürierter *leichter Vollkost* ● (auch in Form kommerzieller Fertiggerichte verfügbar) o. ä. unter reichlicher Zufuhr von Flüssigkeit. Vor dem Essen stets erst etwas trinken lassen. Im Falle von Schmerzen beim Schlucken häufiger eisgekühlte Getränke und Speiseeis, kein zu starkes Würzen und Salzen, keine sauren Säfte, keine heißen Suppen oder Getränke. Vermeiden krümeliger, faseriger und klebriger Nahrungsbestandteile. Bei Beeinträchtigung des Schluckvermögens vornehmlich für *flüssige* Kost Ernährung und Zufuhr der benötigten Flüssigkeitsmenge mit konsistenteren Zubereitungen (dünne Breie, pürierte Gerichte; zur Technik des differenzierten Andikkens von Flüssigkeiten[1] → [55]) sowie mit flüssigkeitsreichem Obst und Gemüse. Brot in Suppe, Brühe o.ä. eintunken lassen. Cave: *Dehydratation!* Einnahme der Mahlzeiten in aufrechter Körperhaltung (u.U. auch im Stehen) kann das Schluckvermögen verbessern. In Problemfällen nasogastrale *(*nährstoffdefinierte Formeldiät* ●) oder nasojejunale *(*Oligopeptiddiät* ●) *Sondenernährung* ●, in Langzeitfällen auch Ernährung durch *percutane endoskopische *Gastrostomie (PEG).* In kritischer Situation, insbesondere im Falle manifester *protein-calorischer *Unterernährung,* je nach Befundlage adjuvante oder totale *parenterale Ernährung* ●. Vgl. *Oesophagusstenose; Oesophagusendoprothese.*

Schwangerschaftsassoziiertes Sodbrennen

Vermeiden saurer, säurelockender und CO_2-haltiger Getränke. Abendmahlzeit spätestens ca. 3 Std. vor dem Schlafengehen. Beim Liegen und zum Schlafen Hochlagern des Oberkörpers. Evtl. erforderliche weitere Maßnahmen → *Refluxoesophagitis.* Bei Übergewicht Beginn mit Reduzierung des Körpergewichts erst nach Ende der Lactationsperiode (→ *Adipositas).*

Schwangerschaftsdiabetes → S. 234f.

---

[1] Zum differenzierten Andicken von Flüssigkeiten z.B. Präparat Quick & Dick® der Fa. Pfrimmer/Nutricia oder Resource® Thicken Up der Fa. Novartis Nutrition.

Schwangerschaftserbrechen, leichteres („physiologisches")

Kleine Mahlzeiten, häufig (8–12mal) im Tagesverlauf (erster Imbiß in der Frühe, $1/2$ Stunde vor dem Aufstehen). Fettarme, nicht zu eiweißreiche, leicht verdauliche Kost von hoher Nährstoffdichte. Zurückhaltung mit hocherhitzten Fetten. Versuchsweise Johannisbrotkernmehl (Nestargel®) 1–3 g/100 ml Flüssigkeit vor jeder Mahlzeit. Weitestgehende Berücksichtigung individueller Essensgelüste *(Wunschkost)*, jedoch unter Gewährleistung voller Deckung des erhöhten Nährstoffbedarfs der *Schwangeren* (S. 111 f.). Reichlich Flüssigkeit. Trinken am besten zwischen den Mahlzeiten. Zurückhaltung mit Bohnenkaffee. Versuchsweise Vitamin B_6 medikamentös (80 mg/Tag). Problemfälle → *gehäuftes *Erbrechen*. Vgl. *Hyperemesis gravidarum*.

Schwangerschaftshyperlipoproteinämie (Blutfetterhöhung bei Schwangeren)

Diätetische Maßnahmen können schwangerschaftsbedingt überhöhte Serumlipidwerte (meist Kontraindikation für medikamentöse Lipidsenker) herabsetzen. Entscheidung über Behandlungsbedürftigkeit je nach Höhe der Lipidwerte und Einschätzung der Gesamtrisikokonstellation im Einzelfall.

1. *Hypercholesterinämie.* Wenn Gesamtcholesterinspiegel im Schwangerschaftsverlauf den Wert von 240 mg/dl (6,2 mmol/l) übersteigt *oder* vor der Schwangerschaft bereits über 220 mg/dl (5,7 mmol/l) lag: *Cholesterinreduzierende Kost* ●, angepaßt an die speziellen Nährstoffbedürfnisse der *Schwangeren*. Vermeiden übermäßiger Gewichtszunahme während der Schwangerschaft (vgl. Schwangerschaft bei *Adipositas*, S. 158).
2. *Hypertriglyceridämie.* Spätestens bei Serumtriglyceridwerten von 500 mg/dl (5,6 mmol/l) nüchtern oder 1000 mg/dl (11,3 mmol/l) postprandial konsequente *triglyceridreduzierende Kost* ●, bei ausgeprägter Chylomikronämie darüber hinaus Einschränkung des Fettanteils der Kost auf < 15 % der Energiezufuhr (Pankreatitisprophylaxe; vgl. *Chylomikronämie-Syndrome*), jedoch in jedem Fall unter Sicherstellung voller Deckung des erhöhten Nährstoffbedarfs der *Schwangeren* (S. 111 f.). Subtile Kostplanung und detaillierte Diätberatung! In Problemfällen offenkundig drohender Pankreatitis mehrtägige orale Nahrungskarenz bei parenteraler Flüssigkeits-, Elektrolyt- und Glucosezufuhr (ca. 600 kcal/24 Std.) mit überlappendem vorsichtigem Kost-

aufbau (beginnend z. B. mit *klarer *Flüssigkost*; vgl. *akute *Pankreatitis).* Für die weitere diätetische Führung zu beachten: Möglichkeit des Zugrundeliegens einer primären *Hyperlipoproteinämie* (Typ IV oder Typ V).

Schwangerschaftshypertonie (Gestationshypertonie, Bluthochdruck bei Schwangeren)

Nach derzeitig überwiegender Auffassung keine Indikation für streng natriumarme Kost (Ausnahme: Zugleich bestehende *Herzinsuffizienz* oder ödematöse *Niereninsuffizienz),* Frage einer *moderaten* Kochsalzrestriktion bei Schwangerschaftshypertonie jedoch sicherlich noch nicht ausdiskutiert (vgl. *Präeklampsie).* Überhöhte Kochsalzzufuhr (> 6–7 g NaCl/ Tag) ist zu vermeiden, ebenso übermäßige Gewichtszunahme im Verlauf der Schwangerschaft. Andrerseits jedoch auch keine forcierten Gewichtsreduktionsmaßnahmen! (Vgl. Schwangerschaft bei *Adipositas,* S. 158). Als Präventivmaßnahme in bisher kontroverser Diskussion: Reichlich Seefisch (vgl. *Seefischdiät ●),* Zulage von *Calcium* (ab 20. Schwangerschaftswoche bis 1000–2000 mg/Tag, insbesondere bei bis dahin unzureichender Calciumzufuhr; zu beachten: Gefahr der *Hypercalciurie)* und Magnesium (15 mmol Mg-Hydroxid/Tag). Sicherstellung absoluter Alkoholkarenz. Weitere zu erwägende Maßnahmen → *arterielle *Hypertonie.* Zielwert bei Gestationshypertonie < 150/95 mm Hg.

Schwangerschaftsobstipation

Diätetisches Vorgehen nach gleichen Grundsätzen wie bei der gewöhnlichen („habituellen") *chronischen *Obstipation* (flüssigkeitsangereicherte *ballaststoffreiche Kost ●,* Zulage von Milchzucker, Sorbit, Lactulose u.ä.), jedoch unter Anpassung an den erhöhten Nährstoff- und Energiebedarf der *Schwangeren.*

Zu beachten. Noch behutsamere Handhabung aller Maßnahmen zur Ballaststoffanreicherung als bei vielen anderen Indikationen vonnöten; bestmögliches Vermeiden von Patientin als blähend empfundener Produkte (→ *Meteorismus).*

Häufiger Fehler. Nicht erkannter *Jodmangel* (S. 111 f., 334 f.).

Schwangerschaftsödeme (Flüssigkeitseinlagerung bei Schwangeren)

Vermeiden einer überhöhten Kochsalzzufuhr. *Maßvolle* Natriumrestriktion (100 mmol = 2,4 g Na, entsprechend 5,9 g Kochsalz pro Tag; → **natriumarme Kost* ●) reduziert die Ödemneigung ohne Gefährdung bedarfsgerechter Versorgung der Schwangeren mit Natrium und Chlorid. Flüssigkeitseinschränkung darunter in der Regel nicht erforderlich. Kaliumanreicherung (> 150 mmol = 6 g Kalium/Tag: → **kaliumreiche Kost* ●) bei intakter Nierenfunktion empfehlenswert (→ **Ödeme)*, ebenso die reichliche Zufuhr von Magnesium (> 500 mg/Tag).

Schwartz-Bartter-Syndrom (SIADH; Syndrom der inadäquaten ADH[1)]-Sekretion)

Konsequente *Flüssigkeitseinschränkung* (Gesamtzufuhr unter 0,5–0,8 l/Tag; vgl. *hypotone *Hyperhydratation).* Bei stärkerer Hyponatriämie (Serumspiegel < 115 mmol Na/l) Salzzulage zur Kost (3–10 g NaCl/Tag; „*kochsalzreiche" *Trockenkost* ●), erforderlichenfalls (insbesondere bei Auftreten cerebraler Störungen) 200–400 ml 3 %iger NaCl-Lösung unter häufigerer Plasma-Na-Kontrolle *langsam* i. v., dabei keine übereilte Normalisierung des Natriumblutspiegels anstreben (Anhebung um maximal 0,6 mmol/l/Std. oder 12 mmol/l/24 Std.; vgl. *Verdünnungs-*Hyponatriämie).* Kochsalzzufuhr allein beseitigt die Hyponatriämie nicht, sondern nur die Kombination mit strenger Flüssigkeitsrestriktion. Korrektur begleitender **Hypokaliämie* und **Hypomagnesiämie* (unter Trockenkost oftmals nur medikamentös möglich). In desperaten Fällen, z. B. bei tumorinduziertem SIADH, soll gelegentlich die dosierte Zulage eines konzentrierten Alkoholicums hilfreich sein (Ethanol reduziert die ADH-Aktivität). Kostgestaltung im übrigen je nach Grundleiden.

Schwitzprozeduren

Reichliche Flüssigkeitszufuhr (verdünnte Obstsäfte, dünner Tee) vor und während der Prozedur verstärkt deren schweißtreibende Wirkung sehr wesentlich. Frage einer zusätzlichen, über den bloßen Flüssigkeits- und Kaliumeffekt hinausgehenden diaphoretischen Wirkung von Holunderblüten-, Lindenblüten-, Hagebuttentee und ähnlichen Getränken noch

---

[1)] ADH = antidiuretisches Hormon (Vasopressin).

Gegenstand der Diskussion. Wichtig nach jedem Schwitzen *Ersatz der dabei zu Verlust gegangenen Flüssigkeit* (u. U. mehrere Liter, Gefahr der hypertonen Dehydratation) *und Mineralstoffe* (Kochsalz, Kalium, Magnesium): Trinkenlassen beliebiger Getränke frei nach Durst (darunter möglichst auch eine kräftig gesalzene Brühe und einige Gläser Obstsaft). Auch kommerzielle Elektrolytpräparate (Elotrans®, Normolytoral®, Isostar® u. ä.) zur Rehydratation und Remineralisation nach größeren Schweißverlusten hilfreich. Mit jedem Liter Schweiß verliert der Körper ca. 25 mmol = 575 mg Natrium, entsprechend 1,45 g Kochsalz.

Scombroid-Fischvergiftung

Diätetisches Vorgehen wie bei *bakterieller *Lebensmittelvergiftung. Prävention:* Sorgfältige Einhaltung aller gebotenen Hygienemaßnahmen bei Transport, Lagerung und küchenmäßiger Verarbeitung von Fisch, Fischkonserven (insbesondere Thunfisch, Makrele, Sardine, Hering) und Räucherfisch (Details → *bakterielle *Lebensmittelvergiftung*). Adäquate Kühlung aller Fischerzeugnisse vom Zeitpunkt des Einkaufs bis zum Verbrauch. Fischkonserve nach Öffnen der Dose am gleichen Tag verbrauchen! Aufbewahrung allenfalls nur wenige Stunden und dann nur bei Temperaturen von ständig unter 6°C. Mögliches Warnzeichen für verdorbenen Fisch: Ungewöhnlicher (bitterer, beißender oder metallischer) Geschmack. Befallensein einer Fischware jedoch keineswegs immer an Geruchs-, Geschmacks- oder sichtbaren Gewebsveränderungen zu erkennen. Auslösende Bakterien, speziell ihre Giftstoffe (vor allem Histamin, u.U. in Konzentrationen von > 50 mg/100 g) durch Kochen nicht inaktivierbar.

Selenmangel; Keshan-Krankheit

Verstärkter Einsatz von Natur aus selenreicher Lebensmittel *(→ *Selen ▲)*. Selensubstitution in medikamentöser Form; zusätzlich Supplementierung von Vitamin E. *Behandlungsziel:* Plasmaspiegel dauerhaft > 75 μg Selen/l. In schweren Fällen Krankheitserscheinungen auch nach Behebung des Selenmangels oft nicht mehr rückbildungsfähig. Um so wichtiger deshalb für Selenmangelgebiete die *Prävention:* Selenfortifikation des Speisesalzes (15 mg Natriumselenit/kg Salz) sowie Sicherstellung bedarfsgerechter Versorgung mit Eiweiß und Vitaminen (speziell Vitamin E). Medikamentöse Selensupplementierung in Höhe von 200 μg/Tag (Erwachsene) gilt als sicher und angemessen. Keshan-Krankheit (selenresponsive juvenile Cardiomyopathie) droht bei Selenzufuhr von ständig unter 15 μg/Tag.

Sellerie-Karotten-Beifuß-Gewürz-Syndrom

Ausschaltung von *Sellerie,* selleriehaltigen Produkten aller Art (Knollensellerie, Schnitt- und Blattsellerie, Selleriesalz, selleriehaltige Mischgewürze, Kräutermischungen, Salatmarinaden u. ä.), Karotten und Beifuß. Ermittlung und gezielte Eliminierung *assoziierter (Gruppen-)Allergene:* Kümmel, Petersilie, Fenchel, Nüsse, Steinobstarten, Paprika, Anis, Curry u. a. Zum praktischen Vorgehen → **Nahrungsmittelallergien.*

Sepsis; Multiorganversagen

Stufenweiser Kostaufbau entsprechend der jeweiligen metabolischen und digestiven Belastbarkeit. Auch nach sepsisbedingter Operation oder in kritischer Phase aus sonstiger Ursache zunächst über 24–48 Std. lediglich Volumentherapie mit Flüssigkeits- und Elektrolytsubstitution (Basis- plus Korrekturbedarf). Spätestens ab 3. Tag für weitere 24–48 Stunden peripher-venöse Ernährung im hypocalorischen Bereich (0,8–1,0 g Aminosäuren/kg/24 Std., Energie ca. 20 kcal/kg/24 Std.) mit anschliessendem schrittweisem Übergang auf bedarfsgerechte zentral-venöse **parenterale Ernährung ●.* Richtwerte für anzustrebende Nährstoffzufuhr: Aminosäuren 1,5–2,0 g/kg/24 Std., Kohlenhydrate 4–5 g/kg/24 Std. (maximal 4 mg Glucose/kg/min), Fett 1–1,5 g/kg/24 Std. (Mischinfusion mittel- und langkettiger Triglyceride $\overline{aa}$ bis 30% der Energiezufuhr, kontinuierlich über Tag und Nacht), 30–40 kcal/kg/24 Std. Berücksichtigung eines (nicht selten!) gesteigerten Energiebedarfs *(→ *hyperkatabole Zustände).* Supplementierung von wasserlöslichen Vitaminen, Kalium, Magnesium und versuchsweise sog. immunsystemmodulierenden Nährstoffen (→ **Immundefizienz).* Steuerung der Substratzufuhr entsprechend ihrer Plasmawerte (bzw. derjenigen ihrer Folgeprodukte im Urin) sowie unter Anpassung an komplizierende Organfunktionsstörungen (Leber, Niere usw.). Flüssigkeitsbedarf 3–4 l/Tag. *Kontraindikation für parenterale Fettgabe:*
1. Die unmittelbare Frühphase, z. B. nach septischem Schock (daran anschliessend zunächst Limitierung der Fettmenge auf 10% der Energiezufuhr).
2. Fieber über 39 °C.
3. Anstieg der Plasmatriglyceride unter der Fettinfusion auf Werte über 350 mg/dl (vgl. S. 588).
4. Thrombopenie.

Nach Rückkehr enteraler Aufnahmefähigkeit frühestmöglich stufenweiser Übergang auf jejunale *(*Oligopeptiddiät ●)* oder gastrale *(*nährstoffdefinierte Formeldiät ●) *Sondenernährung ●.* Weiterer oraler Kostaufbau nach individueller Toleranz (vgl. *Fieber, akute *Infektionskrankheiten, *Leberinsuffizienz, akutes *Nierenversagen).

Sialorrhoe (Ptyalismus; Hypersalivation; krankhaft gesteigerter Speichelfluss)

Substitution der durch Ausspucken von Speichel zu Verlust gehenden, oftmals beträchtlichen Flüssigkeits- und Elektrolytmengen (Na, K, Ca, Mg, Bicarbonat; Gefahr fortschreitender *hypertoner *Dehydratation), je nach Lage des Einzelfalls auf oralem, gastral/jejunalem oder parenteralem Wege. Flüssigkeitsreiche Ernährung (*nährstoffkomplette *Flüssigkost ●, *flüssig-breiige Kost ●, pürierte *leichte Vollkost ● o. ä.), erforderlichenfalls *Sondenernährung ● oder *parenterale Ernährung ●. Kostgestaltung im übrigen je nach Grundleiden (z. B. incipiente *Hyperemesis gravidarum, Vergiftungen) und Begleitstörungen.

Sichelzellenanämie, schwere Verlaufsformen

Flüssigkeitsangereicherte energiereiche *Aufbaukost ● (Grundumsatz erhöht!). Auffüllung häufig begleitender Nährstoffdefizite (Eisen, Zink, Folsäure, Vitamin B_{12}, C- und E-Vitamin). Symptombezogene Maßnahmen → *Fieber, *Dehydratation, *Appetitlosigkeit, protein-calorische *Unterernährung, *Minderwuchs, *hämolytische Krise, *Hyperhomocysteinämie.

Singultus (Schluckauf), andauernder

Vor medikamentösen Maßnahmen versuchsweise zu empfehlen:
1. Grobkörnigen Zucker (2 gehäufte Teelöffel) trocken schlucken oder einige Zuckerwürfel lutschen lassen, bei Rezidiv zu wiederholen.
2. Eisstückchen lutschen oder eiskalte Flüssigkeit (zweckmäßig der Zusatz einiger Tropfen Pfefferminzöl pro Glas) rasch trinken lassen.
3. Eine in Angostura-Bitter (enthält 40–50 Vol% Alkohol!) o. ä. gesättigte Zitronenscheibe, die schwach gezuckert sein darf, ohne Schale rasch verzehren lassen; letztgenanntes Vorgehen bisher offenbar nur bei alkoholinduziertem Singultus erprobt.
4. *Biotin ▲ oral in hoher Dosis (2 × täglich 5 *mg*), speziell bei urämischem Singultus.

Prävention bei bekannter Singultusneigung: Vermeiden sehr voluminöser Mahlzeiten, hastigen Essens und schnellen Trinkens CO_2-haltiger Getränke. Vgl. *Ructatio.

β-Sitosterinämie (erhöhter β-Sitosteringehalt des Blutes); Phytosterinämie

Behandlungsprinzip. Weitestmögliche Einschränkung der alimentären Zufuhr von β-Sitosterin, sonstigen Phytosterinen und von Cholesterin. Herabsetzung des Phytosteringehalts der Kost (enthält bei üblicher Ernährungsweise ca. 200–400 mg/Tag) auf < 75 mg/Tag. Behandlungsziel: β-Sitosterinspiegel im Blutserum < 5 mg/dl (Grenzwert bei Normalpersonen 1,0 mg/dl).

Praktisches Vorgehen. *Fettarme Kost* ● (bei meist begleitender Hypercholesterinämie auch cholesterinarm zu gestalten: < 150 mg Cholesterin/Tag; → *Cholesterin* ▲) unter Ausschaltung pflanzlicher Öle und aller pflanzenölhaltigen Produkte (Margarine, Back-, Brat-, Fritierfette, Mayonnaise usw.) sowie aller fettreicheren Vegetabilien (Nüsse, Oliven, Avocados, Getreidekeime, Kakao u. v. a.) und daraus gewonnener Erzeugnisse. Keine Muscheln oder Austern. Hauptbestandteile der so resultierenden Kost sind Feinmehlerzeugnisse, polierter Reis, Kartoffeln, Gemüse, Obst, fettarme Milchprodukte und (in Fällen ohne Hypercholesterinämie) mageres Fleisch. Die Gewährleistung einer bedarfsgerechten Nährstoffversorgung *(kritisch: *Linolsäure* ▲, α-*Linolensäure* ▲!)* erfordert sorgfältige Kostplanung und detaillierte Diätberatung. Bei zugleich bestehender *coronarer Herzkrankheit, *Hypercholesterinämie* und/oder *Hypertriglyceridämie* anstelle im Regelfall indizierter ungesättigter Pflanzenfette versuchsweise Einsatz geringer Menge eikosapentaensäurereichen Fischfettes (→ *Eikosapentaensäure* ▲).

Sjögren-Syndrom ("Syndrom der trockenen Schleimhäute")

Vordringliches Behandlungsziel die Linderung der Xerostomiebeschwerden, Erleichterung von Kauen und Schlucken sowie Herabsetzung des hohen Cariesrisikos dieser Patienten. Praktisches Vorgehen → *Mundtrockenheit, *Schluckstörungen, *Zahncariesprävention* (Fluoridsupplementierung!). Weitere symptombezogene Maßnahmen je nach Lage des Einzelfalls: → *Zungenbrennen, *Eisenmangel, *Retinolmangel, *B-Vitaminmangel, *Malabsorption, chronische *Pankreasinsuffizienz.* Vgl. *Autoimmunerkrankungen, Kollagenosen.*

Sklerodermie, systemische (progressive Degeneration von Haut, Schleimhäuten, Blutgefäßen und inneren Organen)

Beseitigung häufig bestehender Elektrolytimbalancen und Nährstoffdefizite (Kalium, Calcium, Magnesium, wasserlösliche Vitamine, Eisen usw.). In schwereren Fällen zunächst *parenterale Ernährung* ● mit stufenweisem Übergang auf bedarfsgerechte *leichtverdauliche Kost* ● und *leichte Vollkost* ●; in weniger schweren Fällen letztere von Anfang an. Symptombezogene Maßnahmen → *Refluxoesophagitis*, *Magenlähmung*, *Diarrhoe*, *Steatorrhoe*, *Malabsorption*, *Lactasemangel*, *Meteorismus*, intestinale *Pseudoobstruktion*, hypertone *Dehydratation*, protein-calorische *Unterernährung*. Vgl. *Autoimmunerkrankungen*, Kollagenosen.

Sodbrennen (Pyrosis)

Ermittlung und Ausschaltung der im Einzelfall Beschwerden auslösenden Nahrungsbestandteile (häufigste Intoleranzen die gleichen wie bei *Refluxoesophagitis); dazu in jedem Fall Überprüfung aller jeweils bis 3½ Std. vor Auftreten des Sodbrennens genossenen Speisen und Getränke (Ernährungsanamnese!). Abbau von Überernährung und Luxuskonsumption. Häufige (6–8) kleine Mahlzeiten, ungestört einzunehmen. Frühestens etwa 3 Std. nach dem Essen zur Ruhe legen lassen. Weiteres diätetisches Vorgehen je nach Grundleiden (*Refluxoesophagitis, chronische *Gastritis*, *Ulcuskrankheit*, Zustand nach *Magenresektion*, *Reizmagen*, *Cholelithiasis*, *Postcholecystektomie-Syndrom*, *Ascites). Vgl. *schwangerschaftsassoziiertes Sodbrennen.

Sojaproteinintoleranz (Unverträglichkeit von Sojaeiweiß)

Systematische *Ausschaltung aller sojahaltigen Produkte* aus der Kost. Bei Säuglingen Ersatz bis dahin gefütterter Sojamilch durch eine Säuglingsmilchnahrung auf Kuhmilchbasis, bei zugleich bestehender Unverträglichkeit auch von Kuhmilcheiweiß Übergang auf hypoallergene, semielementare Säuglingsnahrung (→ *antidiarrhoische* *Heilnahrungen* ●; vgl. *Säuglinge: Kuhmilchproteinintoleranz). Bei Kindern jenseits des Säuglingsalters, bei Jugendlichen und Erwachsenen, solange Sojaproteinintoleranz fortbesteht (Expositionsversuch von Zeit zu Zeit! → *Nahrungsmittelallergien), Vermeiden aller sojahaltigen Nahrungsmittel (Sojaschrot, Sojamehl, Sojamark, Sojasprossen, Tofu, Sufu, Miso, Shoyu, Taosi, Tempeh, Wey-soy-drink, Sojakäse Natto u.ä., Sojabrotaufstriche, Sojateigwaren, vorsorglich auch Sojaproteinhydrolysate, Sojalecithin und kaltgeschlagenes Sojaöl) und sonstige sojahaltige Zubereitungen (Suppen, Soßen, Frikadellen, Aufläufe, Gemüsegerichte, Salate, Desserts, Backwaren usw.). Problem: Sojabestandteile als solche für den Konsumenten nicht immer ohne weiteres erkennbar (z.b. in Gewürzmischungen, Brühwürfeln, Kaffeeweißern u.a.; möglicherweise auch Fleisch oder Eier von sojagefütterten Tieren). Im Zweifelsfall deshalb besser Verzicht! Die zur gleichen Allergenfamilie gehörenden gewöhnlichen Bohnen, ebenso Erbsen, Linsen und Erdnüsse, sollten nur nach Verträglichkeitsprüfung zugelassen werden. Bei Eliminierung sojahaltiger Erzeugnisse zu beachten: Sicherstellung bedarfsgerechter Nährstoffversorgung (speziell Proteine!) aus anderen Quellen, von Bedeutung insbesondere bei bis dahin streng vegetarischer Ernährungsweise (Veganer, S. 132 f.).

Sorbitintoleranz; Polyolintoleranz (Unverträglichkeit von Sorbit oder sonstigen Polyolen)

Reduktion der alimentären Sorbit- oder sonstigen Polyolzufuhr auf auszutestendes, von Fall zu Fall variierendes, gerade noch tolerables Quantum (meist ca. 10–20 g Sorbit/Tag, bis ca. 5 g pro Mahlzeit, gelegentlich auch weniger; laxative Schwellendosis beim Gesunden ca. 0,5 g/kg/Tag).
Einzuschränken:
1. Sorbit als Süßungsmittel für Selbstbereitung von Speisen und Getränken.
2. Mit Sorbit (E 420) gesüßte Lebens- und Genußmittel kommerzieller Herkunft (Diabetikergebäck, Diabetikerschokolade, zuckerzusatzfreie Fruchtsäfte, sog. Diätbonbons, zuckerfreier Kaugummi u.ä.).
3. Von Natur aus sorbitreiches Obst und daraus hergestellte Erzeugnisse: Apfel, Birne, Kirsche, Pflaume, Pfirsich, Aprikose, Quitte, Dattel[1], nicht jedoch Beerenobst, Citrusfrüchte, Banane, Ananas.
4. Sorbitreiche Obstsäfte: Apfelsaft 3–9, Birnensaft 20, Kirschsaft 15–20 g Sorbit/l u.a., auch wenn ohne künstlichen Sorbitzusatz.

---

[1] *Natürlicher Sorbitgehalt* (g Sorbit/100 g):

Apfel	0,5	*Trockenapfel*	2,5
Aprikose	0,8	*Trockenaprikose*	4,6
Pfirsich	0,9	*Trockenpfirsich*	5,3
Pflaume	1,4	*Trockenpflaume*	6,6
Birne	2,2	*„Vogelbeere"*	8,5

Vergleichsweise belastend insbesondere die in konzentrierter Form, stoßweise und ohne begleitende Ballaststoffe erfolgende Sorbitaufnahme (Getränke, Süßwaren, Desserts), weniger dagegen sorbitreiches Obst, zumal
wenn als Rohkost im Rahmen einer Vollkost oder einer Diabetesdiät über
den Tag verteilt. Mit der Zeit kann „Gewöhnung" an vorsichtig gesteigerte
Sorbitzufuhr eintreten, was beim Diabetiker und bei Patienten unter Zahn-
cariespräventivkost, solange Zuckeraustauschstoffe vom Polyoltyp unverzichtbar, immer versucht werden sollte. In seltenen Fällen hartnäckiger
Sorbitintoleranz probeweiser Austausch des Sorbits gegen andere Zuckeraustauschstoffe, erforderlichenfalls verstärkter Einsatz von Süßstoffen (Saccharin, Cyclamat, Aspartame usw.). Ernährung im Zustand akuter Intoleranzerscheinungen → *Diarrhoe.* Zu beachten: Möglichkeit zugleich bestehender *Fructosemalabsorption* oder *hereditärer *Fructoseintoleranz.*

Sprue, tropische
(coeliakieähnliche Malabsorptionsvariante)

Ausgleich meist bestehender Flüssigkeits- und Elektrolytimbalancen
(→ *Dehydratation),* in schweren Fällen im Rahmen initialer *parenteraler
Ernährung* ●. Entsprechend jeweiliger digestiver Belastbarkeit frühestmöglich schrittweiser Aufbau einer hochcalorischen (2400–3000 kcal =
10–12,5 MJ/Tag), eiweißreichen (1,5–2,0 g Protein/kg/Tag), fettarmen (anfangs 40–60 g Fett/Tag), vitamin- und mineralstoffreichen, leichtverdaulichen Kost von hoher Energie- und Nährstoffdichte → *flüssig-breiige (pürierte) Kost* ●, *leichtverdauliche Kost* ●, *leichte Vollkost* ● o. ä. Versuchsweise für einige Wochen Ausschaltung von Gluten (*glutenfreie Kost* ●).
Substitution von Folsäure (erste Woche 5–20 mg/Tag i. m., dann weiter etwa
5 mg/Tag je nach Effekt), Vitamin B_{12} (1000 µg/Monat i.m.), übrigen wasserlöslichen sowie fettlöslichen Vitaminen (Polyvitaminpräparat, anfangs parenteral), ferner Kalium, Calcium, Magnesium, Eisen je nach Bedarf. Symptombezogene Maßnahmen → *Malabsorption, *Diarrhoe, *Steatorrhoe,
*Lactasemangel, *Meteorismus, protein-calorische *Unterernährung.*

Steatorrhoe (Fettmalabsorption)

Adjuvante symptomatische Maßnahmen neben der Behandlung des
jeweiligen Grundleidens: *Einschränkung der Zufuhr üblicher Nahrungs-
fette (LCT-Fette)* entsprechend der jeweiligen Toleranz (Ziel: Faecale Fett-
ausscheidung unter 15–20 g/24 Std.; Normwert < 7 g/24 Std.) auf etwa
25–15(–10 %) der Energiezufuhr (35–60 g Fett/Tag; → *fettarme
Kost* ●). Fette nur in leichtverdaulicher Form (kein hocherhitztes Fett,
kein Schlachtfett, keine Hartfette). Wenn zur Deckung des Energiebedarfs

erforderlich oder aus küchentechnischen Gründen erwünscht, Zulage von MCT-Fetten (schrittweise zu steigern bis etwa 60–80 g/Tag), evtl. auch unter Verwendung MCT-angereicherter Formuladiäten *(→ *MCT-Kost ●)*. Kostgestaltung *ballaststoffarm*, solang Steatorrhoe >15 g/24 Std. Sicherstellung bedarfsgerechter Versorgung mit Eiweiß, essentiellen Fettsäuren (polyensäurereiches Pflanzenöl ca. 10–15 g/Tag), fettlöslichen Vitaminen (Vitamin E!), Zink, Magnesium und Calcium (Magermilcherzeugnisse, evtl. zusätzlich medikamentös 0,5–1 g Ca/Tag). Solange Steatorrhoe von über 20 g/24 Std. verbleibt, ist mit *negativer Calciumbilanz* zu rechnen! Deckung des Energiebedarfs überwiegend mit Kohlenhydraten. Alkoholkarenz. Bei Entwicklung einer enteralen **Hyperoxalurie* Einschränkung der Oxalatzufuhr *(*oxalatarme Kost ●)*. Kostgestaltung im übrigen je nach auslösender Erkrankung und Begleitstörungen. Vgl. **chologene Diarrhoe, *Malabsorption, *Pankreasinsuffizienz.*

Stein-Leventhal-Syndrom; polycystisches Ovar-Syndrom (PCOS)

Wichtigste diätetische Maßnahme der Abbau der begleitenden, an der dem Krankheitsbild zugrundeliegenden endokrinen Störung pathogenetisch wesentlich mitbeteiligten **Adipositas*. Symptombezogene Maßnahmen → **metabolisches Syndrom, *HDL-Hypocholesterinämie, *Bulimie, *Diabetes mellitus (Typ 2)*.

Prävention. Bestmögliche Verhütung der Adipositas schon beim jungen Mädchen. Normalisierung des Körpergewichts spätestens bis zum Beginn der Pubertät.

Sterilpflege; reverse (life island)isolation

Nach anfangs ggf. erforderlicher totaler **parenteraler Ernährung ●* oder **Sondenernährung ●* baldmöglichst Beginn mit oraler Nahrungszufuhr in Form einer weitgehend keimfreien, unter peinlich genauer Beachtung strenger hygienischer Kautelen (vgl. *bakterielle *Lebensmittelvergiftung*) zu bereitenden und zu servierenden „*mikrobenarmen*" Kost (bakterienarme sog. *Sterilkost*[1]). Adäquates Erhitzen (120 °C >20 min: Braten,

---

[1] Eine sterile, d.h. absolut keimfreie orale Ernährung (Autoklavieren, d.h. Hocherhitzen der Lebensmittel bei Überdruck, verlängertes Erhitzen im Backofen, ionisierende Lebensmittelbestrahlung), ist unter den in der Küchenpraxis überlicherweise gegebenen Bedingungen kaum realisierbar. Für keine Variante einer sog. *Sterilkost* („Autoklavenkost") konnte bisher ein eindeutiger Wirksamkeitsvorteil gegenüber der konventionellen *mikrobenarmen Kost* gesichert werden. Beide Begriffe werden deshalb meist bedeutungsgleich benutzt.

Backen, Schmoren, Grillen, Fritieren, Druckgaren, Autoklavieren usw. je nach Nahrungsmittel und Art der Zubereitung) aller dafür in Frage kommenden Produkte ohne Warmhaltezeit unmittelbar vor dem Auftragen. *Keine rohen (Obst, Trockenobst, Gemüse, Rohsäfte, Hackfleisch, Eier), keine unerhitzten (Wurst, Käse, Brot, Brötchen, Leitungswasser) oder unzureichend erhitzten Lebensmittel.* Eier, wenn überhaupt, nur zuverlässig autoklaviert, Milch nur ultrahocherhitzt oder als Sterilmilch oder als Kondensmilch aus frisch geöffneter Originalverpackung. Keinen „probiotischen" (d. h. Lactobazillen o. a. Keime enthaltenden) Joghurt. Kaffee und Tee nur sofort nach Zubereitung. Günstig sind industriell steril in Einzelportionen abgepackte Produkte (Butter, Wurst, Käse, Gebäck, Dessert, Getränke), kommerzielle Säuglingsnahrung (Obst-, Gemüse-, Menü-, Dessertzubereitungen, Säfte) und nährstoffdefinierte Flüssigfertignahrungen aus frisch geöffnetem Originalbehältnis. Speisereste nach der Mahlzeit unverzüglich, Getränke spätestens nach 3 Std. aus dem Patientenzimmer entfernen. Vitaminsupplementierung medikamentös (Polyvitaminpräparat). Abdeckung speziell des hohen Folsäuredefizits nach Knochenmarktransplantation (5–10 mg Folsäure/Tag für mindestens 3 Wochen). Kostgestaltung im übrigen toleranz- und wunschgerecht (*nährstoffkomplette *Flüssigkost ●, *flüssig-breiige Kost ●, *leichtverdauliche Kost ●, *leichte Vollkost ●* o. ä.) in sorgfältiger Anpassung an allfällige Begleitstörungen (→ *Appetitlosigkeit, *Geschmackssinnstörungen, *Übelkeit, *Erbrechen, *Fieber, *Refluxoesophagitis, *Diarrhoe, *Strahlenenteropathie, *Arzneimitteltherapie: Cytostatica, Cortisonderivate, Ciclosporin*). Sterilkost indiziert, bis absolute Neutrophilenzahl im peripheren Blut > 500/mm^3 (0,5 G/l).

Stomatitis (Mundschleimhautentzündung)

In der *akuten Phase* bedarfsgerechte, reizlose *nährstoffkomplette *Flüssigkost ●* (Trinkstrohhalm!), *flüssig-breiige (pürierte) Kost ●* oder pürierte *leichte Vollkost ●*. Vermeiden von stärker gewürzten und stark gesalzenen Zubereitungen sowie sauren Säften und sehr heißen oder alkoholischen Getränken; etwa gleiches Vorgehen wie bei *Rachenentzündungen*. Bei *Stomatitis aphthosa* Beseitigung häufig begleitenden *B-Vitaminmangels* (speziell Thiamin!), Prüfung auf mögliche *Nahrungsmittelallergien und -pseudoallergien* und ggf. entsprechende Kostanpassung; versuchsweise, insbesondere bei zugleich nachweisbaren Jejunalschleimhautveränderungen, *glutenfreie Kost ●*.

Strachan-Scott-Syndrom
(B-Vitamin- und Proteinmangelzustand)

Beseitigung der zugrundeliegenden, ihrer Natur nach noch nicht restlos aufgeklärten, bei den Bewohnern tropischer Gebiete auftretenden Fehlernährung, wahrscheinlich eine Form von *B-Vitaminmangel* in Verbindung mit Eiweißmangel (→ *protein-calorische* *Unterernährung).* Ernährungsanamnese! Vgl. *Polyneuropathie.*

Strahlenenteropathie
(aktinische Enterocolitis, „Strahlendarm")

Im Frühstadium bedarfsgerechte *Elementardiät (*Oligopeptiddiät ●)* für einige Wochen (→ *Sondenernährung ●),* nur in schweren Fällen anfangs adjuvante oder totale *parenterale Ernährung ●.* Kostaufbau über ballaststoffarme *nährstoffdefinierte Formeldiäten ●, nährstoffkomplette *Flüssigkost ●* und *flüssig-breiige (pürierte) Kost ●* zu fettarmer, eiweiß- und vitaminangereicherter *leichtverdaulicher Kost ●* in häufigen kleinen Mahlzeiten, evtl. unter Beibehaltung zusätzlicher nährstoffdefinierter Diät als Trinknahrung. Symptombezogene Maßnahmen → *Malabsorption, *Diarrhoe, *chologene Diarrhoe, *Steatorrhoe, *Lactasemangel, *Darmstenosen.* Weiterer Kostaufbau (*leichte Vollkost ●, *Vollkost ●)* erst nach Konsolidierung befriedigenden Allgemeinbefindens und möglichst Normalisierung der röntgenologischen und histologischen Schleimhautbefunde. Bei jeder Kostform Ermittlung und sorgfältiger Ausschluss evtl. unverträglicher Bestandteile. Bei *Strahlencolitis* kann zum Vermeiden harten Stuhlgangs flüssigkeitsangereicherte *leichtverdauliche *ballaststoffreiche Kost ●* erforderlich werden. In schweren Fällen chronifizierter aktinischer Colitis diätetisches Vorgehen nach etwa gleichen Grundsätzen wie bei *Colitis ulcerosa.*

Prävention. Unter auch den Dünndarm in das Bestrahlungsfeld einbeziehender Strahlenbehandlung (ab 3. Tag vor Beginn) Ernährung mit *Oligopeptiddiät ●* oder ballaststofffreier *nährstoffdefinierter Formeldiät ●* (jejunal bzw. oral/gastral); zur Diskussion stehende Zusatzmaßnahme: Frühzeitige orale Supplementierung von Glutamin → *Immundefizienz.*

Strahlentherapie (Behandlung mit ionisierenden Strahlen)

Optimierung des Ernährungszustands durch geeignete diätetische Maßnahmen (leichtverdauliche Kost von hoher Energie- und Nährstoffdichte) *möglichst schon vor Beginn der Strahlentherapie.* Ernährung unter der Bestrahlungsbehandlung in einer dem häufig schon vor Therapiebeginn bestehenden reduzierten Ernährungszustand und der jeweiligen digestiven Toleranz anzupassenden Form und mengenmäßigen Bemessung.

Praktisches Vorgehen. Basiskost eine möglichst konventionell zu gestaltende **leichte Vollkost* ●, **Aufbaukost* oder vorgegebene Diätkost in 5–6 kleineren Mahlzeiten pro Tag, interprandial zu ergänzen durch Süßspeisen, calorienreiche nährstoffkonzentrierte Milchmischgetränke, kommerzielle Trinknahrungen u. ä. kleine Gerichte. Reichlich C-Vitamin, Tocopherol und Carotine. Flexible Anpassung an zunehmende strahlenbedingte Beeinträchtigung von Allgemeinbefinden und Nahrungsaufnahmefähigkeit unter dem Gesichtspunkt des weiterhin voll zu deckenden, meist erhöhten Energie- und Nährstoffbedarfs (energieangereicherte **leichtverdauliche Kost* ●, **flüssig-breiige Kost* ●, nährstoffkomplette **Flüssigkost* ●, **Sondenernährung* ●, erforderlichenfalls vorübergehend adjuvante **parenterale Ernährung* ●). Falls Teile des Verdauungstrakts (insbesondere der Dünndarm) im Bestrahlungsbereich liegen: Ab 3. Tag vor Beginn bis Ende der Strahlenbehandlung **Oligopeptiddiät* ● jejunal oder ballaststofffreie **nährstoffdefinierte Formeldiät* ● oral/gastral. Tägliche Kontrolle des Körpergewichts. Bei Gewichtsverlust von mehr als 0,5 kg/10 Gy adäquate Kostzulage (500–1000 kcal = 2,1–4,2 MJ/Tag). Symptombezogene Maßnahmen → *maligne *Tumoren, *Appetitlosigkeit, *Übelkeit, *Erbrechen, *Geschmackssinnstörungen, *Mundtrockenheit, *Rachenentzündungen, *Schluckstörungen, *Refluxoesophagitis, *Diarrhoe, *Strahlenenteropathie, *Selenmangel, protein-calorische *Unterernährung.*

Stressulcusprävention (Ausschaltung vermeidbarer Stressoren)

In entsprechender Risikosituation (Schock, Operation, Polytrauma, Sepsis, Verbrennungskrankheit, respiratorische Insuffizienz, Nierenversagen, Leberinsuffizienz) frühestmöglich Nahrungszufuhr auf oralem Wege: nährstoffkomplette **Flüssigkost* ●, **flüssig-breiige (pürierte) Kost* ● oder gastrale **Sondenernährung* ● (**nährstoffdefinierte Formeldiät* ●, kontinuierliche Zufuhr über 24 Stunden), ggf. unter Anpassung an die Erfordernisse des Grundleidens.

Strophulus („Juckpöckchen")

Ermittlung und Eliminierung in Einzelfällen möglicherweise pathogenetisch beteiligter nutritiver Allergene oder Pseudoallergene (→ *Nahrungsmittelallergien und -pseudoallergien*).

Sulfitintoleranz (Unverträglichkeit von Schwefeldioxid und -derivaten)

Vermeiden der zahlreichen Lebensmittel, denen Schwefeldioxid, schweflige Säure oder Sulfite (E 220, E 221, E 222, E 223, E 224, E 226, E 227, E 228) als Antioxidans oder Konservierungsmittel zugesetzt werden dürfen (Kartoffelfertigprodukte, getrocknete Gemüseerzeugnisse, Gewürze, Trockenfrüchte, Konfitüren, bestimmte Weine, Biere, Fruchtsäfte u. v. a.; → *sulfitfreie Kost* ●). Problematisch der oft relativ hohe Sulfitgehalt von Restaurant- und Kantinenmahlzeiten, da aufgrund häufig mangelhafter Deklaration bzw. fehlender Deklarationspflicht (z. B. Weine) Gefährdung für den sulfitempfindlichen Gast nicht erkennbar. Auch Medikamente häufig sulfithaltig (Deklaration beachten!)

Sulfitoxidasemangel

Versuchsweise im Gehalt an schwefelhaltigen Aminosäuren (Methionin, Cystein, Cystin) limitierte → altersstufengerecht *eiweißarme Kost* ●, zu supplementieren mit anorganischem Sulfat (Natriumsulfat). Empfehlenswert zudem die Ausschaltung aller mit Schwefeldioxid oder Sulfiten behandelten Lebensmittel *(→ *Sulfitintoleranz)*. Beim Vollbild eines *Molybdän-Cofaktor-Mangels* zusätzlich Substitution von *Molybdän* ▲ (Ammoniummolybdat). Behandlungsergebnisse bisher wenig befriedigend.

Tabakabusus; Raucherkrankheit

Persistierender Abusus (Rauchverhalten lässt sich nicht ändern). Anhebung des Vitamingehalts der Kost (Vitamin E, Vitamin C, Thiamin, Riboflavin, Vitamin B_6, Folsäure) entsprechend dem erhöhten Bedarf des Rauchers (bei starkem Zigarettenrauchen auf etwa das $1^{1}/_{2}$–2fache der wünschenswerten täglichen Zufuhr für den Gesunden; S. 102 f.). Berücksichtigung eines möglicherweise erhöhten Energiebedarfs (Größenordnung: ca. 200 kcal/24 Zigaretten/Tag) sowie durch überhöhten Fettkonsum und tabakinduzierter Hyperlipoproteinämien *(→ *Hypercholesterinämie,*

Hypertriglyceridämie). Reichlich Flüssigkeit (> 2,5 l/Tag). Empfehlenswert auch die Korrektur der bei starken Rauchern überdurchschnittlich häufigen Ernährungsmängel: Unzureichender Obst- und Gemüseverzehr, Vitaminmangel (Empfehlung: 150 mg Vitamin C pro Tag), Polyensäuremangel, Calciummangel, Ballaststoffmangel, Alkoholbelastung u. a.; Ernährungsanamnese!). Weitere zu erwägende diätetische Präventivmaßnahmen → *coronare Herzkrankheit, *Krebsprävention, chronisch *obstruktive Lungenerkrankung, *respiratorische Insuffizienz, *Hyperhomocysteinämie.

Raucherentwöhnung. Zum Vermeiden unerwünschter Gewichtszunahme vorsorglich moderate *Beschränkung des Konsums „leerer" Energieträger* (gesättigtes Fett, Zucker, Feinmehlerzeugnisse, Alkoholica) und Ersatz durch geeignete ballaststoffreiche Produkte unter Sicherstellung ausreichender Versorgung mit allen essentiellen Nährstoffen. Über einige Wochen Gewichtskurve führen lassen; rechtzeitig weitere Calorienrestriktion bei drohendem Übergewicht (→ *Adipositas). Keine zu opulenten Mahlzeiten. Dafür häufiger im Tagesverlauf einen kleinen Imbiß empfehlen. Zu Beginn der Entwöhnung öfter einen guten Kaffee nehmen lassen, insbesondere nach dem Essen und bei Gelegenheiten, wo früher gerne zur Zigarette gegriffen wurde. Hilfreich auch in den ersten Wochen der Entwöhnung ein Stückchen Bitterschokolade oder Lakritze, einige Salmiakpastillen o. ä., jeweils bei aufkommendem Rauchverlangen. Keinerlei feste oder flüssige Nahrung unmittelbar vor oder zugleich mit dem Genuß eines Nicotin-Kaugummis!

Tabak-Alkohol-Amblyopathie; alimentäre Opticusneuropathie

Beseitigung des ätiopathogenetisch vermutlich zugrundeliegenden *B-Vitaminmangels* (Thiamin, Riboflavin, Pyridoxin, Folsäure, Cobalamin) und allfälliger *protein-calorischer *Unterernährung* (Ernährungsanamnese!). Sicherstellung dauerhaft bedarfsgerechter Versorgung mit Energie und allen essentiellen Nährstoffen. *Absolute Tabak- und Alkoholkarenz* (vgl. *Alkoholismus).

Tangier-Krankheit (familiäre Analphalipoproteinämie)

Vermeiden einer zu fettreichen Ernährung. Empfehlung: *Mäßig *fettarme Kost* ● (d.h. Fettzufuhr <25 Energie %) mit höchstens 200 mg Cholesterin/Tag. Abbau eventuellen Übergewichts (→ *Adipositas).

Tartrazinintoleranz (Unverträglichkeit von Tartrazin)

Ausschaltung aller mit dem gelben, für die verschiedensten Farbnuancierungen (grün, braun, rot) gebräuchlichen Azofarbstoff Tartrazin (E 102; Deklaration beachten!) gefärbten Lebensmittel (Süßwaren aller Art, Cremespeisen, Speiseeis, Puddingpulver, Fruchtessenzen, Limonaden, Liköre u. v. a.; → *azofarbstofffreie Kost* ●). Liste der Lebensmittel, bei denen Zusatz von Tartrazin zulässig ist, variiert im internationalen Vergleich von Land zu Land (Tartrazinzusatz in einzelnen Ländern, u. a. Norwegen, Schweden, Finnland, nahezu ganz verboten). Problematisch vielerorts die nicht ohne weiteres erkennbare Gefährdung beim Restaurantessen. Wichtig der Hinweis, daß auch Fertigarzneimittel den Lebensmittelfarbstoff Tartrazin oder andere synthetische Farbstoffe enthalten können (Deklaration beachten!). Eine nicht selten zugleich bestehende Intoleranz für weitere Lebensmittelzusatzstoffe (z. B. *Benzoatintoleranz*) und für Salicylate (→ *Salicylatintoleranz)* ist zu berücksichtigen (vgl. *Nahrungsmittelpseudoallergien*, S. 388 f.).

Tetanie, normocalcämische (Syndrom neuromuskulärer Übererregbarkeit bei normalem Blutcalcium)

Beseitigung möglicherweise (selten) zugrundeliegenden Magnesiummangels (→ *Hypomagnesiämie).* Normocalcämische Tetanie in der Regel **keine** Indikation für eine den Normalbedarf (Erwachsene: 1000–1200 mg Ca/Tag) dauerhaft überschreitende Calciumzufuhr oder für Behandlung mit Vitamin D (Gefahr der Hypercalcämie)! Zur gelegentlichen *Selbsthilfe in Notfällen* jedoch auch bei normocalcämischer Tetanie bewährt: Rasch wirksames Calciumpräparat oral (z. B. Calcium-Trinkampulle).

Tetanus (Wundstarrkrampf)

Stufenweiser Aufbau eiweiß- bzw. aminosäurenreicher gastraler *(*nährstoffdefinierte Formeldiät* ●) oder besser jejunaler (*Oligopeptiddiät* ●) *Sondenernährung* ●. Zusätzlich ggf. ergänzende *parenterale Ernährung* ● (Glucose, Aminosäuren, Fettemulsionen) bis zur Höhe der im Einzelfall für erforderlich gehaltenen Gesamtmenge an Protein bzw. Aminosäuren (1,5–2,0 g/kg/Tag) und an Energie (35–50 kcal = 150–210 kJ/ kg/Tag und mehr). Mit dem Sistieren der Konvulsionen baldmöglichst vorsichtiger Versuch oraler Nahrungszufuhr *(nährstoffkomplette *Flüssigkost* ●, *flüssig-breiige Kost* ●, pürierte *leichte Vollkost* ● o. ä.). Sorgfältige Bilanzierung des Flüssigkeits- und Elektrolythaushalts (Kalium!). Zurückhaltung mit der Natriumzufuhr (beginnend mit etwa 100 mmol = 2,4 g Na/Tag; → *natriumarme Kost* ●), um bei den für eine adäquate Ernährung Tetanuskranker meist benötigten relativ großen Flüssigkeitsmengen ein durch die Umstände dieser Erkrankung möglicherweise begünstigtes Hirnödem nicht zu provozieren.

Thiamin-(Vitamin B₁-)Mangel; Beriberi

Kostkorrektur in Form verstärkten Einsatzes thiaminreicher Nahrungsmittel (Schweinefleisch, Leber, Vollkornerzeugnisse, Haferflocken, Weizenkeime, Weizenkleie, Hülsenfrüchte, Trockenhefe) in Fällen eines latenten oder subklinischen Thiaminmangels als alleinige Maßnahme zur Behebung des Defizits in der Regel ausreichend. *Ziel*: Thiaminblutspiegel >50 µg/l. Bei manifesten Mangelsymptomen oder Unmöglichkeit quantitativ ausreichender Nahrungsaufnahme zusätzlich medikamentöse Substitution (10–20 mg Thiamin/Tag oral) für etwa eine Woche, anschließend reduzierte Dosis weiter, bis Defizit behoben. Empfehlenswert dabei die B₁-Medikation in Form eines B-Vitaminkomplexpräparates *(→ *B-Vitaminmangel)*, bei zu vermutender Resorptionsstörung auf parenteralem Wege. Beim Vollbild einer *feuchten Beriberi* täglich 50–100 mg Thiamin i. m. bis zum Eintritt sichtbaren Erfolgs, mindestens bis zum Auftreten des typischen Thiamingeruchs im Urin. Zugleich Herabsetzung des Kohlenhydratanteils der Kost (auf < 40 % der Energiezufuhr) zugunsten des Eiweiß- und Fettgehalts. Reichlich Fleischprodukte, Milch, Ei, frisches Gemüse und Obst, Getreidekeime, Weizen- oder Reiskleie. Bei beriberiinduzierter *Lactatacidose* Thiamin i. v. (100–300 mg/Tag) über einige Tage. Während bestehender *Ödeme* Natriumrestriktion (< 100 mmol = 2,4 g Na/Tag; → *natriumarme Kost* ●). Beseitigung häufig begleitender sonstiger Nährstoffmängel (übrige B-Vitamine, Eiweiß, Ascorbinsäure, Magnesium, Kalium, Zink). Ausschaltung eines evtl. ursächlich beteiligten Alkoholabusus *(→ *Alkoholismus)*. Bei diagnostisch unklarer metabolischer Acidose und zweifelhafter Ernährungsanamnese probatorisch Thiamin (100 mg) i. v.; fehlendes Ansprechen schliesst einen Thiaminmangel weitgehend aus.

Säuglings-Beriberi. 50–100 mg Thiamin/Tag parenteral über mehrere Tage; Kostaufwertung mittels geeigneter thiaminreicher Zulagen und sonstiger evtl. indizierter Korrekturen (Ernährungsanamnese!). Beim Brustkind entsprechend korrekturbedürftig (B-Vitamine!) auch die Ernährung der *stillenden Mutter.*

Thromboseprävention; Embolie- und Infarktprophylaxe

Calorisch knappe, ballaststoffreiche Kost, Kohlenhydrate mit niedrigem glykämischen Index sowie reduzierte und modifizierte Fettzufuhr verbessern die fibrinolytische Aktivität. Mit zunehmender epidemiologischer, klinischer und biochemischer Erfahrung über die Beeinflußbarkeit der intravasalen (auch der coronaren und atrialen) Thromboseneigung durch Ernährungsfaktoren zeichnen sich aussichtsreiche Perspektiven für eine Herabsetzung des Thromboembolie- und Infarktrisikos durch diätetische Korrekturen ab.

Praktisches Vorgehen in Fällen erhöhter *Thrombosegefährdung (thrombophile Diathese):*

1. Über den ganzen Tag reichliche Flüssigkeitsversorgung (kritisch: Frühe Morgenstunden!) unter Vermeiden jeder Art von Exsiccose und *Dehydratation*, insbesondere perioperativ, bei Hitze, Fieber, Durchfall, auf Langstreckenflugreisen, erforderlichenfalls auch unter Diureticamedikation. Zu bevorzugender Durstlöscher: Traubensaft (besonders reich an thrombozytenaggregationshemmenden Flavonoiden!). Zurückhaltende Indikationsstellung für *streng* natriumarme Kost.

2. Behutsamer, aber zielstrebiger Abbau des bei diesen Patienten häufig bestehenden Übergewichts (→ *Adipositas*) unter bestmöglicher Entfaltung zumutbarer körperlicher Aktivität. Dabei Sicherstellung der notwendigen reichlichen Flüssigkeitszufuhr (> 2^1/$_2$ Liter/Tag). Kein Versuch einer übermäßig schnellen Gewichtsabnahme (nicht über 0,75 kg pro Woche). Keine strengen Fastenkuren! Bestmögliches Vermeiden hyperglykämischer und ketoacidotischer Episoden durch optimale Stoffwechselführung bei *Diabetes mellitus*. Konsequente diätetische Korrektur aller sonstigen Manifestationen eines *metabolischen Syndroms* (Syndrom der Insulinresistenz, geht mit verringerter Fibrinolyse einher!) und des diesem meist frühzeitig vorangehenden *pastösen (sog. dysplastischen) Habitus*.

3. Beseitigung allfälliger *Hypercholesterinämie* und *Hypertriglyceridämie*.

4. Fettreduzierte, fettmodifizierte *cholesterinreduzierende Kost* ● unter Minimierung der Zufuhr gesättigter Fette (< 7 Energie %, unbedenklich möglicherweise Sheabutter und ähnlich stearinsäurereiche Fette) und bevorzugter Verwendung von Leinöl, auch in Fällen ohne Hyperlipoproteinämie. Verbleibende Fettmenge auf alle Mahlzeiten des Tages verteilen. Vermeiden übermäßigen Fleischkonsums (Proteinzufuhr nicht über 0,8 g/kg/Tag). Sojaprotein und/oder enthaltene Isoflavone wirken vermutlich antithrombogen. Zurückhaltung mit besonders

arachidonsäurereichen Produkten (Eigelb, Leber, Niere, Hirn, Schweineschmalz u.ä.; vgl. S. 5). Sehr reichlich Obst und Gemüse! Ballaststoffe > 20 g/ 1000 kcal, davon möglichst ein größerer Teil in Form von Haferkleie. Lactovegetabile oder (vorzuziehen) piscovegetabile, zugleich zuckerarme Kostabwandlung ist empfehlenswert.

5. Im Rahmen der fettmodifizierten Kost Einsatz an n-3-Polyensäuren reichen fetten Fisches (100–200 g Makrele, Lachs, Hering, Thunfisch pro Tag; Ziel: > 1,7 % der Energiezufuhr oder 3–4 g an Eikosapentaensäure plus Dokosahexaensäure pro Tag, maritime (plus vegetabile) n-3-Polyensäuren und Linolsäure dabei im Verhältnis von etwa 1:5; → *Seefischdiät* ●). Zu erwägen auch Fischöl- oder Lebertranzulage (5 ml/Tag) mit medikamentöser Supplementierung von Vitamin E (100–150 mg RRR-α-Tocopherol/Tag). Moderate n-3-Polyensäuresupplementierung (2–5 g/Tag) bedingt beim nicht traumatisierten Patienten kein erhöhtes Blutungsrisiko. Gefährdung durch erhöhten Blutverlust im Verlauf evtl. operativer Eingriffe bei n-3-polyensäurereicher Ernährung vorgenannter Art nach bisheriger begrenzter Erfahrung nicht sehr wahrscheinlich, andererseits jedoch auch nicht völlig auszuschließen. Frage der Vereinbarkeit konsequent eingehaltener Seefischdiät mit zugleich laufender Antikoagulation mittels eines Dicoumarolpräparats (z. B. Marcumar®), ebenso wie Frage thrombosepräventiver Wirksamkeit allein einer phyllochinonreduzierten Kost (< 10 µg Vitamin K₁/Tag; zur praktischen Gestaltung → [31]), noch nicht ausreichend geklärt. Low-dose-Aspirin®-Therapie (100 mg/Tag) unter *Seefischdiät* ● unbedenklich.

6. Kostgestaltung im übrigen je nach Grundleiden und Begleitstörungen. Bestmögliche Beseitigung etwaiger *Hyperhomocysteinämie* und defizitärer Selenversorgung (→ *Selenmangel*). *Maßvoller* Alkoholgenuß (bis ca. 25 g Ethanol/Tag) kann Thromboserisiko wahrscheinlich verringern. Vieldiskutierte günstige Wirkungen reichlichen Knoblauchverzehrs auf das Thromboserisiko bedürfen weiterer Objektivierung in kontrollierten Studien.
Häufiger Fehler (nicht nur beim Schwerkranken): Unzureichende Flüssigkeitszufuhr!

Tocopherol-(Vitamin E-)Mangel

Kostaufwertung durch Zulage tocopherolüberschüssiger Pflanzenöle (Weizenkeim-, Sonnenblumen-, Distel-, Baumwollsaatöl) in einer Menge von etwa 50–75 g/Tag, in geeigneter Zubereitung anstelle anderer Fette auf alle Mahlzeiten des Tages verteilt. Kein Hocherhitzen (Braten, Schmoren, Fritieren) dieser Öle, wenn vornehmlich Tocopherolsupplementierung beabsichtigt. Auch Diätmargarine, Sonnenblumenkerne, Haselnüsse, Mandeln und Weizenkeime bei regelmäßigem Verzehr zur Kostanreicherung mit Vitamin E geeignet. Bei Intoleranz für die genannten Öle und tocopherolreichen Vegetabilien, bei unzureichender oraler Nahrungsaufnahme oder Fettresorptionsstörungen *(*Steatorrhoe, *Malabsorption)* medikamentöse, erforderlichenfalls parenterale Substitution (ca. 100–200 mg Tocopherol/Tag). Behandlungsziel: Plasmaspiegel 0,8 mg RRR-α-Tocopheroläquivalente je 1 g Gesamtlipid im Blutplasma.

Tonsillektomie (Ausschälung der Gaumenmandeln; „Mandeloperation")

Am Operationstag kalte *klare* **Flüssigkost* ● (ausschliesslich CO_2-freie kalte Getränke, nicht mit Strohhalm!). Kostaufbau über reizlose *nährstoffkomplette* **Flüssigkost* ● (incl. häufiger am Tag eine Portion Speiseeis), **flüssig-breiige (pürierte) Kost* ● und flüssigkeitsreiche pürierte **leichte Vollkost* ● je nach Rückkehr beschwerdefreier Schluckfähigkeit innerhalb von etwa 4–6 Tagen. Weiterhin vermeiden von heißen Getränken, sehr sauren Säften, CO_2-haltigen und alkoholischen Getränken, starkem Kaffee, Kakaogetränken. Keine stark gesalzenen oder scharf gewürzten Gerichte. Ab 2. Woche in der Regel normale **Vollkost* ● verträglich. Bis zum Abheilen der Wunde jedoch Vorsicht mit harten Kostbestandteilen (ungeschälte Äpfel, nicht zerkleinerte rohe Möhren, Knäckebrot, Nüsse u. ä.).

Toxoplasmoseprävention

Wichtigste *Indikation*: Seronegative Schwangerschaft (ganze Schwangerschaftsdauer, wegen möglicherweise infizierter Muttermilch vorsorglich auch ganze Lactationszeit) sowie alle Arten fortgeschrittener Immunschwäche. *Prinzip:* Verhütung der Aufnahme infektionsfähiger Toxoplasmacysten mit der Kost.

Praktisches Vorgehen. Nur gut durchgegartes Fleisch zum Verzehr kommen lassen. Erhitzen auf 75 °C Kerntemperatur für mindestens 5 Minuten (oder Einfrieren auf unter −20 °C für 3 Tage) tötet im Fleisch möglicherweise enthaltene Cysten ab. *Eliminierung jeglichen rohen oder halbgaren Fleisches* (aller warmblütigen Tierarten!) *aus dem Speiseplan.* Kein Tatar, keine kurz gegrillten Steaks, kein roher Schinken, kein Räucherfleisch, keine Rohwurst (Plockwurst, Teewurst o. ä.), auch nicht in kleinsten Mengen, etwa zum bloßen Probieren oder zum Abschmecken beim

Zubereiten. Gesetzlich vorgeschriebene Fleischbeschau kann möglichen Toxoplasmacystenbefall der Fleischwaren nicht ausschliessen. Gefährdung durch Genuß von rohem Hühnerei oder Rohmilch (roher, nicht pasteurisierter Milch) kann in Anbetracht extrem seltenen Vorkommens von Toxoplasmen in diesen Produkten im allgemeinen außer acht gelassen werden (Ausnahme: Schwere Immunschwächezustände, z.B. *HIV-Infektion* und **AIDS*). Wichtig die gründliche Säuberung von zum Rohverzehr bestimmtem, möglicherweise mit Oocysten kontaminiertem Gemüse und Obst (z. B. Erdbeeren!); im Zweifelsfall besser Verzicht.

Trehalasemangel

Kurativ und präventiv Ausschaltung des in Pilzen (Feldchampignon, Steinpilz u. a.), in Eschen-Manna (Trockensaft von Fraxinus ornus, in manchen Ländern als mildes Darmregulans gebräuchlich) und in Hefe vorkommenden Disaccharids Trehalose aus der Kost. Symptombezogene Maßnahmen → **Erbrechen, *Diarrhoe*. Empfehlung für die Dauerkost: Verzicht auf Pilzgerichte und Hefeprodukte jeder Art.

Trichinoseprävention

Prinzip. Verhütung der Aufnahme in ungenügend erhitztem Fleisch (meist Schweinefleisch) enthaltener lebender Trichinen (eingekapselte Dauerform).

Praktisches Vorgehen. Unbedingte Beachtung aller Modalitäten der gesetzlich vorgeschriebenen Fleischbeschau. Keine unkontrollierte Verwendung von Fleisch oder Fleischwaren unsicherer Herkunft! Besondere Vorsicht in Ländern ohne zuverlässige Trichinenschau! Falls adäquater veterinärhygienischer Standard oder korrekte Einhaltung einschlägiger gesetzlicher Vorschriften nicht zweifelsfrei vorausgesetzt werden kann: *Nur ausreichend erhitztes Fleisch zum Verzehr kommen lassen!* Abkochen oder Durchbraten, d. h. Erhitzen auf > 75 °C Kerntemperatur (in größeren Fleischstücken erst nach längerer Zeit zu erreichen) für mindestens 5 Minuten, nicht jedoch alleiniges Räuchern oder Pökeln, tötet im Fleisch möglicherweise enthaltene Trichinenlarven sicher ab. Größte Sorgfalt beim Garen im Mikrowellengerät! Unter nicht ganz sicheren Umständen Ausschluß aller rohen oder halbgaren Fleischzubereitungen vom Speiseplan, Verzicht insbesondere auf Tatar, kurz gegrillte Steaks, rohen Schinken, Rohwurst und Räucherwurst aller Art. Gleiche Vorsichtsmaßnahmen vonnöten bei Wildschweinfleisch, in Anbetracht vereinzelt vorgekommener Trichinoseauslösung empfehlenswert auch bei Pferdefleisch. Als besonders gefährlich gilt ungenügend erhitztes Fleisch von Bär, Wolf, Hund, Fuchs, Katze, Dachs, Sumpfbiber und Nutrias.

Trimethylaminurie (Fischgeruch-Syndrom)

Weitgehende Beseitigung des intensiven Körpergeruchs gelingt durch *Verzicht auf besonders cholin- bzw. trimethylaminoxidreiche Lebensmittel* (Eigelb, Fisch, Leber, Niere, Mayonnaise, Sojaprodukte, Erbsen usw.; → *Cholin* ▲), was bei richtiger Kostwahl (ausreichend fettarme Molkereiprodukte, Muskelfleisch) eine bedarfsgerechte Energie- und Nährstoffversorgung nicht zu beeinträchtigen braucht. Gleiche Ernährungsempfehlung für die stillende Mutter eines an Trimethylaminurie leidenden Brustkinds. Medikation mit *Lecithin* ▲ oder *L-Carnitin* ▲ kann den Fischgeruch verstärken. *Kontrolle korrekter Kostführung:* Bestimmung des Trimethylamingehalts im 24-Std.-Urin (reflektiert die Cholinaufnahme der vorangegangenen 24 Stunden).

Tube-feeding-Syndrom
(Hyperosmose-Syndrom bei Sondenernährung)

In leichteren Fällen *Erhöhung der Flüssigkeitszufuhr* (Tee, verdünnte Säfte) unter Herabsetzung des Substratanteils (Protein, Kochsalz, Zucker bzw. Trockenpulvermenge) der Sondennahrung. In schwereren Fällen 1–1¹/₂tägige „Teepause" (Ringer-Lösung, Tee, verdünnte Säfte nach Durst oder nach Bilanz) mit anschliessendem stufenweisem Neuaufbau der Sondenernährung, nunmehr jedoch mit ggf. toleranzentsprechend reduziertem Substratanteil („*Starterregime*"). Fallweise zu prüfen die Zweckmäßigkeit vorübergehender adjuvanter *parenteraler Ernährung* ●. Kontrolle von Blutzucker, Plasmaionogramm, Harnosmolarität und Flüssigkeitsbilanz. Symptombezogene Maßnahmen → *Übelkeit, gehäuftes *Erbrechen, *Diarrhoe. Vgl. *hypertone *Dehydratation, *Hypernatriämie, pseudohepatorenales Syndrom* (S. 286f.).

Prävention. Vermeiden überhöhten Substratanteils im Verhältnis zum Flüssigkeitsgehalt der Sondenkost. Keine Flüssignahrung mit einem Proteinanteil von mehr als 20 % des Energiegehalts. Vorsicht insbesondere bei intercurrenten Flüssigkeitsverlusten (*Diarrhoe, polyurische Zustände, hohes *Fieber u. ä.). Details → S. 601 f.

Tuberkulose (alle Verlaufsformen)

Bedarfsgerechte Energie- und Nährstoffversorgung mit dem Ziel der *Beseitigung allfälliger Fehlernährung* (Basis: **leichte Vollkost* ●, **Vollkost* ●, **Aufbaukost* ●). Reichlich Eiweiß (1,0–1,2 g/kg/Tag). Empfehlenswert auch erhöhtes Angebot an wasserlöslichen und fettlöslichen Vitaminen (Rohobst, Gemüse, Weizenkeime; in Problemfällen auch der altbewährte Lebertran 5 ml/Tag). Nährstoffdefizitäre alternative Ernährungsweisen sind zu korrigieren. Energiezufuhr dem individuellen Bedarf entsprechend, jedoch unter *Vermeiden von Überfütterung und Adipositas* (Gewichtskurve führen lassen). In früheren Jahrzehnten üblich gewesene hypercalorische Ernährung bei den modernen Behandlungsmöglichkeiten der Tuberkulose nur noch selten indiziert (Zustände *protein-calorischer *Unterernährung*). Bei der teilweise immer noch langen Behandlungsdauer dieser Kranken jedoch von besonderer Wichtigkeit: Phantasievolle Gestaltung einer abwechslungsreichen, schmackhaften und appetitanregenden Kost. Symptombezogene Maßnahmen → **Appetitlosigkeit, *Fieber, *Nachtschweiße, *Arzneimitteltherapie: Isoniazid (INH).*

Diätetische Prävention. Bekämpfung von Hunger und Unterernährung überall, nicht nur in den bekannten Armutsgebieten der Welt (→ *protein-calorische *Unterernährung*; vgl. **Infektresistenzschwäche*).

Diätetische Prävention der (bovinen) Rinder-Tuberkulose
(Endemiegebiete für Rindertuberkulose). Als Trinkmilch, speziell für Kinder sowie zur Weiterverarbeitung zu Käse, Joghurt o. ä., nur *abgekochte Milch.*

Tularämie (Hasenpest)

Diätetische Prävention. Keine Verarbeitung und kein Verzehr des Fleisches von *kranken* Hasen, Kaninchen u. a. wildlebenden Nagetieren. Verwerfen eines jeden von Mäusen beschmutzten Nahrungsmittels!

Tumoren, maligne (onkologische Erkrankungen)

Autonomes Wachstum bereits ausgebildeter Tumoren nach derzeitigem Kenntnisstand allein durch diätetische Maßnahmen nicht rückbildungsfähig. Für alle bisher empfohlenen „Anti-Krebsdiäten" steht der Nachweis *kurativer* Wirksamkeit noch aus (zur Frage möglicher präventiver Effekte diätetischer Korrekturen → **Krebsprävention*). Wichtig jedoch die Verhütung bzw. Beseitigung tumorassoziierter Mangelernährung (Kachexie, Marasmus) zwecks Verbesserung von Allgemeinbefinden und Belastbarkeit für aggressive Tumortherapie (Operation, Strahlentherapie, Chemotherapie).

Indikation für forcierte Ernährungsmaßnahmen

1. Gewichtsverlust von mehr als 10 % des Normalgewichts bereits vor Behandlungsbeginn.
2. Serumalbuminspiegel < 3 g/dl, Präalbumin < 15 mg/dl.
3. Oberarmmuskelumfang und Tricepshautfaltendicke unter 80 % der Norm.
4. Gewichtsabnahme von 0,5 kg/Woche oder mehr.
5. Diarrhoische Entleerungen mehr als 3/24 Std.
6. Unbeeinflußbares Erbrechen mehr als 1 mal täglich.

Praktisches Vorgehen. Detaillierte Ernährungsanamnese zwecks Ermittlung und Möglichkeit der Berücksichtigung bisheriger Ernährungsgewohnheiten, Nährstoffversorgung und allfälliger Ernährungsfehler, Zahl und zeitliche Verteilung der Mahlzeiten, Vorlieben für bestimmte Speisen und Getränke, evtl. Aversionen, Intoleranzen, Geschmackssinnstörungen, Probleme beim Schlucken usw. *Bedarfsangepaßte Erhöhung der Nahrungszufuhr* (auf etwa 1,3–2,0 g Protein/Aminosäuren, 1,5–2,0 g Fett, 4–7 g Kohlenhydrate, 35–50 kcal = 150–210 kJ pro kg Normalgewicht). Bevorzugung des „physiologischsten" der jeweils zur Verfügung stehenden Zufuhrwege (oral > gastral/jejunal > parenteral). Ausgehend zunächst von einer der digestiven Belastbarkeit im Einzelfall entsprechend programmierten Basiskost: *Leichte Vollkost* ● oder *Aufbaukost* ●, *leichtverdauliche Kost* ●, *flüssig-breiige (pürierte) Kost* ●, nährstoffkomplette *Flüssigkost* ● o. ä. Zulage beliebiger energie- und nährstoffreicher Zusatz- und Zwischengerichte (Milchmischgetränke, Süßspeisen, kommerzielle Formulatrinknahrungen, verzehrsfertige „Gläschenkost" aus der Säuglingsernährung u. ä.) unter Verwendung von Sahne, Maltodextrin, Eiweißkonzentraten, vitaminreichen Säften, auch alkoholischen Getränken, je nach Wunsch und Bekömmlichkeit, bis wünschenswertes Quantum an Energie und Nährstoffen erreicht. Vitamine erforderlichenfalls zusätzlich medikamentös (Polyvitaminpräparat). Häufige kleine Mahlzeiten. Flüssigkeitsreiches Regime, insbesondere unter Cytostaticabehandlung (Ziel: Harnvolumen > 2,5 l/24 Std). Proteinalternativen anbieten für häufige Fleischaversion (Fisch, Ei, Milchprodukte, Soja). Bei stationärer Behandlung sehr hilfreich die Möglichkeit des Wahlessens nach Speisekarte sowie aus Selbstbedienung am Frühstücks- und Abendbüfett. *Erlaubt dabei alles, was dem Patienten schmeckt und bekommt.* Gefahr der Überfütterung besteht praktisch nicht. Letztlich ungeklärt jedoch noch die Frage einer möglichen Begünstigung des Tumorwachstums durch forcierte hypercalorische Ernährung ohne flankierende aktive antineoplastische Therapie.

Bei ausbleibendem Gewichtsanstieg und ungenügender oraler Nahrungsaufnahme Prüfung der Zweckmäßigkeit einer zusätzlichen gastralen oder jejunalen *Sondenernährung ● (*nährstoffdefinierte Formeldiät ● bzw. *Oligopeptiddiät ●), evtl. über percutane endoskopische *Gastrostomie (PEG), oder adjuvanter *parenteraler Ernährung ● (ggf. auch als künstliche Langzeiternährung zu Hause). Auch in fortgeschrittenen, kurativ oder palliativ nicht mehr behandelbaren Fällen kann künstliche Ernährung die Lebensqualität für begrenzte Zeit noch wesentlich verbessern.

Symptombezogene Maßnahmen → *Appetitlosigkeit, *Übelkeit, *Erbrechen, *Geschmackssinnstörungen, *Mundtrockenheit, *Stomatitis, *Rachenentzündungen, *Schluckstörungen, *Singultus, *Diarrhoe, *Malabsorption, *Magenresektion, *Dehydratation, protein-calorische *Unterernährung. Vgl. *Strahlentherapie, *Arzneimitteltherapie: Cytostatica, *finale Krankheitszustände.

Typhus abdominalis (Bauchtyphus)

Flüssigkeitsreiche leichtverdauliche Kost von hoher Energie- und Nährstoffdichte (→ akute *Infektionskrankheiten). Flexible Gestaltung entsprechend der jeweiligen Krankheitsschwere, oralen Nahrungsaufnahmefähigkeit und digestiven Belastbarkeit: Nährstoffkomplette *Flüssigkost ●, *flüssig-breiige (pürierte) Kost ●, *leichtverdauliche Kost ●, *leichte Vollkost ● in häufigen kleinen Mahlzeiten. In Phasen ausgeprägter Obstipation behutsame Ballaststoffanreicherung (Gemüsegerichte, Hafergrütze, Trockenobst). Bei mangelndem Appetit adjuvante gastrale *Sondenernährung (*nährstoffdefinierte Formeldiät ●), unter erschwerenden Umständen auch vorübergehend *parenterale Ernährung ●. Symptombezogene Maßnahmen → *Fieber, *Diarrhoe, *Malabsorption, *Lactasemangel, protein-calorische *Unterernährung.

Übelkeit (Nausea)

Bei Zuständen von akuter Nausea (z. B. bei sog. „verdorbenem Magen") ein- oder mehrtägige Karenz für feste Nahrung. Versuchsweise klare *Flüssigkost ● (Tee, CO_2-armes Mineralwasser, verdünnter Obstsaft, gesalzene Brühe, Gelatinespeisen u. ä.) in häufigen kleinen Portionen (zunächst schluckweise). Bei Bekömmlichkeit sodann vorsichtiger, toleranzgerechter Kostaufbau. Diätetisches Vorgehen dabei etwa wie bei akuter *Gastritis. Jedoch Stoppen der Zufuhr konsistenterer Nahrung, falls Nausea dadurch verstärkt wird oder *Erbrechen droht. In Problemfällen vorübergehend (peripher-venöse) *parenterale Ernährung ●.

Bei länger bestehender *protrahierter Nausea* (z. B. unter **Arzneimittel-therapie* mit *Cytostatica*) empirischer, schrittweiser Aufbau einer toleranzadaptierten, leichtverdaulichen, fettarmen Kost unter weitest-möglicher Berücksichtigung individueller Wünsche. Gestaltungsmöglich-keit variiert dabei in weitem Rahmen je nach Art des Grundleidens und begleitender Störungen (*nährstoffkomplette *Flüssigkost* ●, **flüssig-brei-ige Kost* ●, **fettarme Kost* ●, **leichtverdauliche Kost* ●, **leichte Voll-kost* ● u. ä., entsprechend abgewandelte vorgegebene Diätkost). Aroma-reiche Zubereitungen aller Art, scharfes Würzen, starkes Süßen, sehr star-kes Salzen, hocherhitztes Fett, Bohnenkaffee u. ä. im allgemeinen nicht empfehlenswert. In Fällen von azotämieassoziierter Nausea bei *chroni-scher *Niereninsuffizienz* kontrollierte Herabsetzung der Proteinzufuhr. Keine zu reichliche Einzelmahlzeit, besser alle $1^{1}/_{2}$–2 Stunden eine klei-nere Portion anbieten. Häufigere kleine Mahlzeiten insbesondere dann, wenn Nahrungsaufnahme vom Patienten als nausealindernd empfunden wird. Kein hastiges Essen, kein zu rasches Trinken! Getränke meist be-kömmlicher zwischen den Mahlzeiten als zu den Mahlzeiten. CO_2-haltige und alkoholische Getränke oft nicht gut verträglich. Beim verstärkten Auftreten von Übelkeit immer zur gleichen Tageszeit: Prüfen, ob Nah-rungsaufnahme von nauseasteigernder (häufig z. B. bei Hepatitis) oder nausealindernder Wirkung (häufig z. B. bei chronischer Gastritis), und dementsprechend zeitlich günstigste Festlegung der Mahlzeiten. In weite-ren Details gleiches praktisches Vorgehen wie bei **Appetitlosigkeit.* Bei jeder protrahierten Nausea *zu beachten* die häufige Entwicklung isolierter Nährstoffmängel und *protein-calorischer *Unterernährung* (Er-nährungsanamnese! Biochemische Überwachung!).

Ulcus cruris (Unterschenkelgeschwür)

Abbau häufig zugleich bestehender **Adipositas, *Hypercholesterinämie* und **Hypertriglyceridämie.* Optimierung der Kosteinstellung bei allfälli-gem **Diabetes mellitus, *Herzinsuffizienz* oder Zuständen von **Dehydra-tation.* Sicherstellung bedarfsgerechter Versorgung mit allen essentiellen Nährstoffen (Ernährungsanamnese!). Bei zu vermutendem **Zinkmangel* (Serumspiegel < 10 μmol Zn/l) ggf. medikamentöse Zinksubstitution. Vgl. **Varikose.*

Ulcuskrankheit, peptische
(Ulcus ventriculi, Ulcus duodeni)

Das nach langer, kontroverser Diskussion meist geübte und am besten zu begründende Vorgehen deckt sich weitgehend mit der bereits vor Jahr-

Teil 3

zehnten von L. DEMLING formulierten Empfehlung einer moderaten *Schonkost*: „Der gesunde Menschenverstand sagt, daß es mit Wahrscheinlichkeit zweckmäßiger ist, ein entzündlich oder geschwürig erkranktes Hohlorgan in motorischer und sekretorischer Hinsicht nicht bis an die obere Grenze seiner Leistungsfähigkeit zu beanspruchen. Die subjektive Reaktion des Magenleidenden auf stark gewürzte, scharf gebratene Speisen, erhitztes Fett, Pfeffer, Meerrettich, Senf, Paprika, Zwiebeln, Knoblauch, Bohnenkaffee, Liköre, Schnäpse, Weißwein, Süßigkeiten und Citrusfrüchte ist meist schlecht".

Behandlungsprinzip. Weitestmögliche Eliminierung stark säurelockender und schleimhautirritierender sowie individuell unverträglicher sonstiger Nahrungsbestandteile. Korrektur der häufig defizitären Ernährungsweise (wasserlösliche Vitamine, Magnesium, Calcium, *Ballaststoffe!*) zwecks dauerhafter Sicherstellung bedarfsgerechter Versorgung mit allen essentiellen Nährstoffen.

Praktisches Vorgehen. Basiskost in der Regel eine calorisch angemessene **leichte Vollkost* ● (bei sehr empfindlichen Patienten eine schrittweise aufzubauende **leichtverdauliche Kost* ●). Pürierte Kost nur bei zugleich bestehender **Kauinsuffizienz*. Toleranzgerechte Anreicherung mit Ballaststoff- und Vitaminträgern (Vollkornprodukte aller Art, grobe Haferflocken, Hülsenfrüchte; Gemüse, Obst, dieses auch in Form von Frischkornbreien und Rohkostgerichten) sowie ölsäure- und polyensäurereichen Pflanzenölen. Vermeiden von in Fett gebackenen oder gebratenen Zubereitungen (Pfannkuchen, Kartoffelpuffer u. ä.), fetten Räucherwaren, scharfen Gewürzen, sehr süßen, sehr sauren und stark gesalzenen Gerichten. Auf Milch und Molkereiprodukte sollte dagegen in Anbetracht ihres hohen Nährwerts nicht von vornherein verzichtet werden. Die mancherseits befürchtete, praktisch jedoch nur selten objektivierbare Nachteiligkeit von Milch für den Ulcuskranken betrifft fast nur Fälle inadäquater Kostführung in Verbindung mit Milchzufuhr in überhöhter Menge (> 1 Liter/Tag) oder unzweckmäßiger Form (kalte Trinkmilch auf nüchternen Magen, einseitiges Milchsuppenregime u. ä.); selbst von Lactovegetariern ist keine erhöhte Ulcus- oder -rezidivhäufigkeit bekannt. Zurückhaltung mit sauren Säften und eisgekühlten Getränken, mit Bohnenkaffee (auch coffeinfreiem und sog. magenfreundlichem Kaffee), starkem Tee und Colagetränken (auf nüchternen Magen allesamt ganz zu meiden). Auch die Magensäure stimulierende Getränke aus alkoholischer Gärung (Bier, Wein, Champagner usw.) sind mit dem Therapieprinzip der Säurehemmung nicht vereinbar. Darüber hinaus Ausschaltung aller vom Patienten als subjektiv schlecht verträglich empfundenen Kostbestandteile.

Detaillierte Ernährungsanamnese zwecks Erfassung und Möglichkeit der Korrektur individuell fehlerhafter Ernährungsweisen (unzureichender Verzehr von Gemüse, Obst, Rohkost, Vollkornprodukten, Molkereierzeugnissen o. ä.). Wünschenswert 5–6 in Ruhe einzunehmende Mahlzeiten im Tagesverlauf. Wichtig in jedem Fall die Anleitung des Patienten zu langsamem Essen und gründlichem Kauen. Keine unnötig langen Nüchternperioden. Ein kleiner nächtlicher Imbiß wird von einzelnen Patienten mit Neigung zu Nüchternschmerz als angenehm empfunden. Symptombezogene Maßnahmen → *chronische* **Gastritis*, **Refluxoesophagitis*, *chronische habituelle *Obstipation*, **Lactasemangel*. Allmählicher Übergang auf uneingeschränkte **Vollkost* ● erst nach dem Verschwinden der ulcusbedingten Beschwerden. Weiterhin Vorsicht mit Säurelockern und anderen als individuell belastend anzunehmenden Nahrungsfaktoren.

Bei *rezidivierender Ulcuserkrankung* Beibehalten der in ihren Details auf den Einzelfall abgestimmten **leichten Vollkost* ● in möglichst konventioneller Form als Dauerkost. Dabei besonders zu beachten: *Ausschaltung unerwünschter Nahrungsbestandteile darf Vollwertigkeit des Nährstoffgehalts der Kost* (Linolsäure, α-Linolensäure, Vitamine, Magnesium, Calcium, Ballaststoffe usw.) *nicht beeinträchtigen.* Alternativen anbieten, bis in jeder Hinsicht zufriedenstellende Lösung einer bedarfsgerechten Ernährung gefunden. Zur Mucosaprotektion darüber hinaus zu erwägen: Supplementierung von **Eikosapentaensäure/Dokosahexaensäure* ▲ (Fischöl, Lebertran; vgl. **Seefischdiät* ●). Zur Frage der diätetischen Beeinflußbarkeit des Befalls mit Helicobacter → **Helicobacter-pylori-Infektion.*

Bei *Anastomosenulcus* (Ulcus jejuni pepticum) diätetisches Vorgehen nach etwa gleichen Grundsätzen wie allgemein bei Zustand nach *Magenteilresektion* (S. 369). Bei *Ulcusblutung* **parenterale Ernährung* ●; Beginn mit oraler Ernährung (*nährstoffkomplette *Flüssigkost* ●), sobald Blutung sistiert. Details → **Magenblutung.*

Häufigster Fehler bei der Behandlung der Ulcuskrankheit. Verwechslung des vergleichsweise liberalen Kostregimes der neuzeitlichen Ulcustherapie mit einer ungeregelten „freien Kost", d. h. gänzlicher Verzicht auf diätetische Bemühungen, Vernachlässigung des Ernährungszustands, Versäumen der Ernährungsanamnese und Unterlassung indizierter Ernährungskorrekturen (Devise: „Essen Sie, was Ihnen schmeckt und bekommt!"; vgl. S. 147). Risiko des Fortbestehens gravierender, möglicherweise das Ulcusrezidiv (z. B Ulcus duodeni bei chronischem Ballaststoffmangel und überhöhtem Zuckerkonsum) begünstigender prämorbider Fehlernährung. Wenig sinnvoll auch die Duldung typischer Säurelocker (z. B. alkoholische oder coffeinhaltige Getränke) zugleich mit Verordnung kostenintensiver H_2-Blocker oder Protonenpumpenhemmer zur Herabsetzung der Säuresekretion.

Ulcusprävention (speziell Ulcus duodeni): *Ballaststoffreiche Kost* •
mit sehr reichlich Obst und Gemüse.

Unterernährung, protein-calorische (protein-energetische); Malnutrition; (Hunger-)Dystrophie; Kachexie

Behandlungsprinzip. Nach Ausgleich häufig zugleich bestehender Flüssigkeits- und Elektrolytimbalancen, insbesondere *hypotoner *Dehydratation*, behutsame Realimentation unter Beachtung der meist begrenzten digestiven und metabolischen Belastbarkeit.

Praktisches Vorgehen
1. Kontrollierte *Flüssigkeits- und Elektrolytsubstitution*, weitestmöglich auf oral/gastralem Weg. Ziel: Bei „trockener" Dystrophie *(→ *Dehydratation)* positive, bei ödematöser Dystrophie zunächst ausgeglichene, besser noch leicht negative Flüssigkeitsbilanz. *Reichlich Kalium*, bei funktionierender Diurese bis etwa 6–8 mmol = 250–300 mg/kg/Tag, in Fällen mit Durchfall oder Erbrechen erforderlichenfalls mehr (1 Liter erbrochener oder durchfälliger Entleerung enthält ca. 20 bzw. 40 mmol = 0,8 bzw. 1,6 g Kalium). Überwachung der Plasmawerte. *Natrium* etwa 3–5 mmol = 70–115 mg/kg/Tag, zusätzlich Ersatz allfälliger Verluste infolge Durchfalls (ca. 35 mmol = 0,8 g Na/l Entleerung) oder Erbrechens (ca. 12 mmol = 275 mg Na/l Erbrochenes). *Überhöhte* Kochsalzzufuhr begünstigt Ödementwicklung. Calcium, Magnesium und Phosphat nach engmaschig zu kontrollierendem Plasmaionogramm.
2. *Energie- und Nährstoffzufuhr* in toleranzentsprechender, leichtverdaulicher Form, zunächst nur knapper Menge und schrittweiser, quantitativer Steigerung bis Endstufe binnen einiger Wochen. *Protein* in schweren Fällen anfangs etwa 0,5 g/kg/Tag (Ziel: 1,5–2,0 g, Kinder bis 3 g/kg/Tag), Energie 20–50 kcal = 85–210 kJ/kg/Tag (Ziel: 60–100 kcal = 250–420 kJ, Kinder bis 180 kcal = 750 kJ/kg/Tag). Als Energieträger zu Beginn vorwiegend Kohlenhydrate (reine Glucose anfangs nicht mehr als 150–200 g/Tag). Fett zunächst nicht über 15–20 % der Energiezufuhr (bevorzugt polyensäurereiches Pflanzenfett). Überfütterung vermeiden. *Je fortgeschrittener die Dystrophie, je schwerer das Krankheitsbild, um so vorsichtiger der Aufbau der Ernährung* (Cave: *Refeeding-Syndrom).*
3. *Kostformen.* In schweren Fällen Beginn mit fettarmer, behutsam mit Eiweiß anzureichernder *nährstoffkompletter *Flüssigkost* • oder *flüssig-breiiger (pürierter) Kost* • (protein-calorische Unterernährung

bei Säuglingen: → *Säuglinge: chronische Ernährungsstörungen,* S. 521 f.). Erforderlichenfalls, d. h. bei Serumalbumin < 3,5 g/dl, aktuellem BMI < 18,0 kg/m² und Unmöglichkeit ausreichender Nahrungszufuhr auf oralem Wege, zusätzliche nasogastrale, nasojejunale oder PEG-*Sondenernährung* ● *(*nährstoffdefinierte Formeldiät* ● bzw. *Elementardiät/*Oligopeptiddiät* ●), in kritischer digestiver Situation auch vorübergehend adjuvante oder totale *parenterale Ernährung* ●. Sobald die Toleranz es erlaubt (in leichteren Fällen von Anfang an), Übergang auf *leichtverdauliche Kost* ● und *Aufbaukost* ●, letztere als vorläufige Dauerkost. Weitestgehende Berücksichtigung individueller Ernährungsgewohnheiten und Wünsche. Häufige (8–10) kleine Mahlzeiten im Tagesverlauf. Keine längeren Nüchternperioden. Eine Gewichtszunahme von > 1 kg/Woche ist zu vermeiden (meist nur Indikator unerwünschter Flüssigkeitsretention). *Behandlungsziel:* Ödemfreier BMI > 18,5 kg/m².

4. **Vitamine, Mineralstoffe.** Frühzeitig Beginn mit medikamentöser Vitaminsubstitution (Polyvitaminpräparat) und Gabe von Lebertran (5 ml/Tag). Bei schwerer exogen-alimentärer Dystrophie initial einmaliger Stoß von 20–30 mg (65 000–100 000 I. E.) Vitamin A i.m. Anzustrebende Mineralstoffzufuhr in der weiteren Realimentationsphase: *Kalium* 4–5 mmol (160–200 mg)/kg/Tag; *Natrium* 3–5 mmol (70–115 mg)/kg/Tag, bei ausgeprägten Ödemen maximal 2 mmol (50 mg) Na/kg/Tag (→ *natriumarme Kost* ●); *Calcium* > 1000 mg/ Tag (Erwachsene); *Eisen* 15–30 mg/Tag (Erwachsene); reichlich Magnesium, Phosphat und essentielle Spurenelemente (erforderlichenfalls auch medikamentös).

5. Symptombezogene Maßnahmen → *Diarrhoe, *Malabsorption, *Disaccharidasemangel, *Lactasemangel, *Pankreasinsuffizienz, *Ödeme, *Appetitlosigkeit, *Hypokaliämie, *Hypocalcämie, *Hypomagnesiämie, *Hypophosphatämie, *Hypoglykämie, *Hypotonie-(Orthostase-) Syndrom, *Osteoporose.* Kostgestaltung im übrigen je nach Grundleiden und Begleitstörungen (maligne Tumoren, depressive Syndrome, Anorexia nervosa, Drogenabhängigkeit, Alkoholismus, AIDS u.v.a.).

Zustand nach totalem Hungern. Diätetisches Vorgehen nach prinzipiell gleichen Grundsätzen wie vorstehend bei chronischer protein-calorischer Unterernährung. Vordringlich in jedem Fall die kontrollierte oralgastrale, erforderlichenfalls auch parenterale *Flüssigkeits- und Elektrolytsubstitution* (Natrium, Kalium) zwecks Beseitigung der meist ausgeprägten *hypotonen *Dehydratation* (nach alleinigem Hungern) oder *hypertonen *Dehydratation* (nach Hungern und Dursten). Reichlich trinken lassen. Jedoch *keinen übereilten Ausgleich von Salz- und Flüssigkeitsdefiziten anstreben* (vgl. S. 222 f.) sowie Vermeiden von therapiebedingter

Hyperhydratation und Ödembildung. Frühzeitig daneben schrittweiser Aufbau einer bedarfsgerechten Ernährung (Beginn mit oraler *Flüssigkost* ●, gastral/jejunaler *Sondenernährung* ●, in kritischen Fällen auch *parenteraler Ernährung* ●, anschliessend weiterer Kostaufbau wie vorstehend) je nach Schweregrad des Krankheitsbildes, oraler Nahrungsaufnahmefähigkeit sowie zu vermutender digestiver und metabolischer Belastbarkeit.

Unterkühlung (Hypothermie)

Reichliche Zufuhr warmer Flüssigkeit. Trinkenlassen von gezuckertem warmem Tee, Saft u. a. Keine alkoholhaltigen Getränke (diesbezügliche Expertenmeinungen jedoch noch kontrovers). *Auf 37–43 °C angewärmte 0,9 %ige Kochsalzlösung* oder Ringer-Lactat-Lösung (jeweils *mit 5 % Glucose*) i. v.; ggf. auch warme *Peritonealdialyse.* Beseitigung evtl. fortbestehender *Dehydratation, *Hyponatriämie, *Hyperkaliämie* und häufiger *Hypoglykämie.* Kohlenhydratreiche *Flüssigkost* ●. Weiterer Kostaufbau (*flüssig-breiige Kost* ●, *leichte Vollkost* ●, *Vollkost* ●) je nach Zufuhrmöglichkeit, Appetit und Toleranz. Bei unzureichender oraler Nahrungsaufnahme *keine* Sondenernährung (erhöhte Gefahr bedrohlicher Herzrhythmusstörungen bei Sondeneinführung!), sondern *parenterale Ernährung* ●.

Ureterosigmoideostomie (Harnleiter-Sigmadarm-Anastomose)

Behandlungsprinzip. Ausgleich der durch die Urinableitung in das Colon und die damit verbundene enterale Rückresorption von Harnbestandteilen, insbesondere Chlorid-Ionen, induzierten Elektrolyt- und Flüssigkeitsimbalancen (hyperchlorämische Acidose). Anpassung der Kost an begleitende sekundäre gastrointestinale Störungen.

Praktisches Vorgehen
1. *Chloridarme Diät,* zu realisieren praktisch nur in Form einer weitestmöglich kochsalzzusatzfreien Kost (50 mmol Na entsprechen etwa 3 g NaCl und 1,8 g Chlorid; → *natriumarme Kost* ●). Chloridanteil in den handelsüblichen Kochsalzersatzpräparaten zwar geringer als im Kochsalz, dennoch sind sie fast alle für diese Indikation nur mit größter Zurückhaltung verwendbar (Deklaration beachten!). Bei sich entwickelndem Natriummangel (und/oder Acidose) Zulage von Natriumhydrogencarbonat (Backnatron in Grammdosen).

2. *Reichlich Kalium* (> 150 mmol = 6 g/Tag; → *kaliumreiche Kost* ●). Allfällige medikamentöse Kaliumsubstitution nur mit chloridfreien Präparaten.

3. Trinkenlassen nach Durst (2–3 Liter/Tag und mehr).

4. *Ballaststoffreiche Kost* ● (> 50 g Ballaststoffe/Tag), *wichtige Maßnahme zur Herabsetzung der Resorption von Urinbestandteilen durch die Darmschleimhaut.*

Überwachung des Plasmaionogramms. Symptombezogene Maßnahmen → *Hyperchlorämie, *Hypokaliämie, hypertone *Dehydratation, *Diarrhoe, *Übelkeit, *Appetitlosigkeit.*

Urographie (Pyelographie; Rö-Darstellung des Nierenhohlraumsystems)

Vortag. *Ballaststoffarme Kost* ● und Vermeiden blähend wirkender Nahrungsmittel (→ *Meteorismus*). Zur Abendmahlzeit nur *klare *Flüssigkost* ●. Säuglinge und Kleinkinder: Normalkost.

Untersuchungstag. Nahrungs- und Flüssigkeitskarenz bis Untersuchungsende. Säuglinge und Kinder aller Altersstufen: Tee nach Belieben bis 2 Std. vor Untersuchungsbeginn.

Zur Verbesserung der Kontrastmittelkonzentration in den Nieren beim Erwachsenen zu erwägen: Verlängertes Dursten (bis etwa 20 Std.) vor der Untersuchung (→ *Trockenkost* ●; Kontraindikation: Eingeschränkte Nierenfunktion!). Rüstige ambulante Patienten im Zustand ausgeglichener Elektrolyt- und Flüssigkeitsbilanz bedürfen häufig keinerlei diätetischer Vorbereitung.

Urologische Chirurgie

Bei Operationen mit vorauszusehender oder als mögliche Komplikation nicht auszuschliessender Eröffnung des Colons diätetische Vorbereitung wie vor primären Coloneingriffen (→ *Colonchirurgie*). Weitere Maßnahmen → *perioperative Ernährung, benigne *Prostatahyperplasie.*

Urostomie (operative Harnleiter-Hautfisteln): Ureteroileocutaneostomie; Ureterocutaneostomie

Flüssigkeitsangereicherte *Vollkost* ●, *leichte Vollkost* ● oder vorgegebene Diätkost (Ziel: Urinvolumen > 2 l/24 Std.). Keine größeren Mengen sauren Obstes oder saurer Obstsäfte zu einer Einzelmahlzeit (zwecks Schonung der peristomalen Haut). Zurückhaltung mit Nahrungsmitteln, die besonders starken Uringeruch verursachen können (z. B. Spargel, Knoblauch, gebratene Zwiebeln, Meerrettich, Fisch; vgl. Maßnahmen gegen verstärkte Geruchsbildung bei *Colostomie* S. 214). Geruchsmindernd auch Preiselbeersaft, Blaubeersaft, Blaubeertee, Karottenrohkost. Als adjuvante Maßnahme zur Infektprophylaxe zu erwägen: *Säuernde Kost* ● oder (zuverlässiger wirksam, jedoch wesentlich teurer) medikamentöse Harnsäuerung (Aminosäure *Methionin* ▲).

Urticaria (Quaddelausschlag, „Nesselfieber")

Ermittlung und Eliminierung gesicherter *nutritiver Allergene* (meist bei akuter Urticaria) oder *Pseudoallergene* (meist bei chronischer Urticaria) führt im größeren Teil der Fälle zur Heilung oder zu wesentlicher Besserung. Als *allergene Noxe* vor allem in Betracht kommend: Fisch, Krabben, Muscheln, bestimmte Fleisch- und Käsesorten, Erdbeeren, Citrusfrüchte, Nüsse, Soja, Sellerie, Gewürze; als *Pseudoallergene* fast alle synthetischen Lebensmittelfarbstoffe, zahlreiche Konservierungsstoffe, Antioxidantien und sonstige Lebensmitteladditiva, auch Chinin (chininhaltige Marmeladen, Limonaden und Spirituosen) sowie gelegentlich Penicillin- und andere Antibioticaspuren in Fleisch und Molkereiprodukten. Detaillierte Ernährungsanamnese! Praktisches Vorgehen → *Nahrungsmittelallergien und -pseudoallergien*. Als adjuvante Maßnahme weitestmögliche Ausschaltung unspezifischer juckreizverstärkender Nahrungsbestandteile (→ *Pruritus*), Reduzierung überhöhten Fleischkonsums (Begrenzung der Eiweißzufuhr in Höhe der Empfehlungen für die Ernährung des Gesunden: 0,8 g Protein/kg/Tag; Erwachsene) und Abbau allfälliger *Adipositas*. Bei chronischer Urticaria gelegentlich hilfreich die Beseitigung einer hartnäckigen *chronischen* *Obstipation*, die Reduktion des Zuckerkonsums (→ *zuckerarme Kost* ●) und ein Versuch mit *histaminarmer Kost* ●.

Uterus myomatosus (multiple Muskelgeschwülste der Gebärmutter)

Prävention. Nur knapper Konsum an rotem Fleisch (Rind, Schwein, Lamm etc.). Sehr reichlich Obst und Gemüse. *Vegetarische Kost* empfehlenswert.

Vagotomie (parasympathische Denervierung des Magens); Postvagotomie-Syndrom

Präoperative und frühe postoperative Ernährung bei Vagotomie → *Magenchirurgie*.
Dauerkost. Anpassung der Kost an durch die Vagotomie veränderte gastrointestinale Funktionen (Motilität, Sekretion, Resorption):
1. *Selektive proximale Vagotomie, trunculäre Vagotomie mit Antrumresektion* und breiter gastroduodenaler Anastomosierung: *Leichte Vollkost* ● in häufigen kleinen Mahlzeiten mit versuchsweisem späterem Übergang auf *Vollkost* ●.
2. *Selektive gastrale Vagotomie, trunculäre Vagotomie mit Gastroenterostomie oder Pyloroplastik: *Ballaststoffarme Kost* ● mit toleranzgerechtem späterem Übergang auf *leichte Vollkost* ●. Vermeiden grobfaseriger Ballaststoffträger (Orange, Pampelmuse, Ananas, Trockenfeigen, Steckrübe, Rettich, Sauerkraut, Kürbis, dicke Bohnen, Blattsalat u. ä.). Häufige kleine Mahlzeiten. Patienten zum sorgfältigen Kauen anhalten.

Symptombezogene Maßnahmen → *peptische *Ulcuskrankheit, *Dumping-Syndrom, *Diarrhoe, *chologene Diarrhoe, *Steatorrhoe, *Malabsorption, *Osteoporose, *Refluxoesophagitis*.

Vanillinmandelsäurebestimmung im Urin

Bei den älteren Bestimmungsmethoden von Vanillinmandelsäure und anderen Catecholaminabkömmlingen indizierte diätetische Beschränkungen (Vermeiden von Käse, Bananen, Ananas, Citrusfrüchten, Erdnüssen, Vanille, Schokolade, Bohnenkaffee, schwarzem Tee, Colagetränken; vgl. *tyramin- und dopaminarme Kost* ●) gelten bei Anwendung der spezifischen modernen Analyseverfahren als nicht mehr obligat. In Zweifelsfällen empfiehlt sich jedoch vorsorgliche Eliminierung der genannten Produkte ab 2. Tag vor bis Ende der Urinsammelperiode. Vorübergehende Ausschaltung höheren Bohnenkaffeekonsums in jedem Fall ratsam.

Varikose (Krampfaderleiden); postthrombotisches Syndrom (Beschwerdenkomplex nach Venenthrombose)

Beseitigung etwaigen Übergewichts (→ *Adipositas*) und *chronischer *Obstipation*. Bestmögliche Ausschwemmung häufig zugleich bestehender *Ödeme durch entsprechende Kostgestaltung. Im übrigen calorisch angemessene, den individuellen Gegebenheiten und Möglichkeiten anzupassende *ballaststoffreiche Kost ●. Bei sehr fortgeschrittenen varikösen Veränderungen und bei postthrombotischen Syndromen zu erwägen: Kostabwandlung nach den Grundsätzen der diätetischen *Thromboseprävention.

Vegetative Labilität (erhöhte Irritabilität des autonomen, visceralen oder „Eingeweide-Nervensystems")

Vielfältige „neurastheniforme", sog. „funktionelle" oder „vegetative" Störungen (Reizbarkeit, Nervosität, abnorme Ermüdbarkeit, allgemeine Leistungsschwäche, mannigfache funktionelle Organstörungen) können Ausdruck eines *subklinischen Nährstoffmangels* sein (Vitamine des B-Komplexes, Ascorbinsäure, Retinol, Magnesium, Calcium, Eisen u. a.). In jedem derartigen Fall, soweit nicht durch krankhaften Organbefund ursächlich eindeutig zu erklären, Ernährungsanamnese (wo möglich und ökonomisch vertretbar auch biochemische Objektivierung des Defizits) und bei positivem Resultat entsprechende Kostkorrektur.

Verbrennungskrankheit

Behandlungsprinzip. Ausgleich der gravierenden, häufig protrahierten Flüssigkeits- und Elektrolytimbalancen. Verhüten vermeidbarer Gewichtsverluste (*protein-calorische *Unterernährung*) und Wiederherstellung ausreichenden Ernährungszustands durch der hyperkatabolen Stoffwechsellage angepasste Energie- und Nährstoffversorgung.
1. *Akute Schockphase* (1. Tag): *Ringer-Lactat-Lösung* 4 (Kinder 5) ml/kg Körpergewicht pro 1 % verbrannte Körperoberfläche (= KO)/24 Std. i. v., davon $1/2$ in den ersten 8 Stunden, $1/2$ in den restlichen 16 Stunden (Ziel: Diurese von 30–50 ml/Std., Kinder 1 ml/kg/Std.). Ersatzweise auch 0,9 %ige Kochsalzlösung mit Natriumbicarbonatzusatz (30 mmol $NaHCO_3$/l). Ein Viertel der Menge vorgenannter Elektrolytlösungen kann durch 5–10 %ige Glucoselösung ersetzt werden. Behelfslösung für erste Hilfe und längeren Transport: Beliebiges gerade verfügbares Getränk (Saft, Limonade, Tee, Leitungswasser) mit Zusatz von 3 ‰ (3 g = 1 Teelöffel auf 1 Liter) Kochsalz in reichlicher Menge trinken lassen.
2. *Intermediärphase* (Ödemstadium, etwa 2.–4. Tag): Weiterhin Flüssigkeits- und Elektrolytsubstitution (Bemessungsgrundlage: Täglich zu kontrollierendes Körpergewicht, Plasma- und Urinionogramm, Harn-

volumen). Besonders zu beachten: Zunehmend notwendige **Kalium**- (150–400 mmol/Tag), **Calcium- und Magnesiumsubstitution!** Mit Stabilisierung der vitalen Funktionen Beginn mit schrittweisem Ernährungsaufbau, unbedingt anzustreben auf oral/gastral/enteralem Wege (**nährstoffkomplette *Flüssigkost** ●, ***Sondenernährung** ● mit ***nährstoffdefinierter Formeldiät** ● bzw. ***Oligopeptiddiät** ●); wenn das nicht realisierbar, Ernährung zunächst auf parenteralem Wege (***parenterale Ernährung** ●, Richtwerte für stufenweisen Aufbau →***Polytrauma**). In jedem Fall wird parenterale Ernährung frühestmöglich, d. h. nach Rückkehr gastrointestinaler Belastbarkeit, durch oral/gastral/enterale Nahrungszufuhr abgelöst (stufenweise Umstellung).

3. **Adaptationsphase** (Resorptions- und Reparationsstadium): Schrittweiser Übergang auf bedarfsadaptierte hypercalorische Ernährung (vgl. ***hyperkatabole Zustände**). **Energie:** 20–25 kcal/kg Normalgewicht (BMI 18,5–24,9 kg/m^2) + 40–70 kcal × % verbrannter KO/24 Std., Kinder bis 12 Jahren: 60 kcal/kg Körpergewicht + 35 kcal × % verbrannter KO/24 Std., Säuglinge: 2300 kcal/m^2 + 500 kcal/m^2 verbrannter KO/kg/24 Std. **Protein/Aminosäuren**[1]: 1 g/kg Normalgewicht + 3 g × % verbrannter KO/24 Std., Kinder bis 12 Jahre: 3 g/kg Körpergewicht + 1 g × % verbrannter KO/24 Std. (Weitere Details: [7]). **Kohlenhydrate:** 5–7 mg/kg Normalgewicht/min. **Fett:** Auffüllung auf angestrebte Gesamtenergiemenge (d. h. nach Eiweiß und Kohlenhydraten verbleibender Anteil, maximal 15–20% der nichtproteinogenen Energiezufuhr). **Mineralstoffe** (Kalium, Natrium, Calcium, Magnesium, Zink) und Phosphat nach Plasmaspiegel. **Vitamine:** Ascorbinsäure 250–500(–1000) mg/Tag. B-Vitamine in entsprechend der gesteigerten Energie- und Proteinzufuhr erhöhter Dosis. Fettlösliche Vitamine in etwa 1^1/$_2$- bis höchstens 2facher Menge der Empfehlungen für die Ernährung des Gesunden. **Zink** und **Eisen** in doppelter Höhe der D-A-CH-Referenzwerte. Versuchsweise, sobald möglich, jejunale oder orale Supplementierung sog. immunsystemmodulierender Nährstoffe (→ ***Immundefizienz**).

Praktisches Vorgehen. Von evtl. totaler ***parenteraler Ernährung** ● (in Fällen mit verbrannter KO über 40–50% sowie bei unbeeinflußbaren Durchfällen oder drohendem Ileus häufig für eine gewisse Zeit er-

---

[1] Quantitative Abschätzung, des Proteinverlusts aus Verbrennungswunden (in g Protein/ 24 Std.):
2.–4. Tag: 1,9 × Gesamt-KO in m^2 × verbrannte KO in %
5.–8. Tag: 1,2 × Gesamt-KO in m^2 × verbrannte KO in %
2. Woche: 0,6 × Gesamt-KO in m^2 × verbrannte KO in %
Ab Mitte der 3. Woche besteht in der Regel kein substitutionsbedürftiger Proteinverlust mehr.

forderlich) mit Konsolidierung der Lage und Wiederkehr digestiver Belastbarkeit frühestmöglich, in allen leichteren Fällen von Anfang an, schrittweiser Übergang auf weiterhin hypercalorische gastrale oder jejunale *Sondenernährung* ● (*nährstoffdefinierte Formeldiät* ● bzw. *Oligopeptiddiät* ●) und zu gegebener Zeit (Schluckfähigkeit, Appetit, Toleranz) orale Ernährung. Leichtverdauliche Kost von geeigneter Konsistenz (ggf. auch *nährstoffkomplette *Flüssigkost* ● oder *flüssigbreiige Kost* ●) und hoher Energie- und Nährstoffdichte unter weitestmöglicher Berücksichtigung individueller Wünsche und Ernährungsgewohnheiten. Häufige kleine Mahlzeiten, calorien- und proteinreiche Zwischengerichte, kommerzielle Trinknahrungen u. ä. *(→ *Aufbaukost* ●)*. Falls orale Nahrungsaufnahme noch nicht ausreichend, evtl. Ergänzung durch nächtliche Nährsonde. Ernährung während reverser Isolation → *Sterilpflege*. Überwachung der täglichen Nahrungsaufnahme, der Trinkmengen und der objektiven Parameter des Ernährungszustands. Symptombezogene Maßnahmen bei gestörtem Verlauf → *hypotone *Dehydratation*, *Hyponatriämie*, *Hypokaliämie*, *Hyperkaliämie*, *Hypernatriämie, hypotone *Hyperhydratation*, *Magenblutung*, ferner *Diarrhoe*, *Erbrechen*, *Übelkeit*, *Appetitlosigkeit*, *Stressulcusprävention*.

4. *Rehabilitationsphase.* Allmähliche Rückkehr zu normaler Ernährungsweise *(*leichte Vollkost* ●, *Vollkost* ●)* unter Berücksichtigung allfälliger diätetisch relevanter Restbefunde (Untergewicht; gastrointestinale, renale oder hepatische Störungen).

Vergiftungen, akute exogene

Als symptomatische Maßnahme vordringlich der Ausgleich allfälliger Flüssigkeits- und Elektrolytimbalancen. Versuch der Behebung diätetisch beeinflußbarer Begleit- und Folgestörungen *(*Hypokaliämie*, *Hypocalcämie*, *Hyperkaliämie*, *Hyponatriämie, akutes *Nierenversagen* u. ä.)*. Nahrungszufuhr je nach von Fall zu Fall zu prüfender Zweckmäßigkeit und gegebener Zufuhrmöglichkeit. Empfehlenswert meist, bei schwerer Intoxikation in jedem Fall, Beginn zunächst mit *parenteraler Ernährung* ●. Späterer Übergang auf oral/gastral/enterale Ernährung je nach Entwicklung des klinischen Bildes. Symptombezogene Maßnahmen → *Appetitlosigkeit*, *Übelkeit*, *Erbrechen*, *Diarrhoe*, *Schluckstörungen, cerebrales *Koma*, akute *Psychosen*.

Vorsicht mit der Verabfolgung von *Kochsalz als Brechmittel; für Kinder absolut ungeeignet!* Zur Magenspülung nach Möglichkeit nur isotone (0,9 %ige) Kochsalzlösung. Entgegen landläufiger Meinung ist auch *Milch* bei akuten Vergiftungen (außer als erste Hilfe bei Säuren- oder Laugenvergiftung) *kontraindiziert,* da sowohl mit ihrer lipophilen als auch ihrer hydrophilen Phase die Resorption vieler Gifte begünstigend. Als resorptionsmindernde Maßnahme hilfreich dagegen gelegentlich die Auffüllung des Magendarmkanals mit *Ballaststoffen* (Hülsenfrüchte, Trockenobst, grobe Gemüse, Weizenkleie, Guarmehl u. ä.; → **ballaststoffreiche Kost ●),* Milchzucker (auch Lactulose) und reichlich Flüssigkeit, wenn in verschleppten leichteren Vergiftungsfällen die incorporierte Substanz bereits im Darm zu vermuten ist (Resorptionsverringerung durch „Verdünnung" der Noxe und eventuelle weitere Verkürzung der gastrointestinalen Transitzeit verstärken den Eliminationseffekt der in dieser Situation meist anzuwendenden medikamentösen Laxantien).

Verner-Morrison-Syndrom („pankreatische Cholera" infolge VIP-Sekretion[1] aus endokrin aktiver Geschwulst)

Kontrollierte Substitution der hochgradigen enteralen Flüssigkeits- und Elektrolytverluste (möglicherweise bis zu 10 Liter Wasser und 300 mmol = 12 g Kalium pro 24 Std.) und Ausgleich sekundärer Folgestörungen mittels einer entsprechend *flüssigkeits- und elektrolytangereicherten Ernährung* sowie zusätzlich meist erforderlicher parenteraler Supplementierung und oraler Medikation (Mineralstoffe, Vitamine, Spurenelemente).

Praktisches Vorgehen. Ausgehend von flüssigkeitsreicher Basiskost von hoher Energie- und Nährstoffdichte *(nährstoffkomplette *Flüssigkost ●, *leichtverdauliche Kost ●, *leichte Vollkost ●* o. ä., ggf. auch **Sondenernährung ●)* individuelle Abwandlung je nach vordergründiger Symptomatik: **Dehydratation, *Hypokaliämie, *Diarrhoe, *Hypochlorämie, *Hyponatriämie, *Hypomagnesiämie, *Hypercalcämie, *Malabsorption, *Steatorrhoe, gehäuftes *Erbrechen, protein-calorische *Unterernährung.*

Verschlussikterus

Subtotaler Gallengangsverschluß. Calorisch angemessene eiweiß- und calciumreiche Ernährung in häufigen kleinen Mahlzeiten. Kostauswahl symptombezogen nach jeweiliger Toleranz: → **Appetitlosigkeit, *Übelkeit, gehäuftes *Erbrechen, *Steatorrhoe;* vgl. **cholestatische Syndrome, *Hepatitis.* Parenterale Substitution der fettlöslichen Vitamine

---

[1] VIP = vasoaktives intestinales Polypeptid.

(A, D, E, K). Erforderlichenfalls partielle oder totale *parenterale Ernährung* ●.

Bei Indikation zum operativen Eingriff: *Präoperativ* (unter temporärer Gallenwegsdrainage): Hochcalorische jejunale *Sondenernährung (*Oligopeptiddiät* ●) oder *parenterale Ernährung* ● über 1–2 Wochen. *Postoperativ.* Diätetisches Vorgehen → *perioperative Ernährung.* Vgl. *Cholecystektomie.*

Villöses Adenom (hypersekretorische Dickdarmgeschwulst)

Ersatz der überhöhten faecalen Flüssigkeits-, Elektrolyt- und sonstigen Nährstoffverluste (bis zu 4 Liter Wasser, 160 mmol Natrium und Chlorid, 70 mmol Kalium/24 Std.) durch eine entsprechend anzureichernde toleranzgerechte Kost (*leichte Vollkost* ●, *Aufbaukost* ● oder indizierte spezielle Diätkost). Symptombezogene Maßnahmen → *Dehydratation, *Hypokaliämie, *Hyponatriämie, *Hypochlorämie, *Diarrhoe, proteincalorische *Unterernährung.*

Wadenkrämpfe, rezidivierende

Ermittlung und Ausschaltung pathogenetisch möglicherweise beteiligter Nährstoffmängel, Flüssigkeits- und Elektrolytimbalancen (*Dehydratation, *Salzverlustsyndrome, *Hypocalcämie, *Hypomagnesiämie, *Hypokaliämie, *Hyponatriämie, *Hypochlorämie, *Hyperphosphatämie, *Ödeme, *B-Vitaminmangel, Neigung zu *Hypoglykämie). Unterbinden überhöhten Konsums coffeinhaltiger und alkoholischer Getränke. Häufiger Auslöser: Stärkerer Flüssigkeitsverlust bei Hitzearbeit, Leistungssport, Diarrhoe u. ä.

Wernicke-(Korsakow-)Syndrom (neurologisch-psychiatrischer Symptomenkomplex, speziell bei Alkoholkranken)

Behandlungsprinzip. Beseitigung der bei diesen Kranken immer bestehenden, insbesondere die B-Vitamine (speziell Thiamin), meist auch die Proteine betreffenden Mangelernährung (Ernährungsanamnese!).

Praktisches Vorgehen. Toleranzgerechte, den besonderen Bedürfnissen des Alkoholkranken (→ *Alkoholismus) angepaßte B-vitaminreiche Kost (→ *B-Vitaminmangel) von hoher Nährstoffdichte (*nährstoffkomplette*

Flüssigkost ●, *flüssig-breiige (pürierte) Kost* ●, *leichte Vollkost* ● o. ä. je nach Zufuhrmöglichkeit und Verträglichkeit im Einzelfall, erforderlichenfalls zunächst *Sondenernährung* ● oder *parenterale Ernährung* ●). Zusätzlich hochdosierte medikamentöse Substitution von Thiamin (200–500 mg/Tag parenteral über einige Tage, Fortsetzung mit abfallender Dosis und späterem Übergang auf perorale Applikation). *Absolute Alkoholkarenz bleibt unerläßlich.*

Whipple'sche Krankheit („intestinale Lipodystrophie" mit sprueähnlicher Symptomatik)

Adjuvante diätetische Maßnahmen in Phasen manifester Krankheitserscheinungen: Ausgleich von Flüssigkeits- und Elektrolytimbalancen (→ *Diarrhoe*), schrittweiser Aufbau einer energie-, eiweiß- (1,3–1,5 g/kg/Tag) und vitaminreichen *leichtverdaulichen Kost* ●. Medikamentöse Vitaminsubstitution (Polyvitaminpräparat). Weiteres Vorgehen je nach vordergründiger Symptomatik (→ *Malabsorption*, *Steatorrhoe*, *exsudative Gastroenteropathien*, *protein-calorische Unterernährung*, *Ödeme*, *Meteorismus, sekundäre Hyperoxalurie, Eisenmangel*). Dauerkost in Remissionsphasen: Bedarfsgerechte *leichte Vollkost* ● oder *Vollkost* ●.

Wilson'sche Krankheit (Kupferspeicherkrankheit)

Behandlungsprinzip die weitestmögliche Negativierung der Kupferbilanz (Ziel: Freies, nicht proteingebundenes Serum-Cu <0,5 µmol/l). Herabsetzung der alimentären Kupferzufuhr auf das therapeutisch effektive Mindestmaß (0,6–1 mg Cu/Tag; → *kupferarme Kost* ●) ist auf Dauer schwierig zu praktizieren und deshalb als alleinige Behandlungsmaßnahme meist wenig erfolgreich, verbleibt bei Unverträglichkeit für Chelatbildner jedoch gelegentlich die einzige therapeutische Alternative. Auffassungen über die Notwendigkeit einer diätetischen Kupferrestriktion als flankierende Maßnahme bei Chelatbildnermedikation (vgl. *Arzneimitteltherapie: D-Penicillamin*) bisher kontrovers. Empfehlenswert in jedem Fall jedoch das Vermeiden besonders kupferreicher Lebensmittel (→ *Kupfer* ▲), die Überprüfung des Kupfergehalts des Leitungswassers (Limit hier: < 100 µg = 1,5 µmol Cu/l; ggf. Beschaffung von entmineralisiertem Wasser als Trink- und Kochwasser) und die Ausschaltung von Küchen- und Essgeschirr aus kupferhaltigem Material (zu ersetzen z. B. durch feuerfestes Glas, Porzellan oder Keramik). Zusätzlich zu erwägen: *Zink* medikamentös in hoher Dosierung oral (>25 mg elementares Zink/Tag als

Sulfat, Acetat oder Gluconat; bewirkt kompetitive Hemmung der Kupfer-
resorption). Kostgestaltung im übrigen je nach Begleit- und Folgestörungen (→ *Lebercirrhose).

Wundheilungsstörungen

Voraussetzung für ungestörte Gewebsregeneration nach Trauma oder
Operation ist die bedarfsgerechte Verfügbarkeit von Nahrungsenergie
und essentiellen Nährstoffen, insbesondere den sog. Wundheilungsnähr-
stoffen Eiweiß, essentiellen Fettsäuren, B-Vitaminen, Vitamine C, A
und K, ferner Calcium, Magnesium, Eisen, Zink, Kupfer, Mangan, Selen
(*"Wound nutrition is in fact whole-body nutrition"!*). Praktisches Vorgehen nach gleichen Grundsätzen wie bei der ätiopathogenetisch vergleichbaren nutritiv bedingten Infektanfälligkeit (→ *Infektresistenzschwäche).
Vermeiden unnötig langer posttraumatischer bzw. postoperativer Nahrungspausen und -restriktionen. Enterale Ernährung ist effektiver als
parenterale Ernährung. Vgl. *Polytrauma, *Verbrennungskrankheit, *perioperative Ernährung*.

Zu beachten. Alkoholabusus und Zigarettenrauchen erhöhen das Risiko
von Wundheilungsstörungen.

Yersinioseprävention

Für gefährdete Personen (Immunschwächezustände, langzeitige Cortisonbehandlung, Cytostaticatherapie usw.) Vermeiden von rohem und
halbgarem Fleisch aller Art (insbesondere vom Schwein), ferner von
Krabben, Austern und sonstigen Muscheln, Gemüserohsalaten sowie von
roher (auch pasteurisierter) Milch und allen daraus ohne Erhitzen hergestellten Zubereitungen. Kühlschranklagerung verhindert die Vermehrung
des Erregers Yersinia enterocolitica (= Bacterium enterocolicum) nicht.

Zahncariesprävention

Prinzip. Adjuvant zu optimaler Mundhygiene (sorgfältige Zahnreinigung
nach jeder Aufnahme fester, gründliche Mundspülung nach jeder Aufnahme kohlenhydrathaltiger flüssiger Nahrung) weitestmögliche *Ausschaltung ernährungsgebundener cariogener Risikofaktoren*. Minimierung von Häufigkeit und Dauer des Kontakts der Zahnsubstanz mit mi-
krobiell vergärbaren Kohlenhydraten: Saccharose (Kochzucker, auch
brauner Zucker und Zuckersirup), Maltose, Lactose, Glucose, Fructose,

Invertzucker, Honig (Stärke besitzt dagegen nur etwa $1/10$ der Cariogenität der genannten Zucker, wirkt allerdings anhaltender cariogen als diese). Herabsetzung der absoluten Menge (wünschenswert < 40 g/Tag oder < 15 kg Zucker/Jahr) sowie insbesondere der Häufigkeit des Verzehrs zuckerhaltiger Nahrung. *„Der moderne Mensch leidet an Zuckerüberfütterung"* (Th. M. MARTHALER). Sicherstellung ausreichender Versorgung mit **Calcium* ▲ und dem für die Zahnentwicklung und Zahnerhaltung als essentiell zu betrachtenden Spurenelement Fluor *(→ *Fluorid ▲)* bei im übrigen bedarfsgerechter Energie- und Nährstoffzufuhr.

Praktisches Vorgehen

1. Basisernährung eine biologisch vollwertige, d. h. Energie und essentielle Nährstoffe (besonders zu beachten: **Calcium* ▲, **Vitamin D* ▲!) bedarfsgerecht enthaltende, jedoch *zuckerarm zu gestaltende* altersstufengemäße **Vollkost* ● (Säuglinge: Muttermilch oder bedarfsgerechte künstliche Säuglingsnahrung je nach Lebensalter, jedoch nicht als hauptsächliche Nahrung über das erste Lebensjahr hinaus; *keine gewohnheitsmäßige Zufütterung von gezuckerten sog. Kindertees* → **Säuglinge: Zuckertee-Syndrom*). Bevorzugung der Lebensmittel mit niedrigem glykämischem Index (vgl. S. 37). Zur Anregung von Kautätigkeit und Speichelfluß vom Kleinkindesalter an reichlicher Einsatz geeigneter ballaststoffreicher Nahrungsmittel (Vollkornerzeugnisse, grobes Gemüse, rohe Karotte, rohe Steckrübe, roher Kohlrabi, Rettich, Radieschen, rohe feste Äpfel mit Schale usw.)
2. *Beschränkung der Aufnahme zuckerhaltiger Speisen und Getränke auf die Hauptmahlzeiten* (2–3 pro Tag). Keine Kohlenhydrataufnahme ohne nachfolgende Zahnpflege in irgendeiner Form kurz vor dem Schlafengehen.
3. *Möglichst selten zuckerhaltige Zwischenmahlzeiten!* Anstelle von Kuchen und süßen Näschereien besser ein belegtes Brot oder Brötchen, eine Portion Nüsse, Frischobst (außer Banane), Joghurt pur o. ä. Anstelle gezuckerter Limonaden oder süßer Säfte besser ein zuckerfreies Getränk (Kaffee, Tee, Mineralwasser), einen ungezuckerten Obstpresssaft oder ein Glas Milch. Wenn ein süßer Zwischenimbiß genommen werden soll, dann möglichst nur mit Süßung durch weniger stark cariogenen oder acariogenen *Zuckeraustauschstoff* (Xylit, Sorbit[1], Mannit) oder durch *Süßstoff* (Saccharin, Cyclamat, Aspartame usw.) anstelle von Zucker. Bevorzugung als „zahnfreundlich" oder „zahnschonend" deklarierter Süßwaren! Alle stärker zuckerhaltigen und/oder *klebrigen Produkte* sind unter dem Gesichtspunkt der Cariespräven-

---

[1] Einige in Zahnplaques vorkommende Bakterienarten können bei häufigem Kontakt mit Sorbit die Fähigkeit entwickeln, diesen Zuckeraustauschstoff unter Freisetzung cariogener Säuren abzubauen.

tion für Zwischenmahlzeiten ohne Möglichkeit zu anschliessender Zahnreinigung *nicht empfehlenswert* (übliche süße Backwaren und Brotaufstriche, Honig, Cremefüllungen, Süßspeisen, Früchtejoghurts, Speiseeis, Bananen, Trockenobst, Bonbons, Pralinen, Schokoladenerzeugnisse, gezuckerte Säfte und Limonaden u. ä.). Auch sehr *saure Säfte* und stark *säurehaltiges Obst* (z. B. Orangen; hohes erosives Potential!) sollten nicht gewohnheitsmäßig ohne anschliessende Mundspülung genossen werden; je geringer der Speichelfluss (vgl. **Mundtrockenheit*), desto höher das Risiko der Zahnerosion. Bei kommerziellen Fruchtsaftgetränken Bevorzugung mit Calciumlactat angereicherter Fabrikate. Cariespräventiv wirksam ist wahrscheinlich auch der Brauch des Angebots einer aus Käse bestehenden Nachspeise zu jeder Mahlzeit, ebenso die in der Ukraine mancherorts üblich gewesene postprandiale Mundspülung mit Sonnenblumenöl.

Im Gegensatz zu vielen anderen (und dann meist zwingenderen) diätetischen Indikationen entsprechen dem Prinzip der Cariesprävention eher *seltenere Mahlzeiten* mit längeren Nahrungspausen als häufige kleine Mahlzeiten mit kürzeren Nahrungspausen. Sehr empfehlenswert der Genuß eines (nach Möglichkeit „zahnfreundlichen") Kaugummis unmittelbar nach jeder Mahlzeit. Auch ungezuckerter schwarzer Tee, als Getränk und für Mundspülungen, soll die Zähne vor stärkerem Belag und Caries schützen können; weitere Erfahrungen bleiben abzuwarten.

Fluoridprophylaxe. Einfachste und wirksamste anticariogene Präventivmaßnahme, eröffnet in Verbindung mit vorgenannter Kostregelung die Chance, das natürliche Gebiß während des ganzen Lebens funktionsfähig zu erhalten. Alimentäre Fluoridversorgung erreicht aufgrund zu geringen bioverfügbaren Fluoridgehalts von Trinkwasser und fast allen verzehrsüblichen Nahrungsmitteln die wünschenswerte Höhe (1,5 mg/Tag für den Erwachsenen) bei der Mehrzahl der Verbraucher nicht. Möglichkeiten einer rein diätetischen Fluoridanreicherung der Kost (bestimmte Meerestiere, schwarzer Tee) sehr begrenzt (vgl. S. 29). Zusätzliche Fluoridsupplementierung deshalb unverzichtbar.

1. *Individualprophylaxe.* Bei niedrigem Fluoridgehalt des Trinkwassers (unter 0,75 mg Fluorid/l, zutreffend für über 99 % der Gemeinden der Bundesrepublik Deutschland) Fluoridverabfolgung in Form von Tabletten, beginnend im frühen Säuglingsalter, fortzuführen mindestens bis zum vollständigen Durchbruch des bleibenden Gebisses (12.–16. Lebensjahr). Dosierung je nach Lebensalter und natürlichem Fluoridgehalt des Trinkwassers (letzterer zu erfahren beim örtlichen Gesundheitsamt oder Wasserwerk). Fluoridtabletten nach Möglichkeit lutschen oder langsam im Munde zergehen lassen. Gravierender Unsicherheitsfaktor der medikamentösen Prophylaxe die Notwendigkeit

korrekter Tabletteneinnahme über viele Jahre. Verträglichkeitsprobleme dagegen nicht zu befürchten. Toxikologisch relevanter Dosisbereich beginnt erst bei täglicher Aufnahme etwa der 10fachen Menge der für die Cariesprävention empfohlenen Fluoriddosis. Zu vermeiden ist jedoch auch jede leichtere, nur kosmetisch (als *dentale Fluorose)* in Erscheinung tretende Überdosierung (wenn Fluoridaufnahme während der Zahnentwicklung >2 mg/Tag, z.b. bei Fluoridgehalt des Trinkwassers >3 mg/l). Unerläßlich deshalb die sorgfältige individuelle Kalkulation der Fluoridversorgung (aus häuslichem Trinkwasser, kommerziellen Säuglingsmilchnahrungen, medikamentöser Supplementierung, fluoridiertem Speisesalz, fluoridhaltigen Zahnpasten, evtl. zahnärztlichen Applikationen usw.) für jeden Einzelfall. Kriterium angemessener Versorgung: Renale Fluoridausscheidung von ca. 1,5 mg/ 24 Std. (Erwachsene).

Zur Cariesprävention empfohlene Nahrungsergänzung in Form von Tabletten (Anzahl von 0,25 mg-Fluoridtabletten in Abhängigkeit vom Trinkwasserfluoridgehalt; abgewandelt nach D-A-CH [26])

Trinkwasserfluorid mg/l	< 0,3	0,3–0,7	> 0,7
Säuglinge:	1	–	–
Kinder:			
1 bis unter 4 Jahre	1	–	–
4 bis unter 7 Jahre	2	1	–
7 bis unter 15 Jahre	4	2	–
Jugendliche und Erwachsene:			
15 bis 65 Jahre und älter	4	2	–
Schwangere, Stillende:	4	2	–

Alternativ kann (außer bei Säuglingen und Kleinkindern) anstelle der Fluoridtabletten eine angemessene Menge fluoridiertes Speisesalz (0,25 mg F/g Salz) gegeben werden. Zweckmäßigerweise sollte beim einzelnen Konsumenten jedoch *nur eine Form* systemischer Fluoridsupplementierung Anwendung finden (Fluoridtabletten *oder* fluoridiertes Speisesalz).
2. *Kollektivprophylaxe: Fluoridierung des Trinkwassers* mit 1 mg Fluorid pro Liter. Gilt als einer der bedeutendsten Fortschritte in der Geschichte der präventiven Medizin, hinsichtlich Effizienz und Sicherheit weltweit anerkannt, von der WHO empfohlen, seit Jahrzehnten in vielen Ländern (u. a. USA, Schweiz) bewährt, in der Bundesrepublik Deutschland aus rational schwer nachvollziehbaren Gründen bisher nicht realisierbar. In Gebieten mit Trinkwasserfluoridierung ist

(ebenso wie bei genuinem Trinkwasserfluoridgehalt von $> 0,7$ mg/l) eine zusätzliche individuelle Fluorideinnahme, z. B. in Form von Tabletten oder Speisesalz, nicht mehr indiziert. Die *Fluoridierung des Speisesalzes* (250 mg Fluorid/kg Salz, d. h. 0,25 mg Fluorid in 1 g Salz), in Verbindung mit Speisesalzjodierung (z. B. Kombinationspräparat „Jodsalz mit Fluorid" mit 0,25 mg Fluorid plus 20–25 µg Jod pro Gramm Salz, letzteres zur Prophylaxe der **Jodmangelstruma*), stellt für die jüngeren Altersklassen besonders dann eine vielversprechende Alternative zur Trinkwasserfluoridierung dar, wenn auch die Jodversorgung verbesserungsbedürftig ist. Die Kontraindikationen für eine erhöhte Kochsalzzufuhr (Ödeme, arterielle Hypertonie, Herzinsuffizienz) sind zu beachten.

Zahnextraktion; Pulpaamputation; Wurzelspitzenresektion

Aufnahme fester Nahrung erst wieder nach völligem Abklingen der Lokalanästhesie. Häufig wird bereits nach wenigen Stunden normale **Vollkost* ● wieder toleriert. Andernfalls Kostwahl nach individueller Verträglichkeit *(→ akute *Kauinsuffizienz)*. Kein Trinken mit Strohhalm! Am Tage der Extraktion Karenz für coffeinhaltige, CO_2-haltige und alkoholische Getränke.

Zahnlosigkeit

Diätetisches Vorgehen → *chronische *Kauinsuffizienz.* Bei der von den Patienten meist praktizierten Form einer breiigen oder *flüssig-breiigen (pürierten) Kost* ● zu beachten: Bedarfsgerechte Versorgung mit Eiweiß, mit wasserlöslichen Vitaminen, mit Mineralstoffen, Spurenelementen und Ballaststoffen. Fleisch, Vollkornprodukte, Obst und Gemüse in geeigneter Zubereitung! Vermeiden überhöhten Konsums an „feinen" Kohlenhydraten und gesättigtem Fett (Risiko von **metabolischem Syndrom* und Folgekrankheiten).

Zieve-Syndrom (Leberaffektion mit phasenweisen Schüben von Gelbsucht und Blutfetterhöhung)

Absolute Alkoholkarenz allein führt in der Mehrzahl der Fälle binnen 4–6 Wochen zum Verschwinden aller Symptome. Fettmodifizierte zuckerarme Kost *(*Hyperlipoproteinämie-Basisdiät* ●) beschleunigt den

Rückgang von *Hypertriglyceridämie* und *Hypercholesterinämie*. Klinisch manifeste weitere Lebersymptomatik erfordert entsprechende Kostanpassung *(*Fettleber, *Lebercirrhose)*. Sonstige von Fall zu Fall zu erwägende diätetische Maßnahmen → *Alkoholismus*.

Zinkmangel

Erhöhung der alimentären Zinkaufnahme durch verbesserte Versorgung mit Fleisch, Käse, Milch und Eiern, den besten Quellen bioverfügbaren Zinks (besonders sorgfältig zu kalkulieren und gelegentlich problematisch bei Vegetariern). Ziel: ungefähr 0,7–0,8 µg Zn/ml (>11 µmol/l) Blutserum. In Vollkornerzeugnissen, Weizenkeimen und Hülsenfrüchten ebenfalls reichlich enthaltenes *Zink* ▲ ist bei proteinarmer Ernährung enteral weniger gut ausnutzbar. Vermeiden *überhöhten* Verzehrs von Getreiderohbreien, Kleie, Nüssen u. ä. phytatreichen Grobvegetabilien. Sicherstellung bedarfsgerechter Versorgung mit Vitamin A (→ *Retinol-Mangel*).

Bei Intoleranz für die genannten zinkreichen Nahrungsmittel, bei sehr hohem Defizit, bei stark erhöhtem Bedarf oder Resorptionsstörungen *(*Malabsorption)* zusätzlich medikamentöse Substitution (20–100 mg Zinkoxid/Tag und mehr), erforderlichenfalls Zink auch parenteral. Gleichzeitige orale Medikation mit Eisen oder Tetracyclinen verschlechtert die enterale Zinkresorption. Vgl. *Akrodermatitis enteropathica*.

Zollinger-Ellison-Syndrom
(tumorinduzierte Hypergastrinämie
mit hochgradiger Magensaftübersäuerung
und schwer verlaufender peptischer Ulcuskrankheit)

Konservative (präoperative) Behandlung. Nach Korrektur häufiger Flüssigkeits- und Elektrolytimbalancen Kostaufbau entsprechend jeweiliger Toleranz: Ausgehend von einer bedarfsgerechten *leichten Vollkost* ● sorgfältige Ausschaltung aller individuell unverträglichen Nahrungsbestandteile (Ernährungsanamnese!). Besondere Zurückhaltung mit scharfen Gewürzen, sauren Speisen und Getränken sowie Bohnenkaffee und Colagetränken. Alkoholkarenz. *Reichlich Ballaststoffe*. Häufige kleine Mahlzeiten. Keine unnötig langen Nüchternperioden. In kritischen Phasen parenteraler Ausgleich von Flüssigkeits- und Elektrolytimbalancen und vorübergehend *parenterale Ernährung* ●. Symptombezogene Maßnahmen → *exsudative Gastroenteropathien, peptische *Ulcuskrankheit, *Diarrhoe, *Steatorrhoe, *Malabsorption, *Hypokaliämie*.

Zungenbrennen (Glossopyrosis, Glossodynie)

Diätetisch soweit beeinflußbar, wie Ernährungsfaktoren ursächlich beteiligt sind. Sicherstellung bedarfsgerechter Versorgung mit allen essentiellen Nährstoffen im Rahmen einer calorisch angemessenen *leichten Vollkost* ● oder indizierten Diätkost. Beseitigung objektivierbarer Ernährungsmängel (*Eisenmangel, *B-Vitaminmangel*, speziell *Cobalaminmangel*, im übrigen → *Glossitis*). Vermeiden scharf gewürzter Gerichte, sehr heißer Suppen und Getränke sowie konzentrierter Alkoholica. Überprüfung der Kosteinstellung bei *Diabetes mellitus*, bei *Achylia gastrica* und Zuständen von *Malabsorption*. Berücksichtigung allfälliger *Nahrungsmittelallergien und -pseudoallergien* (z. B. gegen Lebensmittelzusatzstoffe).

Zwergfadenwurmkrankheit (Strongyloidiasis)

Symptombezogene Maßnahmen → *Übelkeit, gehäuftes *Erbrechen, *Diarrhoe, *Malabsorption, protein-calorische *Unterernährung*.

Diätetische Prävention (tropische und subtropische Endemiegebiete) wie bei *Hakenwurmkrankheit*.

Indikationen im Säuglingsalter[1]

Säuglinge: Abstilldyspepsie

Entwöhnung von der Mutterbrust gelingt um so sicherer, je älter der Säugling ist, je mehr die Zusammensetzung der neuen Nahrung derjenigen der Muttermilch ähnelt und je behutsamer die Umstellung erfolgt.

Praktisches Vorgehen. Zunächst nur Ersatz *einer* Brustmahlzeit durch eine Mahlzeit der altersentsprechenden künstlichen Nahrung (S. 107 f.). Erst wenn darunter nach mehrtägiger Beobachtung keine Störung erkennbar, Austausch einer zweiten Brustmahlzeit usw., bis alle Brustmahlzeiten durch die neue Milchnahrung ersetzt sind (Vorteil derartigen suc-

---

[1] Die zahlreichen über das Säuglingsalter hinaus und oft bis ins Erwachsenenalter diätetisch behandlungsbedürftigen Erkrankungen (Fructoseintoleranz, Galactosämie, Phenylketonurie usw.) finden sich im vorangehenden allgemeinen Teil der Speziellen Indikationen (S. 151 f.), leicht auffindbar auch über das Sachverzeichnis (S. 615 f.).

cessiven Vorgehens: Mutterbrust bleibt für den Fall eines Mißerfolgs zunächst funktionsfähig). Bei Entwicklung einer *dyspeptischen Störung* Rückkehr zu ausschliesslicher oder überwiegender Muttermilchernährung bis zum meist raschen Abklingen der Dyspepsie. Nach einiger Zeit sodann neuerlicher, noch vorsichtigerer Versuch des Abstillens. In Problemfällen weiter bestehender Durchfälle diätetisches Vorgehen wie bei *akuter Ernährungsstörung* (S. 518 f.). Bei Therapieresistenz an die Möglichkeit einer **Kuhmilchproteinintoleranz*, eines **Saccharase-Isomaltase-Mangels* o. ä. denken. *Kein vorzeitiges Abstillen ohne zwingende Indikation!*

Säuglinge: Acidose, späte metabolische

Stoppen der relativ zu hohen Zufuhr an Eiweiß und sauren Valenzen durch Unterbrechung bisheriger Kuhmilchernährung für 1–1 ½ Tage (ersatzweise Fütterung mit Ringer-Traubenzucker-Lösung o. ä.) und schrittweisen Übergang auf eine standardisierte *Säuglingsanfangsnahrung* (S. 596). Kontrollierte orale Bicarbonatsubstitution (1–4 mmol $NaHCO_3$/kg/Tag) bis zur funktionellen Reifung des renalen Säureausscheidungsvermögens.

Prävention. Aufgrund geringeren Anfalls renal auszuscheidender Nettosäuren ist *Frauenmilchernährung* für Säuglinge mit Acidoserisiko (Neugeborene, Frühgeborene) vorteilhafter als Ernährung mit (insbesondere nicht adaptierten) Kuhmilchnahrungen.

Säuglinge: Adipositas (calorische Überernährung)

Beim *künstlich ernährten Säugling* Ermittlung und Ausschaltung der Quelle der zu hohen Energiezufuhr. *Reduzierung des überhöhten Nahrungsangebots* (inadäquate Mengen oder fehlerhafte Zusammensetzung der künstlichen Säuglingsmilchnahrung, zu frühe oder zu kohlenhydratreiche Beikost u. ä.) auf die Höhe der Empfehlungen für das entsprechende Lebensalter. Vorbeugend *Vermeiden jeder Art von Überfütterung*, insbesondere bei einem Geburtsgewicht von über 4000 g. Beim *voll gestillten Säugling* (sehr seltene Behandlungsindikation) Beschränkung der Mahlzeiten auf 5 pro Tag. Bei allzu milchreicher Mutterbrust zu erwägen: Einschränkung der Trinkdauer sowie vorzeitiger Beginn (3.–4. Monat) mit Beifütterung von Gemüse und Obst *vor* der mittäglichen Brustmahlzeit mit dem Ziel, diese dann bald durch eine Gemüse- oder Obstmahlzeit ganz zu ersetzen.

Teil 3

Säuglinge: Allergische Diathese („Atopie")

Bei zu vermutendem erhöhtem Allergierisiko (positive Familienanamnese, IgE-Spiegel im Nabelschnurblut > 2 µg/l oder $>0{,}9$ IU/ml)) unbedingt anzustreben: *Muttermilchernährung* (vertretbare Ausnahme, wenn die Mutter selbst massiv an Asthma oder atopischer Dermatitis leiden sollte). Bis zum Ingangkommen der Lactation kein Kuhmilchpräparat, sondern nur Dextrin-Maltose- oder Glucose-Saccharid-Lösung (Dextro®-neonat). Falls Muttermilchernährung nicht realisierbar, entweder

1. zunächst eine Aminosäurenahrung (Neocate®, Nutrijunior®) oder semielementare Proteinhydrolysatnahrung (Nutramigen®, Pregestimil® o. ä.) bis zur allergologischen Klärung der Situation und eventuell gegebener Möglichkeit der gezielten Ausschaltung identifizierter spezieller Allergene (insbesondere Kuhmilch) aus weiterer künstlicher Ernährung *oder*

2. (zur Allergieprävention in leichteren Fällen, *nicht jedoch zur Behandlung einer gesicherten Kuhmilchallergie*) von vornherein Übergang auf hypoallergene Säuglingsanfangsnahrung auf Basis enzymatisch partiell hydrolysierten Molkenproteins (z. B. Aletemil® H. A., auch für die Zwiemilchernährung) als Dauernahrung bis Ende des 6. Lebensmonats.

In jeder Behandlungsphase Sicherstellung ausreichender Versorgung mit Energie und allen essentiellen Nährstoffen!

Praktisches Vorgehen zur Prävention

1. Optimal lange, d. h. über mindestens 6 Monate andauernde *Muttermilchernährung* (Ziel: Zeitgewinn, da Allergiebereitschaft mit dem Heranwachsen des Säuglings abnimmt). Für Zwiemilchernährung bzw. bei Stillunfähigkeit zunächst eine Aminosäuren-, Hydrolysat- oder hypoallergene Säuglingsanfangsnahrung (s. o.). Beim weiteren Kostaufbau Vermeiden der Nahrungsmittel, gegen welche schon die Mutter allergisch ist.

2. Im Energie- und Nährstoffgehalt *bedarfsgerechte Ernährung der stillenden Mutter* unter Ausschaltung der bei ihr gesicherten Nahrungsmittelallergene (Kuhmilch, Hühnerei, Fisch, Nüsse o. ä.) während der ganzen Stillzeit.

3. *Kein unnötiger vorzeitiger nutritiver Kontakt des Säuglings mit* vergleichsweise häufig allergogen wirkenden *Fremdeiweißen* (Kuhmilch, Soja, Getreide, Fisch, Ei, Nuß, Kakaoerzeugnisse usw.); auf einige der genannten Allergenträger kann bei sorgfältiger Kostplanung unbedenklich jahrelang ganz verzichtet werden.

4. Einführung der *Beikost* erst ab 6. Monat, nur schrittweise (Zulage von Woche zu Woche) und jeweils nur mit einer Sorte z. B. in der Reihen-

folge Karotten-, Kartoffel-, Getreidebrei usw. unter Überwachung der Verträglichkeit. Fleisch (auch Huhn) in der Regel erst ab 8. Monat, übliche Milcherzeugnisse und Ei frühestens ab Beginn des 2. Lebensjahrs. Die Auswahl der angebotenen Lebensmittel soll nur so groß sein, daß eine biologisch vollwertige Ernährung gewährleistet ist. *Keine unnötige Diversifikation in der Säuglingsernährung!* [4, 96]

Säuglinge: Amylasemangel, isolierter transitorischer

Eliminierung (junge Säuglinge) bzw. toleranzangepaßte Reduktion (ältere Säuglinge) der Zufuhr *amylaseabhängiger Polysaccharide* (Stärkemehle, Zwieback, Schleime). Ernährung zunächst *ausschliesslich* mit *Frauenmilch* oder polysaccharidfreier **Säuglingsmilchnahrung* ● (Deklaration der enthaltenen Kohlenhydratart beachten!). Ab etwa 5. Lebensmonat von Zeit zu Zeit Probebelastung mit einer stärkehaltigen Säuglingsnahrung, einer Folgemilch oder einer geeigneten Beikostzulage; im Fall der Toleranz entsprechende Kosterweiterung. Zunehmende Reifung der Amylaseaktivität im Laufe des zweiten Lebenshalbjahrs erlaubt meist allmähliche Anhebung des Polysaccharidgehalts der Kost zur altersüblichen Norm.

Säuglinge: Cardiainsuffizienz (Chalasie; „Klaffende Cardia")

Umsetzung auf eine *konsistentere*, mit Trockenschleim oder Johannisbrotkernmehl (Präparat Nestargel®) *angedickte*, im übrigen *altersstufengerechte Säuglingsmilchnahrung.* Fütterung in häufigen kleinen Mahlzeiten. Beim Brustkind Vorfütterung von einigen Löffeln Brei vor jedem Anlegen. Details →**Säuglinge: Erbrechen, sog. habituelles.*

Säuglinge: Chloriddiarrhoe (Chloridmalabsorption), angeborene

Neben nach Möglichkeit beizubehaltender altersentsprechender Säuglingskost zunächst parenterale *Substitution von Kochsalz und Kaliumchlorid* in isoosmolarer Lösung bis zur Auffüllung des meist beträchtlichen Elektrolyt- und Flüssigkeitsdefizits *(hypotone *Dehydratation).* Zufuhr von Natrium und Kalium im Verhältnis von 3:1 beim Neugeborenen, 2:1 beim älteren Säugling. *Keinen übereilten Ausgleich der Hyponatriämie anstreben!* Von akuten hypoosmolaren Notfällen abgesehen, keine Anhebung des Natriumspiegels im Blut um mehr als 12 mmol/l/24 Std.

Keine Infusion hyperosmolarer Lösungen! Überwachung von Plasmaionogramm und renaler Chloridausscheidung. *Kriterium ausreichender
Chloridversorgung:* Plasmachlorid > 95 mmol/l, renale Chloridausscheidung > 2 mmol/kg/24 Std. Nach etwa 1–2 Wochen allmählicher Übergang auf *orale Dauersubstitution* mit einer 0,7 % (120 mmol/l) NaCl und
0,3 % (40 mmol/l) KCl enthaltenden Mischlösung (bei Neigung zu Hyperkaliämie abzuwandeln: 0,9 % NaCl und 0,2 % KCl). Nach wechselndem individuellem Bedarf (meist etwa 8–12 mmol Chlorid/kg/24 Std.) zu bemessende Tagesdosis der Substitutionslösung wird auf die einzelnen
Mahlzeiten aufgeteilt und Säften oder sonstiger geeigneter Säuglingsnahrung zugemischt. *Sicherstellung ausreichender Flüssigkeitszufuhr!* Bei interkurrenten Erkrankungen meist zusätzliche parenterale Substitution
von Flüssigkeit und/oder Chlorid erforderlich.

Säuglinge: Chloridmangel-Syndrom, alimentäres

Chloridsubstitution in Form einer (meist oral möglichen) Kochsalz- und
Kaliumchloridzulage zur altersentsprechenden Säuglingsnahrung, beginnend mit etwa 10 mmol = 0,35 g Chlorid (entsprechend 0,6 g NaCl)/kg/
Tag, schrittweise zu reduzieren auf schliesslich 3 mmol = 0,1 g Chlorid
(entsprechend 175 mg NaCl)/kg/Tag (Gesamtzufuhr). Beseitigung der
häufig begleitenden hypotonen Dehydratation. Bei *Flaschenkindern* Umsetzen auf ausreichend chloridhaltige Säuglingsmilchnahrung (9 mmol
= 320 mg Chlorid/l; Analysenwerte des Herstellers beachten!). Bei *Brustkindern* Überprüfung des Chloridgehalts der Muttermilch (normal
> 8 mmol/l) und ggf. Komplettierung der Ernährung durch Versuch der
Zufütterung von Kochsalzlösung in etwas abgepresster Milch (bis ca.
3 mmol = 175 mg NaCl/kg/Tag) oder Übergang zu Zwiemilchernährung
mit chloridreicherem Säuglingsmilchpräparat. Überwachung der Chlo-
ridwerte im Blut und Urin (*Ziel:* Plasmachlorid > 95 mmol/dl, Harnchlorid > 10 mmol/l).

Säuglinge: Darmlabilität

Solange das Gedeihen des Kindes nicht ernsthaft beeinträchtigt, keine Indikation für eingreifendere diätetische Maßnahmen. *Kein vorzeitiges Abstillen eines „darmlabilen", aber gut gedeihenden Brustkindes!* Allenfalls
leichte Trinkmengenkorrektur im (seltenen) Fall einer Überfütterung an
der Brust (Einschränkung der Trinkdauer; vgl. *Säuglinge: Adipositas).*
Beim *Flaschenkind* Überprüfung der bisherigen Nahrung auf altersentsprechende Zusammensetzung und fehlerfreie Dosierung der Einzel-

bestandteile. Hilfreich des öfteren die Zufütterung von etwas *Karottenreisschleim*, gelegentlich auch die schrittweise Umsetzung auf eine lactoseärmere Säuglingsnahrung (z. B. Nestlé al 110). *Größte Vorsicht mit jeder Art abrupter Nahrungsumstellung!* Diätetisches Vorgehen bei zugleich bestehender Gedeihstörung (Gewichtsstillstand, Gewichtsverlust) → **Säuglinge: Ernährungsstörungen.*

Säuglinge: Dehydratation (Exsiccose, „Austrocknung")

In *leichteren Fällen* (kein Erbrechen, keine stärkere Bewußtseinstrübung, kein Gewichtsverlust von wesentlich mehr als 10 %) vielfältige Möglichkeiten einer *oralen Rehydratation:*
1. Gezuckerter (3–4 %) und gesalzener (0,3 %) Kräutertee oder dünner schwarzer Tee.
2. Sog. Drittel-Lösungen (z. B. $^1/_3$ Ringer-Lösung, $^2/_3$ Glucose-Lösung 5 %ig).
3. Kommerzielle Präparate vom Typ der WHO- oder ESPGAN-Rehydratationslösungen (S. 203, 518; optimales Ionenverhältnis noch nicht für jede Indikation bis ins letzte Detail ausdiskutiert).
4. Reisschleim-Elektrolyt-Lösung (Fa. Töpfer), aufgrund spezieller Zusammensetzung besonders für dyspepsiebedingte Dehydratationszustände (→ **Säuglinge: Akute Ernährungsstörungen)* geeignet.

Trinkmenge in der Regel unbegrenzt (mindestens 150–200 ml/kg/24 Std., 10 ml/kg/Std. während der ersten 8 Stunden). *Keine zusätzliche Kaliumanreicherung ohne Kenntnis des Serumkaliumwertes oder in Fällen ohne funktionierende Diurese.* Weitere Kostgestaltung je nach Grundleiden und Umständen des Einzelfalls.

In *schweren Fällen* (anhaltendes Erbrechen, Kollaps, Bewußtlosigkeit, Gewichtsverlust wesentlich über 10 %, Säuglinge unter 2500 g) Flüssigkeits- und Elektrolytsubstitution (Erhaltungsbedarf plus erlittene Verluste plus laufende Verluste) zunächst intravenös *(parenterale Rehydratation)* unter Beseitigung häufig begleitender *Elektrolytimbalancen* (Hyponatriämie, Hypernatriämie, Hypokaliämie usw.), jedoch keine übereilte Korrektur schwererer Natrium- und Flüssigkeitsimbalancen (d. h. völlige Normalisierung nicht unbedingt vor Ablauf der ersten 48 Stunden; Gefahr cerebraler Komplikationen!). Frühestmöglich daneben vorsichtiger Versuch *zusätzlicher oraler Flüssigkeitsverabfolgung* (Rehydratationslösungen, s. o.), baldmöglichst auch Beginn mit Zufuhr konsistenterer Nahrung (Säuglingsmilchen, sog. Heilnahrung). Details der weiteren Kostgestaltung je nach Grundleiden (meist *akute Ernährungsstörungen)* und vordergründiger Symptomatik. Häufig über mehrere Tage fortbestehendes *Kaliumdefizit* ist besonders zu beachten (Zulage von Obst- und Gemüsesäften, Karottensuppe, Banane, geriebenem Apfel u. ä. je nach Lebensalter). Zur Frage spezieller Maßnahmen in Fällen eines pathogenetisch und symptomatologisch weiter differenzierbaren Dehydratationszustands (isoton, hypoton, hyperton usw.) vgl. *Dehydratation; extracelluläres Flüssigkeitsdefizit* (S. 222 f.).

Säuglinge: Dermatitis seborrhoides MORO; Erythrodermia desquamativa (Leiner'sche Krankheit)

In Problemfällen, insbesondere bei den häufig voll gestillten, unter dieser Erkrankung jedoch schlecht gedeihenden Kindern zu erwägen: Übergang auf *Zwiemilchernährung* mit einer semielementaren Proteinhydrolysatnahrung oder einer fettarmen nährstoffdefinierten sog. *Heilnahrung* ● auf Kuhmilchbasis. Versuchsweise auch *Biotin* ▲ parenteral (5–10 *mg/*Tag). Kostgestaltung im übrigen je nach Art und Schwere begleitender Ernährungsstörungen (S. 518 f.).

Säuglinge: Diabetes mellitus (Zuckerkrankheit)

1. **Jüngere Säuglinge.** Nach Beseitigung allfälliger Flüssigkeits- und Elektrolytimbalancen Aufbau einer altersgemäßen Normalkost *(Muttermilch, kommerzielle Säuglingsmilchnahrung)*, verteilt auf zunächst 6–8 kleine Fütterungen im Tagesverlauf, unter entsprechend häufiger Gabe sehr kleiner Dosen oder kontinuierlicher Infusion von Insulin und engmaschiger Blutzuckerkontrolle. *Keine zu scharfe Stoffwechseleinstellung* (erhöhte Hypoglykämiegefahr!). Gleiches Vorgehen beim passageren *interkurrenten Säuglingsdiabetes.*
2. **Ältere Säuglinge.** Diabetesgerechte Abwandlung der altersgemäßen Normalkost, insbesondere mengenmäßig und in der Verteilung auf die einzelnen Mahlzeiten geregelte Kohlenhydratzufuhr sowie Ersatz der Zucker vom Glucosetyp durch polymere Kohlenhydrate (vgl. *Diabeteskost* ●).

Säuglinge: Diarrhoe, protrahierte „intraktable"

Beseitigung von Flüssigkeits- und Elektrolytimbalancen (Rehydratation; vgl. *Säuglinge: Dehydratation).* Wenn orale oder gastral/enterale Nährstoffaufnahme den Umständen nach nicht möglich, zunächst hochcalorische *parenterale Ernährung* ● bis zum Erreichen zufriedenstellender

Gewichtszunahme und ausreichender Toleranz für bedarfsgerechte orale Nahrungszufuhr. Frühestmöglich jedoch (je nach bioptischem Dünndarmmucosabefund) vorsichtiger Versuch eines anfangs *kuhmilch- und sojafreien oralen oder gastralen Nahrungsaufbaus,* wenn irgend möglich mit *Frauenmilch* (Beginn in 5–10 ml-Schritten), andernfalls mit lactosereduzierter oder lactosefreier *hypoallergener Semielementardiät.* Keine zu frühe Belastung mit Kuhmilchprotein! Erst nach bioptisch gesicherter Normalisierung der Dünndarmschleimhaut versuchsweiser weiterer Kostaufbau mit sorgfältig auf Toleranz auszutestenden nährstoffdefinierten *Heilnahrungen* ● auf Kuhmilchbasis (Beginn in 5 ml-Schritten). Sojamilchen für diese Indikation im allgemeinen nicht empfehlenswert. Beachtung möglicherweise bestehender sekundärer oder primärer Kohlenhydratintoleranzen (*Lactasemangel, *Glucose-Galactose-Malabsorption, *Saccharase-Isomaltase-Mangel u. ä.). Vergleichsweise gut verträgliche Energiequellen Maltodextrin und MCT-Fette (z. B. eine Semielementardiät mit annähernd 50 % des Energiegehalts als Fett, davon 60 % MCT). Auch im späteren Säuglingsalter bedarf die Ernährung oftmals sorgfältiger Anpassung an vielfältige individuelle Empfindlichkeiten, um eine bedarfsgerechte Energie- und Nährstoffversorgung sicherzustellen.

Prävention. Muttermilchernährung! *„Die beste Prophylaxe ist die engagierte Befürwortung des Stillens!"* (H.K. HARMS). Bei Ernährungsstörungen unterernährter Flaschenkinder im frühen Säuglingsalter (1. Lebensquartal) zu erwägen: Kostaufbau zunächst nur mit hypoallergener Semielementardiät, später Übergang auf hypoallergene teiladaptierte Säuglingsnahrung (auf Molkenproteinhydrolysatbasis, z. B. Aletemil H. A.®).

Säuglinge: Eisenmangel

Prävention. Kritische Versorgungslage (prälatenter bis latenter Eisenmangel) ausgetragener gesunder Säuglinge beginnt mit der Erschöpfung der kongenitalen Eisenreserve (Brustkinder 2. Lebenshalbjahr, Flaschenkinder 4.–5. Lebensmonat). Von diesem Zeitpunkt an *relativ hoher exogener Bedarf* (8 mg Fe/Tag; Ziel 0,1 mg *resorbierten* Eisens/kg/Tag) *mittels herkömmlicher* (d. h nicht eisenfortifizierter) *künstlicher Säuglingsnahrung in der Regel nicht ausreichend zu decken.* Deshalb empfehlenswert Verringerung des Anteils eisenarmer Kuhmilch auf ca. 0,5 l/Tag, beginnend spätestens ab 6. Lebensmonat, und Ersatz durch eisenreichere Nahrung (Fleisch, Kalbsleber, C-vitaminreiches Obst und Gemüse, Rohsäfte). *Selbst maximal tolerierbare Fleischmenge* bleibt in der Regel jedoch, auch zusammen mit dem übrigen Eisengehalt herkömmlicher

Säuglingsnahrung, *für alimentäre Bedarfsdeckung unzureichend. Zusätzliche Eisensupplementierung* (4–6 mg Fe/Tag; beim Flaschenkind spätestens ab 5. Monat, beim vollgestillten Brustkind etwa ab Zeitpunkt des Abstillens, jeweils mindestens bis zum Ende des 1. Lebensjahres) wird deshalb von den meisten Sachkennern für *erforderlich* gehalten.

Praktisches Vorgehen. Als kommerzielle Säuglingsmilchnahrung und Beikost, auch beim bis dahin gestillten Säugling, Verwendung möglichst nur *eisenangereicherter Markenerzeugnisse* (Deklaration beachten!). Alternative: *Medikamentöse Substitution* (4–6 mg Fe/Tag), insbesondere
1. bei Ernährung mit selbsthergestellter Flaschenmilchnahrung (Halbmilch usw.)
2. beim Ersatz zuvor verwendeter eisenangereicherter Fertigmilchnahrung durch einfache Molkereivollmich gegen Ende des zweiten Lebenshalbjahres. Eisenmedikation nicht gleichzeitig mit der Zufuhr milchhaltiger Nahrung. Bei teilgestillten Kindern auch keine eisenangereicherte Nahrung zugleich mit Brustmahlzeit. *Beste Prophylaxe eines Eisenmangels* für die ersten 6–8 Lebensmonate bleibt im übrigen *die langzeitige Vollstillung* (ohne unnötig frühe Zufütterung von Beikost) über mindestens 5 Monate!

Therapie manifesten Eisenmangels. Ernährung wie vorstehend. Zusätzlich höher dosierte medikamentöse Eisensubstitution.

Säuglinge: Ekzem („Milchschorf"); atopische Dermatitis; Neurodermitis

Adjuvante diätetische Korrekturen können in Einzelfällen den Krankheitsverlauf günstig beeinflussen. *Brustkinder:* Seitens der stillenden Mutter für einige Wochen versuchsweise Verzicht nicht nur auf allfällige bei ihr gesicherte nutritive Allergene, sondern auch auf Nahrungsmittel von erfahrungsgemäß allgemein erhöhter allergener Potenz (Kuhmilch, Fisch, Hühnerei, Nüsse usw. → **Nahrungsmittelallergie;* dabei zu beachten eine weiterhin bedarfsgerechte Versorgung mit allen essentiellen Nährstoffen → **stillende Mütter*). Im Erfolgsfall Beibehaltung dieser Maßnahme für ganze Stillzeit. Beim Ausbleiben eines Effekts zu erwägen: Übergang auf Zwiemilchernährung des Säuglings unter Verwendung einer antigenreduzierten Proteinhydrolysatnahrung *oder* notfalls (bei unbeeinflußbarer Dermatitis, Wachstumsrückstand usw.) gänzliches Stoppen der Muttermilchernährung und Ersatz durch eine synthetische Aminosäurennahrung. *Flaschenkinder:* Proteinhydrolysatnahrung an Stelle üblicher Säuglingsmilchnahrungen unter Optimierung des Ernährungszustands: Beim überernährten pastösen Kind Korrektur der überhöhten

Nahrungszufuhr (→ *Säuglinge: Adipositas)*, beim untergewichtigen Säugling geeignete Kostzulage (versuchsweise auch polyensäurereiches Pflanzenöl) mit dem Ziel der Gewichtsnormalisierung. Beim älteren Säugling rechtzeitig (3. Trimenon) Herabsetzung des Milchanteils der Kost (0,3–0,5 l/Tag) und Ersatz durch im Proteingehalt adäquate Menge von Fleisch und geeigneten Fleischprodukten. Ermittlung und Ausschaltung allfälliger nutritiver Allergene (→ *Säuglinge: Allergische Diathese; Kuhmilchproteinintoleranz)*.

Prävention bei familiärer atopischer Belastung: *Muttermilchernährung* für mindestens 6 Monate (unter Minimierung des Konsums gesättigter Fette und bestmöglichem Vermeiden potentieller Nahrungsmittelallergene seitens der stillenden Mutter, s. o.). Keine unnötig frühe Verabfolgung kuhmilch-, soja-, hühnerei- oder fischhaltiger Nahrung an den Säugling.

Säuglinge: Enterocolitis, nekrotisierende neonatale

Völlige orale Nahrungskarenz über mindestens 2 Wochen. Totale *parenterale Ernährung* ●. Vorsichtiger Wiederaufbau oral/gastraler Ernährung möglichst mit *Frauenmilch* (Beginn mit 12mal 3–4 ml/24 Std.), erforderlichenfalls in Kombination mit lactosefreier Proteinhydrolysatnahrung oder kommerzieller Frühgeborenennahrung, unter entsprechender allmählicher Reduktion der parenteralen Ernährung.

Prävention: Weitestmöglich Ernährung mit *Muttermilch.*

Säuglinge: Erbrechen, sog. habituelles; gastrooesophagealer Reflux

Fütterung in *häufigen kleinen Portionen* (8–10 Mahlzeiten/Tag). *Andikken der altersentsprechenden Säuglingsmilchnahrung* mit Johannisbrotkernmehl (Präparat Nestargel®, calorisch indifferent) oder Trockenschleim. Bewährt auch das Verfüttern von etwas dickem Brei (Stärke, Trockenschleim) vor jeder Flasche. In hartnäckigen Fällen versuchsweise vorzeitiger Übergang ganz auf Breikost (dabei jedoch Vermeiden calorischer Überernährung, nach Möglichkeit deshalb reichliche Verwendung von Kartoffeln, Gemüse und Obst). Bei *Brustkindern* vor jedem Anlegen Verfütterung von 2–3 Teelöffeln eines dicken (3–4 %igen) Nestargel®-Breis. Keine Indikation zum Abstillen! In Problemfällen Muttermilch mittels Flasche füttern. Manchmal verhilft allein schon die *Korrektur fehlerhafter Still- und Fütterungstechnik* (Aufsetzen des Kindes, richtige Haltung der Flasche, genügendes Aufstoßenlassen nach der Mahlzeit usw.) zum Abklingen der Störung.

Säuglinge: Ernährungsstörungen, akute; akute Durchfallserkrankungen; akute Diarrhoe

Nicht oder nicht voll gestillte Säuglinge. Diätetisches Vorgehen nach gleichen Grundsätzen wie bei Durchfallserkrankungen jenseits des Säuglingsalters (→ *Diarrhoe*), jedoch unter Anpassung an die besonderen Bedingungen dieses Altersabschnitts. Kostaufbau je nach Schwere der Störung in 2–3 Stufen:

1. *Rehydratation.*
2. *Zwischendiät.*
3. *Realimentation.*

Stufe 1 *oder* 2 können in vielen leichteren Fällen übersprungen werden!

1. Rehydratation. In der Praxis meistbenutzt, da billig und fast überall leicht zu improvisieren, eine *Abwandlung der traditionellen „Teepause",* z. B. Kräutertee oder dünner schwarzer Tee, notfalls auch einfaches abgekochtes Leitungswasser, jeweils mit Zusatz von Glucose (15–20 g/l; ersatzweise Kochzucker bis zur doppelten Menge) und Kochsalz (3,5 g/l). Demgegenüber jedoch vorzuziehen, insbesondere bei jeder schwereren Durchfallserkrankung, eine standardisierte Kalium- und alkali-adaptierte *orale Rehydratationslösung* vom Typ der Empfehlung der Europäischen Gesellschaft für Pädiatrische Gastroenterologie und Ernährung ESPGAN[1], z. B. Präparat Milupa GES 60®, Oralpädon 240®, o. ä. (Deklaration der Zusammensetzung beachten!). *Trinkmenge nach Belieben,* mindestens jedoch 150–200 ml/kg/24 Std. (10 ml/kg/Std. während der ersten 8 Stunden). Fütterung in häufigen (8–12 und mehr) kleinen Einzelportionen, erforderlichenfalls auch nachtsüber. Bei Brechreiz alle 10 Minuten 1–2 Teelöffel eiskalter Flüssigkeit oral. Bei unüberwindlichen Trinkschwierigkeiten Zufuhr per Sonde. In schweren Fällen (persistierendes Erbrechen, Krämpfe, Kollaps, Bewußtlosigkeit u. ä., Säuglinge unter 2500 g) zunächst parenterale Flüssigkeits- und Elektrolytsubstitution (→ *Säuglinge: Toxikose).*

2. Zwischendiät. Schrittweiser oder sofortiger Ersatz der vorgenannten Rehydratationslösungen durch *Schleimabkochungen* (Reis, Gerstengraupen, Haferflocken oder die entsprechenden Mehle 3–10 %) mit 3 % Glucose und 0,3 % Kochsalz (speziell Reisschleim-Elektrolyt-Lösung; kommerzielle Präparate → *Schleimdiät* ●), *Johannisbrotmehlsuppe* oder ab 8. Lebenswoche *Karottensuppe* (vgl. *Pectinkost* ●), auch nebeneinander zu verschiedenen Mahlzeiten oder in Kombination (z. B. Karottenreis-

---

[1] ESPGAN-Empfehlung für Zusammensetzung oraler Rehydratationslösungen: Natrium 60 mmol/l, Kalium 20 mmol/l, Chlorid ≥ 25 mmol/l, Citrat 10 mmol/l, Glucose 74–111 mmol/l (= 13,3–20,0 g/l); Osmolarität 200–250 mOsm/l.

schleim). Bei Aufnahme unzureichenden Volumens an Zwischendiät (z. B. unter $1/6$ des Körpergewichts im 1. Trimenon) Auffüllung des Restbedarfs an Flüssigkeit mit Rehydratationslösungen der Stufe 1. *Trinkmenge darüber hinaus unbegrenzt.* Fortan 6–9 Mahlzeiten pro 24 Stunden. Orale Rehydratation und Zwischendiät allein, also ohne weitere Nahrungszufuhr, in der Regel nicht länger als insgesamt 6–12(-24) Stunden; frühestmöglich sodann Beginn mit ersten Schritten der Realimentation. *Keine häufigere Wiederholung von Teepausen* (Gefahr der Mangelernährung).

3. Realimentation. Nach jahrzehntelang üblich gewesenen *traditionellem Vorgehen* vorsichtig stufenweises Umsetzen auf kommerzielle sog. *antidiarrhoische sog. *Heilnahrung* ●, indem unter sorgfältiger Überwachung des klinischen Bildes von jeder Mahlzeit der Rehydratations- oder Zwischendiät je nach ursprünglicher Krankheitsschwere, aktuellem Allgemeinzustand und Beschaffenheit der Stühle 10–30 g (50–200 g pro 24 Std.) gegen die gleiche Menge Heilnahrung ausgetauscht werden, bis (in der Regel spätestens am 4.–6. Behandlungstag) das altersentsprechend normale Tagesvolumen an Milchnahrung erreicht ist. Allmähliche Reduzierung der Zahl der Mahlzeiten auf 5–6 pro Tag. Kein zu zögerliche (ab 3. Behandlungstag möglichst > 70 kcal/kg/Tag), andererseits aber auch kein zu rascher Kostaufbau (Durchfallsrezidivgefahr). Bei Hinweisen auf drohendes dyspeptisches Rezidiv zunächst Rückstufung auf letztes noch toleriertes Quantum an Heilnahrung und erst bei wieder stabiler Lage vorsichtige weitere Steigerung. Im Falle erneuter Durchfälle *mit Gewichtssturz* Absetzen bisher gegebener Heilnahrung, *kurze* neuerliche Zwischendiätphase (z. B. mit Reisschleim-Elektrolyt-Lösung, als alleinige Nahrung über höchstens 2–3 Mahlzeiten) und anschliessend vorsichtiger nochmaliger Kostaufbau. Zu erwägen dabei, insbesondere bei schon länger andauernder Durchfallsstörung und bei sehr jungen oder ansonsten besonders gefährdeten Säuglingen, der Beginn mit einer semielementaren Heilnahrung (Pregestimil®, Nutramigen®, o. ä.) und erst später Einsatz einer (weniger teuren) nährstoffdefinierten lactosereduzierten Nahrung der zuvor benutzten Art. Bei sehr darmlabilen Säuglingen kann die Beibehaltung einer Flasche mit Karottenschleim für einige Wochen zweckmäßig sein.

Nach neuerer Erkenntnis rangiert der prognostische Stellenwert der Stuhlbeschaffenheit erst an zweiter Stelle, d. h. hinter dem des Erreichens einer bedarfsgerechten Nährstoff- und Energieversorgung des durchfallskranken Kindes. In praxi beinhaltet die Konsequenz dieser Erfahrung eine *wesentlich schnellere Steigerung der Nahrungszufuhr* auf altersgerechte Bedarfshöhe (binnen etwa 1–2 Tagen) mittels verdünnter *normaler *Säuglingsmilchnahrung* ($1/4$-, $1/3$-, $1/2$-, $2/3$-Milchnahrung usw., Verdünnung mit Rehydratationslösung, Reisschleim, Karottensuppe, Johannisbrotmehlsuppe o. ä.). Dabei prinzipiell gleiches Vorgehen mit jedoch rascherer stufenweiser Dosissteigerung als bei Verwendung von Heilnahrungen alter Art. *Zudem vereinfacht sich mit diesem in Übereinstimmung mit den Empfehlungen der ESPGAN zunehmend bevorzugtem Vorgehen der Übergang auf Dauernahrung sehr wesentlich.*

In *leichten und leichtesten Fällen* einer akuten Ernährungsstörung Beschränkung von oraler Rehydratation und/oder Zwischendiät auf zusammen nur 2–3 Mahlzeiten mit anschliessender Fortsetzung bisheriger Flaschennahrung, eventuell auch vorübergehende Reduktion der Nahrungsmenge bei ausreichendem Flüssigkeitsersatz (Rehydratationslösung). Mit Rückbildung der Störung baldmöglichst Rückkehr zur altersstufengerechten Normalkost.

Bei persistierenden Durchfällen *(postenteritisches Syndrom)* nach kurzer oraler Rehydratation und/oder Zwischendiät Übergang auf semielementare Diät (Pregestimil®, Nutramigen® o. ä.) mit späterer sehr vorsichtiger Umstellung auf eine nährstoffdefinierte *antidiarrhoische sog. *Heilnahrung* ● für genügend lange Zeit. Fahndung nach häufig ursächlich beteiligter Kohlenhydratintoleranz (*Lactasemangel, *Glucose-Galactose-Malabsorption* u. ä.) oder defizitärer Zinkversorgung und ggf. entsprechende Kostkorrektur. Nach Eintritt stabilen Gedeihens von Zeit zu Zeit behutsame Austestung auf Verträglichkeit einer altersgemäß normalen Säuglingsnahrung, da Intoleranzen der genannten Art sich mit der Zeit meist zurückbilden (vgl. *Säuglinge: Diarrhoe, protrahierte „intraktable").*

Akute Ernährungsstörung beim Brustkind. In *leichteren Fällen* Vorwegfütterung einiger Löffel Rehydratationslösung (z. B. Oralpädon®) oder Johannisbrotmehlsuppe, evtl. auch kurzzeitig kontrollierte Herabsetzung der Trinkmenge (verkürzte Trinkdauer, nur 4 Brustmahlzeiten pro Tag, reichlicher Flüssigkeitsersatz durch Rehydratationslösung, auch zwischen den Brustmahlzeiten). In *schwereren Fällen* nach kurzer oraler Rehydratation (2–3 Mahlzeiten) zunächst auf etwa die Hälfte eingeschränkte, baldmöglichst schrittweise wieder auf volles Quantum zu steigernde Stillmenge (verkürztes Anlegen, Trinkmengenkontrolle mittels Waage) unter ausreichender zusätzlicher Flüssigkkeitszufuhr (Rehydratationslösung). In seltenen nicht beherrschbaren Problemfällen vorübergehender Übergang auf Zwiemilchernährung in Form des Ersatzes von 1 oder 2 Brustmahlzeiten pro Tag durch eine semielementare *Proteinhydrolysatnahrung* (→ *antidiarrhoische sog. *Heilnahrungen* ●). Gegebenenfalls dabei zwischenzeitlich Sicherstellung regelmäßiger vollständiger Entleerung der Mutterbrust (Abpumpen), um Nachlassen der Milchsekretion zu verhindern. Für Realimentation beim Brustkind besonders zu beachten: Vermeiden unnötiger Kontamination mit möglicherweise allergenen Fremdeiweißen (z. B. Kuhmilch- oder Sojaprotein), wenn diese nicht bereits vor der Durchfallerkrankung gut tolerierter Bestandteil der Säuglingsnahrung waren.

Säuglinge: Ernährungsstörungen, chronische (Dystrophie, Atrophie, Marasmus)

Behandlungsprinzip. Beseitigung der protein-calorischen Unterernährung und ihrer Folgen durch toleranzadaptierten Aufbau einer altersgemäß bedarfsgerechten Ernährung.

Leichtere Formen. Komplettierung des Energie- und Nährstoffgehalts bei bis dahin defizitärer Kost. *Ermittlung und Ausschaltung bisheriger Ernährungsfehler* (Ernährungsanamnese!). Schrittweises Umsetzen auf altersadäquate Säuglingsnahrung, bei jungen Säuglingen ausgehend von einer kommerziellen *Säuglingsanfangsnahrung* auf Kuhmilchbasis (sofern keine Möglichkeit der Frauenmilchernährung gegeben). Bei älteren Säuglingen zeitgerechter Übergang auf altersgemäße Breinahrung, auch wenn bei der meist nur langsamen Gewichtszunahme dieser Kinder das Normalgewicht noch nicht erreicht ist. Bei *dystrophischen Brustkindern* Trinkmengenkontrolle (Wiegen des Kindes vor und nach jedem Anlegen), Beseitigung allfälliger hypertoner (hypernatriämischer) **Dehydratation* und erforderlichenfalls Zulage einer geeigneten altersentsprechenden künstlichen Nahrung (Proteinhydrolysatnahrung, nährstoffdefinierte sog. Heilnahrung, Säuglingsanfangsnahrung auf Kuhmilchbasis usw).

Schwere Formen. Vordringlich die Beseitigung allfälliger Flüssigkeits- und Elektrolytimbalancen (Rehydratation) sowie der häufigen verschleppten Durchfallsstörungen *(→ *Säuglinge: Dehydratation* bzw. *akute Ernährungsstörungen).* Bei sehr schlechtem Allgemeinzustand, bei anhaltendem Erbrechen, während auch nur kurzer Rehydratationspausen oder bei aus sonstigen Gründen unzureichender Möglichkeit oraler Nahrungszufuhr bedarfsgerechte Energie- und Nährstoffversorgung auf parenteralem Wege bis zur Wiederkehr intestinaler Belastbarkeit. Frühestmöglich Beginn mit überlappender oral/gastraler Nahrungszufuhr in häufigen kleinen Mahlzeiten (8–12 und mehr Fütterungen pro Tag) bzw. per Sonde. *Je stärker Unterernährung und Entwicklungsrückstand, um so vorsichtiger das diätetische Vorgehen!* Schrittweiser, über Wochen und notfalls Monate laufender Aufbau einer energie- und proteinreichen, im übrigen Nährstoffgehalt bedarfsgerechten, der jeweiligen digestiven Potenz angepaßten Ernährung (Ziel 120–200 kcal = ca. 500–850 kJ und 3–5 g Protein bzw. Aminosäuren pro kg/Tag; beginnend mit einem Nahrungsvolumen von 200–300 ml/Tag, Steigerung um etwa 50 ml/Tag, Auffüllung mit Flüssigkeit auf ca. 200 ml/kg/Tag unter Einbeziehung etwaiger parenteraler Zufuhr). Kostaufbau zunächst meist mit nährstoffdefinierter *sog. *Heilnahrung* ●, bei jungen Säuglingen, wenn irgend möglich, zusammen mit *Frauenmilch*. Bei Intoleranz und zu vermutender sekundärer Disaccharid- oder Kuhmilchproteinintoleranz Beginn mit lactosereduzierter oder lactosefreier *semielementarer Proteinhydrolysatnahrung*; mit sich bessernder Toleranz vorsichtige Rückkehr zur Heilnahrung des vorgenannten Typs mit dem Ziel der späteren Umsetzung auf eine altersgemäß normale, ggf. lactosereduzierte Säuglingsmilchnahrung. Supplementierung von *Vitaminen* (Multivitaminpräparat) und, sobald Darmfunktion stabilisiert, von *Eisen* in medikamentöser Form. Für benötigte Energieaufwertung versuchsweise Kostanreicherung mit Dextrin-Maltose-Gemisch (Maltodextrin 19®), Reisschleimkonzentrat, Pflanzenöl oder MCT-Fett. *Jede Erhöhung der Nahrungsmenge, jeder Übergang von einer Kost zur anderen nur schrittweise und mit größter Vorsicht!* Gewichtszunahme tritt auch bei optimaler diätetischer Führung oft nur sehr langsam (Ziel: Pro Monat Ausgleich von 5 % des ödemfreien Körpergewichtsdefizits) oder gar erst nach mehrwöchiger Behandlung ein. Deshalb, solange die Gesamttendenz einigermaßen zufriedenstellend, Geduld mit diesen Kindern und keine Experimente mit übereilten Kostumstellungen! Vgl. **Saccharase-Isomaltase-Mangel, generalisierter *Disaccharidasemangel, *Säuglinge: Mehlnährschaden, *Säuglinge: Milchnährschaden.*

Säuglinge: Fetopathia diabetica (Neugeborene diabetischer Mütter)

Verhütung bzw. Beendigung hypoglykämischer Episoden durch frühzeitige kontrollierte *Glucosesubstitution*.

Prävention. Optimale Einstellung des mütterlichen Diabetes während des ganzen Schwangerschaftsverlaufs (S. 234 f.). Beim Neugeborenen Frühestfütterung in häufigen kleinen Portionen (z.B. mit 6–8 mal 20 ml Dextro®-neonat/24 Std. unter Blutzuckerkontrolle; Ziel: Blutzucker 50–65 mg/dl). Früher Übergang auf adäquate Milchnahrung.

Therapie manifester Hypoglykämie. 20 %ige Glucoselösung 3–5 ml (0,6–1,0 g Glucose)/kg als Bolus i. v., anschliessend Dauerinfusion 10 %iger Glucoselösung (60–120 ml/kg/24 Std.) unter engmaschiger (1–3stündlicher) Blutzuckerüberwachung. Bei fortbestehender oder rezidivierender Hypoglykämie erhöhte i. v. Glucosezufuhr neben der dann meist indizierten medikamentösen Therapie (Glucagon). Beseitigung eventueller Elektrolytimbalancen. Beginn mit *oraler Ernährung* (Muttermilch, Säuglingsanfangsnahrung) spätestens 2–3 Stunden nach der Geburt (erforderlichenfalls per Magensonde). Zusätzlich bis zum Eintreten stabiler Normoglykämie Glucose-Saccharid-Lösung (Präparat Dextro®-neonat, peroral je nach Bedarf und Toleranz 2–20 ml/kg/24 Std., auf mehrere Einzelgaben verteilt) unter rascher Beendigung der i. v. Glucoseinfusion.

Säuglinge: Fettsäurenoxidationsstörungen, erbliche (Acyl-CoA-Dehydrogenasemangel)

Erste zu erwägende diätetische Maßnahmen:
1. Vermeiden längerer Nüchternperioden (nicht über 6 Std.).
2. Im Falle von Trinkschwäche Glucose i. v. (8–10 mg/kg/min) bis zur Möglichkeit adäquater oraler Fütterung.
3. Bei zu vermutender Beeinträchtigung der Long-chain-Fettsäurenoxidation zusätzlich MCT-Fette.
4. Ungekochte Maisstärke (1,5–2 g/kg pro Mahlzeit; vgl. S. 272).
5. Riboflavin hochdosiert (200 mg/kg/Tag).
6. Supplementierung von Carnitin.

Vgl. *Säuglinge: Hypoglykämie, neonatale.*

Dauerkost (Säuglinge, Kleinkinder): Alterstufenentsprechend bedarfsgerechte, jedoch nicht zu fettreiche Kost, in häufigen kleinen Mahlzeiten. Supplementierung von Carnitin, insbesondere unter Infekten o.ä. Belastungen. Beachtung fortbestehender Neigung zur *Hypoglykämie.*

Säuglinge: Fieber; Status febrilis

Nach Möglichkeit Beibehaltung der bis dahin gegebenen Säuglingsnahrung, jedoch unter vorübergehender Herabsetzung des Fett- und Eiweißanteils *("Halbmilch")* und Zulage von reichlich Flüssigkeit (Tee, Obstpresssaft, Rehydratationslösungen) je nach Fieberhöhe und Durst. Bei Appetitmangel und Trinkunlust Nahrungs- und Flüssigkeitszufuhr vorübergehend per Sonde. Bei längerdauerndem Fieber zu erwägen: Medikamentöse Substitution wasserlöslicher Vitamine.

Säuglinge: Frühgeborene; hypotrophe Termingeborene

Nährstoff- und Energiebedarf gegenüber dem des normalgewichtigen termingeborenen Säuglings relativ erhöht (→ spezielle Empfehlungen für

Frühgeborene und hypotrophe Neugeborene S. 96). Nahrungstoleranz andererseits aufgrund noch unreifer Organfunktionen mehr oder weniger herabgesetzt. Ernährung mit supplement-angereicherter Muttermilch oder ersatzweise mit einer kommerziellen Spezial-Frühgeborenennahrung.

Praktisches Vorgehen. Fütterungsbeginn frühestmöglich nach Erholung des Kindes von den Belastungen der Geburt (ca. 2.–6. Lebensstunde), zunächst mit steriler 10 %iger Glucoselösung (1–2 ml/Stunde), erforderlichenfalls per Sonde. Ab 2. Lebenstag, wenn vorausgegangene Fütterungen ohne Zwischenfall toleriert, Übergang auf *durch Nährstoffsupplement* (z.B. Präparat Nestlé FM 85) *anzureichernde Muttermilch* oder, falls diese nicht ausreichend verfügbar, zusätzlich oder ausschliesslich auf eine spezielle Frügeborenennahrung (z.B. Nestlé Beba Frühgeborenennahrung®), die bei sehr kleinen, unreifen oder kranken Frühgeborenen zweckmäßigerweise anfangs mit sterilem Wasser (1:3, 1:1, 3:1, 1:0) verdünnt, in Problemfällen auch zunächst durch eine semielementare Proteinhydrolysatnahrung (vgl. S. 563) ersetzt werden kann. Nahrungsvolumina und Volumensteigerungen individuell variierend je nach Geburtsgewicht, Gestationsalter und Toleranz für oral/gastral/enterale Nahrungszufuhr. Häufig benutzte *Faustregel für die Nahrungsmenge pro Tag: 1. Tag* 2 % des Geburtsgewichts (Rechenhilfe: 2 mal die beiden ersten Zahlen des Geburtsgewichtes in Gramm, z.B. 30 g bei einem Geburtsgewicht von 1500 g). Diese Menge (2 % des Geburtsgewichts) ist auch die Steigerungsrate für die folgenden Tage (d.h. am *2. Tag* × 2 = 60 g, *3. Tag* × 3 = 90 g, *4. Tag* × 4 = 120 g usw., bezogen auf ein Geburtsgewicht von 1500 g), bis die tägliche Nahrungsmenge bei flexiblem Vorgehen inerhalb von 10–14 Tagen etwa 1/6–1/5 des aktuellen Körpergewichts erreicht hat. Evtl. darüber hinausgehende an der Brust getrunkene Milchmengen unbedenklich. Zusätzlich je nach Bedarf und Toleranz Glucose-Saccharid-Lösung (Dextro®-neonat, 2–5 ml/kg/Tag). Anzustrebende Energiezufur 120–150 kcal (ca. 500–630 kJ))/kg/24 Std. (Ziel: Tägliche Gewichtszunahme 20–40 g, Verdoppelung des Geburtsgewichts nach etwa 8 Wochen). *Anzahl der Fütterungen* je nach Körpergewicht (>*1500 g*: 8–10, <*1500 g*: ca. 12, <*1000 g*: bis 24/24 Std.). Solange die Saugfähigkeit des Kindes nicht genügend ausgebildet (d.h. etwa bis zur 32.–43. Gestationswoche), nasogastrale oder nasojejunale Sondenernährung. Bedarfsdeckende Versorgung mit Energie und Nährstoffen erfordert *während der ersten Lebenswoche* (bei akzidentellen Störungen auch darüber hinausgehend) *komplettierende *parenterale Ernährung ●*. Bemessung der Flüssigkeitszufuhr individuell je nach Diurese, Art der stationären Versorgung (Inkubator?) und etwaigen Erkrankungen. Einsatz spezieller Frühgeborenennahrung (s.o.) beim künstlich ernährten Frühgeborenen bis zum Erreichen eines Körpergewichts von etwa 3500 g. Weiteres diätetisches Vorgehen dann wie beim termingeborenen Säugling entsprechenden Gewichts (vgl. S. 105 f., 107 f.).

Säuglinge: Gallengangsatresie (Gallengangsverschluss)

Bedarfsgerecht essentielle Fettsäuren enthaltende MCT-reiche semielementare Proteinhydrolysatnahrung (z. B. Pregestimil®, 180–200 ml/kg/Tag kontinuierlich per Nasogastral- oder Gastrostomiesonde), ggf. zusätzlich zur Muttermilch (Zwiemilchernährung dieser Art führt gelegentlich zu besserem Gedeihen als alleinige Ernährung mit Frauenmilch). Zur Energieanreicherung erforderlichenfalls zusätzlich Maltodextrin oder MCT-Öl. Oral-gastrale Substitution von Vitamin A (1,5–4,5 mg/Tag), Vitamin D (5–7 µg 25-OHD/kg/Tag), Vitamin E (100–200 mg/kg/Tag), Vitamin K (5–15 mg/Tag), wasserlöslichen Vitaminen (Polyvitaminpräparat), ggf. auch Eisen, Zink und Calcium. Natriumarme Kostgestaltung (zwecks Ascitesreduktion) wie bei Herzinsuffizienz (→ *Säuglinge: Herzinsuffizienz*). In Problemfällen Sondenfütterung oder parenterale Ernährung.

Säuglinge: Herzinsuffizienz

Altersgemäß adäquate Energie- und Nährstoffversorgung mit einem *Minimum an Natrium und/oder Flüssigkeit*, d. h. Herabsetzung des Nahrungsvolumens unter Anhebung von Energiedichte und Nährstoffdichte.

Praktisches Vorgehen. Reduktion der Natriumzufuhr (auf 2 mmol = ca. 50 mg Na/kg/Tag), nur selten auch der Flüssigkeitszufuhr (auf 80–120 ml/kg/Tag). In Anbetracht des relativ geringen Natriumgehalts der reifen Frauenmilch (16 mg/100 g) kann gut etablierte *Muttermilchernährung* in vielen Fällen unverändert beibehalten werden; natriumarme Ernährung der stillenden Mutter führt zu keiner nennenswerten Herabsetzung des Natriumgehalts ihrer Milch. Falls beim *Brustkind* auch Flüssigkeitsrestriktion beabsichtigt, die Brustmahlzeiten mit Fütterungen einer konzentrierten (d. h. weniger stark verdünnten), möglichst natriumarmen Hydrolysatnahrung (z. B. Präparat Aletemil H. A.®) alternieren lassen *oder* Verfütterung abgepumpter, mit dem Konzentrat einer solchen Hydrolysatnahrung angereicherten Muttermilch. Beim *Flaschenkind* Bevorzugung natriumärmerer Milchnahrungen (Natriumgehalt möglichst nicht wesentlich über 1 mmol = 23 mg Na pro 100 kcal). Häufigere (8–10) kleine Mahlzeiten. Im Fall anhaltender Trinkschwäche kontinuierliche 24-Stunden-Sondenernährung (1 kcal/ml) nasogastral. Beim *älteren Säug-*

ling Kostgestaltung nach den Grundsätzen der *natriumarmen Kost ● für ältere Kinder und Erwachsene. Korrektur allfälliger Flüssigkeits- und Elektrolytimbalancen (Hyperhydratation, Dehydratation, Hypokaliämie, Hyponatriämie). Berücksichtigung eines evtl. erhöhten Energie- und Nährstoffbedarfs, insbesondere bei angeborenem Herzfehler. Überwachung von Körpergewicht (Wiegen 2mal täglich), Plasmaionogramm und Harnosmolarität (durch aräometrische Dichtebestimmung nicht zu ersetzen). Die Harnosmolarität sollte zwischen 300 und 400 mOsm/l liegen. Osmolaritätswerte unter 300 mOsm/l, sofern nicht Folge einer Diureticamedikation, möglicherweise Hinweis auf inadäquat starke Verdünnung der Milchnahrung, Werte über 400 mOsm/l (ebenso wie Azotämie und metabolische Acidose) andererseits möglicher Hinweis auf zu konzentrierte Milchnahrung.

Häufiger Fehler. Unzureichende Energiezufuhr; Gefahr von Entwicklungsrückstand und Minderwuchs.

Säuglinge: Hypercalcämie, idiopathische infantile

Herabsetzung der Calcium- und Calciferolzufuhr, soweit mit der Gewährleistung einer ausreichenden Nährstoffversorgung vereinbar. *Optimal in dieser Hinsicht die Muttermilchernährung* (Calciumgehalt der Frauenmilch: 31 mg/100 g). Falls diese nicht realisierbar, Auswahl einer kommerziellen Säuglingsnahrung unter dem Gesichtspunkt des niedrigsten Calciumgehalts (im Durchschnitt etwa doppelt so hoch liegend wie bei der Frauenmilch). In Problemfällen calciumarme Spezialmilch (Fa. Milupa). Vergleichsweise calciumreiche Säuglingsnahrungen auf Sojabasis für diese Indikation keine brauchbare Alternative. Kostgestaltung beim älteren Säugling nach den Grundsätzen einer *calciumarmen Kost ●. Reichlich Flüssigkeit. Absetzen jeglicher D-Vitaminzufuhr in medikamentöser Form. Keine routinemäßige Rachitisprophylaxe!

Säuglinge: Hyperphosphatämie

In Problemfällen zu erwägen: Herabsetzung der alimentären Phosphatzufuhr durch Übergang auf phosphatärmere Milchnahrung (Analysenwerte beachten!). Kuhmilch (90 mg PO_4/100 g) und kommerzielle Säuglingsmilchnahrungen auf Kuhmilchbasis (30–50 mg PO_4/100 g und mehr) wesentlich phosphatreicher als *Frauenmilch* (15 mg PO_4/100 g). Auch die Mehrzahl der Sojamilchen enthält relativ viel Phosphat (25–75 mg/100 g).

Säuglinge: Hypertyrosinämie, neonatale transitorische

Reduktion überhöhter Eiweißzufuhr auf < 2 g Protein/kg/Tag *(Muttermilch*, kommerzielle *Säuglingsanfangsnahrung)*. Supplementierung von Vitamin C (50–100 mg Ascorbinsäure/Tag). Überwachung des Tyrosinspiegels im Blut (Ziel: < 110 µmol/l).

Säuglinge: Hypocalcämie, neonatale

Wegen ihrer optimalen Ca/PO_4-Konstellation dringend zu empfehlen die *Muttermilchernährung.* Nur ersatzweise eine phosphatärmere kommerzielle Säuglingsanfangsnahrung (< 35 mg PO_4/100 ml; Deklaration beachten!). *Supplementierung von Calcium* und (bei persistierender Hypocalcämie) *Vitamin D.*

1. *Frühe (transitorische) Form.* Bei Serumcalciumwerten unter 2 mmol/l (Termingeborene) bzw. unter 1,75 mmol/l (Frühgeborene) in der ersten Lebenswoche und unter 2,1 mmol/l ab zweiter Lebenswoche (jedes Gestationsalter) orale Zulage von 10 %igem *Calciumgluconat* (5 ml = 46 mg Ca/kg/24 Std.), auf die einzelnen Mahlzeiten verteilt, bis sich der weiter zu kontrollierende Calciumblutspiegel (meist binnen weniger Tage) normalisiert. Calciumsupplementierung in klinisch symptomlosen *leichteren* Hypocalcämiefällen ist Ermessensfrage. In symptommanifesten schwereren Fällen zusätzlich 10 %ige Calciumgluconatlösung langsam i. v. (2 ml/kg über 10 min), erforderlichenfalls wiederholt, unter sorgfältiger Kreislaufüberwachung und engmaschiger Kontrolle des Calciumblutspiegels.

2. *Späte (persistierende) Form.* Zusätzlich zur oralen Calciumsupplementierung (s. o., optimale Menge auszutesten) hochdosiertes *Vitamin D* (125–250 µg = 5000–10000 I.E./Tag) oder D-Metabolit in entsprechender Dosis (z.B. Calcitriol 0,05 µg/kg/Tag; Überwachung des Calciumhaushalts!).

Säuglinge: Hypoglykämie, neonatale

Behandlungsindikation bei Termingeborenen Blutzuckerwert < 35 mg/dl (1.–3. Lebenstag) bzw. < 40 mg/dl (ab 4. Lebenstag), bei Frühgeborenen und hypotrophen Neugeborenen < 25 mg/dl (1. Lebenswoche) bzw. < 40 mg/dl (ab 2. Lebenswoche). Neuerdings vielerseits angenommener Blutzuckergrenzwert für Therapiebedürftigkeit von Termingeborenen und Frühgeborenen: < 45 mg/dl (nach dem ersten Lebenstag).

Teil 3

Praktisches Vorgehen. 20 %ige Glucoselösung 2–3 ml (0,4–0,6 g Glucose)/kg als Bolus i. v., anschliessend Dauerinfusion einer 10 %igen Glucoselösung (60–120 ml/kg/24 Std., 4–8 mg Glucose/kg/min, erforderlichenfalls auch mehr) unter engmaschiger (½–1stündlicher) Blutzuckerüberwachung. Ausgleich evtl. begleitender Elektrolytimbalancen (z. B.
Hypocalcämie). In *leichteren Fällen* zunächst probeweise 10 %ige Glucoselösung (10–20 ml) oral, bei Notwendigkeit mehrtägiger oder längerer
Supplementierung mit Übergang auf Glucose-Saccharid-Lösung (Präparat Dextro®-neonat, je nach Bedarf 2–20 ml/kg/24 Std., in häufigeren Einzelgaben zwischen den Mahlzeiten).

Prävention. Frühernährung, d. h. erste Fütterungen mit 10 %iger Glucoselösung oder Glucose-Saccharid-Lösung bereits in der 2.–3. Lebensstunde, insbesondere bei Frühgeborenen und hypotrophen Termingeborenen (→ *Säuglinge: Frühgeborene).*

Säuglinge: Kuhmilchproteinintoleranz

Konsequente Eliminierung aller auf Kuhmilchbasis (auch ultrahocher-
hitzter Milch) hergestellten Säuglingsnahrungen, milchhaltiger Beikost
und sonstiger milchhaltiger Nahrungsbestandteile.

Praktisches Vorgehen. Vordringlich die Beseitigung von häufig bestehenden Ernährungsstörungen, Dehydratation und Elektrolytimbalancen
(→ *Säuglinge: Ernährungsstörungen).* Erforderlichenfalls vorübergehend parenterale Ernährung. Überlappender vorsichtiger oraler Kostaufbau, wenn verfügbar, mit Frauenmilch. *„Frauenmilch ist (bei Kuhmilchproteinintoleranz) die beste erste orale Nahrung und soll fortgesetzt werden, bis die Gewichtszunahme befriedigend ist"* (P. KUITUNEN et al.). Alternativ eine Aminosäurennahrung (S. 564) oder eine weitgehend anti-
genfreie Hydrolysatnahrung. Erst nach eindeutiger klinischer Besserung
und in der Regel nicht vor 5.–6. Lebensmonat (Auffassungen über Zweckmäßigkeit früheren Beginns bei dieser Indikation sind kontrovers) vorsichtiger Einsatz von Säuglingsnahrungen auf *Sojabasis* (Humana SL®,
Multival Plus®, Milupa SOM® o. ä.). Berücksichtigung des häufigen sekundären *Lactasemangels* sowie nicht ganz seltener Intoleranzen auch
für Soja- und gelegentlich für Rindfleischprotein. Versuch mit Ziegenmilch nur, wenn diese mit Folsäure supplementiert[1]. Sogenannte Man-
delmilch wegen defizitären Nährstoffgehalts ungeeignet. Vgl. *Kuhmilchallergie* jenseits des Säuglingsalters (S. 345 f.).

---

[1] z. B. Meyenberg Goat Milk® with folic acid (USA).

Prävention. Möglichst lange (erstes Lebenshalbjahr) *Muttermilchernährung*; keine verfrühte kuhmilchhaltige Flaschennahrung oder Beikost! Kein heimliches Verfüttern kuhmilchhaltiger Produkte durch nichtautorisierte Pflegepersonen zulassen, ganz besonders in den ersten Lebenstagen! Mütter mit höherem hereditärem Atopierisiko (z. B. bei atopischen Verwandten ersten Grades) und Mütter von Kindern mit Kuhmilchallergie sollten während der ganzen Stillzeit auch selbst den Konsum von Milch und Milchprodukten weitgehend meiden (unter Beachtung ausreichender Protein-, Vitamin- und Calciumbedarfsdeckung aus anderen Quellen).

Säuglinge: Lippen-Kiefer-Gaumenspalten

Bedarfsgerechte Energie- und Nährstoffversorgung in Form einer weitestmöglich normalen altersentsprechenden Säuglingsnahrung. Muttermilchernährung erwünscht. *In keinem Fall Indikation für Stillverzicht oder vorzeitiges Abstillen.* Erforderlichenfalls Verfütterung der abgepumpten Muttermilch mittels Flasche, Löffel oder Zufuhr per Sonde (evtl. auch über *percutane endoskopische *Gastrostomie*). Sorgfältige Einübung der jeweiligen individuellen Situation angepaßter *Still- und Fütterungstechnik.* Beikost zeitgerecht und von normaler Zusammensetzung, erforderlichenfalls in verflüssigter Form aus Schnabeltasse o. ä. Präoperativ gegebenenfalls Entwöhnung von der Flasche. Postoperativ Fütterung zunächst nur flüssiger Nahrung (Löffel, Pipette, Sonde je nach Umständen des Einzelfalls), nach 1–3 Wochen Übergang auf flüssig-breiige altersentsprechende Säuglingskost. Jenseits des Säuglingsalters in operativ noch nicht voll sanierten Fällen Ausschluß von Erbsen, Linsen, weißen Bohnen, Keksen/Plätzchen, Nüssen, Mandeln, Weintrauben, Bonbons, rohem Apfel, harten Krusten u. ä. (Aspirationsgefahr).

Versuch der *Prävention* bei geplanter Schwangerschaft: Polyvitaminsupplementierung (einschliesslich **Folsäure* ▲) von einem Monat vor bis 2 Monate nach der Empfängnis. Absolute Alkoholkarenz (→ **Schwangere*).

Säuglinge: Megacolon congenitum (Hirschsprung'sche Krankheit)

Unter allen eine geregelte Darmentleerung begünstigenden diätetischen Maßnahmen beim *jüngeren Säugling* am wirksamsten die *Muttermilchernährung* (Vollstillung). Bei künstlicher Ernährung Zulage von Malzextrakt, Milchzucker oder Lactulose (optimale Dosis individuell auszutesten: Kriterium weichere Konsistenz und ausreichende spontane Entleerbarkeit des Darms). Beim *älteren Säugling* Ballaststoffmenge (häufig zu reduzieren!) und Auswahl der Ballaststoffträger (keine groben oder faserigen Celluloseanteile, keine kernhaltigen Früchte, keine Obstschalen, keine Bananen!) nach Verträglichkeit im Einzelfall. In schweren Fällen und präoperativ vorübergehend Elementardiät (**Oligopeptiddiät* ●) oder totale **parenterale Ernährung* ●.

Säuglinge: Sog. Mehlnährschaden (Milchmangelschaden)

Ausgehend von bis dahin überwiegender Kohlenhydrat-(meist Schleim-) Kost, toleranzangepaßter schrittweiser Aufbau einer im Protein- und sonstigen Nährstoffgehalt (Calcium, Vitamine usw.) vollwertigen Säuglingsnahrung. Je nach Schweregrad der Störung und digestiver Belastbarkeit Beginn mit einer fett- und lactosereduzierten *sog. *Heilnahrung* ● (10–20 ml-weise pro Mahlzeit, 50–100 ml-weise pro Tag zu steigern) oder einer *hypoallergenen Semielementardiät* (Nutramigen®, Pregestimil® o. ä., in gleicher Weise zu steigern), bei besonders gefährdeten jungen Säuglingen nach Möglichkeit kombiniert mit (ggf. gepoolter) *Frauenmilch*. Vitaminsubstitution zunächst medikamentös (Polyvitaminpräparat). Mit Besserung der digestiven Toleranz allmählicher Übergang auf altersstufenentsprechend normale Säuglingsnahrung. Symptombezogene Maßnahmen → **Säuglinge: Ernährungsstörungen, *Säuglinge: Kuhmilchproteinintoleranz,* ferner **Lactasemangel* (S. 350 f.). Vgl. **Kwashiorkor.*

Säuglinge: Methämoglobinämie, nitratinduzierte

Ermittlung und *Ausschaltung alimentärer Quellen überhöhter Nitrat- und Nitritzufuhr,* insbesondere von zu nitratreichem Wasser (meist Wasser aus Einzelbrunnen) bei der Zubereitung der Milchmahlzeiten sowie von zu nitratreichen Gemüseprodukten (überdüngter Spinat, Raukengemüse, Rote-Bete-Saft u. ä.). Für besonders gefährdete Kinder (z. B. schwere Ernährungsstörungen beim jungen Säugling) kann selbst der Nitratgrenzwert des Trinkwassers nach EG-Richtlinien (50 bzw. 25 mg/l) noch zu hoch sein; vorsorglich zu empfehlen in solchen Fällen Zubereitung der Nahrung mit besonders nitratarmem Wasser (< 10 mg/l; sterile Abfüllung mit Vermerk „geeignet für die Zubereitung von Säuglingsnahrung", vgl. S. 597). Gemüse am sichersten aus kommerzieller Glaskonserve speziell für die Säuglingsbeikost (Inhalt geöffneter Gläschen bei < 6°C maximal 30 Std. haltbar, keine Verfütterung mehrfach erwärmter

Reste!). Ergänzende Maßnahme bei symptommanifester Methämoglobinämie: *Vitamin C* medikamentös in hoher Dosierung (100 mg/Tag und mehr).

Säuglinge: Milchnährschaden

Abbau relativ oder absolut zu hoher Kuhmilchzufuhr. *Erhöhung des Kohlenhydratanteils der Kost* durch schrittweise Zulage von Malzextrakt 2–5–10% (bei Obstipationsneigung), Maltodextrin (bei Dyspepsieneigung) oder Stärke und Zucker. In leichteren Fällen genügt allein schon vorsichtiges Umsetzen auf eine normale kommerzielle Säuglingsmilchnahrung und damit Sicherstellung ausreichender Kohlenhydratversorgung, beim älteren Säugling die Einführung dem Lebensalter angemessener Beikost (Obst, Gemüse, Kartoffeln, Rohsäfte usw.). Auffüllung begleitenden Vitamindefizits (Ascorbinsäure, B-Vitaminkomplex) und Eisenmangels.

Prävention. Bei Ernährung mit *selbsthergestellter *Säuglingsmilchnahrung* ● Begrenzung des Einsatzes von Kuhmilch auf etwa 100 ml pro kg Körpergewicht (maximal 500 ml/Tag). *Keine Fütterung einer Milchverdünnung ohne genügende Kohlenhydratzugabe.* Berücksichtigung des individuell variierenden Kohlenhydratbedarfs. Keine reine Vollmilch (ohne Kohlenhydratzusatz) vor der gebotenen Zeit. Zeitgerechter Übergang auf Breinahrung.

Säuglinge: Muttermilchikterus

Bei Hyperbilirubinämien über 15–20 mg/dl zu erwägen: Kurzfristige (1–4tägige), erforderlichenfalls in mehrtägigem Abstand einige Male zu wiederholende Unterbrechung der Muttermilchernährung (unter ausreichender zwischenzeitlicher Versorgung mit Flüssigkeit, Nährstoffen und Energie in Form einer hypoallergenen Semielementardiät) zwecks beschleunigter Herabsetzung der täglich zu kontrollierenden Serumbilirubinwerte *(„Stillen in Intervallen")*. Sicherstellung vollständiger Entleerung der Brust (Abpumpen) während jeder Stillpause, um Nachlassen der Milchsekretion zu verhindern. In der Regel keine Indikation zum Abstillen!

Säuglinge: Obstipation

1. **Flaschenkinder.** Korrektur evtl. Ernährungsfehler (zu hoher Milchanteil bei selbsthergestellter Säuglingsnahrung, zu stark konzentrierte Pulvernahrung, unzureichende Kohlenhydrat- oder Flüssigkeitszufuhr u. ä.; Ernährungsanamnese!). Flaschenweiser Ersatz des Kochzuckers durch *Malzextrakt* oder Zusatz von *Milchzucker* ($\frac{1}{2}$–1 Teelöffel) zu jeder Flasche. In hartnäckigen Fällen vorsichtige Lactulosezulage.
2. **Brustkinder.** Nach jeder Brustmahlzeit ein paar Teelöffel Haferschleim mit reichlich Milchzucker oder Zufütterung von Malzextrakt (1–3mal täglich 1 Teelöffel). *Beim gut gedeihenden Brustkind* ist beschwerdefreie seltenere Stuhlentleerung (etwa nur alle 3–6 Tage) jedoch, sofern nicht mit Analfissuren o. ä. verbunden, *noch kein Grund zum diätetischen Eingreifen* (sog. Pseudoobstipation).
3. **Ältere Säuglinge.** Reduktion überhöhter Milchzufuhr (maximal 0,5 l/ Tag). Vermehrte Beifütterung von Obst und Gemüse. Gekochte Breie aus Vollkornerzeugnissen (Weizenschrot, Hafergrütze u. ä.). Erhöhung der Flüssigkeitszufuhr.

Säuglinge: Pastöser („dicklich-schwammig-bläßlicher") Habitus

Beim sonst gesunden Kind stets ein **Hinweis auf nicht optimale Ernährung**, zumeist bei Fütterung mit von der Mutter selbst zubereiteter Milchnahrung. Korrektur überhöhter Kohlenhydratzufuhr, inadäquater Kuhmilchdosierung, unnötigen Salzens u. ä. Fehler (Ernährungsanamnese!). Empfehlenswert nach Möglichkeit Umsetzen auf eine altersstufengerechte kommerzielle Säuglingsmilchnahrung. Beim älteren Säugling frühzeitig Übergang auf eine gemischte Kost (Obst, Gemüse, Fleisch, Vollkornbreie). Sicherstellung ausreichender Eisenversorgung (→ *Säuglinge: Eisenmangel)* und korrekter Rachitisprophylaxe (S. 533 f.).

Säuglinge: Pylorospasmus (spastisch-hypertrophische Pylorusstenose)

1. **Konservative Behandlung.** *Muttermilch* (6–8–10maliges Anlegen pro Tag, zweckmäßiger meist Abpumpen und Füttern der Milch mit Löffel oder Flasche) oder eine *Säuglingsanfangsnahrung* auf Kuhmilchbasis (→ *Säuglingsmilchnahrungen* ●) in *häufigen (10–12 oder mehr) kleinen Mahlzeiten.* Bei Erbrechen neuerliches Anlegen bzw.

Nachfüttern entsprechender Nahrungsmenge. Zweckmäßig die Herabsetzung des Trinkvolumens ($^1/_7$ des Körpergewichts) durch Anbieten einer *konzentrierteren Milchnahrung* (Anreicherung abgepumpter Frauenmilch mit 5 % Maltodextrin bzw. Verdünnung der Pulvermilch mit geringerer Wassermenge). In kritischen Fällen versuchsweise Nahrungszufuhr durch Duodenal- oder Jejunalsonde. Bei anhaltendem Erbrechen Chloridsubstitution mit der Nahrung (0,5–1 g NaCl, 0,5 g KCl pro Tag). Erforderlichenfalls (Überwachung des Plasmaionogramms!) parenterale Flüssigkeits- und Elektrolytsubstitution.

2. **Operative Behandlung.** Präoperativ parenterale Korrektur häufig bestehender Flüssigkeits- und Elektrolytdefizite (Basis: Ringer-Traubenzuckerlösung 200 ml/kg/Tag). Vitamin K 10 mg i.m. Ab etwa 6 Std. post op. stündlich 5–10 ml Reisschleim oder Ringer-Traubenzuckerlösung peroral. Unter bis etwa zum 4. postop. Tag auslaufender *parenteraler Ernährung* ● überlappend vorsichtiger oraler Kostaufbau mit Muttermilch bzw. einer Säuglingsanfangsnahrung auf Kuhmilchbasis (anfangs 1:1 mit Reisschleim verdünnt), so daß unter allmählicher Verringerung der Mahlzeitenzahl nach etwa 1 Woche die volle altersübliche Nahrungsmenge in 5 Mahlzeiten pro Tag erreicht ist.

Säuglinge: Rachitis (Vitamin D-Mangel)

1. **Prophylaxe.** Auch bei ansonsten im Nährstoff- und Energiegehalt bedarfsgerechter Ernährung (Brustkinder, Flaschenkinder) ist ausreichende Versorgung mit Vitamin D nicht in jedem Fall gesichert. Ab 2. Lebensmonat über mindestens das ganze 1. Lebensjahr deshalb vorbeugende *medikamentöse D-Vitaminsupplementierung* für jedes Kind indiziert, auch bei Vollstillung und bei Ernährung mit calciferolangereicherten kommerziellen Säuglingsmilchnahrungen. **Praktisches Vorgehen.** Termingeborene Säuglinge täglich 10–12,5 µg (400–500 I. E.) Vitamin D, Frühgeborene während der ersten 3 Lebensmonate 25 µg (1000 I. E.) pro Tag (bei vollgestillten Frühgeborenen fallweise zu prüfen: Gewährleistung zusätzlicher Calcium- und Phosphatsupplementierung, z.B. durch Muttermilch-Supplement). Vitamindosis (Tropfen, Tablette) vorfüttern, nicht in die Flasche geben. Vitamin D-Supplementierung zweckmäßigerweise kombiniert mit der Fluorid- und der Jodprophylaxe.

2. **Behandlung florider Rachitis.** Täglich 125 µg (5000 I. E.) Vitamin D über etwa 3 Wochen (= Gesamtdosis von ca. 2,5 **mg** = 100 000 I. E.), in schweren Fällen länger. Wenn tägliche Einnahme aus exogenen Gründen nicht gewährleistet, ist zu erwägen: Einmalige Stoßbehandlung mit 5 **mg** (200 000 I. E.) Vitamin D. Bei Resorptionsstörungen Vitamin

D parenteral (250 µg = 10 000 I. E./Tag i. m.). Bedarfsgerechte altersentsprechende Ernährung. Solange D-Vitaminsubstitution in therapeutischer Dosis erfolgt (im Fall einer Stoßbehandlung nach Möglichkeit für etwa 3 Wochen), zusätzlich zunächst (erste 2–3 Tage) intravenöse, sodann orale *Calciumsupplementierung* (etwa 0,5–1 g Calcium/Tag). Für Kleinkinder strenger Makrobiotiker (S. 129 f.) ersatzweise reichlich fetten Fisch, calciumreiche Milchprodukte und Einschränkung der Ballaststoffzufuhr. Bei manifester *Spasmophilie* Calcium intravenös (ca. 5 ml 10 %iges Ca-gluconat pro kg/Tag). Nach Ausheilung der Rachitis weitere D-Supplementierung, wie obenstehend, in Prophylaxedosen und Sicherstellung bedarfsgerechter Calcium- und Phosphatversorgung (→ D-A-CH-Empfehlungen!).

Säuglinge: Rumination („Wiederkäuen")

Breiige Kost zweckmäßiger als flüssige Kost. Andicken der altersentsprechenden Säuglingsmilchnahrung mit Johannisbrotkernmehl (Präparat Nestargel®), Stärke, Trockenschleim o. ä. oder Vorfütterung von etwas dickem Brei vor jeder Flasche (diesbezügliches Vorgehen wie bei *habituellem Erbrechen*, S. 517). Beim älteren Säugling frühzeitiger Beginn mit Kartoffel-Gemüse-Fleisch-Kost anstelle von (im Magen sich leichter verflüssigender) Milchbreien. Längere Nahrungspausen (mindestens 4 Stunden) zwischen den Mahlzeiten. Versuchsweise Reduzierung der Mahlzeitenzahl auf nur 4 oder (beim älteren Säugling) auf 3 am Tage. In mit Erbrechen und Gedeihstörung komplizierten Fällen zu erwägen: Vorübergehend kontinuierliche Nahrungszufuhr durch Nasogastral- oder Nasoduodenalsonde bis zur Stabilisierung der Lage.

Säuglinge: Struma neonatorum

Wenn auf intrauterinem Jodmangel beruhend *(neonatale Jodmangelstruma):* Orale Substitution von 150 µg Kaliumjodid/Tag (bei unter 2500 g liegendem Geburtsgewicht 100 µg/Tag) bis zum meist raschen Verschwinden der Struma. Anschliessend weiter 25 µg Kaliumjodid/Tag bis Ende des 3. Lebensmonats. Rezidivprophylaxe (für das betroffene Kind) und Primärprävention (seitens der Mutter, vgl. S. 112) → **Jodmangelstruma.*

Säuglinge: Toxikose („toxische Ernährungsstörung")

Vordringlich bei dieser schwersten Form einer akuten Ernährungsstörung die Wiederherstellung stabiler Kreislaufverhältnisse: Nach diagnostischer Abklärung des Dehydratationstyps (normonatriämisch = isoton, hypernatriämisch = hyperton, hyponatriämisch = hypoton; vgl. S. 222, 513 f.) Beseitigung von Dehydratation, Elektrolytimbalancen und Acidose durch gezielte, meist nur parenteral mögliche Substitution (Basis: Elektrolyt-Lactat-Glucose-Lösungen). Frühestmöglich sodann Beginn mit schrittweisem oralem Kostaufbau unter gleichzeitiger entsprechender Reduktion der parenteralen Erhaltungstherapie. Von oraler Rehydratationslösung (→ *Säuglinge: Dehydratation)*, Reisschleim-Elektrolyt-Lösung oder sonstiger *Schleimdiät* ● ausgehend, vorsichtiger stufenweiser Übergang auf eine semielementare *antidiarrhoische sog.* *Heilnahrung* ● (8–10 Mahlzeiten/24 Std.). Weiteres diätetisches Vorgehen → *Säuglinge: Ernährungsstörungen, akute.*

Säuglinge: Trimenon-(Dreimonats-)Kolik

Ermittlung und Ausschaltung möglicher alimentärer Ursachen (z. B. Überfütterung, Lactasemangel, Kuhmilch- oder Sojaproteinintoleranz, Kohlenhydratzufuhr überhöht oder in ungeeigneter Form, übermäßiges Luftschlucken und Meteorismus infolge fehlerhafter Fütterungstechnik). Versuchsweises Umsetzen auf eine hypoallergene Proteinhydrolysatnahrung (S. 563) in Einzelfällen erfolgreich. Bei *Muttermilchernährung* Überprüfung auch der mütterlichen Kost auf möglicherweise auslösende Noxen (potentielle Nahrungsmittelallergene, scharfe Gewürze, blähend wirkende Gemüse, Zwiebeln, Citrusfrüchte, alkoholische oder coffeinhaltige Getränke, Schokolade; ggf. Auslassversuch!). Stoppen evtl. Medikamenten-, Nicotin- oder Drogenabusus seitens der stillenden Mutter.

Säuglinge: Wundsein, perianales

Im Falle der Zufütterung von Citrussäften oder anderen relativ sauren Obstsäften Ersatz dieser durch weniger saure Säfte, am zweckmäßigsten einen kommerziellen Gemüserohsaft speziell für die Säuglingsernährung. Bei sehr sauren Stühlen (Gärungsstühle), außer bei ausschliesslicher Muttermilchernährung, Versuch einer Lactoseeinschränkung und Eiweißanreicherung der Kost (Substitution eines kleinen Anteils, etwa $^1/_{10}$–$^1/_5$, der bisherigen Nahrungsmenge durch *antidiarrhoische sog.* *Heilnahrung* ●). *Seitens der stillenden Mutter* Vermeiden des Verzehrs von Rhabarber und Herabsetzung eines evtl. zu reichlichen Konsums von Obst und säurereichen Obstsäften (auch von Wein!) für die Dauer der Stillperiode.

Säuglinge: Ziegenmilchanämie

Ersatz der bis dahin gefütterten Ziegenmilch durch Kuhmilch in altersentsprechender Zubereitung oder besser als kommerzielle Säuglingsmilchnahrung. Medikamentöse Substitution von *Folsäure* ▲ (5 mg/Tag), zweckmäßigerweise in Verbindung mit Cobalamin, Ascorbinsäure und Eisen.

Säuglinge: Zuckertee-(Dauernuckel-)Syndrom, Nursing bottle syndrome

Wichtigste präventive Maßnahme die Ausschaltung der beim richtig ernährten Säugling und Kleinkind überflüssigen, als Beruhigungsmittel oder Einschlafhilfe jedoch vielerorts gebräuchlichen gezuckerten Durstlöscher (Tee, Fruchtsaft, Limonaden, Kakao u. ä.). *Eliminierung der für die Zahngesundheit (→ *Zahncariesprävention) verhängnisvollen süßen „Nuckelflasche"!* Bewährter Tip zur leichteren Entwöhnung: Von Tag zu Tag schrittweise gesteigertes Verdünnen des bis dahin gereichten zuckerhaltigen Getränks mit abgekochtem Wasser, sodaß die Flasche nach etwa einer Woche nur noch einfaches lauwarmes Wasser enthält. Zur Deckung eines unter besonderen Umständen erhöhten Flüssigkeitsbedarfs (Durchfall, Fieber, hohe Außentemperaturen) Verabreichung nur zuckerarmer Getränke (Kohlenhydratgehalt < 4%, Deklaration beachten!) prandial und interprandial, nicht jedoch als Dauerflasche zur Schlafenszeit. Normalerweise keinen Zuckerzusatz zu Tees und Säften, die mit Flasche und Sauger verfüttert werden!

Teil 4

Standardkostformen
(incl. künstlicher Ernährung) ●

4

Standardkostformen[1)] (incl. künstlicher Ernährung) ●

Alkalisierende Kost ●

Überwiegend pflanzliche Kost unter Bevorzugung der basenüberschüssigen Vegetabilien (die meisten Obstarten, auch manche sauerschmeckende, z.B. Citrusfrüchte und deren Säfte, Gemüse, Kartoffeln), jedoch unter Ausschluß von Pflaumen, Zwetschen, Mirabellen, Preiselbeeren und deren Säften. Als Träger tierischen Eiweißes vor allem Milch sowie flüssige und halbflüssige Milchprodukte. Alkalisierende (Hydrogencarbonat-)Mineralwasser, z.B. Fachinger oder Wildunger Helenenquelle. Keine Colagetränke. Weitgehende Einschränkung von jeder Art Fleisch, von Eiern, kleie- und keimlingshaltigen (Vollkorn-)Getreideprodukten, Hülsenfrüchten und Nüssen. Die alkalisierende Potenz der Nahrung steigt in der Reihenfolge fleischhaltige Mischkost < lactovegetabile Kost < streng vegetarische (vegane) Kost. Einsatz alkalisierender Kost vor allem zur Unterstützung der medikamentösen Harnalkalisierung.

Einfache Improvisationsmöglichkeit: Erweiterung der bis dahin gegebenen Kost durch Zugabe einer Lösung von 2 Teelöffeln Backnatron = reines Natriumhydrogencarbonat in 250 ml abgekochten Wassers (*„Natronwasser"*), das schluckweise zu den Mahlzeiten des Tages zu trinken ist. Zur Geschmacksverbesserung Zusatz eines geeigneten Obstsafts o.ä.; Natronwasser kontraindiziert bei Indikationen für natriumarme Kost.

[1)] Die nachfolgend skizzierten Standardkostformen sind neben den diätetischen Empfehlungen zur jeweiligen speziellen Indikation (S. 151 f.) Grundlage jeder praktischen Ernährungsberatung. Der Krankenhausküche erleichtert die umfangreiche Auswahl zudem die Aufstellung eines eigenen Kostprogramms entsprechend der unterschiedlichen Struktur der zu versorgenden Klientel (Allgemeines Krankenhaus, Fachkrankenhaus, Reha-Klinik usw.).

Allergenfreie (allergenarme) Kost ●

Vorgehensweise zum Auffinden möglicherweise beteiligter Allergene:
Eliminationsdiäten (Auslaßkost)

1. *Teefasten* (nur schwarzer Tee, nicht aus Aufgußbeutel) mit milch- und eifreiem Zwieback. Mineralwasser. Strengste Form einer Eliminationsdiät, nur für besondere Fälle und ohne weitere Zulagen für nur wenige Tage anzuwenden.

2. *Elementardiät (*Oligopeptiddiät ●)* oder eine praktisch allergenfreie Proteinhydrolysatnahrung (z.B. Pregestimil®) ohne weitere Zusätze. Vom Prinzip her als Alternative zum Teefasten ideal; wird vom Patienten jedoch meist nicht lange genug akzeptiert.

3. *Kartoffel-Reis-Diät.* Polierter Reis, Voll- oder Wildreis. Pell- oder Salzkartoffeln. Keine Fettzugabe. Milchfrei. Einziges Gemüse unangemachter Blattsalat (ohne Gewürze, Zucker erlaubt). Mineralwasser, schwarzer Tee. Ohne Zulagen (chemisch reine Vitamine, Elementardiät) für längere Anwendung nicht geeignet.

4. *Erweiterte Kartoffel-Reis-Diät* (meist benutzte Auslaßkost). Entspricht der zuvor genannten Kost, angereichert durch Zulage von Brot (nur eine Sorte, hergestellt ohne Milch, Mohn, Sesam u.ä., kein Vollkornbrot), Rind-, Kalb- oder Lammfleisch (kein anderes Fleisch, keine Wurst, keinen Schinken, keinen Fisch, keine Räucherwaren; als Garverfahren nur Kochen oder Dünsten), Butter, grünen (Tiefkühl-)Erbsen, Banane. Zum Würzen Zucker, Kochsalz. Als Getränk nur schwarzer Tee (nicht aus Aufgußbeutel), Mineralwasser. Keine Milch, keine Fruchtsäfte, keine alkoholischen oder Colagetränke. Kontrollierte Zulage von chemisch reinen Vitaminen, Maltodextrin oder einer Elementardiät ist möglich.

5. *Sukzessive Elimination.* Von der bis dahin innegehaltenen Kost (meist eine „Normalkost") ausgehend, in etwa 7–10tägigen Schritten Ausschaltung einzelner Nahrungsmittel in der Reihenfolge des anamnestischen Allergenverdachts oder nach Standardschema (S.387).

Unter Eliminationsdiät müssen mutmaßliche allergische Erscheinungen abgeklungen sein (ggf. nach Abwandlung der Diät), bevor mit Additionsdiät begonnen werden kann.

Additionsdiät (Allergensuchkost). Ausgehend von einer der vorgenannten Eliminationsdiäten stufenweise Zulage einzelner potentieller Allergenträger (immer nur ein Nahrungsmittel zur Zeit, mehrtägiger Abstand; vgl. S.386). Gut verträgliche Produkte verbleiben im Kostplan, nicht verträgliche werden gestrichen. Fortsetzung der Suchkost erst nach völligem Abklingen allfälliger Intoleranzerscheinungen. Zufuhr der Nahrungsmittel in versteckter Form (Kapseln oder maskierter Rezeptur) empfehlenswert, insbesondere bei Reexposition (oraler Provokation) mit bereits suspekten Erzeugnissen.

Bei *Kindern* bedürfen Eliminations- und Additionsdiäten wegen der größeren Gefährdung dieses Lebensalters durch Ernährungsmängel aller Art strenger Indikationsstellung und besonders sorgfältiger Nährstoffkalkulation.

Vorgehensweise nach Auffinden eines gesicherten Allergens: **Allergenfreie (allergenarme) Dauerkost.** Im Energie- und Nährstoffgehalt bedarfsangepaßte **Vollkost* ●, **leichte Vollkost* ● oder aus anderen Gründen indizierte Diätkost unter sorgfältiger Ausschaltung der mittels vorgenannter Additionsdiät und evtl. weiterer allergologischer Tests objektivierten Nahrungsmittelallergene. Zutatenlisten sorgfältig prüfen! Problematisch dabei besonders die *Eliminierung der vielfältigen okkulten Allergenquellen. Hinsichtlich eines möglichen Gehalts an nicht deklarierten Fremdstoffen und versteckten Zusätzen kann man nicht misstrauisch genug sein!* Deshalb nur möglichst wenig verarbeitete Produkte, keine kommerziellen Fertiggerichte und Gewürzmischungen, keine handelsüblichen Wurstwaren u. ä. verwenden. Besonders häufige „versteckte" Allergene sind Soja, Nuss, Erdnuss, Sellerie, Milch. Obst und Gemüse nur zur entsprechenden Saison. Methodik der Garung aller dafür in Frage kommenden Produkte nach dem jeweiligen Resultat der Vortestung. Keine nur mechanisch raffinierten („kalt gepressten") Pflanzenöle. Zwecks Minimierung des Gehalts an biogenen Aminen (vgl. **histaminarme Kost* ●, **tyramin- und dopaminarme Kost* ●) Verwendung aller eiweißreicheren Produkte in möglichst frischem Zustand. Zu den weiteren Details → **milcheiweißfreie Kost* ●, **eifreie Kost* ●, **fischfreie Kost* ●, **schalen- und krustentierfreie Kost* ●, **nussfreie Kost* ●, hefe- und schimmelpilzfreie Kost ●, **nickelarme Kost* ●, ferner **azofarbstofffreie Kost* ●, **benzoatfreie Kost* ●, **salicylatarme Kost* ●, **sulfitfreie Kost* ●.

Zu beachten. Kritische Sichtung der Zutatenliste bei allen zur Verwendung kommenden Lebensmitteln kommerzieller Herkunft zwecks Vermeidens möglicherweise enthaltener allergen wirkender Bestandteile!

Aufbaukost („Reha-Kost") ●

Energie- und nährstoffangereicherte Abwandlung der **leichten Vollkost* ●, mittels geeigneter Zulagen (Milchmischgetränke, Quark-Obst-Speisen, Formula-Trinknahrungen, kommerzielle Proteinkonzentrate, Weizenkeime, Maltodextrin u. ä. leichtverdauliche Produkte) in häufigeren Zwischenmahlzeiten. Steigerung auf etwa die 1,3–1,5fache Energie-

und Nährstoffmenge der altersstufenbezogenen Kostempfehlungen für den Gesunden (S. 97 f.). Standardkost für alle Zustände erhöhten Bedarfs an Energie und Nährstoffen.

Azofarbstofffreie (synthesefarbstofffreie) Kost ●

Auszuschaltende Farbstoffzusätze

1. *Azoverbindungen* Tartrazin *(E 102)*, Gelborange S *(E 110)*, Azorubin *(E 122)*, Amaranth *(E 123)*, Cochenillerot A (Ponceau 4 R, *E 124)*, Rot 2G *(E 128)*, Allurarot AC *(E 129)*, Brillantschwarz BN *(E 151)*, Braun FK *(E 154)*, Braun HT *(E 155)*, Litholrubin BK (Rubinpigment BK, *E 180)*.

2. *Weitere synthetische Farbstoffe* Chinolingelb *(E 104)*, Erythrosin *(E 127)*, Patentblau V *(E 131)*, Indigotin I (Indigocarmin, *E 132)*, Brillantblau FCF *(E 133)*, Säurebrillantgrün BS *(E 142)*.
   Deklaration der E-Nummern beachten!

Lebensmittel, die mit den genannten synthetischen Farbstoffen gefärbt werden dürfen.[1] Käsezubereitungen, Fertig-Fondue, Schmelzkäse, Fruchtjoghurt, Früchtequark, Salatsoßen, Fertigsoßen, Fertigsuppen, Ketchup, Senf, Mayonnaise, Fertigsalate, Fischkonserven, Kaviar, Dauerbackwaren, Feinbackwaren, Puddingpulver, Cremepulver, Obstkonserven, Gemüsekonserven, Gemüsesäfte, Konditorei- und Zuckerwaren (Bonbons, kandierte Früchte, Marzipan, gefüllte Schokoladenartikel, Kaugummi, sog. knallbunte Süßigkeiten), Speiseeis, Fruchtsäfte, Fruchtsirupe, farbige Süßgetränke, Limonaden, Limonadenpulver, Brausetabletten, Konfitüren, Marmeladen, Gelees, Invertzuckercreme (Kunsthonig), Nußpasten, Liköre u. a. Mit mangelhafter Deklaration des Farbstoffzusatzes ist häufiger zu rechnen.[2]

Hinweise zur Kostgestaltung. Entsprechend der jeweiligen individuellen Empfindlichkeit *ausschliessliche Verwendung farbstoffzusatzfreier Produkte.* Am einfachsten zunächst Beschränkung auf Brot, Brötchen, Butter, Pflanzenöle, Eier, Milch, einfachen Quark oder Joghurt, Haferflocken, Reis, Kartoffeln, Frischfleisch und -fisch jeder Art, Gemüse und Obst (nur frisch oder tiefgefroren), Zucker, Bienenhonig, Kochsalz, Kaffee, Tee, selbstbereitete Fruchtsäfte, natürliches Mineralwasser. Dagegen Fleischbrühe, Cremesuppen, Mayonnaise, Süßspeisen, Puddings, Kuchen, Feingebäck u. ä. nur, wenn ohne farbstoffhaltige Zusätze selbst herge-

---

[1] Umfang und Zusammensetzung der Liste variieren international von Land zu Land.

[2] Auch zahlreiche **Fertigarzneimittel** enthalten (in der Bundesrepublik Deutschland mit Deklarationspflicht) synthetische Farbstoffe. Verzeichnis der Inhaltsstoffe (Beipackzettel) beachten!

stellt. Erst mit wachsender Erfahrung des Patienten Nutzung auch des kommerziellen Angebots an zuverlässig farbstoffzusatzfreien Produkten aus der Gruppe der üblicherweise mit synthetischen Farbstoffen gefärbten Nahrungs- und Genußmittel.

Ballaststoffarme Kost ●

Ausgehend von *leichter Vollkost ● oder *leichtverdaulicher Kost ●, Reduktion der Ballaststoffzufuhr auf < 10 g/Tag durch weitgehende *Ausschaltung aller ballaststoffreicheren Nahrungsmittel (→ *Ballaststoffe ▲).* Feinmehl- und Stärkemehlerzeugnisse anstelle von Vollkornerzeugnissen, Obstpresssäfte anstelle von Obst, Gemüsepresssäfte anstelle von Gemüse. Keine Hülsenfrüchte, Haferflocken, Weizenkeime, Nüsse u. ä., Kartoffeln nur knapp. Kein hartes (gebratenes) oder zähes Fleisch, keine bindegewebsreichen (Sehnen, Schwarten u. ä. enthaltenden) Fleisch- und Wurstwaren. Vermeiden *überhöhten* Milch- und Käsekonsums. Für kurzzeitig *streng* ballaststoffarme Kost (z. B. vor Eingriffen am Colon) völlige Ausschaltung von Getreideerzeugnissen, Kartoffeln, Fleisch und Fleischwaren sowie Milch und Milchprodukten (z. B. nur klare *Flüssigkost ● oder eine ballaststofffreie Formeldiät). Sorgfältige Kalkulation bedarfsgerechter Versorgung mit essentiellen Nährstoffen. Vitaminbedarf meist nur durch medikamentöse Supplementierung zu decken. Spezielle Kostgestaltung im übrigen je nach diätetischer Indikation im Einzelfall.

Ballaststoffreiche Kost ●

Von bedarfsgerechter *Vollkost ●, *leichter Vollkost ● oder indizierter Diätkost ausgehend, behutsame stufenweise *Anhebung des Ballaststoffgehalts bis ca. 50 g/Tag* (25 g/1000 kcal) *und mehr* durch vermehrten Einsatz geeigneter ballaststoffreicher Nahrungsmittel (→ *Ballaststoffe ▲) und entsprechende Reduktion des Anteils ballaststoffarmer und -freier Produkte (Feinmehlerzeugnisse, Zucker, Fett usw.). Den individuellen Gegebenheiten (Toleranz, geschmackliche Neigungen) angepaßte Auswahl möglichst verschiedenartiger Ballaststoffträger unter Aufteilung auf alle (5–6) Mahlzeiten des Tages. Vollkorn- anstelle von Feinmehlerzeugnissen. Getreiderohbreie (1–2mal täglich) aus geweichtem Schrot, Hafer- oder Weizenflocken mit Zusatz von Weizenkleie, Weizenkeimen, Leinsamenschrot, Nüssen sowie jeder Art Frisch- oder geweichtem Trockenobst. Reichlich Gemüse (0,5–1 kg/Tag) unter Bevorzugung der groben Kohl- und Rübenarten (auch als Rohkost). Jede Art Hülsenfrüchte. Reichlich Frischobst (0,5–1 kg/Tag, möglichst in roher Form). Auch kommerzielle Ballaststoffkonzentrate (Apfel-, Orangen-, Erbsen-, Weizenfaser u.ä.) können hilfreich sein. *Zu den Mahlzeiten ausgiebig trinken lassen* (> 1500 ml/24 Std.). Calciumreiche Kostgestaltung (Milchprodukte!) empfehlenswert.

Standard-Müsli zum Sofortverzehr (für 1–2 Personen): Je 1 Esslöffel Weizenkeime, Weizenkleie, Leinsamenschrot, gemahlene Nüsse (käuflich) und Sojavollmehl. Mit fettarmer Milch verrühren. Wahlweise frisches Obst oder Kompott in beliebiger Menge zugeben. Zuckerzusatz weder erwünscht noch erforderlich.

Grundlage für die Ballaststoffanreicherung in *„leichtverdaulicher" und kindergerechter Form:* Gekochte Breie und gebackene Aufläufe (pikant oder obstig-süß) auf Basis von Weizenschrot, Hafer-, Gersten- oder Buchweizengrütze (auch mit Kleiezusatz nach Art der Kruska[1]), in vielfältiger Weise mit Fleisch oder ovolactovegetabil zu variieren und zu erweitern. Schonkostgeeignet und geschmacksneutral teilhydrolysiertes Guarmehl (Benefiber®).

Kontraindikation für ballaststoffreiche Kost: Stenosierende Prozesse im Verdauungskanal, Magenlähmung, drohender Ileus.

Benzoatarme Kost ●

Auszuschaltende Zusätze von Benzoesäure und Derivaten. Benzoesäure *(E 210)*, Natriumbenzoat *(E 211)*, Kaliumbenzoat *(E 212)*, Calciumbenzoat *(E 213)* und die Gruppe der sog. Parabene = PHB-Ester: p-Hydroxybenzoesäure-(PHB-)ethylester *(E 214)*, PHB-ethylester-Na *(E 215)*, PHB-n-propylester *(E 216)*, PHB-n-propylester-Na *(E 217)*, PHB-methylester *(E 218)*, PHB-methylester-Na *(E 219)*. Auch der Süßstoff Saccharin *(E 954)* ist strukturell ein Benzoesäurederivat. Deklaration der E-Nummern beachten!

Lebensmittel, die mit Benzoesäure, Benzoaten oder PHB-estern konserviert werden dürfen[2]. Fischwaren (Marinaden, Pasten, Salzfische, Krebszubereitungen u. ä.), Flüssigei, Mayonnaise und mayonnaiseartige Erzeugnisse, Ketchup, fettreduzierte Margarinen, Fleischsalate, Gemüsesalate, Kartoffelsalat, Meerrettichpaste, Paprikapaste, Speisesenf, gelatinehaltige Überzugsmassen, Aspik, Sauergemüse, Fruchtsäfte, Limonaden, Spirituosen mit < 15 % Alkohol, Fruchtjoghurt, Konfitüren, Marmeladen, Gelees, Nußpasten, Backcreme, Marzipan und marzipanähnliche Erzeugnisse u. a. Mit mangelhafter Deklaration des Benzoatzusatzes ist zu rechnen (z. B. Benzoeharzüberzug bei Äpfeln mediterraner Herkunft).

---

[1] Schwedische **Kruska:** Weizenkleie (15 g) wird mit etwa der doppelten Menge grober Hafergrütze (25–30 g) und beliebigem geweichtem Backobst (meist Rosinen, 25–30 g pro Einzelportion) in reichlich Wasser gargekocht.

[2] Umfang und Zusammensetzung der Liste variieren international von Land zu Land.

Hinweise zur Kostgestaltung. Ausschliessliche *Verwendung benzoatzusatzfreier Produkte.* In Zweifelsfällen Verzicht auf unsicheres Erzeugnis aus vorstehend genannten Produktgruppen. Der natürliche Benzoesäuregehalt pflanzlicher Lebensmittel (→ *Benzoatintoleranz*) bleibt in der Regel unberücksichtigt.

Calciumarme Kost ●

Reduktion der Calciumzufuhr auf meist < 400 mg (< 10 mmol)/Tag durch weitgehende *Ausschaltung aller sehr calciumreichen Nahrungsmittel,* insbesondere Milch und Käse, Ölsardinen, Salzhering und calciumreiche Vegetabilien (→ *Calcium* ▲). Reichlich grobe Vollkornprodukte, Frischkornbreie, Kleie, calciumarme Gemüsearten (Blattsalat, Blumenkohl, Chinakohl, Rosenkohl, Rotkohl, Chicorée, grüne Erbsen, Tomate, Gurke, Zucchini, Kürbis, Paprikaschote), soweit möglich auch als Rohkost; reichlich rohes Kernobst und Steinobst (vgl. *ballaststoffreiche Kost* ●). Sicherstellung ausreichender Versorgung mit Vitamin B_2 (→ *Riboflavin* ▲). *Kein Mineralwasser oder Trinkwasser mit mehr als 100 mg Calcium/l!* Überprüfung und ggf. Berücksichtigung der lokalen Trinkwasserhärte (1 deutscher Härtegrad entspricht 10 mg CaO oder 7,15 mg = 0,179 mmol Ca^{++} pro Liter Wasser). Die Kalkulation einer calciumarmen Kost nur anhand von Lebensmitteltabellen erlaubt aufgrund schwankender Analysenwerte und anderer Fehlerquellen die Festlegung auf einen bestimmten Calciumgehalt zwar nur in grober Annäherung, ist für die Praxis jedoch im allgemeinen ausreichend. Zuverlässiger, z. B. für diagnostische Zwecke, ist eine auf der Verwendung von Formuladiäten basierende Kost.

Zu beachten. Calciumarme Kost mit *weniger als 800mg Ca/Tag ist als Dauerkost ungeeignet!*

Calciumreiche Kost ●

Ausgehend von bedarfsgerechter *leichter Vollkost* ● oder indizierter spezieller Diätkost Erhöhung des Calciumgehalts auf 1200–2000 mg (30–50 mmol)/Tag durch *vermehrten Einsatz calciumreicher Nahrungsmittel,* insbesondere von Milch und Käse (→ *Calcium* ▲). Reichliche Verwendung von Magermilchpulver für gebundene Suppen, Soßen, Kartoffelpüree, Cremespeisen u. ä. Calciumzufuhr auf alle Mahlzeiten des Tages verteilen. Calciumangereicherte Fruchtsaftgetränke, calciumreiche Mineralwässer (> 400 mg Ca/l, möglichst mit < 500 mg Na und > 100 mg Mg pro Liter). Sicherstellung ausreichender Versorgung mit *Vit-

amin D ▲ (fetter Fisch, Lebertran 5 ml/Tag, ggf. medikamentöse Supplementierung). *Vermeiden sehr phosphatreicher Produkte* (Fleischextrakt, Hefeextrakt, Bierhefe, Kakaoerzeugnisse, Colagetränke, Bier; Phosphatzufuhr möglichst unter 2 g = 65 mmol/Tag, vgl. **phosphatreduzierte Kost* ●*) und oxalatreicher Vegetabilien (→ *oxalatarme Kost* ●*). Begrenzung auch der Ballaststoffzufuhr:* Keine Kleie, keine Getreiderohbreie, kein Trockenobst, kein grobkörniges Vollkornbrot.

Cholesterinreduzierende (fettreduzierte, fettmodifizierte) Kost; sog. antiatherogene Diät ●

Ausgehend von bedarfsgerechter **Vollkost* ●, **leichter Vollkost* ● oder indizierter Diätkost *Limitierung der Energiezufuhr* in Höhe des individuellen Bedarfs (Kriterium das jeweilige Körpergewicht). *Beschränkung der Fettmenge* (einschliesslich des unsichtbaren Fettes) auf zunächst maximal 25–30 % der Energiezufuhr; erforderlichenfalls schrittweise weitere Herabsetzung bis auf 10 % (vgl. **fettarme Kost* ●). Durch geeignete Auswahl der Fette Minimierung des Gehalts an gesättigten Fettsäuren, Erhöhung des Anteils an Monoensäuren (Ölsäure) und Polyensäuren (→ **Fette* ▲). *Reduzierung des Cholesteringehalts* auf zunächst 300 mg, erforderlichenfalls weiter auf schliesslich < 100 mg/Tag *(→ *Cholesterin* ▲*). Ballaststoffe* möglichst > 50 g/Tag (weitere Details → **Hypercholesterinämie).*

Meistempfohlene Kostabstufungen

	Stufe 1 (nur als Anfangskost)	Stufe 2	Stufe 3
Gesamtfett (Energie%)	30	25	20
Gesättigtes Fett (Energie%)	10	8	5
Monoensäurefett (Energie%)	12	9	7
Polyensäurefett (Energie%)	8	8	8
Cholesterin (mg/Tag)	300	200	100
Kohlenhydrate (Energie%)	55	60	65
Protein (Energie%)	15	15	15

Hinweise zur Kostgestaltung

1. Fettarme Milch anstelle von Vollmilch. Magerjoghurt anstelle von Vollmilch- oder Sahnejoghurt. Fettarme Kondensmilch oder fettmodifizierten Kaffeeweißer anstelle von Kaffeesahne. Nur fettarme oder fettmodifizierte (polyensäurereiche, cholesterinarme) Käsesorten!

2. Häufiger fetter Seefisch (→ *Eikosapentaensäure* ▲) anstelle von Fleisch und Wurst (→ *Seefischdiät* ●). Ggf. auch *schalen- und krustentierfreie Kost* ●.

3. Mageres Fleisch (reines Muskelfleisch von Kalb, Rind, Wild) anstelle von fettem Fleisch, Innereien oder üblicherweise fetten Fleisch- und Wurstwaren. Fettmodifizierte Wurst (z. B. becel®-Diät-Programm) anstelle gewöhnlicher, an gesättigten Fetten reicher Wurst. *Zu beachten:* Auch mageres Fleisch enthält Cholesterin! Alle Speisen mit wenig Fett garen und zubereiten.

4. Huhn oder jungen Truthahn anstelle von Gans oder Ente.

5. Fleischportionen verringern, Kartoffel- und Gemüseportionen vergrößern; wo immer möglich, Sojaeiweiß anstelle von tierischem Eiweiß (Ziel: 25 g Sojaeiweiß pro Tag, z. B. Zugabe von Sojavollmehl zum Müsli, zum Gemüse, zu Eintopfgerichten, zu pikanten Suppen und Soßen).

6. Gekochte Kartoffeln oder Kartoffelpüree anstelle von fettreichen Bratkartoffeln, Kartoffelchips oder Pommes frites.

7. Polyensäure- und ölsäurereiches Pflanzenfett (Öle, Pflanzenmargarine, Diätmargarine; mit Stanolestern angereicherte Pflanzenfette, Ziel 2 – 3 g pflanzliche Stanole/Sterine pro Tag, z. B. Becel® pro-aktiv) anstelle von Butter, Schmalz, gehärteten oder Hartfetten. Vermeiden aller trans-Fettsäuren (aus hydrierten Pflanzen- und Seetierölen) in größerer Menge enthaltenden Produkte (einfache Sorten von Haushaltsmargarine = sog. Standardware, Back-, Brat-, Fritierfette, Shortenings und damit hergestellte Produkte, Kartoffelchips, Pommes frites, Salzgebäck, vielerlei Plätzchen u. ä.). Oberes Limit für Transfettsäuren 2 g/Tag.

8. Eiklar oder cholesterinfreie Ei-Ersatzstoffe anstelle von Vollei oder Eigelb. Auch mit n-3-Polyensäuren angereicherte Eier sind wegen möglicher negativer Effekte ihres hohen Cholesteringehalts für diese Kost nicht ohne weiteres verwendbar.

9. Vollkornbrot oder Hafergebäck anstelle von Weißbrot und Feinmehlbackwaren.

10. Bevorzugung von Haferkleie als Getreidebasis von Müslis und als Dickungsmittel für alle dafür geeigneten Zubereitungen.

11. Sehr reichlich Gemüse aller Art. Regelmäßig Hülsenfrüchte.

12. Trockenen, fettarmen Kuchen, ggf. mit Obst oder Magerquark, anstelle von Sahnetorte und sonstigem fettem Cremegebäck. Fettarme Schlagcreme anstelle von Schlagsahne.

13. Frischobst anstelle süßer Desserts. Nüsse, Mandeln oder Sonnenblumenkerne anstelle von Süßigkeiten, aller Art.

14. Filterkaffee oder Instantkaffee anstelle von ungefiltertem, aufgebrühtem oder aufgekochtem Kaffee.

Teil 4

Bestmögliche Einbeziehung vorstehender Empfehlungen in das Spektrum der nicht korrekturbedürftigen und deshalb weitgehend unverändert zu belassenden bisherigen Kostgestaltung durch den Patienten, sodass dieser ein Maximum seiner bisherigen Essensgewohnheiten beibehalten kann. *Kritischer Nährstoff bei den überwiegend vegetarisch gestalteten Kostvarianten: Zink.*

Diabeteskost ●

Im Gehalt an Kohlenhydraten (Art, Menge, Verteilung im Tagesverlauf) den Erfordernissen der diabetischen Stoffwechselstörung individuell angepaßte, im Nährstoff- und Energiegehalt bedarfsgerechte *Vollkost* ● (→ *Diabetes mellitus*).

Liberalisierte (in der KH-Auswahl „freie") Diabeteskost (indiziert bei gut geschulten Diabetespatienten unter intensivierter Insulintherapie in stabiler Stoffwechsellage).

Anmerkungen zur praktischen Gestaltung. Ausgehend von einer je nach Lebensalter, Körpergewicht und physischer Leistungsanforderung bedarfsgerechten *Vollkost* ●, Limitierung lediglich der für jede Mahlzeit nach Blutzuckerhöhe und Verzehrsabsicht individuell festzulegenden *Gesamt*kohlenhydratmenge, d. h. Zucker einbegriffen (Selbstbemessung durch den Patienten). Begrenzung von Zucker (ebenso von gesättigten Fetten, Cholesterin, Kochsalz und Alkohol) nur soweit, wie aus präventivmedizinischen Gründen auch für den gesunden Nichtdiabetiker wünschenswert (Zucker < 10 % der Energiezufuhr), jedoch unter Eliminierung aller Getränke mit höherem (> 4 %) Zuckergehalt.

Zu beachten. Die Frage möglicher Risiken einer in dieser Form liberalisierten Diabeteskost bedarf sorgfältiger Prüfung für jeden Einzelfall. Keineswegs darf die Verordnung dieser Kost vom Patienten als Freibrief für eine unangebrachte totale diätetische Emanzipation mißverstanden werden: *Gefahr folgenschwerer Stoffwechselentgleisungen!*

Althergebrachte („strenge", „starre") Form der Diabeteskost (in der Allgemeinpraxis, insbesondere bei weniger schulungsfähigen oder die erforderliche BZ-Selbstkontrollen ablehnenden, bei kulinarisch anspruchsloseren, speziell bei älteren oder behinderten Patienten und bei Kindern mit Diabetes, noch vielerorts gebräuchliche Kostform).
Anmerkungen zur praktischen Gestaltung.
1. Bei unkompliziertem Diabetes *Kalkulation der Energie- und Nährstoffzufuhr* nach den Empfehlungen für die Ernährung des Gesunden entsprechender Altersstufe und vergleichbarer körperlicher Belastung,

im Falle diabetischer Komplikationen oder eventueller sonstiger Zweiterkrankungen unter Anpassung an die sich daraus möglicherweise ergebenden diätetischen Konsequenzen. Detailliertes individuelles Ernährungsprogramm für jeden Einzelfall.

2. Die *Verteilung der Hauptnährstoffe* auf die einzelnen Mahlzeiten des Tages kann mit den Erfordernissen und den Freiräumen des jeweiligen Behandlungsplans von Patient zu Patient in weitem Rahmen variieren.

3. Die *Kohlenhydratzufuhr* wird mengenmäßig definiert entsprechend der individuellen metabolischen Toleranz. Unter traditioneller Insulintherapie oder Sulfonylharnstoffbehandlung fixe Aufteilung auf die einzelnen ballaststoffreichen Mahlzeiten bei zeitlich konstanter Mahlzeitenfolge. Weitestmögliche Beschränkung auf hochpolymere Kohlenhydrate (Stärke). Kohlenhydratreiche Lebensmittel sind anrechnungspflichtig (z. B. nach alten Brot- oder Berechnungseinheiten: 1 BE je 12 g KH oder neu: 1 BE-Schätzwert[1] je 10–12 g KH).

4. *Austausch (BE gegen BE) anrechnungspflichtiger Lebensmittel* möglichst innerhalb einer der 6 Lebensmittelgruppen (Nährmittel, Brot, Kartoffeln, Gemüse mit > 5 g KH/100 g, Obst, Milch und Milchprodukte) oder zwischen den ersten 3 genannten Gruppen vornehmen. *Es bleiben anrechnungsfrei:* Gemüse mit < 5 g KH/100 g (In Verzehrsmengen bis ca. 250 g pro Mahlzeit), kohlenhydratarmes Obst (Avocados, Oliven, unreife Stachelbeeren als Kompott, Zitronen, Nüsse außer Cashewnüssen).

5. Solange die bekannten metabolischen Nachteile der verbreiteten chronischen Zuckerüberfütterung sich nicht auch bei dieser Behandlungsform des Diabetes auf lange Sicht zweifelsfrei ausschliessen lassen, sollte unter traditioneller Insulintherapie eine maßvolle *Einschränkung der Zucker vom Glucosetyp* (Saccharose = Haushaltszucker, Traubenzucker, Invertzucker, Malzzucker) vorsorglich beibehalten werden: möglichst keine Verwendung von Zucker bei der Speisenzubereitung, auch nicht bei Tisch. Keine handelsüblichen Süßigkeiten, keine mit vorgenannten Zuckern gesüßten Produkte (Süßspeisen, Obstkonserven, Backwaren, Getränke usw.). In Molkereiprodukten enthaltener Milchzucker (ebenso die als mildes Laxans bei Diabetes zulässige reine *Lactose* ▲) ist als Kohlenhydrat voll anrechnungspflichtig. Darüber hinausgehende Liberalisierung des Zuckerkonsums (bis ca. 30 g pro Tag, maximal 10 g („verpackt"!) pro Mahlzeit, als KH anrechnungspflichtig) nur bei Gewißheit sachgerechter Handhabung durch in dieser Hinsicht verständige gut überwachte Typ-1-Diabetes-Patienten. *Bei*

---

[1] Nach einem Kompromißvorschlag der Deutschen Diabetes-Gesellschaft sollen Kohlenhydrat-Austauscheinheiten in Deutschland je 1 KH-Portion = 10–12 g KH ohne Ballaststoffe entsprechen.

Typ-2-Diabetes sollte eine strengere Zuckerkarenz solange beibehalten werden, wie die Adipositas fortbesteht und/oder die diabetische Störung symptomatologisch noch manifest ist (Blutzucker, Hb A$_{1c}$, Hypertriglyceridämie usw.).

6. *Zuckeraustauschstoffe,* wenn überhaupt erforderlich, nicht mehr als ca. 10 g/Hauptmahlzeit. Tageshöchstmenge etwa 50 g Fructose oder 40 g Sorbit und/oder Xylit (letztere häufig selbstlimitierend infolge diarrhoischer Nebenwirkung). Zuckeraustauschstoffe *im Brennwert* (Details → S. 228) *zu berechnen.* Für übergewichtige Diabetiker und bei Hypertriglyceridämie anstelle der vorstehend genannten Zuckeraustauschstoffe (speziell Fructose) möglichst nur energiefreie nichtnutritive *Süßstoffe* (Saccharin, Cyclamat, Aspartame usw.)[1].

7. *Alkoholfreie Getränke. Anrechnungsfrei:* Trinkwasser, Mineralwasser, Kaffee, Tee, Fleischbrühe, Gemüsebrühe, Gemüsesaft, calorienfreie Limonade. *Anrechnungspflichtig:* Milchen, Obstsaft. *Gezuckerte Getränke und Traubensaft sind ungeeignet.* Bei speziellen Diabetiker-Getränken Deklaration beachten!

8. *Alkoholische Getränke.* Bei unkompliziertem Diabetes *möglich in begrenzter Menge* (30 g ♂, 15 g ♀ Ethanol/Tag; Energiegehalt berechnen, vgl. S. 23): Diabetikerbier, Wein („trocken") mit Restzuckergehalt von maximal 4 g/l, Diabetikersekt, kohlenhydratfreie hochprozentige Alkoholica (Weinbrand, Whisky, „Klarer", Gin, Arrak, Rum u. ä.). *Meiden:* übliche Biere aller Brautypen, auch Malzbier und sog. „alkoholfreies" Bier (enthält ca. 5 % Maltose!), alle Weinsorten mit über 4 g Restzuckergehalt/l, alle gezuckerten Alkoholica (Sherry, normaler Sekt, Wermut, Likör, vergorene Moste u. ä.). *Unzulässig:* Jeglicher Alkoholgenuß auf leeren Magen!

9. *Spezielle Diabetikerlebensmittel* können hilfreich sein, z. B. Zuckeraustauschstoffe, nichtnutritive Süßstoffe (und damit hergestellte Milcherzeugnisse, süße Brotaufstriche, Süßwaren u. ä.), auch Diabetikerbier u. a. Die meisten speziell für Diabetiker hergestellten (meist teureren!) Produkte sind jedoch entbehrlich, zur Zusammenstellung einer bedarfsgerechten Diabeteskost nicht erforderlich.

Für keine Energiestufe gibt es eine allgemein verwendbare Einheitskost. Jede die diätetischen Bedürfnisse eines Typ-1- oder Typ-2-Diabetikers bestimmende Befundkonstellation ist in so vielen Details individuell geprägt, daß auch alle Formen einer vorprogrammierten „Standardkost" in subtiler Feineinstellung der „maßgerechten" Anpassung an die Besonderheiten des Einzelfalls bedürfen.

---

[1] Unbedenklichkeitsgrenze für den täglichen Süßstoffverbrauch Erwachsener (mg/kg; WHO): Saccharin = 5; Na-Cyclamat = 11; Aspartame = 40; Acesulfam-K = 15; Neohesperidin DC = 5.

Eifreie Kost ●

Ausschluß aller Arten von Eiern (Huhn, Gans, Ente, Pute, Möwe usw.). Aufbau der Kost ausschliesslich aus Gerichten, deren Einzelzutaten bekannt, und aus Lebensmitteln, die keine Beimengungen von Ei, Eigelb oder Eiklar enthalten. Vorsorglich Ausschaltung auch aller Arten von *Geflügelfleisch* und daraus hergestellten Erzeugnissen. Eizusatz zu den verschiedensten Lebensmitteln allgemein üblich und meist nicht ohne weiteres erkennbar. Deshalb sorgfältige Prüfung aller Fertignahrungsmittel auf eventuelle Eibeimengung und im Zweifelsfall besser Verzicht auf ein Erzeugnis fraglicher Zusammensetzung.

Häufig Eibestandteile enthaltende Produkte: Teigwaren (Nudeln, Makkaroni, Spaghetti u. ä.), Puddingpulver, Backwaren (glasiertes Brot, Pumpernickel, Grahambrot, süße Brötchen, Toastbrot, Zwieback, Torten, Cremekuchen, Waffeln, Baisers, Plätzchen, Salzbrezeln, Pasteten u. ä.), Backpulver, Schokoladenfüllungen, Nougat, Süßspeisen, Speiseeis, Marmeladen, Konfitüren, Gelees, einzelne Margarinesorten, Fertigsuppen, Soßen, Mayonnaise, Ketchup, Aspik, Kartoffelfertigprodukte, Frikadellen, Hamburger, Pastetenfüllungen, panierte Fleisch- und Fischgerichte, einzelne Ei-Ersatzprodukte, Fettsubstitut Simplesse, bestimmte Alkoholica (Wermut, Campari, französische Rotweine, Eierlikör).

Nährstoffdefinierte *Formeldiäten* können Eiprodukte enthalten (z. B. Precitene®; Deklaration beachten!). Ei-Ersatzprodukte *auf rein pflanzlicher Basis* für eifreie Kost geeignet.

Eiweißarme (proteinarme) Kost ●

Altersstufengerechte *Herabsetzung des Proteingehalts*, erforderlichenfalls *bis zur Grenze des Minimalbedarfs*, bei voll bedarfsgerechtem Gehalt der Kost an Nahrungsenergie (!) und essentiellen Nährstoffen. *Richtwerte* für die reduzierte Eiweißzufuhr (g Protein/kg Normalgewicht/Tag):

Säuglinge:	1. Trimenon	1,5
	2. u. 3. Trimenon	1,2
	4. Trimenon	1,0
Kleinkinder:		0,7–1,0
ältere Kinder, Jugendliche:		0,6–0,7
Erwachsene:		< 0,6 (für die Dauerkost jedoch nicht unter 25 g pro Tag)

Hinweise zur Kostgestaltung. Beim künstlich ernährten *Säugling* Reduktion der Eiweißmenge durch Verringerung des Milchanteils (insbesondere stärkere Verdünnung der Milchnahrung mit Wasser) und Ersatz durch Kohlenhydrate (Maltodextrin, Stärke, Trockenschleim, Zwieback usw.). Bei **Kindern** jenseits des Säuglingsalters, bei **Jugendlichen** und **Erwachsenen** Proteinrestriktion zunächst auf Kosten der eiweißreicheren Vegetabilien (Hülsenfrüchte, Getreideerzeugnisse, Nüsse, eiweißreichere Gemüse[1]), bevor bei Notwendigkeit stärkerer Einschränkung auch die biologisch hochwertigen Eiweiße (Fleisch, Fisch, Ei, Milch) reduziert werden. Für die meisten Indikationen sollen eiweißarme Kostformen überwiegend (70–80 %) Proteine tierischer Herkunft enthalten. Proteinäquivalenztabelle zum Austausch der eiweißhaltigen Lebensmittel für den Patienten hilfreich[2]. Empfehlenswert die Nutzung von Stärkemehl, eiweißarmen Fertigmehlmischungen, Fertigbreien, Teigwaren sowie eiweißarmem Brot, Gebäck usw.

Standardisierung der eiweißarmen Kost zweckmäßigerweise zunächst in zwei Stufen:
1. **Mäßig eiweißarme Kost** (40 g Eiweiß/Tag)
2. **Streng eiweißarme Kost** (20–25 g Eiweiß/Tag)

Häufig dabei zugleich elektrolytdefinierte Abwandlung indiziert (→ *natriumarme Kost* ●, *kaliumarme Kost* ● usw.). Realisierung der streng eiweißarmen Kost entweder **in proteinselektiver Form** (diätetische Eiweißkomplettierung, Prinzip der historischen *Kartoffel-Ei-Diät* ●) oder durch **medikamentöse Aminosäurenkomplettierung** einer konventionellen Variante proteinarmer Kost (→ *Schwedendiät* ●); zweckmäßig auch die eiweißarme Abwandlung einer der erweiterten **vegetarischen Kostformen** (S. 132 f.). In der Regel bedürfen sehr eiweißarme Kostformen (< 30 g Protein/Tag; Erwachsene) der Zulage von Keto- oder Hydroxyanalogen essentieller Aminosäuren und der Supplementierung defizitärer Nährstoffe: Thiamin, Riboflavin, Niacin, Vitamin B_6, Folsäure, Vitamin B_{12}, Vitamin D, Calcium, Eisen, Kupfer, Zink, unter Umständen auch verzweigtkettiger Aminosäuren (Leucin, Isoleucin, Valin).

Zu beachten. Überwachung von Plasmaproteinspiegel, Körpergewicht und (bei Kindern) Längenwachstum. Unerläßlich die Sicherstellung einer altersentsprechend bedarfsgerechten **Energiezufuhr**. Gefahr protein-calorischer Unterernährung!

---

[1] **Eiweißreichere Gemüse** (> 2 g Protein/100 g): Artischocke, Blumenkohl, grüne Bohnen, Broccoli, Champignons, frische grüne Erbsen, Fenchel, Gartenkresse, Grünkohl, Knoblauch, Löwenzahn, Mangold, Meerrettich, Petersilie, Porree, Rosenkohl, Schnittlauch, Sojakeimlinge, Spinat, Steinpilze, Topinambur, Wirsing, Zuckermais (zu begrenzen auf maximal 100–125 g/Tag).
[2] Zum Beispiel in R. KLUTHE et al.: Diätbuch für Nierenkranke. Verlag Trias Stuttgart.

Eiweißreiche (proteinreiche) Kost ●

Ausgehend von *leichter Vollkost* ● oder indizierter Diätkost (speziell *natriumarme Kost* ●) Zulage geeigneter proteinreicher, nicht zu fettreicher Lebensmittel (Milchprodukte, Fleisch, Fisch, Ei, Soja) oder kommerzieller Proteinkonzentrate (S. 21) bis zum Erreichen der festgelegten Eiweißmenge (meist 80–120 g/Tag, 1,2–1,5 g/kg/Tag). Voraussetzung ausreichender Utilisation des vermehrt zugeführten Proteins ist eine adäquate Aufnahme von *Nahrungsenergie*. Abdeckung der meisten Indikationen für eine eiweißreiche Kost durch die energie- und nährstoffangereicherte *Aufbaukost* ●.

Feingold-Diät (additivafreie Kost) ●

Ausgehend von altersstufengerechter Normalkost bestmögliche Ausschaltung von salicylathaltigen Produkten (→ *salicylatarme Kost* ●) und einer großen Zahl synthetischer Lebensmittelzusatzstoffe: Synthetische Farbstoffe (→ *azofarbstofffreie Kost* ●, ferner Zuckercouleur *E 150),* künstliche Aromastoffe (15 Einzelsubstanzen ohne E-Nummer)[1], Glutamate *(E 620–625),* Nitrite und Nitrate *(E 250, E 251, E 252;* gepökelte Fleischwaren), synthetische Antioxidantien (BHA = *E 320,* BHT = *E 321),* Benzoesäurederivate (→ *benzoatarme Kost* ●), Schwefeldioxid (→ *sulfitfreie Kost* ●), Emulgatoren, Stabilisatoren. Keine Räucherwaren. Keinen Röstkaffee. Alkoholkarenz. Bereitstellung einer derartigen Kost ohne Erwerb aktueller spezieller lebensmittelkundlicher Kenntnisse und umfassende Beratung durch Diätassistentin kaum praktikabel. Bedarfsgerechte Energie- und Nährstoffversorgung im Rahmen dieser Diät bei geschickter Nahrungswahl jedoch durchaus möglich.

Fettarme Kost ●

Beschränkung des Gesamtfettgehalts der Kost auf 35–50 g/Tag (Fettanteil 15–25 % der Energiezufuhr; *mäßig fettarme Kost)* oder < 25 g/Tag (Fettanteil 10–15 % der Energiezufuhr; *streng fettarme Kost).* Fettreduzierung je nach Indikation verbunden mit:

Teil 4

---

[1] Ethylvanillin, Allylphenoxyacetat, α-Amylzimtaldehyd, Anisylaceton, Hydroxycitronellal, 6-Methylcumarin, Heptinsäuremethylester, β-Naphthylmethylketon, 2-Phenylpropionaldehyd, Piperonylisobutyrat, Resorcindimethylether, Propenylguäthol, Vanillinacetat, Chinin, Ammoniumchlorid (Deklaration meist summarisch als **künstliche Aromastoffe** o. ä.).

1. schonkostgerechter Kostabwandlung (Ausschaltung von Schlachtfetten, hocherhitzten Fetten usw.; → *leichtverdauliche Kost ●, *Malassimilationsdiät ●, *Pankreasdiät ●) oder
2. MCT-Austausch (→ *MCT-Kost ●) oder
3. Fettmodifizierung (→ *cholesterinreduzierende Kost ●).

Hinweise zur Kostgestaltung. Herstellung *mäßig fettarmer Kost* durch weitgehenden Ersatz aller fettreicheren durch entsprechende fettärmere Lebensmittel (Fleisch, Fleischwaren, Milch, Milchprodukte usw., S. 24 f.) sowie Begrenzung von Streichfett (Halbfettbutter oder Halbfettmargarine nicht zu kalt servieren!) und Kochfett entsprechend der verbleibenden Restmenge nach Abzug des unsichtbaren Fetts (Details: [7]). Herstellung *streng fettarmer Kost* durch Fortlassen des gesamten Streich- und Kochfetts bis auf die zur Deckung des Bedarfs an *Linolsäure ▲ und α-*Linolensäure ▲ erforderliche Mindestmenge. Ersatz des Streichfetts durch geeignete fettarme Brotaufstriche. Verwendung fettsparender Gartechniken (beschichtete Pfanne, Bratfolie usw.). Frage der Eignung von Lebensmitteln, die anstelle von Fett sog. Fettsubstitute (Fettersatzstoffe) enthalten, für diese Kostform noch nicht ausreichend geklärt. Ballaststoffanreicherung, wenn mit den Erfordernissen der diätetischen Indikation vereinbar (z. B. bei *cholesterinreduzierender Kost ●), setzt den Anteil des zur Resorption kommenden Fetts weiter herab. Bedarfsgerechte Versorgung mit fettlöslichen Vitaminen (A, D, E, K) sowie mit B-Vitaminen, Calcium, Eisen und Zink ist sicherzustellen.

Zu beachten. Zu hoher ersatzweiser Kohlenhydrat(speziell Zucker-)Anteil der Kost kann die Entwicklung einer *Hypertriglyceridämie* begünstigen.

Fischfreie Kost ●

Vermeiden aller Arten von Seefisch und Süßwasserfisch (frisch, tiefgefroren, getrocknet, eingesalzen, geräuchert, mariniert, erhitzt) sowie daraus gewonnener Erzeugnisse (Fischhalbkonserven, Fischdauerkonserven, Fischpasten, Fischklöße, Fischwurst, Fischsalate, Kaviar, Heringsmilch, Fischwürzen, Fischöle, Lebertran u. ä.). *Zu beachten:* Möglichkeit okkulten Vorkommens von allergen wirksamen Fischbestandteilen in Schweinefleisch, Geflügelfleisch, Hühnerbrühe und Eiern (bei Tierfütterung mit Fischmehl) sowie von nicht deklarierten Fischprodukten in Standard-(Konsum-)Margarine (gehärtetes Fischöl), Suppenkonserven, Brühwurst, Krabbensalat, Krebsfleischimitationen u. ä.

Kritische Nährstoffe bei fischfreier Kost: Eikosapentaensäure, Dekosa-hexaensäure; Jod (→ *Jodmangelstruma*).

Flüssig-breiige (pürierte) Kost ●

Im Energie- und Nährstoffgehalt bedarfsgerecht zu kalkulierende Kost von ausschliesslich flüssiger oder breiiger Konsistenz, angepaßt an Kau- und Schluckvermögen sowie digestive und metabolische Belastbarkeit im Einzelfall.

Hinweise zur Kostgestaltung. Geeignet alle Getränke und sonstigen Zubereitungen der *Flüssigkost* ●, dazu Quarkspeisen, Gelatinespeisen, Flammeris, Puddings, weiche Getreidebreie (Griess, Hafermark, Hafer-flocken, feines Weizenschrot), Apfelmus, Banane, Erdbeeren, püriertes sonstiges Frischobst, weiches Konservenobst, Kartoffelbrei, fein püriertes zartes Fleisch, und Gemüse, passierte Linsen, Bohnen, Erbsen als Suppe oder Brei, Eierspeisen, eingeweichtes Feinbrot oder Grahambrot u. ä. Va-riation der Details je nach gewünschter Geschmacksrichtung und eventu-ellen Erfordernissen zusätzlicher diätetischer Indikationen. Vollkost, leichte Vollkost und jede üblicherweise konsistentere Diätkost läßt sich mit geringen Abwandlungen auch in pürierter Form anbieten.

Flüssigkost ●

Klare Flüssigkost. Ausschliesslich aus substanzarmen klaren Flüssigkei-ten bestehende Kost zur Deckung des Wasser- und Elektrolytbedarfs bei geringstmöglicher Belastung und Stimulierung des Verdauungsapparats. Eiweißarm[1], fettarm, praktisch ballaststofffrei. Im Nährstoff- und Energiegehalt ohne Supplementierung *nicht* bedarfsdeckend (ca. 350–1000 kcal/Tag). *Hinweise zur Kostgestaltung:* Fettarme klare Brühe (Fleischbrühe, Gemüsebrühe), klare (filtrierte) Obst- und Gemüsepress-säfte, Kräutertee, dünner schwarzer Tee (ohne Sahne), handelsübliche Fruchtsäfte, Limonaden, Mineralwässer, Rehydratationslösungen, klare Gelatinespeisen, Fruchteis, Bonbons. Verwendung von Zucker, Maltodex-trin, Kochsalz, milden Gewürzen nach Wunsch und Toleranz; in Sonder-fällen auch helles Bier. 8–12 Mahlzeiten/24 Std. Vitamine medikamentös. Bei alleiniger Anwendung über mehr als 2 Tage erfordert diese Kost be-

---

[1] Zur Proteinanreicherung der klaren Flüssigkost geeignet: Präparat Ross SLD® der Fa. Ross Laboratories, Columbus/Ohio; enthält ca. 20 g Eiklar-Protein (und 70 g KH) in 100 g schnelllöslichem Trockenpulver.

darfsgerechte Nährstoffsupplementierung (Ergänzung durch *Oligopep-tiddiät* ● oder adjuvante *parenterale Ernährung* ●).

Nährstoffkomplette Flüssigkost. Bedarfsgerecht zu kalkulierende Energie- und Nährstoffzufuhr ausschliesslich in Form bei Körpertemperatur flüssiger Zubereitungen. *Hinweise zur Kostgestaltung:* Zusätzlich zu den Bestandteilen der klaren Flüssigkeit (s. o.) Milch, Milchmischgetränke und sonstige flüssige Milchzubereitungen aller Art, Dickmilch, Joghurt ohne ganze Früchte, Milchkakao, Bohnenkaffee (Café au lait), süße oder pikante Schleimsuppen (aus Trockenschleim), Cremesuppen, Eiercremes, Kaltschalen, Speiseeis, kommerzielle Nährstoffkonzentrate, nährstoffdefinierte Trinknahrungen. Verwendung von Sahne, Butter, Margarine, Pflanzenölen, Zucker, Maltodextrin, Honig, Sirupen, Milchpulver, Eipulver, Fleischextrakt, Kochsalz, milden Gewürzen u. ä. nach Bedarf und Toleranz. Häufige kleine Mahlzeiten für ausreichende Energie- und Nährstoffaufnahme im Rahmen dieser Diät unerläßlich. *Kritische Nährstoffe:* Eisen, Folsäure, Niacin, Vitamin B_6, Ballaststoffe. Bei mehrwöchiger ausschliesslicher Gabe dieser Kost kann deshalb eine vorsorgliche medikamentöse Vitamin-, Spurenelement- und Ballastsupplementierung angebracht sein.

Alternative zur selbstbereiteten nährstoffkompletten Flüssigkost. *Nährstoffdefinierte Formeldiäten* ● als Trinknahrung adjuvant oder ausschliesslich und voll bedarfsdeckend (Vorteil die einfachere Herstellung, die bessere Kalkulierbarkeit der Nährstoffversorgung und die größere bakteriologische Sicherheit; Nachteil die bei alleiniger Verwendung geringere geschmackliche Variationsmöglichkeit).

Zu beachten. Nicht ganz seltene Lactoseintoleranz (→ *Lactasemangel),* bei akuten Erkrankungen u. U. nur passager auftretend, erfordert lactosearme Abwandlung der nährstoffkompletten Flüssigkost (→ *lactosearme Kost* ●).

Fructosereduzierte („fructosefreie") Kost ●

Sehr weitgehende *Ausschaltung aller Nahrungsmittel, die nennenswerte Mengen an *Fructose* ▲ (in freier Form oder in Saccharidform gebunden, S. 31 f.) *oder Sorbit enthalten.* Für die Kostkalkulation anzunehmende Toleranzgrenze zunächst < 0,5–1,0 g Fructose/Tag, mit dem Heranwachsen der Kinder in unterschiedlichem Maße meist höher anzusetzen.

Säuglinge. Ernährung ausschliesslich mit Muttermilch oder einer zuverlässig saccharose- und fructosefreien kommerziellen Säuglingsnahrung (Definition der Inhaltsstoffe beachten! Nicht jede Säuglingsanfangsnahrung gemäß 91/321 EG ist saccharosefrei!) oder notfalls einer mit Traubenzucker anstatt Saccharose selbsthergestellten Säuglingsmilchnahrung. Als Breinahrung vorgenannte Milchnahrungen mit Stärkemehl, Reisschleim oder poliertem Reis angedickt. Ab 3. Trimenon auch normale Kuhmilch. Fleisch, Leber, Ei zu gegebener Zeit in normaler Menge. Kein Obst, kein Gemüse, keine Säfte, keinen Honig. Keine handelsüblichen Säuglingsbreie. Keine saccharosehaltigen Säuglingstees. Nur saccharose- und fructosefreie Heilnahrungen[1] (Deklaration beachten!) verwenden.

Kinder, Jugendliche, Erwachsene. *Erlaubte Nahrungsmittel.* Alle Milchsorten und -arten, Käse auch Quark (aber nicht Angebotsformen mit Zukker- oder Obstzusatz). Eier, alle Sorten Fleisch, Wild, Fisch, Geflügel, Wurst (aber keine Pökel- und Aspikprodukte, Salatzubereitungen, Brathering, Rollmops, Dosenfisch in Soße). Fette und Öle (aber kein Apfelschmalz). Feinmehl, Stärkemehl, polierter Reis und damit hergestellte Produkte wie z. B. Brötchen, Weißbrot (aber nicht Zwieback, Toastbrot, Rosinenbrötchen u. ä.). Produkte, denen Traubenzucker, Malzzucker, Glucosesirup, Maltodextrin, Milchzucker und/oder Süßstoff zugesetzt sind (sofern sie nicht gleichzeitig Haushaltszucker, Honig, Fruchtzucker oder andere Zuckeraustauschstoffe enthalten). Kartoffeln bis 150 g/Tag (geschält, zerkleinert, 24 Std. gewässert, abgetropft, durch Kochen gegart). Fructosearmes Gemüse (maximal 0,8 g Fructose/100 g; S. 32). 150 g/Tag (Kleinkinder bis 100 g/ Tag). Küchenkräuter, Gewürze. Mineralwasser. Lightlimonaden (sofern ausschließlich mit Süßstoff gesüßt). Kaffee und Tee (aber keinen Kaffee-Ersatz, z. B. Malzkaffee, und keinen Zitronentee). *Verbotene Nahrungsmittel.* Fructose (Fruchtzucker, Laevulose), Saccharose (Kochzucker, Haushaltszucker; Rübenzucker, Rohrzucker) in jeder Form; Invertzucker, Honig, Kunsthonig (Invertzuckercreme), Rübensirup, Ahornsirup, Obstkraut (z. B. Apfelkraut); Sorbit (E 420) und weitere Zuckeraustauschstoffe; Süßigkeiten aller Art (auch Schokolade, Marzipan u. ä.); jegliches Obst (auch Kompotte, Konfitüren, Marmeladen, Gelees, Obstsäfte); Nüsse, Mandeln, Nougatcremes; alle fructosereicheren Gemüse (> 0,8 g Fructose/100 g; S. 32); Vollkornerzeugnisse und Produkte daraus (z. B. Vollkornbrote, Müslimischungen, Vollkornnudeln), Kleie, Keime; handelsübliche Fertiggerichte, Tiefkühlmenüs, Fertigsuppen, Fertigsoßen, Mayonnaisen, Ketchups u. ä.; Limonaden, Wein, Bier, Sekt, Likör; unzulässig auch alle Produkte mit künstlichem Zusatz von Inulin, Oligofructose, Polyfructose, Fructooligosacchariden o. ä. sowie alle fructose- oder sorbit-(zuckeraustauschstoff-)-haltigen sog. Diabetikerlebensmittel.

Kritische Nährstoffe. Wasserlösliche Vitamine, insbesondere Vitamin C (medikamentös zu supplementieren), Ballaststoffe.

---

[1] Fructosefreie Sondennahrung: Salvimulsin® Standard „Neutral".

Fructose- und galactosearme, kohlenhydratreiche Kost ●

Begrenzung der Fructosezufuhr auf zunächst < 0,5–1,0 g/Tag bei zugleich weitgehender Eliminierung von Galactose. Kohlenhydrate (65–70 % der Energiezufuhr, 10–15 g KH/kg/Tag) vornehmlich in Form von Stärke und Maltodextrin. Fetteinschränkung (< 20 % der Energiezufuhr; →*fettarme Kost ●).

Hinweise zur Kostgestaltung. Ausgehend von bedarfsgerechter, fettarm abgewandelter *fructosereduzierter Kost ●* toleranzangepaßte Ausschaltung auch der lactose- und galactosehaltigen Nahrungsmittel nach den Grundsätzen für die *lactosearme Kost ●* und die *galactosefreie Kost ●*. 7–10 kleinere kohlenhydratreiche Mahlzeiten pro Tag, dabei möglichst gleichmäßige Verteilung auch des eventuell verbleibenden Fructose- und Galactoserests auf alle Mahlzeiten. Fallweise (bei *Glykogenosen*) zusätzlich nachtsüber kontinuierliche Maltodextrinzufuhr (4 g/kg/12 Std.) per Nasogastralsonde oder ungekochte Maisstärke oral (S. 272). Geeignete Basisnahrung für Säuglinge z. B. Nutramigen®, Pregestimil®. Mit dem Heranwachsen der Kinder ist meist eine gewisse Kostauflockerung mit Anhebung des Fructose- und Galactosegehalts entsprechend der jeweiligen individuellen Toleranz möglich.

Kritische Nährstoffe. Calcium, wasserlösliche Vitamine (insbesondere Vitamin C und Riboflavin), Vitamin A und D, Ballaststoffe.

„Galactosefreie" Kost ●

Strenge Form der *lactosearmen Kost ●*, zusätzlich galactosereduziert (< 125 mg Galactose/Tag).

Richtwerte für die pro Tag *zulässige Galactosemenge* (Summe der freien und β-glykosidisch gebundenen Galactose); nach [10]:

Säuglinge   50 (– 200) mg Galactose/Tag
Kleinkinder   150 (– 200) mg Galactose/Tag
Schulkinder   200 (– 300) mg Galactose/Tag
Jugendliche   250 (– 400) mg Galactose/Tag
Erwachsene   300 (– 500) mg Galactose/Tag

Hinweise zur Kostgestaltung. Ausgehend von perfekter *streng *lactosearmer Kost ●* (< 1,0 g Lactose/Tag, S. 41 f.) vorsorglich Ausschaltung auch der nicht milchgebundenen hochpolymeren pflanzlichen Nahrungsquellen für *Galactose ▲*, insbesondere Linsen, Erbsen (frisch, getrocknet), Bohnen aller Sorten, Sojamehl, Guarmehl, Spinat, Tomate, Rote Bete,

Chicorée, Blaubeeren, Sommerkürbis („Squash"), Banane, Wassermelone, Dattel, Papaya, Leinsamen, Johannisbrotkernmehl [36], an nicht vegetabilen Produkten auch Leber und Hirn. Keine Produkte mit höherem Gehalt an freier Galactose (> 20 mg/100 g). Beim jungen Säugling für galactosefreie Kost raffinose- und stachyosehaltige Sojamilchen erst zweite Wahl (→ *Galactosämie);* besser statt dessen, wenn möglich, eine völlig galactosefreie semielementare Hydrolysatnahrung (Nutramigen®, Pregestimil® o. ä.). Keine nährstoffdefinierten sog. Heilnahrungen herkömmlichen Typs mit zwar reduziertem, für diese Patienten aber immer noch zu hohem Lactose- und Galactosegehalt!

Wichtig für den weiteren Kostaufbau der sorgfältige Ausschluß aller kommerziellen Erzeugnisse mit nicht ohne weiteres erkennbarem Zusatz von Milchprodukten (auch Molkenpulver, Casein, jeder Art Käse): Teigwaren, Getreide- und Kartoffelprodukte, Brot und Gebäck, Fleisch- und Fischwaren, Fertigsuppen, Fertigsoßen, Würzpräparate, Fertiggerichte, Dessertspeisen, Süßigkeiten, Kakaoerzeugnisse usw. Weitestmögliche milchfreie Selbstbereitung von Produkten der genannten Art ist empfehlenswert. Weitere Details → [10, 36].

Kritische Nährstoffe. Calcium, Riboflavin, Vitamin D, Zink.

Gemüsekost ●

Als alleinige Nahrung fettarm (15–25 g Pflanzenöl/Tag) zubereitetes kohlenhydratarmes Gemüse (< 5 g KH/100 g, vgl. S. 38) variabler Auswahl in 5–6 Einzelmahlzeiten je 200–350 g netto. Etwa ein Drittel der Gemüsemenge als Rohkost. Keine Kartoffeln, keine Hülsenfrüchte. Bei mehr als 2tägiger Verabreichung dieser Kost zusätzlich ca. 35 g tierisches Eiweiß pro Tag in fettarmer Form (mageres Fleisch, Fisch, Magermilchprodukte). Beliebige Würztechniken. Kein Zuckerzusatz. Kohlenhydratfreie nichtalkoholische Getränke nach Wunsch. Unter strenger Gemüsekost möglicherweise auftretende Acetonurie schwindet in der Regel nach kleiner Kohlenhydratzulage (2–5 BE, über den Tag verteilt). Getränke „diabetesgerecht". In Kombination mit *Obstkost* ● lässt sich die Gemüsekost durchaus voll sättigend gestalten; als Basiskost ist sie so besonders geeignet für den Kostaufbau bei allen Formen des *metabolischen Syndroms* (= sog. metabolische Basiskost).

Zu beachten. Ausschliessliche *Gemüsekost calorisch und im Nährstoffgehalt nicht voll bedarfsdeckend!*

Kritische Nährstoffe. Essentielle Aminosäuren, fettlösliche Vitamine, Vitamin B_{12}, Calcium, Eisen, Zink. Unter alleiniger Gemüsekost beim

Diabetiker in der Regel *kein Insulin, kein Metformin,* keine Insulinsensitizer und *keine Sulfonylharnstoffpräparate!*

Glutenfreie (klebereiweißfreie) Kost ●

Ernährung unter striktem Ausschluß des Klebereiweißes Gluten.

Hinweise zur Kostgestaltung. Ausgehend von bedarfsgerechter **Vollkost* ●, **leichter Vollkost* ● oder indizierter Diätkost *Ausschaltung aller Gluten enthaltenden Getreidearten* (Weizen, Roggen, Gerste, auch Dinkel, Emmer, Einkorn, Grünkern und Triticale, vorsorglich ferner[1] alle Haferprodukte, Hirse, Teffgras, Buchweizen, Quinoa, Amaranth und sog. Wildreis) und aus diesen gewonnener glutenhaltiger Produkte (Mehle, Schrote, Keime, Kleie, Flocken, Graupen, Grützen, Griesse, Quellmehle, Vitalkleber, Malzmehle, Trockenschleime, Teig- und Backwaren aller Art). Diesbezüglich auch kritische Prüfung der zahlreichen handels- und küchenüblichen Erzeugnisse, denen (nicht ohne weiteres erkennbar) möglicherweise glutenhaltige Getreideprodukte zugesetzt sind: Fertiggerichte aller Art, Fertigsuppen, Fertigsoßen, Ketchup, Klöße, Hackbraten, Bratklops, paniertes Fleisch, mehlhaltige Wurstwaren (Blutwurst, Leberwurst), Fischkonserven, Gewürzmischungen, Fertigmüslis, Fertigdesserts, Soßen-, Suppen-, Brüh- und Puddingpulver, Kindermehle, Schokoladenfüllungen, Eiscreme u. v. a. In jedem Fall auch zu meiden: Alle Arten Bier, Malzkaffee, Malzextrakt, Malzbonbons, einzelne Käsesorten (Roquefort, Gorgonzola, Blauschimmelkäse, Reibekäse, Schmelzkäse). Im übrigen *grundsätzlich auf alles verzichten, dessen Glutenfreiheit nicht sicher feststeht!* Größte Vorsicht bei Produkten unter der Bezeichnung Pflanzeneiweiß, Bindemittel, Stabilisator, Backmittel, Geschmacksverstärker, Trennmittel, Emulgatoren, Dickungsmittel o. ä., wenn diese laut Zutatenliste Bestandteil eines Lebensmittels, jedoch ohne genauere Benennung ihrer Inhaltsstoffe sind. *Häufigster Fehler die unwissentliche Glutenaufnahme in Form mehlhaltiger Erzeugnisse unbekannter Zusammensetzung.*

Praktisch glutenfrei und damit für diese Kost ohne Einschränkung verwendbar sind Mais-, Reis-, Soja- und Kartoffelmehl, ebenso *reine* Stärkemehle (ausgenommen Weizenstärke [19]). Alle Nichtcerealien (Kartoffeln, Gemüse, Obst, Nüsse usw.) sowie Lebensmittel tierischer Herkunft (Milch, Ei, Fleisch, Fisch), sofern ohne Zusatz glutenhaltiger Getreideprodukte, können problemlos Verwendung finden. Herstellung und abwechs-

---

[1] Zu meiden wegen der besonderen Gefahr der Verunreinigung mit glutenhaltigen Getreidearten (bei Hafer) bzw. wegen des Gehalts an glutenverwandten Prolaminen (bei Hirse usw.).

lungsreiche Gestaltung einer bedarfsgerechten glutenfreien Kost werden durch das Angebot einer großen Auswahl industriell gefertigter diätetischer Lebensmittel erleichtert: Glutenfreie Nährmittel, Teigwaren, Backwaren (Brot, Kuchen, Feingebäck), Backmischungen, Fertiggerichte, Suppen, Soßen, Fleischwaren, Süßwaren, bilanzierte Diäten, Säuglingsnahrungen u. v. a. Glutenfrei sind insbesondere alle nach früherer Definition voll adaptierten und teiladaptierten Anfangs- und Dauernahrungen für die Säuglingsernährung, ebenso die Anschluß- oder Folgenahrungen (→ *Säuglingsmilchnahrungen* ●), die nährstoffdefinierten sog. *Heilnahrungen* ●, die Sojamilchen, die semielementaren Proteinhydrolysatnahrungen, ferner Trockenreisschleime, Johannisbrotmehl, Johannisbrotkernmehl, zahlreiche Fertigbrei- und Beikostpräparate u. ä.[1]

Produkte von noch umstrittener Verwendbarkeit für die glutenfreie Kost, die nach bisherigem Wissensstand jedoch nicht von allen Sachkennern für unzulässig gehalten werden: Hafer, reine Weizenstärke, Buchweizen, Sorghumhirse, Rispenhirsestärke (Millet), Amaranthkörner und -mehl, Quinoa (Perureis), Gerstenmalz, Malzextrakt, Alkoholdestillate auf Weizen-, Roggen- oder Gerstenbasis, Essig aus Stärkehydrolysat, Malz oder Bier.

Zu beachten. Möglichkeit eines nichtdeklarierten Glutengehalts aus lebensmitteltechnologischem Zusatz, z. B. in Fleischwaren, Schnittkäseüberzügen, Speiseeis, Dressings oder als Trägersubstanz von Aromastoffen, sowie evtl. Glutengehalt von Arzneimitteln (häufig!) und von Hostien bei sakralen Feiern. Zutatenlisten nicht immer aussagefähig über den Glutengehalt eines Lebensmittels, hilfreich lediglich für die Negativ-Auswahl!

Kritische Nährstoffe. Thiamin, Riboflavin, Niacin, Folsäure, Ballaststoffe!

Empfehlenswerte Patientenliteratur: Handbuch der Deutschen Zöliakie-Gesellschaft e.V. Stuttgart.

Haferdiät; „Hafertag" (nach C. von NOORDEN) ●

Definierte Kohlenhydratmenge (meist 120–190 g KH, bzw. 10–16 BE pro Tag) überwiegend in Form von Haferflocken, Hafermark, Hafergrütze, Hafermehl, als Suppe, Brei oder „Müsli". Kurzzeitdiät für 1–3 Tage (5–7 Mahlzeiten pro Tag). Zubereitungsmöglichkeiten:
1. *Obstig-süß* mit Obstsaft. Wahlweise ergänzt mit Frischobst, Tiefkühlobst, ungezuckertem Kompott, Zuckeraustauschstoff oder Süßstoff,

---

[1] Deutsche Zöliakie-Gesellschaft Stuttgart: Handbuch für Patienten.

Zitronensaft. Für „Müsli" zusätzlich 125 g fettarme Milch oder Sauermilch pro Tag.

2. **Pikant**, gegart mit Fleischbrühe, Gemüsebrühe oder Wasser. Wahlweise ergänzt mit Tomatenstückchen, Spargelspitzen, Kräutern, Salz, Speisewürze, Hefeextrakt, Pfeffer.

Zu beachten. Haferdiät im Energie und Nährstoffgehalt nicht voll bedarfsdeckend. Zweckmäßig, wo möglich, die Kombination der Haferdiät mit *Obstkost ● oder *Gemüsekost ●. Erst bei Anwendung über 3 Tage Zulage von Fett und Eiweiß. Trinkmenge beliebig.

Hafer reduziert durch seinen hohen resorptionsverzögernden β-Glucangehalt u. a. postprandiale Blutzuckerspitzen. Häufigste Indikation dieser einfachen, in jeder Stationsküche leicht improvisierbaren Kost („Hafertag") ist die diätetische Erstversorgung bis dahin unbekannter Diabetiker, z. B. bei nächtlicher Klinikaufnahme, bei leichteren Ketoacidosen, bei intercurrenten Infekten, nach Unfällen u. ä. *Beim Diabetiker ist die Insulindosierung bzw. Sulfonylharnstoffmedikation der veränderten Kohlenhydratzufuhr anzupassen!*

Hefe- und schimmelpilzfreie Kost ●

Ausschaltung aller Nahrungsquellen für Hefen und diesen biochemisch nahestehenden Schimmelpilzen sowie deren Stoffwechselprodukte. Eliminierung aller Lebensmittel, in denen Hefen oder Schimmelpilze von Natur aus vorkommen oder bei deren Herstellung Hefen, Kulturschimmel oder Schimmelpilzenzyme technologisch eingesetzt werden. Generell *Frischprodukte und frisch bereitete Gerichte anstelle von Dauerwaren, Fertigprodukten oder Fertiggerichten.* Sachgemäße Lagerung aller Lebensmittel zum Schutz vor Befall mit Hefen oder Schimmelpilzen.

Hinweise zur Kostgestaltung

1. Frischmilch anstelle von Sauermilchen (Dickmilch, Buttermilch, Joghurt, Kefir). Frischer Quark oder nicht zu lange gereifter Hartkäse (ohne Rinde!) anstelle von Hüttenkäse, Schmelzkäse, Weichkäse (z. B. Camembert, Roquefort, Brie, Gorgonzola), Harzer u. ä.
2. Frischfleisch anstelle von Wurstwaren, Schinken, Räucherfleisch, Fleischfertiggerichten.
3. Frischer oder Tiefkühlfisch anstelle von Fischkonserven, Räucherfisch, Fischfertiggerichten.
4. Selbst zubereitete Suppen anstelle von Trocken- oder Dosenfertigsuppen, Brühwürfeln u. ä.

5. Mit Backpulver bereitetes Spezialbrot anstelle von mit Hefe oder aus Sauerteig bereitetem üblichem Brot. Keinerlei Hefebackwaren. Keinen Zwieback. Kein Knäckebrot. Keine mittels Hefekulturen entstammender B-Vitamine fortifizierten Mehle, keine daraus hergestellten Backwaren oder Teigwaren.
6. Frisches Gemüse anstelle von Dosengemüse, Essiggemüse, Trockengemüse, Sauerkraut, Gemüsefertiggerichten. Keine Pilze.
7. Frischobst (ggf. zu schälen) und frisch gekochtes Kompott anstelle von Konservenobst und Trockenobst. Keine Trauben, kein sonstiges Beerenobst.
8. Selbst hergestellte, nicht zu lange gelagerte Konfitüre anstelle käuflich erworbener.
9. Frische Obst- und Gemüsepresssäfte anstelle entsprechender Säfte des Handels.
10. Salz und frische Küchenkräuter anstelle überalteter Trockengewürze und sonstiger handelsüblicher Würzmittel.
11. Kein Bier, keinen Wein, keinen Sekt.
12. Müslizutaten (Haferflocken, Weizenkeime, Kleie usw.) nur frisch eingeweicht zum Verzehr bringen (nicht eingeweicht über Nacht stehen lassen).

Vgl. *Penicillinfreie Kost* ●.

Bei Fruchtsäften, Fruchtnektaren und Fruchtsaftgetränken zu beachten. Möglicher Restgehalt an Schimmelpilzbestandteilen aus (nicht deklarationspflichtigem) lebensmitteltechnologischem Zusatz von Schimmelpilzenzymen (ggf. Nachfrage beim Hersteller!).

Sog. Heilnahrungen, antidiarrhoische ●

In ihrer Zusammensetzung den Prinzipien der antidiarrhoischen Diät (→ *Diarrhoe, *Säuglinge: Ernährungsstörungen*) entsprechende industriell gefertigte Formelnahrungen (fett- und lactosereduziert, mineralstoffreich, glutenfrei). In erster Linie für die Realimentationsphase bei Durchfallstörungen im Säuglingsalter konzipiert, auch bei älteren Kindern und beim Erwachsenen vorteilhaft zu verwenden.

Handelspräparate. Nährstoffdefiniert Humana Heilnahrung®, Milupa Heilnahrung® u.ä. Für spezielle Indikationen, insbesondere beim jungen Säugling, *semielementare Proteinhydrolysatnahrungen* (weitgehend frei von antigenen Proteinen, lactosefrei oder lactosearm, meist MCT-haltig, im Vitamin- und Mineralstoffgehalt bedarfsgerecht aufgewertet, nieder-

osmolar, schlackenarm): Nutramigen®, Pregestimil® (Pv., Mead Johnson)
und die *Aminosäurennahrungen* Neocate® (SHS) und Nutrijunior®
(Pfrimmer). Milchnahrungen mit partiell hydrolysiertem Protein, zumeist auf Molkenbasis (weniger weitgehend antigenreduziert, geschmacklich akzeptabler, preisgünstiger): Aletemil H. A.® (Nestlé).

Eiweißmilch (H. FINKELSTEIN). Eine selbst herstellbare Heilnahrung mit
reduziertem Lactose- und Molkegehalt, enthält die (durch Kochen mit
20 %igem Calciumchlorid 1:100 gefällte) Caseinmenge von 1 Liter Vollmilch, aufgeschwemmt, aufgekocht und homogenisiert in ½ Liter Buttermilch (ersatzweise Magermilch) und ½ Liter Wasser. 5–7 % Kohlenhydratzusatz (Maltodextrin, Kochzucker). Im Notfall mit einfachen Mitteln
in jeder Krankenhausküche improvisierbar. In Kombination mit Rehydratationslösungen, *Schleimdiät* ● oder *Pectinkost* ● für den Kostaufbau
bei Durchfallskranken jeden Alters (Säuglinge, Kinder, Erwachsene) über
Jahrzehnte bewährt. Fast überall praktikable Behelfsmöglichkeit, falls in
einer Mangelsituation Handelspräparate der vorstehend genannten Art
nicht verfügbar.

Histaminarme Kost ●

Im Rahmen einer *Vollkost* ● oder indizierten Diätkost Vermeiden derjenigen Lebensmittel, die nach bisheriger Erfahrung am ehesten *überhöhte*
Mengen an Histamin enthalten können:
1. Bestimmte Arten Fisch und Fischwaren (Thunfisch, Makrele, Sardine,
   Sardelle, Hering, insbesondere als Konserve und Räucherfisch; Fischkonserven nach Öffnen der Dose baldmöglichst verbrauchen!
   → *Scombroid-Fischvergiftung*).
2. Bestimmte Fleischwaren (Brat-, Brüh- und Kochwurst, Salami, Cervelatwurst, Plockwurst, Mettwurst, Teewurst u. ä. Rohwurstsorten, Räu-
   cherschinken).
3. Bestimmte Käsesorten (Blauschimmelkäse z. B. Roquefort, Cheddar;
   Emmentaler, Gruyère, Parmesan, Provolone, Tilsiter; alle Arten überalterten Käses).
4. Bestimmte Gemüse (Sauerkraut, Spinat, Essiggemüse, Aubergine,
   Steinpilz, Morchel).
5. Trockenhefe, Hefeextrakte, Tomatenketchup, Sojasoßen.
6. Bestimmte alkoholische Getränke (Chiantiwein, Burgunder, bestimmte
   Weißweine, Bier).
7. Potentielle Stimulantien der endogenen Histaminbildung: Süßstoffe
   (Aspartame, Saccharin, Na-Cyclamat) und Zuckeraustauschstoffe
   (Polyole Sorbit, Xylit, Mannit u. ä.).

Hyperlipoproteinämie-(HLP-)Basisdiät ●
(= „Fitnesskost" für Soldaten)

Erster Schritt zur Korrektur hyperlipoproteinämiebegünstigender Fehlernährung, in vielen leichteren Fällen von kombinierter *Hypercholesterinämie* und *Hypertriglyceridämie* zur Normalisierung der erhöhten Blutfettwerte ausreichend. Ausschaltung überhöhter Zufuhr an Nahrungsenergie und/oder Reduzierung den Fettstoffwechsel belastender Nahrungsbestandteile (gesättigte Fette, Cholesterin, Zucker, Alkohol), Auffüllung des häufig bestehenden Ballaststoffdefizits. *Die so resultierende Kost ist weitgehend identisch mit der wünschenswerten Idealform einer Vollkost*, unterschiedlich allein in der etwas strengeren Reglementierung für Fett, Cholesterin, Zucker, Alkohol und (erhöhte!) Ballaststoffzufuhr.

Hinweise zur Kostgestaltung. Ausgehend von bedarfsgerechter *Vollkost* ●, *leichter Vollkost* ● oder indizierter Diätkost:
1. Begrenzung der Energiezufuhr auf den tatsächlichen Bedarf; in Fällen von Übergewicht behutsame, aber konsequent beizubehaltende Calorienreduktion unter Gewährleistung bedarfsgerechter Versorgung mit essentiellen Nährstoffen und Ballaststoffen (→ *Mischkostreduktionsdiät* ●).
2. Akkurate Festlegung der Gesamtfettmenge (sichtbares und verstecktes Fett) auf maximal 25–30 % der Energiezufuhr (ca. 30 g Fett/ 1000 kcal).
3. Knapp ⅓ der Fettmenge in Form überwiegend hochungesättigter Fette, mindestens ⅓ in Form überwiegend einfach ungesättigter Fette (z. B. Olivenöl), maximal ⅓ (vorzuziehen jedoch wesentlich weniger) in Form gesättigter Fette.
4. Cholesterin nicht mehr als 250–300 mg/Tag (vgl. *cholesterinreduzierende Kost* ●).
5. Kohlenhydrate ca. 55 Energie %. Reiner Zucker und „unsichtbarer", d. h. in von Natur aus zuckerreichen Produkten enthaltener oder bei der Verarbeitung den Lebensmitteln zugesetzter Zucker, maximal 10 % der Energiezufuhr (höchstens 25 g Gesamtzucker/1000 kcal).
6. Ballaststoffe mindestens 30 g pro Tag, wünschenswert 20 g/1000 kcal.
7. Purine maximal 500 mg (Harnsäureäquivalente)/Tag.
8. Calcium mindestens 1200 mg/Tag.
9. Vitamin C mindestens 150 mg/Tag.
10. Flüssigkeit mindestens 3000 ml/Tag. Alkoholische Getränke maximal entsprechend 20 g Ethanol/Tag (vgl. S. 23, 150).

Höhergradige Blutfetterhöhung oder unzureichendes Ansprechen der Lipidwerte auf HLP-Basisdiät sind Indikation für gezielte strengere lipidsenkende Kost (*cholesterinreduzierende Kost* ●, *triglyceridreduzierende Kost* ●, ggf. Kombination beider Kostformen).

Teil 4 ●

Kaliumarme Kost ●

Begrenzung der Kaliumzufuhr auf < 1,6 g (40 mmol) K/Tag, bei streng kaliumarmer Kost (häufig nur unter stationären Bedingungen praktikabel) auf 800 mg (20 mmol) K/Tag.

Hinweise zur Kostgestaltung. Ausgehend von indizierter Diätkost mehr oder weniger weitgehende Einschränkung der kaliumhaltigen Lebensmittel je nach Höhe ihres Kaliumgehalts (→ *Kalium* ▲), wo möglich, in Verbindung mit kaliumeliminierenden Zubereitungsweisen.

1. **Weitgehend auszuschalten:** Vollkornerzeugnisse aller Art, Keime, Kleie. Milchen und Sauermilchen aller Fettgehaltstufen. Fleisch, Fleischextrakt, Fleischbrühe, Innereien, Fisch. Kaliumreiches Gemüse (> 300 mg K/100 g), Gemüserohkost, Gemüsesäfte, Tomatenmark. Hülsenfrüchte. Kartoffeln (außer als Salzkartoffeln und Zubereitungen daraus). Kaliumreiches Obst (> 200 mg K/100 g), rohes Obst, Obstsäfte, Trockenobst. Nüsse, Mandeln, Sonnenblumenkerne, Leinsamen. Kakao, Schokolade, Nougat-Creme. Sojamehl. Mineralwasser (> 5 mg K/l; Deklaration!).
2. **In beschränkter Menge wählbar:** Käse (auch Quark), Wurst, Ei. Helle Brotsorten, polierter Reis. Kaliumarmes Gemüse (< 300 mg K/ 100 g). Kartoffeln (als Salzkartoffeln und Zubereitungen daraus). Kaliumarmes Obst (< 200 mg K/100 g). Schwarzer Tee (ca. 35 mg K/100 ml Aufguß), Bohnenkaffee (ca. 50 mg K/100 ml Aufguß), Bier (ca. 40 mg K/100 ml), Weißwein (ca. 80 mg K/100 ml), Rotwein (ca. 100 mg K/ 100 ml), kaliumreduzierte Diätfruchtsäfte (< 40 mg K/100 ml). *Hinweis:* Bei Gemüse, Kartoffeln, Obst läßt sich der Kaliumgehalt um ca. 50 % verringern durch Zerkleinern, 18–24 Std. Wässern (dabei Wässerungsflüssigkeit mehrmals erneuern), Wässerungsflüssigkeit und Kochwasser (bzw. Konservenwasser bei Konservenware) verwerfen.
3. **Ohne Mengenbeschränkung wählbar:** Spezielles eiweißarmes Brot und Gebäck. Spezielle eiweißarme Teigwaren. Sago, Stärkemehle, Maltodextrin. Fette und Öle. Zucker, Honig, Zuckeraustauschstoffe. Kochsalz (sofern nicht zugleich Indikation für natriumarme Kost besteht), Natrium-Glutamat. Malzkaffee, teeähnliche Getränke (z. B. Kräuter-, Früchtetee), fruchsaftfreie Limonaden (einschliesslich Colagetränke), kaliumarmes Mineralwasser (< 5 mg K/l; Deklaration!).
4. **Auswahlverbot:** Kochsalzersatzpräparate auf Kaliumbasis und damit versetzte Lebensmittel!

Kritische Nährstoffe. Essentielle Aminosäuren, Ascorbinsäure, B-Vitamine, Vitamin D, Calcium, Eisen, Zink, Ballaststoffe. Eiweißanreicherung (mit kaliumarmem Proteinkonzentrat, z. B. Protein 88®) zu erwägen, ebenso gelegentlich Ballaststoffanreicherung (vergleichsweise kaliumarmes Präparat NutriVital®-Ballaststoffkonzentrat, enthält in 30 g Produkt netto 23 g Ballaststoffe mit 350 mg Kalium). Medikamentöse Supplementierung von Vitaminen (Polyvitaminpräparat) und Mineralstoffen (Calcium, ggf. Eisen und Zink) in jedem Fall vonnöten.

Kaliumreiche Kost ●

Von bedarfsgerechter *Vollkost ●, *leichter Vollkost ● oder indizierter Diätkost ausgehend, Anhebung des Kaliumgehalts auf für den Einzelfall festgesetzte Höhe, meist ca. 6 g (150 mmol) K/Tag oder 80–100 mg K/kg/Tag.

Hinweise zur Kostgestaltung. Als Kaliumträger besonders geeignet (→ *Kalium ▲): Kartoffeln und kaliumreiche Obst- und Gemüsearten in möglichst mineralstoffschonender Zubereitung (unter Verwendung auch des Koch- und Konservenwassers), Obst- und Gemüsesäfte (auch aus industrieller Fertigung), Trockenobst (Verwendung auch des Einweichwassers), Hülsenfrüchte, Weizenkeime, Weizenkleie, Fleischextrakt (ca. 7 g K/ 100 g), kaliumreiche Kochsalzersatzmittel (meiste Präparate: 410–480 mg K/1 g). Generell Bevorzugung kaliumreicherer vor vergleichbaren kaliumärmeren Produkten: Kartoffeln anstelle von Teigwaren, Pellkartoffeln anstelle von Salzkartoffeln, Vollkorn- anstelle von Feinmehlerzeugnissen, flüssige Milchen und Sauermilchen anstelle von Quark oder Käse, Obstzubereitungen anstelle üblicher Dessertspeisen, Fruchtsäfte und kaliumreiche Mineralwässer (Deklaration beachten!) anstelle von Fruchttees und fruchtfreien Limonaden. Unterbindung gewohnheitsmäßigen Lakritzkonsums. In Problemfällen Anreicherung von Gemüsegerichten, Salaten, Suppen, Säften u. a. mit Liquor Kalii acetici DAB 6 (enthält 140 mg K/ml!, d.h. 1 Esslöffel zu 15 ml ca. *2100 mg Kalium*; Essiggeschmack begrenzt die Einsatzmenge!).

Kartoffel-Ei-Diät (nach R. Kluthe) ●

Historisch richtungsweisender, beim heutzutage anspruchsvolleren Publikum nur noch selten benutzbarer, aber durchaus entwicklungsfähiger Prototyp einer streng *eiweißarmen Kost ● nach dem Prinzip einer Maximierung der biologischen Eiweißwertigkeit durch Kombination zweier komplementärer Proteinträger (Kartoffel und Ei; vgl. S. 20), *natriumarm*. Enthält in der Standardform pro Tag 22–25 g Eiweiß, davon 9–14 g in biologisch hochwertiger Form (Kartoffel-Ei-Gemisch im Proteinverhältnis 3:2)[1], bei 2100–2300 kcal (8,8–9,6 MJ). Verteilung der Hauptnährstoffe: Eiweiß ca. 4 %, Fett 40 %, Kohlenhydrate 55 % der Energiezufuhr.

[1] Minimaler Proteinbedarf des Erwachsenen mit diesem Gemisch 0,374 g/kg/Tag.

Hinweise zur Kostgestaltung. Ungefähr die Hälfte der Eiweißzufuhr in Form von Kartoffel- und Eiprotein (600 g Kartoffeln auf 60 g Vollei), den Rest in Form vegetabiler Proteine (eiweißarmes Brot, eiweißarme Teigwaren, Gemüse, Obst, Hefeprodukte) und etwas (2 g) Milcheiweiß. Kartoffel- und Eiproteine sind stets zusammen zu geben (zu mindestens 2 Mahlzeiten/Tag). Sicherstellung bedarfsgerechter Energieversorgung (zusätzlich Maltodextrin, Stärkemehle, Pflanzenöle u. ä.)!

Kritische Nährstoffe. Essentielle Aminosäuren, B-Vitamine, Calcium, Eisen, Zink. Indikation für Multivitaminpräparat und ggf. Supplementierung von Mineralstoffen.

Ketogene Diät ●

Zu kontrollierter Ketonurie führende *fettreiche* (70–90 Energie% als Fett), *kohlenhydratreduzierte,* calorisch knapp bedarfsgerechte, meist flüssigkeitslimitierte *Kost.* Hauptindikation bis in jüngste Zeit (in den USA) die unterstützende diätetische Behandlung bestimmter Formen kindlicher Anfallsleiden. In der Diskussion auch als unterstützende Maßnahme bei einzelnen Indikationen der säuernden Kost, bei Pyruvatdehydrogenasedefekten und zur Gewichtsreduktion bei Adipositas. *Kontraindikation:* Erhöhte Thromboseneigung!

Traditionelle Form. Unter der Voraussetzung altersstufengemäß bedarfsgerechter Eiweißversorgung Kalkulation von ketogenen (= *F*ette in g) und sog. antiketogenen Nährstoffen (= *K*ohlenhydrate + *P*roteine in g) im jeweils festgesetzten Verhältnis (meist 4:1 oder 3:1):

kcal pro Tag	1 : 1 F	1 : 1 K+P	2 : 1 F	2 : 1 K+P	3 : 1 F	3 : 1 K+P	4 : 1 F	4 : 1 K+P	5 : 1 F	5 : 1 K+P
1000	77	77	91	45	97	32	100	25	102	20
1200	92	92	109	55	116	39	120	30	123	25
1400	108	108	128	64	135	45	140	35	143	29
1600	123	123	146	73	156	52	160	40	163	33
1800	138	138	164	82	174	58	180	45	184	37
2000	154	154	182	91	195	65	200	50	204	41
2200	169	169	200	100	213	71	220	55	225	45
2400	185	185	218	109	232	77	240	60	245	50

Beginn ketogener Ernährung mit 2–5tägiger Null-Diät (700–1200 ml kohlenhydratfreier Flüssigkeit pro Tag) bis zum Auftreten massiver

Ketonurie. Anschliessend binnen 3–4 Tagen stufenweiser Aufbau der ketogenen Diät (bis Ketogen/Antiketogen-Verhältnis 4:1 oder evtl. 5:1). Energiezufuhr an der unteren Grenze des physiologischen Bedarfs. Ebenso die Flüssigkeitszufuhr. Sicherstellung ausreichender Versorgung mit essentiellen Nährstoffen.

Kritische Nährstoffe insbesondere B-Vitamine, Vitamin C, Calcium, Eisen und Zink (ggf. medikamentös zu supplementieren), bei der 4:1- und 5:1-Kost möglicherweise auch essentielle Aminosäuren. Bei beabsichtigter Beendigung effektiver ketogener Diät kontrolliertes langsames Absenken des Ketogen/Antiketogen-Verhältnisses über 3:1 und Auslaufenlassen über 2:1- und 1:1-Kost innerhalb etwa eines Jahres.

MCT-Form der ketogenen Diät enthält 60(–70)% der Energie als MCT-Fett, 11% als LCT-Fett (polyensäurereich), 18% als Kohlenhydrat und 10% als Protein. Prinzipiell gleiche Handhabung wie bei der traditionellen Form (s. o). MCT-Fette wirken stärker ketogen als LCT-Fette in vergleichbarer Menge, beinhalten jedoch häufiger Toleranzprobleme.

Erweiterte Form der ketogenen Diät → [17]. Weitere Details: [14, 34]. Cave: Zuckergehalt flüssiger Arzneiformen (Sirupe u.ä.)!

Zu beachtende Nebenwirkungen: *Hypoglykämie, *Hypercholesterinämie,* Neigung zu *Übelkeit, *Obstipation oder *Diarrhoe, *Steatorrhoe.

Kontrolle korrekter Kostführung möglich durch Bestimmung von β-Hydroxybuttersäure und Ketonkörpern in Blut und/oder Urin.

Kohlenhydratarme Kost ●

Reduktion der Kohlenhydratmenge auf meist 10–15% der Energiezufuhr (ca. 25–35 g KH/1000 kcal) unter entsprechender Anhebung des Fett- und Proteingehalts. Auswahl der einzelnen Kohlenhydrate (Disaccharide, Maltodextrin, Stärke) nach individueller Toleranz.

Hinweise zur Kostgestaltung. Ausgehend von *leichter Vollkost* ● oder indizierter Diätkost Einschränkung insbesondere von Brot und Backwaren, Teigwaren, Kartoffeln und Hülsenfrüchten. Bevorzugt kohlenhydratarme Obst- und Gemüsearten. Weitestmögliche Einschränkung gezuckerter Zubereitungen (Gebäck, Süßspeisen, Getränke usw.). Ersatzweise Verwendung nichtnutritiver Süßstoffe. Fett überwiegend in modifizierter Form (Ölsäure, Polyensäuren). Cholesterinarmes Regime. Erforderlichenfalls Erhöhung der Ballaststoffzufuhr (Kleie, Leinsamen). *Kohlenhydratfreie Formeldiät:* Präparat Nestlé M-3423. Basisnahrung zur Supplementierung mit dem Kohlenhydrat, welches vom Patienten toleriert wird.

Teil 4

Kritische Nährstoffe. B-Vitamine, Ballaststoffe.

Zu beachten. In Anbetracht der bekannten Gefahren eines überhöhten Fett- und Fleischkonsums strenge Indikationsstellung für jeden länger-dauernden Einsatz dieser Kost.

Kupferarme Kost ●

Reduktion des Kupfergehalts auf < 1 mg Cu/Tag (→ *Kupfer* ▲).

Hinweise zur Kostgestaltung. Ausgehend von *Vollkost* ●, *leichter Vollkost* ● oder indizierter Diätkost *überwiegend lactovegetabiles Regime* unter weitgehender Ausschaltung kupferreicher Produkte, z. B. Vollkorn-erzeugnisse aller Art, Haferflocken, Weizenkeime, -kleie, Hülsenfrüchte, Kartoffelchips, Trockenobst, Nüsse, Sonnenblumenkerne, bestimmte Kä-sesorten (Emmentaler, Edamer), Leber, Krusten- und Schalentiere, Pilze, Petersilie, Trockenhefe, Kakao, Schokolade, Dessertweine. Weitgehende Eliminierung auch aller sonstigen alkoholischen Getränke. Zurückhal-tung mit Bohnenkaffee und schwarzem Tee.

Zu beachten. Kupfergehalt des Trinkwassers (S. 41, 501).

Kritische Nährstoffe. B-Vitamine, Eisen, Zink, Ballaststoffe.

Lactosearme (milchzuckerarme) Kost ●

Im Rahmen altersstufengemäß bedarfsgerecht zu kalkulierender *Voll-kost* ●, *leichter Vollkost* ● oder indizierter Diätkost Beschränkung des Einsatzes lactosehaltiger Nahrungsmittel (→ *Lactose* ▲) entsprechend der für den einzelnen Patienten ermittelten Lactosetoleranz.

Mäßig lactosearme Kost (< 8–10 g Lactose/Tag, maximal 5 g/Mahl-zeit). Ausschaltung von flüssigen Milchen und Trockenmilchen aller Art sowie sämtlicher damit oder mit Molkenpulver hergestellter Zubereitun-gen: Lactosereiche Quark- und Käsesorten (Frisch-, Schicht-, Hütten-, Schmelz-, Kochkäse), Dessertspeisen, Eiscreme u. ä., mit Milch, Milchpul-ver, Molkenpulver oder Lactose angereicherten Backwaren (bestimmte Brotsorten, Milchbrötchen, Zwieback, vielerlei Arten Kuchen), Fertig-mehlmischungen, Kindernährmittel, Wurstwaren, Fertigsuppen, Fertig-soßen, Schokoladenerzeugnisse, Nougatcremes usw. Beachtung des Lac-tosegehalts von Säuglingsnahrungen und sonstigen Formeldiäten auf Milchbasis (lactosefreie und lactosearme Säuglingsnahrungen: → *Lac-tasemangel).* Keine Zugabe von Milchzucker zu Frischkornbreien o. ä.; Milchsäure und Lactate aus Sauermilchprodukten dagegen unbedenklich.

Als Zusatz zu Kaffee oder Tee lactosefreien Kaffeeweißer oder lactosefreie Spezialmilch (z.B. Lactofree® o. ä.) anstelle von üblicher Kaffeesahne oder Kondensmilch.

Streng lactosearme („lactosefreie") Kost (< 1,0 g Lactose/Tag). Über die vorgenannten Beschränkungen hinausgehend Ausschluß auch aller jener Nahrungsmittel, die Lactose nur in geringer Menge oder in Spuren enthalten. Verzicht auf die meisten Käsesorten (Ausnahme: Käse vom Typ Emmentaler, Gruyères, Tilsiter u.ä.), auf Butter und lactosehaltige Margarinesorten (Analysenwerte einholen!). Weitestmögliche Erfassung und Ausschaltung verborgener Lactosequellen in kommerziellen Fertigprodukten aller Art (s. o.) und in Arzneimitteln (Deklaration der Hilfsstoffe beachten!).

Sicherstellung bedarfsgerechten Nährstoffgehalts der Kost *(kritische Nährstoffe* insbesondere **Calcium* ▲, **Riboflavin* ▲, **Vitamin D* ▲) durch Nutzung der zahlreichen Alternativen für die eliminierten lactosehaltigen Erzeugnisse: Fleisch, Fisch, Ei, milchzusatzfreie Fleisch- und Fischwaren, Getreideprodukte, Backwaren, Pflanzenöle, Sojaprodukte, lactosefreie Eiweißkonzentrate, Formeldiäten usw. Medikamentöse Calciumsupplementierung zu erwägen bei Kindern, Jugendlichen und bei Frauen in der Menopause.

Lactovegetabile Kost ●

Unter Ausschluß jeder Art von Fleisch und Fleischwaren (auch Geflügel, Fisch, Krusten- und Schalentieren) voll bedarfsgerecht zu kalkulierende Varianten der **Vollkost* ●, der **leichten Vollkost* ● oder einer normalerweise fleischhaltigen Diätkost.

Hinweise zur Kostgestaltung. Ersatz des Eiweißes der vorstehend genannten Art in vollem Umfang durch Milcheiweiß (Milchen, sonstige Molkereiprodukte), bei *ovolactovegetabiler Kost* zudem durch Eiprotein. Reichlich auch pflanzliche Eiweißträger: Vollkornerzeugnisse, Kartoffeln, Hülsenfrüchte (Soja!), Nüsse. Obst und Gemüse in besonders reichhaltiger Auswahl und abwechslungsreicher Zubereitung, nach Möglichkeit zu mindestens $1/3$ als Rohkost.

Leichte Vollkost; gastroenterologische Basisdiät; allgemeine Schonkost ●

Eine leichtverdauliche, im Nährstoff- und Energiegehalt nach den Empfehlungen für die Ernährung des Gesunden der jeweiligen Altersstufe

(S. 97 f.) auszurichtende *Variante der Vollkost,* von dieser sich lediglich durch Nichtverwendung derjenigen Lebensmittel und Zubereitungsweisen unterscheidend, die *erfahrungsgemäß häufiger (d. h. bei mehr als 5 % der Patienten) zu Intoleranzerscheinungen führen:* Hülsenfrüchte, Gurkensalat, fritierte Speisen, Weißkohl, CO_2-haltige Getränke, Grünkohl, fette Speisen, Paprikagemüse, Sauerkraut, Rotkraut, süße und fette Backwaren, Zwiebeln, Wirsing, Pommes frites, hartgekochte Eier, frisches Brot, Bohnenkaffee, Kohlsalat, Mayonnaise, Kartoffelsalat, Geräuchertes, Eisbein, stark gewürzte Speisen, zu heiße oder zu kalte Speisen, Süßigkeiten, rohes Stein- und Kernobst, Nüsse, Sahne, paniert Gebratenes, Pilze, Lauch, Weißwein, Rotwein, Spirituosen (Häufigkeitsreihenfolge nach H. ROTTKA). *Generell zu vermeiden* sind somit alle mit stark erhitzten Fetten zubereiteten Gerichte, Fettgebackenes, scharf Gebratenes, fettes Fleisch, fette Wurstsorten, stark gesalzene, sehr saure, stark gewürzte oder blähend wirkende Produkte, nicht voll ausgereiftes Obst, saure, CO_2-haltige, coffeinhaltige und alkoholische Getränke aller Art.

Die Kost ist praktisch identisch mit der Endstufe der traditionellen Magen-Darm-Leber-Galle-Schonkostformen alter Nomenklatur.

Leichtverdauliche Kost (nach H. CANZLER) ●

Der **leichten Vollkost* ● ähnliche, in der Ausschaltung potentiell belastender Nahrungsmittel und Zubereitungsweisen jedoch *restriktivere Variante einer Schonkost.* Strengere Beschränkung insbesondere in der Auswahl fetthaltiger Produkte: Nur fettarme Milchen (entrahmte Trinkmilch, Buttermilch, Magermilchjoghurt usw.). Keine normal fetthaltige (3,5 %ige) Trinkmilch. Keine Kondensmilch mit mehr als 4 % Fett. Keinen Käse mit mehr als 30 % Fett i.Tr. Nur ausgesucht mageres zartes Fleisch, nur fettarme Fleischwaren. Bevorzugung tierischer Eiweiße gegenüber den meist schwerer verdaulichen pflanzlichen Eiweißen. Vermeiden auch von backstubenfrischen Brötchen, frischem Hefegebäck u. ä. Lactosezufuhr mit dieser Kost weniger als 30 g/Tag. Ballaststoffe maximal 30–35 g/Tag.

Makrelendiät ● siehe Seefischdiät ● (S. 600)

Malassimilationsdiät ●

Leichtverdauliche, zunächst fast ausschliessliche Kohlenhydratkost, lactosereduziert, mit stufenweiser quantitativer und qualitativer Erweiterung von Nährstoffzufuhr und Lebensmittelauswahl entsprechend der jeweiligen intestinalen Funktionsfähigkeit und Toleranz.

Kostaufbau. erfolgt in insgesamt 5 Stufen, jede Stufe findet 2–5 Tage Anwendung. Häufige (6–9) kleine Mahlzeiten.

Ziel. Übergang auf standardisierte *MCT-Kost* ●.

Hinweise zur Kostgestaltung.

Stufe 1
(ca. 250 g Kohlenhydrate, 20 g Eiweiß, 10 g unsichtbares Fett; 1300 kcal)
Feinmehlnährmittel (Stärkemehle, Sago, Puddingpulver, Trockenschleime, Hafermark, Schmelzflocken, Nudeln, polierter Reis u. ä.). Zwieback, Toast, Knäckebrot, abgelagertes Weißbrot. Fettarme gebundene Suppen (mit Gemüsebrühe, fettarmer Fleischbrühe, verdünntem Obstsaft; keine Fertigsuppen!). Maltodextrin, Zucker, Honig, Fruchtgelee u. ä.

Stufe 2
(ca. 275 g Kohlenhydrate, 80 g Eiweiß, 30 g unsichtbares LCT-Fett, bis 50 g MCT-Fett, < 10 g Lactose; 2100 kcal)
Erweiterung der Stufe 1 durch Zulage von Magerquark und fettarmen, milden Käsesorten. Zartem, fein gewiegtem magerem Fleisch, magerem, gekochtem oder gedämpftem Fisch. MCT-Fetten (innerhalb der Stufe 2 10 g-weise zu steigern auf 50 g/Tag). Unverdünnter Obstsaft für Suppen und Speisen.

Stufe 3
(ca. 300 g Kohlenhydrate, < 15 g Lactose; 2300 kcal)
Erweiterung der Stufe 2 durch Zulage von fettarmen Milchen zur beliebigen Verwendung. Altbackenes Weizenmischbrot.

Stufe 4 (ca. 2400 kcal)
Erweiterung der Stufe 3 durch Zulage von täglich 100–125 g ballaststoffarmem Gemüse in gegarter Form (Blumenkohl, Brokkoli, Gurken, junger zarter Kohlrabi, Möhren, Spargelspitzen, Spinat, Tomaten, Zucchini). Altbackenes Roggenmischbrot.

Stufe 5 (ca. 2700 kcal)
Erweiterung der Stufe 4 durch Zulage von etwa 100 g Kartoffeln (als Salzkartoffeln oder Kartoffelbrei) jeden 2. Tag, ballaststoff- und säurearmem, gegartem Obst (Äpfel, Aprikosen, rohe oder gegarte Bananen, Birnen, Kirschen, Pfirsiche).

Zu beachten. Stufen 1–3 im Energie- und Nährstoffgehalt meist nicht bedarfsgerecht! Ggf. adjuvante parenterale Ernährung erforderlich. Frühestmöglich daneben Ergänzung durch fett- und lactosearme Formuladiäten oral/gastral (→ *antidiarrhoische* sog. *Heilnahrungen* ●).
Stufen 4 und 5 erfordern Polyvitamin-, Calcium- und Eisensupplementierung.

Handhabung aller Stufen nach zeitlicher Dauer und möglicher *Erweiterung* durch Lebensmittelzulagen je nach Lage des Einzelfalles.

Maltosearme (malzzuckerarme) Kost ●

Ausgehend von antidiarrhoischer Kost (→ *Diarrhoe*), *Malassimilations-diät* ● oder sonstiger indizierter Diätkost weitestmögliche Herabsetzung der Zufuhr genuine Maltose enthaltender oder digestiv Maltose freisetzender Nahrungsmittel: Gemalzte Getreideprodukte (speziell Gerstenmalz), Malzextrakt, Maltodextrin, sog. Nährzucker, Malzmehl, Malzsirup, Maltosesirup, Maissirup, Stärkesirup, Glucosesirup und alle Erzeugnisse, in denen vorstehend genannte Bestandteile enthalten sind. Zu meiden sind auch Malzkakao, Malzkaffee, Malzbier, Malzbonbons u.ä. Malzsüßwaren, evtl. Zwieback (Deklaration beachten!).

Zu beachten. Stärkereiche Lebensmittel, auch wenn primär maltosefrei (Brot und Backwaren, Teigwaren, Reis, Mais, Kartoffeln, stärkereiches Obst und Gemüse) nur mit Vorsicht verwenden entsprechend der jeweiligen individuellen Toleranz (*der enterale Stärkeabbau erfolgt über die Zwischenstufe Maltose!*).

MCT-Kost ●

Herabsetzung des Gehalts der Kost an langkettigen Triglyceriden (LCT-Fette) unter Ersatz durch definierte Menge mittelkettiger Triglyceride (*MCT- Fette* ▲).

Hinweise zur Kostgestaltung. Ausgehend von indizierter Diätkost, meist eine *streng *fettarme Kost* ●, schrittweise steigender Einsatz von MCT-Fetten (Beginn mit 20 g/Tag, auf alle Mahlzeiten verteilt; Steigerung um täglich 5–10 g) anstelle weitgehend eliminierter LCT-Fette. MCT-Enddosis je nach Toleranz und Bedarf 50–100 g und darüber.

Zu beachten. MCT-Fette keiner unnötig langen Erhitzung und keiner Hocherhitzung (> 100 °C) aussetzen! Kein Braten, Schmoren, Fritieren o. ä. Am besten Zugabe von MCT-Fetten erst, nachdem das Gericht vom Feuer ist. Kein längeres Stehenlassen, kein Wiederaufwärmen MCT-haltiger Zubereitungen. Bestmögliche Eliminierung aller Quellen versteckter (LCT-)Fette. *Sicherstellung bedarfsgerechter Versorgung mit essentiellen Fettsäuren* (geringe Restmenge polyensäurereichen Pflanzenöls belassen)[1] *und fettlöslichen Vitaminen* (ggf. medikamentöse Supplementierung).

---

[1] mct-Basis-plus-Diätmargarine enthält auch α- und γ-Linolensäure.

Methioninarme Kost ●

Begrenzung der Methioninzufuhr in Höhe des physiologischen Minimalbedarfs (in Gegenwart von Cystin) in Form einer streng *eiweißarmen Kost* ●, komplettiert durch methioninfreies, cystinangereichertes Aminosäurengemisch.

Schätzungsweiser *Minimalbedarf an Methionin* (bei Homocystinurie, mg/kg/Tag); nach D. L. VALLE et al.

Säuglinge:	1. Lebenshalbjahr	40
	2. Lebenshalbjahr	20
Kinder:	1– 2 Jahre	10–20
	4– 6 Jahre	10–18
	7–10 Jahre	10–13
	über 10 Jahre	ca. 10
Jugendliche, Erwachsene:		< 10

Empfehlenswert für größte Flexibilität in der Anpassung an verordnete wechselnde Methioninmengen die *primäre Kalkulation des altersentsprechenden Mindestbedarfs an Eiweiß* (S. 95 f.) allein *mittels eines methioninfreien, cystinangereicherten Aminosäurengemischs* (Präparate: Milupa Metabolics® HOM 1/2, SHS Analog® M-AM 1/2/3), Kalkulation des Bedarfs an sonstigen Nährstoffen und an Nahrungsenergie mittels geeigneter methioninfreier oder nahezu methioninfreier Produkte und *Deckung des altersentsprechenden Mindestbedarfs an Methionin* (s. o.) sodann *durch Zulage adäquater Menge proteinhaltiger natürlicher Lebensmittel* (→ *Methionin* ▲). Methioninarmes Sojaproteinkonzentrat: Low Methionin Diet Powder® der Fa. Mead Johnson, Evansville/Indiana/ USA (enthält 3 g Protein, 30 mg Methionin und 27 mg Cystin/100 kcal). Übersicht des Methioningehalts der wichtigsten Lebensmittel: [11].

Kritische Nährstoffe. → *Eiweißarme Kost* ●. Überwachung des Aminosäurenspiegels im Blut, bei Kindern auch der Entwicklung von Körpergewicht und Körperlänge.

Mikrobenarme Kost, sog. Sterilkost → S. 471

Milcheiweißfreie Kost ●

Ausgehend von *Vollkost* ●, *leichter Vollkost* ● oder indizierter Diätkost *Ausschluß aller Arten von Milch und Milchprodukten* (Joghurt, Sahne,

Butter, Quark, Käse, Trockenmilch, Molkenpulver usw.) und sämtlicher unter Verwendung von Milch oder Milchprodukten hergestellten Erzeugnisse. Vorsicht dieserhalb bei allen käuflichen Esswaren und allen außerhalb der eigenen Küche zubereiteten Speisen, da Milcheiweißgehalt nicht immer ohne weiteres erkennbar. *Häufig Milchen oder Milchbestandteile* (Milchpulver, Quarkpulver, Molkenpulver, Casein, separiertes Molkeneiweiß) *enthaltende Lebensmittel:* Backwaren (Weißbrot, Toastbrot, Grahambrot, Pumpernickel, Knäckebrot, Brötchen, Zwieback, vielerlei Kuchen, Kleingebäck u. ä.), Teigwaren, Süßwaren (Milchschokolade, Pralinen, Nougat, Sahnebonbons, Karamelbonbons u. a.), Kakaogetränke, Speiseeis, „Kunsthonig", Cremespeisen, Fertigdesserts, Fertiggerichte (Fleischgerichte, Sojazubereitungen, Suppen usw.), Ketchups, Senf, Salatsoßen, Mayonnaise, fertige Salate, Kartoffelpüree, viele Margarinesorten, Eierspeisen, Bratwurst, Hackbraten, Frikadellen, Rahmschnitzel, paniertes Fleisch, Würstchen, Mortadella, Pastetenfüllungen, Fischfertigprodukte, zahlreiche kommerzielle Kindernahrungen (Beikost, Babykost, Juniorkost usw.), Fettersatzstoff Simplesse, bestimmte Alkoholica (Eierlikör, Mokkalikör, Weinbrandcream u. ä.). In der Regel auch keine anderen Tiermilchen (Ziegenmilch, Stutenmilch usw.) und daraus hergestellte Produkte. *In allen Zweifelsfällen* Nachfrage beim Hersteller, Bäcker, Fleischer, Gastwirt usw., andernfalls *besser Verzicht.* Weitestmögliches Ausweichen auf selbst bereitete Gerichte und Backwaren empfehlenswert.

Für die *Säuglingsernährung*, wenn keine Muttermilch verfügbar, Nahrungen auf Proteinhydrolysatbasis oder Sojabasis. Keine sog. Mandelmilchen. Für die *Sondenernährung* • keine milchproteinhaltigen Formeldiäten (statt dessen z. B. ein Eiklarproteinpräparat).

Kritische Nährstoffe bei milcheiweißfreier Kost: Calcium, Riboflavin.

Mischkostreduktionsdiät •

Im Energiegehalt abgestufte (1000–1500 kcal = 4,2–6,3 MJ/Tag), im Gehalt *an essentiellen Nährstoffen voll bedarfsgerechte Reduktionskost*, nach Lebensmittelauswahl und Zubereitungsweise bestmöglich den Charakter einer Vollkost wahrend. Ab etwa 1200 kcal (5 MJ)/Tag als Dauerkost geeignet.

Ausgehend von *Vollkost* •, *leichter Vollkost* • oder indizierter Diätkost Energiefestsetzung dem Einzelfall entsprechend (meist 1000, 1200 oder 1500 kcal/Tag). Gesamtfettmenge 30–50 g/Tag (überwiegend ölsäure- und polyensäurereich). Proteingesamtmenge 1,0 g/kg Normalgewicht/Tag (mindestens 50 g/Tag). Ca. 50 g Ballaststoffe/Tag. Reichlich Flüssigkeit (> 2 l Gesamtflüssigkeit/Tag). Kochsalzeinschränkung in der Regel nicht erforderlich.

Hinweise zur Kostgestaltung:

1. Weitgehender Ausschluß von Produkten mit hoher Energiedichte („leere" Calorienträger: Zucker, Feinmehle, gesättigtes Fett, Schlagsahne, alkoholische Getränke u. a.).
2. Fettarme Lebensmittelauswahl (außer Seefisch). Käse mit max. 20 % Fett i. Tr., Magerquark, Milch und Sauermilch mit max. 1,5 % Fettgehalt, Kondensmilch mit max. 4 % Fettgehalt.
3. Als Koch- und Streichfett bevorzugt Oliven-, Sonnenblumen-, Distelöl und polyensäurereiche Diätmargarinen.
4. Calorienarme, kohlenhydratarme (< 5 g KH/100 g; S. 38) ballaststoffreiche Gemüse, mindestens 500 g/Tag (etwa 1/3 als Rohkost).
5. Calorienarme, kohlenhydratarme, ballaststoffreiche Obstsorten (maximal 400–500 g/Tag), bevorzugt in roher Form.
6. Vollkornerzeugnisse (anstelle von Feinmehlerzeugnissen); Kartoffeln und Hülsenfrüchte im Rahmen der festgesetzten Tagesenergiemenge.
7. Nichtnutritive Süßstoffe anstelle von Zucker, Honig und Zuckeraustauschstoffen.
8. Geeignete Getränke: Mineralwasser, verdünnte Obstsäfte, alle Arten Tee, Bohnenkaffee.
9. Würztechniken (wichtig!) beliebig.

Generell zu meiden. Fettes Fleisch, fette Fleischwaren, fettreiche Zubereitungen aller Art, fettes Geflügel, fetter Käse (> 20 % Fett i. Tr.), Vollmilch, Sahne, Kondensmilch (> 4 % Fett), zuckerhaltige Dessertspeisen, Speiseeis, süße Backwaren, Süßwaren aller Art, zuckerreiches Obst (Süßkirschen, Banane, Weintrauben usw.; S. 38 f.), Trockenobst, kandierte Früchte, Geleefrüchte, gezuckerte Obstkonserven und Kompotte, Nüsse, Mandeln, alle gezuckerten Getränke (Obstsäfte, Fruchtnektare, Limonaden, Colagetränke usw.), alle Alkoholica (auch sog. alkoholfreies Bier und Diabetikerbier).

5–6 kleinere Mahlzeiten im Tagesverlauf. Beim Berufstätigen zu erwägen: Warme Hauptmahlzeit nicht mittags aus Restaurant oder Kantine, sondern calorisch angemessen abends aus eigener Küche. Calorienverminderte Erzeugnisse (Brot, Wurstwaren, Halbfett-Streichfette usw.) und energiereduzierte Fertiggerichte aus kommerzieller Fertigung oftmals hilfreich.

Zu beachten. Kalkulation ausreichender Versorgung mit essentiellen Nährstoffen *bei strengerer Calorienrestriktion* (< 1200 kcal/Tag) mit besonderer Sorgfalt! *Kritische Nährstoffe:* Essentielle Aminosäuren, fettlösliche Vitamine, Calcium, Eisen, Kupfer, Zink, Folsäure.

Mixfasten ●

Flüssige Kurzzeitreduktionsdiät, ein weniger strenger Vorläufer des *modifizierten Fastens* ●, basierend auf selbstbereiteten calorienarmen Milchmischgetränken (Basis Magermilch, Buttermilch, Magermilchjoghurt; Zusatz von Magerquark, Frischobst, frischen Obst- oder Gemüsepresssäften, Weizenkeimen, Trockenhefe, ferner Mokka, Kakao, Vanille u. ä. Aromaträgern). Pro Tag 5–6mal 250 ml Mixgetränk. Etwa 600–800 kcal (2,5–3,3 MJ)/Tag. Nährstoffgehalt bei entsprechender Auswahl der Zutaten bedarfsdeckend. Supplementierung von Ballaststoffen zweckmäßig (energiearme Rohkostgerichte, Kleie-Müsli o. ä.). Calorienfreie Getränke zusätzlich nach Wunsch (Bohnenkaffee, Tee, Mineralwasser; Flüssigkeitsgesamtmenge ca. 3 Liter/Tag). Die Kost ist vielfältig und abwechslungsreich zu variieren, auch unter Verwendung energiearmer kommerzieller Nährstoffkonzentrate. Geeignet als Anfangskost für die Initialphase der Behandlung mit energiereduzierten Diäten, im weiteren Verlauf für Schalttage oder für Zwischenmahlzeiten im Rahmen der *Mischkostreduktionsdiät* ●.

Modifiziertes Fasten ●

Flüssige Kurzzeitreduktionsdiät. Unterscheidet sich von der klassischen Nulldiät (vgl. *Saftdiät* ●) durch die Substitution von Eiweiß (30–50 g biologisch hochwertiges Protein/Tag), essentiellen Fettsäuren (7 g Fett/Tag), Vitaminen, Mineralstoffen, Spurenelementen in Höhe des physiologischen Mindestbedarfs und einer niedrig bemessenen Kohlenhydratmenge (25–45 g/Tag). Realisierbar praktisch nur in Gestalt einer kommerziellen *Formeldiät*. *Zu beachten:* Ausreichende Flüssigkeitsaufnahme! Energiefreie Trinkmenge ca. 3 Liter/Tag. Urinvolumen soll 2000 ml/Tag nicht unterschreiten. *Kontraindikation:* Kinder, Schwangere, stillende Mütter, Senioren; Herzinsuffizienz, Niereninsuffizienz, Infektionskrankheiten, Psychosen.

Modifiziertes Fasten stellt die konsequenteste und schnellstwirksame Form einer Reduktionsdiät dar, die bei minimalem Energiegehalt (700–1000 kcal/Tag) dem Prinzip einer bedarfsgerechten Versorgung mit essentiellen Nährstoffen noch weitgehend gerecht wird, erfordert jedoch *strenge Indikationsstellung* und *engmaschige ärztliche Überwachung* (wöchentliche Kontrolluntersuchungen, Bestimmung der chemischen und cellulären Blutparameter in 14-tägigen Abständen). Nach ausreichender Gewichtsabnahme oder bei erschöpfter Compliance des Patienten schrittweiser Übergang auf calorisch adäquate *Mischkostreduktionsdiät* ●.

Molkediät ●

Flüssige Kurzzeitreduktionsdiät. Pro Tag 1–1½ Liter eiweißangereicherter Molke („Diätkurmolke", enthält ca. 30 g Protein, ca. 50 g Lactose und ca. 400 kcal je Liter), zusätzlich 1 Liter frischen Gemüsepresssaftes sowie Früchtetee und Mineralwasser nach Wunsch. Molkediät ist eine etwas weniger komfortable Variante des *modifizierten Fastens* ●; gleiche Handhabung und nach bisheriger Erfahrung etwa gleiche Effizienz wie bei diesem.

Nährstoffdefinierte (hochmolekulare, „polymere") Formeldiäten ●

Standardisierte, voll bedarfsdeckend bilanzierte Nährstoffgemische auf der Grundlage überwiegend *hochmolekularer* Proteine und Kohlenhydrate (Polysaccharide) definierter Zusammensetzung in gebrauchsfertiger flüssiger Form oder in Pulverform. Einsatz zur supportiven oder totalen flüssigen Ernährung bei ausreichender digestiver Belastbarkeit und Resorptionsfähigkeit. Zufuhr oral (Trinknahrung) oder nasogastral (Sonde). Nährstoffdefinierte Formeldiäten *modifizierter Zusammensetzung* MCT-angereichert, lactosereduziert u.v.a. Tagesbedarf an Energie und Nährstoffen bei den meisten Präparaten enthalten in 1500–2500 ml der Flüssigpräparation (1 kcal/ml). Portionsgerecht steril abgefüllte *Flüssigfertignahrungen* sind aus hygienischen Gründen *den Pulvernahrungen vorzuziehen.* Wichtig bei letzteren die Beachtung der vorgeschriebenen Verdünnung und insgesamt eine ausreichende Flüssigkeitszufuhr (Gefahr der *hypertonen *Dehydratation; vgl. *Tube-feeding-Syndrom*). Im Zweifelsfall Kontrolle von Hämatokrit, Plasmaionogramm und Harnosmolarität. Bei jeder Anwendung einer Formeldiät zu beachten: Deklaration der Inhaltsstoffe! Von Präparat zu Präparat in Details unterschiedliche Zusammensetzung.

Natriumarme („kochsalzarme") Kost ●

Prinzip. Ausgehend von der Höhe der altergruppenbezogenen Nahrungsenergieaufnahme Begrenzung der Natriumzufuhr auf 50–70 mg (ca. 2–3 mmol) Na entsprechend 125–175 mg Kochsalz (Natriumchlorid) pro 100 kcal/Tag (alle Lebensalter).

In der Praxis meist gebräuchliche *Standardisierung für den Erwachsenen:*

1. *streng natriumarme Kost* mit maximal 50 mmol (1,2 g) Na entsprechend ca. 3,0 g Kochsalz/Tag.
2. *erweiterte natriumarme Kost* mit maximal 100 mmol (2,4 g) Na entsprechend ca. 6,0 g Kochsalz/Tag.

Hinweise zur Kostgestaltung. Ausgehend von **Vollkost* ●, **leichter Kost* ● oder indizierter Diätkost Einschränkung oder Ausschaltung von natürlich natriumreichen Lebensmitteln und gesalzenen Produkten zur Erreichung des Grades der verordneten Natriumrestriktion. In einem Teil der Verordnungen ist Limitierung der Flüssigkeitszufuhr erforderlich. Für die meisten Krankenhäuser empfehlenswert das *Vorhalten der streng natriumarmen Kost* (maximal 50 mmol = 1,2 g Na/Tag) *als Basiskost*, die bei Bedarf durch Zulagen natriumreicherer Lebensmittel zur erweiterten natriumarmen Kost (maximal 100 mmol = 2,4 g Na/Tag) variiert werden kann.

Kalkulation der natriumarmen Kost
1. *Weitgehend auszuschalten:* Alle industriell vorgefertigten, gesalzenen Produkte z. B. Brot, Brötchen, Pizzen, Fertigbackmischungen, Backpulver, Fleisch- und Wurstwaren (auch Fleischkonserven, Pökelfleisch, Geräuchertes), panierter, marinierter, gesalzener, geräucherter Fisch und Fisch in Soßen, alle Käsesorten außer Speisequark ohne Zusätze, Gemüsekonserven (auch Sauerkraut, Essiggemüse), handelsübliche Fertiggerichte (auch in tiefgekühlter Form), Fertigsuppen, -soßen, -salate, Kartoffelfertigprodukte und -trockenerzeugnisse, Kartoffelchips u. ä., gesalzene Butter[1] und Margarine, gesalzenes Schmalz, gesalzener Speck, Erdnußbutter, Ketchups, Speisewürzen, Hefeextrakte, Brühwürfel, Speisesenf, Salzstangen, Cornflakes, Puffmais, gesalzene Erdnüsse und Mandeln, Lakritzkonfekt, Mineral- und Heilwässer mit mehr als 100 mg Natrium[2] oder mehr als 150 mg Chlorid/l (Deklaration beachten!).

---

[1] Salzen der Butter in mehreren europäischen Ländern noch üblich.

[2] **Ungefährer Natriumgehalt einiger natriumarmer Mineralwässer** (mg Na/Liter; nach [12] u. a.):

Staatlich Selters	1,3	Biberacher „Stilles Mineralwasser"	19,3
Brückenauer Wernarzer Brunnen	2,4	Niedernauer Römerquelle	24,0
Meinberger Neubrunnen	6,1	Hermannsborner Carlsquelle	25,4
Contrex (ohne CO_2)	6,2	Ensinger Mineralquelle	29,1
Kloster Quelle	9,1	Lamscheider Stahlbrunnen	30,4
Marco Mineralbrunnen	9,6	Caspar Heinrich Quelle	32,2
Löwen-Sprudel (CO_2-arm)	9,7	Jebenhauser Mineralquell	36,8
Wildunger Reinhardsquelle	13,4	Mineralbrunnen Grafenquelle	37,8
Stifts Quelle	13,7	Wildunger Georg-Viktor-Quelle	41,7
Staatl. Bad Meinberger	14,2	Mineralbrunnen Irisquelle	47,9
Apollo-Quelle	17,0		

2. *Nicht verwenden:* Kochsalz in jeder Form (Meer-, Gewürz-, Jod-, Fluorid-, Pökelsalz).
3. *In beschränkter Menge verwendbar (entsprechend der verordneten Tagesnatriummenge):* Milch und Sauermilchen (zusammen maximal 250 ml/Tag), Kondensmilch, Sahne, Eier, natriumreichere Gemüse (> 50 mg Na/100 g; evtl. Kochwasser mehrmals erneuern und verwerfen).
4. *Ohne Beschränkung möglich:* Die unter Ziffer 1 genannten Produkte, sofern zuverlässig ohne Kochsalz hergestellt (Deklaration bzw. Zutatenliste beachten!) sowie alle von Natur aus vergleichsweise natriumärmeren Lebensmittel in kochsalzzusatzfreier Verarbeitung. Unbedenklich auch Mineralwässer mit einem Natriumgehalt von nicht mehr als 20 mg/l.

Besonders zu beachten.
1. Kochsalz ist in jeder Form (Meer-, Gewürz-, Jod-, Fluorid-, Pökelsalz) verboten, auch das Nachsalzen bei Tisch! Ersatzweise können Kochsalzersatzpräparate Verwendung finden, auch als gewürztes, jodiertes und fluoridangereichertes Produkt. Sehr schmackhaft ist vor allem das Würzen mit verschiedenen Küchenkräutern und Zwiebeln (frisch, getrocknet oder tiefgekühlt), Pilzen, Hefepulver, salzfreiem Senf, zuverlässig ungesalzenen in- und ausländischen Gewürzangeboten.
2. Empfehlenswert ist die weitestmögliche Einschränkung des Außerhausverzehrs. Für Patienten mit häuslichen Versorgungsproblemen bewährt sind die natriumarmen Ernährungsprogramme der Lebensmittelindustrie.
3. Natriumreich können sein: Infusionslösungen, Formeldiäten (Sondennahrungen und Nährstoffkonzentrate), (die meisten) Brausetabletten und diverse sonstige Arzneimittelformen (auch bestimmte Lebensmittelzusatzstoffe!). Die Frage möglicher Natriumbelastung ist deshalb grundsätzlich vor jeder parenteralen Flüssigkeitszufuhr und jeder Medikamentenverordnung zu prüfen!
4. In einem Teil der Verordnungen natriumarmer Kost zugleich Limitierung der Flüssigkeitszufuhr und/oder Erhöhung des Kaliumgehalts (→ *Kaliumreiche Kost* ●).

Kritische Nährstoffe bei natriumreduzierten Kostformen. Calcium, Jod (!).

Kontrolle korrekter Kostführung. Bestimmung der Chlorid- oder Natriumausscheidung im 24-Std.-Urin.

Nickelarme Kost ●

Weitestmögliche Herabsetzung des Nickelgehalts (< 2 mg Ni/Tag) durch geeignete Nahrungswahl und ausschliessliche Benutzung chromnickel-stahlfreier Küchengeräte (→ *Nickeldermatitis)*. Völlige Eliminierung des Spurenelements Nickel jedoch unmöglich, da dieses in Lebensmitteln aller Art weit verbreitet. Etwa $2/3$ der alimentären Nickelaufnahme erfolgt bei in Mitteleuropa üblicher Ernährungsweise aus überwiegend ballast-stoffreichen pflanzlichen Produkten, der Rest aus Fleisch, Fisch und Molkereierzeugnissen.

Hinweise zur Kostgestaltung. Ausgehend von *Vollkost ●*, *leichter Vollkost* ● oder indizierter Diätkost Ausschaltung insbesondere von Getreidevollkornerzeugnissen (Vollkornbrot, Haferflocken, Schrote, auch Weizenkeime und Kleie), Hülsenfrüchten (Erbsen, Linsen, Bohnen, Soja-produkte), Pilzen, Nüssen, Mandeln, Kakaoerzeugnissen (einschliesslich aller Arten Schokolade) und schwarzem Tee. Weitere Einschränkungen fallweise nach besonderer Verordnung (bestimmte Kohlsorten, Porree, grüner Salat, Bohnenkaffee, Trockenhefe, Backpulver, Muscheln, Garnelen u. a.). Dosenkonserven gelten als unbedenklich. Nickelgehalt des Leitungswassers (wünschenswerter Grenzwert 20 µg Ni/l) kann vernachlässigt werden, wenn die erste unmittelbar nach Aufdrehen des Hahns geflossene Wassermenge (ca. 250 ml) verworfen wird.

Kritische Nährstoffe. B-Vitamine, Ballaststoffe.

Nussfreie Kost ●

Vorgegebene Kost (meist *Vollkost ●)* unter Ausschluss aller Arten (seltener nur bestimmter Arten) von Schalenobst: Walnüsse, Haselnüsse, Paranüsse, Hickorynüsse (Pekannüsse), Cashewnüsse, Cocosnüsse, Mandeln, Edelkastanien (Esskastanien, Maronen), Pistazien, Pinienkerne (Pignolen) und Erdnüsse einschliesslich aller unter deren Verwendung hergestellter Produkte (kandierte Nüsse, Walnusskäse, Nussmüsli, Nusstorte, Nussschokolade, Nougat-Creme, Krokant, Cocosflocken u. ä.). Eigentliches *Problem* die Eliminierung der zahlreichen Lebensmittel, die Nussbestandteile (Nuss- oder Mandelmehle, -schrote, -muse, -milchen, -öle, -fette usw.) in mehr oder weniger versteckter Form enthalten, ohne dass der Nussanteil auf der Zutatenliste deklariert ist: Bestimmte Backwaren (Makronen, Printen, Lebkuchen, Persipangebäck), Süßwaren (Marzipan, Nougat u. ä.), Dessertspeisen, Eiscreme, Joghurtzubereitungen, Salate (Waldorfsalat), sog. Studentenfutter, Brotaufstriche, Fleischwaren (z. B. Mortadella, Pasteten) u.v.a.

Obstkost; „Obsttag" ●

Als alleinige Nahrung 1250–1500 g (netto) Obst in 5–6 über den Tag verteilten Portionen (ca. 110–175 g Kohlenhydrate, ca. 500–750 kcal,
1,5–2 mmol Natrium/Tag). Gemischte Auswahl, jedoch keine Avocados,
kein überreifes Obst, kein Trockenobst, keine Nüsse, keine Mandeln. Zuk-
kerreichere Sorten (Weintrauben, Bananen, Süßkirschen) nur auf besondere Verordnung. Servieren des Obstes in Form der frischen Früchte, als
ungezuckerten Rohsalat (auch aus Tiefkühlobst) oder bei magenempfind-
lichen Patienten als ungezuckertes Kompott. Calorienfreie Getränke in
der Regel nach Belieben. Zweckmäßig die Kombination der Obstkost mit
Saftdiät ● oder *Gemüsekost* ●.

Zu beachten. Obstkost nicht voll bedarfsdeckend; ohne komplettierende
Zusätze (z. B. Milchmischgetränke, Quarkspeisen, Pflanzenöl) nur für
kurze Perioden (3–4 Tage) oder für Schalttage anwendbar.

Teil 4

Oligopeptiddiät (Peptiddiät); sog. Elementardiät[1] ●

Standardisierte, voll bedarfsdeckend bilanzierte Gemische *mono- oder
niedermolekularer* Nährstoffe (Aminosäuren, Oligopeptide, Mono-, Di-,
Oligosaccharide, Triacylglyceride, Vitamine, Elektrolyte, Spurenelemente) definierter Zusammensetzung in gebrauchsfertiger flüssiger Form
oder in Pulverform. Einsatz bei ausreichendem Resorptionsvermögen des
Darms zur supportiven oder totalen enteralen Ernährung. Zufuhr nasojejunal, nasogastral oder in Ausnahmefällen oral. Tagesbedarf an Energie
und Nährstoffen bei den meisten Präparaten enthalten in 1500–2000 ml
der Flüssigpräparation (1 kcal/ml). Portionsgerecht steril abgefüllte *Flüssigfertignahrungen sind* aus hygienischen Gründen *den Pulvernahrungen vorzuziehen*. Wichtig bei letzteren die Beachtung der vorgeschriebenen Verdünnung und, wie bei allen Formeldiäten, eine insgesamt ausreichende Flüssigkeitszufuhr (Gefahr der *hypertonen *Dehydratation;* vgl.
Tube-feeding-Syndrom). Im Zweifelsfall Kontrolle von Hämatokrit, Plasmaionogramm und Harnosmolarität. Bei jeder Anwendung einer Formeldiät zu beachten: Deklaration der Inhaltsstoffe! Von Präparat zu Präparat in Details unterschiedliche Zusammensetzung.

---

[1] Begriff der *Elementardiät* ursprünglich Terminus für die chemisch definierten Formeldiäten der ersten Generation (sog. Astronautenkost), heutzutage (wenngleich sprachlich
nicht ganz korrekt) mancherorts gebräuchliche Sammelbezeichnung auch für die nie-
dermolekularen Formeldiäten modernen Typs *(Oligopeptiddiäten)*.

Oxalat-(oxalsäure-)arme Kost ●

Herabsetzung der Oxalatzufuhr auf unter 50 mg/Tag ($<$ 10 mg Oxalat pro Mahlzeit) durch *Ausschalten der oxalatreicheren Vegetabilien*[1]. Erschwerend dabei der Umstand, daß bisher verfügbare Oxalatanalysen verschiedener Autoren in weitem Rahmen variieren, zudem der Oxalatgehalt des einzelnen pflanzlichen Produkts je nach Anbaugebiet, Klima, Jahreszeit, Alter der Pflanze usw. erheblichen Schwankungen unterliegt. In Anbetracht der Tatsache, daß sich der aktuelle Oxalatwert der einzelnen Lebensmittel somit nur größenordnungsmäßig abschätzen, nicht aber zahlenmäßig exakt präzisieren läßt, begnügt man sich für praktische Zwecke meist mit der summarischen Eliminierung der gemeinhin vergleichsweise oxalatreichen Erzeugnisse.

Hinweise zur Kostgestaltung. Ausgehend von flüssigkeitsreicher *Vollkost ●*, *leichter Vollkost ●* oder indizierter Diätkost Ausschluß der genannten besonders oxalatreichen Produkte. Falls diese Maßnahme nicht ausreichend (selten), probatorisch Ausschluß auch von Grünkohl, weißen Rüben, Knollensellerie, Schnittlauch, Petersilie, Auberginen, Bataten, Pastinaken, Kürbis, Stachelbeeren, Himbeeren, Erdbeeren, Heidelbeeren, Pflaumen, Zwetschgen, Korinthen, Feigen, Citrusfrüchten, -säften und -schalen, Preiselbeersaft, Traubensaft, Colagetränken und Bier. Bohnenkaffee höchstens 3 Tassen pro Tag. Reichlich oxalatarme Ballaststoffträger (z. B. Vollkornerzeugnisse, Hülsenfrüchte).

Zu beachten. Sicherstellung ausreichender Versorgung mit Vitamin C (vorsichtshalber jedoch keine Ascorbinsäuremedikation in Grammdosen! [21]). Vermeiden des Zuckeraustauschstoffs Xylit. Oxalatarme Kost meist zugleich mit (gesondert zu verordnender) *calciumreicher Kost ●* und erhöhter Flüssigkeitszufuhr.

Pankreasdiät (standardisierter Kostaufbau nach U. RITTER, abgewandelt) ●

Von völliger oral/gastral/enteraler Nahrungskarenz *(Nulldiät)* und anschliessender *Schleimdiät ●* ausgehende *strengste Form einer Schonkost*. Stufenweiser Kostaufbau, wobei der Übergang von einer Stufe auf die nächsthöhere flexibel je nach Umständen des Einzelfalls erfolgt.

---

[1] **Besonders oxalatreiche Produkte** (mg Oxalat/100 g): Rhabarber 250–1000, Spinat 350–750, Mangold ca. 650, Rote Bete 100–400, Sauerampfer 1200–1600, Sauerklee 300–1250, Walnuß 550, Mandeln 350, Erdnuß 200, Kakao 400–600, Schokolade 80–200, Teeaufguß (schwarzer Tee) 50–80.

Stufe 0: Karenz für jede Art fester und flüssiger Kost. In leichteren Fällen ab 2.–4. Tag schluckweise ungesüßter dünner Kräuter-, Früchte- oder schwarzer Tee.

Stufe 1: Ausschliessliche **Schleimdiät* ● ohne irgendwelche Zutaten, Zulagen und Zusätze. Schleimbereitung mit Wasser. Getränke wie bei Stufe 0.

Stufe 2: Kosterweiterung durch Zulage von Griess- oder Sagospeisen auf Obstsaftbasis, milchfreiem Kartoffelbrei, Zwieback oder Toast, Gemüse- und Obstsaft.

Stufe 3: Kosterweiterung durch Zulage von fettarmem Eiweiß (schrittweise bis zum Erreichen von 20 g/Tag: Magermilch, verkocht; Magerquark, untergerührt; Eiklar), altbackenes Weißbrot, feines Knäckebrot, Nudeln, ungesüßtes Apfelmus.

Stufe 4: Kosterweiterung durch behutsame Erhöhung der Eiweißmenge (auf 40 g/Tag: passiertes zartes mageres Fleisch, magerer Fisch), Zulage von passiertem Spinat und Blumenkohlröschen, Spargelspitzen, Banane.

Stufe 5: Kosterweiterung durch weitere Erhöhung der Eiweißmenge (auf 60 g/Tag), Zulage von Fett (10–20 g/Tag: Butter, Pflanzenmargarine, Olivenöl), fettarmem mildem Weichkäse.

Stufe 6: Allmählicher Übergang zur **leichtverdaulichen Kost* ●, Anhebung der Fettmenge um je 10 g/Woche bis zu einer Gesamtfettmenge von 1 g/kg/Tag. (In Problemfällen allmählicher Übergang zur **Malassimilationsdiät* ● Stufe 2 mit Übergang zur **MCT-Kost* ●).

Zu beachten. Die Kost ist nicht bedarfsdeckend. *Adjuvante parenterale Ernährung* in der Regel bis *Stufe 5* erforderlich, medikamentöse Supplementierung von Vitaminen, Calcium und Eisen auch darüber hinaus.

Parenterale Ernährung ●

Voll bedarfsdeckende (totale) oder unterstützende (adjuvante, supportive, partielle) Energie- und Nährstoffversorgung auf parenteralem Wege (zentral-venös, peripher-venös).

Vorläufige Richtwerte für die Energie- und Nährstoffzufuhr bei totaler parenteraler Ernährung (Empfehlungen pro kg Körpergewicht/24 Std., Erwachsene; nach [51]):

	basaler Bedarf	gesteigerter Bedarf	hoher Bedarf
Wasser	30 ml	50 ml	100–150 ml
Energie	30 kcal	35–40 kcal	50–60 kcal
	0,13 MJ	0,15–0,17 MJ	0,21–0,25 MJ
Aminosäure-N	0,09 g N	0,2–0,3 g N	0,4–0,5 g N
	0,7 g AS	1,5–2,0 g AS	3,0–3,5 g AS

Fortsetzung

	basaler Bedarf	gesteigerter Bedarf	hoher Bedarf
Glucose	2,0 g	5,0 g	7,0 g
Fett	2,0 g	3,0 g	3,0–4,0 g
Natrium	1,0–1,4 mmol[1]	2,0–3,0 mmol[1]	3,0–4,0 mmol[1]
Kalium	0,7–0,9 mmol	2,0 mmol	3,0–4,0 mmol
Chlorid	1,3–1,9 mmol	2,0–3,0 mmol	3,0–4,0 mmol
Calcium	0,11 mmol	0,15 mmol	0,2 mmol
Phosphat	0,15 mmol	0,4 mmol	0,6–1,0 mmol
Magnesium	0,04 mmol	0,15–0,2 mmol	0,3–0,4 mmol
Eisen	0,25–1,0 μmol	1,0 μmol	1,0 μmol
Mangan	0,1 μmol	0,3 μmol	0,6 μmol
Zink	0,7 μmol	0,7–1,5 μmol	1,5–3,0 μmol
Kupfer	0,07 μmol	0,3–0,4 μmol	0,4–1,0 μmol
Fluorid	0,7 μmol	0,7–1,5 μmol	
Jod	0,015 μmol		
Chrom	0,015 μmol		
Selen	0,006 μmol		
Molybdän	0,003 μmol		
Thiamin	0,02 mg	0,04 mg	0,3 mg
Riboflavin	0,03 mg	0,06 mg	0,3 mg
Nicotinamid	0,2 mg	0,4 mg	2,0 mg
Pyridoxin	0,03 mg	0,06 mg	0,4 mg
Folsäure	3 μg	6 μg	6–9 μg
Cyanocobalamin	0,03 μg	0,06 μg	0,06 μg
Pantothensäure	0,2 mg	0,4 mg	0,4 mg
Biotin	5 μg	10 μg	10 μg
Ascorbinsäure	0,5 mg	2 mg	25 mg
Retinol	10 μg	10 μg	20 μg
Ergocalciferol	0,04 μg	0,04 μg	0,1 μg
Phyllochinon	2 μg	2 μg	2 μg
RRR-α-Tocopherol	0,33 mg	0,5 mg	0,67 mg

Basaler Bedarf: deckt Ruhemetabolismus, leichte körperliche Aktivitäten und spezifisch-dynamische Wirkung
Gesteigerter Bedarf: Patienten mit erhöhten Verlusten oder erschöpftem Zustand
Hoher Bedarf: Patienten mit schweren katabolen Zuständen, z. B. Verbrennungen, multiplen Frakturen etc.

Anzustrebende *Relation der Hauptnährstoffe* (in % der Energiezufuhr): Aminosäuren 20 %, Kohlenhydrate 50 % (Mindestmenge 200 g/24 Std.), Fett 30 %.

Richtwerte für die Energie- und Nährstoffzufuhr bei parenteraler Ernährung von *Säuglingen* und *Kindern:* [7].

Hinweise zum praktischen Vorgehen (vgl. [7])

1. Stufenweiser Aufbau bedarfsdeckender parenteraler Ernährung innerhalb von 3–5 Tagen (bei Zuständen höhergradiger Mangelernäh-

---

[1] Umrechnung der Stoffmengeneinheiten (mmol, μmol usw.) in Gewichtseinheiten (mg, μg usw.) → jeweiligen Nährstoff in Kapitel 1 (S. 3 ff.)

rung ggf. tagelang oder wochenlang darüber hinaus; vgl. *Refeeding-Syndrom)*. *In der Einstellungsphase* anhand biochemischer Überwachung (Blut, Harn) täglich neue Festlegung bedarfs- und toleranzgerechter Zufuhrmenge für jede einzelne Komponente der Infusion[1].

2. Zufuhr von *Aminosäuren nur zugleich mit Zufuhr von Energie* (25–30 kcal pro 1 g Aminosäuren, 120–200 kcal pro 1 g N).
3. *Kontraindikation für Aminosäuren-Infusion:* Metabolische Acidosen, fortgeschrittene Leberinsuffizienz, angeborene Aminosäurenstoffwechselstörungen (ausgenommen Speziallösungen).
4. *Aminosäuren und Glucose* sind über Y-förmiges Verbindungsstück *simultan* zu infundieren oder unmittelbar vor der Infusion in einem geschlossenen System zu mischen, z. B. Präparat Aminomix®, Nutriflex®.
5. Sog. *Nichtglucosekohlenhydrate* (Fructose, Sorbit, Xylit) im Rahmen parenteraler Ernährung insgesamt nicht über 3 g/kg/Tag, Fructose plus Sorbit nicht über 1,5 g/kg/Tag, Fructose und Sorbit jedes für sich ebenfalls nicht über 1,5 g/kg/Tag, Xylit allein nicht über 3 g/kg/Tag.
6. *Maximale Infusionsrate:* Glucose 0,4–0,5 g/kg/Std. (Hyperglykämiegrenze ca. 5 mg/kg/min); Fructose, Sorbit, Kombinationslösung (Fructose, Xylit, Glucose 2:1:1) 0,25 g/kg/Std.; Xylit für 12 Stunden 0,25 g/kg/Std., für > 12 Stunden 0,125 g/kg/Std.
7. Für *Fructose* und *Sorbit* sind Vorteile (Blutzuckerverhalten) und *Nachteile* (mögliche schwere Hypoglykämie, Leber- und Nierenschädigung bei unerkannter *Fructoseintoleranz*) sorgfältig gegeneinander abzuwägen; Fructose und Sorbit in einzelnen Ländern (z. B. USA) wegen potentieller schwerer Nebenwirkungen für kommerzielle Komplettlösungen nicht zugelassen. Anwendung fructose- oder sorbithaltiger Infusionslösungen nur vertretbar, wenn Ernährungsanamnese auf Fructoseintoleranz (Obst- und Süßspeisenverträglichkeit) und Fructosebelastungstest zweifelsfrei negativ.
8. Insbesondere bei *Säuglingen, Kindern* und *Jugendlichen* gehören *Fructose* (Laevulose) und *Sorbit* nicht in routinemäßige Infusions- und parenterale Ernährungsprogramme, da für den Fall einer bis dahin nicht entdeckten hereditären Fructoseintoleranz ein lebensbedrohendes *Risiko*. Es mehren sich die Empfehlungen, auf Sorbit und Fructose in der parenteralen Ernährung (aller Altersstufen) generell zu verzichten.
9. Deckung des Bedarfs an *essentiellen Fettsäuren* erfordert bei länger als eine Woche laufender parenteraler Ernährung den Einsatz von Fettemulsionen (mindestens 100 g Fett pro Woche). Meiste Fettemulsionen sind simultan mit Aminosäuren- und Kohlenhydrat-

[1] Präparateübersicht: [16]; Einzelpräparate s. Monographien und Kompendien der Herstellerfirmen.

lösungen infundierbar (patientennah plaziertes Y-Verbindungs-stück), nicht jedoch mit diesen vor der Infusion zu mischen. Im Zweifelsfall besser getrenntes Infusionssystem.

10. Maximale *Infusionsrate für Fettemulsionen* 0,1–0,2 g Fett/kg/Stunde (erste 30 min meist 0,5–1,0 ml der 10 %igen bzw. 0,3–0,5 ml der 20 %igen Emulsion pro Minute, Erwachsene; spezielle Empfehlung des Herstellers beachten!), Laufzeit zweckmäßigerweise mindestens 8 Stunden (besser 12–24 Std.).

11. *Plasmatriglyceride* unter parenteraler Fettzufuhr möglichst nicht über 260 mg/dl (Nüchternwert); bei Anstieg über 350 mg/dl Zufuhrrate reduzieren!

12. *Kontraindikation für parenterale Fettzufuhr:* Schockzustände, Postaggressionssyndrome, Sepsis, ketoacidotische Entgleisungen, hämorrhagische Diathesen (Auffassungen widersprüchlich), Hyperbilirubinämien, Störungen von Fetttransport und Fettverwertung (Hyperlipoproteinämien), respiratorische Insuffizienz, Schwangerschaft.

13. Nur *Vitaminkonzentrate* verwenden, deren Verträglichkeit mit Nährlösungen vom Hersteller garantiert wird! Andernfalls Vitaminkonzentrate (und Spurenelemente) gesondert applizieren.

14. *Keine Medikamente in eine laufende Infusion spritzen!* Zumischung *vor* Infusionsbeginn unter aseptischen Kautelen. Grundsätzlich keine Medikamente zu Fettemulsionen, Aminosäurenlösungen oder hochkonzentrierten Kohlenhydratlösungen.

15. *Laufende Kontrolle* von Elektrolyten, Blutzucker, Triglyceriden, Kreatinin, Harnstoff, Säure-Basen-Status, Lactat, Osmolarität, ZVD, Harnausscheidung anfangs täglich, Serumalbumin, Bilirubin, Cholesterin, Magnesium, Calcium, Phosphat, Eisen 1–2mal pro Woche. Überwachung auch von Katheterzugangsstelle, Katheterlage, einwandfreiem Funktionieren der Geräte (Infusionspumpen usw.) sowie korrekter Beschaffenheit der Infusionslösungen.

16. *Eigener Katheter nur für parenterale Ernährung!* Keine Blutentnahmen, keine i. v. Injektionen, keine Bluttransfusionen, keine ZVD-Messungen über diesen Zugang. Ggf. Verwendung eines Multilumen-Katheters.

17. Implantation und Pflege des zentralen Venenkatheters sowie jede Eröffnung des Kathetersystems nur unter *streng aseptischen Bedingungen!* Keine unnötigen Manipulationen.

18. Bei *peripher-venöser Ernährung* (bis 2 g/kg Glucose/Xylit und 1,0–1,5 g/kg Aminosäuren/24 Std.) besondere Beachtung des Osmolaritätswertes der Infusionslösungen (nicht über 750 mOsm/l!)[1]. Ein-

---

[1] **Osmolarität von Glucoselösungen:** 5 % Glucose 250 mOsm/l, 10 % 500 mOsm/l, 15 % 750 mOsm/l, 20 % 1000 mOsm/l usw.

satz von Fettemulsionen erlaubt Herabsetzung der Glucosekonzentration in den Infusionslösungen und ermöglicht damit bessere calorische Nutzung des peripher-venösen Zugangs.

19. *Keine abrupte Beendigung* der totalen parenteralen Ernährung, sondern schrittweises Auslaufenlassen, erforderlichenfalls unter weiterer 1–2tägiger Glucosezufuhr in abfallender Dosis (Hypoglykämiegefahr); Überwachung des Blutzuckers.

20. Wo immer möglich, Komplettierung oder Ersatz der parenteralen Ernährung durch eine adäquate *Sondenernährung* ●: „Parenteral nur so lange wie nötig, enteral so früh wie möglich".

Kritische Nährstoffe bei totaler parenteraler Ernährung: Phosphat, Kalium, Natrium, Magnesium, essentielle Fettsäuren (frühzeitig, d. h. bereits innerhalb weniger Wochen) sowie Vitamine A, E, B_6, Pantothensäure, Folsäure, Riboflavin, Biotin, Eisen, Zink, Kupfer, Selen, Chrom, Molybdän (bei Langzeitanwendung).

Zur *künstlichen Langzeiternährung* zu Hause s. S. 603.

Pectinkost ●

Pectine und andere adsorbierende und/oder wasserbindende Hochpolymere reichlich enthaltende Vegetabilien (Apfel, Banane, Karotte, Johannisbrotmehl u. ä.) in geeigneter Form als Basiskost *(„Pectintage")* oder als Zusatznahrung zu beliebiger sog. *Heilnahrung* ● oder einer leichtverdaulichen Kost, zweckmäßigerweise in Verbindung mit *Schleimdiät* ●.

Hinweise zur Kostgestaltung. Bestbewährt die abwechslungsreiche Kombination folgender Zubereitungen[1] zu 5–6 Mahlzeiten pro Tag mit reichlich Flüssigkeit (zusätzliche Trinkmenge beliebig: → *Diarrhoe)*:

1. *Rohapfel.* 300 g reife Äpfel (mit Schale, aber ohne Kerne und Kerngehäuse) gerieben oder im Mixer püriert. Zugabe von etwas Zitronensaft. Darreichung als frisch bereiteten Rohapfelbrei (oder als Rohapfelsuppe: 250 g geriebener Apfel, aufgeschwemmt in 500 ml Schleim). Ersatzweise auch entsprechende Zubereitungen pürierter roher Erdbeeren oder Heidelbeeren.

2. *Rohe Banane.* 300 g fein pürierte Banane (netto, Zugabe von etwas Zitronensaft).

3. *Karottensuppe.* 250 g geschabte und fein zerkleinerte Karotten in 0,5 Liter Wasser weich gekocht, im Mixer püriert oder durch Haarsieb gerührt, mit abgekochtem Wasser auf 0,5 Liter aufgefüllt, mit ca. 2 g Salz

---

[1] Mengenangaben pro Mahlzeit für Jugendliche und Erwachsene.

abgeschmeckt. Einfacher (und für Säuglinge nur in dieser Form zulässig) Bereitung der Karottensuppe aus Karottenkonserve der diätetischen Lebensmittelindustrie oder aus kommerziellem Fertigpräparat
(z. B. Karottenreisschleim „Bessau" instant Fa. Töpfer).
4. *Johannisbrotmehlsuppe.* 20–30 g Johannisbrotmehlpulver in 0,5 Liter
dünnen Schleims verrührt. Abschmecken mit Salz.
5. Sondenfähiger Kostzusatz von vergleichbarer antidiarrhoischer Wirkung: *Hydrolysiertes Guarmehl* (Präparat Sunfiber®, Fa. Taiyo Kagaku
Co, Tokio).

Zu beachten. Pectinkost ohne weitere Zusätze (z. B. *antidiarrhoische*
sog. *Heilnahrung* •) nicht bedarfsdeckend. Für junge Säuglinge (1. Trimenon) nicht empfehlenswert (Möglichkeit einer Darmobturation).

„Penicillinfreie" (d.h. antibioticafreie) Kost •

Verbreiteter, für den einzelnen Verbraucher kaum kontrollierbarer Anti-
bioticaeinsatz im Tierfutter zwingt beim sensibilisierten Patienten zu
konsequenter Eliminierung aller potentiellen Rückstandsquellen dieser
Art: Ausgehend von *eifreier Kost* • Ausschluß allen Geflügels, allen
Schlachtfleisches (Kalb, Rind, Schwein, Schaf), aller daraus gewonnenen
Fleischprodukte (Wurst, Schinken, Pastetenfüllungen, Fleischsalate,
Fleischbrühwürfel, Fleischextrakt, Soßenpulver usw.). Zusätzlich Ausschluß möglicherweise penicillinbildenden Kulturschimmels in bestimmten Käsesorten, insbesondere Weichkäse (Camembert, Brie), Sauermilchkäse (Harzer, Mainzer, Handkäse, Korbkäse, Stangenkäse u. ä.) und Käse
mit Innenschimmel (Roquefort, Edelpilzkäse, Gorgonzola u. ä.). Vorsorglich Verzicht auch auf jeden überalterten Schnittkäse (vgl. *Hefe- und
schimmelpilzfreie Kost* •).

Zu beachten. Sicherstellung bedarfsgerechter Eiweiß- und Vitaminversorgung aus geeigneten anderen Nahrungsquellen!
Unbedenklich sind Milch, Sauermilchen, Frischkäse (Speisequark,
Schichtkäse aller Fettstufen, Hüttenkäse), wenn von antibioticafrei gefütterten Kühen stammend, ferner alle Arten Wildfleisch, Wildgeflügel,
Fisch (außer Zuchtfischen) und Fleisch von *zuverlässig* penicillinfrei gehaltenen Schlachttieren (z. B. aus Hausschlachtungen); Entsprechendes
gilt für Geflügelfleisch und für Eier.

Phenylalanin- und tyrosinarme Kost •

Begrenzung der Zufuhr von *Phenylalanin* ▲ in Höhe des altersstufengemäßen Mindestbedarfs bzw. in Höhe der ermittelten individuellen

Phenylalanintoleranz *ohne ersatzweise Anhebung der Tyrosinzufuhr.* Aufbau der anfangs phenylalanin- und tyrosinfreien Einstellungskost und Entwicklung der phenylalanin- und tyrosinarmen Dauerkost (aus *eiweißarmer Kost* ●) nach gleichem Vorgehen wie bei **PKU-Diät* ●. Im Unterschied zu dieser werden anstelle der phenylalaninfreien, tyrosinangereicherten jedoch phenylalanin- *und tyrosinfreie* Formeldiäten eingesetzt: Milupa Metabolics® TYR1/2, SHS Analog® PT-AM 1/2/3 (USA: Mead Johnson Low Phe/Tyr Diet powder®). Übersicht des Phenylalanin- und Tyrosingehalts der wichtigsten Lebensmittel: [11].

Phosphatreduzierte („phosphatarme") Kost ●

Herabsetzung des bei üblicher Ernährung stark überhöhten Phosphatgehalts der Kost auf < 700 mg (< 10 mg/kg Körpergewicht oder 10–12 mg/g Nahrungseiweiß) PO_4/Tag durch Einschränkung der Zufuhr phosphatreicher Lebensmittel und bevorzugte Verwendung vergleichsweise phosphatarmer Proteinträger.

Phosphatgehalt im Verhältnis zum Eiweißgehalt in Lebensmitteln (mg PO_4 pro 1 g Protein)

Schlachtfleisch, Wild, Geflügel	ca. 10		*Weichkäse (Camembert,*	
Schweinebauch, Eisbein	5		*Romadur u. ä.)*	10–20
Fleischwaren	10–15		*Sauermilchkäse*	
Wurstwaren	10–15		*(z. B. Harzer)*	ca. 10
Rotwurst	ca. 5		*Schmelzkäse*	ca. 65
Innereien (gebräuchliche)	ca. 15		*„Sojakäse" (Tofu)*	ca. 10
Fisch	10–15		**Hühnereier**	ca. 15
Aal	ca. 20		*Hühnereidotter*	ca. 35
Fischerzeugnisse	ca. 10		*Hühnereiklar*	< 5
Sardinen in Öl	ca. 20		**Getreide**	
Krusten- und Weichtiere	10–15		*Korn und Vollkornpro-*	
Tintenfisch	ca. 10		*dukte*	25–30
Miesmuschel	ca. 20		*Graupen, Eierteigwaren,*	
Süß- und Sauermilch	20–25		*Mehle, pol. Reis u. ä.*	15–20
Kondensmilch, Sahne	ca. 30		*Weizenmehl Type 405*	ca. 5
Molke	ca. 55		*Cornflakes*	5–10
Käse (bekannte Sorten)			*Weizenkeime*	ca. 40
Frischkäse			*Weizenkleie*	ca. 70
(Quark, Hüttenkäse u. ä.)	10–15		**Brot/Gebäck**	
Schnittkäse			*Vollkornbrote*	ca. 30
(Edamer, Tilsiter u. ä.)	15–20		*Feinbrote: Graubrot*	ca. 20

Teil 4

Brötchen, Weißbrot,		*Kakaopulver, schwach*	
Toastbrot	10–15	*entölt*	ca. 35
Butterkeks, Zwieback	ca. 15	*Bäckerpresshefe*	ca. 30
Sonstiges		*Bierhefe, getrocknet*	ca. 40
grüne Erbsen (Konserve)	ca. 15	*Fleischextrakt*	ca. 40
Kartoffel	ca. 25	*Sojavollmehl*	ca. 15
Bohnen, Erbsten, Linsen		**PO$_4$-arme Spezialnahrungen**	
(trocken)	15–20	*Nephra Pro®*	0,5
Sojavollmehl	ca. 15	*Sonana Ren-O-prot®*	< 1
Nüsse, Mandeln, Sonnen-		*Sonana Ren-O-mil®*	< 5
blumenkerne	20–25		
Erdnuß	ca. 10		
Paranuß	ca. 40		

Je niedriger der Phosphatgehalt pro 1 g Protein, desto geeigneter ist das Lebensmittel für die phosphatreduzierte Kost!

Hinweise zur Kostgestaltung. Praktischerweise ausgehend von **eiweißarmer Kost* ● (Proteinmenge je nach Verordnung im Einzelfall) Einschränkung der besonders phosphatreichen Lebensmittel *(→ *Phosphat ▲)*, insbesondere Milch, Milchpulver, meiste Käsesorten, Eigelb, Fleisch, Fisch, Soja, Hülsenfrüchte, Nüsse, Kakao, Schokolade, ferner Bier und Colagetränke. Muskelfleisch anstelle von Innereien. Frischkäse (Speisequark, Hüttenkäse, Schichtkäse) und Sauermilchkäse (Harzer, Mainzer) anstelle von Schnittkäse, Hartkäse, Schmelzkäse. Feinmehlerzeugnisse (am besten eiweißarme Spezialbrote) anstelle von Vollkornerzeugnissen. *Überwiegend vegetarische Ernährung* wegen geringerer Ausnutzbarkeit pflanzlicher Phosphatquellen für diese Indikation im allgemeinen vorteilhafter als übliche, tierisches Eiweiß favorisierende Kost. Vermeiden aller Produkte mit phosphathaltigen Lebensmittelzusatzstoffen (Backpulver, Schmelzsalze, Kuttersalze; *E 338–341, E 450, 451, 452)* kann Phosphatzufuhr um bis zu 3 % weiter reduzieren. Keine Lecithinpräparate!

Kritische Nährstoffe. Essentielle Aminosäuren, Calcium (in Grammdosen medikamentös zu supplementieren, zusätzlich evtl. Vitamin D), B-Vitamine, Ballaststoffe.

PKU-Diät („Phe-arme Kost") ●

Herabsetzung der Zufuhr von **Phenylalanin ▲* (meist 25-10 mg/kg je nach Altersstufe) in flexibler Anpassung an die in wechselndem Maße eingeschränkte individuelle Toleranz *(→ *Phenylketonurie)*, jedoch unter Sicherstellung eben bedarfsgerechter Versorgung mit dieser Aminosäure. Ersatzweise Erhöhung der Tyrosinzufuhr.

Einstellungskost. Phenylalaninfreie, tyrosinangereicherte Formeldiät (Präparate: Aponti® PKU Diät 40/80; Milupa Metabolics® PKU 1/2/3, PKU 1-Mix; SHS Analog® P-AM 1/2/3, Phenyldon® u.a.; Mead Johnson Phenyl-Free®), bedarfsdeckend zu komplettieren durch phenylalaninfreie Energieträger (Zucker, Maltodextrin, Stärkemehle, Pflanzenöle), stufenweise toleranzgerecht zu erweitern durch Zulage von Phenylalanin in Form natürlicher Proteine (Milchen, eiweißreichere Vegetabilien usw.; Details: [32, 60]).

Dauerkost. Im Rahmen einer altersstufengemäßen *eiweißarmen Kost* • Begrenzung der Zufuhr phenylalaninhaltiger Lebensmittel (S. 58 f.) entsprechend der in der Einstellungsphase ermittelten, im weiteren Verlauf meist variierenden individuellen Phenylalanintoleranz, jenseits des Säuglingsalters in Form einer *überwiegend (80 %) vegetarischen Ernährung* (kein Fleisch, keine Wurst!). Auffüllung des verbleibenden Defizits an essentiellen Aminosäuren und Spurenelementen durch Zulage einer *phenylalaninfreien, tyrosinangereicherten Formeldiät* (Präparate s. o., ebenso wie die phenylalaninhaltigen Lebensmittel auf möglichst viele Einzelportionen über den Tag verteilt, zur Geschmacksverbesserung anzubieten in Fruchtsirup, Obstpüree, Gemüsebrühe o. ä.). Subtile Kalkulation bedarfsgerechten Energie- und Nährstoffgehalts (Variationsmöglichkeit nach Phenylalanin-Austauschtabelle, z. B. in [11]) sowie peinlich genaue Innehaltung des jeweils resultierenden Quantums an konventionellen Lebensmitteln und an phenylalaninfreier Formeldiät Voraussetzung für dauerhaften Behandlungserfolg.

Zu beachten. Phenylalaninhaltiger Süßstoff *Aspartame*, wenngleich die damit zugeführte sehr geringe Phenylalaninmenge meist vernachlässigbar, aus psychologischen Gründen für PKU-Diät nicht empfehlenswert.

Kritische Nährstoffe. Tyrosin (!), Calcium, Eisen, Zink, Selen, Riboflavin, Vitamin B_{12}, Eikosapentaensäure, Dokosahexaensäure, Ballaststoffe.

Purinarme Kost (Hyperuricämiediät) •

Herabsetzung des Gehalts an Harnsäurebildnern auf 300–500 mg Purin/Tag (3000 mg/Woche), bei streng purinarmer Kost auf < 300 mg Purin/Tag (< 2000 mg/Woche, maximal 150 mg pro Mahlzeit). Eiweiß-(0,8 g/kg) und Fettgehalt (bis 30 % der Energiezufuhr) vollkostgemäß. Nahrungsenergie nach Verordnung im Einzelfall (1200, 1500, 1800, 2100 kcal/Tag). Trinkmenge > 2,5 Liter/Tag.

Hinweise zur Kostgestaltung. Ausgehend von *Vollkost* ●, *leichter Vollkost* ● oder indizierter Diätkost *Ausschaltung aller Lebensmittel tierischer Herkunft mit mehr als 200 mg Purin/100 g* (Innereien, Schwarten, Fleischextrakt, bestimmte Fischarten usw.) *und aller pflanzlichen Produkte mit mehr als 50 mg Purin/100 g* (Hülsenfrüchte, grüne Erbsen, Broccoli, Weizenkeime usw.). Von der verbleibenden Auswahl an Fleisch und Fisch (→ *Purine* ▲) nur *eine* kleine Portion (100 g Rohware) täglich (bei streng purinarmer Kost nur 2mal pro Woche) als Bestandteil einer warmen Mahlzeit oder in Form von Brotbelag o. ä. Deckung des restlichen Proteinbedarfs überwiegend durch fettarme Molkereiprodukte und durch Ei. Kochen des Fleisches ist günstiger als Braten (Kochwasser verwerfen!). Bei Geflügel und Fisch ist die (purinreichere) Haut zu entfernen. *Weitgehender Alkoholverzicht* (allenfalls 1 Glas Wein pro Tag; kein Bier, auch kein sog. alkoholfreies Bier), bei streng purinarmer Kost strikte Alkoholkarenz. Bohnenkaffee, schwarzer Tee, Colagetränke, Kakaoerzeugnisse, alkalisierende Mineralwässer zulässig.

Reis-Obst-Diät („Apfelreistag") ●

Als alleinige Nahrung 250–300 g Reis (Trockengewicht) und 750–1000 g (netto) Obst in geeigneter Zubereitung (ohne Zusatz von Salz, Milch oder Fett) in 5–6 über den Tag verteilten Einzelportionen (ca. 250–350 g Kohlenhydrate, 10 g Fett, 1250–1500 kcal, *1,5–2 mmol Natrium pro Tag*).

Hinweise zur Kostgestaltung. Reis-Obst-Gerichte in abwechslungsreicher Gestaltung: Gekochter Reis mit Zusatz verschiedener Arten Kompott (Apfel, Erdbeere, Pflaume, Aprikose usw.), Rohobst oder Obstsalat je nach Jahreszeit. Etwas Zucker- und wahlweise Vanille-, Zimt- und Zitronensaftzusatz erlaubt. Bei Verwendung von Trockenobst nur etwa ein Viertel, bei Banane die Hälfte der für Frischobst zu kalkulierenden Menge. Natriumarme und calorienfreie Getränke je nach Verordnung im Einzelfall (in vielen Fällen Restriktion nicht erforderlich).

Zu beachten. Reis-Obst-Diät nicht voll bedarfsdeckend; ohne komplettierende Zusätze (z. B. Quarkspeisen, natriumarmes Proteinkonzentrat, Pflanzenöle, Nüsse, Polyvitaminpräparat) nur für kurze Perioden (3–5 Tage) oder für Schalttage anwendbar.

Saccharosearme („kochzuckerarme") Kost ●

Herabsetzung der Saccharosezufuhr bis auf unvermeidliches, durch natürliches Vorkommen bedingtes Minimum.

Hinweise zur Kostgestaltung. Ausgehend von altersstufengemäßer *Vollkost* ●, *leichter Vollkost* ● oder indizierter Diätkost *Ausschluß jeglicher Verwendung von Haushaltszucker* (auch braunem Zucker, Kandiszucker, Puderzucker, Rübensirup u. ä.) sowie *Vermeiden aller mit Saccharose gesüßten oder von Natur aus saccharosereicheren Lebensmittel.* Auszuschalten sind insbesondere alle in üblicher Weise gezuckerten Süßspeisen, Backwaren, Marmeladen, Konfitüren, Obstkonserven, Fruchtjoghurts u. ä., alles saccharosereiche Obst und Gemüse, alles Trockenobst,[1] alle herkömmlichen Süßwaren, ferner Obstsäfte, Fruchtnektare, Sirupe (auch Arzneimittel in Sirupform), Honig, zuckerhaltige Limonaden, Colagetränke und Alkoholica. Zu beachten auch der evtl. Saccharosegehalt von Formeldiäten, Säuglingsnahrungen und sog. Heilnahrungen. Saccharoseärmere Obst- und Gemüsearten zulässig je nach individueller Verträglichkeit. *Unbedenklich* sind Milch, ungezuckerte Milchprodukte, spezielle Diabetikernahrungsmittel sowie alle sonstigen saccharosefreien und ungezuckerten Lebensmittel. Zu reichliches ersatzweises Süßen mittels anderer Zucker (Fruchtzucker, Traubenzucker) sowie mit Sorbit oder mit Süßstoffen ist zu vermeiden. Evtl. Einschränkung der Zufuhr von Polysacchariden (Maltodextrin, Stärkemehle, Schleime, z. B. bei *Saccharase-Isomaltase-Mangel)* nach besonderer Verordnung.

Säuernde Kost ●

Erhöhte Zufuhr saurer Valenzen (Sulfat aus schwefelhaltigen Aminosäuren, Phosphat, Chlorid) durch überwiegenden Verzehr anionenüberschüssiger Lebensmittel: Fleisch und Fleischwaren, Fisch, Geflügel, Ei, Käse, Getreidevollkornerzeugnisse (auch Haferflocken, Vollreis, Weizenkeime, Weizenkleie), Hülsenfrüchte (auch Soja), Nüsse.

---

[1] **Saccharosereiche Vegetabilien** (g Saccharose/100 g):

Banane	10,3	Birne	1,8
Zuckermelone	9,5	Erdbeeren	1,0
Mango	9,0		
Ananas	7,8	Rote Bete	7,9
Mandarine	7,1	Möhren	2,1
Pfirsich	5,7	Sellerieknolle	1,7
Aprikose	5,1	Schwarzwurzel	1,6
Mirabelle	4,6	Grüne Erbsen	1,2
Reineclaude	3,6	Kohlrabi	1,1
Pflaume	3,4	Rosenkohl	1,1
Orange	3,4		
Grapefruit	2,9	Weizenkeime	14,0
Apfel	2,6	Blütenhonig	2,4

Hinweise zur Kostgestaltung. Vollkornbrot anstelle von Feinmehlbackwaren. Vollkornteigwaren anstelle von Kartoffeln. Schnittkäse, Weichkäse oder Schmelzkäse anstelle von Frischkäse, flüssigen oder halbflüssigen Milchprodukten. Obst (nur als Rohkost, bevorzugt C-vitaminreiche Sorten) und Gemüse (Kochwasser verwerfen) nur soviel, wie zur Vitaminbedarfsdeckung erforderlich. Säuernde Mineralwässer (z. B. RheinfelsQuelle, Extaler Mineralquell) empfehlenswert. Cola-Getränke und Bohnenkaffee erlaubt.

Säuernder Effekt wirkungsvoll zu verstärken durch Kombination mit (diätetisch allerdings aufwendiger) *ketogener Diät* ●.

Konsequent betriebene säuernde Kost adjuvant zu säuernder Medikation ermöglicht oftmals eine Reduktion der Dosis des säuernden Arzneimittels, als alleinige Maßnahme bei gegebener Indikation jedoch problematisch. Insbesondere aus Compliancegründen bleibt die zusätzliche medikamentöse Harnsäuerung mit Methionin, Chloriden oder Phosphaten für die Mehrzahl der Fälle, wie die Erfahrung lehrt, empfehlenswert.

Säuglingsmilchnahrungen ●

Säuglingsanfangsnahrungen auf Kuhmilchbasis (*„Säuglingsmilchnahrungen"* entsprechend der EG-Richtlinie vom 14. 5. 1991) für die künstliche Ernährung von Säuglingen während der ersten 4–6 Lebensmonate:

Frühere adaptierte Säuglingsmilchnahrungen[1]. Hinsichtlich Energiegehalt und Nährstoffzusammensetzung (Casein/Lactalbumin-Relation, Fettgehalt, P/S-Quotient, Linolsäure, Mineralstoffe, Vitamine) weitgehend der Frauenmilch angenäherte, als einziges Kohlenhydrat Lactose enthaltende Kuhmilchpräparate aus industrieller Fertigung; können dem Säugling meist wie Muttermilch ohne festen Tagesplan und *mengenmäßig nach Belieben* (ad libitum) angeboten werden, solange seine Entwicklungsdaten (Gewicht, Länge) im Normbereich liegen. Handelspräparate kenntlich am Präfix „Pre-".

Frühere teiladaptierte Säuglingsmilchnahrungen („Dauer-Milchnahrungen"). Hinsichtlich Energiegehalt und Anteil der meisten Nährstoffe (Casein/Lactalbumin-Relation, Fettgehalt, P/S-Quotient, Linolsäure, Mineralstoffe, Vitamine) mehr oder weniger weitgehend, nicht aber hin-

---

[1] EG-einheitliche Bezeichnung für bisherige adaptierte und teiladaptierte Säuglingsmilchen seit 1993: *Säuglingsanfangsnahrung.* Im Gegensatz zur früheren Definition bezieht sich der Begriff „adaptiert" vornehmlich auf den Protein- und Fettgehalt der Säuglingsnahrung (Proteingesamtmenge < 2,5 g/100 kcal, Verhältnis Molkenprotein: Casein mindestens 1:1 etc.).

sichtlich der enthaltenen Kohlenhydrate (außer Lactose z. T. auch Saccharose, Maltodextrin oder höhere Polysaccharide enthaltend) der Frauenmilch angeglichene Kuhmilchpräparate aus industrieller Fertigung. Gelten gegenüber den vorstehend genannten „Pre"-Milchnahrungen als besser sättigend. Fütterung gemäß Ernährungsplan mit *festgesetzten Trinkmengen* zu bestimmten Tageszeiten. Handelspräparate kenntlich am Suffix „1".

Folgenahrungen (Folgemilchen). Auf die Bedürfnisse des älteren Säuglings (vom 5. Lebensmonat bis zum Ende des Flaschenalters) abgestellte industriell gefertigte Kuhmilchnahrungen, die ihrer Zusammensetzung nach keinem der vorstehend genannten Nahrungstypen zuzuordnen sind (höherer Eiweiß- und Mineralstoffgehalt). Fütterung nach Ernährungsplan mit *festgesetzten Trinkmengen* zu bestimmten Tageszeiten. Für junge Säuglinge (1–4. Lebensmonat) nicht geeignet. Handelspräparate kenntlich meist am Suffix „2".

Frühgeborenen-Nahrungen. Auf die besonderen Bedürfnisse frühgeborener und hypotropher termingeborener Säuglinge abgestellte industriell gefertigte Kuhmilchnahrungen.

Selbsthergestellte Flaschenmilchnahrungen. Im Haushalt aus Konsummilch (pasteurisierte 3,5 % Fett enthaltende Frischmilch = Vollmilch; keine teilentrahmte oder Magermilch, keine Sterilmilch!) oder ausnahmsweise aus Kondensmilch oder Vollmilchpulver (korrekte Verdünnung beachten!) unter Zusatz von Zucker, Maltodextrin („Nährzucker"), Stärkemehl, Schleim o. ä. sowie polyensäurereichem Pflanzenöl (Sojaöl, Maiskeimöl, Sonnenblumenöl) bereitete Säuglingsnahrung. Kein Süßen mit Bienenhonig oder Ahornsirup! Selbstherstellung der Säuglingsmilch *unter normalen Versorgungsbedingungen*, u. a. wegen erhöhten Risikos bakterieller Kontamination, *weniger empfehlenswert*.
1. *Halbmilch* (behelfsmäßige Anfangsnahrung für die ersten 4 Monate): Vollmilch und frisch abgekochtes nitratarmes Leitungswasser oder kommerzielles „Baby-Wasser" (ersatzweise „abgepacktes" Mineral-, Quell- oder Tafelwasser nur, wenn mit Hinweis „geeignet für die Zubereitung von Säuglingsnahrung", d. h. mit einem Gehalt von < 20 mg Natrium, < 10 mg Nitrat, < 0,02 mg Nitrit, < 1,5 mg Fluorid, < 200 mg Sulfat und < 200 µg Mangan pro Liter; Übersicht geeigneter Mineralwässer: [56]) im Verdünnungsverhältnis 1:1, beim Aufkochen mit 2–3 % Stärkemehl, Kindergriess oder Trockenschleim (zuvor in etwas abgekochtem Wasser angerührt), danach mit 4 % Kochzucker oder Milchzucker und (nach leichtem Abkühlen) mit 1,5 % Pflanzenöl (Prozentangaben jeweils auf die Gesamtmenge bezogen) versetzt und gut durchmischt (Schneebesen, Mixer). Anstelle von Wasser Verdünnung

auch mit Schleimabkochung möglich (dann entfällt weiterer Polysaccharidzusatz). Ab 5. Lebenswoche zusätzlich Verabfolgung C-vitaminreicher Säfte (z. B. kommerzielle Karotten-Fruchtsaft-Mischung).

2. **Zweidrittelmilch** (ab 5. Lebensmonat): Vollmilch und Wasser im Verdünnungsverhältnis 2:1. Zubereitung im übrigen entsprechend derjenigen von Halbmilch.

3. **Vollmilch** (Ende des 2. Lebenshalbjahrs): Unverdünnte Vollmilch, beim Aufkochen mit 2–4 % Stärkemehl (oder 4–8 % Trockenreisschleim) und 5 % Kochzucker versetzt. Zusatz von 1,5 % Pflanzenöl s.o.

Zu beachten. Wasser zur Bereitung von Säuglingsmilch stets frisch abkochen! Flaschennahrung stets nur zum unverzüglichen Verbrauch zubereiten! Reste von trinkfertiger Flaschenmilchnahrung nicht wieder verwenden!

Saftdiät; Saftfasten ●

Als alleinige Nahrung 1–1½ Liter ungezuckerten frischen Obst- und Gemüsepresssafts (etwa ⅔ Obst-, ⅓ Gemüsesaft in abwechslungsreicher Auswahl und Mischung; ca. 250–450 kcal, *1,5–2,0 mmol Natrium/Tag*) in 6–7 Portionen über den Tag verteilt. Bei Säften mit höherem Fruchtsäuregehalt verbessert adäquate Verdünnung mit weniger sauren Säften, Zusatz von etwas Haferschleim, leichtes Anwärmen sowie nur schluckweises Trinkenlassen die Bekömmlichkeit. Flüssigkeitsgesamtmenge je nach Verordnung im Einzelfall, im allgemeinen jedoch (Fastenpatienten) mindestens 2 l/Tag und mehr (d. h. calorienfreie und natriumarme Getränke zusätzlich ad libitum). Urinausscheidung darf nicht unter 1200 ml/Tag absinken.

Zu beachten. Saftdiät ist sehr energiearm (s. o.) und defizitär an fast allen essentiellen Nährstoffen. Erfordert bei über wenige Tage (Schalttage) hinausgehender Anwendung frühzeitig Supplementierung von fettarmem Eiweiß, Linolsäure, α-Linolensäure, Vitaminen (Polyvitaminpräparat), Calcium und Spurenelementen. Nach längerdauernder Saftdiät (Saftfasten) schrittweiser Kostaufbau über *Obstdiät* ●, *Gemüsekost* ●, eine calorisch knappe *Mischkostreduktionsdiät* ● o. ä. zu vorgesehener Dauerkost.

Salicylatarme Kost ●

Für die **Basiskost** geeignete **salicylatfreie Produkte:** Brot, Mehl, Stärkemehl, Teigwaren, Haferflocken, Reis, Zucker, Milch, Käse, Eier, Butter,

Margarine, Pflanzenöle, Fleisch, Wurst, Fisch, Geflügel. An Gemüsen versuchsweise nur Kopfsalat, Feldsalat, Pilze, Petersilie; zunächst kein Obst, an Getränken nur Bohnenkaffee und Mineralwasser ohne Zusätze.

Zu beachten. Basiskost meist defizitär an Vitamin C und an Ballaststoffen.

Von salicylatfreier Basiskost ausgehend *weiterer Kostaufbau* durch schrittweise Zulage der darüber hinaus wünschenswerten, insbesondere pflanzlichen Nahrungsmittel (jeweils eines zur Zeit). Beibehaltung im Kostplan erst nach gesicherter Toleranz (gleiches Vorgehen wie bei *Additionsdiät*, S. 540).

Aufgrund der großen Zahl von Natur aus salicylathaltiger Erzeugnisse, insbesondere vielerlei Obstarten, stellt die Entwicklung einer akzeptablen Dauerkost unter Umständen hohe Ansprüche an Geduld und Ausdauer aller Beteiligten (→ **Salicylatintoleranz*).

Schalen- und krustentierfreie (weich- und krebstierfreie) Kost ●

Ausschluß aller Arten oder bestimmter Arten von Schalen- und Krustentiererzeugnissen aus der Kost:

1. *Schalentiere* (Weichtiere): Muscheln (zahlreiche Arten), Austern, Schnecken, Tintenfisch (roh, gefrostet, gekocht, gedämpft, gebraten, gepökelt, geräuchert, getrocknet, als Marinade, Präserve, Vollkonserve, Suppe, Soße, Paste, Salat u. ä.).
2. *Krustentiere* (Krebstiere): Krabben, Garnelen, Crevetten, Krebse, Langusten, Hummer (roh, gefrostet, gekocht, als Präserve, Vollkonserve, Salat, Suppe, Paste, Klöße, Krebsmehl, Krebsbutter, Krabbenkuchen, Krabbenwurst u. ä.).

Zu beachten. Schalen- und Krustentiererzeugnisse in mannigfacher Form und unter einer verwirrenden Vielfalt von Bezeichnungen im Handel!

Schleimdiät ●

Als alleinige Nahrung $1-1^{1}/_{2}$ Liter Schleimsuppe, in 6–8 Portionen über den Tag verteilt. Zusätzliche Flüssigkeit (Tee, entfettete gesalzene Brühe, verdünnte Säfte, CO_2-freies Mineralwasser) je nach Verordnung im Einzelfall (bei Durchfallserkrankungen meist reichlich und unbegrenzt).

Herstellen des Schleims mit Haferflocken, Haferkleie, Reis, Gerstengrütze, Graupen, Weizenflocken, Stärkemehlen oder Leinsamenschrot;

obstig (Obstsaft, Zucker, Süßstoff) oder pikant (Gemüsebrühe, Fleischbrühe, Salz). Einfacher die Verwendung kommerzieller *Trockenschleimpräparate* (z. B. Hafer- und Reistrockenschleime verschiedener Hersteller) oder *Flüssigfertigschleime* (Bessau-Reisschleim® flüssig Fa. Töpfer, Humana-Reisschleim® flüssig Fa. Humana).

Zu beachten. Schleimdiät im Energie- und Nährstoffgehalt nicht bedarfsdeckend. Ohne komplettierende Zusätze (*antidiarrhoische* sog. *Heilnahrung* ●, Eiweiß-, Vitamin-, Mineralstoffkonzentrate usw.) nur wenige Tage anwendbar.

Schwedendiät ●

Eine mit essentiellen Aminosäuren oder ihren Ketoanalogen zu substituierende nichtselektive *eiweißarme Kost* ● mit der Möglichkeit einer abwechslungsreicheren Auswahl nicht ausschliesslich biologisch hochwertiger Proteinträger.

Praktisches Vorgehen. Nach Standardvorgehen[1] Bereitung einer abgestuft eiweißarmen (40 g oder 20 g Protein/Tag), natriumarmen, phosphat- und kaliumreduzierten Kost unter Innehaltung der Grundsätze proteinarmer Kostgestaltung (S. 551 f.). Sicherstellung bedarfsgerechter Energiezufuhr (Maltodextrin, Stärkemehle, Pflanzenöle). Eiweiß-, Natrium-, Kalium- und Flüssigkeitsmenge nach Verordnung im Einzelfall. Bei guter Schulung des Patienten bietet die Kost vielfältige Variationsmöglichkeiten (Eiweißaustausch, Aufteilung der Mahlzeiten usw.). Kontrollierte *zusätzliche Medikation mit essentiellen Aminosäuren oder ihren Ketoanalogen* (etwa 7,5–10 g/Tag; essentielle Aminosäuren oral Fresenius®, EAS-Perlen oder Ketoperlen Pfrimmer-Nutricia®, Ketosteril® o. ä.) ist unverzichtbar.

Kritische Nährstoffe. B-Vitamine, Calcium, Eisen, Zink. Indikation für B-Vitaminkomplex-Präparat sowie Supplementierung von Calcium und Spurenelementen.

Tageskostpläne, Patientenliteratur:[1]

Seefischdiät („Makrelendiät", „Eskimodiät") ●

Im Rahmen einer fettreduzierten, fettmodifizierten Kost (→ *cholesterinreduzierende Kost* ●) von für diese Kost weiter herabzusetzendem Fleischgehalt (maximal 50 g Fleisch oder Fleischwaren pro Tag) Einsatz von *täglich 150–200 g fettem Seefischfilet* (Makrele, Lachs, Hering, Thun-

[1] C. REISS, M. AHLBERG: Schwedendiät. Demeter Verlag Gräfelfing.

fisch, Sardine oder ähnlich n-3-polyensäurereichem sonstigem Seefisch in entsprechender Menge; → *Eikosapentaensäure* ▲) in abwechslungsreicher Zubereitung (gekocht, gedünstet, gebraten, sauer eingelegt, als Salat) oder als Konserve. Für evtl. Kostaufwertung Supplementierung von Fischöl oder Lebertran (5 ml/Tag)[1]. Dabei Beibehaltung von etwa 2/3 des ursprünglichen Linolsäure- und des Tocopherolgehalts der cholesterinreduzierenden Kost (polyensäurereiche Pflanzenöle, Pflanzenmargarine). Seefischdiät ist vor elektiven größeren operativen Eingriffen vorsorglich für einige Wochen zu unterbrechen, kontraindiziert auch bei vorbestehenden Blutgerinnungsstörungen aller Art und unter Anticoagulantien vom Cumarintyp (S. 176 f.).

Sondenernährung ●

Voll bedarfsdeckende Ernährung oder Zusatzernährung per Sonde. Grundlage für die Kalkulation der Energie- und Nährstoffzufuhr die jeweilige diätetische Indikation (Unmöglichkeit ausreichender Nahrungszufuhr auf oralem Wege bei sicherer und effektiver Benutzbarkeit des gastralen/enteralen Zufuhrweges) und der individuelle Ernährungszustand. Art der Sondennahrung (nährstoffdefinierte oder Oligopeptiddiät) je nach Plazierungsort der Sonde (gastral oder duodeno/jejunal) und erhaltener Verdauungsfunktion:

1. Normale Nährstoffverwertung (Motilität, Digestion, Resorption ungestört): Einfache *nährstoffdefinierte (hochmolekulare) Formeldiät* ●.
2. Mäßig eingeschränkte Nährstoffverwertung: Modifizierte *nährstoffdefinierte Formeldiät* ● (MCT-Austausch, Lactosereduktion).
3. Schwere Nährstoffverwertungsstörung: Niedermolekulare *Oligopeptiddiät* ● *(Peptiddiät, sog. Elementardiät)*.

Gastrale Sondenernährung. In der Regel *nährstoffdefinierte Formeldiät* ●, zu Beginn für einige Tage (bei herabgesetzter Digestions- und Resorptionsleistung auch permanent) in modifizierter Zusammensetzung (MCT; lactosereduziert), seltener (z. B. bei ausgeprägtem Kurzdarm-Syndrom) *Oligopeptiddiät* ●. Zufuhr diskontinuierlich als Bolus 200–400 ml (maximal 30 ml/min) alle 1½–3 Stunden 6–8mal am Tage oder kontinuierlich (pumpenassistiert 100–200 ml/Std). *Stufenweiser Kostaufbau*, beginnend mit kleinen Portionen, innerhalb von 2–3 Tagen. Hypertone Lösungen verträgt Magen vergleichsweise gut; deshalb Osmolaritätssteigerung vor Volumensteigerung. Zu Beginn der Sondenernährung festzulegende *Vorsichtsmaßnahmen*:

---

[1] Fischquantum angemessen, wenn in Körperausdünstung (Schweiß) ein diskreter Trimethylamingeruch wahrnehmbar.

1. Korrekte Sondenlage überprüfen.
2. Kopfende muß stets um 30–45 Grad angehoben sein.
3. 100 ml Tee in 15–20 min einlaufen lassen (nochmaliger Test zum Ausschluß einer Lage im Bronchialsystem).
4. 500 ml Sondennahrung in 5–6 Stunden einlaufen lassen, bei guter Verträglichkeit weitere 500 ml in der gleichen Zeit (Energiedichte meist 1 kcal/ml, Osmolarität 300–500 mOsm/l).
5. Aspirationskontrolle in 4–6stündigen Abständen zum Ausschluß einer Stagnation des Nahrungstransports (nach dem 2. Tag nicht mehr erforderlich, außer vor jeder Bolusgabe).
6. Sonde in 8–12stündigen Abständen mit 50–100 ml Tee durchspülen.

Duodeno-jejunale Sondenernährung (jejunale Zufuhr wegen geringerer Refluxgefahr vorzuziehen). In der Regel *Oligopeptiddiät* ● (Osmolarität nicht über 400 mOsm/l) in kontinuierlicher, pumpengesteuerter Zufuhr (100–150 ml/Std.; optimale Infusionsrate ist individuell zu ermitteln). Keine Bolusapplikation! *Stufenweiser Kostaufbau* innerhalb von 5–7 Tagen (unter erschwerten Bedingungen bis zu mehreren Wochen). Beginn der *Einstellungs- und Adaptationsphase* mit kleinen Volumina (20–50 ml/Std.) einer 2–3fach verdünnten Nährlösung. Steigerung zunächst des Volumens (bis 125–150 ml/Std.) und erst danach der Konzentration bis zum Erreichen der Toleranzgrenze oder der bedarfsgerechten Nahrungsmenge *(„Starterregime")*. Dabei mehrmals am Tage Überprüfung des Abdomens (Palpation, Auskultation). Bei schlechten Darmgeräuschen, abdomineller Distension, Kolikschmerz oder Durchfällen Herabsetzung der Zufuhrrate und Abklärung der Ursache. Überwachung auch von Flüssigkeitsbilanz, Blutzucker (Tagesprofil), Elektrolyten, Harnstoff, Kreatinin, Hämatokrit, Prothrombin (im weiteren Verlauf nur im Falle von Störungen oder Komplikationen).

Hinweise zum praktischen Vorgehen
1. In der Einstellungs- und Adaptationsphase und im Falle intercurrenter Störungen *ergänzende parenterale Substratzufuhr* (meist peripher-venös möglich) in Höhe des verbleibenden Flüssigkeits- und Nährstoffdefizits.
2. *Nährlösungen stets frisch zubereiten!* Anmischen von *Pulvernahrungen* nur mit abgekochtem Wasser in sterilen Gefäßen. Lagerung der angemischten Sondennahrung im Kühlschrank nicht länger als 24 Stunden, bei Zimmertemperatur nicht länger als 8 Stunden. Zum Einbringen der Nährlösungen benutzte Beutel müssen täglich mindestens einmal gewechselt werden (auch bei Verwendung von Flüssigfertigpräparaten).
3. Wo immer möglich, sind anstelle von Pulvernahrungen applikationsgerecht steril abgefüllte *Flüssigfertignahrungen* zu bevorzugen.

4. Gesonderte Kalkulation ausreichender Deckung des *zusätzlichen Flüssigkeitsbedarfs*, insbesondere bei ausschliesslicher („totaler") Sondenernährung.

5. *Selbstbereitete („homemade") Sondennahrung*, aus technischen und hygienischen Gründen problematisch, für den routinemäßigen Gebrauch nicht empfehlenswert; zu erwägen allenfalls als Behelf bei (seltenen) durch kommerzielle Formeldiäten nicht abgedeckten speziellen Indikationen.

6. *Kontraindikationen für Sondenernährung:* Instabiler Kreislauf, Herzinsuffizienz, unstillbares Erbrechen, akutes Abdomen, schwerer Durchfall, Darmatonie, intestinale Stenosen, drohender Ileus, Peritonitis, gastrointestinale Blutungen, schwere entzündliche Darmerkrankungen, Darmverletzungen, Dünndarmfisteln, frisches Schädelhirntrauma oder Polytrauma, Multiorganversagen, unzureichende Resorptionskapazität (schwerste Malabsorption), ferner (Kontraindikation nur für gastrale und duodenale Zufuhr) erhöhte Aspirationsgefahr, Bewußtseinsverlust, metabolische Komata, Magenentleerungsstörungen; strenge Indikationsstellung im Säuglings- und Kleinkindesalter.

7. Häufigste *Ursachen von Störungen:* Zu große Substratmenge, bei Bolusgabe (diese grundsätzlich nur gastral!) zu große Einzelportionen, zu hohe Infusionsgeschwindigkeit, Nährlösungen zu kalt infundiert (wünschenswert: Zimmertemperatur), inadäquat hohe (zu schnell gesteigerte) Osmolarität, unverträgliche Bestandteile der Nährlösung (Lactose, LCT-Fette, Milcheiweiß), Nährlösung bakteriell verunreinigt (sondenfähige antidiarrhoische Kostsupplementierung → *Pectinkost* ●), Nährsonde schlecht plaziert oder disloziert (radiologische Dokumentation korrekter Lage jeder neu gelegten Ernährungssonde, Markierung der Sonde in Höhe ihres Austritts aus dem Körper und tägliche Kontrolle auf richtige Position).

8. **Zu beachten.** Mögliche Interaktionen zwischen Formeldiät und oral oder per Sonde verabfolgten *Medikamenten*! Ggf. stundenweises Pausieren der Substratzufuhr (nach Durchspülen der Sonde mit abgekochtem Wasser oder 0,9 %iger Kochsalzlösung) zwecks zwischenzeitlicher Arzneigabe.

Für die **künstliche Langzeiternährung zu Hause** (enteral, parenteral) Schulung und Betreuung der Patienten und/oder ihrer Angehörigen bzw. Pflegepersonen durch spezielle Ernährungsteams internistischer Krankenhausabteilungen und der Hersteller von Nährlösungen. *Sondenernährung bei Kindern:* [7].

Sulfitfreie Kost ●

Auszuschaltende Zusätze von Schwefeldioxid (SO_2) oder SO_2 entwickelnden Substanzen: Schwefeldioxid, schweflige Säure *(E 220)*, Natriumsulfit *(E 221)*, Natriumhydrogensulfit, Na-bisulfit *(E 222)*, Natriumdisulfit, Na-pyrosulfit, Na-metabisulfit *(E 223)*, Kaliumdisulfit, K-pyrosulfit, K-metabisulfit *(E 224)*, Calciumsulfit *(E 226)*, Calciumhydrogensulfit *(E 227)*, K-hydrogensulfit *(E 228)*. Deklaration der E-Nummern beachten!

Lebensmittel, die Schwefelverbindungen der vorstehend genannten Art enthalten dürfen. Kartoffelfertigprodukte (roh, tiefgefroren, vakuumverpackt, getrocknet), Trockengemüse (Spargel, Sellerie, Blumenkohl, weiße Rüben, Pastinaken, Zwiebel, Knoblauch), alles Trockenobst (außer Korinthen), kandierte Früchte, Konfitüren, Marmeladen, Gelees, Citronat, Orangeat, frucht- und fetthaltige Massen für Füllungen von Gebäck und Süßwaren, Nüsse, Nußpasten, Fruchtsäfte, Fruchtsirupe, Süßmoste, Traubensaft, Obstgeliersäfte, flüssiges Pectin, Trockenstärke, Maltodextrin, Gerstengraupen, Gerstengrütze, Sago, Kekse, Pasteten, Speisegelatine, zahlreiche Zuckerarten (weißer Haushaltszucker, Flüssigzucker, Traubenzucker, Zucker- und Stärkesirup) und Zuckerwaren, Invertzuckercreme (Kunsthonig), Haushaltsessig, Essiggemüse, Meerrettichcreme, Wurstwaren, Garnelen, Hummer, Muschelkonserven, Trockenfisch, Senf, Rotwein, Weißwein, Schaumwein, Bier, sog. alkoholfreies Bier u. a. Höchste zulässige Sulfitkonzentrationen enthalten Trockenobst (1000–2000 mg SO_2/kg), bestimmte Trockengemüse (bis 500 mg SO_2/kg), Dijon-Senf (bis 250 mg SO_2/kg), Citrusfrüchte (bis 300 mg SO_2/kg) und Weine (175–400 mg SO_2/Liter). Deklarationspflicht („geschwefelt") erst ab 50 mg SO_2/kg (keine Deklarationspflicht bei Weinen!). Orientierender *Schnelltest zum Sulfitnachweis in Lebensmitteln:* Merckoquant® Sulfit-Test (Fa. E. Merck/Darmstadt)[1].

Hinweise zur Kostgestaltung. *Ausschliessliche Verwendung von sulfitfreien Lebensmitteln:* Primäre Mahlprodukte des Brotgetreides (Mehl, Griess, Dunst, Schrot, Vollkornmehl) und daraus hergestellte Backwaren (Brot, Brötchen usw.), frische Kartoffeln, Frischgemüse, alle Arten frischen Fleisches und frischen Fischs, frische Eier, Milch, Sahne, Quark, Käse, Butter, Margarine, frisches einheimisches Obst und daraus selbst bereitete Säfte, schwefelfreie, d. h. auch sulfatfreie (keine Glaubersalz-, Bittersalz-, Calciumsulfat- oder Vitriolquellen!) Mineralwässer, Bohnenkaffee, schwarzer Tee. Wachsende lebensmittelkundliche Erfahrung ermöglicht dem Patienten eine mit der Zeit vielseitiger und abwechslungsreicher werdende Kost durch das Herausfinden von immer mehr sulfit-

---

[1] Sulfitgehalt nimmt beim Kochen um bis zu 50 %, beim Backen um bis zu 90 % ab.

freien oder tolerierbar sulfitarmen Einzelprodukten auch aus dem Angebot der üblicherweise meist geschwefelten Lebensmittel.

Triglyceridreduzierende (den Neutralfettspiegel senkende) Kost ●

Im Rahmen einer im Gehalt an essentiellen Nährstoffen voll bedarfsgerechten, im Energiegehalt für jeden Patienten individuell (je nach Körpergewicht) zu definierenden *Mischkostreduktionsdiät* ● konsequente *Limitierung von Zucker* (maximal 5–6 Energie %; < 15 g Gesamtzucker/ 1000 kcal), *Limitierung der Gesamtfettmenge* (maximal 25 Energie %; nicht über 30 g/1000 kcal), *Erhöhung der Ballaststoffmenge* (> 50 g/Tag; 20–25 g/1000 kcal) bei in der Regel zu fordernder *völliger Alkoholkarenz.*

Hinweise zur Kostgestaltung. Die Kost ist, abgesehen von der bei nichtadipösen Patienten weniger strengen Calorienrestriktion, weitgehend identisch mit der *Mischkostreduktionsdiät* ●. Zuckereinschränkung (häufigste Fehler: zuckerhaltige Getränke!) nach prinzipiell gleichem Vorgehen wie bei *zuckerarmer Kost* ● (vermeiden auch von Maltodextrin). *Keine Zuckeraustauschstoffe* (Fructose, Sorbit u. a.!), Süßstoffe (Saccharin, Cyclamat, Aspartame u. a.) nach Bedarf. Ballaststoffreiche Polysaccharidträger (Vollkornbrot, Kartoffeln, Hülsenfrüchte, Vollkornhaferflocken usw.) nur knapp, entsprechend der im Einzelfall festgesetzten Energiemenge. Innerhalb der Gesamtfettmenge *Bevorzugung ölsäure- und polyensäurereicher Produkte,* unter Einbeziehung fetten Seefisches in einer Menge, die etwa 2,5 g n-3-Polyensäure/Tag liefert (vgl. *Seefischdiät* ●).

Zu beachten. Keine zu opulenten Einzelmahlzeiten, keine größeren Spät- und Nachtmahlzeiten.

Trockenkost ●

Herabsetzung der Flüssigkeitszufuhr (einschliesslich des „unsichtbaren" Wassers in Nahrungsmitteln und Zubereitungen von nichtflüssiger Konsistenz) auf *500–800 ml/Tag.* Natriumgehalt nach Verordnung im Einzelfall.

Fortsetzung → S. 606

Hinweise zur Kostgestaltung. *Weitestmögliche Beschränkung auf Produkte mit einem Flüssigkeitsgehalt von maximal 25 %*[1]: Gebratene und gebackene Kartoffel- und Nährmittelgerichte mit Fleisch, Fisch, Ei und Fetten nach Belieben. Brot, Knäckebrot mit Streichfett, süßen Brotaufstrichen, Wurst, Schnittkäse u. ä. Zwieback, trockenes Gebäck, Nüsse. *Nicht verwenden:* Obst, Gemüse, Haferflocken, Weizenkeime, Kleie. *Trinkverbot* oder *Minimierung der Trinkmenge* (vgl. bewährte Tips zum leichteren Einhalten des Trinkmengenlimits, S. 277). Meist zugleich indizierte Natriumrestriktion („kochsalzfreie" Trockenkost) erleichtert dem Patienten die Compliance.

Zu beachten. Trockenkost defizitär an Vitamin C, Kalium, Magnesium, Calcium, Ballaststoffen.

Tyramin- und dopaminarme Kost („MAO-Hemmer-Kost") ●

Weitestmögliche Verringerung der Aufnahme von Tyramin/Dopamin durch Ausschluß aller diese Amine möglicherweise in größerer Menge enthaltenden Produkte. *Auszuschalten* sind insbesondere alle Arten gereiften, stärker fermentierten Käses (Camembert, Gorgonzola, Gruyère, Gouda, Cheddar, Sauermilchkäse u. ä., auch als Zusatz zu Pizza, Fondue oder Aufläufen), Sauermilchen, Räucherwaren, Mettwurst, Cervelatwurst, Plockwurst, Salami, Corned beef und andere Dauerfleischwaren, Leber (auch Geflügelleber!), Leberwurst, Fleischextrakt, Fischpräserven, Räucherfisch, Trockenfisch, Salzheringe, Sardellen, Kaviar, Hefe und Hefeextrakt, Hefebackwaren, Currypulver, Peperoni, Worcestersoße, Sojasoßen, Tofu, Linsen, große Bohnen (Saubohnen), Zuckerschoten, Sauerkraut, Pilze, Auberginen, Trockenobst, Himbeeren, Ananas, Avocados, Papayafrüchte, Bananen, Feigen, Erdnüsse, konzentrierte Alkoholica, Chianti, Weißwein, Rotwein, Wermut, sog. alkoholfreies Bier. Vorsicht auch mit normalem Bier, Colagetränken, Bohnenkaffee und mit Schokolade. *Unbedenklich* sind fast alle frischen Lebensmittel (auch tiefgekühlt), Fleisch, Fisch, Milch, Kartoffeln, Gemüse und Obst (mit Ausnahme der vorstehend genannten Arten), Speisequark, Schichtkäse, Hüttenkäse, Butter, Margarine, Pflanzenöle u. ä.

---

[1] **Prozentualer Flüssigkeitsanteil** (Schätzwerte zum Gebrauch in der Praxis). **100 %:** Getränke, Suppen, Soßen, Eintopfgerichte, Gemüse, Obst, Sauermilchen, Speiseeis, Geleespeisen. **50 %:** Breie, gekochte Nährmittel (Nudeln, Reis u. ä.), gekochte Kartoffelgerichte, Dessertspeisen. **25 %:** Aufläufe, gebratene und gebackene Nährmittel- und Kartoffelgerichte, Pommes frites, Trockenobst. *Unberechnet:* Fleisch, Fisch, Eier, Wurst, Schnittkäse, Fette, Brot, Brötchen, obstfreie Backwaren, süße Brotaufstriche, Nüsse, Mandeln, Süßigkeiten.

Zu beachten. Der Tyramingehalt von Nahrungsmitteln steigt bei längerem Offenstehen! Das Kochwasser und Konservenwasser pflanzlicher Lebensmittel ist zu verwerfen!

Vollkost ●

Im Gehalt an essentiellen Nährstoffen, Energie und Ballaststoffen entsprechend den Empfehlungen für die Ernährung des Gesunden der jeweiligen Altersstufe (S. 97 f.) voll bedarfsdeckend zu kalkulierende, den üblichen Ernährungsgewohnheiten angepaßte, *die verbreiteten Ernährungsfehler (Fett, Zucker, Kochsalz, Alkohol usw., S. 109 f.) jedoch bestmöglich vermeidende Kost.* Häufigere kleine Mahlzeiten im Tagesverlauf („Der Mensch ist von Natur aus ein Nibbler") sind dabei zweckmäßiger als nur wenige große, vorteilhaft auch zum Niederhalten eventueller Neigung zu verstärkter postprandialer Hyperglykämie und Hyperlipoproteinämie.

Empfehlungen der Deutschen Gesellschaft für Ernährung DGE zum vollwertigen Essen und Trinken 2001 (gekürzt nach [25]):

1. *Vielseitig essen* hinsichtlich Menge, Auswahl und Kombination der Lebensmittel.
2. *Getreideprodukte und Kartoffeln* mehrmals am Tage und reichlich.
3. *Gemüse und Obst* (5 Portionen am Tag) zu jeder Hauptmahlzeit und auch als Zwischenmahlzeit. *„Das Beste, was Sie für Ihre Gesundheit tun können".*
4. *Täglich Milch und Milchprodukte, einmal in der Woche Fisch*; Fleisch, Wurstwaren und Eier in Maßen, 300–600 g Fleisch und Wurst pro Woche reichen aus. Bevorzugen fettarmer Produkte.
5. *Wenig Fett und fettreiche Lebensmittel.* Höchstens 70–90 g Fett am Tag, möglichst pflanzlicher Herkunft. Auf das unsichtbare Fett achten bei Fleischerzeugnissen, Süßwaren, Milchprodukten und Gebäck.
6. *Zucker und Salz* in Maßen. *„Geniessen Sie Zucker und mit Zuckerzusatz hergestellte Lebensmittel bzw. Getränke nur gelegentlich".* Würzen mit Kräutern und Gewürzen und wenig Salz, letzteres auf jeden Fall als *jodiertes* Speisesalz.
7. *Reichlich Flüssigkeit.* Trinkmenge (mindestens) 1 $1/2$ Liter jeden Tag. Alkoholische Getränke nur gelegentlich und dann nur in kleiner Menge (bei Männern z. B. 0,5 l Bier oder 0,25 l Wein oder 60 ml Spirituosen pro Tag, bei Frauen die Hälfte davon; vgl. S. 23).
8. *Schmackhaft und schonend zubereiten.* Garen bei möglichst niedrigen Temperaturen, soweit es geht kurz, mit wenig Wasser und wenig Fett.
9. *Sich Zeit nehmen, das Essen zu geniessen.* Das regt an und fördert das Sättigungsempfinden.

Teil 4 ●

10. *Auf das Körpergewicht achten und in Bewegung bleiben.* „Tun Sie etwas für Fitness, Wohlbefinden und Ihre Figur!"

Zu beachten. Begriff der *Vollkost* nicht ohne weiteres gleichzusetzen mit dem auch die zahlreichen „normalen" Ernährungsfehler der Konsumenten beinhaltenden Begriff der *Normalkost* oder *Durchschnittskost!* Sich daraus ergebende Konsequenz für die Beratungspraxis siehe S. 109 f.

Zuckerarme Kost ●

Reduktion des Zuckergehalts (alle Mono- und Disaccharide!) auf < 5–6 % (< 15 g/1000 kcal, *strenge Form*) bzw. < 10 % der Energiezufuhr (< 25 g/ 1000 kcal, *erweiterte Form*).

Hinweise zur Kostgestaltung. Prinzipiell gleiches Vorgehen wie bei **saccharosearmer Kost* ●, jedoch unter Limitierung auch solcher Lebensmittel, die andere Zucker (Invertzucker, Glucose, Fructose, Maltose, Isomaltose, Lactose), auch Sorbit in ins Gewicht fallender Menge, enthalten. Auswahl und mengenmäßige Bemessung der für diese Kost geeigneten Kohlenhydratträger nach der Höhe ihres Zuckeranteils (S. 38 f.). Süßstoffe (Saccharin, Cyclamat, Aspartame usw.) nach Bedarf. Alkoholische Getränke nur, wenn für den Einzelfall ausdrücklich zugelassen.

Literatur[1)]

1. ADA/DC/ACSM (2000) Position of the American Dietetic Association, Dietetians of Canada, and the American College of Sports Medicine: Nutrition and athletic performance. J Amer Diet Ass 100: 1543 – 1556
2. Acosta PB, Yannicelli S (1993/1995) Nutrition support of inherited disorders of amino-acid metabolism: Part 1/2. Topics Clin Nutrit 9 (1): 65 – 82, 10 (2): 48 – 72
3. American Academy of Pediatrics. Committee on Nutrition (1998) Soy Protein-based Formulas: Recommendations for use in Infant Feeding. Pediatrics 101: 148 – 153
4. American Academy of Pediatrics. Committee of Nutrition (2000) Hypoallergenic Infant Formulas. Pediatrics 106: 346 – 349
5. American Diabetes Association (1995) Nutrition Recommendations and Principles for People with Diabetes Mellitus. Diabetes care 18, Suppl 1: 16 – 19
6. Amercian Diabetes Association (2000) Type 2 Diabetes in Children and Adolescents. Pediatrics 105: 671 – 680
7. The American Dietetic Association (1989/2000) Manual of Clinical Dietetics. $2^{nd}/6^{th}$ Edit. Chicago, IL
8. American Dietetic Association (2001) Position of The American Dietetic Association: The impact of fluoride on health. J Amer Diet Ass 101: 126 – 132
9. American Institute for Cancer Research (1997) Food Nutrition and the Prevention of Cancer: a Global Perspective. World Cancer Research Fund, Washington DC
10. Arbeitsgemeinschaft Pädiatr. Stoffwechselstörungen (APS) (1997) Empfehlung zur Behandlung der Galaktosämie (Galaktose-1-Phosphat-Uridyltransferase-Mangel). Mschr Kinderheilk 145: 962 – 963
11. Arbeitskreis „Pädiatrische Diätetik" im Verband Deutscher Diätassistenten e.V. Köln (1992) Nährwerttabelle für die Ernährung bei angeborenen Störungen des Aminosäurenstoffwechsels
12. Arius C (1996) Mineralwasser. Der Guide zu 170 Marken aus aller Welt. W. Heyne, München
13. Bailey LB (Edit) (1995) Folate in Health and Disease. Marcel Dekker Inc, New York Basel Hongkong
14. Berryman MS (1997) The Ketogenic diet revisited. J Amer Diet Ass 97: Suppl 2, S 192 – S 194
15. Bloch AS, Shils ME (1980) Appendix. In Goodhart RS, Shils ME (Eds) Modern Nutrition in Health and disease. 5th Edit. Lea & Febiger, Philadelphia
16. Bundesverband der Pharmazeutischen Industrie e.V. (2001) Rote Liste 2001. Arzneimittelverzeichnis des BPI. Ziffer 52: Infusions- and Standardinjektionslösungen. Editio Cantor, Aulendorf
17. Carrol J, Koenigsberger D (1998) The Ketogenic diet: A practical guide for caregivers. J Amer Diet Ass 98: 316 – 321

[1)] Kleine Auswahl überwiegend seit 1997 erschienener Publikationen. Hier vermißte ältere Titel siehe in den früheren Auflagen dieses Buches.

18. Mc CARRON DA (1997) Role of adequate dietary calcium intake in the presentation and management of saltsensitive hypertension. Amer J Clin Nutr 65 (Suppl): 712 S-716S
19. CHARTRAND LJ, RUSSO PA, DUHAIME AG, et al (1997) Wheat starch intolerance in patients with celiac disease. J Amer Diet Ass 97: 612–618
20. CHIN SF, LIU W, STORKSON JM et al (1992) Dietary Sources of Conjugated Dienoic Isomers of Linoleic Acid, a Newly Recognized Class of Anticarcinogens. J Food Comp Analysis 5: 185–197
21. Clinical Staff Dietary Department The University of Iowa Hospitals and Clinics. Iowa City (1996) Recent Advances in Therapeutic Diets. 5ᵗʰ Edit. Iowa State
22. CONNOR SL, CONNOR WE (1997) Are fish oils beneficial in the prevention and treatment of coronary artery disease? Amer J Clin Nutr 66 (Suppl): 1020 S-1031 S
23. Deutsche Gesellschaft für Ernährung DGE (1991) Empfehlungen für die Nährstoffzufuhr. 5. Überarbeitung. Umschau Verlag, Frankfurt a.M.
24. Deutsche Gesellschaft für Ernährung DGE (1992 u. 1996) Ernährungsbericht 1992 u. 1996. Frankfurt a.M.
25. Deutsche Gesellschaft für Ernährung DGE (2001) Vollwertig essen und trinken nach den 10 Regeln der DGE. Aussendung Februar 2001
26. Deutsche Gesellschaft für Ernährung (DGE), Österr. Gesellschaft für Ernährung (ÖGE), Schweiz. Gesellschaft für Ernährungsforschung (SGE), Schweiz. Vereinigung für Ernährung (SVE) (2000) D-A-CH Referenzwerte für die Nährstoffzufuhr. Umschau/Braus
27 VAN DUYN MA, MOSER AE, BROWN FR, et al (1984) The design of a diet restricted in saturated very long-chain fatty acids: therapeutic application in adrenoleukodystrophy. Amer J Clin Nutr 40: 277–284
28. EGGERT H (2000) Wann ist eine Verschlechterung der diabetischen Retinopathie bei Blutzuckersenkung zu befürchten? Diabetes und Stoffwechsel 9: 267–273
29. Europäische Diabetes Policy Group (2000) Leitfaden zu Typ-1-Diabetes mellitus. Diabetes und Stoffwechsel 9: 173–204
30. Expert Panel on Detection, Evaluation, and Treatment of High Blood Cholesterol in Adults (2001) Executive Summary of the Third Report of the National Cholesterol Education Program (NCEP) Expert Panel on Detection, Evaluation, and Treatment of High Blood Cholesterol in Adults (Adult Treatment Panel III) J Amer Med Ass 285: 2486–2497
31. FERLAND G, MACDONALD DL, SADOWSKI JA (1992) Development of a diet low in vitamin K-1 (phylloquinone). J Amer Diet Ass 92: 593–597
32. FERNANDES J, SAUDUBRAY J-M, VAN DEN BERGHE G (Eds) (1995) Inborn Metabolic Diseases. Diagnosis and Treatment. 2ⁿᵈ Edit. Springer, Berlin Heidelberg New York
33. FRANCISCO – ZILLER N, DI CECCO S, HASSE JM et al. (1998) Organ and bone marrow transplantation, nutritional considerations during pretransplant, acute and chronic posttransplant stages. Topics Clin Nutrit 13 (2): 1–50
34. Mc GHEE B, KATYAL N (2001) Avoid unnecessary drug-related carbohydrates for patients consuming the ketogenic diet. J Amer Diet Ass 101: 87–101
35. GREER FR, MARSHALL SP, FOLEY AL, et al (1997) Improving the Vitamin K Status of Breastfeeding Infants With Maternal Vitamin K Supplements. Pediatrics 99: 88–92
36. GROPPER SS, WEESE JO, WEST PA et al (2000) Free galactose content of fresh fruits and strained fruit and vegetable baby foods: More foods to consider for the galactose-restricted diet. J Am Diet Ass 100: 573–575
37. HAGER C (1996) Therapieversuch der amyotrophen Lateralsklerose (ALS). Schleswig-Holst Ärztebl 49: 267–268; Persönl. Mitt. 7.7.00
38. HARRIS JE (1995) Interaction of dietary factors with oral anticoagulants: Review and applications. J Amer Diet Ass 95: 580–584

39. HEARN TL, SGOUTAS S, HEARN JA, et al (1987) Polyunsaturated Fatty Acids and Fat in Fish Flesh for Selecting Species for Health Benefits. J Food Science 52, 1209–1211

40. HEBER D, BLACKBURN G, GO VLW (EDS) (1999) Nutritional Oncology. Academic Press, San Diego, Calif

41. Horner NK (2000) Potential mechanisms of diet therapy for fibrocystic breast conditions etc. J Amer Diet Ass 100: 1368–1380

42. JÄGER L, WÜTHRICH B (1998) Nahrungsmittelallergien und -intoleranzen. G. Fischer, Stuttgart

43. JAMES SJ, POGRIBNA M, POGRIBNY IP et al (1999) Abnormal folate metabolism and mutation in the methylenetetrahydrofolate reductase gene may be maternal risk factors for DOWN syndrome. Amer J Clin Nutr 70: 495–501

44. KAFATOS A, VERHAGEN H, MOSCHANDREAS J et al (2000) Mediterranian diet of Crete: foods and nutrient content. J Amer Diet Ass 100: 1487–1493

45. KAHLER SG, MILLINGTON DS, CEDERBAUM SD, et al (1989) Parenteral Nutrition in propionic and methylmalonic acidemia. J Pediatr 115: 235–241

46. KAPLAN NM (2000) The dietary guideline for sodium: should we shake it up? No. Amer J Clin Nutr 71: 1020–6

47. KLEINMAN RE (Ed), American Academy of Pediatrics, Committee on Nutrition (1998) Pediatric Nutrition Handbook. 4th Edit. American Academy of Pediatrics, Elk Grove Village, Illinois

48. KOCH R (1996) Tyrosine supplementation for phenylketonuria treatment. Amer J Clin Nutr 64: 974–975

49. KÖBBERLING J (1988) Jodprophylaxe mit Lugolscher Lösung? Dtsch med Wschr 113: 1900

50. KOTCHEN TH A, KOTCHEN JM (1997) Dietary sodium and blood pressure: interactions with other nutrients. Amer J Clin Nutr. 65 (Suppl): 708 S–711 S

51. KREINHOFF U (1992) Zum Nährstoffbedarf im Postaggressionsstoffwechsel. Ernährungs-Umschau 39: 439–443, 488–491

52. KÜBLER W, ANDERS HJ, HEESCHEN W (Hrsg) (1994) Lebensmittel- und Nährstoffaufnahme in der Bundesrepublik Deutschland. Wissenschaftlicher Fachverlag Dr. Fleck, Niederkleen

53. LÜKE OFA Dr. med. (2001), Leitfaden für Ernährungsfragen in der Truppenarztpraxis. BMVg, Inspektion des Sanitätsdienstes I 1

54. MANGELS AR, HOLDEN JM, BEECHER GR, et al (1993) Carotenoid content of fruits and vegetables: An evaluation of analytic data. J Amer Diet Ass 93: 284–296

55. MANN LL, WONG K (1996) Development of an objective method for assessing viscosity of formulated foods and beverages for the dysphagic diet. J Amer Diet Ass 96: 585–588

56. MANZ F, HÜLSEMANN J (1992) Liste deutscher Mineralwässer, die sich zur Zubereitung von Säuglingsnahrung eignen. Sozialpädiatrie 14: 393–396

57. MARLETT JA (1992) Content and composition of dietary fiber in 117 frequently consumed foods. J Amer Diet Ass 92: 175–186

58. MEDICI TC, VETTER W (1991) Bronchialasthma und Kochsalz. Schweiz med Wschr 121: 501–508

59. MORI TA, BURKE V, PUDDEY IB et al (2000) Purified eicosapentaenoic and docosahexaenoic acids have differential effects on serum lipids and lipoproteins, LDL particle size, glucose, and insulin in mildly hyperlipidemic men. Amer J Clin Nutr 71: 1085–1094

60. MUNTAU AC, BEBLO S, KOLETZKO B (2000) Phenyl-Ketonurie und Hyperphenylalaninämie. Mschr Kinderheilk 148: 179–193

61. National Center for Nutrition and Dietetics of The American Dietetic Association (1998) Fats and Oils in the Diet: The Great Debate. J Amer Diet Ass 98: 617–618

62. National Research Council (1989) Recommended Dietary Allowances (RDA) 10th Edit. National Academy Press, Washington, D.C.

63. NELSON LM, MATKIN C, LONGSTRETH JR WT et al (2000) Population-Based Case-Control Study of Amyotrophic Lateral Sclerosis in Western Washington State. II. Diet. Amer J Epidemiol 151: 164–173

64. NIH Consensus Development Panel on Optimal Calcium Intake (1994) J Amer Med Ass 272: 1942–1948

65. NOURHASHÉNI F, GILLETTE-GUYONNET S, ANDRIEU S et al (2000) Alzheimer disease: protective factors. Am J Clin Nutr 71 (Suppl): 643 S–9 S

66. OLLENSCHLÄGER G (2000) Ernährungstherapie in der Palliativmedizin. Internist 41: 641–647

67. ORNISH D, BROWN SE, SCHERWITZ LW, et al (1990) Can lifestyle changes reverse coronary heart disease? Lancet 336: 129–133

68. PATZER L (2000) X-chromosomal vererbte hypophosphatämische Rachitis (Phosphatdiabetes). Mschr. Kinderheilk 148: 564–571

69. PECES R, SANCHEZ L, GOROSTIDI M et al (1991) Effects of Variation in Sodium intake on Cystinuria. Nephron 57: 421–423

70. Pediatric Nutrition Practice Group, The American Dietetic Association, Editor CP WILLIAMS (1998) Pediatric Manual of Clinical Dietetics. The American Dietetic Association

71. PERKIN JE (2000) The latex and food allergy Connection. J Amer Diet Ass 100: 1381–1384

72. PFANNENSTIEL P (1997) Konnatale Struma und Hypothyreose, Jodsubstitution in der Schwangerschaft. Med u Ernährung 6 (1): 6–11

73. Pharm. Eur. (2000) Lebertran (Typ A) Jecoris aselli oleum Ph. Eur. – Nachtrag 2000: 1025–1029

74. PLAUTH M, MERLI M, KONDRUP J, et al (1997) Consensus Statement: ESPEN guidelines for nutrition in liver disease and transplantation. Clin Nutrit 16: 43–55

75. RABAST U (1997) Ernährungstherapie beim Kurzdarmsyndrom. Akt Ernähr: 22: 103–111

76. ROSENBLATT DS (1999) Folate and homocysteine metabolism and gene polymorphisms in the etiology of DOWN syndrome. Amer J Clin Nutr 70: 429–30

77. SCHERZ H, SENSER F (2000) SOUCI-FACHMANN-KRAUT Die Zusammensetzung der Lebensmittel, Nährwert-Tabellen. 6. Aufl. Medpharm Scientific Publishers, Stuttgart

78. SCRIBA PC, GÄRTNER R (2000) Risiken der Jodprophylaxe? Dtsch Med Wschr 125: 671–675

79. SHILS ME, OLSON JA, SHIKE M, ROSS AC (Eds) (1998) Modern Nutrition in Health and Disease. 9th Edit. Williams and Wilkins, Baltimore, Philadelphia, London etc.

80. SKIPPER A (Edit) (1998) Dietitians Handbook of Enteral & Parenteral Nutrition. 2nd Edit. Aspen Publishers, Inc, Gaithersburg, MD

81. VAN SPRONSEN FJ, VAN DIJK TH, SMIT PA, et al (1996) Large daily fluctuations in plasma tyrosine in treated patients with phenylketonuria. Amer J Clin Nutr 64: 916–921

82. Standing Committee on the Scientific Evaluation of Dietary Reference Intakes, Food and Nutrition Board, Institute of Medicine, Washington, DC: National Academy Press (1997) Dietary Reference Intakes: Calcium, Phosphorus, Magnesium, Vitamin D and Fluoride

83. SWANK RL (1991) Multiple Sclerosis: Fat-Oil-Relationship. Nutrition 7: 368–376

84. TÄUFEL A, TERNES W, TUNGER L, ZOBEL M (1993) Lebensmittel-Lexikon. 3. neubearb. Aufl. Bd I/II. Behr's Verlag Hamburg

85. Terho EO, Savolainen J (1996) Diagnosis of food hypersensitivity. Eur J Clin Nutr 50: 1–5

86. Tzamaloukas AH, Patron A, Malhotra D (1994) Body Mass Index in Amputees. J Parent Ent Nutr 18: 355–358

87. van't Hof MA, Haschke F, Euro-Growth Study Group (2000) Euro-Growth References for Body Mass Index and Weight for Length. J Ped Gastroenterol Nutr 31: S 48–S 59

88. Werbach MR (1999), Nutritional influences on Mental illness. 2nd Edit. Third Line Press, Inc., Tarzana, California

89. Willett WC (1998) Dietary fat and obesity: an unconvincing relation. Amer J Clin Nutr 68: 1149–50

90. Windler E (2001) Lipidtherapie. Prävention arteriosklerotischer Herz-Kreislauf-Erkrankungen. Internist 42: 92–110

91. Wüthrich B (1996) Nahrungsmittel und Allergie. Dustrie Verlag, München-Deisenhofen

92. Wunderer H (2000) Arzneimittel richtig einnehmen. Wechselwirkungen zwischen Medikamenten und Nahrung. 2. Aufl. Govi-Verlag Eschborn

93. Yates AA, Schlicker SA, Suitor CW (1998) Dietary Reference Intakes: The new basis for recommendations etc J Amer Diet Ass 98: 699–706; vgl. J Amer Diet Ass 100: 88–94 (2000)

94. Young VR (1994) Adult Amino Acid Requirements: The Case for a Major Revision in Current Recommendations. J Nutrit 124: 1517 S–1523 S

95. Young VR, Pellett PL (1994) Plant proteins in relation to human protein and amino acid nutrition. Amer J Clin Nutr 59 (suppl): 1203 S–1212 S

96. Zeiger RS (2000) Dietary Aspects of Food Allergy Prevention in Infants and Children. J Ped. Gastroetherol. Nutr. 30: S 77–S 86

97. Zeisel SH, Blusztajn JK (1994) Choline und Human Nutrition. Annual Rev Nutr 14: 269–296

98. Zwiauer K, Wabitsch M (1997) Relativer Body-mass-Index (BMI) zur Beurteilung von Übergewicht und Adipositas im Kindes- und Jugendalter. Mschr Kinderheilk 145: 1312–1318

Sachverzeichnis